主编

吴耀持

# 针灸独特疗法聚英

ZHENJIU
DUTE
LIAOFA JUYING

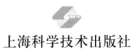

上海科学技术出版社

**图书在版编目(CIP)数据**

针灸独特疗法聚英 / 吴耀持主编. —上海：上海
科学技术出版社,2018.9
ISBN 978 - 7 - 5478 - 3947 - 8

Ⅰ. ①针… Ⅱ. ①吴… Ⅲ. ①针灸疗法
Ⅳ. ①R245

中国版本图书馆 CIP 数据核字(2018)第 056722 号

---

**针灸独特疗法聚英**

主编 吴耀持

---

上海世纪出版(集团)有限公司
上 海 科 学 技 术 出 版 社 　出版、发行
(上海钦州南路 71 号　邮政编码 200235　www. sstp. cn)
上海雅昌艺术印刷有限公司印刷
开本 889×1194　1/16　印张 29.5　插页 4
字数 800 千字
2018 年 9 月第 1 版　2018 年 9 月第 1 次印刷
ISBN 978 - 7 - 5478 - 3947 - 8/R・1587
定价:248.00 元

---

# 内容简介

　　本书是对迄今为止国内外（包括少数民族地区）已发掘的针灸独特疗法的汇编与集成。主要介绍临床常见或鲜见的 92 项针灸特色技术的起源、理论、经验、操作与方法。全书内容翔实，图文并茂，源于实践，又用于临床，实用性强，同时兼顾专业性与普及性，是一部中医针灸专业人士和爱好者了解、学习、掌握和研究针灸独特疗法不可或缺的教材与参考工具书，具有较高的临床和学术参考价值。

# 主编介绍

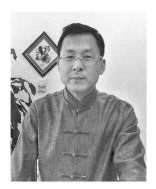

**吴耀持**
教授
主任医师
博士生导师

吴耀持,主任医师、教授、博士生导师。现任上海交通大学附属第六人民医院针推伤科主任,中医教研室主任,欧洲世界针灸医师协会副主席,上海市针灸临床医学专业委员会主任委员,上海市中医药适宜技术专家指导委员会主任委员,上海市中医药学会适宜技术分会主任委员,爱尔兰针灸学院、瑞士-意大利传统医学院与法国马塞中医学院执行院长。获得上海市卫生系统"银蛇奖"、上海市"医务青年管理十杰"和"上海市对中医药事业做出突出成绩奖"。国家级和上海市非物质文化遗产名录"陆氏针灸疗法"第四代入室弟子,陆瘦燕针灸传承研究中心主任。

主要从事中西医结合治疗脊柱与骨关节病的临床与基础研究工作。先后主持参与国家自然科学基金委员会、国家卫生健康委员会、国家中医药管理局、上海市科学技术委员会以及上海市卫生和计划生育委员会等各类科研项目30项,出版专著10部,在国内外专业杂志上发表论文(含SCI)230篇,拥有各类专利17项,曾先后获得过中华中医药科技奖、上海市科技进步奖、上海市医学科技奖、中国针灸学会科学技术奖、上海市中医药科技成果推广奖以及上海市中医药科技奖(著作奖)等诸多奖项。

针灸
独特疗法聚英

# 编委会名单

**总顾问**　陆李还　陆焱垚　许帼光　谈美蓉

**总策划**　吴耀持　张　蓉

**主　审**　陆李还

**主　编**　吴耀持

**副主编**

| | | | | | | | |
|---|---|---|---|---|---|---|---|
| 张峻峰 | 张　蓉 | 李　艳 | 樊远志 | 张　健 | 朱　轶 | 李石胜 | 孙懿君 |
| 张圣宏 | 刘　静 | 黄承飞 | 吕　瑛 | 张奕奕 | 康学智 | 林元杰 | 郭　晟 |
| 郑明岳 | 吴　怡 | 王春晓 | 陆天宸 | 陈建明 | 倪欢欢 | 沈克艰 | 黄　群 |
| 陈　一 | 顾江涛 | 陈　雁 | 赵学军 | 李心源 | 董雄伟 | | |

**编委**（以姓氏笔画为序）

| | | | | | | |
|---|---|---|---|---|---|---|
| 山　萍 | 王　磊 | 王　璐 | 王国馨 | 王春晓 | 王思蘋 | 邓启龙 | 石向东 |
| 卢　山 | 付雯琴 | 冯鑫鑫 | 吕　瑛 | 朱　轶 | 朱金柳 | 刘　莺 | 刘　静 |
| 刘兰兰 | 刘秋根 | 汤世海 | 孙鹏飞 | 孙懿君 | 李　丽 | 李　艳 | 李友晟 |
| 李文彦 | 李心源 | 李石胜 | 李国民 | 李宣峰 | 李静亚 | 吴　怡 | 吴迪菲 |
| 吴耀持 | 汪崇淼 | 沈克艰 | 沈丽华 | 张　扬 | 张　健 | 张　浩 | 张　蓉 |
| 张召弟 | 张圣宏 | 张芳慈 | 张奕奕 | 张峻峰 | 张梦娇 | 张慧芳 | 陆　琼 |
| 陆天宸 | 陈　一 | 陈　威 | 陈　洁 | 陈　婕 | 陈　越 | 陈　雁 | 陈　蓓 |
| 陈丽敏 | 陈建民 | 陈绍华 | 林元杰 | 林正宗 | 金　玺 | 郑明岳 | 郑雅芬 |
| 宓轶群 | 赵学军 | 宦　群 | 祝晶晶 | 顾江涛 | 倪欢欢 | 徐婧洁 | 郭　晟 |
| 郭元成 | 黄　群 | 黄承飞 | 黄美英 | 曹　前 | 崔　晓 | 康学智 | 葛　谈 |
| 程炼骅 | 童　青 | 蔡玉梅 | 谭　力 | 翟翠娥 | 樊远志 | 薛　美 | |

**学术秘书**　吴迪菲

# 前言

古往今来，凡为针灸者，无不以娴熟针灸疗法为傲，而了解、熟悉、掌握及研究针灸独特疗法又一定是针灸学子、针灸从业者以及临床针灸学家所孜孜以求的目标。

《针灸独特疗法聚英》是一本集聚国内外（包括少数民族地区）迄今已发掘的针灸独特疗法的专著。全书共计93章，从基本内容、临床应用、注意事项及按语等方面详细介绍了临床常见或鲜见的92项针灸独特技术的起源、理论、经验、操作与方法。附篇则特别增列了600多项与针灸独特疗法相关的文献信息，可供读者了解和查考。

《针灸独特疗法聚英》所载的92项针灸独特技术，有的比较简单，只适用于某一病证，有的则可广泛适用于多种疾患；有的可以患者自己应用，有的必须在医生指导下进行。编撰此书的目的，旨在发掘繁博的针灸疗病方法，为临床提供更多的治疗手段。

值得一提的是，本书编撰过程中，得到了国家级和上海市非物质文化遗产名录——"陆氏针灸疗法"代表性传承人、针灸大师陆瘦燕之子陆李还教授和陆瘦燕之女陆焱垚教授，以及原上海市针灸学会理事长、上海交通大学附属第六人民医院针推伤科老主任、上海市名中医许帼光教授等不少名家的热情指导和殷切关怀，正是他们严谨务实的学术态度和一丝不苟的工作作风，才使得本书的编撰乃至出版得以顺利进行。借此机会，谨向各位前辈，表达我们由衷的敬意和感谢！

本书编写历时数载，虽数易其稿而成，并有文献查考及前辈专家指导，但限于编者水平，书中难免有不足之处，为此祈请同行与读者不吝赐教，以俟日后修缮。

前
言

　　中医学肇自岐黄，千年以降，源远流长。历代针灸医家上下求索，承先启后，推陈出新，使针灸学术与疗法益趋昌盛。我们有理由相信，随着针灸临床经验的不断积累与总结、针灸学术水平的日益推陈与出新，未来必将有更多的针灸独特疗法呈现在我们面前。

2018 年 4 月

# 目录

独特疗法聚英　针灸

目录

# 第1章

# 概　论

针灸医学起源于我国古代原始社会的人类。由于当时的人类居住在山洞，住所阴暗潮湿，加上与野兽搏斗，故多发生风湿痛和创伤痛。当身体某处有了痛楚时，除祈祷鬼神外，人们很自然地会用物体去揉按、捶击以减轻痛苦，或用一种楔状石块叩击身体某一部位，或放出一些血液使疗效更为显著，因而创用了以砭石为工具的医疗方法，这就是针刺的萌芽。《山海经》记载："高氏之山，有石如玉，可以为箴。"这是远古人类以砭石代针治病的佐证。在人类知道用火以后，当身体某一部位发生病痛时，受到火的烘烤而感到舒适或缓解，故认识到火熨可以用于治疗，继而从各种树枝施灸发展成艾灸。《素问·异法方宜论篇》记载："北方者，天地所闭藏之域也，其地高陵居，风寒冰冽，其民乐野处而乳食，脏寒生满病，其治宜灸焫。故灸焫者，亦从北方来。"说明灸法的发明与寒冷的生活环境有着密切的联系。

春秋、战国、秦、汉时期，随着政治、经济、文化的发展，为医药学的发展提供了条件。针刺工具由砭石、骨针发展到金属针具，特别是九针的出现更扩大了针灸实践范围，促进了针灸学术飞跃发展，针灸理论也不断得以升华。1973年湖南长沙马王堆三号汉墓出土的医学帛书中，有两种古代关于经脉的著作，它论述了11条脉的循行分布、病证表现和灸法治疗。根据其足臂阴阳的命名特点，称为《足臂十一脉灸经》和《阴阳十一脉灸经》，反映了针灸学核心理论经络学说的早期面貌。战国时期开始逐渐成书的《黄帝内经》，包括《灵枢》和《素问》两部分，以阴阳、五行、脏腑、经络、精神、气血等为主要内容，从整体观阐述了人体生理病理、诊断要点和防治原则，重点论述了经络、腧穴、针法、灸法等。特别是《灵枢》，又称《针经》，较为完整地论述了经络腧穴理论、刺灸方法和临床治疗等，对针灸医学做了比较系统的总结，为后世针灸学术的发展奠定了基础。

大约成书于汉代的《难经》，又名《黄帝八十一难经》，以阐明《黄帝内经》为要旨，其中关于奇经八脉和原气的论述，更补充了《黄帝内经》的不足。同时，还提出了八会穴，并对五输穴按五行学说做了详细的解释。秦、汉、三国时期许多著名的医学家都很重视研究针灸，如我国病历记载的创始者淳于意为蓄川王治"厥上为重，头痛身热"时，"以寒水拊其头，刺足阳明脉，左右各三所，病旋已"（《史记》）。发明六经辨证的张仲景，在其著作《伤寒论》中，不仅在方药方面给后人留下了许多光辉的典范，而且在针灸学术上也有许多卓越的贡献。仅《伤寒论》太阳病篇涉及针灸内容的就有20多条，主张针药结合，辨证施治。以外科闻名于世的华佗亦精于针灸，创立了著名的"华佗夹脊穴"。三国时期的曹翕擅长灸法，著有《曹氏灸经》和《十二经明堂偃人图》，可惜失传了。

唐代以后，五代、辽、宋、金、元时期，相继建立了更为完善的针灸机构和教育体系，设立针科、灸科，在课程上确立了《素问》《黄帝八十一难经》和《针灸甲乙经》为必修科。北宋的针灸学家王惟一在经穴考订和针灸学教具方面做了开拓性的工作，他对 354 个明堂孔穴进行了重新考订,于 1026 年著《铜人腧穴针灸图经》,雕印刻碑,由政府颁布。1027 年,他设计了两具铜人模型,外刻经络腧穴,内置脏腑,供针灸教学和考试使用。这有力地促进了针灸学向规范化和标准化方向发展,为针灸人才的培养开辟了新的途径。同时,由于宋代印刷术的发明,促进了针灸学文献的积累和传播,针灸专著明显增多。南宋针灸学家闻人耆年著《备急灸法》,王执中撰《针灸资生经》等,都是针灸临床经验总结的实用性专著。王氏十分重视实践,在其著作中收集了许多民间的临床经验,他善于灸术和运用压痛点诊断和治疗疾病。金代何若愚创立的子午流注针法,提倡按时取穴法,对后世影响较大。马丹阳、窦汉卿都在临床腧穴应用方面有一定研究,如马丹阳善用"天星十二穴",窦氏擅长应用"八脉交会穴"。元代的滑伯仁对经脉的循行及其相关的腧穴进行了考订,著《十四经发挥》,首次把任、督二脉和十二经脉并称为"十四经",为后世研究经络提供了宝贵的文献资料。另外,我国少数民族对针灸学也做出了一定的贡献,如蒙古族翰林学士忽泰必烈曾撰《金兰循经取穴图解》,虽然已佚,但从《十四经发挥》可窥其原貌。

清初至民国时期,针灸医学由兴盛逐渐走向衰退。1742 年吴谦等撰《医宗金鉴》,其《医宗金鉴·刺灸心法要诀》不仅继承了历代前贤针灸要旨,并且加以发扬光大,通篇歌图并茂,自乾隆十四年(1749 年)以后定为清太医院医学生必修内容。清代后期,道光皇帝为首的封建统治者以"针刺火灸,究非奉君之所宜"的荒谬理由,悍然下令禁止太医院用针灸治病。1840 年鸦片战争后帝国主义入侵中国,加之当时的统治者极力歧视和消灭中医,针灸更加受到了摧残。尽管如此,由于针灸治病深得人心,故在民间仍广为流传。针灸名医李学川 1822 年撰《针灸逢源》,强调辨证取穴、针药并重,并完整地列出了 361 个经穴,其仍为今之针灸学教材所取用。民国时期政府曾下令废止中医,许多针灸医生为保存和发展针灸学术这一祖国医学文化的瑰宝,成立了针灸学社,编印针灸书刊,开展针灸函授教育等。近代著名针灸学家承淡安先生为振兴针灸学术做出了毕生贡献。在此时期,中国共产党领导下的革命根据地,明确提倡西医学习和应用针灸治病,在延安的白求恩国际和平医院开设针灸门诊,开创了针灸正式进入综合性医院的先河。

中华人民共和国成立以来,国家十分重视继承发扬中医学遗产,制定了中医政策,并采取了一系列措施发展中医事业,使针灸医学得到了前所未有的普及和提高。20 世纪 50 年代初期,率先成立了卫生部直属的针灸疗法实验所,即中国中医研究院针灸研究所的前身。随之,全国各地相继成立了针灸的研究、医疗、教学机构,从此以后"针灸学"列入了中医院校学生的必修课,绝大多数中医院校开设了针灸专业,针灸人才辈出。40 多年来在继承的基础上翻印、点校、注释了一大批古代针灸书籍,结合现代医家的临床经验和科研成就,出版了大量的针灸学术专著和论文,还成立了中国针灸学会,学术交流十分活跃。在 20 世纪 70 年代,以中国向全世界公布针刺麻醉的研究成就为契机,国际社会掀起一股渴望了解针灸和应用针灸治病的热潮,西方医学界开始接触到针灸临床实际,并通过对中国、日本、法国、苏联等国的针灸研究情况的了解,逐渐消除了对针灸的误解,一部分人还对针灸产生了浓厚的兴趣,成为应用、研究与推广针灸的重要力量。迨至 20 世纪 90 年代,针灸的临床应用范围已经扩大到四个方面,即经络诊断、针刺麻醉、针灸保健与针灸治疗,针灸治疗的病证达 800 余种,其中 30%～40%疗效显著。事实证明,针灸治疗有效的病证遍及临床各科,不仅可以治疗常见病、功能性疾病、慢性病,而且可以治疗某些疑难病、器质性疾病和急性病。

针灸治疗方法在继承的基础上不断创新,在针灸临床当中,以毫针为主的传统针刺疗法和以艾灸为主的传统灸疗法,是最基本的治疗方法。但是在同现代科学技术相结合的过程中,传统的针灸疗法不可避免地有所更新,而且派生出许多新疗法。主要表现在以下四个方面:① 传统针灸疗法使用的针具与灸具,已有很大的改革与创新,刺灸方法也随之更加丰富。② 传统针法与现代物理疗法相结合,产生了电针疗法、电热针疗法、磁极针疗法;与药物注射技术相结合,产生了小剂量药物穴位注射疗法、穴位封闭疗法;与骨伤科松解术相结合,产生了针刀疗法。③ 出现了一类既不针又不灸的无创性治疗方法,即腧穴特种疗法,包括腧穴电疗、腧穴磁疗、腧穴激光照射、腧穴红外线辐射、腧穴微波辐射、腧穴超声波输入、腧穴低频声波输入、腧穴药物离子导入、腧穴药物敷贴等疗法。④ 创立了多种多样的微针系统诊疗法,包括耳针、头皮针、面针、眼针、鼻针、舌针、口腔针、脊针、胸针、腕踝针、手针、足针等,以及生物全息诊疗法。

大量研究工作是围绕针灸的基本作用展开的,包括针灸对全身各系统各器官功能的调整作用、镇痛作用、增强免疫作用和促进组织修复作用。研究资料表明,针灸的调整作用是最根本的作用,它贯穿于所有作用之中。调整作用是通过身体的三大平衡系统实现的,即神经系统、神经-体液系统、神经-内分泌-免疫系统。由于神经机制在调整过程中居主导地位,所以学术界在这方面下的工夫最多,涉及外周神经、脊髓、脑干与间脑的主要核团乃至大脑皮质。在针灸过程中,神经递质的变化尤其是内源性阿片肽的变化,成为针灸作用机制研究的热门,研究已从细胞水平深入到细胞核内基因表达调节的水平。在针刺镇痛研究中观察针刺对基因表达的影响,表明针刺与伤害性刺激有所不同。

总而言之,针灸发展前景将是实现针灸的国际化与现代化。现代化的主要标志,是既保持中医理论体系又充满现代科学内涵的现代针灸学的形成。

(吴耀持　张峻峰)

# 第2章
# 少数民族医学中的针灸疗法

我国是一个拥有56个民族的多民族国家。在各民族中,至少一半的民族有自身医药理论体系,而且他们的医药又大多和针灸有密切关系,如蒙古族、回族、藏族、维吾尔族、彝族、壮族、布依族、朝鲜族、侗族、白族、土家族、傣族、佤族、畲族、拉祜族、水族等。在针灸的理论和实践方面,各少数民族医学都有独到之处,很值得我们研究、学习和推广。本章将选取具有代表性的藏医、蒙医、彝医、回医以及壮医等,从基本理论到临床实践做一简明扼要的介绍,以期抛砖引玉,供读者学习参考。

## 基本内容

### 一、少数民族医学对经络腧穴的认识

《四部医典》是藏医药史和我国民族医药史上的重要巨著,为藏族同胞及西藏周边其他少数民族的医疗健康做出了重要的贡献。《四部医典》中不以中医经络统穴,无十四经、十五络等经络概念,以藏医类似西医学中神经、血管系统的白脉、黑脉(两者合称连接脉)系统为确定刺灸点的基准,从汉医引入的腧穴亦归并入此系统。据清代桑罗却佩《藏医药选编》记载,藏医将属风的白脉和属血的黑脉分为内外两大支,均导源于头(脑)中,内脉通遍五脏六腑,外脉交合于手心和足心,经脉深浅内外迂曲集合,网络全身各处。蒙医学从印度医学、藏医学中吸收了很多利于自己的理论知识,尤其是藏医学的解剖学知识(《四部医典·蓝琉璃》),从而创立了蒙医白脉学说和气血运行学说。彝医认为人体的气始生于生门(命门)至脐,分清浊两部分,清气通及五脏,浊气至头顶、臂膀、背部至耳根,清浊之气有六条途径,不断巡回于人体中。回族医学中根据病变的部位有脏腑、脑经、心经、肺经、脾经、胃经、肝经、胆经、肾经、筋经、腹、脐、胃口等不同,没有体现出像中医那样完整的脏腑经络学说。傣医认为人有大筋50根,从颈上至上下肢,分为5组(左右两侧共10组)布于人体,小筋60根围绕大筋分布,再有更小筋700根,最细筋7 000根,网络全身各部。壮医以背部、脐环、肩胛环、骶腰环为中心,且由体内存在封闭通路龙路和火路,形成网络,遍布全身。土家族医则认为人体内存在肉筋索、肉皮索、麻筋遍布人体起荣润濡养作用。

藏医常用穴位《四部医典》载有71穴,《藏医药选编》吸取了部分中医针灸穴位,载有80穴。蒙医腧穴都是单个的,相互关联不大,相近穴位主治疾病有时可能完全不同,只有同受一条白脉支配肌群上的穴位或是三根中某一元素所依存部位之穴才有共性。壮医认为穴位是体表气血通路。布依医通过诊病时触压背部腧穴找疼痛点,告诉人们腧穴又同时是病理反应点。在腧穴命名上,一般按所在部位称谓,如彝医的头顶穴、心端、尾门经;壮医的发旋、口角、眉心;侗医的两眉间、下唇正中、虎口等。按体表分野命名的不少见,如壮医的膝弯、颈

侧等,这些有名有部位和无名有部位的穴位遍及全身。回族医学在针灸方面没有明确的经络腧穴概念,但有着丰富的治疗经验与方法。回族医学的针灸治疗是在自身独特的认识疾病方法指导下所进行的,其治疗手段既规范又灵活多样,亦具有完整性。

虽然各少数民族医学对经络腧穴的认识有所不同,但经络腧穴承载气血精津,滋养躯体,维持正常生理功能的作用,各民族医理都有不约而同的共识。

### 二、少数民族针灸器具及治法特点

各少数民族医家除使用现行毫针之外,还应用金针、银针、䥝针、陶针、石针、竹罐、牛角、动物扁骨、木棒,甚至烟袋杆、石块等。藏医进行穿刺疗法时,有专门特制的针具。蒙医针刺多使用较粗大的金、银针;蒙医灸法有艾灸、柳条灸、火把灸、隔姜灸、隔盐灸、金灸、银灸和蒙古灸。

在藏医《四部医典》中,将针法分轻柔三法(熏、洛、敷)、粗糙诊治(放血、艾条、针刺)。“粗糙诊治”的三法最为常用,其所述刺灸法计有:金针、温针、热针、冷针、刀针、针刺放血、铜针刮剔眼翳、火灸、艾绒灸、茜草灸、霍尔的灸法、火罐拔出血等十几种。蒙医针刺疗法又叫作穿刺疗法。早先蒙医针刺疗法主要用于穿刺脓肿、水肿、血肿和干涸协日乌素,一般不留针,施治后需包扎,针后禁忌劳累和风吹雨淋,以免染上其他病证。只有在纠偏、纠错、收尾时才留针,且针灸合用。蒙医针刺主要以斜刺、直刺、雀啄刺与穿刺为主,或快速出针,不做其他手法。壮医对药线点灸的体表定位、取穴原则、

施术要点都做出了规范,获得了很好的临床效果。实践中,见到较多的是藏医、蒙医最喜用的放血疗法。放血疗法的应用范围很广,在藏医、蒙医中形成一套较为系统的治疗方法,从放血穴位的确定、各种工具的选定、放血方法(包括准备放血、术后处理)到时机选择等,都有较明确的规范。宋代周去非在《岭外代替》中亦记载了广西壮族人民采用针刺放血疗法治疗热痒的经验。放血疗法除藏医、蒙医应用之外,土家族医、壮医、畲医、彝医、布依医、佤医等都很常用。

### 三、少数民族医学中针灸的辨证配穴特点

少数民族医家在实践中采取局部或区域取穴为主,同时也探索应用辨证论治取穴,不乏远端取穴,除远近配穴外,还有左右配穴的记载。选穴时虽有部分经验用穴,但对于脐部、背部、手心、足心、头顶相对用得较多。如藏医在臂脉放血治疗顽固性头痛。远近结合取穴治疗肾瘅时,艾灸十六椎下以及第二、第三、第四趾缝相应足背侧;治疗热病增盛于命脉者,诸嘎、百会、足心、小肠脉放血并艾灸。蒙医针灸以调理寒热、引病外出、协调整体、改变局部为治疗原则。多根据正常三根所依部位与病态三根窜行之场所附近取穴或在支配脏腑、器官、肢体之白脉走行及气血运行线路上取穴。回族医学的代表著作《回回药方》在治疗中强调辨证,对于不同疾病所用的针灸处方是完全不同的。主要分为局部取穴与对证取穴。藏医、蒙医、布依医、壮医、畲医、侗医、黎医、拉祜医都很重视背部腧穴调治全身的作用。

## 少数民族针灸的临床应用

### 一、偏头痛

回医眉心刺血治疗:在两眉头连线的中点,用手指在眉心按掐“十”字痕,便于放血准确。双手消毒后戴上无菌指套或手套后(指套一般只戴外科疾病、骨伤科疾病、神经科疾病接触穴位的指头即可),用聚维酮碘(碘伏)仔细擦拭眉心及四周。术者用左右两拇指在眉心由外向内挤压 3 次,消毒

后,拇、示、中三指捏紧被刺部位,右手持一次性采血针,对准眉心迅速刺入 1～2 mm 深,随即出针。轻轻挤压针孔周围,使出血 4～5 滴,术后用消毒干棉球或棉签按压。

回医放血疗法是一种排泄疗法,是用回医独特的放血针具作用于施术部位,以排出血管中多余的败血、恶润,达到抑浊扬清,恢复体液平衡。其广泛用于治疗内科、外科、骨科、妇科、眼科、皮肤科等多

种常见病和多发病。研究表明针灸结合回医眉心刺血治疗偏头痛具有良好的临床疗效,值得推广应用。

## 二、失眠症

蒙医针灸治疗:取顶三穴(由顶穴、顶前、顶左3个穴位组成的组穴),嘱咐患者放松,取适宜姿势,在上述穴位进行针刺,斜刺0.5～0.8寸,可在相应的穴位使用灸条,视患者承受情况给予此项操作。每日1次,每次25分钟。

蒙医针灸疗法是以蒙医基础理论为指导,通过针的器具,施术于人体的特定穴位,开启畅通脉络,促进气血运行,调整体质从而治疗疾病的一种临床常见治疗方法。顶三穴,是由顶穴、顶前、顶左3个穴位组成的组穴,顶穴位于眉中线和耳连线的交叉部位,顶穴前1寸为顶前穴,左侧1寸为顶左穴,临床上应用该组穴治疗失眠症有良好疗效。

## 三、萨病(急性缺血性脑卒中)

1. **蒙医放血疗法** 先用聚维酮碘清洁消毒待刺部位,擦干后再涂以草乌、麝香等浸泡过的药酒。取穴部位:上肢取如通脉、诺的嘎脉,下肢取金顺脉、龙子脉,言语障碍者取舌脉、上唇窝、十指尖。以三棱针点刺轻微放血。

2. **蒙医针刺疗法** 采用补泻法,循经络走行,采用上下肢交叉治疗,每日1次,每次留针30分钟。头部取穴以顶集、顶前、顶后、顶左、顶右为主,上肢取穴包括肩凹、肩前、肩中、肩后、臂臑、肘外、外关、内关、合谷,下肢取穴包括髋穴、承扶、足三里、血海、腘穴、阳陵泉、太冲,吞咽障碍者加完骨、天突,语言障碍者加廉泉、哑门。

脑卒中属于蒙医学"萨病"范畴。蒙医学认为,机体的三根(赫依、希拉、巴达干)七素平衡,人体才能维持阴平阳秘的健康状态。若三根失调,巴达干黏液增多,体内气血运行障碍,赫依与七素相搏,导致黑脉和白脉之海损伤,则可发生萨病。蒙医针灸是以蒙医三根、七素、脏腑学说为理论基础,整体观为指导,通过针灸刺激体表腧穴,以治病防病的一种疗法。针灸疗法是蒙医常用于治疗萨病的外治法,主要包括针刺和放血治疗。放血疗法是指利用三棱针等专制放血针,通过针刺人体一些可刺静脉

的定点穴位,放出坏血而防病治病的方法。通过针刺腧穴,可以疏通经气,调节三根,从而发挥治疗作用。

## 四、痛风

蒙医银针加热疗法治疗:银针直径为0.8 mm,长度85 mm,针柄由细银丝螺旋形紧密缠绕。选择指定的蒙医穴位膝眼穴、强身穴、胫内侧穴及疼痛点刺入1～1.5 cm深,捻转得气后,连接蒙医疗术温针仪,调节温针仪温度为50℃左右,以患者能忍受的温度为宜,治疗时间为25分钟,每周治疗1次,共治疗6次。

痛风是由体内嘌呤代谢紊乱,血尿酸增高引起组织损伤的一组疾病,严重者可致关节畸形和活动功能障碍。研究表明蒙医银针疗法具有促进气血循环、止痛、抗炎、舒筋散寒、提高机体免疫力、改善关节功能的作用,从而达到防病治病的目的。蒙医银针治疗痛风是目前痛风治疗的有效方法之一,可以有效地改善关节疼痛、僵硬、肿胀,关节活动受限等症状。蒙医银针对缓解痛风疼痛和降低血尿酸值均具有临床疗效,可作为治疗痛风的一种较为理想的方法,值得临床上进一步研究推广。

## 五、肩周炎

蒙医温针灸治疗:取肩峰下的凹陷中(肩穴)为第1针,同水平前方2寸(肩前穴)为第2针,同水平后方2寸(肩后穴)为第3针。患者取端坐位,暴露患肩,局部皮肤常规消毒,采用蒙医专用1.5寸温针快速刺入,以患侧肩关节局部有较强酸胀感为度。然后在针柄上加长约1.5 cm的艾条点燃,待艾条燃尽后重复2次。每日1次,7次为1个疗程,治疗2个疗程。

肩周炎是肩关节及周围软组织变性所引起的广泛的炎症反应,是以肩关节疼痛活动受限为主要特征的慢性疾病。在蒙医学上属于黄水病范畴,多因风寒之邪侵袭于机体致三根失调,巴达干、赫依增生而生寒,寒胜折火,不能温煦七素以助其正常生化功能,则血液生成受遏,而胆之精华黄水(希日乌苏)激增,主要积累于肩关节所致。以祛寒燥黄水为原则的温针灸具有针刺和艾灸的双重效应,可利用艾灸的热力通过针体刺激穴位,达到温经散

寒、通经活络、调和气血、燥黄水的目的。蒙医温针灸治疗肩周炎有很好的应用前景,值得临床上进一步研究推广。

## 六、坐骨神经痛

藏医针刺结合艾灸疗法:选用夹脊穴、环跳、边秩、殷门、委中、风市、承山、足三里、三阴交等穴位,进行施针,留针20分钟,每日2次。起针后以上穴位从上到下进行施灸(藏医灸法有煮、烧、烤、拟法四种。需施灸数天者藏医使用烤法,因烤法不伤及皮肤,只灼红皮肤为止,不影响下次施灸给患者带来痛苦),每次1炷,每日2次,7日为1个疗程。施灸后2小时禁止饮水及其他凉性饮食,以免影响疗效。

坐骨神经痛是多种疾病引起的一种症状,属藏医"筋痹"范畴,可分为"白筋"和"黑筋"之说。针灸具有疏通经络、调和阴阳、扶正祛邪的作用。而且针灸由于创伤性小、适应证广、疗效显著,而被世人所接受,针灸疗法得到了更好地普及,尤其在基层医疗工作中发挥了更广泛的作用。艾灸疗法之所以在临床有较好的疗效,是由于它具有温经散寒、调和气血、补虚培本、回阳固脱、行气活血、消肿散结、预防疾病等作用。由于艾灸治疗疾病的方式与针刺不同,又有不同的治疗特点,因此在治疗上弥补了针刺疗法的不足,对于针刺治疗无效或者效果不显著的病证,单纯使用艾灸或针灸配合应用往往能提高治疗效果。

## 注意事项

· 应用少数民族针灸疗法治疗疾病,首先要对少数民族医药的医理及辨治了如指掌,在明确诊断的情况下选择合适的治疗方法,以达到最好的疗效。

· 应用少数民族针刺疗法应选择合适的穴位,注意治疗过程中患者的反应,如有不适,及时处理。

· 应用放血疗法,务必严格消毒,避免感染。放血治疗后不要立即洗澡,避免污染放血刺入点,待刺入点愈合后方可洗澡。

· 艾灸疗法需把握艾灸的火候,避免烫伤。年老体弱者、糖尿病患者等容易感染人群尤其需注意。

## 按　语

我国是一个多民族国家,各民族在自己的发展中,根据不同的文化、地域及气候特点等形成了种类繁多的医疗技术,这些技术都是各民族固有的,虽然相互有一些经验交流和渗透,但区别仍存在。少数民族医学的针灸有着自己的优势。更好地系

统挖掘整理少数民族中的医学针灸理论及临床应用方法,对进一步发挥民族医药的潜能,保护人民大众身体健康具有深远意义。

(吴耀持　康学智)

# 第3章
# 董氏奇穴疗法

## 概　述

我国现行正统针灸医术见于古今名医著作者，多遵循十四经脉所定穴位，为数不一，经考证者有360穴，但2 000余年来，我国针灸医术仍不断进步，根据历代名医经验，经穴废弃或不用者有之，在经外发现或新设者有之，此中颇具研究价值。董氏先祖所传针灸医术虽不离正统十四经脉络范围，但所设穴道部位与360穴位略有不同，治法亦异，另有渊源，自成一派。

### 一、穴位概述

董氏先祖之针灸医术设人体穴位为740个，比较正统经穴380个穴多出许多，此740个穴分布在左右手臂、足、腿、面、耳等处，区分为10部，即

两手手指：一一部位

两手手掌：二二部位

两腕至肘：三三部位

两肘至臂：四四部位

两足足趾：五五部位

两足跗掌：六六部位

两足小腿：七七部位

两膝至股：八八部位

两　　耳：九九部位

颜面头部：十十部位

以上10部——部位最多，五五部位最少，每穴均有专名，各司治疗本职，但实际常用者约200穴，姑且名之为正经奇穴，但有兼治全身疾病的功效而胸背腰腹均不设穴，而作为三棱针的主要部位。此外，尚有不定穴与天应穴相类似但作用不同，凡遇病因不明，施针后收效不显时，即用不定穴下针指挥之，使奏奇功。

### 二、针法优点

· 四肢、面、耳各部位取穴，施针治疗各病时毋需刺及胸、腹、背、腰之必要，避免各种危险。

· 施针用正刺、斜刺与上转、下转手法（不采取补泻手法）故无理论上之拘泥。

· 施针深度，浅者2分，深者1寸5分，甚少发生晕针现象。

· 注重肤色气血之查看，施针后所取之穴是否对症，即可查出调整。

· 奏效神速，即显反应，立除沉疴。

· 不用捻针或捣针以及弹、掏、烧、啄等手法以减轻病患之痛苦。

· 医者如明察病因，看清穴位，在老练的手法下疗病，则可迅速而不劳顿。

· 针法经口传、面授指示穴位与诊法正确，易奏奇功，减少病患痛苦，不致偏差。

## 三、诊治方法

本针法必须与诊断相配合,但董氏诊断方法,系先查两手或胳膊颜色,次看两脸颜色,两者合参详断,即可查出病情与症状,然后循经取穴,未有过失。其治法比较切脉与不经诊断施针者,其效尤彰。此外,正常十四经之穴位,亦时有兼被作用配穴者。

## 四、配合出血法

本针法配合三棱针出血方法应用,收效更大。例如,某种病证几次对症取穴,未有反应者即应查明血管有无阻滞现象,此时先在有关部位施三棱针出血少许,再行对症取穴,病证自愈。如头痛或小腿炎症,屡治不愈者,即在有关经络之脚面放血,再行取穴,施针必愈。

# 基本内容

## 一、一一部位手指部位穴道

▶ **大间穴**

**定位**·手掌面示指第一节正中央偏外侧 3 分。

**归经**·入心、肺经。

**功效**·清心火,泻肺热,利咽喉。

**主治**·心内膜炎、心悸、疝气、扁桃腺炎、三叉神经痛、小儿气喘。

**针刺法**·五分针直刺,入针 1～4 分。直刺 1 分为心脏分支神经,直刺 2～4 分为肝及大小肠神经,或以三棱针放血。

▶ **侧间穴**

**定位**·手掌面示指第一节正中央外侧 3 分下 2.5 分,即大间穴下 2.5 分处。

**归经**·入心、肺经。

**功效**·宣肺化痰,通经活络,清热镇痛。

**主治**·支气管扩张、支气管炎、角膜炎、睑腺炎(麦粒肿)、疝气(特效)、心悸、小儿气喘、疳积、扁桃腺炎。

**针刺法**·五分针,直刺 2～4 分,或以三棱针刺出血,治气喘、支气管炎、小儿肺炎特效。

▶ **小间穴**

**定位**·手掌面示指第一节正中央外侧三分之二分半处,即大间穴上 2.5 分处。

**归经**·入心、肺经。

**功效**·宣肺止咳,消肿止痛。

**主治**·支气管喘息、心悸、疝气(特效)、角膜炎、小儿气喘、疳积、扁桃腺炎。

**针刺法**·五分针,直刺 2～4 分,或以放血针刺出血,效果与大间穴同。

▶ **中间穴**

**定位**·手掌面示指第一节正中央。

**归经**·入心、肺经。

**功效**·疏心调气,宽胸利膈。

**主治**·心悸、疝气、头晕。

**针刺法**·五分针直刺,针深 2～3 分。

▶ **木一穴**

**定位**·手掌面示指第一节正中央内侧 3 分下 2.5 分处。

**归经**·入肝、胃、肺经。

**功效**·泻肝胆热,开郁通窍。

**主治**·肩痛、胁肋痛、项痛。

**针刺法**·五分针,直刺 2～4 分。

▶ **木二穴**

**定位**·手掌面示指第一节正中央内侧 3 分处,即中间穴内侧 3 分处。

**归经**·入肝经。

**功效**·疏肝理气,活血祛风。

**主治**·肩痛、胁肋痛、项痛、胃痛。

**针刺法**·五分针,直刺 2～4 分。

▶ **木三穴**

**定位**·手掌面示指第一节正中央内侧 3 分上 2.5 分处。

**归经**·入肝、胃、肺经。

**功效**·泻肝胆热,开郁通窍。

**主治**·肩痛、胁肋痛、项痛、胃痛。

**针刺法**·五分针,直刺 2～4 分。

▶ **心常一穴**

**定位**·手掌面中指第一节正中央内侧 3 分下

2.5 分处。

**归经** · 入心、肺经。

**功效** · 调心安神,疏理心气,清心包络。

**主治** · 心悸、心肌梗死、肺结核。

**针刺法** · 五分针,直刺 2～4 分,或以三棱针点刺出血。

▶ **心常二穴**

**定位** · 手掌面中指第一节正中央内侧 3 分处。

**归经** · 入心、肺经。

**功效** · 疏心气,清心包络,宁心神。

**主治** · 心悸、心肌梗死、肺结核、胸痛。

**针刺法** · 五分针,直刺 2～4 分,或以三棱针刺出血。

▶ **心常三穴**

**定位** · 手掌面中指第一节正中央内侧 3 分上 2.5 分处。

**归经** · 入心、肺经。

**功效** · 疏心气,清心包络,宁心神。

**主治** · 同心常一、二穴。

**针刺法** · 五分针,直刺 2～4 分,或以三棱针刺出血。

▶ **火星上穴**

**定位** · 手掌面中指第一节正中央处。

**归经** · 入心、肺经。

**功效** · 疏心调气,宽胸利膈。

**主治** · 头晕、心悸、胸痛、肩胛痛、肺癌、多发性骨癌、肩周炎、呃逆、胃溃疡、十二指肠溃疡。

**针刺法** · 五分针,直刺 2～3 分。

▶ **火星下穴**

**定位** · 手掌面中指第二节正中央处。

**归经** · 入心、肺经。

**功效** · 疏心调气,宽胸利膈。

**主治** · 同火星上穴。

**针刺法** · 五分针,直刺 2～3 分。

▶ **脾肿一穴**

**定位** · 手掌面中指第二节正中央下 2.5 分处,即火星下穴下 2.5 分处。

**归经** · 入脾、胃经。

**功效** · 调理脾胃,通经活络。

**主治** · 脾肿大、胸痛、背痛。

**针刺法** · 五分针,直刺 2～4 分。

▶ **脾肿二穴**

**定位** · 手掌面中指第二节中央上 2.5 分处,即火星下穴上 2.5 分处。

**归经** · 入脾、心、肺经。

**功效** · 健脾除湿,宽胸清肺。

**主治** · 脾肿大、肺炎、心脏病、背痛、胸痛。

**针刺法** · 五分针,直刺 2～4 分。

▶ **还巢穴**

**定位** · 手掌面环指第二节正中央偏外侧 5 分处。

**归经** · 入肝、肾经。

**功效** · 调经理带,宣通下焦。

**主治** · 卵巢癌、卵巢囊肿、子宫癌、月经不调、赤白带下、安胎、阴道炎、尿道炎。

**针刺法** · 五分针,直刺 2～3 分。

▶ **复原一穴**

**定位** · 手掌面环指第一节正中央内侧 3 分下 2.5 分处。

**归经** · 入肝、肾经。

**功效** · 舒筋益骨,消肿止痛。

**主治** · 骨膜炎、骨刺、坐骨神经痛、腰痛。

**针刺法** · 五分针,直刺 2～3 分。或以三棱针刺出黄水特效。

▶ **复原二穴**

**定位** · 手掌面环指第一节中央偏内侧 3 分处。

**归经** · 入肝、肾经。

**功效** · 舒筋益骨,消肿止痛。

**主治** · 同复原一穴。

**针刺法** · 五分针,直刺 2～3 分,或以三棱针刺出黄水特效。

▶ **复原三穴**

**定位** · 手掌面环指第一节中央偏内侧 3 分上 2.5 分处,即复原二穴上 2.5 分处。

**归经** · 入肝、肾经。

**功效** · 舒筋益骨,消肿止痛。

**主治** · 同复原一穴。

**针刺法** · 同复原一穴。

▶ **偏肩穴**

**定位** · 手掌面环指第二节正中央偏内侧 5 分,靠近小指处。

归经·入肝经。

功效·疏经活络,止痛消瘀。

主治·慢性肝炎、肩周炎、颈项痛。

针刺法·五分针,直刺2～4分。

▶ **木炎一穴**

定位·手掌面环指第二节正中央偏内侧3分下2.5分处。

归经·入肝经。

功效·泻肝胆热,疏肝理气。

主治·肝硬化、腹水。

针刺法·五分针,直刺2～3分。

▶ **木炎二穴**

定位·手掌面环指第二节正中央偏内侧3分处。

归经·入肝经。

功效·泻肝胆热,疏肝理气。

主治·肝硬化、腹水、胁痛、气喘。

针刺法·五分针,直刺2～3分。

▶ **木炎三穴**

定位·手掌面环指第二节正中央偏内侧3分下2.5分处,即木炎二穴上2.5分处。

归经·入肝经。

功效·泻肝胆热,疏肝理气。

主治·同木炎一穴。

针刺法·五分针,直刺2～4分。

▶ **失枕穴**

定位·手掌面小指第二节中央偏内侧2分上2分处。

归经·入膀胱经。

功效·宣通气血,开郁通窍。

主治·落枕、颈项痛(特效)。

针刺法·五分针,直刺2分,或由上往下斜刺2～3分。

▶ **踝灵穴**

定位·手拇指掌面,掌指关节桡侧处。

归经·入肺经。

功效·通经活络,消肿止痛。

主治·内外踝扭伤。

针刺法·五分针,直刺2～3分。

▶ **妇科五穴**

定位·手背拇指第一节外侧,从掌指横纹起,每上2分一穴,合计5穴。

归经·入任、督二脉。

功效·调经理带,宣通下焦。

主治·子宫肌瘤、子宫颈癌、卵巢炎、不孕不育、痛经、月经不调、月经过多或过少、赤白带下。

针刺法·五分针,直刺2～3分,或以三棱针浅刺出血。

▶ **木火四穴**

定位·木火一穴:手背示指远端指间关节,横纹正中央处。木火二穴:手背中指远端指间关节,横纹正中央处。木火三穴:手背环指远端指间关节,横纹正中央处。木火四穴:手背小指远端指间关节,横纹正中央处。

归经·入肝经。

功效·疏经活络,活血祛瘀。

主治·中风后遗症。

针刺法·由上往下斜刺15°,入针1～2分,或以放血针浅刺出血奇效。

▶ **止涎五穴**

定位·手背拇指第一节中央偏内侧5分,从掌指横纹起,每上2分1穴,计有5穴。

归经·入肝、胃经。

功效·扶脾统血,通经活络。

主治·角膜炎、结膜炎、视神经炎、视神经萎缩、白内障、牙痛。

针刺法·由内往外斜刺2～3分,或以放血针点刺出血。

▶ **制污穴**

定位·制污一穴:手背拇指第一节正中央下2.5分处。制污二穴:手背拇指第一节正中央处。制污三穴:手背拇指第一节正中央上2.5分处。

归经·入脾、肾经。

功效·消肿祛瘀。

主治·恶性肿瘤、肿瘤术后流污不止,伤口不收口、不结痂者。

针刺法·由下往上斜刺1～2分,或以放血针点出黑血立即见效。

▶ **指驷马穴**

定位·驷马二穴:手背,示指第二节正中央外开3分处。驷马一穴:驷马二穴下2.5分处。驷马三穴:驷马二穴上2.5分处。

归经·入肺经。

功效·疏风解表,调和气血。

主治·皮肤病、黑斑、雀斑、鼻炎、耳鸣、中耳炎。

针刺法·直刺1～2分。

▶ **胆穴**

定位·胆一穴:手背中指第一节正中央内侧5分处。胆二穴:手背中指第一节正中央外侧5分处。

归经·入心、胆经。

功效·镇定安神,理气止痛。

主治·小儿夜啼、腹胀、头昏、头痛、黄疸。

针刺法·胆一穴由内向外斜刺2～3分。胆二穴由外向内斜刺2～3分。

▶ **二角明穴**

定位·手背中指第一节中央线上。

归经·入肾经。

功效·疏气化瘀,消胀止痛。

主治·眼压高、眉棱骨痛、腰痛、闪腰岔气。

针刺法·由上往下斜刺1～2分,或以三棱针点刺出血。

▶ **心膝穴**

定位·心膝一穴:手背中指第二节正中央偏内侧5分处。心膝二穴:手背中指第二节正中央偏外侧5分处。

归经·入心经。

功效·消肿止痛。

主治·肩胛痛、颈项痛、膝盖痛。

针刺法·心膝一穴由内向外斜刺2～3分。心膝二穴由外向内斜刺2～3分。

▶ **肺心穴**

定位·肺心一穴:手背中指第二节正中央下2.5分处。肺心二穴:手背中指第二节正中央处。肺心三穴:肺心二穴上2.5分处。

归经·入心、肺经。

功效·宣通气血,通络止痛。

主治·骨刺、项痛、肋神经痛、坐骨神经痛、头痛。

针刺法·由上往下斜刺1～2分。

▶ **指肾穴**

定位·指肾一穴:手背,环指第一节正中央外开3分下2.5分处。指肾二穴:手背,环指第一节正中央外开3分。指肾三穴:手背,指肾二穴上2.5分处。

归经·入心、肾经。

功效·调心气,滋肾阴。

主治·胸痛、背痛。

针刺法·直刺1～2分。

▶ **珠圆穴**

定位·手背拇指指间关节,横纹两侧处。

归经·入肺、肾经。

功效·疏风泻火,滋阴明目。

主治·白内障、青光眼、角膜炎、结膜炎、弱视。

针刺法·直刺2～5分。

▶ **指三重穴**

定位·指三重二穴:手背环指第二节正中央外侧3分。指三重一穴:在指三重二穴下2.5分处。指三重三穴:在指三重二穴上2.5分处。

归经·入肝、肾经。

功效·活血化瘀,疏风消肿。

主治·乳痛、肌肉萎缩、面神经麻痹。

针刺法·斜刺1～2分。

▶ **少白穴**

定位·手背小指近端指间关节,横纹中央偏内侧3分处是穴。

归经·入肾经。

功效·疏经活络,理气镇痛。

主治·腰痛、骨刺、坐骨神经痛。

针刺法·斜刺2～3分。

▶ **开脾穴**

定位·手掌中指第三节正中央点。

归经·入脾、胃经。

功效·调理脾胃,宣导中焦。

主治·食欲不振、呕吐、胸闷、头昏。

针刺法·直刺1～2分。

▶ **分水穴**

定位·手掌小指第一节外侧3分线上。

归经·入肾经。

功效·调理下焦,除湿排浊,利水消肿。

主治·肾炎水肿、耳鸣、耳聋、腰椎骨质增生(骨刺)、腰痛、坐骨神经痛。

针刺法·直刺1～2分。

▶ **水清穴**

**定位**·手掌小指第二节外侧3分线上。

**归经**·入肾、膀胱经。

**功效**·疏泄厥气,利导下焦。

**主治**·肾炎水肿、尿道炎、膀胱炎、偏头痛、腰痛。

**针刺法**·直刺1～2分。

▶ **水海穴**

**定位**·手掌小指第二节正中央内侧3分线上。

**归经**·入肾经。

**功效**·通络止痛。

**主治**·项痛、背痛、腰痛、坐骨神经痛。

**针刺法**·直刺1～2分。

▶ **水源穴**

**定位**·手掌小指第一节正中央内侧3分线上。

**归经**·入肾经。

**功效**·通络止痛。

**主治**·腹痛、骨刺。

**针刺法**·直刺1～2分。

▶ **水腰穴**

**定位**·手背小指第二节正中央及两侧3分处。

**归经**·入肾经。

**功效**·通络止痛。

**主治**·腰痛(特效)、坐骨神经痛、角膜炎、结膜炎、头昏、偏头痛。

**针刺法**·直刺1～2分。

## 二、二二部位手掌部位穴道

▶ **灵骨穴**

**定位**·在手背虎口、拇指与示指叉骨间,即第一掌骨与第二掌骨接合处。与重仙穴通。

**归经**·入心、肺、大肠经。

**功效**·通经活络,宣肺调气,通降肠胃,行气活血化瘀。

**主治**·肺气不足所引起的疾病、肺气肿、肺癌、坐骨神经痛、腰痛、背痛、脚痛、面神经麻痹、半身不遂、头痛、月经不调、痛经、难产、冠心病、心律不齐、缺血性心脏病、胃及十二指肠溃疡、大小肠炎、眼疾、耳鸣、耳聋。

**针刺法**·直刺1～2寸,可透刺重仙穴,亦可向外斜刺2～3寸。

▶ **大白穴**

**定位**·手背第一掌骨与第二掌骨之间,距灵骨穴远端1寸。可透重子穴。

**归经**·入肺经。

**功效**·发汗解表,清肺宽胸,清理上焦,肃肺疏表,行气化瘀。

**主治**·头痛、偏头痛、肺癌、肺炎、胸腔积液、坐骨神经痛、腰痛、背痛、小儿气喘、高热。

**针刺法**·直刺5分～1.5寸,或配合以放血针背部放血,治小儿气喘、高热、肺炎特效。

▶ **重子穴**

**定位**·手掌虎口近端1寸,在第一掌骨与第二掌骨之间,与手背大白穴相通。

**归经**·入肺经。

**功效**·疏风解表,清泄肺气。

**主治**·肺炎、肺癌、肺气肿、感冒、咳嗽、气喘、心悸、发热、咽喉炎、背痛、胸痛。

**针刺法**·直刺1～2寸。治小儿疾患以三棱针刺出血特效。

▶ **重仙穴**

**定位**·手掌于第一掌骨与第二掌骨之间,与手背灵骨穴相通。

**归经**·入肺经。

**功效**·清泄肺气,疏风解表。

**主治**·同重子穴。

**针刺法**·直刺1～2寸。治小儿疾患以三棱针刺出血特效。

▶ **土水穴**

**定位**·手掌于拇指第一掌骨之桡侧骨下。

**归经**·入肺、肾经。

**功效**·调理脾胃,调理中焦,清宣肺气,通经活络。

**主治**·胃炎、咳嗽、气喘、扁桃体炎、骨膜炎、坐骨神经痛。

**针刺法**·沿骨下直刺5分～1寸。

▶ **中白穴**

**定位**·手背于第四掌骨与第五掌骨之间,距掌指关节近端5分。

**归经**·入肾、膀胱经。

**功效**·疏经活络,利水消肿,利导下焦。

**主治**·膀胱炎、急慢性肾盂肾炎、坐骨神经痛、骨刺、腰痛、背痛、头晕、散光、耳鸣、偏头痛、退行性关节炎。

**针刺法·**直刺5分。

▶ **下白穴**

**定位·**手背于第四掌骨与第五掌骨之间,距掌指关节1寸5分,即中白穴近端1寸处。

**归经·**入肝、肾经。

**功效·**利水消肿,疏经活络,利导下焦。

**主治·**同中白穴主治。

**针刺法·**直刺3～8分。

▶ **内白穴**

**定位·**手背第三掌骨与第四掌骨之间,距掌指关节近端5分处。

**归经·**入肺、脾经。

**功效·**疏风解表,清热解毒,消肿止痛。

**主治·**慢性胰腺炎、脾肿大、牙痛、牙龈炎、腰痛、坐骨神经痛、过敏性皮肤病、荨麻疹、白癜风、紫癜。

**针刺法·**直刺3～8分。

▶ **外白穴**

**定位·**手背第三掌骨与第四掌骨之间,距掌指关节近端1寸5分处,即内白穴近端1寸。

**归经·**入肺、胃经。

**功效·**疏风解表,通经活络。

**主治·**同内白穴主治各症,并治三叉神经痛、肋神经痛。

**针刺法·**直刺3～8分。

▶ **上白穴**

**定位·**手背朝上,第二掌骨与第三掌骨之间,距掌指关节近端5分处。

**归经·**入心、肺、肾经。

**功效·**疏风泻火,滋阴明目,通经止痛。

**主治·**结膜炎、角膜炎、近视、散光、心绞痛、弱视、背痛、腰痛、坐骨神经痛。

**针刺法·**直刺3～8分。

▶ **分白穴**

**定位·**手背朝上,第二掌骨与第三掌骨之间,距掌指关节近端1.5寸处,即上白穴近端1寸。

**归经·**入心、肺、肾经。

**功效·**疏风泻火,滋阴明目。

**主治·**同上白穴主治各症状。

**针刺法·**直刺3～8分。

▶ **重魁穴**

**定位·**手背于示指桡侧,掌指关节近端2.5分处,即大白穴远端1寸处。

**归经·**入肺经。

**功效·**清热退热,宣肺止咳。

**主治·**咳嗽、气喘、三叉神经痛、高血压、感冒、发热、头痛、偏头痛。

**针刺法·**贴骨下直刺2～5分,或以三棱针刺出血。

▶ **手解穴**

**定位·**手掌朝上,于第四掌骨与第五掌骨之间,握拳时小指尖所触之处。距掌指横纹1寸为手解一穴。手解一穴近端5分为手解二穴。

**归经·**入心经。

**功效·**调和气血,通经活络,镇静安神。

**主治·**晕针、坐骨神经痛、腰痛、三叉神经痛、术后伤口疼痛、食物中毒、药物中毒、胆结石、胆囊炎。

**针刺法·**直刺2～8分,针下立解,或以三棱针刺出血即解。

▶ **上高穴、下高穴**

**定位·**手掌第四掌骨与第五掌骨之间。手解二穴近端5分为上高穴,手解二穴近端1.5寸为下高穴。

**归经·**入肾、胃经。

**功效·**疏经调气,补肾和胃。

**主治·**肋膜炎、腹膜炎、盲肠炎、卵巢炎、急慢性小肠炎。

**针刺法·**直刺2～8分。

▶ **三河穴**

**定位·**手掌朝上,当环指与小指叉口近端2.5分为三河一穴;环指与小指叉口近端5分为三河二穴;环指与小指叉口近端7.5分为三河三穴。

**归经·**入肝、肾经。

**功效·**通经活络,行气止痛。

**主治·**腹痛、坐骨神经痛、骨刺、胆结石、胆囊炎。

**针刺法·**直刺2～4分,或以放血针点刺出血。

▶ **骨关穴**

**定位·**手掌朝上,当腕横纹正中央远端5分偏桡侧 5 分，舟状骨下是穴。

**归经** · 入肝、肾经。

**功效** · 泻肝解毒，疏经镇痛。

**主治** · 中风后遗症、坐骨神经痛、十二指肠炎、食物中毒、药物中毒。

**针刺法** · 直刺 3～5 分。

▶ **木炎穴**

**定位** · 手掌于腕横纹正中央远端 5 分偏尺侧 5 分处。

**归经** · 入肝、肾经。

**功效** · 泻肝解毒，疏经镇痛。

**主治** · 腰痛、胁痛、黄疸、坐骨神经痛、腹膜炎、食物中毒、药物中毒。

**针刺法** · 直刺 2～5 分。

▶ **腕顺一穴**

**定位** · 手背第五掌骨尺侧下缘，手腕横纹远端 1 寸 5 分处。

**归经** · 入肾经。

**功效** · 滋肾利尿，通肾镇痛。

**主治** · 坐骨神经痛、肾盂肾炎、肾炎、膀胱炎、背痛、骨刺、耳鸣。

**针刺法** · 直刺 5 分～1 寸。

▶ **腕顺二穴**

**定位** · 手背侧面，当第五掌骨尺侧下缘，手腕横纹远端 2.5 寸处。

**归经** · 入肾经。

**功效** · 滋肾利尿，通肾镇痛。

**主治** · 同腕顺一穴，兼治鼻出血、落枕奇效。

**针刺法** · 直刺 5 分～1 寸。

▶ **三叉一穴**

**定位** · 在示指与中指叉口的中央处。

**归经** · 入肾经。

**功效** · 滋肾镇痛，益肾明目。

**主治** · 角膜炎、腰痛、坐骨神经痛、视神经萎缩、中风后遗症。

**针刺法** · 直刺 2 寸。从叉口进针至两掌骨之间，握拳后从叉口进针。

▶ **三叉二穴**

**定位** · 在中指与环指叉口的中央处。

**归经** · 入脾、肝经。

**功效** · 健脾化湿，行气活血化瘀。

**主治** · 脾肿大、中风后遗症、坐骨神经痛。

**针刺法** · 直刺 2 寸。从叉口进针至掌骨骨缝上缘，握拳后从叉口进针。

▶ **三叉三穴**

**定位** · 在环指与小指叉口的中央处。

**归经** · 入肾经。

**功效** · 滋肾镇痛，益肾利尿。

**主治** · 坐骨神经痛、骨刺、腰痛、肾盂肾炎、肾病水肿、感冒。

**针刺法** · 直刺 2 寸。从叉口进针直抵手掌骨叉口上缘，握拳后从叉口进针。

## 三、三三部位下臂部位穴道

▶ **其门穴、其角穴、其正穴**

**定位** · 手臂背面，其门穴在桡骨上缘，手腕横纹正中央上 2 寸靠桡侧 1 寸处。其角穴位于其门穴直上 2 寸；其正穴位于其门穴直上 4 寸，即其角穴上 2 寸。

**归经** · 入大肠、膀胱经。

**功效** · 行气导滞，清泄下焦。

**主治** · 卵巢炎、月经不调、赤带、脱肛、便秘、子宫癌、宫颈癌、尿道炎、膀胱炎、痔疮。

**针刺法** · 直刺无效。针向外斜刺与皮下平行约 15°刺 1.5 寸。

▶ **心灵一穴、心灵二穴、心灵三穴**

**定位** · 手掌朝上，手腕横纹正中央上 1.5 寸为心灵一穴；手腕横纹正中央上 2.5 寸为心灵二穴；手腕横纹正中央上 3.5 寸为心灵三穴。

**归经** · 入心、心包经。

**功效** · 通畅心络，宽胸散滞。

**主治** · 心律不齐、心绞痛、心肌梗死、胸痛、胃痛、头痛、头晕、咽喉痛。

**针刺法** · 直刺 5 分～1.5 寸，亦可透刺手背。斜刺 15°由下往上刺治心脏病。斜刺 30°由下往上刺 1.5 寸治胸部头部疾病。斜刺 45°由上往下刺治手脚疾病。

▶ **火串穴、火陵穴、火山穴**

**定位** · 火串穴位手背腕横纹正中央上 2.5 寸，两筋骨间陷中。火串穴上 2 寸为火陵穴，火陵穴上 1.5 寸为火山穴。

归经·入三焦经。

功效·宣导气血,通络止痛。

主治·胸痛、臂痛。

针刺法·直刺5分～1.5寸。

▶ **火腑海穴**

定位·手肘横纹下2.5寸,桡骨与尺骨之间陷中。

归经·入肺、肾经。

功效·祛风肃肺,补益肾水。

主治·咳嗽、气喘、感冒、鼻炎、坐骨神经痛、腿酸、腰痛、贫血、头晕、眼花、过度疲劳。

针刺法·直刺5分～1寸。

▶ **手五金穴、手千金穴**

定位·手五金穴在尺骨缘,腕横纹上6.5寸。手五金穴上1.5寸为手千金穴。

归经·入肝、肺经。

功效·舒筋活络,清热解毒。

主治·坐骨神经痛、项痛、头痛、腹痛、药物中毒、食物中毒。

针刺法·直刺5分～1.5寸。

▶ **肠门穴**

定位·在尺骨尺侧缘,距豌豆骨横纹3寸。

归经·入胆、大肠经。

功效·疏泄肠腑。

主治·急慢性肠炎、胆囊炎、呕吐、下痢。

针刺法·直刺3分～1寸。

▶ **肝门穴**

定位·在尺骨的尺侧,距腕横纹6寸,即肠门穴直上3寸处。

归经·入肝、胆经。

功效·疏肝理气。

主治·急性肝炎(特效)、急慢性胃肠炎、胸痛、胁痛。

针刺法·直刺5分～1寸,针下之后立解肝痛,将针向右旋转胸闷即解,将针向左转肠痛亦除。

▶ **心门穴**

定位·在尺骨鹰嘴突起的远端,去1.5寸凹陷处。

归经·入心经。

功效·通畅心络。

主治·心脏病、心悸、呕吐、霍乱。

针刺法·直刺5～8分。

▶ **人士穴**

定位·在前臂桡骨掌面桡侧上缘,距腕横纹3寸。

归经·入心、肺、肾经。

功效·疏心理气,清宣肺气。

主治·哮喘、肩臂痛、胸痛、心悸。

针刺法·沿桡骨掌面桡侧上缘、从外向内,以15°角斜刺5分～1.5寸。

▶ **地士穴**

定位·在前臂桡骨掌面桡侧上缘,人士穴上3寸。

归经·入肺、肾经。

功效·清宣肺气,疏心理气。

主治·哮喘、感冒、头痛、腰痛、心脏病、疝气、便秘。

针刺法·从外向内以15°斜刺入5分～1.5寸。

▶ **天士穴**

定位·在前臂桡骨的掌面桡侧上缘,地士穴直上3寸。

归经·入肺经。

功效·清宣肺气。

主治·哮喘、鼻炎、感冒、支气管炎。

针刺法·斜刺1.5寸。

▶ **喉灵穴**

定位·心经少海穴下1.5寸再外侧5分。

归经·入肺经。

功效·清肺宣窍,化瘀散结。

主治·鼻炎、鼻塞、咽喉炎、扁桃体炎、鼻咽癌。

针刺法·直刺2～3分。用三棱针点刺出恶血特效。

▶ **喉中穴**

定位·手背,火腑海穴桡侧1寸两筋间。

归经·入肺经。

功效·清肺宣窍,化瘀散结。

主治·喉癌、喉炎、扁桃体炎。

针刺法·直刺5分～1寸。

▶ **肝灵穴**

定位·肝灵一穴:掌心向上,手腕横纹豌豆骨前缘直上 3 寸。肝灵二穴：肝灵一穴直上 3 寸。肝灵三穴：肝灵二穴直上 3 寸。

**归经** · 入肝经。

**功效** · 疏肝理气。

**主治** · 骨膜炎、肝炎、肝硬化、肝痛、两胁痛、白血病（白细胞过多或过少）、脾肿大、坐骨神经痛、中风后遗症、腰酸、筋骨痛。

**针刺法** · 直刺 5 分～1.5 寸，或由下往上斜刺 2 寸。

▶ **曲陵穴、建力穴、中力穴**

**定位** · 曲陵穴位于尺泽直下 1.5 寸处。建力穴位于曲陵穴旁外侧 5 分。中力穴位于建力穴外侧 5 分。

**归经** · 入心、肺经。

**功效** · 宣导肺气，通畅心络。

**主治** · 哮喘、关节炎、心悸、胸痛、感冒、鼻塞、咳嗽、支气管炎。

**针刺法** · 直刺 5 分～1 寸，或用放血针点刺出血。

## 四、四四部位上臂部位穴道

▶ **分金穴、合金穴、内金穴**

**定位** · 分金穴位在上臂肱骨的远端桡侧，肘窝横纹上 1.5 寸。合金穴位在分金穴直下 5 分，尺泽穴上 1 寸。内金穴位于肘窝横纹上 2 寸，分金穴上 5 分处。

**归经** · 入肺经。

**功效** · 清肃肺气。

**主治** · 感冒、咽喉炎、过敏性鼻炎、咳嗽（特效穴）。

**针刺法** · 直刺 5 分～1.5 寸。可用倒马针法。

▶ **肩中穴、建中穴**

**定位** · 在肱骨近端，肩峰穴直下 2 寸为肩中穴，即十四经肩髃穴下 2.5 寸处。肩中穴直下 2 寸为建中穴。

**归经** · 入心经。

**功效** · 活血祛瘀，通经活络。

**主治** · 膝关节炎、皮肤病（颈项皮肤病及臂部皮肤病）、小儿麻痹、心悸、肩周炎、瘰疬。

**针刺法** · 直刺 1～2 寸。肩中穴可配建中穴一起下针。

▶ **背面穴**

**定位** · 在肩骨缝的中央，举臂时有凹陷处上 2

分处。

**归经** · 入三焦经。

**功效** · 疏肝利胆，调和气血。

**主治** · 腹痛，无力。

**针刺法** · 针刺 3～5 分。

▶ **人宗穴**

**定位** · 在上臂肱骨外侧与肱二头肌间凹陷处，肘窝横纹外侧端上 3.5 寸。

**归经** · 入肺、胃、脾经。

**功效** · 通经活络，调理脾胃，宣肺利喉。

**主治** · 黄疸、胃炎、十二指肠炎、哮喘、咽喉炎、感冒。

**针刺法** · 直刺 5 分～1.5 寸。针刺 5 分治感冒气喘，针刺 8 分治臂痛，针刺 1.2 寸治肝、胆、脾病。

▶ **地宗穴**

**定位** · 在人宗穴上 3 寸处，即肘窝横纹外侧端直上 6.5 寸。

**归经** · 入心经。

**功效** · 回阳救逆，开窍醒脑。

**主治** · 脑出血的急救穴，针下立解。心绞痛的急救针。中风后遗症、心脏病、心脏性哮喘、动脉硬化、脑梗死。

**针刺法** · 直刺 1～2 寸。针刺 1 寸治轻病，针刺 2 寸治重病，两臂同时取穴。

▶ **天宗穴**

**定位** · 在上臂肱骨外侧与肱二头肌后部间凹陷处，在地宗穴上 3 寸，距肘窝横纹 9.5 寸。

**归经** · 入肝经。

**功效** · 清热利湿，通利下焦。

**主治** · 妇科阴道瘙痒、赤白带下（具有神效）、小儿麻痹、狐臭、糖尿病。

**针刺法** · 直刺 1～1.5 寸，或由上往下斜刺 1.5～2 寸。

▶ **肩峰穴**

**定位** · 在肩骨缝的正中央下 5 分，即十四经肩髃穴下 5 分处。

**归经** · 入心、肺经。

**功效** · 活血祛瘀，通经活络。

**主治** · 高血压、多汗症、乳腺癌、乳腺炎、中风后遗症、脑梗死。

**针刺法** · 直刺 5～8 分，或由上往下斜刺 8 分。

▶ **云白穴**

**定位**·在上臂肱骨外侧面上段前缘,肩中穴前2寸处。

**归经**·入肝、肾经。

**功效**·调经理带,宣通下焦。

**主治**·妇科阴道炎、卵巢炎、阴道瘙痒、赤白带下、小儿麻痹、踝关节扭伤(特效)。

**针刺法**·直刺1～2寸,或由上往下斜刺2寸。

▶ **李白穴**

**定位**·在云白穴直下2寸,即建中穴前2寸。

**归经**·入肝经。

**功效**·舒筋活络。

**主治**·狐臭、多汗症、踝关节扭伤、小儿麻痹。

**针刺法**·直刺5分～1.5寸。

▶ **神肩穴**

**定位**·在肩峰穴与云白穴连线的中央处。

**归经**·入心、肝经。

**功效**·舒筋活络,通关利窍。

**主治**·小儿麻痹、中风后遗症(半身不遂)。

**针刺法**·直刺3～5分,或由上往下斜刺5分～1寸。

▶ **正脊一穴、正脊二穴、正脊三穴**

**定位**·手臂肱骨外侧面正中线上,肘横纹直上2寸为正脊一穴。正脊一穴直上2寸为正脊二穴,正脊二穴上2寸为正脊三穴。

**归经**·入肝、肾经。

**功效**·通经活络,舒筋利骨。

**主治**·骨膜炎(骨刺)、退行性脊椎骨增生症、强直性脊柱炎、坐骨神经痛、慢性肾盂肾炎。

**针刺法**·直刺5分～1寸,或由下往上斜刺1～1.5寸。

▶ **三神穴**

**定位**·手臂肱骨的后侧,肘尖直上1.5寸为三神一穴。三神一穴上1寸为三神二穴,去肘尖2.5寸。三神一穴上2寸为三神三穴,去肘尖3.5寸。

**归经**·入肾、肺经。

**功效**·清理下焦,滋肾培元。

**主治**·阳痿、早泄、腰痛、肾结石、咽喉炎、支气管炎、咳嗽、肺癌。

**针刺法**·斜刺5分,治口干立解。斜刺1寸,治喉炎、支气管炎、阳痿等疾病。

▶ **上曲穴**

**定位**·上臂后侧,肩中穴向后2寸。

**归经**·入肝经。

**功效**·舒筋活络。

**主治**·小儿麻痹症、坐骨神经痛、高血压。

**针刺法**·直刺1～1.5寸,或由上往下斜刺1.5～2寸。

▶ **下曲穴**

**定位**·上臂后侧,即建中穴后2寸。

**归经**·入肝经。

**功效**·舒筋活络。

**主治**·坐骨神经痛、小儿麻痹症、高血压。

**针刺法**·直刺1～2寸,或由下往上斜刺1.5～2寸。

▶ **分枝上穴**

**定位**·肩背部,肩胛骨与肱骨连接的叉口下1寸处。

**归经**·入肝、肺、肾经。

**功效**·清肝解毒。

**主治**·药物中毒及蛇、蝎、蜈蚣等虫毒,狐臭、口臭、糖尿病、梅毒、食物中毒。

**针刺法**·直刺1～1.5寸。

▶ **分枝下穴**

**定位**·分枝上穴直下1～1.5寸。

**归经**·入肝、肺、肾经。

**功效**·清肝解毒。

**主治**·同分枝上穴,兼治乳腺炎。

**针刺法**·直刺1～1.5寸。

▶ **分枝中穴**

**定位**·分枝下穴向内横开6分。

**归经**·入肝、肺、肾经。

**功效**·清肝解毒。

**主治**·同分枝上穴,兼治乳腺炎。

**针刺法**·直刺1～1.5寸。

## 五、五五部位足趾部位穴道

▶ **火包穴、妇灵一穴、妇灵二穴**

**定位**·火包穴在足底第二趾,远端趾间关节横纹正中央。妇灵一、二穴在足底第二趾,跖趾关节横纹之两侧。

**归经·**入肝经。

**功效·**疏肝理气。

**主治·**心痛、肝病、难产、胎衣不下、堕胎(特效)、赤白带下。另外,妇灵穴并治子宫卵巢肿瘤、月经不调的妇科病。

**针刺法·**直刺 3～5 分。用放血针刺出黑血,立即见效。

▶ **木妇穴**

**定位·**在足背,第二趾中节正中央外开 3 分。

**归经·**入肝经。

**功效·**调经理带,调和冲任。

**主治·**妇科赤白带下、月经不调、痛经。

**针刺法·**直刺 2～4 分,贴骨下针,以细毫针五分针下针较为不痛。

▶ **海豹穴**

**定位·**在足大趾的内侧,趾间关节的中央处。

**归经·**入心、肝经。

**功效·**散瘀通络。

**主治·**角膜炎、疝气、阴道炎。

**针刺法·**直刺 1～3 分。

# 六、六六部位足掌部位穴道

▶ **上瘤穴**

**定位·**在足底后,跟骨前缘正中央。

**归经·**入心经。

**功效·**清热开窍,健脑宁神。

**主治·**脑瘤、脑积水、脑神经衰弱。

**针刺法·**直刺 3～5 分。

▶ **三圣穴**

**定位·**在脚底正中央点处,是三圣二穴,即十四经涌泉穴往足跟后 2 寸。三圣二穴往前 1 寸,是三圣一穴,即十四经涌泉穴后 1 寸处。三圣二穴往后 1 寸,是三圣三穴,即十四经涌泉穴往足跟后 3 寸处。

**归经·**入肝、肾经。

**功效·**平肝益肾。

**主治·**高血压(特效)、舒张压过高症(特效)、脑出血、脑血栓。

**针刺法·**直刺 5 分～1 寸。

▶ **火硬穴**

**定位·**足背侧,当第一、第二趾之间,趾蹼缘的后方 5 分处,即十四经行间穴后 5 分。

**归经·**入心、肝经。

**功效·**通利水道,强心定悸。

**主治·**心悸、头晕、胎衣不下、子宫肌瘤。

**针刺法·**直刺 3～5 分,或斜刺 3～5 分。

▶ **火主穴**

**定位·**足背侧,第一、第二跖骨结合部前缘,即十四经太冲穴后 5 分。

**归经·**入心、肝经。

**功效·**通利下焦,疏肝理气。

**主治·**肝炎、脑神经衰弱、子宫肌瘤。

**针刺法·**直刺 3 分～1 寸。治手脚痛时,左用右穴,右用左穴。

▶ **门金穴**

**定位·**足背侧,第二、第三跖骨结合部前缘,即十四经陷谷穴后 5 分。

**归经·**入胃、大肠、小肠经。

**功效·**调理脾胃,化瘀止痛。

**主治·**月经痛、腹痛、盲肠炎。

**针刺法·**用细毫针,直刺 5 分。

▶ **木斗穴**

**定位·**在足背侧,第三跖骨与第四跖骨之间,在跖趾关节上缘骨缝中。

**归经·**入肝、脾经。

**功效·**健脾化湿,疏肝和胃。

**主治·**胆囊炎、小儿麻痹。

**针刺法·**直刺 3～5 分。

▶ **木留穴**

**定位·**足背侧,第三、第四跖骨结合部前缘,在跖趾关节上 1.5 寸处。

**归经·**入肝、脾经。

**功效·**调和脾胃,疏肝利胆。

**主治·**胆囊炎、小儿麻痹、半身麻痹。

**针刺法·**直刺 3～5 分。

▶ **六完穴**

**定位·**足背侧,当第四、第五趾之间,趾蹼缘的后方 5 分处,即十四经中足少阳胆经之侠溪穴上 5 分。

**归经·** 入肝、胆经。

**功效·** 疏肝理气，舒筋活络。

**主治·** 止血（包括跌伤、刀伤出血或是打针后血流不止）、偏头痛。

**针刺法·** 直刺 3～5 分。

▶ **水曲穴**

**定位·** 足背侧，当第四、第五跖骨结合部前缘。

**归经·** 入肝、肾经。

**功效·** 通经活络，行气止痛。

**主治·** 腰痛、颈椎病、坐骨神经痛。

**针刺法·** 直刺 3～5 分。

▶ **火连穴**

**定位·** 在足内侧缘，第一跖趾关节后 2 寸。

**归经·** 入心、肾经。

**功效·** 清泻心火，开窍醒脑。

**主治·** 高血压引起的头晕、眼昏、心悸、脑瘤、脑膜炎。

**针刺法·** 横刺 5 分～1 寸。横针与跖骨成直角，沿跖骨底缘进针。

▶ **火菊穴**

**定位·** 在火连穴后 1 寸。

**归经·** 入心、肾经。

**功效·** 清泻心火，开窍醒脑。

**主治·** 心悸、头晕、高血压、颈椎病、脑瘤、脑膜炎。

**针刺法·** 横刺 5 分～1 寸。横针与跖骨成直角，沿跖骨底缘进针。

▶ **火散穴**

**定位·** 在火菊穴后 1 寸。

**归经·** 入心、肾经。

**功效·** 清泻心火，开窍醒脑。

**主治·** 头痛、角膜炎、头晕、脑瘤、脑膜炎。

**针刺法·** 横刺 5 分～1 寸。横针与跖骨成直角，沿跖骨底缘进针。

▶ **水相穴、水仙穴**

**定位·** 在内踝直后，跟筋（阿基里斯腱）前缘贴骨下陷处下 5 分，即十四经中肾经之太溪穴下 5 分，大钟穴内 5 分处。水相穴直下 2 寸为水仙穴。

**归经·** 入肾经。

**功效·** 利水消肿，通调冲任。

**主治·** 肾炎、腰痛、白内障。

**针刺法·** 直刺 3～5 分。

▶ **花骨一穴**

**定位·** 在足底第一跖骨与第二跖骨之间，在趾间叉口处每下 5 分 1 穴，共有 4 穴。

**归经·** 入肝经。

**功效·** 疏肝解郁，清肝明目。

**主治·** 沙眼、角膜炎、眼睑炎、头痛、牙痛、耳鸣、耳聋。

**针刺法·** 直刺 5 分～1.5 寸。

▶ **花骨三穴**

**定位·** 足底第三跖骨与第四跖骨之间，距趾间叉口 2 寸处是穴。

**归经·** 入肝、肾经。

**功效·** 通经活络，行气止痛。

**主治·** 腰痛、坐骨神经痛。

**针刺法·** 直刺 5 分～1 寸。

▶ **花骨四穴**

**定位·** 在足底第四跖骨与第五跖骨之间，与六完穴相通。

**归经·** 入肺、肾经。

**功效·** 通经活络，通利下焦。

**主治·** 坐骨神经痛、腹痛、胃痛、便秘、月经不调、夜尿、尿频。

**针刺法·** 直刺 5 分～1 寸。

## 七、七七部位小腿部位穴道

▶ **正筋穴、正宗穴**

**定位·** 小腿后面，正筋穴在足后跟筋（阿基里斯腱）正中央上方，距足底 3.5 寸。正筋穴上 2 寸为正宗穴。

**归经·** 入肾、膀胱经。

**功效·** 清热醒脑，通气止痛。

**主治·** 腰痛、骨刺、脑积水、头痛。

**针刺法·** 直刺 5 分～1 寸（针若透过足后脚跟筋效力尤佳）；体壮者可采坐姿进针，体弱者应侧卧后进针。

▶ **正士穴**

**定位·** 小腿后面，在正筋穴上 4 寸，正宗穴上 2 寸处。

归经·入肾、膀胱经。

功效·疏导经络,行气活血。

主治·腰痛、坐骨神经痛、头痛。

针刺法·直刺5分～1寸。

▶ 一重穴

定位·小腿外侧面,在外踝骨尖,直上3寸,向前横开1寸。

归经·入心、肺、脾经。

功效·除积消瘀,破气行血。

主治·扁桃体炎、面神经麻痹、偏头痛、脑瘤、脑癌、脑膜炎、咽喉炎、脾肿大。

针刺法·直刺1～2寸,或放血针点刺出血。

▶ 二重穴

定位·小腿外侧面,在一重穴直上2寸。

归经·入心、肺、脾经。

功效·破气行血,除积消瘀。

主治·同一重穴。

针刺法·直刺1～2寸,或放血针点刺出血。

▶ 三重穴

定位·小腿外侧面,在二重穴直上2寸。

归经·入心、肝、脾、肺经。

功效·破气行血,除积消瘀。

主治·同一重穴。

针刺法·直刺1～2寸,或放血针点刺出血。

▶ 四花上穴

定位·小腿前面,在膝眼直下3寸,胫骨前缘,十四经胃经之足三里穴内侧1寸处。

归经·入心、肺、胃经。

功效·疏心清肺,调理脾胃。

主治·哮喘、牙痛、心悸、头晕、心脏病、霍乱、十二指肠溃疡。

针刺法·直刺2～3寸。针刺2寸,治哮喘;针刺3寸,治心脏病。

▶ 四花中穴

定位·小腿前面,在四花上穴直下4.5寸,四花里穴偏外侧1.2寸,两筋间,即十四经之条口穴上5分。

归经·入心、肺、胃经。

功效·疏心清肺,调理脾胃。

主治·哮喘、角膜炎、结膜炎、白内障、心肌梗死、

胸闷、急性胃肠炎、肺癌、肺气肿、肺炎。

针刺法·直刺2～3寸,治哮喘、眼疾。用放血针点刺出血,治心血管硬化、急性胃肠炎、胸闷、肋膜炎等有奇效。

▶ 四花副穴

定位·小腿前面,在四花中穴直下2.5寸处。

归经·入心、肺、胃经。

功效·疏心理肺,调理脾胃。

主治·同四花中穴。

针刺法·直刺1～2寸。

▶ 四花下穴

定位·小腿前面,在四花副穴直下2.5寸,四花中穴下5寸。

归经·入肺、肾、胃经。

功效·理脾和胃。

主治·肠炎、胃痛。

针刺法·直刺5分～1寸,或用放血针点刺出血。

▶ 四花外穴

定位·小腿前面,在四花中穴向外横开1.5寸。

归经·入肺、胃经。

功效·活血祛风,消炎镇痛。

主治·急性肠炎、牙痛、偏头痛、面神经麻痹。

针刺法·直刺1～1.5寸。

▶ 腑肠穴

定位·小腿前面,在四花下穴直下1.5寸。

归经·入胃、大肠经。

功效·调理肠胃,清热利湿。

主治·同四花下穴。

针刺法·直刺5分～1寸(用细毫针),或用放血针点刺出血。

▶ 天皇穴

定位·小腿内侧面,弯曲膝盖,胫骨内侧髁下缘凹陷处直下1寸,即十四经之阴陵泉穴直下1寸处,距膝关节3.5寸。

归经·入心、肾经。

功效·清热化湿,疏导下焦。

主治·肾炎、糖尿病、蛋白尿、膀胱炎。

针刺法·直刺5分～1.5寸。

▶ 天皇副穴

定位·小腿内侧面,在天皇穴直下1.5寸。

**归经·**入脾、肾经。

**功效·**调气通经,益肾健脾。

**主治·**散光、贫血、癫痫、精神病、头晕、坐骨神经痛、腰痛。

**针刺法·**直刺5分~1寸。当补肾用时,针刺2寸。

▶ **地皇穴**

**定位·**小腿内侧面,在人皇穴直上4寸,即内踝骨上缘直上7.5寸处。

**归经·**入肝、肾经。

**功效·**疏肝解郁,补肾益气。

**主治·**肾炎、糖尿病、淋病、阳痿、早泄、遗精、梦遗、蛋白尿、子宫肌瘤、腰痛。

**针刺法·**直刺1~2寸。

▶ **人皇穴**

**定位·**小腿内侧面,在胫骨之内侧前缘,即内踝骨上缘上3.5寸处,即十四经之三阴交穴上5分处。

**归经·**入肺、肾经。

**功效·**和血舒筋,补肾益精。

**主治·**淋病、阳痿、早泄、遗精、滑精、糖尿病、尿血、肾盂肾炎、膀胱炎、背痛。

**针刺法·**直刺6分~1.5寸。往上斜刺治背痛、手痛、项痛特效。

▶ **侧三里穴、侧下三里穴**

**定位·**侧三里穴位于四花上穴向外横开2.5寸,即十四经之足三里穴外1.5寸。侧下三里穴位于腓骨前缘,即侧三里穴下2寸处。

**归经·**入心、肺经。

**功效·**活血祛瘀,消炎止痛。

**主治·**牙痛、面神经痛、三叉神经痛、偏头痛、肋间神经痛、盲肠炎。

**针刺法·**直刺1~1.5寸。

▶ **足千金穴、足五金穴**

**定位·**足千金穴在侧下三里穴外开5分再直下2寸。足五金穴在足千金穴直下2寸。

**归经·**入肺、肾经。

**功效·**泻肺热,利咽喉。

**主治·**鱼刺、咽喉炎、扁桃体炎、甲状腺肿大、急性肠炎。

**针刺法·**直刺5分~1寸,或以放血针点刺出血。

▶ **外三关穴**

**定位·**小腿外侧面,外踝尖与膝盖外侧高骨的直线上。

**归经·**入肺、肝经。

**功效·**消瘀散结,宣通气血。

**主治·**咽喉炎、喉癌、肺癌、扁桃体炎、腮腺炎、酒渣鼻、青春痘、粉刺、瘰疬、乳腺癌。

**针刺法·**直刺1~1.5寸,或以放血针点刺出黑血效果佳。

▶ **光明穴**

**定位·**小腿内侧面,内踝尖直后1寸,上1寸内踝骨上缘。

**归经·**入肝、肾经。

**功效·**疏肝明目。

**主治·**白内障、散光、弱视、中风。

**针刺法·**直刺5分,或以放血针点刺出血。

▶ **双龙一穴、双龙二穴**

**定位·**小腿前面,双龙穴外膝眼下1.5寸,胫骨外侧骨陷中。双龙二穴在双龙一穴下6分。

**归经·**入肺、肝经。

**功效·**消肿止痛,疏通经络。

**主治·**乳腺炎、乳腺癌。

**针刺法·**直刺5~8分。

# 八、八八部位大腿部位穴道

▶ **通关穴**

**定位·**大腿前面正中线的大腿骨上,距髌骨上5寸。

**归经·**入心、胃经。

**功效·**清心安神,宽胸和胃。

**主治·**头晕、贫血、风湿性心脏病、心悸。

**针刺法·**直刺5分~1.5寸。

▶ **通山穴**

**定位·**大腿前面,通关穴直上2寸。

**归经·**入心、胃经。

**功效·**活血理气,宁心安神。

**主治·**同通关穴。

**针刺法·**直刺5分~1.5寸。

▶ **通心穴、通灵穴**

**定位·**大腿前面,通心穴在大腿正中线的大腿骨上,距膝盖横纹直上1寸。通灵穴在通心穴直上2寸,距膝盖横纹上3寸。

**归经** · 入心、胃经。

**功效** · 宁心安神,疏通心络。

**主治** · 前额头痛、头晕、胸痛、血管硬化、中风后遗症。

**针刺法** · 直刺5~8分,或由下往上斜刺5分~1寸。

▶ **通天穴**

**定位** · 大腿前面,通关穴直上4寸。

**归经** · 入心、胃经。

**功效** · 疏通心络,温经散寒。

**主治** · 同通关穴。

**针刺法** · 直刺5分~1.5寸。

▶ **姐妹一穴、姐妹二穴**

**定位** · 大腿前面,通山穴向内横开1寸、直上1寸为姐妹一穴。姐妹一穴直上2.5寸为姐妹二穴。

**归经** · 入肝、肾、脾、胃经。

**功效** · 调经理气,疏肝解郁。

**主治** · 子宫肌瘤、卵巢炎、月经不调、闭经、胃出血。

**针刺法** · 直刺1.5~3寸。

▶ **姐妹三穴**

**定位** · 大腿前面,姐妹二穴直上2.5寸。

**归经** · 入肝、肾、脾、胃经。

**功效** · 疏肝健脾,和中化滞。

**主治** · 同姐妹一穴。

**针刺法** · 直刺1.5~2.5寸。

▶ **感冒一穴、感冒二穴**

**定位** · 大腿前面,姐妹二穴向内横开1寸为感冒一穴。姐妹三穴向内横开1寸为感冒二穴。

**归经** · 入肺、脾经。

**功效** · 清热除湿,宣肺祛风。

**主治** · 高热、流行性感冒、头痛。

**针刺法** · 直刺1~2寸,或斜刺。

▶ **通肾穴**

**定位** · 大腿前面,膝髌骨内侧上缘。

**归经** · 入脾、肾经。

**功效** · 宣通下焦,调经止带。

**主治** · 慢性肾盂肾炎、糖尿病、淋病、阳痿、早泄、膀胱炎、赤白带下、风湿性肾病、高血压、胃肠炎、尿蛋白。

**针刺法** · 直刺5分~1寸。

▶ **通胃穴**

**定位** · 大腿前面,通肾穴上2寸。

**归经** · 入脾、肾经。

**功效** · 健脾和胃,滋阴潜阳。

**主治** · 同通肾穴。

**针刺法** · 直刺5分~1.5寸。治口干,直刺2分。

▶ **通背穴**

**定位** · 大腿前面,通肾穴上4寸。

**归经** · 入脾、肾经。

**功效** · 固肾培元,温经散寒。

**主治** · 同通肾穴。

**针刺法** · 直刺1~2寸。直刺3分,治口干立解。

▶ **天黄穴**

**定位** · 大腿内侧面,明黄穴上3寸。

**归经** · 入心、肝、肾经。

**功效** · 疏肝清心,益肾补虚。

**主治** · 同明黄穴,另可治黄疸。

**针刺法** · 直刺1.5~3寸。

▶ **明黄穴**

**定位** · 大腿内侧的正中央。

**归经** · 入心、肝、肾经。

**功效** · 宁心安神,疏肝利胆。

**主治** · 肝癌、肝硬化、中风后遗症、白血病、胁痛、胸闷、癫痫。

**针刺法** · 直刺1~3寸。

▶ **其黄穴**

**定位** · 大腿内侧面,明黄穴直下3寸。

**归经** · 入心、肝、胆经。

**功效** · 疏肝利胆,祛风通络。

**主治** · 同明黄穴,亦治黄疸、胆囊炎等病。

**针刺法** · 直刺1.5~3寸。

▶ **土昌穴**

**定位** · 大腿内侧面,通肾穴向内横开2寸的线上。

**归经** · 入脾、肝经。

**功效** · 和胃调中,疏肝利胆,健脾利湿。

**主治** · 头晕、白细胞过少症、肝炎、胆囊炎、肝硬化。

**针刺法**·直刺 1.5～2 寸。

▶ **驷马下穴、驷马上穴、驷马中穴**

**定位**·大腿前面,驷马下穴在膝髌骨外上缘直上 7.5 寸,即通山穴上 5 分向外横开 1 寸,下穴直上 2 寸为驷马中穴,中穴直上 2 寸为驷马上穴。

**归经**·入肺、肝经。

**功效**·通调水道,疏风解表。

**主治**·肋膜炎、坐骨神经痛、肺结核、肺癌、鼻炎、耳鸣、耳炎、耳聋、面神经麻痹、眼角膜炎、哮喘、乳腺炎、甲状腺肿大、中风后遗症、银屑病(牛皮癣)、青春痘。

**针刺法**·直刺 1～3 寸。

▶ **土灵穴**

**定位**·通胃穴直后(即往内横开)1 寸。

**归经**·入脾、肝经。

**功效**·和脾疏肝,通调三焦。

**主治**·贫血、白血病(白细胞过多或过少症)。

**针刺法**·直刺 1～1.5 寸。

▶ **下泉穴、中泉穴、上泉穴**

**定位**·大腿外侧面,下泉穴位于膝关节外侧正中央直上 2.5 寸。中泉穴位于下泉穴直上 2 寸是穴。上泉穴位于中泉穴直上 2 寸是穴。

**归经**·入肺、肝经。

**功效**·活血通络,行气化瘀,通关利节。

**主治**·面神经麻痹、脑血栓、中风后遗症。

**针刺法**·直刺 1～2 寸。

▶ **金前下穴、金前上穴**

**定位**·大腿前面,金前下穴在膝盖骨外上角直上 1 寸。金前上穴在金前下穴直上 1.5 寸。

**归经**·入肝、肺经。

**功效**·宽胸理气,养肝活血。

**主治**·佝偻病、羊癫风、头痛、皮肤过敏。

**针刺法**·直刺 3～5 分。治疗胸部挫伤:若先在相关部位及背后心肺区予以点刺放血,后再配合针刺金前穴、灵骨、大白、驷马等穴,效果更快。本穴配天皇穴,可治肩关节痛。

▶ **下九里穴、上九里穴、中九里穴**

**定位**·大腿外侧面,下九里穴在大腿外侧中央线

的中央,即风市穴外开 5 分。上九里穴,在大腿上通天穴外开 1.5 寸,距膝横纹 9 寸。中九里穴,在上九里与下九里穴的中央点即是。

**功效**·益气行血,通关利节,疏经化瘀。

**主治**·腰痛、骨刺、中风后遗症、头痛、头晕、神经痛、肺炎、腹痛。

**针刺法**·直刺 2～3 寸。

▶ **解穴**

**定位**·大腿前面,在膝盖骨外侧上角直上 1 寸,向内横开 3 分。

**归经**·入心经。

**功效**·宁心安神,活血化瘀。

**主治**·踝关节扭伤、药物过敏、食物中毒。

**针刺法**·直刺 3～5 分。

▶ **内通关穴、内通山穴、内通天穴**

**定位**·大腿前面,内通关穴位于通关穴向内横开 5 分。内通山穴位于通山穴向内横开 5 分。内通天穴位于通天穴向内横开 5 分。

**归经**·入心经。

**功效**·通经活络,益气调血。

**主治**·中风后遗症、心力衰竭、中风不语、腰痛。

**针刺法**·直刺 5 分～1 寸。

▶ **失音穴**

**定位**·膝盖内侧的中央点为失音一穴,其下 2 寸为失音二穴。

**归经**·入肺经。

**功效**·清热利咽,行气散瘀。

**主治**·声音嘶哑、失音、咽喉炎。

**针刺法**·直刺 3～5 分,斜刺 5～8 分。

▶ **火府穴、火梁穴、火昌穴**

**定位**·大腿后面,火府穴为臀下横纹正中央直下 3 寸,即十四经的承扶穴直下 3 寸。火梁穴为臀下横纹正中央直下 7 寸,即火府穴下 4 寸。火昌穴为腘窝横纹正中央直上 4 寸,即火梁直下 3 寸。

**归经**·入心、肾、膀胱经。

**功效**·行气活血,通经化瘀。

**主治**·坐骨神经痛、骨刺、腰痛、偏头痛、痔疮、冠心病。

**针刺法**·直刺 1～2.5 寸,或以放血针点刺出血。

## 金府穴、金梁穴、金昌穴

**定位**·大腿后面,金府穴在火府穴向外横开2寸处。金梁穴在金府穴直下4寸,即火梁穴向外旁开2寸。金昌穴在金梁穴直下3寸,即火昌穴向外横开2寸。

**归经**·入心、肺经。

**功效**·行气活血,通经化瘀。

**主治**·肩臂痛、腰痛、坐骨神经痛(特效)、胁痛、偏头痛、痿证、背痛、痔疮、急慢性肺炎、冠心病。

**针刺法**·直刺1.5~3寸,或以放血针点刺出黑血,立即见效。

## 木府穴、木梁穴、木昌穴

**定位**·大腿后面,木府穴位火府穴向内横开2寸,距臀横纹3寸。木梁穴位火梁穴向内横开2寸,距臀横纹7寸。木昌穴位火昌穴向内横开2寸,距腘窝横纹4寸。

**归经**·入脾、肝经。

**功效**·清热利湿,疏经活血,通利水道。

**主治**·坐骨神经痛、腰痛、骨刺、风湿性关节炎、肝炎、疝气、痔疮、痛经、便秘、腹泻、膀胱炎、尿道炎、头痛、冠心病。

**针刺法**·直针1.5~3寸,或以放血针点刺出血,立即见效。

## 安脊穴

**定位**·大腿后面,臀下横纹正中央的左右两侧纹下。

**归经**·入肝、肾经。

**功效**·强筋健骨,通经活络。

**主治**·坐骨神经痛、骨刺、腰痛、瘰疬。

**针刺法**·直刺2~2.5寸,针尖紧贴骨之边缘,或用放血针点刺2寸深,刺出黑血。

# 九、九九部位耳朵部位穴道

## 神耳上穴、神耳中穴、神耳下穴

**定位**·神耳上穴位耳郭背面,降压沟上缘,距内侧1/3处。中穴位耳郭背面中央内侧2分处。下穴位耳郭背面,降压沟下缘,距内侧1/3处。

**归经**·入肺、肝、肾经。

**功效**·回阳固脱,开窍醒神。

**主治**·各种急性病证的急救、头痛、眩晕、呕吐、

休克、脑出血、胆固醇过高、高血压、晕车、晕船。

**针刺法**·由上往下斜刺1~3分。

## 天耳穴、外耳穴

**定位**·耳郭背面,神耳上穴外2分,为天耳穴。天耳穴斜外3分为外耳穴。

**归经**·入肝、肾经。

**功效**·疏风解表,镇静安神。

**主治**·天耳穴主治食物中毒、药物中毒、皮肤过敏、头晕、呕吐、晕车、晕船,有抗过敏作用。外耳穴主治心律不齐、心悸、中风昏迷急救、头痛、舒张压过高、头晕。

**针刺法**·直刺1~2分,或由上往下斜刺5分。

## 木耳穴、金耳穴

**定位**·木耳穴位耳后上半部横血管之下约3分。金耳穴位耳壳背外缘上端,近木耳穴直上5分。

**归经**·木耳穴入肝经。金耳穴入肺经。

**功效**·木耳穴疏肝解郁,清热利湿。金耳穴通经活络,调理肺气。

**主治**·木耳穴主治肝硬化、淋病。金耳穴主治肺气不足引起的便秘、久年感冒、过敏性鼻炎。

**针刺法**·直刺1~2分,局部酸胀感。

## 火耳穴、土耳穴、水耳穴

**定位**·火耳穴在对耳轮的外缘中部。土耳穴在耳甲腔肝区之下。水耳穴在对耳轮的外缘下端。

**归经**·火耳穴入心经、土耳穴入脾经、水耳穴入肾经。

**功效**·火耳穴理气宽胸,疏通心络。土耳穴健脾利湿。水耳穴强肾益精,通利水道。

**主治**·火耳穴主治心脏衰弱、膝盖疼痛、四肢酸痛。土耳穴主治神经衰弱、急慢性肠胃炎、高热、糖尿病。水耳穴主治肾亏、腰酸、小腹胀。

**针刺法**·直刺1~2分。

## 耳三穴

**定位**·耳轮的外缘,分别为耳上穴、耳中穴、耳下穴,共计3穴。

**归经**·入肺经。

**功效**·疏风解表。

**主治**·霍乱、偏头痛、感冒、退热。

**针刺法**·直刺1~2分,或用放血针点刺出血,每次取2穴可矣。

► **皮肤穴**

**定位**·耳舟外上方,共计 4 穴。

**归经**·入肝、肺经。

**功效**·疏风解表,清肝解毒。

**主治**·荨麻疹、各种皮肤病。

**针刺法**·直刺 1 分,或以三棱点针点刺出血,疗效佳。

► **降压穴**

**定位**·屏间切迹内缘,共计 3 穴。

**归经**·入心、肾经。

**功效**·清泄心火。

**主治**·高血压。

**针刺法**·直刺 1～3 分。

► **木硬穴**

**定位**·耳甲腔肝区后方。

**功效**·疏肝利胆,通经止痛。

**主治**·肝硬化、肝炎、肝癌。

**针刺法**·直刺 1 分,或放血针点刺出血,疗效佳。

► **三叉神经点**

**定位**·耳垂内侧,共有 3 穴。

**归经**·入心、肺经。

**功效**·疏风解表,通调血脉。

**主治**·三叉神经痛。

**针刺法**·直刺 2 分。

► **肿瘤穴**

**定位**·耳垂外缘,共有 6 穴。

**归经**·入肺经。

**功效**·行气破血,祛风化滞。

**主治**·恶性肿瘤、痈疽、淋巴结肿瘤、瘰疬。

**针刺法**·直刺 2 分。

► **结核穴、肺金穴**

**定位**·结核穴在耳甲腔内侧,外耳道口外侧,共计 3 穴。肺金穴在肺区的中央,共计 2 穴。

**归经**·入肺经。

**功效**·祛风解表,滋肺养阴。

**主治**·肺结核、肺炎。

**针刺法**·直刺 1 分。

► **狭心点**

**定位**·耳甲腔内,心区的两侧,共计 2 穴。

**归经**·入心经。

**功效**·宁心安神,活血止痛。

**主治**·心绞痛、心肌梗死。

**针刺法**·直刺 1 分。

► **甲状腺肿穴**

**定位**·耳背内下缘,共有 3 穴。

**归经**·入肺经。

**功效**·行气散瘀,清咽利喉。

**主治**·甲状腺肿大、心悸。

**针刺法**·直刺 1 分。

► **项紧穴**

**定位**·耳垂外上方约 1/3 处。

**归经**·入心、肺经。

**功效**·舒筋利节,活血化瘀。

**主治**·颈项酸痛、项紧痛。

**针刺法**·直刺 2 分。

► **肺气肿点**

**定位**·耳垂中央上缘,目二穴外侧。

**归经**·入肺经。

**功效**·清宜上焦,清泄肺气。

**主治**·肺气肿、肺水肿。

**针刺法**·直刺 2 分。

► **兴奋穴**

**定位**·睾丸穴(皮质下,在对耳屏内侧面,于对屏尖向下 0.2 cm 处)的外下方。

**归经**·入心、肾经。

**功效**·清泄心火,滋补强肝。

**主治**·精神萎靡不振、嗜睡、神经衰弱。

**针刺法**·直刺 1～2 分。

## 十、十十部位头面部位穴道

► **正会穴**

**定位**·头顶的正中央点向后 5 分。

**归经**·入心、肺经及督脉。

**功效**·清心开窍,通经活络。

**主治**·小儿惊风、口眼喎斜、中风后遗症、颤证、痿证、自主神经失调。

**针刺法**·直刺 1～3 分。

► **州圆穴**

**定位**·正会穴旁开 1.5 寸处,在十四经通天穴后 5 分。

归经·入肺、膀胱经。

功效·祛风通窍,疏经活络。

主治·哮喘、坐骨神经痛、中风后遗症。

针刺法·直刺 1～3 分,或以放血针点刺出血。

**州昆穴**

定位·州圆直后 1.5 寸,即十四经的络却穴后 5 分。

归经·入肺、膀胱经。

功效·通窍醒脑,疏经活络。

主治·同州圆穴主治,又治脑神经痛。

针刺法·直刺 1～3 分,或以放血针点刺出血。

**州仑穴**

定位·州圆穴直前 1.5 寸,即十四经的承光穴后 5 分。

归经·入肺、膀胱经。

功效·通络益脑。

主治·同州圆穴主治,另治脑瘤、头痛、头晕。

针刺法·直刺 1～3 分,或以放血针点刺出血。

**前会穴**

定位·正会穴前 1.5 寸,即十四经的前项穴后 5 分。

归经·入心、肺经及督脉。

功效·醒脑开窍,通经活血。

主治·神经衰弱、中风昏迷不醒、中风后遗症。

针刺法·直刺 1～3 分,或以放血针点刺,立即见效。

**后会穴**

定位·正会穴直后 1.5 寸,即十四经的后顶穴后 5 分。

归经·入肝、肺经及督脉。

功效·疏通经络,活血化瘀。

主治·头痛、骨结核、中风不语、中风后遗症、面神经麻痹。

针刺法·直刺 1～3 分,或以放血针点刺出血。

**总枢穴**

定位·后头部脑户穴下 8 分。

归经·入心、肺经及督脉。

功效·理气宽胸,通关开窍。

主治·呕吐、项痛、霍乱、失语。

针刺法·直刺 3～5 分,或以放血针点刺,效果

最佳。

**镇静穴**

定位·两眉头之间正中上 5 分。

归经·入心经、任脉。

功效·清心镇痉。

主治·失眠、小儿梦惊、头痛、呕吐。

针刺法·直刺 1～2 分,或由上往下斜刺 2～5 分。

**上里穴**

定位·眉头内侧直上 5 分,即十四经的攒竹穴直上 5 分。

归经·入心、胆经。

功效·通经散风,舒筋活络。

主治·头痛及面神经麻痹、呕吐。

针刺法·直针 1～2 分,或以放血针点刺出血,效果卓著。

**四腑一穴**

定位·眉毛外侧直上 5 分处,即十四经的丝竹空穴直上 5 分。

归经·入肺经。

功效·舒筋活络。

主治·同上里穴。

针刺法·直刺 1～2 分,或以放血针点刺出血,效果卓著。

**四腑二穴**

定位·眉毛正中央点直上 5 分,即十四经的鱼腰穴直上 5 分。

归经·入肺、胆经。

功效·通经散风,镇痉止痛。

主治·同上里穴。

针刺法·直刺 1～2 分,或以放血针点刺出血,效果卓著。

**正本穴**

定位·鼻端,在十四经的素髎穴下 3 分。

归经·入心、肺经。

功效·理气宣肺,通窍益脑。

主治·过敏性鼻炎。

针刺法·直刺 1～2 分。

**马金水穴**

定位·外眦角直下至颧骨的下缘,向外横开

4分。

**归经**·入肺、肾、膀胱经。

**功效**·通调水道,疏风通络。

**主治**·肾结石、肾炎、腰痛、鼻炎。

**针刺法**·直刺2～3分。

▶ **马快水穴**

**定位**·马金水穴直下4分。

**归经**·入肺、肾、膀胱经。

**功效**·通利下焦,疏通经络。

**主治**·膀胱结石、膀胱炎、尿频、骨刺、鼻窦炎。

**针刺法**·直刺2～3分。

▶ **腑快穴**

**定位**·鼻下缘向外横开5分,再直上5分,即十四经的迎香穴直上5分。

**归经**·入肺、胃经。

**功效**·泄火散风,清利下焦。

**主治**·腹痛、疝气、胃痛、鼻塞。

**针刺法**·直刺1～3分。

▶ **水通穴**

**定位**·嘴角下5分。

**归经**·入脾、肾、胃经。

**功效**·调和脾胃,培肾固本。

**主治**·风湿性肾脏病、肾虚引起的疲劳、头晕、眼花、腰痛、闪腰、岔气、背痛、口干、胃溃疡、十二指肠溃疡、腹胀。

**针刺法**·斜刺5分,或直刺3分,或以放血针点刺出血。

▶ **水金穴**

**定位**·水通穴向内斜开5分。

**归经**·入脾、肾经。

**功效**·健脾益肾,温经通络。

**主治**·同水通穴。

**针刺法**·直刺2～5分。斜刺:从水金穴斜向水通穴方向刺入,针尖直透七快穴。

▶ **鼻翼穴**

**定位**·鼻翼上端的沟陷中。

**归经**·入肺、肾经。

**功效**·通经解郁,舒筋利节。

**主治**·中风后遗症、偏头痛、面神经麻痹。

**针刺法**·直刺1～2分。

▶ **州灵穴**

**定位**·州水一穴旁开1.5寸,即州昆穴后开1.5寸。

**归经**·入肝、肾经。

**功效**·通经活络,散瘀止痛。

**主治**·偏头痛、坐骨神经痛、腰痛。

**针刺法**·直刺3～5分。用放血针点刺出血,治头痛、足跟痛。

▶ **州天穴**

**定位**·州灵穴向外旁开1.5寸。

**归经**·入肝、肾经。

**功效**·疏经活血,化瘀止痛。

**主治**·三叉神经痛、坐骨神经痛、偏头痛。

**针刺法**·直刺3～5分,或用放血针点刺出血,疗效佳。

▶ **州银穴**

**定位**·州天穴前1.5寸。

**归经**·入肝、肾经。

**功效**·舒筋利节,活血化瘀。

**主治**·同州天穴。

**针刺法**·直刺3～5分,或用放血针点刺放血,立即见效。

---

## 临床应用

---

### 一、心血管系统疾病

1. 狭心症(心绞痛)·心绞痛及心肌梗死为冠状动脉粥样硬化性心脏病的典型类型,属缺氧性心脏病的一种,以发作性胸痛或胸部不适为主要表现的临床综合征。狭心症即一般所说的心绞痛;当冠状动脉粥样硬化时,会有凝固的血块或血管内膜剥落而阻塞动脉,一旦如此,冠状动脉的血流量也相对地减少,因此无法给予心脏充足的养分及氧气。当冠状动脉处于收缩状态时,因无法获得足够的氧气,导致心肌暂时性缺血、缺氧,而会有心脏疼痛的感觉。

本病典型症状有三项:① 诱发因素:劳动发作,寒冷、情绪、大餐后亦会发作,当精神压力太大,运动过于激烈或不适当,习惯性紧张或餐后心跳加速的瞬间易发作。② 位置与时间:疼痛多为绞痛并伴有前胸闷痛、压迫感或窒息感,或为针刺痛,或为刀割样痛;持续 1～5 分钟之久,可传至左手臂、下颚或上腹部,主要位于左心前区和胸骨内深处。③ 解除条件:休息或含 1 粒硝酸甘油数分钟症状即消失。通常只要静下心来,做深呼吸调节肺活量即可舒缓。

· **治疗** · 心灵穴、四花上穴、四花中穴、四花下穴。

· **说明** · ① 治疗狭心症可先于膝后太阳区与手肘横纹上找青筋放血,尤其以放出黑血为佳;此处不可拔罐放血,易造成血肿。② 后背心肺区放血(即在第三～六胸椎及椎间隙)。

2. **心肌梗死** · 心肌梗死是指心脏冠状动脉受到阻塞,心脏肌肉得不到充足的养分、氧气、血液的提供而造成部分心脏肌肉坏死的现象。一般而言,男性比女性多了 3～5 倍的患病比例,而女性在绝经后的罹患比例比绝经前要高出很多。在流行病学上,本病的危险因子包括高血压、高脂血症、糖尿病、抽烟过度、肥胖、紧张、缺少运动、遗传等。当有危险因子存在时,应随时注意自己的健康,以避免疾病的产生。其主要症状是剧烈的胸痛,也常伴随着呕吐感、恶心、脸色发青、冒冷汗、四肢冰冷等;当大部分的心肌坏死时,患者可能会在短时间内死亡,故患者平常应处于温差不大且空气流通的环境中,并注意饮食的合理摄取。

· **治疗** · 心灵穴、地宗穴、心常穴,并在四花穴、委中穴点刺放血。

· **说明** · 本病治疗时可以在后背心肺区放血,最重要的是在第四～六胸椎之间放血。

3. **心悸** · 是指自觉心中急剧跳动、惊惕不安、不能自主的一种病证。常伴有气短、胸闷、眩晕、失眠、脉律失常等症。发作或为阵发性,或持续时间较长。

对一个健康的人来说,有时会意识到心脏的跳动,如剧烈运动后、情绪紧张时。那是因为肾上腺素分泌增加,或是由于交感神经的兴奋而刺激心肌,致血压升高而引起心脏强烈收缩,才有悸动的现象,此乃正常的生理现象,无须担心。而由各种器质性或功能性心血管病变所引起的心悸,大部分都是因冠状动脉粥样硬化性心脏病、风湿性心脏病、先天性心脏病、心肌病、病毒性心肌炎、肺源性心脏病、高血压心脏病及各种心律失常、心脏神经症等;另外服用某些药物也会导致心悸。

· **治疗** · 先在四花穴点刺出血,再针心灵穴、地宗穴、通心穴、通关穴、通天穴。

· **说明** · 有时候突发的心悸是正常的生理现象,但是心悸若经常发生,则需注意是否有心血管疾病的发生。正常的心悸现象,只需要安静下来、多休息即可。

4. **心内膜炎** · 可分为非细菌性和细菌性两种。前者又分为风湿性和非风湿性心内膜炎两种:风湿性心内膜炎是由风湿热、猩红热等所引发的,有气喘、高热、呼吸困难等症状产生;非风湿性心内膜炎可能由肺炎、流行性感冒等严重的急性病所引发。而后者又分为急性细菌性和亚急性细菌性心内膜炎:急性细菌性心内膜炎可能是瓣膜和心脏内膜有非溶血性链球菌、葡萄球菌等细菌附着、繁殖而发病,其症状表现为高热、恶寒、心悸、心有杂音等。患者平常不要过分消耗体力且要有充足的营养。

· **治疗** · 心灵穴、三重穴、神耳上穴,配通关穴、通山穴。

· **说明** · ① 用三棱针或放血针,先在后背心肺区,也就是后背第五、第六胸椎间,见黑点、红点或异常处,点刺放血。② 心灵穴的针刺法要从斜角15°,由远端向近端方向刺 5 分～1.5 寸,方可见效。③ 通心穴、通灵穴、通关穴、通山穴、通天穴在一条直线上,可取三针倒马;长期针刺,对治疗心脏原发疾病有很大帮助。

5. **心肌炎** · 心脏壁有三层,由外向内可分为外膜、心肌、内膜。所谓的心肌炎就是指心肌组织的炎性病变,此病会造成心肌细胞变性、坏死、纤维化、心肌收缩力减弱、心脏肥大及心功能不全。心肌炎分为急性和慢性两种。过去急性心肌炎形成的原因,大多是风湿病、肺炎、猩红热、白喉、疟疾等疾病所引发,若不及早治疗就会演变成慢性心肌炎。近年来由于风湿热和白喉所致心肌炎逐渐减少,本病病因现在多认为是病毒感染所致。

病毒性心肌炎多发生于青少年及壮年,患者约半数于发病前 1～3 周有上呼吸道感染病史,会有病毒感染前驱症状，如持续性或间歇性发热、全身倦怠感，即所谓感冒样症状，或有恶心、呕吐等消化道症状，然后出现心动过速、心律不齐、心悸、胸痛、心前区刺痛、面色苍白、呼吸困难、浮肿等症状。

- **治疗**·心灵穴，四花上、中、下穴配灵骨穴、大白穴。

- **说明**·① 可先用三棱针或放血针，在小腿阳明区见青筋或相应穴位点刺放血。② 灵骨穴、大白穴具有行气、活血、化瘀的功能，为治疗重病所必针之穴位。③ 患有心肌炎者应尽快治疗，不可拖延；治疗期间要保持绝对的安静，避免脾气暴躁、发怒。

6. **心律不整**·即指心律失常，是指心脏冲动的频率、节律、起源部位、传导速度与触发、激动次序的异常。就是心脏跳动的速度有时过快、有时过慢或节拍不整。心律不整一般可分为快速心律不整及慢速心律不整。前者所指的就是心跳比正常心跳来得快，而有些是属于规则性的心跳过速，有些则属于不规则性的心跳过速；此类的心跳过速包括阵发性上心室频脉、心室性频脉、频脉心房颤动或心房扑动等。其症状包括头昏、全身乏力、盗汗等，严重时可能猝死。而后者泛指病窦综合征、房室传导阻滞两种。

- **治疗**·通心穴、通灵穴、通关穴，配心灵穴、地宗穴。

- **说明**·可在足小腿阳明区点刺放血，以放出恶血为佳。

7. **高脂血、动脉粥状硬化**·血脂是血液中所含脂质的总称，所谓高脂血就是指血脂浓度超过正常高限。健康的动脉富有弹性和收缩性，但是当有脂肪、胆固醇逐渐堆积、血管纤维化时，动脉就会硬化、增厚，就会有中风、脑出血、狭心症、心肌梗死症、闭塞性动脉硬化等疾病产生。一般而言，形成动脉硬化的原因，常由数个危险因子组成，当危险因子组合性愈多，对身体的影响力愈大；其中又以高血压、抽烟、肥胖、糖尿病、精神压抑、运动不足等危险因子最常见。患者在饮食中应减少对钠盐、胆固醇、饱和脂肪酸等的摄取，严格禁止烟酒。另外，睡眠要充足，生活要规律。

- **治疗**·富顶穴、后枝穴、肩中穴、建中穴，配支通穴、落通穴、灵骨穴、心灵穴。

- **说明**·① 可先在足小腿阳明区、后背心肺区、膝后太阳区见乌紫色点或显现的青筋点刺出血，对心血管的血液循环有相当的助益。② 支通穴、落通穴、富顶穴、后枝穴，其主治、功效、归经都一样，四穴一并使用，对血管硬化疗效大增。

8. **心源性哮喘**·心源性哮喘常见于冠状动脉硬化症、主动脉闭锁不全症、高血压心脏病等患者；患者多在夜里或就寝前后发作，常有咳嗽、呼吸困难等症状；轻微者 10 分钟就可恢复，严重时应迅速就医。治疗时应从心脏病着手，治疗期间应保持身、心两方面的平静，饮食方面应避免高热量、高油脂的食物，勿饱食，勿沾烟酒，控制水分、盐分的摄取，尽量采取少吃多餐的饮食方式。

- **治疗**·地宗穴、心灵穴，配火星上、下穴及四花上穴。

- **说明**·地宗穴要深刺，且两臂同时取穴；取穴时应抚胸取穴，否则穴位难取。

9. **瓣膜性心脏病**·所谓"瓣膜"就是心脏中防止血液逆流的构造。瓣膜性心脏病分为先天和后天两种。先天瓣膜性心脏病又因瓣口狭窄以致血液无法顺利流通，以及瓣膜无法关闭以致血液逆流，分为瓣膜狭窄症和瓣膜闭锁不全症。后天瓣膜性心脏病大部分都是受风湿热所引起，其他如心内膜炎、动脉硬化也会引起此病。

早期表现为心悸、气喘，而严重时会有呼吸困难、心律不齐、全身性浮肿等症状产生。患者在日常生活中应避免暴饮暴食、过度兴奋、疲劳及悲伤，不可喝刺激性的酒类。

- **治疗**·火星上、下穴及心灵穴、通心穴、通灵穴、通关穴。

- **说明**·① 可先在后背心肺区的压痛点和僵硬处，以三棱针散刺；拔罐放血，以放出血块为佳。② 火星上、下穴不但是治疗心疾的要穴，对于胸、肺疾病，亦有治疗功能。

10. **风湿性心脏病**·一般人所谓的风湿性心脏病泛指风湿热造成的慢性心脏瓣膜症及其并发症，其中包括心律失常、心内膜炎及心力衰竭。风湿性心脏病的形成可能与溶血性链球菌、金黄色葡萄球菌的感染有关。本病初期会有心血不足、心悸、气息短促等症状；严重时会有血流不畅、眩晕、全身浮肿等现象产生。此病的发生率，城市比农村高很多,可能与居住的环境有关,因为链球菌在城市狭隘的空间中较易经由唾沫传染。患者应避免烟酒、辛辣食物、剧烈运动及过度劳累。

**·治疗·** 心灵穴、地宗穴、通关穴、通山穴,配心常一、二穴。

**·说明·** ① 可先在后背心肺区见毛细孔放大处,尤其是长黑毛的地方,散刺拔罐放血。或压痛处放血。② 通心穴、通关穴、通山穴之连线,专治心脏本身脏器之疾病,在临床上需长期治疗方可见效。

11. **心脏扩大·** 有心脏病的人就无法完全供应身体所需的血液量,因此心脏的负荷量就会增加,时间一久,心肌会逐渐肥大,心脏也会逐渐扩大;瓣膜一旦失去弹性之后就无法紧闭,致使血液倒流,使由心脏流出去的血流量和流回的量失去平衡,使其失去帮辅的功能。其症状包括易疲劳、呼吸困难、肺部浮肿等。治疗时,应先从原始病因着手,迅速治疗,避免心功能降低的现象发生。

**·治疗·** 心灵穴及心常一、二穴,配通心穴、通关穴、通天穴。

**·说明·** ① 后背心肺区即第四～六胸椎间放血,尤其是压痛点和异常处。还有四花穴、委中穴找异色点或青筋处点刺放血。② 心常穴不但可以治疗心疾,而且对胸肺疾病亦有治疗功能。

12. **心脏衰竭·** 又称为心功能不全、充血性心力衰竭。所谓的心脏衰竭是指心脏发生病变后,心脏输出血液的速度不足以应付身体代谢时所需要的量。此病是高血压的常见并发症,当心脏失去了代偿能力以后,心室舒张末期的容量超过一定限度,心室的排血阻力增加,心脏收缩无力,静脉回流心脏的血液不能充分排出,心排血量减少,动脉系统内血液供应不足,静脉系统内淤血,从而发生一系列症状和体征。根据心衰的程度分为四级三度,一级功能代偿期:虽有心脏病但体力劳动不受限制;二级心力衰竭一度,体力劳动轻度受限,日常生活和从事劳动可引起症状;三级心力衰竭二度,体力劳动明显受限,稍事活动即可出现症状;四级心力衰竭三度,患者不能从事任何体力劳动,即使在休息时亦可出现症状。

本病又可分为左心室衰竭及右心室衰竭两种,前者是由于心肌压挤出血液的能力不足,其症状包括血压下降、频脉、尿少、意识障碍等,此种病到目前为止病死率极高,应及早治疗。而后者是由于周边的静脉血无法回流到右心室,使全身血管因淤血而臌胀、肝脾肿大等,其主要症状包括食欲不振、上腹不适、便秘等。患者平时须减少对心脏的负担,须保持安静且多吃易消化的食物,最好采取少吃多餐的进食方式。

**·治疗·** 天士穴、人士穴、地士穴、地宗穴、心灵穴、神耳上穴,配灵骨穴。

**·说明·** 天、地、人三士应入针1.2寸方可治疗心疾。因董氏针灸随针刺的深度不同,其所入之经络亦不相同,故所主治之病也有所不同,此乃董氏针灸的一大特色。

13. **高血压·** 当全身的小动脉不正常地收缩时,血液就会流通不顺畅,为了使全身血液流通,动脉内压就会升高,因而导致血压上升的状态就称为高血压。在医学上,可分为继发性高血压和原发性高血压两种,前者是由于别的疾病而引起的高血压,大部分是由肾脏、内分泌、血管、脑部等相关性的疾病所并发。后者占了高血压症的70%以上,是以动脉血压升高,尤其是舒张压升高为特点的全身性、慢性血管疾病,也就是我们一般人所说的高血压。原发性高血压与饮食、气温、精神、三餐有相当密切的关系。头痛、头晕为主要临床表现,伴有心悸、气喘、耳鸣、四肢麻木、面色潮红等症状。由于其为一种慢性疾病,治疗过程比较长,患者在饮食上应尽量减少钠盐的摄取及放松心情。

**·治疗·** 火硬穴、三圣穴、心灵穴、灵骨穴。

**·说明·** 可在后头颈项区、后背心肺区、后背肝木区、腰背脾胃区以及背部一带放血,尤其以脊椎为主;小腿阳明区、膝后太阳区、委中穴一带先放血,再另下针。除了前述穴位外,若高血压与脑有关,加针刺足三重及正筋穴、正宗穴;如与脾胃有关,加针刺四花上、中、下穴;与肝肾有关,加配上三黄及下三皇。

14. **低血压·** 根据世界卫生组织的规定,所谓的正常血压值范围,收缩压为100～140 mmHg,舒张压是90 mmHg以下,因此大抵来说收缩压未满100 mmHg可称为低血压。低血压可分为原发性低血压和继发性低血压。前者可能与环境、体质等有关,且若无任何自觉状态,可以不必加以治疗。

后者是由于内分泌疾病、末梢神经炎、肺气肿、心内膜炎等疾病而并发低血压症。此病的主要症状包括起立、卧倒时血压降低、手脚冰冷、易疲倦、肩膀酸痛等；若非真正的低血压，可借由改善体质、锻炼体力、坚强精神力量着手，自觉状态亦可消失。

· **治疗** · 心灵穴、镇静穴、神耳上穴。

· **说明** · 可先在五岭穴、十八星穴、膝后太阳区、脚背面青筋处点刺放血，再针刺治疗。

15. **静脉瘤** · 当静脉瓣膜逐渐受到损伤，血液无法顺利流回心脏，静脉则随之扩张，就造成了静脉瘤。然而由于静脉栓塞等静脉闭塞的疾病，导致下肢静脉浮肿，则成为继发性静脉瘤。除此之外，感染也会致病。通常女性的罹患率比男性高出2~4倍，且怀孕妇女较易罹患。

其症状包括脚部皮肤内的静脉浮起成不规则状，下肢易感疲倦、沉重等，可抬高脚减轻症状；当变成慢性以后，可能并发皮肤炎、皮下出血等疾病。患者应减少长时间的站立或穿上有弹性的袜子，对于抑制静脉瘤的恶化相当有效。

· **治疗** · 上三黄、三重穴，配神耳上穴。

· **说明** · ① 静脉瘤最重要的是在足外侧肺区或小腿、大腿见青筋、异色点处点刺放血。② 放血时，患者须采取坐姿或平躺，不可站立，以防晕针，因此要针刺神耳上穴。

## 二、呼吸系统疾病

1. **肺炎** · 由肺部所引起的炎症统称为肺炎，一般而言，按照肺炎的病因和病原体的种类来加以区别，大抵可分为细菌性肺炎、病毒性肺炎、真菌性肺炎三种；其中又以细菌性肺炎居大部分，其病原体包括肺炎球菌、金黄色葡萄球菌、铜绿假单胞菌等，其中又以肺炎球菌致病率达95％以上。其症状包括发热、咳嗽、胸痛、呼吸急促、肺部湿啰音等，严重者呼吸困难、面色苍白或发绀、烦躁不安、嗜睡等。霉浆菌性肺炎，是近年来才被发现的，由霉浆菌感染所致，其症状包括无痰的咳嗽、耳鸣、重听等。而滤过性病毒性肺炎，是由流行性感冒病毒、减弱病毒等所引起的肺炎，其症状包括咳嗽、头痛、倦怠、发热等。

· **治疗** · 重子穴、重仙穴，配驷马穴、灵骨穴、曲陵穴、建力穴、中力穴。

· **说明** · ① 可先在后背心肺区压痛点放血，以及小腿阳明区见青筋处点刺放出乌黑恶血。② 曲陵穴、建力穴、中力穴，此三穴治肺炎需采取深刺，浅刺则治疗感冒。

2. **老年性肺炎** · 由于老年人的心肺功能已降低，以及对细菌感染的抵抗力逐渐减弱之故，近年来，虽然肺炎的致死率和致病率普遍降低，但老年性肺炎的致死率却居高不下，特别是糖尿病患者。此病的症状都很轻微，特征是轻度发热，其他症状包括咳嗽、咳痰、呼吸困难等。不要强迫患者摄食过量，应多补充水分。

· **治疗** · 灵骨穴、大白穴、后椎穴、首英穴、育英穴，配水金穴、水通穴。

· **说明** · ① 后椎穴、首英穴、育英穴，此三穴应采用三针倒马，直线下针，效果更迅速。此外，对老人夜间冷咳及支气管炎确有卓效。② 有痰时，可加配大间穴、小间穴、侧间穴。

3. **肺结核** · 是一种因肺叶感染结核菌而引起的慢性传染性疾病。结核菌主要是以呼吸道为传染途径，当开放性肺结核病患者咳嗽、打喷嚏时，带菌的飞沫极易以空气为媒介，在被吸入人体后，在适当的条件下，结核杆菌会侵蚀肺组织，使其干酪样坏死、形成空洞等病变。

医学上肺结核分为原发性、血源性、继发性三种。原发性肺结核为初次感染肺结核所引发的病变。血源性肺结核是因患者已感染后，由于抵抗力低，细菌通过血液循环向肺组织侵蚀而发病。继发性肺结核是由于再次受到肺结核菌感染所致。其主要症状以咳嗽、咳血、潮热、盗汗为主，而胸痛、消瘦为其临床特点。若患者有大量咯血以致虚脱，应迅速送医治疗。

· **治疗** · 灵骨穴、大白穴、驷马穴、心常穴，配耳穴之结核穴、肺金穴。

· **说明** · ① 可先在三重穴、四花穴点刺出血或小腿阳明区见青筋处放血。② 若结核穴或肺金穴附近有乌黑、青色等反应点时，可不拘泥穴位，直接就异色点下针。

4. **肺气肿** · 肺脏是呼吸器官之一，其最重要的功能就是在肺泡中进行氧气和二氧化碳的交换，吸入新鲜的空气以利循环。但是当终末细支气管远端(呼吸细支气管、肺泡管、肺泡囊和肺泡)的气道弹性减退、过度膨胀、充气和肺容积增大或同时伴有气道壁破坏的病理状态,使得肺泡破裂、融合时,肺内部的空气量就会增加,导致肺脏成膨胀状态,此种现象称为肺气肿。此病分为急性和慢性两种,急性肺气肿多半是伴随急性哮喘和百日咳而发生;慢性肺气肿是由于肺泡破裂,胸膜下存积空气。

其症状包括逐渐加重的呼吸困难,活动时加重,休息时减轻,常伴有咳嗽、喘鸣、悸动等现象,有时会并发支气管炎,严重时可出现发绀。老年人大多容易罹患慢性支气管炎进而引发肺气肿。为了早期发现及治疗,每年应接受1～2次的健康检查。治疗原则是预防和控制感染,改善呼吸功能,提高患者工作、生活能力。

· **治疗** · 灵骨穴、大白穴、重子穴、重仙穴、心常穴,并在大间穴、小间穴、耳穴之肺气肿点埋针。

· **说明** · ① 在足外侧肺区、足小腿阳明区找青筋或对应穴位点刺放血。② 重子穴、重仙穴应采取深刺,效果才会显著。

5. **肺水肿** · 所谓"肺水肿"就是肺脏中的血管渗透出以血浆为主要成分的液体。瓣膜性心脏病及高血压患者会因渗透压的改变而使患者并发肺水肿。有毒气体的吸入也会使肺微血管壁遭破坏,使血液流入肺泡内而形成肺水肿。肺炎、肾炎也会使肺微血管壁性质改变,使血液易通过管壁而引起肺水肿。其主要症状包括呼吸困难、胸痛、脸色苍白、盗汗等。

· **治疗** · 灵骨穴、大白穴、驷马穴、三重穴,以及耳穴的肺气肿点埋针。

· **说明** · ① 可先在耳三穴、耳肺点放血。② 耳穴之肺气肿点附近若有痛点、异色点,不必拘泥穴位,直接下针即可。

6. **胸膜炎** · 也就是一般人所说的肋膜炎;意指肺炎及肺梗死、肺结核所引起的炎症。当肺炎球菌、链球菌等,以及各种病毒、细菌等,侵入胸膜腔内,也会形成胸膜炎;其中又以肺炎球菌所造成的肋膜炎最为常见。另外,风湿热、癌细胞、外伤等,亦是造成此病的病因。其主要症状包括发热、咳嗽、冒汗、胸痛、倦怠等。患者应安静休养,不可再使病情恶化。

· **治疗** · 驷马穴、上高穴、下高穴,配三重穴、神耳上穴。

· **说明** · 可在后背心肺区放血,亦可在小腿阳明区外三关穴及三重穴一带见青筋或异色点处点刺放血。

7. **支气管炎** · 支气管炎以冬春寒冷季节气候骤变时多见,为上呼吸道感染和慢性支气管炎迁延的结果。其是因为支气管受到细菌、病毒的感染或物理、化学因素的刺激等而有发炎的现象。临床上根据发病缓急及病程又分为急性和慢性支气管炎两种。前者是因为在气候骤变、人体受寒、过度疲劳的状况下,支气管受到鼻病毒、腺病毒、肺炎球菌等的侵入而致病,另外,粉尘、烟雾等刺激性的粒子或变应原也会致病,病程不超过1个月,伴有感冒症候群。而后者主要是由病毒、细菌感染所致,另外,遗传、过敏、空气污染也会致病,其病程超过2个月或连续2年以上发病。其症状包括咳嗽、咳痰、喘促等,常发生于冬春两季,任何年龄均可能发病,寒冷地区、农村、吸烟者的发病率较高。临床表现为发热、咳嗽、气促、肺部湿啰音,严重者呼吸困难、面色苍白或发绀、烦躁不安、嗜睡等。

· **治疗** · 天士穴、地士穴、人士穴,配灵骨穴、大白穴、分金穴、合金穴、内金穴。

· **说明** · 后背心肺区找压痛点放血,以及在足小腿阳明区找青筋处点刺放血。

8. **支气管扩张** · 指支气管的末梢长期呈现异常扩张状态的慢性呼吸性疾病,是由于气管及其周围组织慢性炎症,破坏管壁以致支气管扩张和变形。一般常见于乳幼儿时期,因患有麻疹、百日咳、病毒性肺炎等疾病而发病,且与先天性疾病的关系非常密切。

其症状为慢性咳嗽、反复咯血、长期性排出大量的脓痰或血痰、发热、全身倦怠、食欲不振等,严重时会有胸痛的现象产生。患者平常应禁止抽烟、喝酒及在污浊的空气中生活,以避免对气道产生进一步的伤害。此外,尽量摄取营养价值高的食物,生活规律化。

· **治疗** · 大间穴、侧间穴、小间穴,配灵骨穴、大白穴、三重穴。

· **说明** · ① 后背心肺区或肘窝横纹青筋处放血。② 大间穴、侧间穴、小间穴,可用三棱针或采血针放血,亦可用针直刺治疗。

9. **气喘** · 气喘是由于外在、内在的变应原和非变应原等因素的侵入,使得支气管发生可逆性的阻塞而表现出反复阵发性的支气管痉挛所引发的气急、咳嗽、咳泡沫痰和喉间有哮鸣音为主要临床表现的病证。引起气喘的原因不外乎与过敏体质、气候环境、生活条件、职业、精神因素、内分泌等有关。其中家族性过敏体质的患者就占了 50% 左右,由临床观察得知,与患者体内的免疫球蛋白 A 含量偏低有关。本病可发生于任何年龄,以 12 岁前始发病者居多,大多数发病于秋冬两季,夏季最少。患者应了解自己的变应原,并尽量避免。

本病中医归类为喘证,以呼吸急促,甚至张口抬肩、鼻翼煽动为特征,常为某些急、慢性疾病的主要症状,甚者喘促严重、持续不解,可发生虚脱。一般来说,邪气壅肺者为实喘,治以祛邪利气为主;精气内夺者为虚喘,治以培补摄纳为主。

**·治疗·** 灵骨穴、大白穴、天士穴、地士穴、人士穴、镇静穴、上里穴、水金穴、水通穴、神耳上穴、大间穴、中间穴、侧间穴,并配合肺俞穴、胃俞穴、命门穴、中脘穴、关元穴长期灸疗。

**·说明·** 可在四花外穴见青筋或异色点放血。

10. **呃逆·** 即打嗝,是横膈膜突然间歇性痉挛的现象。确切的形成原因迄今未明,有时饭后突然地深呼吸就会有呃逆的现象产生。另外,空腹、消化障碍、胃炎、急性胃扩张、腹膜炎等也会导致呃逆。一般而言,普通性而非疾病所引发的呃逆可利用不断地深呼吸、闭气使腹肌紧缩,或采取人工呕吐法、饮用冰水等方法来加以抑制;若由疾病所引起的,应先从病原开始治疗,呃逆就会自愈。

**·治疗·** 火星上下穴、四花上穴、消积穴。

**·说明·** ① 用火星上、下穴来治疗呃逆效果不错,临床上在下针后不久立即消除。② 消积穴:两眼正中央下 1 寸。

## 三、消化系统疾病

1. **食管炎·** 是指食管黏膜浅层或深层组织由于受到不正常的刺激,食管黏膜发生水肿和充血而引发的炎症现象。食管炎的主要症状是以吞咽疼痛、困难、心口灼热及胸骨后疼痛居多,当食管炎严重时可引起食管痉挛及食管狭窄。食管炎依形成原因的不同,可分为急性、慢性、逆流性食管炎三种。急性食管炎是由于进食时,食物不小心梗在食管中,或吃下强烈刺激食管的食物或由细菌感染致病;其症状会有炽热感、胸骨痛等。而慢性食管炎则是由于长期摄取质地坚硬的食物及烈酒,会有胸闷、胸骨后疼痛等症状产生;除了去除病因外,还需食用缓和性食物及充分的休息。逆流性食管炎是由于胃中的盐酸或肠液的逆流进入食管,使其黏膜受伤而引起的疾病。

**·治疗·** 三重穴、侧三里穴、侧下三里穴,配灵骨穴、大白穴。

**·说明·** ① 可配合胸金五穴点刺放血,效果佳。② 三重穴和侧三里穴、侧下三里穴的功能相同,一起使用效果加倍。

2. **急性胃炎·** 胃炎是胃壁黏膜发炎的现象。依发炎的时间长短可分为急性胃炎和慢性胃炎两种。而急性胃炎又可分为:① 急性单纯性胃炎,是由于平常暴饮暴食、吃下不消化的东西或不当的药物所引起,使胃黏膜受机械性、化学性的刺激而使身体不适,患者常会有恶心、呃逆、腹胀、呕吐的症状。② 急性腐蚀性胃炎,是由于患者服用具有腐蚀性的药物而使胃壁受到伤害,严重时会有休克、虚脱现象,应尽快送医洗胃。③ 急性感染性胃炎,是由于受流行性感冒等疾病所产生的毒素影响,进而使胃产生疾病,常有严重的食欲不振的现象。

**·治疗·** 肠门穴、门金穴、四花上穴、灵骨穴、土水穴。

**·说明·** 在四花穴附近见青筋处放血,以及在上、下溪穴见乌青点、青筋点,用三棱针或采血针点刺出血,有特效。

3. **慢性胃炎·** 是由各种病因引起的胃黏膜慢性炎症。由于慢性胃炎常无明显的症状,所以患者的胃黏膜会变薄形成伸缩性,且逐渐趋于肥厚,慢慢地形成慢性肥厚性胃炎和慢性萎缩性胃炎;前者已逐渐绝迹,而后者是由于胃腺受到伤害,使胃脘酸及盐酸分泌大量减少所造成的。慢性胃炎的患者大多是喜欢暴饮暴食,吃过冷过热或不易消化的食物,以及不规则的饮食习惯,有时刺激性的饮食及药物的副作用也会致病。其症状有食欲不振、上腹部不适、呃逆、恶心等现象。预防慢性胃炎的发生,患者平常应做到保持精神愉快,戒烟忌酒,慎用对胃黏膜有损伤的药物,忌食过酸过辣或饮用浓茶、浓咖啡等刺激性食物及生冷不易消化的食物,注重均衡饮食的摄取及规律地生活。

·**治疗**·土水穴、四花穴、灵骨穴、大白穴,配土昌一、二穴。

·**说明**·①在后背肝木区或腰背脾胃区有压痛点、僵硬处或异色点处,用三棱针散刺配合拔罐放血。②四花穴具有调气、补气之效,其所调的乃是脾胃之气,临床上有胃肠疾病者常在此穴下针。

4.**胃痛**·又称胃脘痛,临床可以胃脘部经常发生疼痛为主症,其主要部位在胃脘近心窝处,痛时可牵连胁背或兼见恶心、呕吐、吐酸、嘈杂,大便溏薄或秘结,甚至出现呕血、便血等症。若在胃部有突发性的剧烈疼痛,称为急性胃痛;若胃脘部经常性疼痛且有时不痛,称之为慢性胃痛。引起此病的原因是胃、十二指肠的急、慢性炎症或感染、内分泌失调、代谢紊乱、神经精神因素导致胃肠平滑肌剧烈或轻微地痉挛收缩,使得局部胃肠血管受到阻塞而缺血,使胃部产生疼痛。

其症状以腹痛为主,常伴有呕吐、腹胀等,患者饮食应定时定量、少吃多餐、吃易消化的半流质,避免刺激性的饮食、过度紧张、疲劳等。

·**治疗**·四花上穴、四花外穴、侧三里穴、通胃穴、通天穴、通关穴、通山穴。

·**说明**·①胃痛患者由于长期吃西药,体内必有毒素累积,所以可先在后背肝木区、腰背脾胃区找异色点或异常处,用三棱针散刺配合拔罐放血。②四花穴在临床上见青筋处放血,出黑血尤佳。

5.**胃溃疡**·为一种消化性溃疡。造成胃溃疡的原因主要是胃壁分泌黏液的功能变差,因而对胃酸的防御能力降低,促使胃酸侵蚀胃壁而促成此病。罹患胃溃疡的患者通常以男性居多,发病率随着年龄的增加而渐增,而且有家族遗传、情绪紧张、饮食习惯不良或常吃刺激性食物的人极易发生。

胃溃疡症状常不典型,其表现包括上腹部疼痛、不适等。绝大部分人可出现各种消化不良的症状,但是有的也无任何症状,直至出现并发症。其常见的并发症主要有出血、穿孔、幽门梗阻、癌变。常见的胃肠道症状及全身症状主要有嗳气、泛酸、恶心、呕吐、上腹胀、胸骨后烧灼感、食欲不振等。泛酸及胸骨后烧灼感是由于贲门松弛;恶心、呕吐多反映溃疡处于活动期。患者平常应有均衡的饮

食,规律的生活、饮食习惯,以及多做持续性的运动。

·**治疗**·四花上穴、四花外穴、水金穴、水通穴、通胃穴、通天穴、通背穴、通关穴。

·**说明**·在腰背脾胃区见毛孔张大的区域,用三棱针散刺放血。或在小腿阳明区见异色点点刺放血。

6.**反胃**·本病以呕吐隔夜饮食为一大特点。其致病缘由是因消化性溃疡、胃及十二指肠憩室、幽门口炎、胃神经症等而发生幽门处或十二指肠痉挛,甚至狭窄,使食物通过困难,胃排空有障碍,经神经反射引起一系列的排挤运动,而出现反胃的现象。本病以中老年人发病率较高,男女罹患率差异不大。

其症状有胃痛、吐酸液、食欲不振等;严重时,甚至有呕血、便血现象。患者平常应避免腹部受凉、烟酒过量及过度劳累。

·**治疗**·神耳上穴、门金穴、四花上穴、土水穴,配心灵穴。

·**说明**·在十八星穴点刺放血再下针,效果显著。

7.**胃下垂**·因为胃的张力不够或膈肌悬吊力不足,胃膈韧带、肝胃韧带松弛、腹内压下降,而使胃纵行下垂到骨盆腔内;患者胃部呈现细长形,整个胃底部下垂到不正常的位置。胃下垂常见的原因有暴饮暴食、饭后做激烈运动、生活压力大、腹肌张力小等,一般体型瘦长的人,罹患的比例较高。其主要症状有胃闷、呃逆、头晕、便秘、食欲不振、易饱等。患者宜多吃动物性蛋白质及脂肪类食物,少吃粗纤维多、体积大的食物,且保持心情愉快等。

·**治疗**·通天穴、通关穴、通肾穴、通胃穴,配火星上穴。

·**说明**·①可长期在董氏胃毛七穴用艾条灸疗。②病情严重时,可再加侧三里穴、侧下三里穴。

8.**胃胀气**·当胃、十二指肠存在炎症、反流、肿瘤时,使得胃的排空延缓,食物不断对胃壁产生压力,同时食物在胃内过度发酵后产生大量气体,使得胃内压力进一步升高,因而出现上腹部的饱胀、压迫感,即胃胀气。一般人都曾有过胃胀气的经历,那是因为大部分的人狼吞虎咽,喝碳酸饮料、

酒,嚼口香糖,吃了不易消化的食物,或有边吃边说话的习惯等,都容易增加胃肠内气体的含量。其主要症状包括饭后腹胀、呃逆、肠鸣、排气过多、易饱等。

· 治疗 · 四花穴、腑肠穴、门金穴,配消积穴、脾肿一穴、火菊穴。

· 说明 · 在门金穴、四花下穴、腑肠穴见异色点或青筋处点刺放血。

9. 胃酸过多症 · 所谓的"胃酸过多"就是胃液的酸度过高;胃液的主要成分是盐酸和胃朊酶,由分布于胃黏膜上的胃腺所分泌,而胃液的分泌由迷走神经、交感神经所控制。一般而言,胃液的酸度会随着年龄、环境、气温的改变而产生变化。其主要症状包括酸性嗳气、烧心、灼热感。患者应避免食用含咖啡因的饮料、暴饮暴食,不可饮酒过量及抽烟,尽量摄取含有大量蛋白质的饮食。

· 治疗 · 天皇穴、通关穴、土水穴。

· 说明 · 可在腰背脾胃区找异色点放血,配合拔罐。

10. 胃神经症 · 神经症可分为以精神症状为主的精神神经症和以身体症状为主的器官神经症。当患者经由医学仪器检查没有疾病现象,患者却对自己的胃自觉有问题时,常发生于有神经质、人际关系不好、胃部功能较弱、易患胃下垂、胃弛缓的人。其症状有胃闷、灼热感、恶心、呕吐、呃逆、食欲不振等。患者应以平常心去对待它,不可过度担心而伤害身体。

· 治疗 · 镇静穴、正会穴、水金穴、水通穴、四花上穴。

· 说明 · 临床时水金穴、水通穴多半同时取穴,为董氏特有的跪马针法。

11. 食欲不振 · 食欲是由中枢来支配调节的,且位于大脑的下视丘。引起食欲不振的原因分为非疾病性和疾病性两种。前者可能由于天气炎热、过度疲劳、情绪不安、环境等因素造成。而后者可能是患有疾病后才出现食欲不振的现象,包括急性胃炎、胃下垂、急性肝炎、神经症、贫血、神经性食欲不振症等。若是非疾病性的食欲不振,可以通过多变的菜色、用餐的气氛或辛香料来引起患者的食欲。

· 治疗 · 开脾穴、四花上穴。

· 说明 · ① 在胸五金穴及四花穴附近点刺放血。② 四花上、中、下穴,由上而下排列,巧如人之脏器全息投影;上穴主心肺,中穴主脾胃,下穴主肠及下腹,三穴齐下成董氏倒马针法,通三焦五脏,调理全身功能,此为董氏针灸之一大特色。

12. 急性肝炎 · 也称为病毒性肝炎,是由肝炎病毒引起的传染病。致病原因是肝炎病毒侵入人体所产生的。此病毒主要分为甲、乙两型,由甲型肝炎病毒所引起的叫流行性肝炎,主要通过接触经口传染;而由乙型肝炎病毒所引起的叫血清性肝炎,多因输入带有病毒的血液或血制品而传染。急性肝炎病程快、症状严重,极易致死。其中又以流行性肝炎较常见,是由患者的粪便中有滤过性病毒经由饮食、口或血液传染给他人。本病症状为全身倦怠、食欲不振、恶心、上腹部不适、肝区疼痛、头痛、发热及类似感冒的症状,尔后,部分患者亦会有黄疸现象,多数患者肝脏肿大、有压痛,伴有不同程度的肝功能损害。患者平常应维持情绪上的稳定,注意个人卫生等。

· 治疗 · 上三黄、水金穴、水通穴、灵骨穴、肝门穴、木炎穴。

· 说明 · ① 火包穴点刺出血,以出黑血佳,以及后背肝木区有压痛点、僵硬处或紫黑色点处,以三棱针散刺配合拔罐放血。② 若木炎穴附近有乌黑色异色点,可以不必拘泥穴位,直接下针即可。

13. 慢性肝炎 · 若急性肝炎在 6 个月内未治愈,就逐渐变成慢性肝炎;除了会导致肝功能障碍外,也会使胃肠、运动神经、精神发生障碍,而产生食欲不振、胸闷、下痢、眩晕、冒汗、心神不宁、头痛等症状。患者平常应安静地休息,甚至躺在床上,使流入肝的血流量增加,在饮食方面应多摄取高热量、高蛋白质、高维生素为主的食物,减少高脂肪的饮食。

· 治疗 · 上三黄、肝灵穴、通关穴、肝门穴、灵骨穴、大白穴。

· 说明 · 小腿阳明区找青筋点刺出血,以出黑血佳。或在后背肝木区找异色点局部放血。

14. 肝硬化 · 当肝脏受到损伤时,肝细胞减少,结缔组织增加,又因肝细胞再生,形成许多结节,继而有纤维化的现象,肝脏就会变得凹凸不平而硬化,是一种慢性进行性疾病。引起肝硬化的原因包括滤过性病毒性肝炎后转变为慢性肝炎,发展而成肝硬化;营养障碍,如缺乏蛋白质及维生素 B 族,引起脂肪肝致肝硬化;长期饮酒过量而慢性酒精中毒而致;化学或药物中毒引起中毒性肝炎,细胞广泛坏死;寄生虫如血吸虫;糖尿病等,或慢性肝炎未完全治愈而引起。

肝硬化起病缓慢,初期几乎没有什么症状,偶有疲劳、乏力,以及食欲不振、消化不良、饭后腹胀或腹泻等消化道症状。经过 1~2 年,可能有恶心、食欲减退、腹胀、下痢、便秘、低热、贫血、营养不良等自觉症状发生;男性腋毛及阴毛脱落、性欲降低,而女性会有月经不调的现象发生。尔后,可见流鼻血,皮肤、巩膜出现黄染,继而因肝门静脉梗阻出现腹水,腹壁静脉、食管静脉、胃底静脉曲张。由于大量腹水,可引起呼吸困难、不能平卧、腹胀、不能进食、下肢及阴囊水肿。最后患者可因肝功能衰竭而出现肝性脑病,也可因曲张的静脉破裂引起大量呕血和便血,危及生命。患者平常要摄取高热量、高蛋白质、高维生素的食物。

· **治疗** · 上三黄、三重穴、肝门穴、木炎穴,配耳穴之木耳穴、肿瘤穴。

· **说明** · 上曲穴点刺出恶血,以及后背肝木区找异色点、压痛点,用三棱针散刺配合拔罐放血。

15. **胆囊炎** · 是指胆囊壁有发炎的现象。可分为急性和慢性胆囊炎两种,前者是由于细菌感染或有蛔虫、结石阻塞胆管,促使胆囊内胆汁滞留和浓缩,或胰液反流胆管,侵蚀胆囊壁,使其充血、水肿甚至化脓而引起急性胆囊炎。而后者常为急性的后遗病变,也有可能是由饥饿、妊娠、肥胖等因素使胆汁淤滞而引发慢性胆囊炎,约七成有胆结石存在。其症状有右上腹部和肩背部隐痛、发热、呕吐、厌油脂食物、腹胀、嗳气等。体格检查时右上腹部可有轻压痛或不适感。患者应减少摄入高脂肪食物,保持情绪稳定及避免过度劳累。

· **治疗** · 上三黄穴、木黄穴、木枝穴、木全穴,配肠门穴、肝门穴。

· **说明** · ① 在后背肝木区散刺放血,并检查背后压痛点用三棱针配合拔罐放血。② 上三黄为董氏针灸在临床上常用的穴位。董氏针灸是不论补泻的,认为穴位具有双向性,可自行调节,因此上三黄具有自行调节补泻的性能,凡一切肝疾,无论虚实,皆可取用上三黄。

16. **黄疸** · 临床上分为溶血性、肝细胞性、阻塞性黄疸三种。溶血性黄疸是因为患者有地中海性贫血、蚕豆症、自身免疫性溶血性贫血或某些药物引起溶血现象而有黄疸的发生。肝细胞性黄疸是因病毒性肝炎、肝硬化等疾病破坏肝细胞而引起的黄疸。阻塞性黄疸是由于肝外胆道系统或肝内胆道系统的阻塞而引起的。

其主要症状表现为目黄、面黄、身黄、小便黄等,患者可伴有食欲减退、恶心、厌油腻、疲乏无力、尿黄如茶、肝区疼痛、发热等症状,少数重型肝炎病例可见腹胀、少尿、出血倾向等症状。

· **治疗** · 上三黄、木枝穴、木全穴、太阳一穴、太阳二穴、胆穴、肝门穴。

· **说明** · 可在后背肝木区用三棱针散刺放血。

17. **胆结石** · 所谓的胆结石就是胆汁的成分在胆囊或胆管中结石称之。肝脏所分泌的胆汁成分改变时,就会有结石产生。依照成分的不同,胆结石又可分为胆固醇系和胆红素系两种。此外,也有以脂肪酸和钙为主要成分的胆结石;其数目可能 1 个,也有可能有上百个,其颜色有白色、浅黄色、黑色等。其症状以疝痛最为明显,并有黄疸、恶心、发热、寒战等现象发生。另外,精神长期压抑、生活不规律、饮食习惯不良或喜高脂肪食物、暴饮暴食、怀孕、便秘的人也极易发生结石。

· **治疗** · 马快水穴、马金水穴、木枝穴,配上三黄穴。

· **说明** · 马金水穴、马快水穴如有黑筋浮起,可点刺出血,对结石引起的疼痛有效。

18. **胰腺炎** · 胰腺分为内分泌和外分泌两部分,内分泌与糖代谢有关,外分泌则与消化有关。胰腺炎分为急性和慢性两种,前者是因为胰腺分泌的胰朊酶在其内发生障碍,此酵素会在胰内产生自消化作用,消化胰内的蛋白质、脂肪、糖类,连带的使胰腺发炎或出血。平日酗酒、好吃高脂肪食物、患有胆结石的人易患急性胰腺炎。其临床症状以腹痛为主。患者平常应避免摄入不易消化或高纤维的食物,避免饮用含咖啡因及碳水化合物的饮料等。

· **治疗** · 健脾穴、正士穴、内白穴、三叉二穴、四花穴、三重穴。

· **说明** · 董公常说"久病必有瘀""重病必有瘀"，所以胰腺炎患者可以先在腰背脾胃区放血再针刺，如此疗效才显著。

19. **急性肠炎** · 多在夏秋季突然发病，并多有误食不洁食物的病史，有呈暴发性流行的特点。临床以食物中毒所引起的急性肠炎占大多数。肠炎弧菌、沙门杆菌、大肠埃希菌、葡萄球菌等细菌经由食物进入人体大量繁殖且分泌大量毒素，侵入小肠内，导致炎症产生，使小肠的消化功能受损。此外，吃了不消化的食物、暴饮暴食、腹部受凉等也会引起急性肠炎。

其主要症状包括先出现恶心、呕吐，继而出现腹痛、下痢，每日3～5次，甚至数十次不等，大便呈水样，深黄色或绿色，恶臭，可伴有发热、头痛、周身不适、四肢无力等全身症状。呕吐、腹泻严重时，会有身体衰弱及下痢不止，可有脱水、酸中毒甚至休克的现象。突然发病时，要先让患者安静下来，注意保暖，12小时内不可以进食，以后逐渐进少量流食，如米汤、稀粥、面汤等，千万不可乱服成药。

· **治疗** · 四花穴、门金穴、腑肠穴及大、小、中三间。

· **说明** · 小腿阳明区及足跗阳明区见青筋或青乌色点点刺放血，出黑血为佳。

20. **慢性肠炎** · 意指肠黏膜发生慢性炎症的现象。有些是由于急性肠炎未治愈而慢慢形成，有些则是饮食习惯不规律、长期不正常的生活所引发或因为慢性胃炎、慢性胰腺炎致消化液分泌不足所引起的，此种最为常见。其症状包括腹部有不适感及重压感、腹痛、下痢等。患者平常应摄食营养成分高且易消化的食物，避免食用刺激性的食物及饮料。

· **治疗** · 侧三里穴、侧下三里穴，配肠门穴、四花穴、腑肠穴。

· **说明** · 先在四花穴、三重穴附近青筋、异色点或对应穴位点刺放血再下针，效果大增。

21. **十二指肠溃疡** · 属于消化性溃疡的一种，因胃液中的盐酸及胃蛋白酶分泌增加，使得消化作用增快或胃黏膜功能减低所造成的消化性疾病。有时因胃酸不正常地分泌，随着胃糜而流到十二指肠，久而久之就会形成十二指肠溃疡。另外，长期的情绪因素、精神压力过大、饮酒、抽烟过量等也是

主要诱因。十二指肠溃疡常发生于15～45岁的男性，且西方人多于东方人。其症状包括腹部疼痛、胃脘部烧灼感等，严重时会有解黑便及泻血的状况发生。患者平常应在饮食、心理、生活方面多加注意。

· **治疗** · 水金穴、水通穴、四花上穴、通胃穴、通肾穴，配灵骨穴、大白穴。

· **说明** · 外踝四周、小腿阳明区见青筋、异色点或对应穴位点刺出血，出黑血为佳。腰背脾胃区有压痛点、僵硬处，用三棱针散刺配合拔罐放血。

22. **阑尾炎（盲肠炎）** · 阑尾是一条与盲肠相通的小盲管，管腔细长、开口狭小。本病发生的原因包括：有粪便、不洁的食物等滞留或有异物压迫造成阑尾腔梗阻，或大肠埃希菌、肠球菌等致病菌侵入，以及遗传、外伤等。由于上述原因，使阑尾腺体产生黏液滞留体腔内，造成压力增加，且致病菌在黏液内繁殖、化脓而引起炎症。此病可发生于任何年龄，以青壮年发病率最高，且男性多于女性。其主要症状是右下腹疼痛，其他尚有恶心、呕吐、食欲减退等症状。

· **治疗** · 四花穴、腑肠穴（点刺出血）、上高穴、下高穴。

· **说明** · 在四花穴、三重穴、门金穴及穴位附近见乌青色点或线点刺放血。

23. **直肠炎** · 即直肠膨胀部发生的炎症，分为急性直肠炎和慢性直肠炎两种。前者是由于灌肠、误食腐蚀性药物或肛门周围化脓而波及直肠所致，其症状为肛门内部有灼热感、疼痛感，常有便血产生。慢性直肠炎是因肠内有寄生虫、阿米巴原虫或老人、虚弱体质的人久不排便等引起，其症状为肛门及臀部有痛感及不适感，排便量少，有时会有便血发生。

· **治疗** · 其门穴、其角穴、其正穴、正士穴，配三重穴、腑肠穴、四花穴。

· **说明** · ① 腰背肾水区及其附近有压痛点处，用三棱针散刺放血。② 其门穴、其角穴、其正穴三穴直刺无效，应用针尖向外（尺侧）斜刺与皮下平行约15°，针深约1.5寸。

24. **腹膜炎** · 即腹膜发生炎症，临床上分为急性腹膜炎和结核性腹膜炎两种。前者是因为患者有胃和十二指肠溃疡、胆囊炎、阑尾炎等疾病时，胃

及肠壁破坏,使带有细菌的食物流入腹腔,引起炎症。其症状有高热、疼痛、腹部皮肤变得粗糙。后者是由于腹膜感染结核菌而发生炎症,其症状有腹水、轻微的发热、出汗等。一般而言,手术是最彻底治疗的方法,且需要长期的疗养。

· **治疗** · 上高穴、下高穴、三重穴、灵骨穴、大白穴。

25. **腹水** · 因腹部胀大且腹腔内有液体蓄积而称之。腹水产生的原因可能是由肝脏疾病、心脏疾病、腹膜疾病、淋巴管阻塞、肾脏疾病所引起,另外,当血浆蛋白低于某一数值时,水分就会进入腹腔,当腹腔内淋巴回流受阻、腹膜毛细血管渗透性增加等也会产生腹水。其症状包括腹部胀大、食欲不振、消化不良、倦怠乏力等。患者平常要注意饮食的均衡,高蛋白质饮食,节制饮酒,避免过度疲劳及情绪不稳,需增强体质,增加免疫能力。

· **治疗** · 上三黄、下三皇、灵骨穴、大白穴。

· **说明** · 下三皇之天皇穴、地皇穴、人皇穴有促进子宫收缩的作用,故孕妇禁针。

26. **下痢** · 所谓下痢就是粪便含水量超过70%,粪质过于柔软,但并不是排便次数增加;患者常发生缺水的不良影响。一般而言,可分为急性和慢性下痢两种。前者是由于大肠菌、肠炎弧菌等,侵入肠黏膜后,大量繁殖且分泌毒素,或暴饮暴食、着凉所引起,其症状有发热、严重缺水等。而后者是由于消化吸收功能障碍、慢性肠炎、过敏性或神经性的下痢等所引起,其症状包括肠鸣、腹胀、便秘等。患者应避免腹部着凉,多吃易消化、易吸收的食物。

· **治疗** · 四花穴、其门穴、其角穴、其正穴,配合神阙穴灸疗。

27. **痔疮** · 又称为痔核。肛门由内、外括约肌所组成,其内侧尚有黏膜及静脉丛,而痔疮就是直肠末端黏膜下和肛管皮下的静脉丛发生扩大、曲张而有瘀血,产生了柔软的静脉瘤的现象;在肛门内侧称之为内痔,而在外侧称之为外痔;是肛门直肠病中最常见的疾病,多见于成年人。一般而言,形成的原因大部分以便秘较为普遍,此外,长时间坐着工作的人、老人、怀孕妇女也常患有痔疮。其主要症状是排便时肛门疼痛及出血等。患者应保护腰部,避免受凉,另外,坐着工作的人要常常起来走

动及避免饮酒。

· **治疗** · 外三关穴、三重穴、其门穴、其角穴、其正穴。

· **说明** · 膝后太阳区、足内侧肾区见青筋处放血。

28. **便秘** · 当大便秘结不通,排便不顺畅且耗时又耗力,间隔三四日,甚至七八日大便一次,或大便次数正常,但便质干燥、体积小、有恶臭且有排出不尽的感觉时,称之为便秘。通常是因为肠蠕动能力降低,食物中纤维素不足,肠中水分与电解质吸收过多、肠壁神经调节失常、排便动力缺乏等。常伴随着腹痛、食欲减退、心烦易怒,严重时易引起痔疮、脱肛。患者应多吃富含纤维素的食物、保持规律的生活及心情上的舒畅,避免刺激性的食物等。

· **治疗** · 其门穴、其角穴、其正穴,配土水穴、驷马穴。

· **说明** · 可在腰背肾水区见红色及反应点放血。

29. **腹泻** · 当胃肠渗透液增加、摄入的食物消化不完全、胃肠吸收量减少、胃肠蠕动加速等胃肠功能失调时,粪便含水量增加且稀薄,次数增加,就会发生腹泻。医学上可分为急性和慢性腹泻两种,前者是由于细菌性食物中毒,食用过敏性食物、饮食不当、消化不良,误食药品、化学品所致病。而后者是由于情绪因素使肠蠕动增强、功能亢进或胰腺分泌减少、胃酸减少等,引起肠道消化及吸收功能障碍,而引起腹泻。其特征以排便次数增多、粪便清稀为主。

· **治疗** · 腑肠穴、通肾穴、通胃穴、感冒穴,配神阙穴灸疗。

30. **脱肛** · 是指肛门内的黏膜自体内脱出体外而言,即肠反转而出。脱肛是由于儿童时期,骨盆内脏器官发育不完整,骶骨弧度较平,对直肠的支持作用降低,或老年人肛门括约肌松弛,或手术、外伤使肛门括约肌受到损伤,或慢性疾病、多次分娩等,使腹压增加、直肠发生移动。此病多见于老人、小孩及久病体质虚弱者,且女性的发病率高于男性。患者饮食宜清淡、易于消化,多吃水果、蔬菜以利排便。

· **治疗** · 其门穴、其角穴、其正穴,配灵骨穴、大白穴、腑肠穴。

## 四、泌尿系统疾病

**1. 肾炎** · 是肾脏中的肾小球发生炎症的现象。肾炎分为急性和慢性两种。急性肾炎常发生于幼儿及青少年阶段，尤其是 3～9 岁最易发生。一般而言，此病是由溶水性链球菌引起的急性上呼吸道炎症而并发。其主要症状包括浮肿、血尿、蛋白尿、管型尿、高血压、倦怠、呕吐、恶心及短暂氮质血症等。该病有自愈倾向，以对症治疗为主，病程不超过 1 年，否则应考虑已转为慢性肾炎。慢性肾炎是由于急性肾炎的患者发现太晚或治疗不完全所演变而成，多见于成人。特点为病程长，1 年以上，甚至可达数十年，病情轻重悬殊，其症状有浮肿、头痛、头晕、蛋白尿、血尿、管型尿、贫血及高血压等。治疗比较困难，此病分三个亚型：慢性肾炎急性发作型、慢性肾炎普通型、慢性肾炎高血压型，各型间可相互转化。急、慢性肾炎治疗以利尿、消肿为主，使水肿减轻，尿量增多，病情好转。患者若病情严重，应避免过度劳累及剧烈运动，并注意饮食的摄取。

· **治疗** · 下三皇、腕顺一穴、腕顺二穴、水金穴、水通穴。

· **说明** · 可在五形穴、腑巢二十三穴放血。

**2. 肾盂肾炎** · 当肾盂的黏膜发生炎症时称为肾盂肾炎，若炎症扩散到肾脏髓质时，常并发肾盂肾炎；是一侧或两侧肾盂或肾实质受非特异性细菌直接侵袭而引起的感染性疾病。其病原菌多为大肠埃希菌、副大肠杆菌、葡萄球菌等。本病以女性多见，尤以妊娠期妇女及女婴为最。肾盂肾炎可分为急性和慢性两种，急性肾盂肾炎 90% 都是由大肠杆菌所感染致病，其他如肾结石、怀孕妇女子宫长期压迫输尿管等也会导致疾病发生。其症状有高热、腰痛、尿频、尿浊等。患者平常要摄入柔软、易消化的食物及多喝水等。而慢性肾盂肾炎是由于急性时未及时治愈，或复发所引起，其症状有口渴、尿量增加、贫血、食欲不振等。患者要多摄入高热量、高水分的食物。

· **治疗** · 下三皇、三叉三穴、中白穴、灵骨穴、大白穴、水金穴、水通穴、腕顺一穴。

· **说明** · ① 依照病情严重与否，在董氏腰背肾水区用三棱针点刺放血。② 下三皇常三针一起成

直式倒马针法，通调全身及三焦，平常可作保养针法。

**3. 膀胱炎** · 可分为细菌性膀胱炎和非细菌性膀胱炎两种。前者较为多见，常见的致病菌有大肠杆菌、葡萄球菌、链球菌。又因病情的程度可分为急性和慢性两种：急性膀胱炎患者常有尿频、排尿痛、尿混浊的症状，平常要保持安静，多摄取含水量丰富的水果等食物，并减少刺激性食物；慢性膀胱炎大多由急性所转化而来的，其症状较轻。非细菌性膀胱炎由寄生性疾病或原虫所感染，或饮酒过量、药物副作用、膀胱结石等所引起。

· **治疗** · 通肾穴、通胃穴、通背穴、驷马穴、下三皇穴，配六快水穴、七快水穴。

· **说明** · 可先在腰背肾水区以三棱针放血，对于膀胱炎有泻热止痛之效，再行针灸，效果大增。

**4. 尿道炎** · 可分为淋菌性尿道炎和非淋菌性尿道炎两种。前者是因为性行为时，被携带有淋菌的人所传染。其症状有排尿疼痛、外尿道口红肿、排出脓液等。治疗时，患者要避免剧烈的运动、性行为等。而非淋菌性尿道炎又分为细菌性和非细菌性两种：前者是因葡萄球菌、大肠菌的感染而发病；后者则是由原虫引起，其症状有轻微的疼痛、尿频等。一般而言，女性较常罹患，所以女性要做好个人卫生清洁，以避免不必要的尿道疾病。

· **治疗** · 下三皇、通肾穴、通背穴、驷马穴、鼠蹊穴、关元穴，配李白穴、云白穴。

· **说明** · 足内侧肾区见青筋或异色点先点刺放血，以放出恶血、黑血尤佳。

**5. 淋证** · 以尿频、尿急、尿痛和尿意不尽等为其基本特点。其致病原因包括膀胱炎、尿道炎、异物侵入、肿瘤、尿路结石、前列腺肥大、尿道狭窄等。若发病急剧称为急性淋证，若病程较长且病证断断续续称之为慢性淋证。一般而言，女性较男性易罹患，尤其是已婚妇女。患者宜清淡食物为主，避免刺激性食物，保持生活规律及增强体质，妇女尤需注意个人卫生。

· **治疗** · 通肾穴、通胃穴、通背穴，配下三皇、中白穴、下白穴。

· **说明** · 腰背肾水区有压痛点、异色点、胀痛点，以三棱针散刺出血。

**6. 尿痛** · 当患有膀胱炎、尿道炎、尿路结石

膀胱结石、淋病等疾病时,患者会感到尿道和下腹部疼痛,尤其是排尿的时候。其症状有疼痛、小便有灼热感、腹痛等现象。患者有症状时应尽快就医检查病因,再寻求最正确的治疗方法。平常应多喝水,避免刺激性饮料,不可熬夜或不规律的生活等。

· **治疗** · 分枝上穴、分枝中穴、人皇穴、六完穴。

· **说明** · 腰背肾水区放血。

7. **尿失禁** · 是指在意识清楚的状态下,不能控制排尿而尿液自行排出。常见于老人、妇女、病后体质虚弱的人。尿失禁分为真性、压力性、假性尿失禁三种。当膀胱尿道括约肌功能丧失而尿液不自觉地流出,膀胱内无尿液留存,称之为真性尿失禁,常见于膀胱的神经功能障碍或受伤的人。压力性尿失禁是由于腹部内压急剧增加,尿液不自觉流出,常见于女性,故咳嗽、大笑、行走、站立时就会出现尿失禁。而假性尿失禁是由于尿道梗阻,膀胱内潴留大量尿液,使尿液从尿道溢出。

· **治疗** · 下三皇、通肾穴、通胃穴,并在关元穴、中极穴灸疗。

· **说明** · 下三皇直刺通心,向外斜刺通肾,其下针深度,可分3层:浅层治疗坐骨,中层治腰及肾,深层治头部,随深度不同,其所治部位亦有所不同。

8. **尿频** · 排尿的次数,是依个人的尿量、膀胱的容量和尿意的敏感度而异。另外,天气的温度、小便的方便与否、饮食的种类等都会影响排尿的次数。一般而言,健康的人一日排尿5~6次。引起尿频的原因可分为疾病性和非疾病性两种。前者可能是因为患有膀胱炎、膀胱结石、子宫肌瘤、前列腺肥大、尿道炎等疾病。而后者又称为膀胱神经症,膀胱及尿道并无疾病,但常有尿意,神经质的人常有此现象。

· **治疗** · 下三皇、水曲穴、火主穴,并灸关元穴、中极穴、八髎穴。

9. **尿路结石** · 为尿道中有晶体粒子的附着,而且阻塞尿道的疾病。所谓的"结石"就是人体中某些成分由于不能继续分解被人体所吸收,导致从体液中析出,形成晶体颗粒,成为一个核,其上再附着不易溶解的钙盐、镁盐、草酸、磷酸等而形成固体结晶。尿液酸碱度、饮食、药物等也是引起结石的重要因素。其症状包括恶心、呕吐、发冷汗、腰痛、无法排尿等。研究证实,过量摄入含有成石物质或

经常性饮水不足是促使尿路结石生成的主要因素,所以结石患者要针对性地改善生活方式,调控饮食,加强护理,平常要多喝水、多运动,避免长期卧床及吃含草酸性的食物,则能有效地预防尿路结石的发生和发展。

· **治疗** · 六快水穴、七快水穴,配水愈穴、木枝穴。

· **说明** · ① 治疗前,可请患者多喝开水,下针后,请患者起身走动,以增加疗效。② 六快水穴、七快水穴若见青筋,点刺出血。

10. **肾结石** · 一般而言,肾结石是由于尿液中晶体粒子的浓度过高,远超过在尿中的溶解度,呈过饱和状态,以至于有晶体沉淀的现象发生。事实上,当尿液中的钙、磷、胱氨酸、尿酸、草酸等成分增多时,容易产生结石。此外,尿液酸碱度、尿路感染或受阻、饮食、药物等也是引起结石的因素。肾结石的成分90%含有钙质,其他可能是镁、磷等成分。肾结石的临床症状有腰痛、肾绞痛、血尿等,有些甚至毫无症状。患者要多喝水、多运动及避免高草酸性食物等。

· **治疗** · 马金水穴、马快水穴、下三皇穴,配三神穴、水愈穴。

· **说明** · ① 若马金水穴、马快水穴有青筋浮起,先放血后下针。② 若结石过大应手术取出。结石疾病复发率极高,可用针灸改变体质再配合适当的饮食,即可不再复发。

## 五、脑及神经系统疾病

1. **头痛** · 是一般人常有的自觉症状,临床表现上不但常见且易发生,可以出现在多种急、慢性疾病之中。头痛的种类包括突发性、持续性、习惯性、紧张性、心因性头痛等。而引起头痛的原因复杂,分为疾病性和非疾病性两种。前者常因高血压、脑膜炎、癫痫、神经痛、月经异常、围绝经期综合征等疾病所引发。后者可能是由于生活不规律、环境、运动不足、紧张不安、体质等所引起。当发生头痛时,要注意是否还有别的症状,不可忽视。

中医认为,头痛之因多端,但不外乎外感和内伤两大类,在治疗上大抵外感头痛以疏风散邪为主;内伤头痛则以平肝、滋阴、补气、养血、祛瘀、化痰为主。

**·治疗·** 灵骨穴、大白穴、水金穴、水通穴、神耳上穴、正会穴、前会穴、心灵一穴。

**·说明·** 病位放血。偏头痛放血要有技巧，若用三棱针直刺，则不易出血，应采用斜刺，并且要患者低头、用力、暂时闭气，相互配合才能除尽恶血。

2. **眩晕** ·是一种自身或外物的运动幻觉，呈旋转感、摇摆感和漂浮感，主要由迷路神经、前庭神经、脑干及小脑病变引起。当人有头昏眼花的情况时，脸部和头部常会有发热的感觉。引起眩晕的疾病以高血压为主，此外，当自主神经所控制调节血管收缩和扩张的血液循环不平衡时，就会引起自主神经失调症，也会有眩晕的现象发生；以围绝经期妇女较为常见。临床上分为周围性眩晕及中枢性眩晕，前者常为发作性，多呈旋转型或上下左右晃动，程度较剧，持续时间短，常伴耳鸣、听力减退；后者常见的有摇摆感、地动感、倾斜感，或是头昏脑涨、头重脚轻、脚步虚浮感，晕感较轻，持续时间可达数周以上，较少伴耳鸣、耳聋。当有症状时，先保持安静，不要过于惊慌，适当地保持空气的流通，以避免空气的凝结，或使用水枕，使其凉快等。

**·治疗·** 正会穴、神耳穴、灵骨穴、大白穴。

3. **失眠** ·所谓失眠就是经常性且持续不能享有正常的睡眠，患者常因长期睡眠不足而有头晕、头痛、疲倦、心神不宁的症状。轻者入寐困难，或寐而不酣，时寐时醒，醒后不能再寐，严重者可整夜不能入眠。一般引起失眠的原因有过度的感觉刺激、持续性的心理负担、慢性疾病、环境的变化等。睡眠不足的人常会有注意力不集中、记忆力减退、工作效率降低、暴躁、心烦、心悸等情况发生。失眠的人应注意精神因素，解除烦恼，消除顾虑，避免情绪紧张，保持就寝环境的安静、舒适及空气的流通。晚餐吃易消化的食物，不可过饱、不饮刺激性饮料及少喝水。每日应有适当的体力劳动，加强体育锻炼，增强体质，养成良好的生活习惯，这些都是防治失眠的有效办法。

**·治疗·** 镇静穴、心灵穴、正会穴、神肩穴。

**·说明·** ① 督脉放血，可放尽背后所瘀之恶血；如此血液循环增加，心情自然放松，较易入眠。② 在腘窝部膝后太阳区或十八星穴放血，对治疗失眠极有助益。

4. **中风** ·亦称脑卒中，是以猝然昏仆、不省人

事，伴有口眼歪斜、语言不利、半身不遂为主症的一种疾病。因其发病急骤，症见多端，变化迅速，与自然界中风善行数变的特征相似，故称为"中风"。中风症候群可分为两种，一是脑血管破裂使头盖骨内出血，包括脑出血、蛛网膜下腔出血。另一种是血管因故阻塞，使血液无法输送而供给脑部营养，使脑部因缺氧气、营养等重要物质，造成脑组织坏死，包括脑血栓、脑栓塞。中风的症状因致病原因的不同而有所改变。另外，高血压、肾病等患者易出现中风的症状。患者应安静休养，避免饮食、环境、情绪上的刺激。

**·治疗·** 三重穴、驷马穴、外三关穴、三圣穴、灵骨穴，配正会穴、前会穴、州昆穴、州圆穴。

**·说明·** 督脉、委中穴定期放血，再配合物理复健疗法，可帮助中风患者血液循环顺畅，对病情有所帮助。

5. **脑膜炎** ·脑膜炎一般比较罕见，因细菌和病毒感染脑膜而引起炎症的现象称之。大多数发生在 2 岁以下的婴幼儿。开始的症状类似感冒，如发热、头痛和呕吐（最典型的是喷射样呕吐）、精神萎靡或是爱哭闹，接下来嗜睡和颈部疼痛，特别是向前伸脖子时痛。依脑膜炎的致病原可分为细菌性脑膜炎和病毒性脑膜炎。前者因葡萄球菌、肺炎双球菌等由头部外伤、中耳炎、心内膜炎等途径进入所感染致病，常有食欲不振、疲劳、恶心等症状发生。后者是由于小儿麻痹症、流行性感冒、麻疹所引起的，其初期症状类似感冒，严重时有恶心、意识障碍等症状。

**·治疗·** 火连穴、火菊穴、火散穴、灵骨穴、大白穴、正筋穴、正宗穴、正士穴。

**·说明·** ① 可先在三重穴、四花穴附近及对应穴位点刺出恶血，再下针。② 火连穴、火菊穴、火散穴皆贴骨下针，常三针齐下成倒马针法，效果更强。其作用极强，不可双脚同取，孕妇禁针，以免流产。

6. **癫痫** ·所谓"癫痫"即脑波异常所引起的症候群，是由于脑肿瘤、脑损伤所造成的症状性癫痫，但大部分以体质及遗传所引起的真性癫痫较常见。其发作时的症状表现为有时失去意识、全身痉挛而倒卧在地，有时只是意识障碍数秒至数十秒，且恢复时不记得自己有过短暂的意识障碍等。患者要

有充分的休息及安静的心情,避免受到刺激。

· **治疗** · 正筋穴、正宗穴、三重穴、上三黄、下三皇、通关穴、通山穴。

· **说明** · 可定期在督脉、太阳穴放尽恶血再下针,疗效倍增。

7. **神经痛** · 是神经科常见症状之一,此种疼痛是指在没有外界刺激的条件下而感到的疼痛。头部至四肢末端任何神经末梢都有可能发生神经痛,疼痛属于发作性、时间短暂,且反复发作。神经痛的种类很多,按病变的部位可分为周围神经痛和中枢神经痛;病因不明者称为原发性神经痛,有明确病因者称继发性神经痛。引起神经痛的原因大部分属于症状性,少部分原因不明。常见病因有三叉神经痛、肋间神经痛、坐骨神经痛,引起这三种神经痛的主要疾病依次是鼻部或咽部的恶性肿瘤、肋膜炎、椎间盘突出。患者病发时要让其安静下来,避免诱发疼痛的因素,给予充分的休息及保温。

· **治疗** · 下三皇、正筋穴、正宗穴、二角明穴、腕顺一穴、腕顺二穴。

· **说明** · ① 先在四花穴、委中穴青筋、异色点处点刺出血,以出黑血为佳。② 正筋穴、正宗穴、正士穴可齐下成倒马针法。体壮者可采取坐姿进针,体弱者应采取侧卧进针,以免造成晕针现象。

8. **脑神经衰弱** · 所谓的脑神经衰弱就是脑细胞、脑神经长期处于紧绷、压力的状态下,毫无休息及放松的情况。一般而言,引起脑神经衰弱的原因有用脑过度,长期处于恐惧、害怕、不安等的负面情绪下,以及遗传、体质等,患者常有疲倦、心悸、头痛、目眩、恶寒等症状产生。患者要懂得调适自己的身心,避免压力负担过重,多运动,多到户外走走等。

· **治疗** · 通肾穴、通胃穴、通关穴、通天穴,配三重穴、心灵穴、镇静穴。

9. **面神经麻痹** · 面神经是 12 对脑神经中最易发病的 1 对,其分布于耳下腺,有上、中、下 3 支。引起此病的患者大部分是因为脸部受凉、感冒、病毒所引发,患有脑膜炎、梅毒、多发性神经炎、小儿麻痹症等也会有此症状。中年以上的人罹患率较高,男性又多于女性。其症状最明显的是脸部毫无表情、无法紧闭双眼、嘴歪、流眼泪、味觉障碍、食物在口内有停滞感、口水自患侧淌下等,别人看来是

嘴歪、眼斜的印象,对患者的身心都造成不少的影响。患者平常应对脸部进行按摩,保持脸上丰富的表情,对改善麻痹症状大有助益。此外,应保持正常生活作息,不熬夜,不暴饮暴食,摄取均衡的营养,加上规律的运动,让身体保持最佳状态、提升免疫功能,避免面神经麻痹的发生。

· **治疗** · 三重穴、三泉穴、地宗穴、侧三里穴、侧下三里穴。

· **说明** · 病位点刺出血,以出黄水、黑血为佳。

## 六、内分泌系统疾病

1. **甲状腺炎** · 当病菌感染甲状腺所引起的炎症,可分为急性、慢性、亚急性三种。急性甲状腺炎是因咽部附近的病原菌侵入,引起化脓的现象,其症状有前颈疼痛、发高热等。亚急性甲状腺炎是因滤过性病毒所引起,患者会有发高热、前颈疼痛的现象。而慢性甲状腺炎是因个人免疫功能紊乱所引起,以中年女性的罹患率较高。

· **治疗** · 心灵穴、内关穴、三重穴、通关穴。

· **说明** · 先在喉蛾九穴放血,放血时需将颈部皮肉捏起,以免伤及筋和软骨,再下针,疗效增加。

2. **甲状腺功能亢进症** · 简称甲亢,是指甲状腺本身病变引发的甲状腺激素增多,也就是说甲状腺素的分泌超过人体所需的正常值,进入血液循环中,作用于全身的组织和器官,造成机体的神经、循环、消化等系统的兴奋性增高和代谢亢进为主要表现的疾病。其症状有甲状腺肿大、脖子肿大、脉搏次数增加、心悸、易流汗、眼球突出等现象。其发生的原因跟遗传和体质有绝对的相关性。治疗期间,患者要保持身心的安静,摄取充分的营养。

· **治疗** · 三重穴、通关穴、驷马穴、心灵一穴、四花上穴,配耳穴之甲状腺肿穴、肿瘤穴。

· **说明** · 可先在病位放血;放血时需注意放血针的深度,不可伤及喉部。

3. **甲状腺功能低下症** · 当甲状腺所分泌的甲状腺素在血液中大量减少时称之,又称为黏液性水肿。其发生的原因可能是先天的、具遗传体质的人,或进行甲状腺手术时,所留下的甲状腺过少,或慢性的甲状腺炎。此外,若脑下垂体本身异常,无法分泌甲状腺素或分泌太少都会致病。其症状表现为全身水肿、手脚发冷、皮肤易干燥、月经异

常等。

- **治疗**·三重穴、驷马穴、通关穴、通山穴。
- **说明**·可先在喉蛾九穴点刺出血，以出黑血为佳。

4. **糖尿病**·当胰岛素分泌不足，使促进体内吸收营养素的代谢能力失调的情况称为"糖尿病"。引起此病的主要因素是遗传性体质、肥胖、感染、精神过度压抑、年纪大等也是致病的重要因素。其症状以多吃、多喝、多尿为主，夜晚的脚痛、抽筋、双脚麻痹等也是常见的症状。糖尿病在治疗期间常有感染、血管病变等并发症。患者要配合个人的糖尿病饮食及适当的运动等。

- **治疗**·上三黄、下三皇、通肾穴、通胃穴、水金穴、水通穴，并灸胃俞穴、肾关穴、中脘穴、关元穴、足三里穴。

5. **痛风**·痛风就是血液中尿酸的含量增加，且积存在关节或组织器官中，使关节产生有剧烈性疼痛的现象，也就是说尿酸代谢异常所引起的关节疾病。患病者大多是美食家，一般以40岁以上的男性为主。致病的主要原因是摄食太多含有嘌呤的食物，使体内产生过多的尿酸所致，其症状以关节剧痛为主。患者平常应减少对酒类、内脏类、脂肪类、糖类食物的摄取，以避免尿酸的增加。

- **治疗**·上三黄、下三皇、驷马穴。
- **说明**·痛风患者平常在患处积有尿酸结晶，此时可在患处放血，将恶血、黑血放尽，再行扎针，有奇效。若要根治痛风，不但要日常生活及饮食的配合，还要加强肾脏功能来改善及增强体质。

## 注意事项

- 过度饥饿、疲劳者应在休息、进食后再行针灸，否则容易引起晕针。晕针的表现是突然出现精神疲倦、头晕目眩、心慌气短、恶心欲呕、面色苍白、出冷汗等。若有上述情况，应及时告知医生处理。晕针患者一般平卧休息后即可恢复正常。

- 患者在进行针刺操作时应取舒适自然的体位，否则留针期间容易疲劳；留针期间肢体不宜再动，以免发生折针、针体移位误伤组织等不良后果。有的患者针后穴位局部有一些不适感，一般数小时内消失。

- 针孔处皮肤应保持洁净，一般针后2小时不要碰水，以防感染。运用火针、挑刺、刺血或耳穴割治处，一般针眼当日不要碰水。糖尿病患者皮肤容易感染，更应保持局部皮肤的洁净。

- 运用烤灯或艾灸时，穴位局部宜保持舒适的温热感，如觉得太热，要及时告知医生，以免形成烫伤。如患者皮肤感觉功能减退，也要告知医生，以免在不知不觉中造成烫伤。拔罐留罐时，一般不超过10分钟，否则容易形成水疱，请患者配合医生记好时间。

- 有些小儿在治疗的时候不配合，所以施针一般不留针，婴儿的囟门部及风府、哑门穴等部位不能针刺。

## 按 语

董氏针灸有别于十四经络，所设穴位亦与三百六十五穴者大不相同，内容博大精深。包含针法甚广，诸如耳针、头皮针、手针、倒马针、放血疗法等，内容不但丰富，异于传统，且治法简便而疗效显著，是台湾地区所独有的针法。本章涉及的西医疾病的内容与当下通行的略有差别，为保留原貌，基本未予改动。

（吴耀持　张圣宏）

# 第4章
# 体针疗法

## 概 述

体针疗法，又称"毫针疗法"，是以毫针为针刺工具，通过在人体十四经络上的腧穴施以一定的操作方法，以通调营卫气血，调整经络、脏腑功能而治疗相关疾病的一种方法。体针疗法，是我国传统针刺医术中最主要、最常用的一种疗法，是针刺疗法的主体。

针灸是我国人民长期与疾病做斗争的经验总结，其形成经历了一个漫长的过程。针刺的前身是"砭术"，砭术的主要工具是砭石，萌芽于一万至四千年前的新石器时代。至秦汉时期，针具已由石针、骨针、竹针而逐步发展成为金属针。金属针具发展到现在，经历了铜、铁、金、银、合金及不锈钢针具等阶段。针具的改革，扩大了针刺治疗范围，提高了治疗效果，促进了针灸术的发展。

随着医疗经验的不断积累，人们逐渐发现很多可以治疗某些疾病的特定腧穴，使其由最早的"以痛为腧"逐渐得以定位和定名；在腧穴不断增加的基础上，根据腧穴的主治作用，结合针刺效应和古代的解剖学知识，古代医家在临床实践中发现和认识到人体有一个经气运行的完整结构——经络系统。通过不断总结、实践，将腧穴经络从理论上系统化，形成了经络学说。经络学说及其他中医理论的形成使针灸成为中医一门独立的学科。

《黄帝内经》是我国现存最早的医学经典著作，全面而又系统地阐述了阴阳五行、脏腑经络腧穴、诊法病机、治疗原则、刺灸方法及其适应证和禁忌证等。其中又以《灵枢》所论述的针灸内容尤为详尽，故有《针经》之称。《黄帝内经》为针灸学术的发展奠定了坚实的理论基础。《难经》在经络、腧穴及针灸等方面对《黄帝内经》做了补充。东汉著名医学家张仲景的《伤寒论》，成功地把针灸和针药结合治疗外感病纳入了他所创立的辨病辨证论治体系，使针灸临床治疗得以提高到一个新的水平。晋代皇甫谧《针灸甲乙经》是我国第一部针灸学专著，也是继《黄帝内经》之后，对针灸医学的又一次总结，在针灸学发展史上起着承前启后的作用。唐代孙思邈著《千金要方》，发明了同身寸取穴法，肯定了阿是穴的作用。据《唐书·百官志》记载，唐高祖武德九年（公元 626 年），在国家医疗和教学机构"太医署"中设有针博士、针助教、针师等职，专门从事针灸教学和医疗工作。宋代王惟一编选了《新铸铜人腧穴针灸图经》，并铸成针灸铜人模型两个，是世界上最早的立体针灸模型，开创经穴模型直观教学的先河。明代是针灸学发展昌盛的时期，针灸著作较多，而《针灸大成》是这些著作中的一颗明珠，它是杨继洲在家传《卫生针灸玄机秘要》的基础上，汇集经典著作、历代医家精华及本人经验而写成的。该书是继《针灸甲乙经》之后又一次总结性的针灸著作，至今仍然是针灸临床参考书之一。鸦片战争以后到民国的 100 多年间，由于反动统治者和侵华帝国主义者的歧视和扼杀,针灸日趋衰落,只在民间流传使用。

1949年,中华人民共和国成立以后,促进了针灸医学的复兴和繁荣。针灸教育事业也有了迅速的发展。为了便于开展学术交流,1979年成立了中国针灸学会。在临床方面,针灸对内、外、妇、儿等科100多种病证有较好的疗效,尤其对心脑血管疾病、胆结石、细菌性痢疾、乳腺增生等疾病的研究工作,取得了突出的成绩。1958年针刺麻醉开始用于临床,为麻醉方法增加了新的内容,推动了针灸医学的深入研究。由是,针灸学的研究工作也从对临床治疗经验的总结发展到开展实验研究,从观察针灸对各器官功能的影响而深入针刺麻醉、针刺镇痛机制的研究,并在经络现象、经络实质的研究方面取得了新的进展,近年来对针刺手法的研究也取得了可喜成绩。

针灸在南北朝时期就开始东传朝鲜、日本等国,13世纪以前,通过"丝绸之路"逐渐西行,对阿拉伯医学等曾有一定的影响。近年来在国际上掀起了一股持久不衰的"针灸热"。1984年,世界卫生组织(WHO)官员中岛宏宣布:"针灸医学已成为世界通行的一门新的医学学科。"并在北京、上海、南京等地成立了国际针灸培训中心。世界针灸学会联合会筹备委员会于1984年8月在北京成立,1987年11月在中国举行了成立大会。传统的针灸疗法已经走向世界,为人类的卫生保健事业做出更大的贡献。

## 基本内容

### 一、十四经脉及腧穴

#### (一)手太阴肺经

1. **经脉循行** · 起于中焦(胃),向下联络大肠,再上行穿过横膈膜,入属于肺脏;从肺系(指肺与喉咙相联系的脉络)横出腋下,沿上臂内侧行于手少阴和手厥阴之前,下行到肘窝中,沿着前臂掌面桡侧入寸口(桡动脉搏动处),过鱼际,沿着鱼际的边缘,出拇指的桡侧端(图4-1)。

腕后支脉:从列缺穴处分出,一直走向示指桡侧端,与手阳明大肠经相接(图4-1)。

2. **主治概要** · 本经主治胸、肺、喉部疾患及经脉循行部位的病变。

3. **常用腧穴**

▶ **中府**

肺的"募穴"。

**定位** · 在胸前壁外上方,正中线旁开6寸,平第一肋间隙处(图4-2)。

**主治** · 咳嗽、气喘、胸痛、肩背痛。

**操作** · 向外斜刺0.5～0.8寸,不可向内侧深刺,以免伤及肺脏。

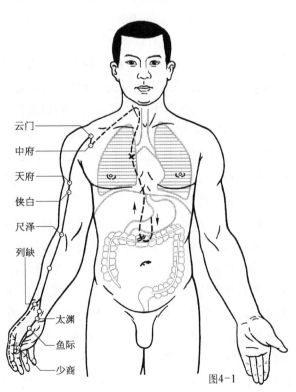

云门
中府
天府
侠白
尺泽
列缺
太渊
鱼际
少商

图4-1

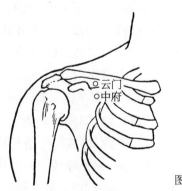

云门
中府

图4-2

▶ **尺泽**

**定位** · 仰掌微屈肘,在肘横纹中,肱二头肌腱桡侧凹陷中(图4-3)。

**主治**·咳嗽、气喘、咳血、潮热、咽喉肿痛、胸部胀满、吐泻、乳痈、肘臂挛痛。

**操作**·直刺0.8~1.2寸,或三棱针点刺出血。

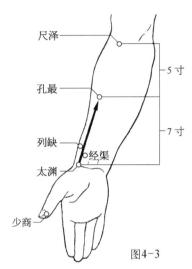

图4-3

▶ **孔最**

手太阴肺经的"郄穴"。

**定位**·在尺泽穴与太渊穴的连线上,腕横纹上7寸处(图4-3)。

**主治**·咳嗽、气喘、咳血、咽喉肿痛、肘臂挛痛、痔疾。

**操作**·直刺0.5~1寸。

▶ **列缺**

手太阴肺经的"络穴",八脉交会穴之一。

**定位**·桡骨茎突上方,腕横纹上1.5寸。简便取穴:可以两手虎口交叉,一手示指按在桡骨茎突上,指尖下凹陷中即是本穴(图4-3)。

**主治**·头痛、项强、咳喘、咽喉肿痛、口眼㖞斜、齿痛、手腕无力。

**操作**·向上斜刺0.3~0.5寸。

▶ **太渊**

手太阴肺经的"输穴"和"原穴",八会穴之一,脉会太渊。

**定位**·掌后腕横纹桡侧端,桡动脉桡侧凹陷中(图4-3)。

**主治**·咳嗽、气喘、咳血、咽喉肿痛、胸痛、腕臂痛。

**操作**·避开桡动脉,直刺0.3~0.5寸。

▶ **少商**

手太阴肺经的"井穴"。

**定位**·拇指桡侧指甲角旁约0.1寸(图4-3)。

**主治**·咽喉肿痛、咳嗽、鼻衄、发热、昏迷、癫狂。

**操作**·浅刺0.1寸,或点刺出血。

### (二) 手阳明大肠经

1. **经脉循行**·起于示指桡侧端(商阳),沿示指桡侧,通过第一、第二掌骨之间,向上进入拇长伸肌腱与拇短伸肌腱之间的凹陷中,沿前臂背面桡侧缘,至肘部外侧,再沿上臂外侧上行至肩端(肩髃),沿肩峰前缘,向上会于督脉大椎穴,然后进入缺盆,联络肺脏,通过横膈,属于大肠(图4-4)。

缺盆部支脉:上走颈部(扶突),经过面颊,进入下齿龈,回绕口唇,交叉于水沟,左脉向右,右脉向左,分布在鼻旁(迎香),与足阳明胃经相接(图4-4)。

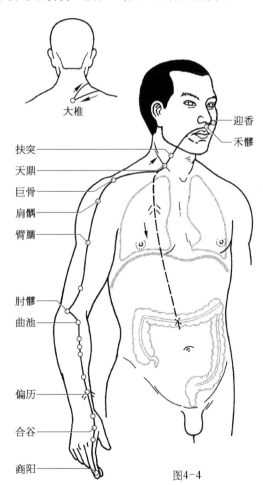

图4-4

2. **主治概要**·本经主治头面、五官疾患和经脉循行部位的病变。

3. **常用腧穴**

▶ **商阳**

手阳明大肠经的"井穴"。

**定位·**示指桡侧指甲角旁约 0.1 寸(图 4-5)。

**主治·**耳聋、齿痛、咽喉肿痛、颌肿、青盲、手指麻木、热病汗不出、昏迷。

**操作·**浅刺 0.1 寸,或点刺出血。

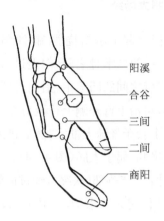

图4-5

▶ **三间**

手阳明大肠经的"输穴"。

**定位·**握拳,当第二掌骨小头桡侧后凹陷中(图 4-5)。

**主治·**齿痛、目痛、咽喉肿痛、身热、胸满肠鸣。

**操作·**直刺 0.5~0.8 寸。

▶ **合谷**

手阳明大肠经的"原穴"。

**定位·**手背第一、第二掌骨之间,约手第二掌骨中点处。简便取穴:可以一手的拇指指骨关节横纹,放在另一手拇指、示指之间的指蹼缘上,当拇指尖下即是本穴(图 4-5)。

**主治·**头痛、目赤肿痛、鼽衄、齿痛、耳聋、面肿、咽喉肿痛、牙关紧闭、口眼㖞斜、热病无汗、多汗、腹痛、便闭、经闭、滞产、痄腮。

**操作·**直刺 0.5~1 寸。《神应经》:孕妇不宜针。

▶ **阳溪**

手阳明大肠经的"经穴"。

**定位·**腕背横纹桡侧端,拇短伸肌腱与拇长伸肌腱之间的凹陷中(图 4-5)。

**主治·**头痛、目赤肿痛、耳聋、耳鸣、齿痛、咽喉肿痛、手腕痛。

**操作·**直刺 0.5~0.8 寸。

▶ **偏历**

手阳明大肠经的"络穴"。

**定位·**在阳溪穴与曲池穴的连线上,阳溪穴上 3 寸处(图 4-6)。

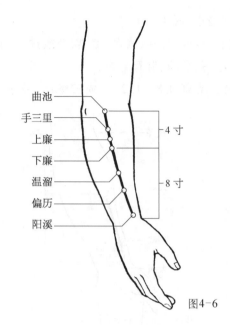

图4-6

**主治·**目赤、耳鸣、鼻衄、手臂酸痛、喉痛、水肿。

**操作·**直刺或斜刺 0.5~0.8 寸。

▶ **手三里**

**定位·**在阳溪穴与曲池穴的连线上,曲池穴下 2 寸处(图 4-6)。

**主治·**齿痛颊肿、上肢不遂、腰背痛、腹痛、腹泻。

**操作·**直刺 0.8~1.2 寸。

▶ **曲池**

手阳明大肠经的"合穴"。其下合穴为"上巨虚"穴,属足阳明胃经,是治疗大肠腑证的主穴。

**定位·**屈肘,当肘横纹外端凹陷中(图 4-6)。

**主治·**咽喉肿痛、齿痛、目赤痛、瘰疬、瘾疹、上肢不遂、腹痛吐泻、热病、癫狂。

**操作·**直刺 1~1.5 寸。

▶ **臂臑**

**定位·**在曲池穴与肩髃穴的连线上,曲池穴上 7 寸,当三角肌下端(图 4-7)。

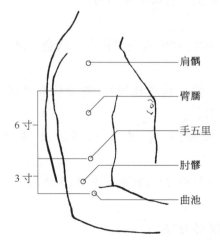

图4-7

**主治** · 肩臂痛、颈项拘急、瘰疬、目疾。

**操作** · 直刺或向上斜刺0.8～1.5寸。

▶ **肩髃**

**定位** · 三角肌上部，肩峰与肱骨大结节之间，上臂外展平举时肩前呈现凹陷处(图4-7)。

**主治** · 肩臂挛痛不遂、齿痛、风热瘾疹、瘰疬。

**操作** · 直刺或斜刺0.8～1.5寸。

▶ **迎香**

**定位** · 鼻翼旁0.5寸，鼻唇沟中(图4-8)。

**主治** · 鼻塞、鼽衄、口歪、面痒。

**操作** · 斜刺或平刺0.3～0.5寸。《外台秘要》：不宜灸。

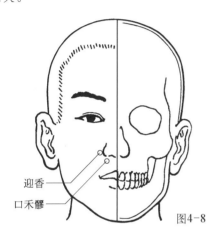

迎香

口禾髎

图4-8

## (三)足阳明胃经

1. **经脉循行** · 起于鼻翼两侧(迎香)，上行到鼻根部，与旁侧足太阳经交会，向下沿着鼻的外侧(承泣)，入上齿龈，回出环绕口唇，向下交会于颏唇沟内承浆穴(任脉)处，再向后沿着口腮后下方，出于下颌大迎处，沿着下颌角颊车，上行耳前，经过上关(足少阳经)，沿发际至额(头维)，与督脉会于神庭(图4-9)。

(1)面部支脉：从大迎前下走人迎，沿着喉咙，会大椎，入缺盆，向下通过横膈，属胃，络于脾脏(图4-9)。

(2)缺盆部直行之脉：经乳头，向下挟脐旁，入小腹两侧气冲(图4-9)。

(3)胃下口部支脉：沿着腹里向下到气冲处与前脉会合，再由此向下至髀关，直抵伏兔部，下至膝膑，沿着胫骨前嵴外侧，下经足背，进入足第二趾外侧端(厉兑)(图4-9)。

(4)经部支脉：从膝下3寸(足三里)处分出，

进入足中趾外侧(图4-9)。

(5)足背部支脉：从足背上(冲阳)分出，进入足大趾内侧端(隐白)，与足太阴脾经相接(图4-9)。

2. **主治概要** · 本经主治胃肠病、神志病和头、面、眼、鼻、口、齿疾患，以及经脉循行部位的病变。

3. **常用腧穴**

▶ **承泣**

足阳明经与阳跷、任脉的交会穴。

**定位** · 目正视，瞳孔直下，当眶下缘与眼球之间(图4-9)。

**主治** · 目赤肿痛、夜盲、迎风流泪、眼睑瞤动、口眼㖞斜。

**操作** · 用左手示指将眼球轻推向上固定，然后沿眶下缘缓慢直刺0.5～1.5寸，行针时轻微捻转，禁止提插；出针后压迫针孔1～2分钟，以防出血。禁灸。

▶ **地仓**

**定位** · 口角旁0.4寸(图4-9)。

**主治** · 口角㖞斜、流涎、眼睑瞤动。

**操作** · 斜刺或平刺0.5～0.8寸。

▶ **颊车**

**定位** · 下颌角前上方1横指凹陷中，咀嚼时咬肌隆起处(图4-9)。

**主治** · 口歪、齿痛、颊肿、面肿、口噤不语。

**操作** · 直刺0.3～0.5寸，平刺0.5～1寸。

▶ **下关**

**定位** · 颧弓与下颌切迹之间的凹陷中。合口有孔，张口即闭(图4-9)。

**主治** · 耳聋、耳鸣、聤耳、齿痛、口噤、口眼㖞斜。

**操作** · 直刺0.5～1寸。

▶ **头维**

**定位** · 额角发际直上0.5寸(图4-9)。

**主治** · 头痛、目眩、目痛、流泪、眼睑瞤动。

**操作** · 平刺0.5～1寸。《针灸甲乙经》：禁不可灸。

▶ **梁门**

**定位** · 脐上4寸，旁开2寸(图4-10)。

**主治** · 胃痛、呕吐、食欲不振、腹胀、泄泻。

**操作** · 直刺0.8～1.2寸。

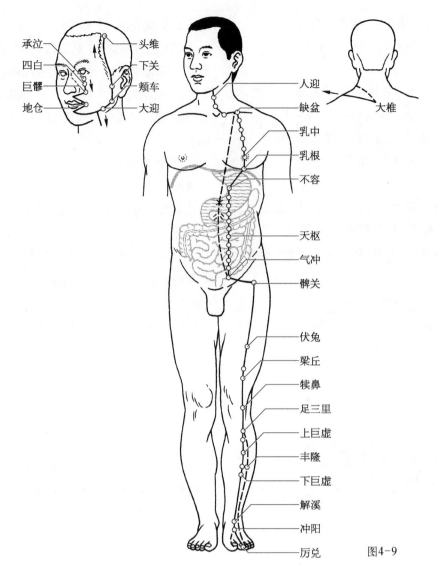

承泣　　　头维
四白　　　下关
巨髎　　　颊车
地仓　　　大迎

人迎
缺盆
乳中
乳根
不容
天枢
气冲
髀关
伏兔
梁丘
犊鼻
足三里
上巨虚
丰隆
下巨虚
解溪
冲阳
厉兑

大椎

图4-9

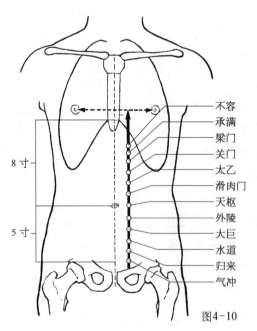

不容
承满
梁门
关门
太乙
滑肉门
天枢
外陵
大巨
水道
归来
气冲

8寸

5寸

图4-10

50

▶ **天枢**

大肠的"募穴"。

**定位**·脐旁 2 寸(图 4 - 10)。

**主治**·腹胀肠鸣、绕脐痛、便秘、泄泻、痢疾、月经不调、癥瘕。

**操作**·直刺 1～1.5 寸。《备急千金要方》:孕妇不可灸。

▶ **归来**

**定位**·脐下 4 寸,旁开 2 寸(图 4 - 10)。

**主治**·小腹胀满、小便不通、痛经、不孕。

**操作**·直刺 1～1.5 寸。

▶ **梁丘**

足阳明经的"郄穴"。

**定位**·髌骨外上缘上 2 寸(图 4 - 9)。

**主治**·膝胫痹痛、胃痛、乳痈。

**操作**·直刺 1～2 寸。

▶ **犊鼻**

**定位**·髌骨下缘,髌韧带外侧凹陷中(图 4 - 11)。

**主治·**膝中痛、脚气。

**操作·**向膝中斜刺 0.5~1 寸,或透刺内膝眼。

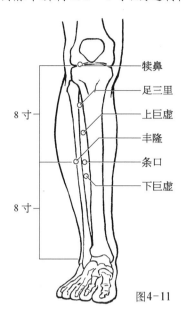

图4-11

▷ **足三里**

足阳明经的"合穴"。

**定位·**犊鼻穴下 3 寸,胫骨前嵴外 1 横指处(图 4-11)。

**主治·**胃痛、腹胀、呕吐、噎膈、泄泻、痢疾、乳痈、肠痈、腰腿酸痛、水肿、癫狂、虚劳羸瘦。本穴有强壮作用,为保健要穴。

**操作·**直刺 1~2 寸。

▷ **上巨虚**

手阳明大肠经的"下合穴"。

**定位·**足三里穴下 3 寸(图 4-11)。

**主治·**肠鸣、腹痛、泄泻、便秘、肠痈、中风瘫痪、脚气。

**操作·**直刺 1~2 寸。

▷ **下巨虚**

手太阳小肠经的"下合穴"。

**定位·**上巨虚穴下 3 寸(图 4-11)。

**主治·**小腹痛、泄痢脓血、腰脊痛、睾丸痛、乳痈、下肢痿痹。

**操作·**直刺 1~1.5 寸。

▷ **丰隆**

足阳明经的"络穴"。

**定位·**外踝上 8 寸,条口穴外 1 寸(图 4-11)。

**主治·**头痛、痰嗽、肢肿、便秘、狂痫、下肢痿痹。

**操作·**直刺 1~1.5 寸。

▷ **解溪**

足阳明经的"经穴"。

**定位·**足背踝关节横纹的中央,踇长伸肌腱与趾长伸肌腱之间(图 4-12)。

**主治·**头痛、眩晕、腹胀、便秘、下肢痿痹、癫疾。

**操作·**直刺 0.5~1 寸。

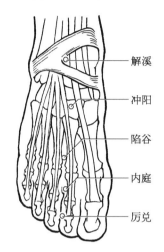

图4-12

▷ **内庭**

足阳明经的"荥穴"。

**定位·**足背第二、第三趾间的缝纹端(图 4-12)。

**主治·**齿痛、咽喉痛、口歪、鼻衄、胃痛吐酸、腹胀、泄泻、痢疾、便秘、足背肿痛、热病。

**操作·**直刺或斜刺 0.5~0.8 寸。

▷ **厉兑**

足阳明经的"井穴"。

**定位·**第二趾外侧趾甲角旁约 0.1 寸(图 4-12)。

**主治·**鼽衄、齿痛、喉痹、腹胀、足胫寒冷、热病、多梦、癫狂。

**操作·**浅刺 0.1 寸。

### (四)足太阴脾经

1. **经脉循行·**起于足大趾末端(隐白),沿着大趾内侧赤白肉际,过大趾本节后半圆骨,上行至内踝前,再上腿肚,沿胫骨后交出足厥阴经之前,经膝、股部内侧前缘入腹,属脾,络胃,过横膈上行,挟食管两旁,连系舌根,分散于舌下(图 4-13)。

胃部的支脉:向上再通过横膈,流注于心中,与手少阴心经相接(图 4-13)。

51

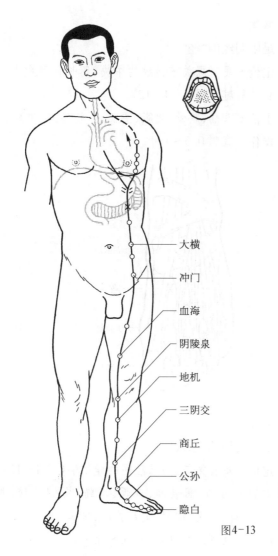

图4-13

2. **主治概要**·本经主治胃脘痛、腹胀、呕吐嗳气、便溏、黄疸、身体沉重无力、舌根强痛、膝股部内侧肿胀、厥冷等病证。

3. **常用腧穴**

▶ **隐白**

足太阴经的"井穴"。

**定位**·拇趾内侧趾甲角旁约 0.1 寸（图 4-14）。

**主治**·腹胀、便血、尿血、月经过多、崩漏、癫狂、多梦、惊风。

**操作**·浅刺 0.1 寸。

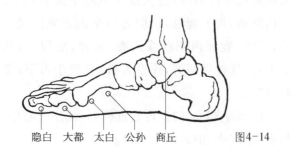

隐白　大都　太白　公孙　商丘　　图4-14

▶ **太白**

足太阴经的"输穴"，脾之"原穴"。

**定位**·第一趾骨小头后缘，赤白肉际（图 4-14）。

**主治**·胃痛、腹胀、身重、肠鸣、泄泻、便秘、痔漏、脚气。

**操作**·直刺 0.5～0.8 寸。

▶ **公孙**

足太阴经的"络穴"，八脉交会穴之一。

**定位**·第一跖骨底的前缘，赤白肉际处（图 4-14）。

**主治**·胃痛、呕吐、食不化、腹痛、泄泻、痢疾。

**操作**·直刺 0.6～1.2 寸。

▶ **三阴交**

**定位**·内踝上 3 寸，胫骨内侧面后缘（图 4-15）。

**主治**·肠鸣腹胀、泄泻、月经不调、带下、阴挺、不孕、滞产、遗精、阳痿、遗尿、疝气、足痿、脚气、不寐。

**操作**·直刺 1～1.5 寸。孕妇禁针。

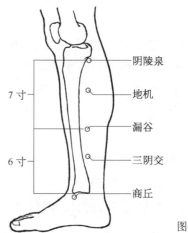

图4-15

▶ **阴陵泉**

足太阴经的"合穴"。

**定位**·胫骨内侧髁下缘凹陷中（图 4-15）。

**主治**·腹胀、水肿、黄疸、小便不通或失禁、膝痛。

**操作**·直刺 1～2 寸。

▶ **血海**

**定位**·髌骨内上方 2 寸处（图 4-16）。简便定位法：患者屈膝，医者以左手掌心按于患者右膝髌骨上缘，2～5 指向上伸直，拇指约呈 45°斜置，拇指尖下是穴。对侧取法仿此。

**主治**·月经不调、崩漏、经闭、瘾疹、湿疮、股内侧痛。

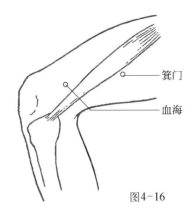

图4-16

操作·直刺 1～1.5 寸。

▶ **大横**

定位·脐中旁开 4 寸（图 4-17）。

主治·泄泻、大便秘结、腹痛。

操作·直刺 1～2 寸。

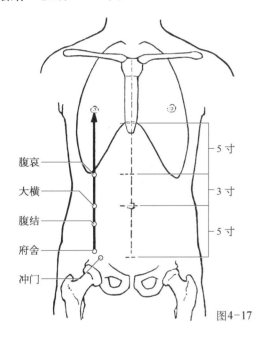

图4-17

**（五）手少阴心经**

1. **经脉循行**·起于心中,出属于"心系"（心与其他脏器相连系的部位）,过横膈,下络小肠（图 4-18）。

（1）"心系"向上之脉:挟着食道上行,系于目（指眼球与脑相联系的脉络）（图 4-18）。

（2）"心系"直行之脉:上行于肺部,横出于腋窝（极泉）,沿上臂内侧后缘、肱二头肌内侧沟,至肘窝内侧,沿前臂内侧后缘、尺侧腕屈肌腱之侧,到掌后豌豆骨部,入掌,经小指桡侧至末端（少冲）,与手太阳小肠经相接（图 4-18）。

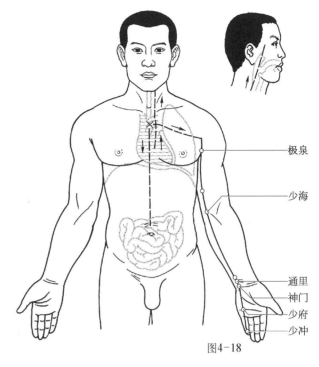

图4-18

2. **主治概要**·本经主要治疗心、胸、神志病证及本经循行部位的病变。

3. **常用腧穴**

▶ **少海**

手少阴经的"合穴"。

定位·屈肘,当肘横纹尺侧端凹陷中（图 4-19）。

主治·心痛、手臂挛痛、头项痛、瘰疬、腋胁痛。

操作·直刺 0.5～1 寸。

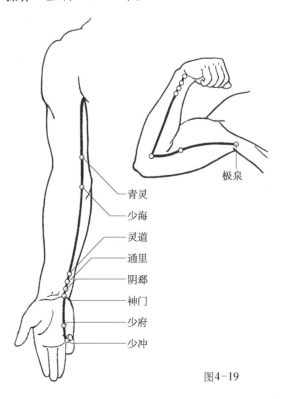

图4-19

▶ **通里**

手少阴经的"络穴"。

**定位** · 神门穴上 1 寸（图 4 - 19）。

**主治** · 心悸怔忡、头晕、目眩、咽喉肿痛、暴喑、舌强不语、腕臂痛。

**操作** · 直刺 0.5～0.8 寸。

▶ **阴郄**

手少阴经的"郄穴"。

**定位** · 神门穴上 0.5 寸（图 4 - 19）。

**主治** · 心痛、惊悸、骨蒸盗汗、吐血衄血、暴喑。

**操作** · 直刺 0.5～0.8 寸。

▶ **神门**

手少阴经的"输穴"，心的"原穴"。

**定位** · 腕横纹尺侧端，尺侧腕屈肌腱的桡侧凹陷中（图 4 - 19）。

**主治** · 心痛、心烦、怔忡、惊悸、善忘、不寐、狂痫、痴呆、胁痛、掌中热。

**操作** · 直刺 0.3～0.5 寸。

▶ **少冲**

手少阴经的"井穴"。

**定位** · 小指桡侧指甲角旁约 0.1 寸（图 4 - 19）。

**主治** · 心悸、心痛、胸胁痛、癫狂、热病、昏迷。

**操作** · 浅刺 0.1 寸，或点刺出血。

### （六）手太阳小肠经

1. **经脉循行** · 起于手小指尺侧端（少泽），沿手背尺侧至腕部，出于尺骨茎突，直上前臂外侧尺骨后缘，经尺骨鹰嘴与肱骨内上髁之间，循上臂外侧后缘出肩关节，绕行肩胛部，交会于大椎穴（督脉），入缺盆络于心脏，沿食管过横膈，过胃属小肠（图 4 - 20）。

（1）缺盆部支脉：沿颈部上面颊，至目外眦，转入耳中（听宫）（图 4 - 20）。

（2）颊部支脉：上行目眶下，抵于鼻旁，至目内眦（睛明），与足太阳膀胱经相接（图 4 - 20）。

2. **主治概要** · 本经主治头项、五官病证、热病、神志疾患及本经部位的病变。

3. **常用腧穴**

▶ **少泽**

手太阳经的"井穴"。

**定位** · 小指尺侧指甲角旁约 0.1 寸（图 4 - 20）。

**主治** · 头痛、寒热、目翳、咽喉肿痛、乳肿、乳汁少、昏迷。

**操作** · 浅刺 0.1 寸，或点刺出血。

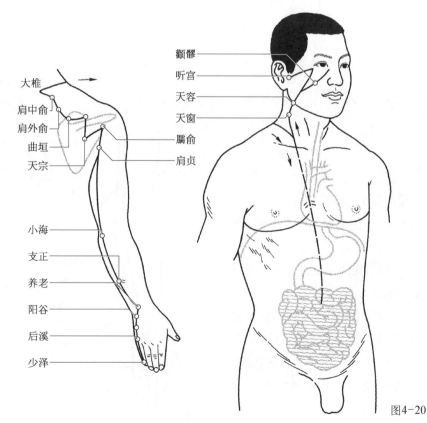

图4-20

▶ **后溪**

手太阳经的"输穴"，八脉交会穴之一。

**定位**·握拳，第五掌指关节后尺侧，横纹头赤白肉际处（图 4-20）。

**主治**·头项强痛、目翳、耳聋、鼻衄、咽喉肿痛、齿痛、癫狂、疟疾、肘臂挛痛。

**操作**·直刺 0.5～1 寸。

▶ **腕骨**

手太阳经的"原穴"。

**定位**·手背尺侧，豌豆骨前凹陷中（图 4-21）。

**主治**·热病无汗、头痛、肩臂颈痛、指挛腕痛、黄疸。

**操作**·直刺 0.3～0.5 寸。

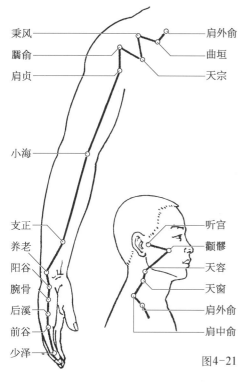

图4-21

▶ **小海**

手太阳经的"合穴"。小肠经下合穴"下巨虚"，属足阳明胃经，为治疗小肠腑证主穴。

**定位**·屈肘，当尺骨鹰嘴与肱骨内上髁之间凹陷中（图 4-21）。

**主治**·头痛、颌肿颈痛、肩肘臂痛、癫痫。

**操作**·直刺 0.3～0.5 寸。

▶ **天宗**

**定位**·肩胛骨冈下窝的中央（图 4-21）。

**主治**·肩重、肘臂痛、肩胛痛、颊颌肿痛。

**操作**·直刺或斜刺 0.5～1 寸。

▶ **肩外俞**

**定位**·第一胸椎棘突下旁开 3 寸（图 4-21）。

**主治**·肩背酸痛、颈项强直、肘臂冷痛。

**操作**·斜刺 0.5～0.8 寸。

▶ **颧髎**

**定位**·目外眦直下，颧骨下缘凹陷中（图 4-21）。

**主治**·口眼㖞斜、眼睑瞤动、齿痛、颊肿、目黄。

**操作**·直刺 0.3～0.5 寸，斜刺或平刺 0.5～1 寸。《类经图翼》：禁灸。

▶ **听宫**

**定位**·耳屏前，下颌骨髁状突的后缘，张口呈凹陷处（图 4-21）。

**主治**·耳聋、耳鸣、聤耳、齿痛、癫狂。

**操作**·张口，直刺 1～1.5 寸。

## （七）足太阳膀胱经

1. **经脉循行**·起于目内眦（睛明），上额交会于巅顶（百会、督脉）（图 4-22）。

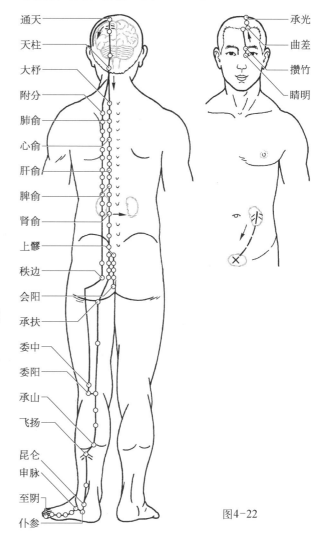

图4-22

（1）巅顶部支脉：从头顶到颞颥部(图4-22)。

（2）巅顶部直行之脉：从头顶入里联络于脑，回出分开下行项后，沿着肩胛部内侧，挟着脊柱，到达腰部，从脊旁肌肉进入体腔，联络肾脏，属于膀胱(图4-22)。

（3）腰部支脉：向下挟着脊柱，通过臀部，进入腘窝中(图4-22)。

（4）项部支脉：通过肩胛骨内缘直下，经过臀部(环跳、胆经)下行，沿着大腿外后侧，与腰部下行的支脉会合于腘窝中，由此向下，通过腓肠肌，出于外踝的后面，沿着足外侧，经第五跖骨粗隆(京骨)，至足小趾外侧端(至阴)，与足少阴肾经相接(图4-22)。

2. **主治概要**·本经主要治疗头项、目、鼻、腰背、神志病证。如头痛、项强、目眩、鼻塞、腰背痛、癫狂、癫痫及经脉循行部位的病变。位于背部第一侧线上的"背俞"穴，主治各有关脏腑及所属组织器官的病证。

3. **常用腧穴**

▶ **睛明**

**定位**·目内眦旁0.1寸(图4-23)。

**主治**·目赤肿痛、内眦痒痛、流泪、目眩、雀目。

**操作**·嘱患者闭目，医者左手轻推眼球向外侧固定，右手缓慢进针，紧靠眶缘直刺0.5～1寸。不捻转，不提插(或只轻微地捻转和提插)。出针后按揉针孔片刻，以防出血。本穴禁灸。

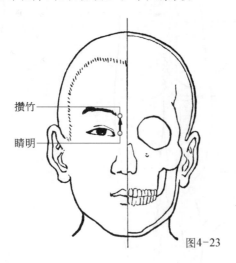

图4-23

▶ **攒竹**

**定位**·眉头凹陷中(图4-23)。

**主治**·头痛、目眩、眉棱骨痛、目视不明、流泪、目

赤肿痛、眼睑𥆧动。

**操作**·平刺0.5～0.8寸。禁灸。

▶ **通天**

**定位**·承光穴后1.5寸，入前发际4寸(图4-24)。

**主治**·头痛、眩晕、鼻塞、衄衄、鼻痔。

**操作**·平刺0.3～0.5寸。

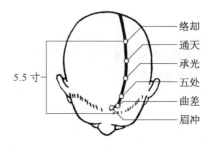

图4-24

▶ **天柱**

**定位**·哑门穴旁开1.3寸，当斜方肌外缘凹陷中(图4-25)。

**主治**·头痛、项强、鼻塞、咽肿、热病、狂病、肩背痛。

**操作**·直刺或斜刺0.5～0.8寸。不可向内上方深刺，以免伤及延髓。

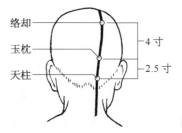

图4-25

▶ **大杼**

八会穴之一，骨会大杼。

**定位**·第一胸椎棘突下，旁开1.5寸(图4-26)。

**主治**·头痛、项背痛、咳嗽、发热、瘰疬、脊强。

**操作**·斜刺0.5～0.8寸。

▶ **风门**

**定位**·第二胸椎棘突下，旁开1.5寸(图4-26)。

**主治**·伤风咳嗽、发热头痛、项强、腰背痛。

**操作**·斜刺0.5～0.8寸。

▶ **肺俞**

**定位**·第三胸椎棘突下，旁开1.5寸(图4-26)。

**主治**·咳嗽、气喘、吐血、骨蒸、潮热、盗汗。

**操作**·斜刺0.5～0.8寸。

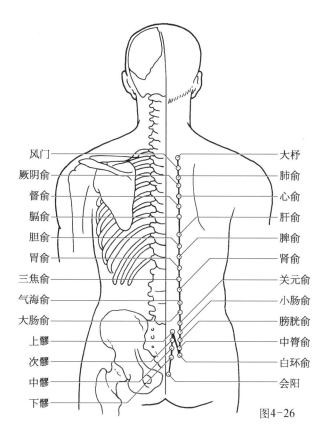

风门 ——— 大杼
厥阴俞 ——— 肺俞
督俞 ——— 心俞
膈俞 ——— 肝俞
胆俞 ——— 脾俞
胃俞 ——— 肾俞
三焦俞 ——— 关元俞
气海俞 ——— 小肠俞
大肠俞 ——— 膀胱俞
上髎 ——— 中脊俞
次髎 ——— 白环俞
中髎 ——— 会阳
下髎

图4-26

▶ **心俞**

**定位·**第五胸椎棘突下，旁开1.5寸（图4-26）。

**主治·**心痛、惊悸、健忘、心烦、咳嗽、吐血、梦遗、盗汗、癫病。

**操作·**斜刺0.5～0.8寸。

▶ **膈俞**

八会穴之一，血会膈俞。

**定位·**第七胸椎棘突下，旁开1.5寸（图4-26）。

**主治·**呕吐、噎膈、饮食不下、气喘、咳嗽、吐血、潮热、盗汗。

**操作·**斜刺0.5～0.8寸。

▶ **肝俞**

**定位·**第九胸椎棘突下，旁开1.5寸（图4-26）。

**主治·**黄疸、胁痛、吐血、鼻衄、目赤、目眩、雀目、癫狂、癫痫、脊背痛。

**操作·**斜刺0.5～0.8寸。

▶ **胆俞**

**定位·**第十胸椎棘突下，旁开1.5寸（图4-26）。

**主治·**黄疸、口苦、胸胁痛、肺痨、潮热。

**操作·**斜刺0.5～0.8寸。

▶ **脾俞**

**定位·**第十一胸椎棘突下，旁开1.5寸（图

4-26）。

**主治·**腹胀、黄疸、呕吐、泄泻、痢疾、便血、水肿、脾胃虚弱、背痛。

**操作·**斜刺0.5～0.8寸。

▶ **胃俞**

**定位·**第十二胸椎棘突下，旁开1.5寸（图4-26）。

**主治·**胸胁痛、胃脘痛、腹胀、肠鸣、反胃、呕吐、脾胃虚弱。

**操作·**斜刺0.5～0.8寸。

▶ **三焦俞**

**定位·**第一腰椎棘突下，旁开1.5寸（图4-26）。

**主治·**肠鸣腹胀、水谷不化、呕吐、泄泻、痢疾、水肿、腰背强痛。

**操作·**直刺0.5～1寸。

▶ **肾俞**

**定位·**第二腰椎棘突下，旁开1.5寸（图4-26）。

**主治·**遗精、阳痿、遗尿、月经不调、带下、肾虚腰痛、目昏、耳鸣、耳聋、水肿。

**操作·**直刺0.5～1寸。

▶ **大肠俞**

**定位·**第四腰椎棘突下，旁开1.5寸（图4-26）。

**主治·**腰痛、肠鸣腹胀、泄泻、便秘。

**操作·**直刺0.8～1.2寸。

▶ **小肠俞**

**定位·**第一骶椎棘突下，旁开1.5寸（图4-26）。

**主治·**小腹胀痛、痢疾、遗精、尿血、遗尿、带下。

**操作·**直刺或斜刺0.8～1.2寸。

▶ **膀胱俞**

**定位·**第二骶椎棘突下，旁开1.5寸（图4-26）。

**主治·**小便不通、遗尿、泄泻、便秘、腰脊强痛。

**操作·**直刺或斜刺0.8～1.2寸。

▶ **次髎**

**定位·**第二骶后孔中（图4-26）。

**主治·**腰痛、疝气、月经不调、赤白带下、痛经、下肢痿痹。

**操作·**直刺1～1.5寸。

▶ **委中**

足太阳经的"合穴"。

**定位·**腘窝横纹中央（图4-27）。

57

**主治·**腰痛、髋关节活动不利、腘筋挛急、下肢痿痹、腹痛、吐泻、丹毒。

**操作·**直刺 1～1.5 寸,或用三棱针在腘静脉上点刺出血。禁灸。

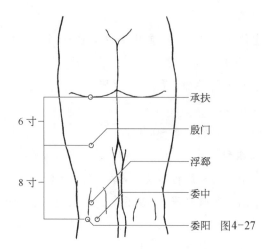

图4-27

▶ **膏肓**

**定位·**第四胸椎棘突下,旁开 3 寸(图 4 - 28)。

**主治·**肺痨、咳嗽、气喘、吐血、盗汗健忘、遗精、脾胃虚弱。

**操作·**斜刺 0.5～0.8 寸。

▶ **志室**

**定位·**第二腰椎棘突下,旁开 3 寸(图 4 - 28)。

**主治·**遗精、阳痿、小便不利、水肿、腰脊强痛。

**操作·**斜刺 0.5～0.8 寸。

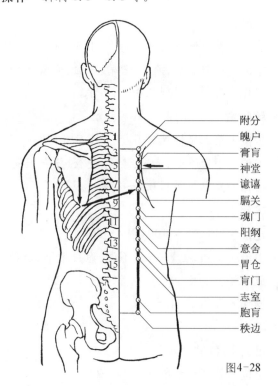

图4-28

▶ **承山**

**定位·**腓肠肌两肌腹之间凹陷的顶端(图 4 - 29)。

**主治·**腰痛、腿痛转筋、痔疾、便秘、脚气。

**操作·**直刺 1～2 寸。

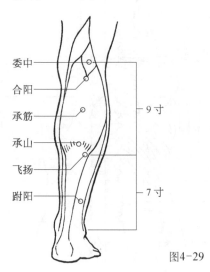

图4-29

▶ **昆仑**

足太阳经的"经穴"。

**定位·**外踝与跟腱之间凹陷中(图 4 - 30)。

**主治·**头痛、项强、目眩、鼻衄、肩背腰尻痛、脚跟肿痛、小儿癫痫、难产、胞衣不下。

**操作·**直刺 0.5～1 寸。《针灸大成》:"妊妇刺之落胎。"

▶ **申脉**

八脉交会穴之一。

**定位·**外髁下缘凹陷中(图 4 - 30)。

**主治·**癫痫、癫狂、头痛、眩晕、腰腿酸痛。

**操作·**直刺 0.3～0.5 寸。

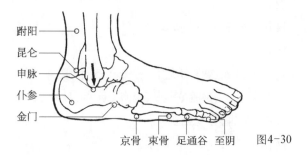

图4-30

▶ **至阴**

足太阳经的"井穴"。

**定位·**足小趾外侧趾甲角旁约 0.1 寸(图 4 - 30)。

**主治·**头痛、目痛、鼻塞、鼻衄、胎位不正、难产、胞衣不下。

**操作·**浅刺 0.1 寸。

### (八) 足少阴肾经

1. **经脉循行** · 起于足小趾下,斜走足心(涌泉),出于舟骨粗隆下,沿内踝后,进入足跟,再向上行于腿肚内侧,出于腘窝内侧半腱肌腱与半膜肌腱之间,上经大腿内侧后缘,通向脊柱,属于肾脏,联络膀胱,还出于前(中极,属任脉),沿腹中线旁开0.5寸、胸中线旁开2寸,到达锁骨下缘(俞府)(图4-31)。

(1) 肾脏直行之脉:向上通过肝和横膈,进入肺中,沿着喉咙,挟于舌根两侧(图4-31)。

(2) 肺部支脉:从肺出来,联络心脏,流注胸中,与手厥阴心包经相接(图4-31)。

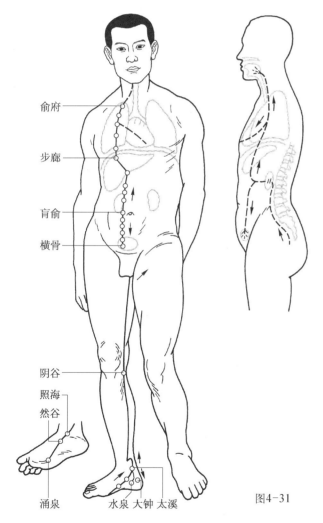

图4-31

2. **主治概要** · 本经主要治疗妇科、前阴、肾、肺、咽喉病证。如月经不调、阴挺、遗精、小便不利、水肿、便秘、泄泻,以及经脉循行部位的病变。

3. **常用腧穴**

▷ **涌泉**

足少阴肾经的"井穴"。

**定位** · 足底中,足趾跖屈时呈凹陷处(图4-32)。

**主治** · 头痛目眩、头昏、咽痛、失音、大便难、小便不利、小儿惊风、足心热痛、癫疾。

**操作** · 直刺0.5~1寸。

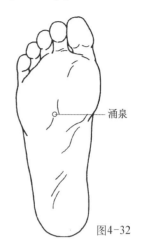

图4-32

▷ **然谷**

足少阴经的"荥穴"。

**定位** · 足舟骨粗隆前下缘凹陷中(图4-33)。

**主治** · 阴痒、阴挺、月经不调、遗精、咳血、黄疸、消渴、泄泻、足跗肿痛、小儿脐风口噤。

**操作** · 直刺0.8~1.2寸。

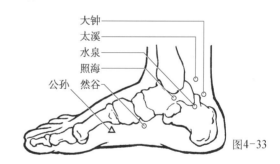

图4-33

▷ **太溪**

足少阴经的"输穴",肾的"原穴"。

**定位** · 内踝与跟腱之间凹陷中(图4-33)。

**主治** · 咽喉痛、齿痛、耳聋、咳血、气喘、消渴、月经不调、不寐、遗精、阳痿、小便频数、腰脊痛。

**操作** · 直刺0.5~1寸。

▷ **照海**

八脉交会穴之一。

**定位** · 内踝下缘凹陷中(图4-33)。

**主治** · 月经不调、赤白带下、阴挺、阴痒、小便频数、癃闭、便秘、脚气红肿、癫痫、不寐。据报道,针刺健康人的照海穴,有明显的促进泌尿的作用。

**操作** · 直刺0.5~1寸。

▶ **复溜**

足少阴经的"经穴"。

**定位·**太溪穴上2寸(图4-34)。

**主治·**水肿、腹胀、泄泻、肠鸣、腿肿、足痿、盗汗、热病汗不出、汗出不止。

**操作·**直刺0.6～1.2寸。

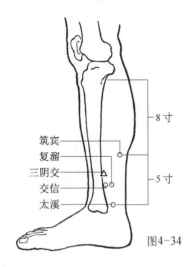

图4-34

▶ **阴谷**

足少阴经的"合穴"。

**定位·**屈膝,腘窝内侧,当半腱肌与半膜肌之间(图4-31)。

**主治·**阳痿、疝痛、崩漏、小便不利、膝腘酸痛。

**操作·**直刺1～1.5寸。

▶ **俞府**

**定位·**锁骨下缘,前正中线旁开2寸(图4-35)。

**主治·**咳嗽、气喘、胸痛、呕吐、不嗜食。

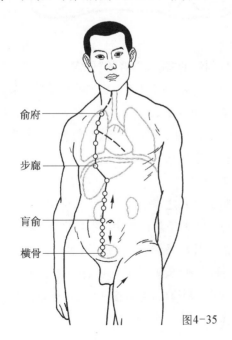

图4-35

**操作·**斜刺或平刺0.5～0.8寸。

### (九)手厥阴心包经

1. **经脉循行·**起于胸中,出属心包络,向下通过横膈,从胸至腹,依次联络上、中、下三焦(图4-36)。

(1)胸部支脉:沿着胸中,出于胁部,至腋下3寸处(天池),上行抵腋窝中,沿上臂内侧正中,行于手太阴和手少阴之间,进入肘窝中,向下行于前臂掌长肌腱与桡侧腕屈肌腱之间,进入掌中,沿着中指到指端(中冲)(图4-36)。

(2)掌中支脉:从劳宫分出,沿着环指尺侧到指端,与手少阳三焦经相接(图4-36)。

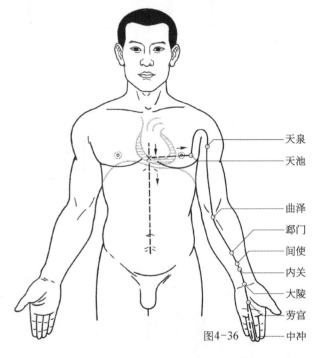

图4-36

2. **主治概要·**本经主要治疗心、胸、胃、神志病证。如心痛、心悸、胃痛、呕吐、胸痛、癫狂、昏迷及经脉循行部位的病变。

3. **常用腧穴**

▶ **曲泽**

手厥阴经的"合穴"。

**定位·**肘横纹中,肱二头肌腱尺侧缘(图4-36)。

**主治·**心痛、心悸、烦热、口干、胃痛、呕吐、肘臂酸痛。

**操作·**直刺1～1.5寸,或点刺静脉出血。

▶ **内关**

手厥阴经的"络穴",八脉交会穴之一。

**定位**·腕横纹上 2 寸,掌长肌腱与桡侧腕屈肌腱之间(图 4-36)。

**主治**·心痛、心悸、胃痛、呕吐、癫狂、癫痫、热病、肘臂挛痛。

**操作**·直刺 0.5～1 寸。

▶ **大陵**

手厥阴经的"输穴",心包的"原穴"。

**定位**·腕横纹中央,掌长肌腱与桡侧腕屈肌腱之间(图 4-36)。

**主治**·心痛、心悸、胃病、呕吐、癫狂、癫痫、胸胁痛。

**操作**·直刺 0.5～0.8 寸。

▶ **中冲**

手厥阴经的"井穴"。

**定位**·中指尖端的中央(图 4-36)。

**主治**·心痛、心烦、昏迷、耳鸣、舌强肿痛、热病、中暑、小儿夜啼、掌中热。

**操作**·浅刺 0.1 寸,或点刺出血。

### (十) 手少阳三焦经

1. **经脉循行**·起于环指尺侧端(关冲),向上出于手背第四、第五掌骨之间,沿着腕背,出于前臂伸侧尺、桡骨之间,向上通过肘尖,沿上臂外侧三角肌后缘,上达肩部,交出于足少阳经的后面,向前进入缺盆,分布于胸中,联络心包,向下通过横膈,从胸至腹,属于上、中、下三焦(图 4-37)。

(1) 胸中支脉:从胸上出缺盆,上走项部,沿耳后直上,出于耳上至额角,再屈而下行至面颊,到达目眶下(图 4-37)。

(2) 耳部支脉:从耳后入耳中,出走耳前,与前脉交叉于面颊部,到达目外眦,与足少阳胆经相接(图 4-37)。

2. **主治概要**·本经主要治疗侧头、耳、目、咽喉、胸胁部病证和热病。如偏头痛、胁肋痛、耳鸣、耳聋、目痛、咽喉痛及经脉循行部位的病变。

3. **常用腧穴**

▶ **关冲**

手少阳经的"井穴"。

**定位**·第四指尺侧指甲角旁约 0.1 寸(图 4-37)。

**主治**·头痛、目赤、咽喉肿痛、舌强、热病、心烦。

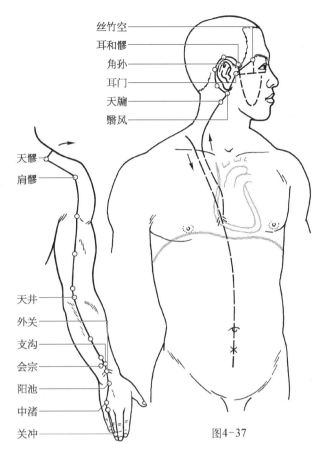

图4-37

**操作**·浅刺 0.1 寸,或点刺出血。

▶ **中渚**

手少阳经的"输穴"。

**定位**·握拳,第四、第五掌骨小头后缘之间凹陷中,液门穴后 1 寸(图 4-37)。

**主治**·头痛、目赤、耳聋、耳鸣、咽喉肿痛、热病、肘臂痛、手指不能屈伸。

**操作**·直刺 0.3～0.5 寸。

▶ **阳池**

手少阳经的"原穴"。

**定位**·腕背横纹中,指总伸肌腱尺侧缘凹陷中(图 4-37)。

**主治**·肩臂痛、腕痛、疟疾、耳聋、消渴。

**操作**·直刺 0.3～0.5 寸。

▶ **外关**

手少阳经的"络穴",八脉交会之一。

**定位**·腕背横纹上 2 寸,桡骨与尺骨之间(图 4-37)。

**主治**·热病、头痛、耳聋、耳鸣、目赤肿痛、瘰疬、胁肋痛、肘臂屈伸不利、手指疼痛。

**操作**·直刺 0.5～1 寸。

▶ **支沟**

手少阳经的"经穴"。

**定位**·腕背横纹上 3 寸，桡骨与尺骨之间（图 4-37）。

**主治**·暴喑、耳鸣、耳聋、瘰疬、胁肋痛、呕吐、便秘、热病。

**操作**·直刺 0.8～1.2 寸。

▶ **天井**

手少阳经的"合穴"。三焦经下合穴"委阳"，属足太阳膀胱经，为治疗三焦腑证主穴。

**定位**·屈肘，尺骨鹰嘴上 1 寸凹陷中（图 4-37）。

**主治**·偏头痛、耳聋、颈项肩臂痛、瘰疬、癫痫。

**操作**·直刺 0.5～1 寸。

▶ **翳风**

**定位**·乳突前下方，平耳垂下缘的凹陷中（图 4-37）。

**主治**·耳鸣、耳聋、口歪、口噤、脱颌、齿痛、颊肿、瘰疬。

**操作**·直刺 0.8～1.2 寸。

▶ **耳门**

**定位**·耳屏上切迹前，下颌骨髁状突后缘凹陷中（图 4-37）。

**主治**·耳鸣、耳聋、聤耳、齿痛。

**操作**·张口，直刺 0.5～1 寸。《针灸甲乙经》："耳中有脓，禁不可灸。"

▶ **丝竹空**

**定位**·眉梢处凹陷中（图 4-37）。

**主治**·头痛、目赤痛、目昏花、眼睑瞤动、齿痛、癫痫。

**操作**·平刺 0.5～1 寸。禁灸。《针灸甲乙经》："不宜灸。"

### （十一）足少阳胆经

**1. 经脉循行**·起于目外眦（瞳子髎），向上到达额角部（颔厌），下行至耳后（风池），沿着颈部行于手少阳经前面，到肩上又交出于手少阳经的后面，向下进入缺盆部（图 4-38）。

（1）耳后支脉：从耳后入耳中，出走耳前，到目外眦后方（图 4-38）。

（2）外眦部支脉：从目外眦分出，下走大迎，与手少阳经会合，到达目眶下，下经颊车至颈部，与前

脉会合于缺盆，然后向下进入胸中，通过横膈，联络肝脏，属于胆，沿着胁肋内，出于少腹两侧腹股沟动脉处，经过外阴部毛际，横行入髋关节处（环跳）（图 4-38）。

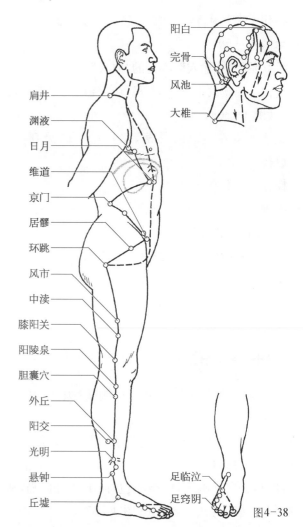

图4-38

（3）缺盆部直行之脉：下走腋窝前，沿着侧胸部，经过季胁，向下会合前脉于髋关节处，再向下沿大腿外侧，出于膝关节外侧，向下经腓骨前面，直下到腓骨下段，再出于外踝前面，沿足背部，进入第四趾外侧端（图 4-38）。

（4）足背支脉：从足临泣处分出，沿着第一、第二趾骨之间，出足大趾端，绕回贯穿趾甲，至大趾背的丛毛部，与足厥阴肝经相接（图 4-38）。

**2. 主治概要**·本经主要治疗头颞、耳、目、胁肋部疾患及神志病、热病等。如偏头痛、目眩、耳鸣、耳聋、胁肋痛、黄疸、疟疾及经脉循行部位的病变。

**3. 常用腧穴**

▶ **瞳子髎**

**定位**·目外眦旁 0.5 寸（图 4-39）。

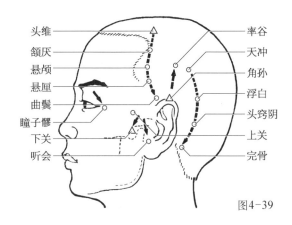

图4-39

**主治**·头痛、目赤痛、目翳、青盲。

**操作**·平刺0.3～0.5寸。

▶ **听会**

**定位**·耳屏间切迹前,下颌髁状突的后缘,张口有孔(图4-39)。

**主治**·耳聋、耳鸣、齿痛、口歪、腮肿。

**操作**·张口,直刺0.5～1寸。

▶ **率谷**

**定位**·耳尖直上,入发际1.5寸(图4-39)。

**主治**·偏头痛、烦满呕吐、小儿急慢惊风。

**操作**·平刺0.5～0.8寸。

▶ **阳白**

**定位**·目正视,瞳孔直上,眉上1寸(图4-40)。

**主治**·头痛、目痛、目昏、眼睑瞤动。

**操作**·平刺0.3～0.5寸。

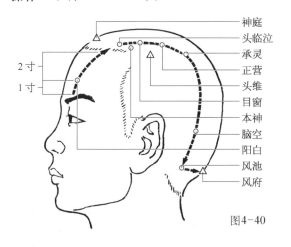

图4-40

▶ **头临泣**

**定位**·阳白穴直上,入发际0.5寸(图4-40)。

**主治**·头痛、目翳多泪、鼻塞、小儿惊痫。

**操作**·平刺0.3～0.5寸。

▶ **风池**

**定位**·胸锁乳突肌与斜方肌之间,平风府穴处

(图4-40)。

**主治**·头项强痛、目赤痛、䬌衄、耳鸣、癫痫。

**操作**·针尖微下,向鼻尖斜刺0.8～1.2寸;或平刺透风府穴。深部中间为延髓,必须严格掌握针刺的角度与深度。

▶ **肩井**

**定位**·大椎穴与肩峰连线的中点(图4-38)。

**主治**·颈项强、肩背痛、臂不举、瘰疬、难产、乳汁不下、乳痈。

**操作**·直刺0.5～0.8寸。内为肺尖,不可深刺。孕妇禁针。

▶ **日月**

胆的"募穴"。

**定位**·期门穴直下一肋(图4-38)。

**主治**·呕吐、吞酸、胁肋疼痛、呃逆、黄疸。

**操作**·斜刺或平刺0.5～0.8寸。

▶ **带脉**

**定位**·章门穴直下平脐处(图4-41)。

**主治**·经闭腹痛、月经不调、赤白带下、疝气、腰胁痛。

**操作**·直刺1～1.5寸。

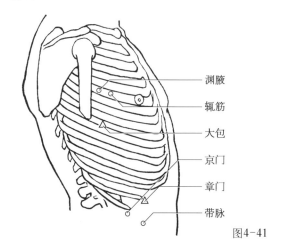

图4-41

▶ **环跳**

**定位**·股骨大转子高点与骶骨管裂孔连线的外1/3与内2/3交界处(图4-38)。

**主治**·风湿痹痛、下肢瘫痪、腰胯痛、膝胫痛。

**操作**·直刺2～3寸。

▶ **风市**

**定位**·大腿外侧中间,腘横纹水平线上7寸。简便定位法:患者以手贴于腿外,中指尖下是穴(图4-38)。

**主治**·腰腿酸痛、下肢痿痹、脚气。

**操作**·直刺 1～2 寸。

▶ **膝阳关**

**定位**·阳陵泉上 3 寸，股骨外上髁边缘凹陷中（图 4－38）。

**主治**·膝肿痛、腘筋挛急、小腿麻木。

**操作**·直刺 1～1.5 寸。

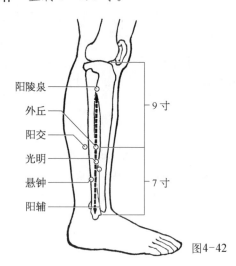

图4-42

▶ **阳陵泉**

足少阳经的"合穴"。八会穴之一，筋会阳陵泉。

**定位**·腓骨小头前下方凹陷中（图 4－42）。

**主治**·下肢痿痹、脚气、口苦、呕吐、胁痛。

**操作**·直刺 1～1.5 寸。

▶ **光明**

足少阳经的"络穴"。

**定位**·外踝上 5 寸，腓骨前缘（图 4－42）。

**主治**·膝痛、下肢痿痹、目痛、夜盲、乳胀痛。

**操作**·直刺 1～1.5 寸。

▶ **悬钟**

八会穴之一，髓会绝骨（悬钟）。

**定位**·外踝上 3 寸，腓骨后缘（图 4－42）。

**主治**·腹满不嗜食、胁痛、足胫挛痛、痔血、脚气。

**操作**·直刺 1～1.5 寸。

▶ **丘墟**

足少阳经的"原穴"。

**定位**·外踝前下方，趾长伸肌腱外侧凹陷中（图 4－43）。

**主治**·胸满胁痛、下肢痿痹、疟疾。

**操作**·直刺 0.5～0.8 寸。

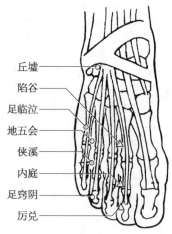

图4-43

▶ **足临泣**

足少阳经的"输穴"，八脉交会穴之一。

**定位**·第四、第五跖骨间，侠溪上 1.5 寸（图 4－43）。

**主治**·目外眦痛、瘰疬、胁肋痛、月经不调、遗溺、足跗肿痛、足趾挛痛。

**操作**·直刺 0.3～0.5 寸。

▶ **侠溪**

足少阳经的"荥穴"。

**定位**·足背，第四、第五趾间的缝纹端（图 4－43）。

**主治**·头眩颌痛、耳鸣耳聋、胸胁支满、乳痈肿溃、经闭。

**操作**·直刺 0.3～0.5 寸。

▶ **足窍阴**

足少阳经的"井穴"。

**定位**·第四趾外侧趾甲角旁约 0.1 寸（图 4－43）。

**主治**·头痛心烦、耳聋耳鸣、喉痹舌强、胁痛咳逆、月经不调。

**操作**·浅刺 0.1 寸。

## （十二）足厥阴肝经

**1. 经脉循行**·起于踇趾上丛毛处（大敦），沿足背第一、第二跖骨间上行，经内踝前 1 寸（中封），向上至内踝上 8 寸处，交出于足太阴经的后面，上经膝、股内侧，进入阴毛中，环绕阴器，上达小腹，挟着胃旁，属于肝脏，联络胆腑，再向上通过横膈，分布于胁肋，沿着喉咙后面，向上进入鼻咽部，连接于"目系"（指眼球与脑相联系的脉络），上出前额，与督脉会于巅顶(图4-44)。

（1）"目系"支脉：下行颊里，环绕口唇之内(图4-44)。

（2）肝部支脉：从肝分出，通过横膈，向上流注于肺，与手太阴经相接(图4-44)。

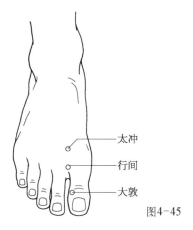

图4-45

**定位** · 足背，第一、第二趾间的缝纹端(图4-45)。

**主治** · 胁痛腹满、头痛、目眩、雀目、口歪、疝痛、小便不利、月经不调、癫痫。

**操作** · 斜刺0.5～0.8寸。

▶ **太冲**

足厥阴经的"输穴"，肝的"原穴"。

**定位** · 足背，第一、第二跖骨底之间凹陷中(图4-45)。

**主治** · 遗溺、疝气、崩漏、惊痫、头痛、目昏、口歪、胁痛。

**操作** · 直刺0.5～1寸。

▶ **中封**

足厥阴经的"经穴"。

**定位** · 内踝前1寸，胫骨前肌腱内缘(图4-44)。

**主治** · 疝痛、遗精、小便不利、脐腹痛。

**操作** · 直刺0.5～0.8寸。

▶ **曲泉**

足厥阴经的"合穴"。

**定位** · 屈膝，当膝内侧横纹头上方凹陷中(图4-44)。

**主治** · 阴挺、小腹痛、小便不利、遗精、阴痒、膝痛。

**操作** · 直刺1～1.5寸。

▶ **章门**

脾的"募穴"。八会穴之一，脏会章门。

**定位** · 在侧腹部，当第十一肋游离端的下方(图4-44)。

**主治** · 腹胀、肠鸣、胁痛、痞块、呕吐、泄泻。

**操作** · 直刺0.8～1寸。

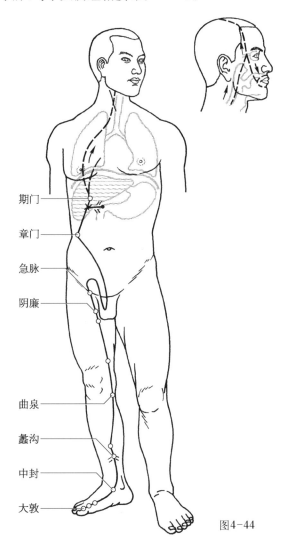

图4-44

2. **主治概要** · 本经主要治疗肝病及妇科病、前阴疾患，如崩漏、阴挺、月经不调、遗精、疝气、遗尿、小便不利以及经脉循行部位的病变。

3. 常用腧穴

▶ **大敦**

足厥阴经的"井穴"。

**定位** · 足大趾外侧甲角旁约0.1寸(图4-45)。

**主治** · 疝气、遗溺、阴肿、经闭、崩漏、阴挺、癫痫。

**操作** · 浅刺0.1～0.2寸。《类经图翼》：孕妇产前产后，皆不宜灸。

▶ **行间**

足厥阴经的"荥穴"。

▶ **期门**

肝的"募穴"。

**定位**·乳头直下,第六肋间隙(图4-44)。

**主治**·胸满腹胀、呕逆吐酸、胁下积聚。

**操作**·斜刺或平刺0.5~0.8寸。

### (十三)督脉

1. **经脉循行**·起于小腹内,下出于会阴部,向后行于脊柱内,上达项部(风府),进入脑内,上行巅顶,沿前额下行鼻柱,至上唇唇系带处(图4-46)。

2. **主治概要**·本经主治神志病、热病、腰骶、脊背、头项局部及相应内脏的病证,如癫狂、痫证、昏厥、发热、疟疾、头项强痛、腰脊疼痛、角弓反张等。

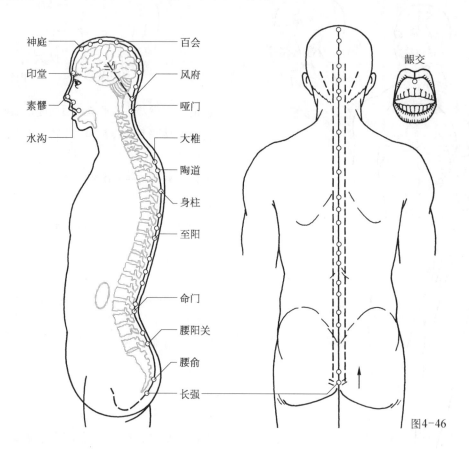

图4-46

3. **常用腧穴**

▶ **长强**

督脉的"络穴"。

**定位**·尾骨尖下0.5寸(图4-46)。

**主治**·泄泻、便血、痔疾、脱肛、便秘、腰脊痛。

**操作**·紧靠尾骨前面斜刺0.8~1.2寸。直刺易伤直肠。

▶ **腰阳关**

**定位**·第四腰椎棘突下(图4-46)。

**主治**·月经不调、遗精、阳痿、腰骶痛、下肢痿痹。

**操作**·向上斜刺0.5~1寸。

▶ **命门**

**定位**·第二腰椎棘突下(图4-46)。

**主治**·脊强、腰痛、阳痿、遗精、泄泻、带下。

**操作**·向上斜刺0.5~1寸。

▶ **脊中**

**定位**·第十一胸椎棘突下(图4-47)。

**主治**·腹泻、黄疸、痔疾、癫痫、小儿脱肛。

**操作**·向上斜刺0.5~1寸。

▶ **至阳**

**定位**·第七胸椎棘突下(图4-47)。

**主治**·黄疸、喘咳、四肢重痛、脊强。

**操作**·向上斜刺0.5~1寸。

▶ **身柱**

**定位**·第三胸椎棘突下(图4-47)。

**主治**·咳嗽、气喘、背痛项强、癫痫。

**操作**·向上斜刺0.5~1寸。

▶ **大椎**

**定位**·第七颈椎棘突下(图4-47)。

**主治**·头项强痛、疟疾、热病、癫痫、骨蒸盗汗、咳

神庭 百会
印堂 风府
素髎 哑门
水沟 大椎
　 陶道
　 身柱
　 至阳
　 命门
　 腰阳关
　 腰俞
　 长强
龈交

嗽、气喘。

**操作·**向上斜刺 0.5～1 寸。

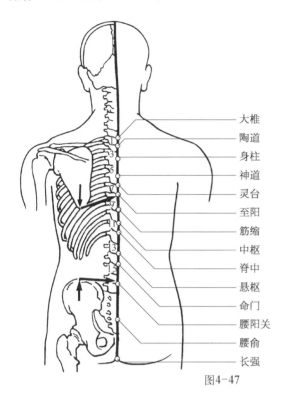

图4-47

▶ **哑门**

**定位·**后发际正中直上 0.5 寸（图 4 - 48）。

**主治·**癫狂、癫痫、暴喑、中风、舌强不语。

**操作·**直刺或向下斜刺 0.5～1 寸，不可向上斜刺或深刺。深部接近延髓，必须严格掌握针刺的角度和深度。

▶ **风府**

**定位·**后发际正中直上 1 寸（图 4 - 48）。

**主治·**头痛、项强、目眩、鼻衄、咽喉肿痛、中风不语、半身不遂、癫狂。

**操作·**直刺或向下斜刺 0.5～1 寸，不可深刺。深部为延髓，针刺注意安全。

▶ **百会**

**定位·**后发际直上 7 寸。简便定位法：耳尖直上，头顶正中（图 4 - 48）。

**主治·**头痛、目眩、鼻塞、耳鸣、中风失语、癫狂、脱肛、阴挺。

**操作·**平刺 0.5～0.8 寸，可灸。

▶ **上星**

**定位·**前发际正中直上 1 寸（图 4 - 48）。

**主治·**头痛、目痛、鼻衄、疟疾、热病、癫狂。

**操作·**平刺 0.5～0.8 寸，或点刺出血。

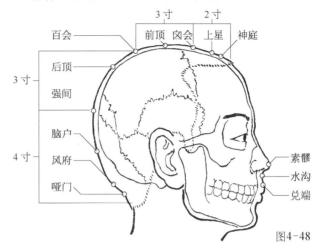

图4-48

▶ **神庭**

**定位·**前发际正中直上 0.5 寸（图 4 - 48）。

**主治·**癫痫、惊悸、不眠、头痛、眩晕、鼻渊。

**操作·**平刺 0.5～0.8 寸或点刺出血。《针灸甲乙经》："禁不可刺，令人癫疾。"

▶ **水沟**

**定位·**人中沟中央近鼻孔处（图 4 - 48）。

**主治·**癫狂、癫痫、小儿惊风、中风昏迷、牙关紧闭、口眼㖞斜、面肿、腰脊强痛。

**操作·**向上斜刺 0.3～0.5 寸。

**（十四）任脉**

1. **经脉循行·**起于小腹内，下出于会阴部，向前行于阴毛部，沿腹内，向上沿腹正中线经关元等穴，到达咽喉部，再上行环绕口唇，经过面部，进入目眶下（图 4 - 49）。

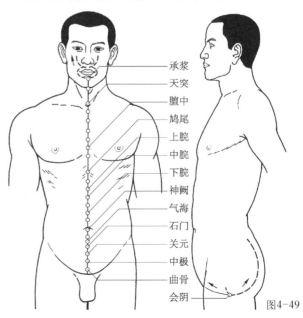

图4-49

2. **主治概要** · 本经主要治疗腹、胸、颈、头面的局部疾患及相应内脏的病证,如月经不调、痛经、小便不利、泄泻、呕吐、胸痛、咳喘等。

3. **常用腧穴**

▶ **中极**

膀胱的"募穴"。

**定位** · 脐下 4 寸(图 4-50)。

**主治** · 遗尿、遗精、阳痿、疝气、尿闭、崩漏、月经不调、带下、阴挺、不孕、产后恶露不止。

**操作** · 直刺 1～1.5 寸。

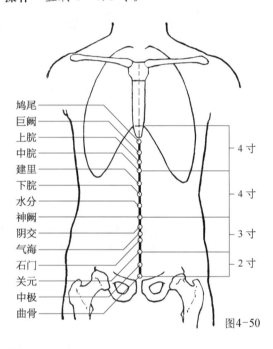

图4-50

▶ **关元**

小肠的"募穴"。

**定位** · 脐下 3 寸(图 4-50)。

**主治** · 遗尿、遗精、小便频数、疝气、月经不调、带下、不孕、产后恶露不止、虚劳羸瘦、中风脱证。本穴有强壮作用,为保健要穴。

**操作** · 直刺 1～2 寸。

▶ **气海**

**定位** · 脐下 1.5 寸(图 4-50)。

**主治** · 小腹痛、遗尿、遗精、疝气、泄泻、崩漏、月经不调、阴挺、产后恶露不止、不孕、中风脱证。本穴有强壮作用,为保健要穴。

**操作** · 直刺 1～2 寸。

▶ **神阙**

**定位** · 脐窝正中(图 4-50)。

**主治** · 腹痛肠鸣、水肿鼓胀、泄泻、脱肛、中风

脱证。

**操作** · 禁针。大艾炷灸 5～15 壮,或艾条灸 5～15 分钟。

▶ **水分**

**定位** · 脐上 1 寸(图 4-50)。

**主治** · 腹痛肠鸣、水肿、臌胀、小便不通、反胃吐食。

**操作** · 直刺 1～2 寸。《铜人腧穴针灸图经》:水病灸之大良,禁不可针。

▶ **建里**

**定位** · 脐上 3 寸(图 4-50)。

**主治** · 胃痛、呕吐、腹胀、肠鸣、水肿、食欲不振。

**操作** · 直刺 1～2 寸。

▶ **中脘**

胃的"募穴"。八会穴之一,腑会中脘。

**定位** · 脐上 4 寸(图 4-50)。

**主治** · 胃痛、腹胀、肠鸣、呕吐、泄泻、痢疾、黄疸、脾胃虚弱。

**操作** · 直刺 1～2 寸。

▶ **膻中**

心包的"募穴"。八会穴之一,气会膻中。

**定位** · 前正中线,平第四肋间隙处(图 4-51)。

**主治** · 气喘、噎膈、胸痛、乳汁少。

**操作** · 平刺 0.3～0.5 寸。

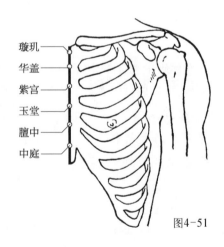

图4-51

▶ **天突**

**定位** · 胸骨上窝正中(图 4-52)。

**主治** · 哮喘、咳嗽、喉痹、咽干、噎膈、暴喑、瘿瘤。

**操作** · 先直刺 0.2 寸,然后将针尖转向下方,紧靠胸骨后面刺入 1～1.5 寸。深部有气管、食管,下后方有头臂静脉及主动脉弓,必须严格掌握针

刺的角度和深度。

▶ **廉泉**

**定位** · 舌骨体上缘的中点处(图4-52)。

**主治** · 舌下肿痛、舌缓流涎、中风舌强不语、暴喑、咽食困难。

**操作** · 向舌根斜刺0.5~0.8寸。

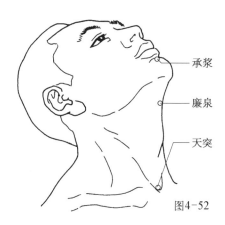

图4-52

▶ **承浆**

**定位** · 颏唇沟的中点(图4-52)。

**主治** · 口歪、面肿、龈肿、齿痛、流涎、暴喑、癫狂。

**操作** · 斜刺0.3~0.5寸。

## (十五) 常用经外奇穴

### 1. 头颈部

▶ **四神聪**

**定位** · 百会穴前后左右各1寸处(图4-53)。

**主治** · 头痛、眩晕、失眠、健忘、癫痫。

**操作** · 平刺0.5~0.8寸;可灸。

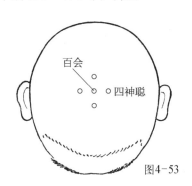

图4-53

▶ **印堂**

**定位** · 两眉头连线的中点(图4-54)。

**主治** · 头痛、眩晕、鼻衄、鼻渊、小儿惊风、产后血晕。

**操作** · 平刺0.3~0.5寸,或用三棱针点刺出血。

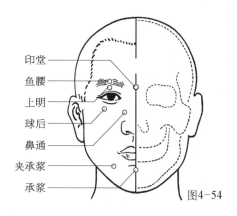

图4-54

▶ **鱼腰**

**定位** · 眉毛的中心(图4-54)。

**主治** · 目赤肿痛、眼睑𥆧动、眼睑下垂、眉棱骨痛。

**操作** · 平刺0.3~0.5寸。

▶ **上明**

**定位** · 眉弓中点,眶上缘下(图4-54)。

**主治** · 屈光不正、角膜白斑、视神经萎缩。

**操作** · 轻压眼球向下,向眶缘缓慢直刺0.5~1.5寸,不提插。

▶ **太阳**

**定位** · 眉梢与目外眦之间向后约1寸处凹陷中(图4-55)。

**主治** · 头痛、目疾、牙痛、面瘫。

**操作** · 直刺或斜刺0.5~0.8寸,或点刺出血。

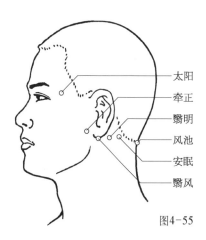

图4-55

▶ **球后**

**定位** · 眶下缘外1/4与内3/4交界处(图4-54)。

**主治** · 目疾。

**操作** · 轻压眼球向上,向眶缘缓慢直刺0.5~1.5寸,不提插。

▶ **鼻通**

**定位**·鼻唇沟上端尽处(图4-56)。

**主治**·鼻炎、鼻塞、鼻部疮疖。

**操作**·向内上方平刺0.3～0.5寸。

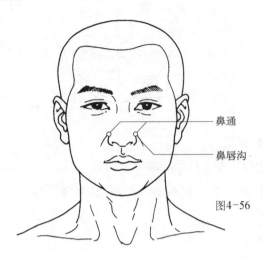

图4-56

▶ **金津、玉液**

**定位**·舌系带两侧静脉上,左为金津,右为玉液(图4-57)。

**主治**·口疮、舌肿、呕吐。

**操作**·点刺出血。

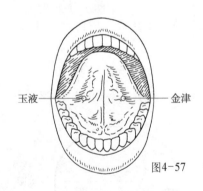

图4-57

▶ **夹承浆**

**定位**·承浆穴旁开1寸(图4-54)。

**主治**·三叉神经痛、面神经麻痹、面肌痉挛。

**操作**·斜刺或平刺0.5～1寸。

▶ **牵正**

**定位**·耳垂前0.5～1寸(图4-55)。

**主治**·面神经麻痹、口腔溃疡。

**操作**·斜刺或平刺0.5～1寸。

▶ **翳明**

**定位**·翳风穴后1寸(图4-55)。

**主治**·目疾、耳鸣、失眠。

**操作**·直刺0.5～1寸。

▶ **安眠**

**定位**·翳风穴与风池穴连线的中点(图4-55)。

**主治**·失眠、眩晕、头痛、心悸、精神病。

**操作**·直刺0.8～1.2寸。

▶ **百劳**

**定位**·大椎穴上2寸,旁开1寸(图4-58)。

**主治**·瘰疬、落枕、咳嗽。

**操作**·直刺0.5～0.8寸。

▶ **崇骨**

**定位**·第六颈椎棘突下(图4-58)。

**主治**·疟疾、感冒、颈项强痛、咳嗽。

**操作**·向上斜刺0.5～1寸。

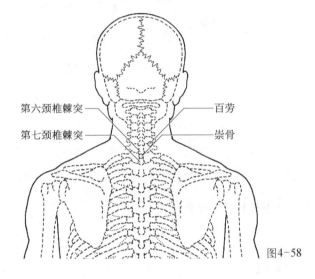

图4-58

### 2. 躯干部

▶ **颈臂**

穴位深部正当臂丛神经根,故曾定名"臂丛"。

**定位**·锁骨内1/3与外2/3交界处直上1寸(图4-59)。

**主治**·手臂麻木、上肢瘫痪。

**操作**·直刺0.5～0.8寸。勿向下斜刺,恐伤肺尖。

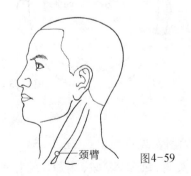

图4-59

▶ **三角灸**

**定位**·以患者两口角之间的长度为一边,作等边

针灸独特疗法聚英

三角形,将顶角置于患者脐心,底边呈水平线,两底角处是穴(图4-60)。

主治·疝气、腹痛。

操作·艾炷灸5~7壮。

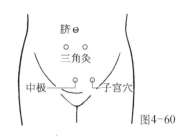

图4-60

▶ **提托**

定位·关元穴旁开4寸(图4-61)。

主治·子宫脱垂、疝痛、下腹痛。

操作·直刺0.8~1.2寸。

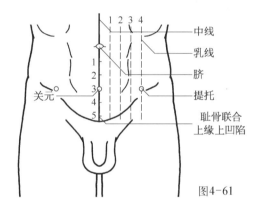

图4-61

▶ **子宫穴**

定位·中极穴旁开3寸(图4-60)。

主治·子宫脱垂、月经不调、不孕。

操作·直刺0.8~1.5寸。

▶ **定喘**

定位·大椎旁开0.5寸(图4-62)。

主治·哮喘、咳嗽。

操作·直刺0.5~0.8寸。

▶ **夹脊(华佗夹脊)**

定位·在第一胸椎至第五腰椎,各椎棘突下左右旁开0.5寸(图4-62)。

主治·上胸背部穴主治心、肺、上肢病证;下胸背部穴主治脾、胃、肠道病证;腰背部穴主治腰、腹及下肢疾病。

操作·直刺0.5~1寸;可灸。

▶ **腰眼**

定位·第四腰椎棘突下,旁开3~4寸凹陷处(图

4-62)。

主治·腰痛、肾下垂、妇科病。

操作·直刺1~1.5寸。

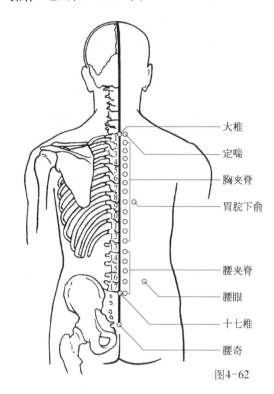

图4-62

▶ **十七椎**

定位·第五腰椎棘突下(图4-62)。

主治·腰痛、腿痛、下肢瘫痪、妇科病。

操作·向上斜刺1~1.5寸。

▶ **腰奇**

定位·尾骨尖直上2寸(图4-62)。

主治·癫痫、头痛、失眠、便秘。

操作·向上平刺2~3寸;可灸。

3. 四肢部

▶ **十宣**

定位·手十指尖端,距指甲0.1寸(图4-63)。

主治·昏迷、癫痫、癔病、高热、乳蛾、小儿惊厥、指端麻木、中暑。

操作·浅刺0.1~0.2寸,或点刺出血。

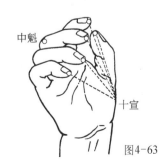

图4-63

► **四缝**

**定位**·第二、第三、第四、第五指掌面,近端指关节横纹中点(图4-64)。

**主治**·小儿疳疾、百日咳。据报道,营养不良小儿合并佝偻病者,针四缝穴后发现血清钙、磷均有上升,碱性磷酸酶活性降低,结果钙、磷乘积增加,大大有助于患儿的骨骼发育与成长。又据报道,针刺蛔虫病患儿四缝穴,可使肠中胰蛋白酶、胰淀粉酶和胰脂肪酶的含量(消化强度)增加。

**操作**·点刺出血,或挤出少许黄白色透明黏液。

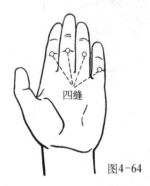

图4-64

► **八邪**

**定位**·手背各指缝中的赤白肉际,左右共8穴。从桡侧起,4穴分别名为大都、上都、中都、下都(图4-65)。

**主治**·烦热、目痛、毒蛇咬伤、手背肿痛。

**操作**·斜刺0.5~0.8寸,或点刺出血。

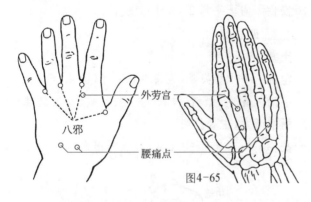

图4-65

► **落枕**(即外劳宫)

**定位**·手背,第二、第三掌骨间,掌指关节后约0.5寸(图4-65)。

**主治**·落枕、肩臂痛、胃痛。

**操作**·直刺或斜刺0.5~0.8寸。

► **腰痛点**

**定位**·手背,指总伸肌腱的两侧,腕背横纹下1寸处,一手两穴(图4-65)。

**主治**·急性腰扭伤。

**操作**·由两侧向掌中斜刺0.5~0.8寸。

► **二白**

**定位**·腕横纹上4寸,桡侧腕屈肌腱两侧,一手两穴(图4-66)。

**主治**·痔疮、脱肛。

**操作**·直刺0.5~1寸。

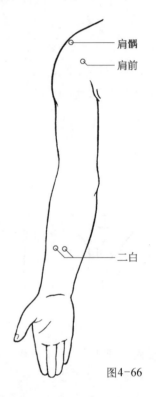

图4-66

► **肩前**(肩内陵)

**定位**·腋前皱襞顶端与肩髃穴连线的中点。一说在腋前皱襞上1寸(图4-66)。

**主治**·肩臂痛、臂不能举。

**操作**·直刺1~1.5寸。

► **环中**

**定位**·环跳穴与腰俞穴连线的中点(图4-67)。

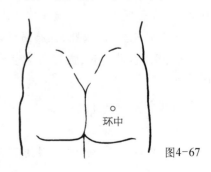

图4-67

针灸独特疗法聚英

**主治·**坐骨神经痛、腰痛、腿痛。

**操作·**直刺 2～3 寸。

▶ **鹤顶**

**定位·**髌骨上缘正中凹陷处（图 4-68）。

**主治·**膝痛、足胫无力、瘫痪。

**操作·**直刺 1～1.5 寸。

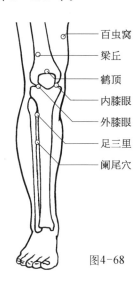

图4-68

▶ **膝眼**

**定位·**髌尖两侧凹陷中（图 4-68）。

**主治·**膝痛、腿脚重痛、脚气。

**操作·**向膝中斜刺 0.5～1 寸，或透刺对侧膝眼。

▶ **胆囊穴**

**定位·**阳陵泉下 1～2 寸处，按压敏感处取穴（图 4-69）。

**主治·**急慢性胆囊炎、胆石症、胆道蛔虫症、下肢痿痹。

**操作·**直刺 1～2 寸。

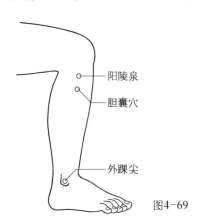

图4-69

▶ **阑尾穴**

**定位·**足三里穴下约 2 寸处（图 4-68）。

**主治·**急慢性阑尾炎、消化不良、下肢瘫痪。据报道，在手术时直接观察下，发现用强刺激手法针刺慢性阑尾炎及慢性阑尾炎急性发作患者双侧阑尾穴后 0.5～3 分钟，大多数阑尾蠕动增强，少数甚至形成蜷曲摆动，或 X 线钡餐检查发现针后 1～2 分钟有阑尾排空现象，各例阑尾皆出现不同程度的充血现象。

**操作·**直刺 1.5～2 寸。

▶ **八风**

**定位·**足背各趾缝端凹陷中，左右共 8 穴（图 4-70）。

**主治·**脚气、趾痛、毒蛇咬伤、足跗肿痛。

**操作·**斜刺 0.5～0.8 寸，或点刺出血。

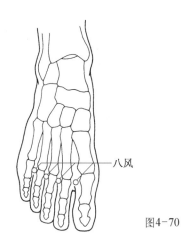

图4-70

▶ **独阴**

**定位·**足底，第二趾远端趾间关节横纹的中点（图 4-71）。

**主治·**疝气、胞衣不下、月经不调。

**操作·**艾炷灸 3～5 壮。

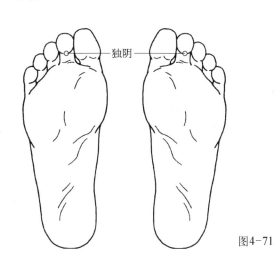

图4-71

## 二、毫针刺法

### (一)针具

毫针是针刺治疗的主要针具,目前所用毫针,多以不锈钢制成,也有用金、银或其他合金材料制成者。毫针由针尖、针身、针根、针柄、针尾五部分组成的,其规格按长度分为0.5寸(15 mm)、1寸(25 mm)、1.5寸(40 mm)、2寸(50 mm)、2.5寸(65 mm)、3寸(75 mm)、4寸(100 mm)、5寸(125 mm),按粗细分为26号(直径0.45 mm)、28号(0.38 mm)、30号(0.32 mm)、31号(0.30 mm)、32号(0.28 mm)等。

毫针最易损坏的是针尖,在消毒、存放或使用时,切忌针尖碰触消毒锅、方盘、金属针盒。针管内的针具,针尖一端要放上棉纱,以免针尖卷毛。治疗前应认真检查针具,其针身应光滑、坚韧而富有弹性;针尖要圆而不钝,呈松针形为佳;针根要坚固,若有松动,不宜使用。

### (二)操作方法

#### 1. 进针手法

(1)单手进针法:术者以拇指、示指持针,中指端抵住腧穴,指腹紧靠针身下段,当拇、示指向下用力按压时,中指随之屈曲,将针刺入,直刺至所要求的深度。该法多用于较短毫针的进针。

(2)双手进针法:即左右双手配合,协同进针。根据押手辅助动作的不同,又可分为指切进针法、夹持进针法、提捏进针法、舒张进针法四种。

指切进针法:用左手示指或拇指指端切按在腧穴位置的旁边,右手持针,紧靠左手指甲面将针刺入腧穴,此法适用于短针进针。

夹持进针法:以左手拇指与示指夹持消毒干棉球,夹住针身下端,露出针尖1~2 mm,将针尖固定于针刺穴位的皮肤表面,右手持针柄,使针身垂直,在右手指力下压时,左手拇指、示指同时用力,两手协同将针刺入皮肤。此法适用于肌肉丰满部位及长针的进针。

舒张进针法:用左手拇指、示指二指将所刺腧穴部位的皮肤向两侧撑开,使皮肤紧绷,右手持针,使针从左手拇指和示指间刺入。此法适用于皮肤松弛部位的腧穴。

提捏进针法:用左手拇指和示指将所刺腧穴部位的皮肤捏起,右手持针,从捏起的上端将针刺入。此法主要适用于皮肤浅薄处的腧穴。

#### 2. 针刺角度、方向和深度

(1)进针角度:分为直刺、斜刺、横刺3种。

直刺:针身与皮肤表面呈90°接近垂直刺入,常用于肌肉较丰厚的腰、臀、腹、四肢等部位的腧穴。

斜刺:针身与皮肤表面呈45°角左右倾斜刺入。适用于不能深刺的腧穴。

横刺:又称平刺或沿皮刺,即将针身倾斜与皮肤表面成15°~25°角沿皮刺入。适用于皮肉浅薄处,有时在施行透穴刺法时也用这种角度针刺。

(2)针刺方向:针刺方向一般根据经脉循行方向,腧穴分布部位和所要求达到的组织结构等情况而定。有时为了使针感到达病所,也可以将针尖对向病痛处。

(3)针刺深度:针刺的深度一般以既有针感而又不伤及重要组织器官为原则。每个腧穴的针刺深浅都有原则要求,但在临床应用时,还应根据患者的年龄、体质、病情和所在腧穴的解剖部位等情况灵活处置。

#### 3. 行针手法

(1)基本手法:主要有提插和捻转两种手法。

提插法:针刺达到一定深度后,用右手中指指腹扶持针身,指端抵住腧穴表面,拇、示二指捏住针柄,将针由深层提至浅层,再由浅层插至深层,如此反复地上提下插。

捻转法:即将针刺入一定深度后,以右手拇指和示、中二指持住针柄,进行一前一后来回旋转捻动的操作方法。

(2)辅助手法:包括循、刮、弹、摇、震颤等。

1)循法:是用手指顺着经脉的循行路线,在所刺腧穴的上下部徐徐循按,本法可激发经气的运行,用于催气。

2)刮法:是将针刺入腧穴一定深度后,用拇指指腹抵住针尾,以示指或中指指甲轻刮针柄,可加强针感和促使针感的传递。

3)弹法:毫针刺入一定深度后,以手指轻轻叩弹针柄或针尾,使针身轻微地震动,以加强针感。

4）摇法：毫针刺入一定深度后，手持针柄轻轻摇动针体。此法直立针身而摇，可以加强针感；卧倒针身而摇，可以促使针感向一定方向传导。

5）震颤法：毫针刺入一起深度后，以右手拇、示、中三指捏住针柄做小幅度、快频率的提插动作，使针身发生轻微震颤，以增强针感。

4. 针刺补泻 · 是根据《灵枢·经脉》中"盛则泻之，虚则补之"的治疗原则而确立的两种不同的针刺方法。针刺补泻效果的产生，主要取决于以下三个方面。

（1）功能状态：针刺对人体在病理情况下不同的功能状态，具有一定的双向性调整作用，如功能低下而呈虚证时，针刺可以起到补虚的作用，若机体邪盛而表现为实证时，针刺可以泻实。

（2）腧穴特性：许多腧穴有一定的特异性。有的能够补虚，如足三里、气海、关元、膏肓俞等穴；有的可以泻实，如十宣、少商、曲泽等。

（3）补泻手法：针刺手法是产生补泻作用，促使机体内在因素转化的主要手段。我国古代针灸医家在长期的医疗实践中，总结和创造了很多针刺补泻的手法。现将临床常用的几种基本单式补泻手法列表如下（表4-1）。

表4-1 常用针刺补泻手法

| 名 称 | 操 作 方 法 | |
| --- | --- | --- |
| | 补 法 | 泻 法 |
| 徐疾法 | 进针慢（分部进）先浅<br>出针快（一次退）后深 | 进针快（一次进）先深<br>退针慢（分部退）后浅 |
| 提插法 | 插针较重（紧按）<br>提针较轻（慢提） | 插针较轻（慢按）<br>提针较重（紧提） |
| 捻转法 | 左转<br>（拇指向前，示指向后） | 右转<br>（拇指向后，示指向前） |
| 迎随法 | 针尖顺着经脉循行去的方向 | 针尖迎着经脉循行来的方向 |
| 呼吸法 | 患者呼气时进针，吸气时出针 | 患者吸气时进针，呼气时出针 |
| 开阖法 | 出针快，急闭其穴 | 出针慢，摇大针孔，不闭其穴 |

《灵枢·官针》篇中以"五刺应五脏"立题提出针灸的方法有五种，以与五脏相应。第一种为"半刺"，此种刺法进针要浅，出针要快，只针到皮，而不伤及肉分，以取皮表之气，这是与肺相应的刺法。第二种为"豹纹刺"，此种刺法在前后左右各部一齐用针，用针较多，以刺中络脉为度，用之刺出血，这是与心相应的刺法。第三种方法为"关刺"，此种刺法是直接刺到四肢关节附近，筋的尽端部位，用以治疗筋痹。必须注意不能刺出血，这是与肝相应的刺法。第四种为"合谷刺"，此种刺法为将针进到一定的深度之后，再提到分肉间，向左右两侧各刺一针，用于治疗肌痹，这是与脾相应的刺法。第五种方法为"输刺"，此种刺法进针直入直出，深刺至骨，用以治疗骨痹，这是和肾相应的刺法。

5. 留针与出针

（1）留针：留针与否及留针时间的长短，主要取决于病情。治疗一般病证，只要针下得气并施以适当的手法后，即可出针。但对一些慢性、顽固性疾病，或痉挛性、疼痛性疾病，可留针15～30分钟，甚至可长达数小时，少数病证须留针1日以上者，可埋置特制的皮内针后再粘贴橡皮膏固定，定时出针。

（2）出针：出针时先用左手轻压针旁皮肤，右手持针，轻轻捻转以松动针身，按所施补泻手法的具体要求，将针起出，注意不可猛拔。出针后用消毒干棉球轻擦局部。嘱患者休息片刻方可活动。医者要清点进针数，以防遗漏。

**（三）针刺异常情况的处理和预防**

1. 晕针 · 初诊患者体质虚弱，精神过于紧张，或当劳累、空腹、大泻、大汗、大出血后，或针刺手法过重，体位不当等均可引起晕针反应。晕针时，患者突然出现头晕眼花、出冷汗、胸闷、恶心、心慌、面色苍白等症状，严重者可有晕厥、四肢厥冷、血压下降、脉细欲绝等症状。

发生晕针反应，应立即出针，让患者平卧，头部稍低，给以温开水或糖水，一般静卧片刻即能恢复。严重者刺水沟、涌泉、足三里、内关，灸百会、关元等穴，必要时配合其他急救措施。

为了预防晕针反应，医生对初诊者要解除其顾虑，防止其精神过度紧张。选穴不宜过多，手法不宜过重，并尽量采取卧位针刺。对劳累、体弱、病后患者，应先休息片刻再行针刺。针刺过程中，医生应随时观察患者的表情及面色，发现晕针先兆，及时处理。

2. **滞针** • 滞针常由患者精神过度紧张而致肌肉强烈收缩，或行针时捻转幅度过大，肌纤维缠绕针身所致。滞针表现为针体在体内捻转提插滞涩、困难，甚至不能出针。

医生用手指在滞针部位轻轻叩打，使紧张的皮肤和肌肉缓解，或在滞针的针柄上施灸，或在滞针附近的穴位另刺一针，即可缓解滞针现象。如因单向捻转幅度过大，可将针向相反的方向捻转，待针体松动之后即可出针。

对初诊患者针前做好解释工作，同时针刺手法要轻巧，捻转幅度不要太大，更不宜单向捻转过紧。

3. **弯针** • 弯针是因患者在留针过程中，突然变动体位，或操作手法不熟练，用力过猛所致。因针身弯曲在患者体内，可见针柄改变了原来的刺入方向，捻转和出针均感困难，患者感觉疼痛。

医生在处理弯针现象时，要顺着弯针方向，边捻转边将针取出，不可用力拔针。若由于患者体位变动造成的弯针，令患者恢复原来体位即可。

只要让患者采取舒适体位后再针刺；针刺时手法要轻，指力均匀，刺后嘱患者不要变动体位，这样就可有效地预防弯针。

4. **折针** • 折针最易发生在根部，如果针具的质量欠佳，或针体腐蚀生锈，或针刺手法过重，患者因强刺激而肌肉突然收缩等，均可引起折针。

折针时，如果针身残端显露于皮肤之外，应嘱患者不要变动体位，用镊子下压残针周围皮肤，使针体暴露，再用镊子夹出。如残端完全陷入皮肤。针尖到达对侧皮下，可揉按断端针孔，使针从另一端透出皮肤，随之拔出。如以上方法均不能取出者，应采取手术方法将针取出。

针刺前，医生对针具应加以仔细检查，针刺时手法宜轻柔，针身不可全部刺入体内，针后嘱咐患者不要变动体位，均可有效地预防折针。

5. **刺伤重要脏器** • 在重要脏器体表进针过深可伤及脏器，而发生医疗事故。刺伤胸壁和肺脏，可造成外伤性气胸；刺伤脑脊髓，尤其是延髓（在哑门、风府穴部位进针过深），可危及生命，刺伤肝、脾、肾可分别造成肝出血、脾出血、肾出血，甚至发生出血性休克，刺伤胆囊、膀胱、胃肠，可导致腹膜刺激征和急性腹膜炎；刺伤周围神经根、干，可造成神经炎；刺伤皮下血管，可造成皮下出血等。对上述种种针刺意外，应及时处理。抢救危重患者，应请专科医生会诊与治疗。

关于针灸的禁忌在《灵枢》中亦有论述，主要阐述了禁刺的部位以及误刺该处可能会出现的后果。原文节选如下："黄帝问曰：愿闻禁数？岐伯曰：脏有要害，不可不察。肝生于左，肺藏于右，心部于表，肾治于里，脾谓之使，胃为之市。鬲肓之上，中有父母，七节之旁，中有小心，谓肾神，从之有福，逆之有咎。"在针刺时注意这些要害部位是有好处的，如果不注意这些，就可能造成事故。除此之外，当患者处于大醉、大怒、大劳、大饥、大渴时亦皆不可刺。"岐伯曰：形容已脱，是一夺也。大脱血之后，是二夺也。大汗之后，是三夺也。大泄之后，是四夺也。新产大血之后，是五夺也，此皆不可泻。"其主要内容是论述人体在五种元气大虚即形体瘦弱、大失血、大汗、大泻、新产及产后大出血的情况下，针刺不可以用泻法。

## 三、处方的选穴与配穴

### （一）选穴原则

针刺治疗的选穴规律是在经络学说指导下的循经取穴，即根据经络循行、腧穴分布及其主治作用而进行选穴，常用的选穴方法有以下几种。

1. **近部取穴** • 是指选取病痛的局部和邻近的腧穴，如鼻病取迎香，胃痛取中脘、梁门，膝痛取犊鼻等。

2. **远部取穴** • 是指选取距病痛处较远部位的腧穴，如《四总穴歌》"肚腹三里留，腰背委中求，头项寻列缺，面口合谷收"，就是远部取穴的范例。

此法在具体应用时,又有本经取穴和异经取穴之分。

(1) 本经取穴:哪一脏腑、经络有病,即选该经有关的穴位治疗。如胃有病选用足阳明胃经的足三里、梁丘,腰脊痛取督脉的水沟等。

(2) 异经取穴:也叫他经取穴,一般在与本经有密切关系的表里经或同名经取穴。如胃有病取足太阴脾经的公孙穴,肝有病取手厥阴心包经的内关穴等。此法还适用于病变涉及其他脏腑、经络,表现较复杂的病证。如肝气上逆导致胃气不降的呕吐,除取本经足三里外,同时取足厥阴肝经太冲穴以平肝降逆。

3. **对症取穴**·是针对某些全身性疾病,结合腧穴的特异性治疗作用来选取穴位的方法。如胎位不正灸至阴,乳汁不通针少泽等即属此范畴。

### (二) 配穴方法

在选穴原则的基础上,根据各种病证治疗需要,选择具有协同治疗作用的腧穴加以配伍应用,即是配穴法。

1. **前后配穴法**·前指胸腹,后指背腰。前后相呼应的配穴法多用于胸腹腰背痛证及脏腑疾患。如腰痛,除取命门、肾俞等穴,同时可配腹部对应的天枢、关元等穴。

2. **上下配穴法**·将人体上部腧穴与下部腧穴

配合成处方的方法。如头项强痛上取天柱穴,下配昆仑穴等。

3. **左右配穴法**·是以经络循行左右对称、交会、交叉的特点作为取穴依据。它既可左右双穴同取,也可左侧有病取右侧,右侧有病取左侧。一般多用于头面部疾病,如左侧面瘫取右侧合谷穴。而对内脏病证、全身性疾病,则左右两侧腧穴同时选用,如胃病取两侧的胃俞、足三里。

4. **表里配穴法**·是以脏腑经脉的表里关系作为配穴依据。如胃病除取本经的足三里外,可配其表里经足太阴脾经的公孙穴。

5. **远近配穴法**·是"近部选穴"与"远部选穴"配合使用的方法。如胃痛近取中脘、胃俞,远配内关、足三里。

配穴方法与《灵枢·官针》中"岐伯曰:凡刺有九,以应九变。一曰输刺,输刺者,刺诸经荥输脏腧也。二曰远道刺,远道刺者,病在上,取之下,刺府腧也。三曰经刺,经刺者,刺大经之结络经分也。四曰络刺,络刺者,刺小络血脉也。五曰分刺,分刺者,刺分肉间也。六曰大泻刺,大泻刺者,刺大脓以铍针也。七曰毛刺,毛刺者,刺浮痹皮肤也。八曰巨刺,巨刺者,左取右,右取左也。九曰焠刺,焠刺者,刺燔针则取痹也"相应,论述了针刺十二经的五输穴及背俞穴、远道取穴、针刺患病本经等取穴方法。

## 临床应用

体针疗法是针灸的基本疗法,其发展经历了奠基时期(战国至汉代)、初步分化与形成时期(两晋至南北朝)、不断积累与发展期(隋唐至明清)、成熟分化与现代研究(现代),临床应用极其广泛,从最初的治疗疾病、防病保健,发展到针刺麻醉、美容养颜以及手术并发症的治疗等,可以治疗的病证已达16个系统的500多种。

### 一、治疗原则

1. **补虚泻实**·就是扶助正气祛除邪气。《素问·通评虚实论篇》说:"邪气盛则实,精气夺则虚。"因此,"虚"指正气不足,"实"指邪气盛。虚则补,实则泻,是属于正治法则。《灵枢·经脉》篇说:

"盛则泻之,虚则补之……陷下则灸之,不盛不虚以经取之。"

2. **清热温寒**·"清热"就是热性病证治疗用"清"法;"温寒"就是寒性病证治疗用"温"法。《灵枢·经脉》篇说:"热则疾之,寒则留之。"这是针对热性病证和寒性病证制定的清热、温寒的治疗原则。

3. **治病求本**·就是在治疗疾病时要抓住疾病的根本原因,采取针对性的治疗方法。疾病在发生发展的过程中常常有许多临床表现,甚至出现假象,这就需要我们运用中医理论和诊断方法,认真地分析其发病的本质,去伪存真,坚持整体观念和辨证论治,这样才能避免犯"头痛医头、脚痛医脚"

的错误,只有抓住了疾病的本质,才能达到治愈疾病的目的。

"标""本"是一个相对的概念,在中医学中具有丰富的内涵,可用以说明病变过程中各种矛盾的主次关系。如从正邪双方而言,正气为本,邪气为标;从病因与症状而论,病因为本,症状为标;从疾病的先后来看,旧病、原发病为本,新病、继发病为标,等等。治病求本是一个基本的法则,但是在临床上常常也会遇到疾病的标本缓急等特殊情况,这时我们就要灵活掌握,处理好治标与治本的关系。

4. **三因制宜** · 是指因时、因地、因人制宜,即根据患者所处的季节(包括时辰)、地理环境和个人的具体情况,而制定适宜的治疗方法。因时、因地制宜是中医学整体观念、天人相应思想在治疗中的具体体现。

## 二、治疗作用

1. **疏通经络** · 使瘀阻的经络通畅而发挥其正常的生理作用,是针灸最基本最直接的治疗作用。经络"内属于脏腑,外络于肢节",运行气血是其主要的生理功能之一。经络不通,气血运行受阻,临床表现为疼痛、麻木、肿胀、瘀斑等症状。针灸疏通经络是根据病变部位及经络循行的联系,选择相应的部位和腧穴,采用各种治疗方法,使经络通畅,气血运行正常,达到治疗疾病的目的。正如《备急千金要方》云:"凡病皆由气血壅滞,不得宣通;针以开导之,灸以温通之。"现代研究证实,针灸可促使血液流动,改善微循环,有利于促进局部瘀血及堆积的代谢产物的清除等。这些都是针灸疏通经络作用的部分机制。

2. **调和阴阳** · 使机体从阴阳失衡的状态向平衡状态转化,是针灸治疗最终要达到的目的。疾病发生的机制是复杂的,但从总体上可归纳为阴阳失衡。针灸调和阴阳的作用是通过经络阴阳属性、经穴配伍和针刺手法完成的。

3. **扶正祛邪** · 针灸扶正祛邪的作用就是可以扶助机体正气及祛除病邪。疾病的发生发展及转归的过程,实质上就是正邪相争的过程。针灸治病就是在于能发挥其扶正祛邪的作用。

总之,疏通经络是调和阴阳和扶正祛邪的基础,即经络通畅有利于调和阴阳和扶正祛邪作用的

发挥;扶正祛邪是治疗疾病的作用过程,其目的是要达到阴阳平衡,因此,调和阴阳又常常依赖于扶正祛邪作用。尽管针灸的治疗作用表现为三个方面,但并不是完全割裂的,而是相互关联、密不可分的,只是在具体的疾病治疗过程中,以某一作用表现为主和更为明显而已。

## 三、适应证

### (一) 内科疾病

1. **中风** · 本病患者的年龄多在中年以上。因其发病骤然,变证多端,犹如风之善行而数变,又如石矢之中的,若暴风之急速,故类比而名"中风",又称"卒中"。本病常有头晕、肢麻、疲乏、急躁等先兆症状。发病时以半身不遂,口歪、舌强,语言謇涩,甚则突然昏仆,不省人事为主症。脑出血、脑血栓形成、脑栓塞、脑血管痉挛等病及其后遗症,均可参照治疗。

人至中年,由壮渐老。或因房事不节,劳累太过,肾阴不足,肝阳偏亢;或因体质肥胖,恣食甘腻,湿盛生痰,痰郁生热,这是致病的基本因素。更兼忧思、恼怒、嗜酒等诱因,均可导致经络脏腑功能失常,阴阳偏颇,气血逆乱,而发生中风。如属肝风内动,痰浊瘀血阻滞经络,病位较浅,病情较轻,则仅见肢体麻木不遂,口歪语涩等经络证候,故称"中经络"。如属风阳暴升,与痰火相夹,迫使血气并走于上,阴阳平衡严重失调,痰热蒙蔽心窍,病位较深,病情较重,则呈现肢体瘫痪、神昏、失语等脏腑证候,故称"中脏腑"。中经络者,如反复发作,病情由轻转重,亦可出现中脏腑证候。中脏腑者,救治脱险,病情由重转轻,但多后遗经络证候。

▶ **中经络**

**主穴** · 水沟、内关、极泉、尺泽、委中、三阴交。

**配穴** · 肝阳暴亢加太冲、太溪;风痰阻络加丰隆、合谷;痰热腑实加内庭、丰隆;气虚血瘀加气海、血海;阴虚风动加太溪、风池。口角歪斜加颊车、地仓;便秘加天枢、支沟;复视加风池、睛明、球后;尿失禁、尿潴留加中极、曲骨;肘部挛急加曲泽、尺泽;腕部挛急加大陵、阳池;膝部拘挛加曲泉、阴谷;踝部拘挛加太溪、照海;手指麻木加八邪;足趾麻木加八风;语言謇涩加廉泉、通里。

**方法**·水沟用雀啄法,以眼球湿润为佳;内关用捻转泻法;刺极泉时,在原穴位置下1寸心经上取穴,避开腋毛,直刺进针,用提插泻法,以患者上肢有麻胀和抽动感为度;尺泽、委中直刺,用提插泻法使肢体抽动感;三阴交用提插补法、肢体穴位可用电针。

▶ **中脏腑**

**主穴**·水沟、百会、内关。

**配穴**·闭证加十二井穴、太冲、合谷;脱证加关元、气海、神阙。

**方法**·十二井穴点刺出血;太冲、合谷用泻法,强刺激;关元、气海用大艾炷灸法;神阙用隔盐灸法。

2. **眩晕**·眩晕是指患者自觉头昏眼花,视物旋转翻覆,不能坐立,常伴有恶心、呕吐、出汗等症。本证可见于高血压、动脉硬化、内耳性眩晕、贫血、神经衰弱等病。本病可分为虚证与实证两种。虚证:素来体质虚弱,复因思虑过度,心脾两虚,气血生化之源不足,不能上荣头目;或因房事不节,肾阴暗耗,不能生精补益脑髓,髓海空虚,皆可导致眩晕。实证:多因情志失调,郁怒动肝,肝阳偏亢,风阳内动;或因体质丰腴,嗜食甘肥,湿盛生痰,风阳夹痰浊上扰清空,遂致眩晕。

**主穴**·风池、三阴交、丰隆、太冲、太溪。

**配穴**·耳鸣加翳风;呕吐加内关;心悸加阴郄;胸闷加膻中;食少加足三里;口苦加阳陵泉;肝阳上亢加太冲、太溪;痰浊中阻加中脘;瘀血阻窍加阿是穴、膈俞;气血亏虚加足三里、气海。

**方法**·发作时,针刺主穴采用动留针法,直至眩晕减轻。眩晕重症可每日治疗2次。

3. **胁痛**·胁痛为临床常见的症状之一,泛指一侧或两侧的胁肋部疼痛而言。《黄帝内经》说:"邪在肝则两胁中痛。"又说:"胆足少阳之脉……是动则病口苦,善太息,心胁痛,不能转侧。"肝与胆为表里,肝脉布胁肋,胆脉循胁里,过季胁,说明胁痛与肝胆的关系甚为密切。本证可见于肝、胆囊、胸膜等急、慢性疾患以及肋间神经痛等。肝、胆位于胁部,其脉分布两胁。情志不遂,肝气郁结,失于条达;或伤于酒食,积湿生热,移于肝胆;或外感湿热,郁于少阳,枢机不利;或跌仆闪挫,胁肋络脉损伤,停瘀不化,均可导致肝胆疏泄功能失职,经脉气机

阻滞,血运不畅而发生胁痛。此外,久病精血亏损,肝络失养;或因湿热久羁,郁火伤阴,络脉失濡,亦可发生胁痛。

**主穴**·期门、胆俞、肝俞、支沟、阳陵泉。

**配穴**·肝郁气滞加行间、太冲;肝胆湿热加阴陵泉、行间、侠溪;瘀血阻络加膈俞、阿是穴;肝阴不足加肾俞、三阴交;胸闷加膻中;食欲不振、恶心呕吐加足三里、中脘。

**方法**·针刺后可加电针。疼痛发作较重时,先刺阳陵泉、支沟等肢体远道穴,强刺激,持续行针1～3分钟,延长留针时间。

4. **痫病(癫痫)**·亦称癫痫。癫,指僵仆抽风;痫,指间歇发作。又因发作时患者偶有惊呼类似羊鸣,故俗称"羊癫风"。癫痫有原发性和继发性之分,前者与遗传有关,无明显病因可查,多在青少年时期发病;后者多因其他疾病所引起。

本病多由惊恐郁怒,心肝气郁;饮食伤脾,脾虚生湿,以致气郁化火,炼湿为痰,气火挟痰横窜经络,上蒙清窍,迫使阴阳发生一时性的逆乱而发病。《医学纲目》认为,癫痫是痰邪逆上,头中气乱,脉道闭塞,孔窍不通所致。癫痫发作无定时,数日或数月二发,甚至一日数发,大抵发作次数稀疏者病情轻,发作次数稠密者病情重。每次发作持续数十分钟至数小时方能复苏者,称大发作;有的症状轻微,在几分钟内即能度过一次发作者,称小发作。

▶ **发作期**

**主穴**·水沟、百会、内关、后溪、涌泉。

**方法**·水沟用雀啄手法,强刺激。

▶ **间隙期**

**主穴**·印堂、鸠尾、间使、太冲、丰隆、腰奇。

**配穴**·痰火扰神加曲池、神门、内庭;风痰闭阻加合谷、阴陵泉、风池;心脾两虚加心俞、脾俞、足三里;肝肾阴虚加肝俞、肾俞、太溪、三阴交;瘀阻脑络加膈俞、内关;腰奇为治疗癫痫的奇穴。

**方法**·常规针刺。

5. **失眠**·轻症不易入睡,或入睡并不困难,但易于醒觉。重症通宵达旦不能成寐,以致变证丛生。有因一时情绪紧张或因环境吵闹、卧榻不适等而引起失眠者,不属于病理范围,只要解除有关因素即可恢复正常。因发热、咳喘、疼痛等疾患引起的失眠,则应着重处理原发病。神经衰弱、贫血等

引起的失眠,可参照诊治。

本病多因思虑忧愁,操劳太过,损伤心脾,气血虚弱,心神失养;或因房劳伤肾,肾阴亏耗,阴虚火旺,心肾不交;或因饮食所伤,脾胃不和,湿盛生痰,痰郁生热,痰热上扰心神;或因抑郁恼怒,肝火上扰,心神不宁等,均可导致失眠。

**主穴** · 百会、印堂、四神聪、神门、三阴交、安眠穴。

**配穴** · 心脾两虚加心俞、脾俞;心胆气虚加心俞、胆俞;阴虚火旺加太溪、太冲;肝郁化火加风池、行间;肝火上亢加肝俞、行间;胃腑失和加足三里、内关;痰热内扰加丰隆、内庭;多梦加厉兑、隐白;头晕加风池、悬钟。

**方法** · 百会向后平刺,留针时间稍长。一般以睡前2小时、患者处于安静状态下治疗为佳。

6. **心悸** · 以心中悸动、胸闷心慌、善惊易恐为主症。风湿性心脏病、冠状动脉粥样硬化性心脏病(简称冠心病)、肺源性心脏病以及心脏神经症等出现心悸均可参考论治。

患者平素心气怯弱,或久病心血不足,骤遇惊恐,则"心无所依,神无所归",心神不宁而为心惊。饮食伤脾,湿盛生痰,思虑烦劳,气郁化火,以致痰火内扰,使"心脏之气不得其正",遂成心悸。久患痹证,风寒湿热之邪,内侵于心,心脉痹阻,气滞血瘀,而成怔忡,甚至损及心阳,出现衰竭危象。

**主穴** · 膻中、心俞、厥阴俞、内关、神门。

**配穴** · 心虚胆怯加神道、胆俞;心脾两虚加鸠尾、脾俞;阴虚火旺加阴郄、少府;心脉瘀阻加通里、膈俞;水气凌心加水分、阴陵泉;心阳不振加督俞、神道;痰火扰心加丰隆、劳宫。

**方法** · 先刺内关,持续行针1～3分钟。心虚胆怯、心脾两虚、水气凌心、心阳不振时背俞穴、膀胱经穴位可加灸法;心脉瘀阻可加刺络拔罐。

7. **胸痹** · 指胸膺疼痛而言。轻者仅感胸闷如塞,重者胸痛如绞,并有短气、喘息等症。本病多见于患有慢性心肺疾病的老年人,如冠心病、慢性支气管炎、肺气肿等,均可发生胸痛。

胸痹的成因,多由老年心肺气虚,恣食甘肥生冷,或思虑过度,以致脾虚生湿,湿痰内蕴,胸阳不展,气机阻滞而发生胸痛,其痛比较轻缓。若暴受寒邪,寒性收引,夹痰浊阻遏经络,则胸痛势重而急。胸痹日久,痰浊与寒邪不化,脉络日益瘀阻,由气滞导致血瘀,则胸阳愈衰,阴浊愈盛,酿成胸痛如绞如刺的重证。胸为上焦,内藏心肺。若胸痛伴有咳嗽、气喘、咳痰等证,多属肺脏疾病。若胸痛偏于左侧,伴有心慌、短气等症,多属心脏疾患。

**主穴** · 膻中、巨阙、内关、阴郄。

**配穴** · 心血瘀阻加膈俞、心俞;气滞心胸加鸠尾、太冲;阳虚寒凝加关元、命门;痰浊内阻加丰隆、阴陵泉;气阴两虚加气海、太溪;心肾阴虚加劳宫、太溪。

**方法** · 先刺内关、阴郄,持续行针1～3分钟,或至疼痛减轻。心血瘀阻,膈俞、心俞刺络拔罐;阳虚寒凝,膻中、关元加灸法。

8. **低血压** · 是指成年人的肱动脉血压<12/8 kPa(90/60 mmHg),常伴有头晕头痛、心悸,甚则晕厥等症状以及某些基础病。低血压症根据起病形式分为急性和慢性两大类。急性低血压是指患者血压由正常或较高的水平突然而明显下降;慢性低血压是指血压持续低于正常范围的状态。其病因病机为先天禀赋不足,加之后天摄生调养不济所致,或劳累过度,或突然大失血,以致血脉空虚,气弱血亏,心脉清窍失其充养而出现临床诸多症状。

**主穴** · 百会、气海、心俞、脾俞、肾俞、足三里。

**配穴** · 心脾两虚加神门、三阴交;心肾阳虚加关元、命门;阳气虚脱加神阙、关元。头晕、头痛加太阳、印堂;心悸、怔忡加内关、神门;失眠、健忘加四神聪;恶心、呕吐加内关、中脘;晕厥加水沟、内关。

**方法** · 百会可先行艾条悬灸,灸至局部有热感;气海、足三里可常年施灸。

9. **高血压** · 临床上分为原发性和继发性两类,原因不明者称为原发性高血压。是以动脉压升高尤其是舒张压持续升高为特点的全身性、慢性血管疾病。本病病因尚不十分清楚,长期精神紧张、有高血压家族史、肥胖、饮食中含盐量高和大量吸烟者发病率高。临床上以头晕头痛、耳鸣健忘、失眠多梦、血压升高等为基本特征。晚期患者常伴有心、脑、肾等器质性损害。主要由情志内伤,肝肾阴亏阳亢,或饮食不节,痰浊壅滞所致。

**主穴** · 风池、人迎、曲池、合谷、三阴交、太冲。

**配穴** · 肝火旺盛加行间、侠溪;痰湿壅盛加中脘、丰隆;气虚血瘀加气海、膈俞;阴虚阳亢加太溪、行间;阴阳两虚加关元、命门;眩晕、头痛加太阳、印堂;心悸、失眠加神门、内关。

**方法**·痰湿壅盛、气虚血瘀、阴阳两虚可用灸法;曲池、行间、侠溪、膈俞可点刺出血。

10. **咳嗽**·是肺脏疾患的主要症状之一。咳指肺气上逆作声,嗽指咯吐痰液。有声有痰为咳嗽,有声无痰为咳逆。本证有急性和慢性之分,前者为外感,后者属内伤。外感咳嗽调治失当,可转为慢性咳嗽。内伤咳嗽感受外邪,亦可急性发作。慢性咳嗽迁延日久,或年老体弱,脏气大伤,则可并发喘息,成为"咳喘"。急慢性气管炎、支气管扩张、上呼吸道感染,均可参考论治。

外感咳嗽,多因气候冷热急剧变化,人体卫外功能不强,风寒、风热之邪乘虚侵袭肺卫,以致肺气不宣,清肃失常而成咳嗽。内伤咳嗽,多因咳嗽反复发作,肺气久伤,肺病及脾,脾虚生湿,湿盛生痰,湿痰上渍于肺,肺气不降。或因情志刺激,肝失调达,气郁化火,上逆于肺,肺受火灼,均能导致咳嗽反复发作。咳嗽,凡外感新病多属实证,内伤久病多属虚证,但亦有虚实夹杂者,施治当分标本缓急。

**主穴**·天突、列缺、照海、肺俞。

**配穴**·风寒袭肺加大椎、风门;风燥伤肺加太溪、照海;痰湿阻肺加丰隆、足三里、太白;肺阴亏耗加膏肓、太溪;脾肾阳虚加脾俞、命门;肝火加行间、鱼际;阴虚加孔最、水泉;胁痛加阳陵泉;咽喉干痒加太溪;痰中带血加孔最;盗汗加阴郄;面肢浮肿、小便不利加阴陵泉、中极;气短乏力加足三里、气海。

**方法**·天突针刺后行泻法不留针,肺俞可拔罐。实证者可刺络拔罐。风寒袭肺、脾肾阳虚可加灸法。

11. **哮喘**·俗称"吼病"。哮指喉中有痰鸣音,喘指呼吸困难而急促,两者相兼,名为"哮喘"。此外还有盐哮、糖哮、鱼虾哮、寒哮、热哮等名称。哮喘的基本原因是痰饮内伏。凡有"伏饮"素质的人,遇到气候、饮食失宜,或情志、劳累过度,均可发生哮喘。本病具有反复发作的特点,一年四季都可发作,尤以寒冷季节气候急剧变化时发病较多。

凡感受风寒风热,嗅吸花粉、烟尘、漆气、异味,影响肺气宣肃,津液凝聚,酿为痰饮,阻遏气道,而成哮喘。或饮食不当,贪食生冷、酸寒、鱼虾、甘肥等食物,以致脾失健运,痰浊内生,上干于肺,壅遏肺气,气道不畅,而发生哮喘。此外,久病体弱,情绪激动,劳累过度,亦能引起哮喘。哮喘初病多属实证,如反复发作,则转为虚证。肺虚则呼吸少气,自汗形寒;脾虚则中气不足,胸痞便溏;肾虚则摄纳无权,动则喘甚;累及心脏,则心阳不振,出现神昏、烦躁、发绀、肢冷等危象。虚证在急性发作时,可出现气郁痰壅,阻塞气道,本虚标实证候。

**主穴**·肺俞、定喘、膻中。

**配穴**·实喘加尺泽、合谷;虚喘加膏肓、足三里;喘甚加天突;痰多加丰隆;发热加曲池;胸痛加中府;心源性哮喘加心俞、内关。

**方法**·定喘用刺络拔罐。天突针刺时应贴紧胸骨柄后缘,注意针刺深浅,以免损伤肺脏、锁骨下动脉等而导致意外。中府向下斜刺,注意方向、深浅,以免损伤肺脏。膏肓要斜刺、浅刺,以免伤肺脏。哮喘应采用冬病夏治的方法,以防止发作和减轻发作程度。

12. **感冒**·是常见的外感病,一年四季都可发生,但以秋冬发病率为高。俗称病情轻者为"伤风",重者为"重伤风"。若同时在某些区域范围内发病众多,"病无长少,率相近似",则称为"时行感冒"。本病以鼻塞、流涕、咳嗽、头痛、恶寒、发热为主症。病程一般为5~10日,轻证不治自愈,重证多需治疗。感冒的轻重,与人体卫气的强弱以及受邪的深浅有关,卫气较强受邪浅者则病轻,卫气较弱受邪深者则病重,故凡婴幼老人及体质虚弱者多患重证,有时可出现传变而类似温病的证候。

感冒的病因是感受风邪所致。但风邪多与寒热暑湿之邪夹杂为患,秋冬多感风寒,春夏多感风热,长夏多夹暑温。肺司呼吸,外合皮毛,开窍于鼻。感冒风邪自口鼻而入,故呈现一系列的肺卫症状。由于外邪有偏寒、偏热和夹湿的不同,因此其病机亦随之而异。偏寒则寒邪束表,毛窍闭塞,肺气不宣;偏热则热邪犯肺,肺失清肃,腠理疏泄;夹湿则阻遏清阳,留连难解。素来阳气虚弱的患者,汗解后卫阳不固,每多反复感冒。阴虚血少的患者,因津液亏乏,不能作汗而解,往往变证丛生。小儿体质娇嫩,传变尤速,常可出现高热神昏、抽搐等症,宜与其他热病加以鉴别。

**主穴·**大椎、风池、风门、列缺、外关、合谷。

**配穴·**风寒感冒加风门、肺俞;风热感冒加曲池、尺泽;暑湿感冒偏湿盛者加中脘、阴陵泉;偏暑盛者加委中;咽痛加鱼际;鼻塞加迎香;头痛加太阳。

**方法·**风寒感冒,风池行烧山火手法,大椎、风门、肺俞加灸法;风热感冒大椎行刺络拔罐,曲池、委中可点刺出血。

13. **疟疾·**俗称"打摆子""冷热病""脾寒",是感染"疟邪"所引起的传染病,多发于夏秋之季,其他季节亦有发生。发作时寒战、高热,出汗后热退如常人。以一日一发和间日一发为多数,亦有少数三日一发者。发作时,寒热往来的称"正疟";但寒不热的称"牝疟";但热不寒的称"瘅疟";热多寒少的称"温疟";发于岭南寒热不清的称"瘴疟";久疟不愈胁下有痞块的称"疟母"。

本病的病因是感受"疟邪"所致。凡外感风寒暑湿,饮食所伤,劳倦太过,均能降低人体的抗病能力而诱发本病。在邪侵入人体,潜伏于半表半里之间,发作时邪正交争,虚实更作,阴阳相移。阴盛阳虚则出现恶寒抖颤,腰背头项疼痛;阳盛阴虚则出现高热喘渴,欲饮冷水。继则正胜邪却,营卫暂和,汗出热退而症状休止。由于发病诱因和体质的差异,临床症状亦略有不同。如感受暑邪或素来阴虚者,发作时则热多寒少或但热不寒。如感受风寒或平素阳虚者,发作时则寒多热少或但寒不热。如感受疟邪深重,正不敌邪,内陷心包,引动肝风者,可出现神昏、谵语、痉厥等危重证候。如久疟不愈,则可导致气滞血瘀而形成胁下痞块。每次发作感邪轻浅则症状轻而时间短,感邪深重则症状重而时间长。发作时间提早,是疟邪渐达于表,恢复较快;发作时间推迟,是疟邪渐陷于里,恢复较慢。

**主穴·**大椎、陶道、中渚、后溪、间使。

**配穴·**热重加曲池、液门;寒重加至阳、期门;久疟加脾俞、足三里、三阴交;疟母加痞根、章门、太冲;肝脾肿大加肝俞、脾俞、章门、痞根;呕吐甚加内关、公孙;高热加十宣、委中;腹痛腹泻加天枢、气海、足三里;神昏谵语加水沟、中冲、劳宫、涌泉;烦热盗汗加太溪、复溜;倦怠自汗加关元、气海;唇甲色白加膈俞、脾俞、三阴交。

**方法·**在发作前1~2小时针刺。大椎、陶道可

刺络拔罐;针刺章门、痞根时均应斜刺,注意深浅,以免损伤肝脏。

14. **呃逆·**古称"哕",俗称"打呃""打嗝"。患者自觉胸膈气逆,抽掣时喉间发出呃忒声,声短而频,难以自忍,甚则妨碍谈话、咀嚼、呼吸、睡眠。若因腹部手术后而发生呃逆者,则增加创口疼痛,影响愈合。呃逆可单独发生,其证轻微,持续数分钟至数小时后不治自愈。亦可续发于其他急、慢性疾病的过程中,其症多重,可昼夜不停,或间歇发作,迁延数日至数月不愈。

呃逆的发生,主要是胃气上逆所致。胃处中焦,上贯胸膈,以通降为顺。若因饮食不节,过食冷则胃寒,过食辛辣则胃热;或情志郁怒,久则化火动肝,肝气上逆则犯胃;或久病脾阳衰惫,痰浊中阻;或热病胃阴被灼,虚火上炎等,均足以导致胃气不降,上逆胸膈,气机逆乱而为呃逆。呃逆初起,呃声响亮有力,形神未衰,多属实证;久病呃逆,气怯声低无力,神疲形枯,多属虚证。

**主穴·**中脘、膻中、天突、内关。

**配穴·**实证加行间、侠溪;虚证加足三里、照海;胃火上逆加胃俞、内庭;胃寒积滞加胃俞、建里;胃阴不足加胃俞、三阴交;脾胃阳虚加脾俞、命门;肝气郁滞加期门、太冲。

**方法·**胃寒积滞、脾胃阳虚针后加灸。

15. **胃痛·**又称"胃脘痛"。疼痛在上腹心窝处及其附近部位,所以古代统称"心痛",但与"真心痛"有显著区别。胃痛常见于急、慢性胃炎,胃、十二指肠溃疡及胃肠神经症等。急性胃炎起病较急,疼痛剧烈。慢性胃炎起病较慢,疼痛隐隐。溃疡病疼痛有节律性。胃溃疡疼痛多在食后半小时至1小时出现,疼痛部位多在剑突下或稍偏左处。十二指肠溃疡疼痛多在食后3小时发作,疼痛部位多在上腹部偏右处,进食后可获暂时缓解。胃肠神经症多在精神受刺激时发病,痛连膺胁;无固定痛点。慢性胃炎和溃疡病有出血倾向。

外受寒邪,邪犯于胃,或过食生冷,寒积于中,或偏嗜辛辣甘肥,湿热内郁;或忧思恼怒,气郁伤肝,气机阻滞,横逆犯胃;或劳倦过度,脾胃虚弱,中焦虚寒,皆可导致胃痛。胃痛初起,多因气机阻滞,不通则痛,气滞日久,由气滞导致血瘀,如络脉受损,亦可出现吐血、便血。

**主穴·**中脘、足三里、内关。

**配穴·**实证加内关、公孙;虚证加脾俞、胃俞、章门、三阴交;寒邪客胃加胃俞、神阙;饮食伤胃加梁门、下脘;肝气犯胃加期门、太冲;血瘀停胃加膈俞、三阴交;脾胃虚寒加气海、脾俞、胃俞;胃阴亏耗加胃俞、三阴交、太溪。

**方法·**疼痛发作时,先选远端穴行较强刺激,每次持续1~3分钟,再选局部穴位。急性胃痛每日治疗1~2次,慢性胃痛每日或隔日1次。脾胃虚寒及寒邪客胃者,加用灸法,并可拔罐。

16. **呕吐·**是临床上常见的证候,可见于多种疾病。有声无物为呕,有物无声为吐,因两者常同时出现,故称"呕吐"。胃主受纳腐熟水谷,以和降为顺。凡外感内伤之邪侵犯胃腑,和降失常,即可引起呕吐。恣食生冷肥甘以及误食腐败食物,食积不化,胃气不降而成呕吐。或素来脾胃不健,输化失常,津液不能四布,酿生痰饮,积于中脘发为呕吐。或抑郁暴怒,肝气横逆犯胃,胃受其侮,饮食随气上逆而呕吐。

**主穴·**中脘、胃俞、内关、足三里。

**配穴·**风寒加合谷、外关;风热加金津、玉液;伤食加下脘、内庭;痰饮加丰隆、公孙;肝亢加阳陵泉、太冲。

**方法·**呕吐发作时,内关穴强刺激,持续行针1~3分钟。中脘穴用平补平泻法,刺激不宜过强,以免引起胃脘不适。

17. **痞满·**以自觉胀满,触之无形,按之柔软,压之无痛为临床特点。临床表现与西医学的慢性胃炎(包括浅表性胃炎和萎缩性胃炎)、功能性消化不良、胃下垂等疾病相似。脾胃同居中焦,脾主升清,胃主降浊,共司水谷的纳运和吸收,清升浊降,纳运如常,则胃气调畅。若因表邪内陷入里,饮食不节,痰湿阻滞,情志失调,或脾胃虚弱等各种原因导致脾胃损伤,升降失司,胃气壅塞,即可发生痞满。

**主穴·**膻中、中脘、脾俞、足三里。

**配穴·**饮食内停加梁门、下脘;痰湿中阻加阴陵泉、丰隆;肝胃不和加肝俞、太冲;脾胃虚弱加气海、关元;慢性胃炎如胃脘痛、嘈杂加公孙;功能性消化不良加天枢;失眠、焦虑加印堂、百会、神门、太冲;肠胀气加天枢、神阙。

**方法·**腹部穴位针后可加灸法。治疗肠胀气是神阙穴多壮重灸,天枢穴可加电针。

18. **胃缓·**亦称胃下,系指以脘腹痞满、嗳气不舒、胃脘疼痛、辘辘有声等脾胃虚弱证候为特点的病证。本证系长期饮食失节,或七情内伤,或劳倦过度,致中气下陷,升降失常,脾胃失和,使形体瘦削,肌肉不坚,而形成胃缓。

**主穴·**中脘、下脘、脾俞、胃俞、足三里。

**配穴·**脾虚气陷加百会、气海;胃阴不足加三阴交、太溪;痰饮停胃加阴陵泉、丰隆;肝胃不和加肝俞、太冲;痞满、恶心加内关、公孙。

**方法·**腹部穴位加电针;脾虚气陷、痰饮停胃者,腹部及背俞穴针灸并用,或加拔罐;百会宜用灸法。

19. **腹痛·**泛指腹部疼痛而言,是临床极为常见的证候,可伴发于多种脏腑疾病。平时过食生冷,寒凝气滞,或脐腹暴受外寒,寒性收引,以致气机闭阻,不通则痛。或暴饮暴食,食进厚味辛辣或不洁之物,食积化热,壅滞肠间,腑气通降不利,遂成腹痛。或情志不遂,肝气郁结,枢机失于条达,以致气滞腹痛。或脾肾阳虚,脾阳虚则运化无权,气血生化之源不足;肾阳虚则命门火衰,不能温煦脏腑经脉,而成虚性腹痛。

**主穴·**关元、天枢、足三里。

**配穴·**寒邪所致加公孙;饮食所致加内庭;肝气所致加太冲;阳虚所致加脾俞、胃俞;肠痉挛加上巨虚、合谷;急性胰腺炎加内关、公孙、太冲。

**方法·**腹痛发作时,先选远端足三里穴行较强刺激,持续1~3分钟,再选局部穴位。

20. **泄泻·**又称腹泻,主要症状为大便次数增多,粪质稀薄如糜,甚至如浆水样。本证概分急性和慢性两类,前者因感受外邪或饮食所伤,实证居多;后者因脾胃虚弱,或肝木侮土,或肾阳式微,虚证居多。急性泄泻迁延失治,亦可转为慢性。慢性泄泻每因感染而急性发作,成为虚实夹杂的证候。

**主穴·**神阙、天枢、大肠俞、上巨虚、下巨虚。

**配穴·**急性泄泻加阴陵泉、内庭;慢性泄泻加足三里、章门。寒湿内盛加关元、水分;湿热伤中加内庭、曲池;食滞肠胃加中脘、建里;脾胃虚弱加脾俞、胃俞;肾阳虚衰加肾俞、命门;肝气乘脾加肝俞、太冲。

**方法·**寒湿内盛、脾胃虚弱及肾阳亏虚者可用隔附子饼灸；神阙穴用隔盐灸或隔姜灸。急性泄泻每日2次，慢性泄泻隔日1次。

**21. 便秘·**是指大便秘结不通而言。患者粪质干燥、坚硬，排便艰涩难下，常数日一行，甚至非用泻药、栓剂或灌肠不能排出。患者素来体质阳盛，嗜食辛辣香燥，少食蔬菜，阳明积热，津液受灼，大便干燥而腑气不通，遂成"热秘"；情志不畅，肝胆气机郁滞，疏泄失职，以致肠腑传导不利而成"气秘"；病后、产后气血未复，气虚则转运无力，血虚则肠失润下而为"虚秘"；老年下焦阳气虚惫，温煦无权，阴寒凝结，不能化气布津，排便艰难，是为"冷秘"。

**主穴·**天枢、支沟、上巨虚、承山、足三里。

**配穴·**热秘加曲池、合谷；气秘加阳陵泉、行间；冷秘加气海、关元；虚秘加脾俞、气海；阴伤津亏加照海、三阴交。

**方法·**冷秘、虚秘针灸并用。

**22. 痢疾·**是夏秋季节常见的肠道传染病。临床表现以大便次数增多，粪中带有黏液脓血，腹痛，里急后重为主。一般分湿热痢、疫毒痢、噤口痢、寒湿痢、休息痢五种类型。痢疾多由饮食生冷不洁之物或感受暑湿疫毒所致。外邪与食滞交阻肠腑，大肠传导功能失职，气血凝滞，络脉破损，遂致痢下赤白脓血。邪伤气分，则白多赤少；邪伤血分，则赤多白少，气血两伤，则痢下赤白夹杂。热重湿轻为湿热痢；湿重热轻为寒湿痢；热毒蕴盛，邪陷心营，高热神昏，病情重急为疫毒痢；邪热犯胃，恶心呕吐，病重不食为噤口痢；久病不愈，正虚邪盛，时发时止为休息痢。

**主穴·**神阙、曲池、合谷、天枢、上巨虚。

**配穴·**湿热痢加曲池、内庭；寒湿痢加中脘、气海；噤口痢加内关、足三里；休息痢加脾俞、胃俞；阳虚加脾俞、肾俞；阴虚加照海、血海；疫毒痢加大椎、十宣放血；久痢脱肛加长强、气海、百会。

**方法·**针刺后反复运针，施紧提慢按泻法，留针30～60分钟，每日2次，症状改善后改每日1次，直至连续3次大便细菌培养转阴性后停针。

**23. 肠易激综合征·**是一组持续或间歇发作，以腹痛、腹胀、排便习惯和（或）大便性状改变为临床表现，而缺乏胃肠道结构和生化异常的肠道功能

紊乱性疾病。其病因被认为是胃肠道动力异常、内脏感觉异常、脑-肠互动异常、炎症和精神心理等多种因素共同作用的结果。

**主穴·**百会、天枢、大肠俞、上巨虚、足三里。

**配穴·**肝郁脾虚加太冲、期门、公孙；脾肾阳虚加神阙、关元、肾俞；肠道津亏加归来、三阴交、血海；腹胀痛明显加中脘、内关；腹泻明显加关元、公孙；便秘加支沟、照海；情绪症状明显加印堂、神庭、神门。

**方法·**慢性日久者针后加灸，或多用灸法。天枢、神阙、关元可加用隔附子饼灸、隔姜灸；便秘明显者天枢深刺2～3寸，并可用电针。

**24. 水肿·**又名"水气"，指人体水液潴留，泛溢肌肤，引起头面、目窠、四肢、腹部甚至全身水肿而言。本证可根据临床表现概分为"阳水""阴水"两类。阳水发病较急，多从头面部先肿，肿势以腰部以上为著。阴水发病较缓，多从足跗先肿，肿势以腰部以下为剧。阳水多因冒雨涉水，浴后当风；或肌肤疮疖，热毒内陷，以致肺失通调，脾失输布，水湿内停，泛溢肌肤，而成水肿。阴水多因饥饱失宜，脾气虚弱；或劳倦纵欲，伤及肾气。脾虚则运化无权，水湿内潴，肾虚则气化失职，开阖不利，导致水邪泛滥，而成水肿。阳水多属实证，阴水多属虚证。阳水迁延不愈，正气渐伤，则可转为阴水。阴水复感外邪，肿势增剧，亦可出现阳水证候。

**主穴·**水分、水道、三焦俞、委阳、阴陵泉。

**配穴·**阳水之风水相搏加肺俞、风池、少商；湿热内蕴加中极、曲池、丰隆；阴水之脾虚湿困加脾俞、足三里；阳虚水泛加肾俞、命门。

**方法·**阳水可刺络出血，加拔罐；阴水加灸法。

**25. 癃闭·**是指排尿困难，点滴而下，甚则小便闭塞不通为主症的一种疾患，又称小便不通。"癃"指小便不利，点滴而下，病势较缓；"闭"指小便不通，欲溲不下，病势较急。癃闭有虚实之分，实证多因湿热、气壅、瘀血阻碍气化运行；虚证多因脾气不升、肾阳亏虚而气化不行。临床多因败精阻塞、阴部手术等，使膀胱气化失司，水道不利，以小便量少，点滴而出，甚至闭塞不通。

**主穴·**秩边、水道、中极、膀胱俞、三阴交。

**配穴·**湿热下注加曲骨、行间；肝郁气滞加太冲、支沟；瘀血阻滞加血海、次髎、石门；肾气亏虚加

肾俞、太溪。

**方法** · 秩边深刺,提插法,以针感向前阴部放射为佳;针刺中极时针尖向下,不可过深,以免刺伤膀胱;腹部穴位可用灸法、电针法。

26. **淋证** · 凡小便频数短涩淋漓,小腹尿道刺痛胀痛,称为淋证。根据病机和症状的不同。临床上一般分为热淋、石淋、血淋、气淋、膏淋五种类型。外感湿热,或脾湿郁热下注,膀胱气化不利,小便频数热痛者为热淋。湿热蕴结,酿而成石,尿中带有砂石,堵塞尿路,刺痛难忍者为石淋。湿热伤及血分,或棱石刺激,或久病阴虚火旺,而致络脉损伤,尿中带血者为血淋。老年肾气衰惫,气化不及州都,出尿艰涩,余尿淋漓不尽者为气淋。久病脾肾两虚,脾虚则水谷精微不能输布,肾虚则固摄无权,以致清浊不分,尿如米泔脂膏为膏淋。

**主穴** · 中极、膀胱俞、阴陵泉、次髎。

**配穴** · 热淋加合谷、外关;血淋加血海、三阴交;膏淋加蠡沟、三阴交;气淋加气海;石淋加委阳、然谷。尿路感染加曲池、曲池、血海、大椎、耳尖;尿道综合征加曲骨、会阴、神门、三阴交;前列腺炎加曲骨、大椎、曲池、秩边、水道。

**方法** · 针刺中极向下斜刺,急性期和症状较重者,每日治疗2次。

27. **尿失禁** · 即膀胱内的尿不能控制而自行流出。尿失禁可发生于各年龄组的患者,但老年患者更为常见。

**主穴** · 中极、气海、肾俞、膀胱俞、三阴交。

**配穴** · 肾气不固加太溪、命门;脾肺气虚加肺俞、脾俞、足三里;下焦瘀滞加水道、太冲。

**方法** · 肾俞、膀胱俞向脊柱方向斜刺,可加灸法或温针灸;中极、气海针尖向下斜刺,使针感向阴部放射,并可用电针。

28. **急性尿潴留** · 本病为突然发生不能排尿而膀胱充盈膨胀,是泌尿外科最常见的急症之一,发病急。患者表现为下腹满闷胀痛,尿意窘迫,欲尿不出,辗转不安等痛苦症状。

**主穴** · 中极、阴陵泉、三阴交、气海、关元。

**配穴** · 实证如膀胱俞、尺泽;虚证加肾俞、脾俞。

**方法** · 针刺中极、气海、关元时平刺,针尖指向会阴方向,行平补平泻法,使针感一直到达会阴部位。

29. **遗精** · 有梦遗、滑精之分。因梦而泄称遗精,无梦而泄称滑精。青壮年偶有遗精,过后无其他症状者,多属精满自溢现象,不需治疗。本病以遗精频繁,排精量较多为主症,并伴有头痛、失眠、疲乏、腰痛等兼症。

劳神太过,思慕不已,心火亢盛,肾阴暗耗,引动相火,扰动精室;或因嗜食肥甘辛辣,蕴湿生热,湿热下移,淫邪发梦,精室不宁,均可导致遗精。如因恣情纵欲,房事无度,或梦遗日久,或频犯手淫,以致肾气虚惫。阴虚则虚火妄动,精室受扰,阳虚则封藏失职,精关不固,均可发生滑精。

**主穴** · 肾俞、次髎、关元、志室、三阴交。

**配穴** · 肾气不固加气海、命门;肾阳虚加腰阳关;肾阴虚加太溪;劳伤心脾加劳宫、心俞、脾俞;君相火旺加阴郄、太溪;湿热下注加中极、阴陵泉。

**方法** · 针刺中极、关元时针尖向下斜刺,肾俞、命门、志室可加温针灸。

30. **早泄** · 是最常见的射精功能障碍,以性交之始即行排精,甚至性交前即泄,不能进行正常性生活为主要表现。早泄的病因不只是心理性和阴茎局部性因素,还应考虑泌尿、内分泌及神经等系统疾病因素。引起早泄的心理性因素很多,如许多人因种种原因害怕性交失败、情绪焦虑,而陷入早泄;年轻时惯用手淫自慰者,总以快速达到高潮为目的;性知识缺乏,仅以满足男性为宗旨;夫妻不善于默契配合;感情不融,对配偶厌恶,有意或无意的施虐意识;担心性行为有损健康,加剧身体的某些固有疾病;性交频率过少或长时间性压抑者;女方厌恶性交,忧心忡忡,迫于要求快速结束房事等。凡此种种,皆可导致早泄,甚至出现连锁反应,影响勃起能力。

**主穴** · 肾俞、关元、气海、志室、神庭、神门。

**配穴** · 肝经湿热加中极、行间;阴虚火旺加太溪、三阴交;心脾亏损加心俞、脾俞;肾气不固加阴谷、命门。

**方法** · 关元、气海、肾俞可用灸法;心脾亏损、肾气不固,配穴可用灸法。

31. **阳痿** · 本病多由纵欲过度,久犯手淫,或因思虑过度所致。亦有因湿热下注,宗筋弛纵者,但为数较少。

▶ **实证**

**主穴** · 中极、曲骨、次髎、三阴交、太冲。

**配穴**·肝郁气滞加期门、肝俞;湿热下注加阴陵泉、行间。

**方法**·中极、曲骨针尖向阴器方向斜向下刺,以针感向阴部放射为佳。

▶ **虚证**

**主穴**·关元、曲骨、肾俞、命门、三阴交。

**配穴**·命门火衰加气海、命门;心脾亏虚加心俞、足三里;惊恐伤肾加百会、志室。

**方法**·关元、曲骨针尖向下斜刺,使针感向前阴传导。

32. **男性不育症**·男性不育的病因分类可根据生育能力分为绝对不育(无精子症)和相对不育(精子数量少或精子活力低等),按临床表现可分为原发性和继发性不育。此处只是针对相对不育进行诊治。

**主穴**·气海、关元、肾俞、肝俞、脾俞、三阴交、次髎。

**配穴**·肾精亏损加膏肓、悬钟;肝郁血瘀加太冲、膈俞;湿热下注加阴陵泉、中极。

**方法**·次髎向前阴方向深刺,使针感向前阴放射;肾精亏损加灸法。

33. **郁证**·由情志忧郁,气滞不畅所致。郁证包括的病证很多,以"梅核气""脏躁"为例,郁证的成因多由郁怒伤肝,思虑伤脾所致。肝气郁结则化火,脾气郁滞则生湿,湿火相兼,炼而成痰,痰气结于咽喉,自觉有异物感,如有梅核梗阻之状,则称为"梅核气";郁证日久,心情抑郁,饮食减少,气血生化之源不足,可引起脾气虚弱或肾阴亏耗等病理变化。脾气虚则不能为胃行其津液,肾阴虚则不能上济心火,虚火妄动,以致心神不宁,而成悲怒无常的"脏躁"证。

**主穴**·印堂、百会、风府、内关、神门、太冲。

**配穴**·肝气郁结加期门、肝俞;气郁化火加膻中、行间;痰气郁结加膻中、丰隆;心神失养加水沟、心俞;心脾两虚加心俞、脾俞;心神阴虚加心俞、太溪。

**方法**·头部腧穴可用电针,针刺中可用暗示方法。

34. **贫血**·是指人体外周血红细胞容量减少,低于正常范围下限的一种常见的临床症状。最早出现的症状有头晕、乏力、困倦;而最常见、最突出的体征是面色苍白。症状的轻重取决于贫血的速度、贫血的程度和机体的代偿能力。

**主穴**·脾俞、肾俞、膈俞、气海、血海、足三里、悬钟。

**配穴**·心脾两虚加心俞、三阴交;脾胃虚弱加胃俞、三阴交;脾肾阳虚加命门、膏肓;肾阴亏虚加太溪、三阴交。头晕加百会;心悸加内关;纳差加中脘;潮热盗汗、五心烦热加太溪、复溜;遗精、阳痿加关元、志室;月经不调加关元、三阴交、阴包。

**方法**·背俞穴向脊柱方向斜刺。可加用灸法、电针。

35. **白细胞减少症**·本病常继发于多种全身性疾病,临床表现以原发病为主。大多数患者起病缓慢,可出现头晕、乏力、心悸、低热、失眠、咽喉炎及黏膜溃疡等。

**主穴**·气海、膏肓、大椎、膈俞、脾俞、肾俞、足三里。

**配穴**·气血不足加关元、血海;心脾两虚加心俞、三阴交;肝肾阴虚加肝俞、太溪;脾肾阳虚加关元、命门;气滞血瘀加合谷、太冲;外感温热加合谷、曲池。

**方法**·膏肓、大椎以灸为主,每次重灸 30 分钟以上。

36. **多汗症**·指局部或全身皮肤出汗量异常增多的现象。真正全身性多汗症少见,即使是全身性疾病所致的多汗症也主要发生在某些部位。全身性多汗症主要是由其他疾病引起的广泛性多汗,如感染性高热等。局部性多汗症常初发于儿童或青少年,往往有家族史,有成年后自然减轻的倾向。多汗部位主要在掌跖、腋窝、会阴部,其次为鼻尖、前额和胸部,其中以掌跖、腋窝部最为常见,皮肤可浸渍发白。多汗呈短暂或持续性,情绪波动时更明显,无明显季节性。掌跖多汗往往伴有手足潮冷或发绀现象,跖部因汗液分解可产生特殊臭味。腋窝多汗通常无异味,不同于腋臭。鼻尖、前额和胸部的多汗往往与进食刺激性食物有关,常在进食辛辣食品、热咖啡、热茶、饮烈性酒时发生,又称为味觉性多汗症。

**主穴**·合谷、复溜、胸夹脊。

**配穴**·肺卫不固加肺俞、气海;心血不足加心俞、膈俞;阴虚火旺加太溪、鱼际;湿热蕴蒸加大椎、阴陵泉。

**方法**·先泻合谷后补复溜。夹脊穴向脊柱方向斜刺，也可行拔罐法、走罐法、电针法。

37. **消渴**·本病以多饮、多食、多尿为主症。因患者小便甘甜，故又称糖尿病。五志过极，精神烦劳，心火偏亢，消烁肺阴，以致口渴多饮，发为上消。或因偏嗜肥甘酒辛，脾胃积热，化燥伤津，遂致消渴善饥，发为中消。或因恣情纵欲，房事不节，肾精亏耗，封藏失职，以致尿多而混，发为下消。消渴虽有上消属肺、中消属胃、下消属肾之分，但其病机主要是阴虚燥热所致。阴虚为本，燥热为标，两者往往互为因果，燥热甚则阴愈虚，阴愈虚则燥热愈甚。消渴日久，阴津极度耗损，阴损阳浮，可出现烦渴、头痛、恶心、呕吐、腹痛、唇红、舌干和呼吸深快证候，甚至出现昏厥、虚脱等危象。本病常可并发白内障、雀目、疮疖、痈疽、水肿等病证。

**主穴**·胃脘下俞、肺俞、胃俞、肾俞、三阴交、太溪。

**配穴**·上消加太渊、少府；中消加内庭、地机；下消加复溜、太冲；阴阳两虚加关元、命门；合并眼病加球后、睛明；胃轻瘫加中脘、内关；上肢疼痛或麻木加肩髃、曲池、合谷；下肢疼痛或麻木加风市、阳陵泉、解溪；皮肤瘙痒加风池、曲池、血海。

**方法**·常规针刺，注意严格消毒，防止感染。

38. **肥胖症**·本病是一组常见的代谢症候群。外因以饮食过多而活动过少为主。热量摄入多于热量消耗，使脂肪合成增加是肥胖的物质基础。内因为脂肪代谢紊乱而致肥胖。

**主穴**·中脘、天枢、曲池、丰隆、三阴交、阴陵泉、太冲。

**配穴**·脾虚湿阻加脾俞、足三里；胃肠腑热加合谷、内庭；肝郁气滞加期门、膻中；脾肾阳虚加脾俞、肾俞、命门；腹部肥胖加归来、下脘、中极；便秘加支沟。

**方法**·腹部腧穴视患者肥胖程度可适当深刺，可加灸法、电针。

## （二）外科疾病

1. **丹毒**·是一种急性接触性感染性皮肤病。发病后因其皮色如涂丹之状，故名丹毒。因其发病部位不同而有多种名称，如发于头面的称"抱头火丹"；生于腿部的称"流火"；新生儿丹毒好发于臀部称"赤游丹"。本病多由火邪侵犯血分，热邪郁于肌肤而发。或因体表失于卫固，邪毒乘隙而入，以致经络阻滞，气血壅遏而成。

**主穴**·阿是穴、阴陵泉、血海、委中、曲池、合谷。

**配穴**·风热加风池、外关；湿热加商丘、三阴交；胎火蕴毒加中冲、大椎、水沟；胸闷心烦加内关、膻中；呕吐加内关、中脘。

**方法**·阿是穴选病变部位，用三棱针散刺或梅花针叩刺出血，加拔火罐。委中、大椎、中冲可点刺出血。

2. **疔疮**·是为好发于颜面和手足部的外科疾患。因其初起形小根深，坚硬如钉，故名疔疮。又因发病部位和形状各异，而有"人中疔""蛇头疔""红丝疔""虎口疔""下唇疔"及"鼻疔"等名称。本病为外科中的一种险证，总由火热之毒为病。多因恣食膏粱厚味及酗酒等，以致脏腑蕴热，毒从内发；或由肌肤不洁，邪毒外侵，流窜经络，气血阻滞而成。若热毒亢盛，内攻脏腑，则成危候。

**主穴**·阿是穴、身柱、灵台、合谷、委中。

**配穴**·热毒炽盛加曲池、大椎；疔疮走黄加十二井穴、水沟、十宣；红丝疔可沿红丝从终点到始点依次选3～5个阿是穴。

**方法**·阿是穴在病变局部及周围选穴，采用围刺法，用隔姜灸法，或在疔疮周围点刺出血。

3. **乳痈**·为乳部急性化脓性疾患，发于妊娠期的称为内吹乳痈；发于哺乳期的称为外吹乳痈，余者统称乳痈。本病往往发生在产后尚未满月的哺乳期妇女，尤以初产妇为多见。本病多由恣食厚味，胃经积热；或忧思恼怒，肝气郁结；或因乳头破裂，外邪火毒侵入乳房，致使脉络阻塞，排乳不畅，火毒与积乳互凝，而结肿成痈。

**主穴**·膻中、乳根、期门、肩井、少泽、内庭。

**配穴**·淤乳期加太冲、曲池；成脓期加阿是穴、大椎；溃脓期加三阴交、足三里；火毒甚者加大椎、行间；乳房胀痛甚者加肝俞、天宗。

**方法**·膻中向患侧乳房横刺；乳根向上刺入乳房底部；期门沿肋间隙向外斜刺或刺向乳房；肩井针尖向下或后下方刺入；少泽点刺出血。病情较重者每日可针2次。成脓期可在痈肿局部选阿是穴，用火针刺入，排尽脓血。

4. **乳癖** · 本病是妇女乳房部常见的慢性肿块,多见于中老年妇女。多由忧郁思虑,以致肝失条达,心脾郁结,气血失调,痰湿阻滞乳络而成。若久病或房劳不节,损及肝肾,阴虚血少,则经络失养而成痼疾。

**主穴** · 膻中、乳根、屋翳、天宗、肝俞、胃俞、足三里。

**配穴** · 肝郁气滞加太冲、肩井;痰湿阻络加中脘、丰隆;冲任失调加公孙、三阴交。

**方法** · 膻中向患侧乳房横刺;乳根、屋翳向乳房肿块方向平刺并用电针;天宗点刺出血或刺络拔罐。

5. **肠痈** · 本病以右下腹疼痛为主症。因本病有右腿不能伸直的体征,故又有"缩脚肠痈"之称。本病多因恣食膏粱厚味,湿热蕴于肠间;或因饱食后剧烈运动,肠络受损;或因感受寒邪,郁而化热,均可导致肠腑气血壅滞,酿成肠痈。

**主穴** · 天枢、上巨虚、阑尾、阿是穴。

**配穴** · 肠腑气结加合谷、足三里;热盛肉腐加曲池、内庭;呕吐加内关、中脘。

**方法** · 毫针刺泻法,动留针或加电针,可留针1~2小时。急性阑尾炎可选取远端穴位,用较强刺激,持续行针数分钟,再次针刺腹部穴位,用捻转泻法,每日2次。慢性阑尾炎可用灸法。

6. **疝气** · 泛指睾丸、阴囊、少腹肿大疼痛而言。本病以腹痛控睾,形寒肢冷,痛甚欲厥为寒疝;睾丸肿大,硬痛积液,阴囊红肿热痛为湿热疝;小肠脱入阴囊为狐疝。寒疝多因坐卧湿地,或经受雨淋风冷,寒湿循任脉与足厥阴肝经,凝滞于少腹、睾丸、阴囊等部,血气痹阻遂成寒疝。热疝多因寒温之邪蕴结化热,或肝脾二经湿热下注,以致睾丸肿大积水,阴囊红肿热痛而成热疝。狐疝多因强力负重,劳累过度,络脉损伤,气虚下陷,以致小肠脱入阴囊,坠痛时作时止成为狐疝。

**主穴** · 关元、三角灸、气冲、三阴交、大敦、照海。

**配穴** · 寒疝加神阙、气海;湿热疝加中极、阴陵泉;狐疝加急脉、归来、足三里;畏寒、高热加大椎、少商;阴囊热肿加蠡沟。

**方法** · 关元针刺或结合灸法,或温针灸法;三角灸用灸法;大敦可点刺出血或雀啄灸;神阙用灸法;大椎刺络拔罐;少商点刺出血。

7. **痔疮** · 凡肛门内外有小肉突出的都叫痔,如生于肛门内的为内痔,生于肛门外的为外痔,内外兼有的为混合痔。一般以内痔为多见。因痔核而出现肿痛、瘙痒、流水、出血等症,所以通称痔疮。本病多因久坐久立,负重远行;或饮食失调,嗜食辛辣甘肥;或泄痢日久,长期便秘;或劳倦、胎产等,均可导致肛肠气血不调,络脉瘀滞,蕴生湿热而成痔疮。

**主穴** · 长强、会阳、承山、二白。

**配穴** · 湿热下注加商丘、三阴交;中气下陷加百会、神阙;肛门肿痛加秩边、飞扬;出血加中髎俞或白环俞;便秘加支沟、天枢。

**方法** · 百会、神阙用灸法。

8. **脱肛** · 主要症状为有肿物自肛门脱出。初发时肿物较小,排便时脱出,便后自行复位。以后肿物脱出渐频,体积增大,便后需用手托回肛门内,伴有排便不尽和下坠感。最后在咳嗽、用力甚至站立时亦可脱出。随着脱垂加重,引起不同程度的肛门失禁,常有黏液流出,导致肛周皮肤湿疹、瘙痒。因直肠排空困难,常出现便秘,大便次数增多,呈羊粪样。黏膜糜烂,破溃后有血液流出。

**主穴** · 百会、长强、大肠俞、承山。

**配穴** · 久泻久痢所致加足三里、三阴交、气海;妇女生育过多所致加肾俞、三阴交、气海。

**方法** · 百会多加灸法;长强斜刺、针尖向上与骶骨平行刺入1寸左右,慎勿刺破直肠壁。在行针过程中,可令患者同时做提肛动作。

9. **脊髓损伤** · 本病是脊柱损伤最严重的并发症,往往导致损伤节段以下肢体严重的功能障碍。脊髓损伤不仅会给患者本人带来身体和心理的严重伤害,还会对整个社会造成巨大的经济负担。

**主穴** · 损伤脊髓段相对应的上下1~2个棘突的督脉穴及两侧夹脊穴。

**配穴** · 截瘫加环跳、阳陵泉、三阴交、悬钟、解溪、丘墟、太冲;四肢瘫,上肢加极泉、肩髃、曲池、手三里、合谷,下肢加穴同截瘫;经脉瘀阻加阿是穴、膈俞、内关、血海;肝肾亏虚加肝俞、肾俞、膏肓、太溪。

**方法** · 督脉穴向上斜刺1寸左右,如进针有阻力感突然消失的感觉或出现触电样感觉,当终止进针,以免造成脊髓新的损伤;夹脊穴刺向椎间孔,使针感向脊柱两侧或相应肢体放射，或取相应部位的体腔出现紧束感。局部督脉、夹脊穴纵向两个穴接通电针。

**10. 脑损伤** · 脑为元神之府，脑受伤后，脉络闭阻，气机逆乱，气乱则神乱，神乱则气血运行受阻加重。本病初期以实证为主，病机特点为气血瘀阻脑窍或脑络；病程日久，终致气血阴阳失调，脏腑功能失常，心、脾、肝、肾呈现不同程度的虚证，脑失所养。针灸疗法主要用于脑损伤急性期促醒和恢复期康复。

▶ **急性期**

**主穴** · 水沟、内关、中冲、涌泉。

**方法** · 毫针强刺激，水沟行雀啄法。

▶ **恢复期**

**主穴** · 百会、印堂、风府、风池、内关、悬钟。

**配穴** · 瘀阻脑络加阿是穴、合谷、膈俞；痰浊上蒙加丰隆、足三里；肝阳上扰加太溪、太冲；心脾两虚加心俞、脾俞；肾精不足加关元、太溪；失眠加四神聪、安眠；健忘加神门、四神聪；头痛甚者加合谷、后溪；烦躁加肝俞、神门；上肢不遂加尺泽、曲池、合谷；下肢不遂加环跳、委中、阳陵泉、足三里、三阴交、太冲；语言障碍加廉泉、通里。

**方法** · 常规针刺；头部穴位可加电针；阿是穴可梅花针叩刺。

#### （三）妇产科疾病

**1. 月经不调** · 凡月经周期出现异常者，总称"月经不调"。临床上称月经先期为"经早"，月经后期为"经迟"，月经先后不定为"经乱"。本病常伴有经量、经质、经色的变异。

经早：素体阳盛，嗜食辛辣之品，助阳生热；或情志抑郁，肝郁化火，热蕴胞宫，血热妄行；或久病之后损气伤阴，阴虚内热，冲任不固，均可导致月经先期。

经迟：素体阳虚，寒邪内生；或行经之际，淋雨涉水，贪食生冷，寒邪搏于冲任，血为寒凝，经行受阻；或肝气不疏，气滞血郁，胞脉血运不畅；或病后失调，产孕过多，营血亏损；或饮食劳倦，脾胃两虚，生化之源不足，气衰血少，均可引起月经后期而至。

经乱：多因肝郁、肾虚所致。肝藏血而主疏泄，若郁怒伤肝，肝气疏泄太过则月经偏于先期，疏

泄不及则月经偏于后期。肾主封藏而司生育，若素体肾气不足，或房事不节，或孕育过多，肾失封藏，损伤冲任，血海溢蓄失调，致使月经周期错乱。

▶ **月经周期异常**

**主穴** · 子宫、关元、交信、三阴交。

**配穴** · 经早：气不摄血加气海、足三里；血热内扰加中极、行间。经迟：血寒凝滞加归来、神阙；脾虚血亏加归来、膈俞；肝郁气滞加归来、太冲。经乱：肝郁气滞加期门、太冲；肾气不固加肾俞、太溪。

**方法** · 于月经来潮前5～7日开始治疗，行经期间不停针，至月经结束为1个疗程。若行经时间不能掌握，可于月经干净之日起针灸，隔日1次，直至月经来潮。连续治疗3～5个月经周期。

▶ **月经量异常**

**主穴** · 子宫、气海、血海、三阴交。

**配穴** · 经多：气不摄血加百会、足三里、隐白；阴虚血热加曲池、太溪。经少：肝血亏虚加肝俞、膈俞；阳虚血寒加命门、神阙；血瘀胞宫加太冲、归来。

**方法** · 于月经来潮前5～7日开始治疗。

**2. 痛经** · 妇女在行经前后，或行经期间，小腹及腰部疼痛，甚则剧痛难忍，并随着月经周期而发作，称为"痛经"。本病多是气血运行不畅。常由于经期受寒饮冷，坐卧湿地，寒湿伤于下焦，客于胞宫，经血为寒湿所凝，运行不畅而作痛；或肝郁气滞，血行受阻，冲任运行不畅，经血滞于胞宫，不通则痛；或禀赋虚弱，肝肾不足，孕育过多，精血亏损，行经之后血海空虚，胞脉失于滋养，故经后作痛。

**主穴** · 子宫、气海、中极、合谷、三阴交。

**配穴** · 寒湿加水道；肝郁加太冲；肝肾亏损加肝俞、肾俞、水泉、中都；气血不足加足三里。

**方法** · 先针刺远端穴合谷、三阴交，用较强刺激；后取小腹及背腰部穴位。腹部穴位可用灸法或温针灸。发作期每日可针1～2次，间歇期可隔日1次，月经来潮前5～7日开始治疗。

**3. 闭经** · 凡女子年龄超过18岁，仍不见月经来潮，或已形成月经周期，但又连续中断3个月以上者，称为"经闭"，在妊娠期、哺乳期和绝经期以后的停经，均属生理现象，不属经闭范畴。先天不足，肾气未充，或早婚多产，耗损精血；或饮食劳倦，损

及脾胃，化源不足；或大病久病，耗损气血；或失血过多等，均可造成血海空虚，冲任失养，无血以行，导致经闭虚证。肝气郁结，气机不畅，血滞不行；或饮冷受寒，邪气客于胞宫，血脉凝滞；或脾失健运，痰湿内盛，阻于冲任等，均能使冲任不通，胞脉闭阻而致经闭实证。

**主穴**·关元、归来、肾俞、气冲、三阴交、合谷。

**配穴**·肝肾不足加肝俞、太溪；气血亏虚加脾俞、足三里；气滞血瘀加太冲、膈俞；寒湿凝滞加神阙、中极；痰湿阻络加丰隆、中脘。

**方法**·气血亏虚、寒湿凝滞，背俞穴及腹部穴位加灸，艾条温和灸或隔姜灸。气滞血瘀可配合刺络拔罐。腹部穴位可用电针。

4. **崩漏**·崩是指子宫出血量多，来势急骤；漏是指出血量少，淋漓不绝。在发病过程中，两者常互相转化，如崩血渐少，可能致漏，漏势发展又可能变为崩，故多以崩漏并称。崩漏发生的主要机制是由于冲任损伤，不能固摄所致。导致冲任损伤的原因有虚实之分。虚者多为素体脾虚，或饮食劳倦，损伤脾气，中气不足，统摄无权，冲任不固；或肾阳虚惫，失于封藏，冲任失于固摄；或肾阴不足，虚火妄动，精血失守。实者多为素体阳盛，或外感邪热，或食辛辣助阳之品，热伤冲任，迫血妄行；或肝气郁结，气郁化火，木火炽盛，藏血失职；或湿热蕴结下焦，伤及胞络等均可导致崩漏。

**主穴**·关元、三阴交、隐白、断红。

**配穴**·血热加血海、行间；湿热加中极、阴陵泉；肝郁加期门、太冲；血瘀加血海、太冲；脾虚加脾俞、足三里；肾阳虚加肾俞、命门；肾阴虚加肾俞、太溪。

**方法**·关元针尖向下斜刺，使针感传至耻骨联合上下；隐白穴多灸，血热者点刺出血；血瘀者可配合刺络法；肾阳虚、脾虚可在腹部及背部施灸。

5. **绝经前后诸症**·妇女在 49 岁左右，月经开始终止，称为"绝经"。有些妇女在绝经期前后，往往出现一些症状，如经行紊乱、头晕、心悸、烦躁、出汗、情志异常等，名为"绝经前后诸症"。妇女绝经前后，天癸将竭，肾气渐衰，精血不足，冲任亏虚。或肾阴不足，阳失潜藏，肝阳上亢；或因劳心过度，营血暗伤，心血亏损；或因肾阳虚衰，失于温养，导致脾胃虚弱；或因脾失健运，痰湿阻滞，造成痰气郁结。总之，肾虚不能濡养和温煦其他脏器，诸症蜂起。

**主穴**·关元、肝俞、肾俞、太溪、内关、太冲、三阴交。

**配穴**·肾阴虚加照海、水泉；肾阳虚加命门、志室；肾阴阳两虚加命门、水泉；肝气不舒加肝俞、膈俞；气郁化火加阳陵泉、行间；痰气郁结加丰隆、阴陵泉；心脾两虚加神门、心俞、脾俞；失眠加四神聪、神门、安眠；汗多加合谷、复溜、夹脊穴；心悸加内关、神门。

**方法**·肾阳虚加灸法。

6. **经前期综合征**·指妇女在月经周期的后期（黄体期，第 14～28 日）表现出的一系列生理和情感方面的不适症状，症状与精神和内科疾病无关，并在卵泡期缓解，在月经来潮后自行恢复到没有任何症状状态。其主要表现有烦躁易怒、失眠、紧张、压抑以及头痛、乳房胀痛、颜面浮肿等一系列的症状，严重者可影响妇女的正常生活。

**主穴**·百会、神门、三阴交、太冲。

**配穴**·气血不足加脾俞、足三里；肝肾阴虚加肝俞、肾俞；痰浊上扰加中脘、丰隆；气滞血瘀加期门、血海；头痛眩晕加风池、太阳；失眠多梦加内关、四神聪；乳房胀痛加肩井、膻中；情志异常、烦躁易怒加水沟、神庭；腹泻加天枢、上巨虚。

**方法**·在月经来潮前 2 周开始治疗，每日 1 次，直到月经来潮。

7. **带下病**·带下是指妇女阴道内流出的一种黏稠液体，如涕如唾。因与带脉有关，故称带下。临床以带下色白者较为多见，所以又通称为白带。带下多由脾虚运化失常，水湿内停，郁久而化热，湿热下注；或肾气不足，下元亏损，任带失于固约；或经行产后，胞脉空虚，湿毒秽浊之气乘虚而入，损伤冲任而致。临床上以脾虚、肾虚和湿热下注引起的较多。

▶ **带下过多**

**主穴**·带脉、中极、白环俞、三阴交。

**配穴**·脾虚加阴陵泉、足三里；肾虚加关元、肾俞；湿热下注加阴陵泉、行间；阴痒加蠡沟、太冲；带下色红加血海、行间；腰部酸痛加肾俞、大肠俞；纳少便溏加中脘、天枢。

**方法**·带脉向前斜刺，不宜深刺；白环俞直刺，使骶部酸胀感；中极针尖向下斜刺，使针感传至耻骨联合部，或会阴部。腰骶部、腹部穴位可加电针。

▶ **带下过少**

**主穴** · 关元、带脉、血海、足三里、三阴交。

**配穴** · 肝肾亏损加肝俞、肾俞、太溪；血枯瘀阻加膈俞、归来、合谷。

**方法** · 腹部穴位可加电针；膈俞可刺络拔罐。

8. **胎位不正** · 胎儿在子宫内的位置叫胎位。正常的胎位应为胎体纵轴与母体纵轴平行，胎头在骨盆入口处，并俯屈，颏部贴近胸壁，脊柱略前弯，四肢屈曲交叉于胸腹前，整个胎体呈椭圆形，称为枕前位。除此之外，其余的胎位均为异常胎位。在妊娠中期，胎位可异常，以后多会自动转为枕前位。如在妊娠后期，仍为异常胎位，则称为胎位异常，亦称"胎位不正"。引起胎位不正的原因有子宫发育不良、子宫畸形、骨盆狭小、盆腔肿瘤、胎儿畸形、羊水过多等因素。异常胎位在分娩时可引起难产，多需手术助产。如处理不当，甚至会危及母亲及胎儿生命。

**主穴** · 至阴。

**方法** · 孕妇排空小便，松开腰带，坐于靠背椅上或半仰卧于床上，两腿伸直。术者双手执艾条温和灸双侧至阴穴，艾火距离穴位 2～3 cm，以孕妇不产生灼痛而有明显的温热感为度。每日施灸 15～20 分钟，3～5 日为一疗程。也可用麦粒大小的艾炷，直接置于至阴穴上施灸，至局部灼热难忍，即另换 1 炷，每日 4～5 壮。

9. **妊娠恶阻** · 本病是指妊娠早期出现恶心、呕吐、厌食、恶闻食臭等症，是妊娠期最常见的症状。主要是由胃气不降所致。或由于胃气素虚，孕后月经停闭，经血不泻，冲脉之气较盛，冲脉隶于阳明，其气上逆犯于胃，胃失和降，发为呕恶。或郁怒伤肝，肝失疏泄，郁而生热，肝热上逆则犯于胃，发为呕恶。或因脾虚失运，痰湿内生，阻于中焦，冲气挟痰湿上逆，发为呕恶。

**主穴** · 膻中、中脘、内关、公孙。

**配穴** · 脾胃虚弱加脾俞、胃俞；肝胃不和加足三里、太冲；痰饮阻滞加阴陵泉、丰隆；眩晕加百会、风池；神倦嗜卧加百会、气海；厌食加四缝、天枢；少寐、心悸加心俞、神门。

**方法** · 脾胃虚弱可加灸法。

10. **滞产** · 滞产是指产妇临产后总产程超过 24 小时者。滞产常常发生在子宫收缩异常（即产力异常），胎头和骨盆不相称或胎位不正常等情况。在此主要讨论产力异常引起的滞产。滞产发生的原因，多因体质虚弱，正气不足；或产时用力过早，耗血伤气；或临产胞水早破，浆血干枯，凡此种种，气血虚弱，产力不足，均可造成滞产。也有因临产恐惧，过度紧张，以致气血瘀滞；或妊娠期间过度安逸，导致气滞不行，血流不畅；或临产感受寒邪，寒凝血滞，气机不利等，也可导致滞产。

**主穴** · 合谷、三阴交、独阴。

**配穴** · 气血虚弱加足三里、复溜；气滞血瘀加太冲、肩井；神疲心悸加百会、神门；腹痛剧烈加足三里。

**方法** · 合谷用补法，三阴交用泻法。采用动留针或电针，至产妇宫缩规律而有力为止。

11. **胞衣不下** · 胞衣，一般称之为"胎盘"。分娩之后，胎盘经过较长时间不能娩出者，称为"胞衣不下"，古人又称"息胞"。引起胞衣不下的原因主要是由于气虚和血瘀，导致胞宫活动力减弱，不能促使胞衣排出。因于气虚者，多由于产妇体质虚弱，元气不足；或产程过长，用力过度，耗伤气血，无力送出胞衣。因于血瘀者，多由于产时调摄失宜，感受寒邪，致使气血凝滞；或败血瘀滞胞中，不能排出。

**主穴** · 子宫、气海、肩井、三阴交。

**配穴** · 气虚加关元、足三里；血瘀加血海、中极；寒凝加神阙、气穴。

**方法** · 气海行温和灸或温针灸；神阙用灸法。

12. **分娩痛** · 指产妇正式临产后，在产程中子宫阵发性收缩以及胎儿经产道娩出造成的疼痛，常伴有明显的子宫及产道组织（特别是子宫下段、子宫颈、阴道和会阴部）损伤。分娩是一个生理过程，一般疼痛孕妇能够忍受。但是异常剧烈的分娩痛可导致一系列神经内分泌反应。中医学认为，妊娠后期，产妇久坐少动，气血疏于宣通，分娩时气血瘀滞胞宫，不通则痛；或平素气血虚弱，生产时气虚血瘀；或临产时精神过度紧张，神动则气机逆乱，均可产生异常疼痛。

**主穴** · 合谷、三阴交。

配穴·足三里、内关。

方法·补合谷，泻三阴交，根据情况可持续行针或间断行针；或采用电针，频率2～100 Hz。

13. **产后缺乳**·产后乳汁分泌甚少，不能满足婴儿需要者称为"缺乳"，亦称"乳少"。本证不仅出现于产后，在哺乳期亦可出现。乳汁为气血所化，如脾胃虚弱，化源不足，或临产失血过多，气血耗损，均能影响乳汁的生成；或产后情志不调，肝失条达，气机不畅，经脉壅滞，气血不能化为乳汁，或化而不能运行等，均能导致乳少。

主穴·膻中、肩井、乳根、少泽。

配穴·生产时出血过多加肝俞、膈俞；胸胁胀满加支沟、阳陵泉；痰浊阻络加丰隆、中脘、阴陵泉；精神因素所致加百会、肝俞、神门。

方法·针膻中时应向两侧乳房平透刺，乳根向乳房基底部平刺，以乳房出现微胀感为宜，避免进入胸腔。

14. **恶露不绝**·分娩后2～3周，恶露仍淋漓不断者，称为"恶露不绝"或"恶露不止"。本病多因体质素弱，正气不足，产时失血耗气，或因产后操劳过早，劳倦伤脾，气虚下陷，均可导致冲任不固，不能摄血，以致恶露淋漓不断。或因素体阴虚，复因产时失血，阴血更虚，阴虚则生内热；或过服温燥之品，或肝郁化热，导致热扰冲任，迫血下行，而恶露不止。或因产后胞脉空虚，寒邪乘虚而入，血因寒凝，瘀阻于内，则恶露行而不畅，淋漓不绝。

主穴·子宫、气海、关元、断红、三阴交。

配穴·气不摄血加足三里、脾俞；血热内扰加中极、行间；气血瘀滞加太冲、膈俞；小腹空坠加百会；腹痛拒按加归来。

方法·腹部穴位可行针刺、温针灸、灸法。子宫穴可用电针。

15. **恶露不下**·胎儿娩出后，胞宫内遗留的余血和浊液，名谓"恶露"。产后恶露应自然排出体外，如果停留不下，或下亦很少，称为"恶露不下"。恶露为血所化，而血运又赖于气行，所以情志不畅，肝气郁结，气机不利，则血行受阻；或因感受风寒，饮食生冷，以致恶露为寒邪所凝，皆可导致恶露不下。

主穴·子宫、中极、归来、血海、三阴交。

配穴·气滞血瘀加太冲、膈俞；寒凝血瘀加神阙、天枢；小腹痛甚加足三里、太冲；胸腹胀甚加内关、期门。

方法·子宫、中极、归来可用温针灸；神阙可用灸法；子宫、归来用电针。

16. **不孕症**·女子婚后，夫妇同居3年以上，有正常的性生活，配偶健康，而不受孕，或曾孕育，但间隔3年以上未再受孕者，称为不孕，又名绝子、无子。多因先天不足，肾气虚弱；或精血亏损，冲任虚衰，胞脉失养；或命门火衰，寒邪客于胞中；或气滞血瘀，痰湿内生，痰瘀互阻，闭塞胞宫等，均能导致不孕。

主穴·关元、肾俞、次髎、三阴交。

配穴·肾虚加太溪、命门；肝气郁结加太冲；痰湿阻滞加阴陵泉、丰隆；瘀滞胞宫加血海、膈俞。

方法·肾虚者可加用灸法。

17. **阴挺**·阴道中有肿物脱出，形如鸡冠、鹅卵，色红，称为"阴挺"。本病的发生，主要由于分娩时用力太过，或产后过早体力劳动，均可损伤中气致气虚下陷，胞系无力，以致脱垂；或因孕育过多，房劳伤肾，以致带脉失约，冲任不固，不能系胞，而致脱垂。

主穴·百会、气海、维道、曲骨、子宫。

配穴·气虚加足三里、脾俞；腰膝酸软加肾俞、曲泉。

方法·维道、气海穴向曲骨方向斜刺2～2.5寸，使针感放射到会阴部，单方向捻转，使肌纤维缠绕针身后，缓慢提针柄，以使患者有子宫上提收缩感为宜。留针过程中令患者做提肛运动，可增强针刺效果。百会穴用艾条灸行温和灸。

18. **阴痒**·是以妇女阴道内或外阴部瘙痒，甚则痒痛难忍，坐卧不宁为特征的一种病证，亦称"阴门瘙痒"。阴痒的病因主要是由于脾虚湿盛，肝郁化热，湿热蕴结，流注于下，或因外阴不洁，久坐湿地，病虫侵袭阴部所致。

主穴·中极、下髎、血海、三阴交、蠡沟。

配穴·湿热下注加阴陵泉；肝肾阴虚加照海；奇痒难忍加曲骨、大敦；心烦少寐加神门、间使。

方法·常规针刺。

## （四）儿科疾病

1. **积滞**·是因小儿喂养不当，内伤乳食，停积胃肠,脾运失司所引起的一种小儿常见的脾胃病证。临床以不思乳食,腹胀嗳腐,大便酸臭或便秘为特征。积滞又称食积。本病一年四季皆可发生,夏秋季节暑湿易于困遏脾气,发病率较高。小儿各年龄组皆可发病,但以婴幼儿多见。常在感冒、泄泻、疳证中合并出现。

**主穴**·梁门、腹结、下脘、天枢、足三里。

**配穴**·乳食内积加中脘、内庭;脾虚夹积加胃俞、脾俞;腹胀痛加气海;呕吐加内关;积滞化热加曲池、内庭;烦躁不安加神门、三阴交。

**方法**·常规操作,可用灸法。

2. **疳证**·以面黄肌瘦,毛发焦枯,饮食反常,腹部膨胀,精神萎靡为特征的一种慢性疾病。"疳"字的含义有二:一是"疳"者"甘"也,指发病原因,小儿恣食肥甘,损伤脾胃,积滞中焦,日久形成疳证;二是"疳"者"干"也,是指病机和病证,如气阴耗伤过重,形体干瘦而成疳证。本病多见于5岁以下的婴幼儿。小儿生机蓬勃,发育迅速,营养物质极为重要,所以本病久延失治,往往影响小儿的生长和发育。

小儿乳贵有时,食贵有节,若乳食无度,或恣食肥甘生冷,壅滞中焦,损伤脾胃,运化失常,形成积滞,积滞日久,纳运无权,乳食精微无从运化,以致脏腑肢体缺乏濡养,渐至身体羸瘦,气阴亏损,终成疳证。或饮食不洁,感染虫疾,耗夺血气,不能濡养脏腑筋肉,日久成疳。

**主穴**·四缝、足三里、中脘、脾俞。

**配穴**·疳气加太冲、章门、胃俞;疳积加天枢、下脘、三阴交;干疳加神阙、气海、膏肓;若见大便下虫加百虫窝;脾胃虚弱加脾俞、胃俞。

**方法**·先以三棱针或毫针点刺四缝穴,挤出少量黄色液体,再以浅刺、速刺不留针法刺其他穴位。

3. **遗尿**·是指3周岁以上的小儿,睡眠中小便经常自遗,醒后才觉的一种病证,又称"尿床"。肾主闭藏,司气化,膀胱有贮藏和排泄小便的功能,若肾气不足,下元不固,每致膀胱约束无权,而发生遗尿。肺主一身之气,有通调水道,下输膀胱的功能;脾主中气,有运化水谷而制水的作用,若脾肺气虚,上虚不能制下,膀胱约束无力,亦可发生遗尿。

**主穴**·气海、关元、肾俞、膀胱俞、三阴交。

**配穴**·肾气不足加肾俞、太溪;肺脾气虚加太渊、足三里;肝经湿热加行间、中极。

**方法**·气海、关元直刺或向下斜刺,使针感达到阴部为佳;肾俞、膀胱俞、关元、气海可行温针灸或隔附子饼灸。

4. **惊风**·是以四肢抽搐,口嘴不开,角弓反张和意识不清为特征的一种病证,又称"惊厥"。其中发病迅速,症情急暴者称为急惊风。本症在很多疾病中均可发生,常见于5岁以下的婴幼儿,年龄越小发病率越高,7岁以后逐渐减少。

▶ **急惊风**

**主穴**·水沟、印堂、合谷、太冲、中冲。

**配穴**·热极生风加大椎、十宣;惊恐惊风加四神聪、神门;高热不退加耳尖。

**方法**·水沟毫针刺雀啄泻法;中冲、大椎、十宣、耳尖可点刺出血。

▶ **慢惊风**

**主穴**·百会、印堂、筋缩、脾俞、肾俞、合谷、太冲。

**配穴**·脾虚肝旺加三阴交、足三里、行间;脾肾阳虚加关元、命门;阴虚风动加风池、太溪、三阴交;潮热加太溪。

**方法**·脾肾阳虚背俞穴、命门可加灸法。

5. **痄腮**·又名"蛤蟆瘟",是以发病急,耳下腮部肿胀疼痛为特征的一种急性传染性疾病,即"流行性腮腺炎"。本病一年四季均可发生,而以冬春两季较为多见,发病年龄多见于6~9岁的小儿。痄腮主要由风热疫毒所引起。病邪从口鼻而入,挟痰火壅阻少阳经络,郁而不散,结于腮颊所致。络脉壅滞,气血流通受阻,故表现于两侧或一侧耳下腮颊部漫肿,坚硬作痛。少阳与厥阴相表里,足厥阴之脉绕阴器,若受邪较重内传厥阴,则可伴有睾丸红肿疼痛,若温毒内窜心肝,则可发生惊厥昏迷。

**主穴**·翳风、颊车、合谷、外关、关冲、内庭、足临泣。

**配穴**·热毒袭表加中渚、风池;火毒蕴结加大椎、曲池;热毒攻心加百会、水沟;毒邪下注加行间、大敦、归来。

**方法**·大椎、关冲、内庭、大敦可点刺出血。

6. **抽动障碍**·是一种起病于儿童和青少年期,以快速、不自主、突发、重复、非节律性、刻板、单一或多部位肌肉运动抽动或(和)发声抽动为特点的一种复杂的、慢性神经精神障碍。中医学认为本病发病与先天禀赋、产伤、窒息，以及感受外邪、情志失调等因素有关，多由五志过极，风痰内蕴引起。

**主穴**·百会、风池、筋缩、肝俞、太冲、合谷。

**配穴**·肝阳化风加侠溪、行间；痰火扰心加内关、丰隆；肝郁脾虚加期门、足三里；阴虚动风加三阴交、肾俞。根据抽动部位酌情加局部穴位，挤眉弄眼加太白、四白、阳白；张口歪嘴加颊车、地仓；喉中声响加廉泉、颈夹脊；摇头耸肩加肩井、天柱；少寐多动加四神聪、神门；烦躁易怒加神门、行间；胸胁胀满加期门、支沟。

**方法**·针刺刺激不宜过强，对抽动处穴位及不能配合的小儿，采用快针不留针。症状完全缓解后，应再治疗1～2个疗程，每周1～2次，以巩固疗效，防止复发。

7. **注意缺陷多动障碍**·在我国称为多动症，是儿童期常见的一类心理障碍。表现为与年龄和发育水平不相称的注意力不集中和注意时间短暂、活动过度和冲动，常伴有学习困难、品行障碍和适应不良。

**主穴**·四神聪、风池、神门、内关、三阴交、太溪、太冲。

**配穴**·肝肾阴虚加肾俞、肝俞；心脾两虚加心俞、足三里；痰火内扰加丰隆、内庭。

**方法**·四神聪向百会方向斜刺。

8. **百日咳**·是小儿感受时邪引起的肺系疾病。本病以阵发性发作，连续性咳嗽，咳后伴有吸气性吼声为特征。发作一阵后暂时缓解，然后再次发作，每日数次至数十次不等，故名"顿咳"。又因其病程较长，缠绵难愈，故称"百日咳"。本病四季均可发生，冬春两季多见，婴幼儿最易感染。该病对小儿健康影响较大，宜及早治疗。本病主要由于调护失宜，外感时邪引起痰浊内生，阻于气道，肺失宣降，以致肺气上逆，发为咳嗽。咳嗽日久不愈，每可伤及肺络，可见咯血等证。

**主穴**·列缺、合谷、风门、肺俞。

**配穴**·纳少便溏加气海、天枢；手足欠温加关元。

**方法**·速刺、浅刺不留针。

9. **脑性瘫痪**·是自受孕开始至婴儿期非进行性脑损伤和发育缺陷所导致的综合征，主要表现为运动障碍及姿势异常。脑瘫的高危因素主要发生在缺氧缺血性脑病、早产、高胆红素血症、颅内出血

等一项或多项因素的新生儿，其中部分可能发展为脑瘫。中医学认为，本病主要由于先天不足，或早产，或产后失调，致使精血不足，脑髓失充，五脏六腑、筋骨肌肉、四肢百骸失养，形成亏损之证；感受热毒，或难产、产伤，或脐绕颈等损伤脑络，脑髓以及四肢百骸、筋肉失养；脑为元神之府，脑髓不充，神失其聪，导致智力低下，反应迟钝，言语不清，四肢无力，手软不能握持，足软不能站立等，遂成本病。

**主穴**·百会、四神聪、风府、夹脊、合谷、足三里、悬钟。

**配穴**·肝肾不足加肝俞、肾俞；心脾两虚加心俞、脾俞；痰瘀阻络加膈俞、丰隆；语言障碍加哑门、廉泉、通里；咀嚼乏力加颊车、地仓；涎流不禁加承浆、地仓；舌伸外出加廉泉、金津、玉液；上肢瘫加肩髃、曲池；下肢瘫加环跳、阳陵泉；腰部瘫软加腰阳关；颈软加天柱。

**方法**·主穴可分为两组，即夹脊穴为一组，其余穴位一组，交替使用。合作的小儿可以留针20分钟，隔日1次，10次为一疗程。不合作的小儿采用浅刺、速刺不留针法。

### （五）头面肢体经络病证

1. **头痛**·是临床常见的症状，通常将局限于头颅上半部，包括眉弓、耳轮上缘和枕外隆突连线以上部位的疼痛统称为头痛。头痛病因繁多，神经痛、颅内感染、颅内占位病变、脑血管疾病、颅外头面部疾病，以及全身疾病如急性感染、中毒等均可导致头痛。发病年龄常见于青年、中年和老年。

**主穴**·① 阳明头痛：头维、印堂、阳白、阿是穴、合谷、内庭。② 少阳头痛：太阳、率谷、风池、阿是穴、外关、足临泣。③ 太阳头痛：天柱、后顶、阿是穴、后溪、申脉。④ 厥阴头痛：百会、四神聪、阿是穴、内关、太冲。⑤ 全头痛：太阳、百会、头维、印堂、率谷、风池、合谷。

**配穴**·风寒加列缺、后溪；风热加曲池、大椎；风湿加阴陵泉；肝阳加太冲、侠溪；肾亏加肾俞、太溪；气血虚加足三里、三阴交；痰浊加丰隆、中脘；瘀血加膈俞、三阴交；血虚加气海、足三里；紧张性头痛加阿是穴、神门、安眠；丛集性头痛加丝竹空、承泣、迎香；偏头痛加角孙、完骨。

**方法**・阿是穴可点刺出血；紧张性头痛在颈项肩部肌肉紧张或压痛处刺络拔罐或用闪罐法。风寒头痛风门加灸；风热头痛大椎点刺出血，或加拔罐；瘀血头痛膈俞刺络拔罐。头痛急性发作期可每日2次进行治疗。

2. **面痛**・所谓面痛是指面部范围的疼痛。中医学认为，面痛的发病与外邪有关，盖头面部为一身阳经之会，足三阳经筋结合于颅（面颧部），手三阳经筋会于角（头角部）。若风寒、风热等外邪侵袭手、足三阳之络，闭阻经络，气血郁滞，不通则痛；风为阳邪，善行而数变，故疼痛乍发乍止、举发不时。其次多由情志郁结，肝气失调，郁而化火，肝火上犯，以致面部疼痛，如烧如灼。若面痛反复发作，多年不愈，必致气血亏损，脉络瘀滞而作痛。

**主穴**・颧髎、翳风、下关、合谷、太冲。

**配穴**・眼支痛加攒竹、丝竹空；上颌支痛加迎香、下关；下颌支痛加承浆、地仓、颊车。

**方法**・面部诸穴可透刺，但刺激强度不宜过大，亦可用电针，低频率弱刺激。

3. **面瘫**・俗称口眼㖞斜。任何年龄均可发病，但以青壮年为多见。本病发病急速，为单纯性的一侧面颊筋肉弛缓，无半身不遂、神志不清等症状。本病多由络脉空虚，风寒、风热之邪乘虚侵袭面部筋脉，以致气血阻滞，肌肉弛缓不收而成面瘫。

**主穴**・阳白透鱼腰、四白透迎香、地仓透颊车、翳风、合谷。

**配穴**・耳后、耳下疼痛，为病及少阳，加阳陵泉、外关；舌前2/3味觉异常，为病及阳明，加足三里；面肌跳动痉挛，为病横肝血，加三阴交、太冲、风寒证加风池；风热证加曲池；气血不足加足三里；瘀血阻络加局部阿是穴；人中沟歪斜加水沟；鼻唇沟浅加迎香；闭目困难加昆仑；流泪加承泣；听觉过敏加听宫、中渚。

**方法**・合谷选取健侧。在急性期，面部穴位手法不宜过重，针刺不宜过深，取穴不宜过多，肢体远端的腧穴行泻法且手法宜重。在恢复期，面部穴位刺激量可适度增加，可行灸法、拔罐法或刺络拔罐、电针法等。拔罐以闪罐为主，按照面部肌肉的走行，向上向外闪拔。

4. **面肌痉挛**・又称面肌抽搐，表现为一侧面部不自主抽搐。抽搐呈阵发性且不规则，程度不等，可因疲倦、精神紧张及自主运动等而加重。起病多从眼轮匝肌开始，然后涉及整个面部。本病多在中年后发生，常见于女性。

**主穴**・① 眼轮匝肌痉挛：攒竹、鱼腰、承泣、瞳子髎、翳风、合谷、内庭、昆仑。② 口轮匝肌痉挛：阿是穴、颧髎、迎香、地仓、颊车、翳风、合谷、后溪、内庭、太冲。

**配穴**・肝血亏虚加肝俞、血海；肝气抑郁加期门、膻中；风痰阻络加风池、丰隆；风寒侵袭加大椎、风门。

**方法**・阿是穴即在面部寻找扳机点；翳风采用提插手法，以患者有强烈的触电感为佳。

5. **颞下颌关节紊乱综合征**・是口腔颌面部最常见的疾病，发病机制尚未完全明了。本病的主要临床表现为关节区疼痛、运动时关节弹响、下颌运动障碍等。多数属关节功能失调，预后良好，但极少数病例也可发生器质性改变。

**主穴**・阿是穴、下关、颊车、听宫、合谷、足三里。

**配穴**・头晕加风池、百会；耳鸣加耳门、太溪。

**方法**・阿是穴在下颌关节局部明显压痛点选穴，与颊车配合，接电针，疏密波，刺激10～20分钟。

6. **落枕**・指急性单纯性颈项强痛，活动受限的一种病证，又称颈部伤筋。本病多见于成年人，儿童罹患极少，在老年人则往往是颈椎病变的反映，并有反复发作的特点。本病多由睡眠姿势不当，枕头高低不适，使颈部骨节筋肉遭受长时间的过分牵拉而发生的痉挛所致。亦有因颈部扭伤，或感受风寒，以致局部经脉气血阻滞而成颈项强痛者。

**主穴**・落枕穴、大椎、后溪、外劳宫。

**配穴**・病及太阳经加天柱、肩外俞；病及少阳经加风池、外关。

**方法**・先针落枕穴，强刺激，令患者转动颈部，再针其他穴。如有感受风寒史，颈部穴位可加艾灸；若由颈项部过度扭转所致可点刺放血，加拔罐。

7. **项痹**・本病为正虚劳损，筋脉失养，或风寒湿热等邪气闭阻经络，影响气血运行，以项部经常疼痛麻木，连及头、肩、上肢，并伴有眩晕等为主要表现的疾病。根据该病的临床表现特点，与西医颈椎病关系密切。

**主穴·**阿是穴、颈夹脊、天柱、大椎、后溪。

**配穴·**督脉、足太阳经证加风府、昆仑;神经根型出现手太阳经证加小海、少泽、关冲;手阳明经证加肩髃、曲池、合谷、商阳、中冲;椎动脉型出现耳鸣耳聋加听宫、外关。

**方法·**局部阿是穴可刺络拔罐或用灸法;手指麻木可在相应的井穴或十宣穴上点刺放血。

8. **漏肩风·**又称"肩凝症",因患者年龄多在50岁左右,故又有"五十肩"之称。本病以单侧或双侧肩关节酸重疼痛,运动受限为主症,近代称为肩关节周围炎。本病多因营卫虚弱,筋骨衰颓,复因局部感受风寒,或劳累闪挫,或习惯偏侧而卧,筋脉受到长期压迫,遂致气血阻滞而成肩痛。肩痛日久,由于局部气血运行不畅,蕴生湿热,以致患处发生轻度肿胀,甚则关节僵直,肘臂不能举动。

**主穴·**肩髃、肩髎、肩贞、肩前、阿是穴、曲池、阳陵泉、条口。

**配穴·**手太阳经证加后溪、手阳明经证加合谷;手少阳经证加外关;手太阴经证加列缺;风胜加风门、膈俞;寒盛加温针灸、隔姜灸;湿盛加阴陵泉、足三里。

**方法·**先刺下肢远端穴,做较长时间较强捻转提插手法,行针时鼓励患者缓缓运动肩关节。肩部穴位要求刺入肩关节,有强烈的针感,可加灸法、电针法。

9. **肘劳·**本病多见于从事旋转前臂和屈伸肘关节的劳动者,如木工、钳工、水电工、矿工及网球运动员等。病因主要为慢性劳损。前臂在反复地做拧、拉、旋转等动作时,可使肘部的筋脉慢性损伤,迁延日久,气血阻滞,脉络不通,不通则痛。肘外部主要归手三阳经所主,故手三阳经筋受损是本病的主要病机。

**主穴·**曲池、手三里、阿是穴、肘髎。

**配穴·**手阳明筋证加合谷;手太阳筋证加小海、阳谷;手少阳筋证加天井、外关;上臂酸痛加手三里;前臂酸痛加外关。

**方法·**在局部压痛点采用多向透刺、齐刺、围刺法,针尖应抵达肌腱止点及腱膜下间隙,电针的阳极应接此点。围刺时,在痛点2 cm范围内向四周斜刺,针尖要向痛点方向并抵达痛点。

10. **腱鞘炎·**肌腱长期过度摩擦,即可发生肌腱和腱鞘的损伤性炎症,引起肿胀,称为腱鞘炎。若不治疗,便有可能发展成永久性活动不便。

**主穴·**阿是穴。

**配穴·**屈指肌腱狭窄性腱鞘炎加合谷、内关、外关;桡骨茎突狭窄性腱鞘炎加阳溪、列缺、合谷。也可辨经配穴,手太阴、手阳明经证加阳溪、列缺;手厥阴经证加大陵;手少阳、手阳明经证加阳池、合谷;手太阴经证加鱼际、太渊。

**方法·**首先按照受累肌腱寻找压痛点,阿是穴以压痛点为中心,向四周透刺2~4针,或进行围刺,可用电针、温针灸法、艾灸法。

11. **足跟痛·**指足跟一侧或两侧疼痛,不红不肿,行走不便,又称脚跟痛。是由于足跟的骨质、关节、滑囊、筋膜等处病变引起的疾病。常见的为跖筋膜炎,往往发生在久立或行走者,因长期、慢性轻伤引起。侧位X线片显示跟骨骨刺。但是有骨刺不一定有足跟痛,跖筋膜炎不一定有骨刺。

**主穴·**阿是穴、太溪。

**配穴·**跖肌筋膜炎加照海;跟下脂肪垫不全加仆参;跟管综合征出血、跖神经损伤时加照海、然谷、公孙、隐白;胫神经根内侧损伤加大钟、水泉、然谷;跟腱滑囊炎,可用较粗的毫针穿刺,放出囊内液体,或用注射针抽干积液。

**方法·**阿是穴选择压痛点,并加电针,可加艾灸法、温针灸法。

12. **扭伤·**本病是指四肢关节或躯体部位的软组织(如肌肉、肌腱、韧带等)损伤,而无骨折、脱臼、皮肉破损等。临床主要表现为损伤部位疼痛、肿胀和关节活动受限,多发于腰、踝、膝、肩、腕、肘、髋等部位。

**主穴·**肩部取肩髃、肩髎、肩贞;肘部取曲池、小海、天井;腕部取阳溪、阳池、阳谷;腰部取肾俞、腰阳关、委中;髀部取环跳、秩边、承扶;膝部取膝眼、梁丘、阳关;踝部取解溪、昆仑、丘墟。

**配穴·**膈俞、血海。

**方法·**先取远端穴位,行较强的捻转提插泻法,持续运针1~3分钟,同时嘱患者活动扭伤的关节,然后针刺局部穴位,局部穴位刺激手法宜轻柔,强度不宜过重。

13. **腰痛·**又称"腰脊痛",疼痛的部位或在脊中,或在一侧,或两侧俱痛,是临床上常见的证候之一。分为急性和慢性腰痛。本证多见于腰部软组织损伤、腰椎病变、风湿性疾病及脊柱病变等。

**主穴**·肾俞、大肠俞、腰阳关、委中。

**配穴**·寒湿加命门、阳陵泉；劳损加膈俞、次髎；肾虚加志室、太溪；急性腰痛先针腰痛穴；慢性腰痛加温针灸。

**方法**·在治急性腰痛时，先针腰痛穴，边留针边转动腰部，留针 20 分钟，取针后再针腰部穴位。留针 20 分钟，每日或隔日 1 次。急性腰痛，5 次为一疗程；慢性腰痛，10 次为一疗程。

14. **坐骨神经痛**·是以坐骨神经通路及分布区域疼痛为主的综合征。坐骨神经痛的绝大多数病例是继发于坐骨神经局部及周围结构的病变对坐骨神经的刺激压迫与损害，称为继发性坐骨神经痛；少数系原发性，即坐骨神经炎。

**主穴**·环跳、风市、委中、阳陵泉、悬钟、昆仑。

**配穴**·腰骶部痛加次髎、殷门；太阳经痛加秩边、承山；少阳经痛加风市、外丘。

**方法**·殷门、环跳、委中、阳陵泉均采用提插法，以出现沿臀腿部足太阳经、足少阳经向下放射感为佳。

15. **骨痹**·骨痹属于五体痹之一。凡由六淫之邪侵扰人体筋骨关节，闭阻经脉气血，出现肢体沉重、关节剧痛，甚至发生肢体拘挛屈曲，或强直畸形者谓之骨痹。本病一年四季均可发病。发于周围关节者以女性居多。发于中枢关节者以青年男性居多。本病与痛痹、历节、痛风、热痹、鹤膝风、尪痹等的某些证型可能有所交叉，如果出现关节剧痛、肢节拘挛屈曲、强直畸形者均可列入本病范畴。本病与肾痹的关系甚为密切，可以是肾痹的初期或中期的发展阶段。

**主穴**·① 膝骨关节炎：阿是穴、犊鼻、内膝眼、血海、梁丘、阳陵泉。② 髋骨关节炎：阿是穴、环跳、秩边、阴廉。

**配穴**·肾虚髓亏加太溪、肾俞；阳虚寒凝加大椎、大杼；痰湿瘀阻加丰隆、阴陵泉；瘀血阻滞加膈俞、血海。

**方法**·阿是穴取局部压痛点，局部穴位可加电针、灸法或隔姜灸、温针灸。

16. **肌筋膜炎**·肌筋膜炎是指肌肉和筋膜的无菌性炎症反应，当机体受到风寒侵袭、疲劳、外伤或睡眠位置不当等外界不良因素刺激时，可以诱发肌肉筋膜炎的急性发作，肩颈腰部的肌肉、韧带、关节囊的急性或慢性的损伤、劳损等是本病的基本病因。由于在急性期没有得到彻底的治疗而转入慢性；或者由于患者受到反复的劳损、风寒等不良刺激，可以反复出现持续或者间断的慢性肌肉疼痛、酸软无力等症状。

**主穴**·阿是穴。

**配穴**·颈肌筋膜炎加天柱、肩井、天宗、巨骨、曲垣、肩外俞；背肌筋膜炎加肾俞、大肠俞、腰夹脊、秩边、会阳。

**方法**·局部阿是穴每次取 3～5 个穴，采用围刺、透刺，可刺络拔罐、温针灸、隔姜灸，或可用太乙神针、雷火神针灸法。

17. **骶尾痛**·本病是指脊椎下段尾骶骨部位作痛。或因肾脏精气亏耗，督脉受损，或寒湿侵袭，或血瘀气滞所致。疼痛常连及腰部，难以挺直。

**主穴**·阿是穴、承山。

**配穴**·骶髂关节加秩边、会阳、环跳、阳陵泉；腰骶韧带损伤加大肠俞、白环俞、委中；尾痛证加长强、秩边。

**方法**·阿是穴根据情况在痛点及周围选 2～3 个穴，采用围刺或合谷刺，可行灸法或电针。

18. **膝关节韧带损伤**·当膝关节遭受暴力产生非生理性活动，韧带被牵拉而超过其耐受力时，即会发生损伤。韧带损伤后一般均有小血管破裂出血，局部疼痛、肿胀，组织内出血，血肿，关节肿胀，活动障碍，压痛。

**主穴**·阿是穴、血海、梁丘、足三里。

**配穴**·内侧副韧带损伤加阴陵泉；外侧副韧带损伤加阳陵泉；交叉韧带损伤加委中、犊鼻。

**方法**·较轻的新伤急性期局部肿胀，毫针点刺或皮肤针重叩至微微出血。

19. **痿证**·指肢体痿弱无力，不能随意运动的一类病证。病因有外感与内伤两类。外感多由温热毒邪或湿热浸淫，耗伤肺胃津液而成。内伤多为饮食或久病劳倦等因素，损及脏腑，导致脾胃虚弱、肝肾亏损。本病以虚为本，或虚实错杂。临床虽以肺热津伤、湿热浸淫、脾胃虚弱、肝肾亏损、瘀阻络脉等证型常见，但各种证型之间常相互关联。

**主穴**·夹脊、手三里、足三里、脾俞、胃俞、阳陵泉、三阴交。

**配穴**·上肢加肩髃、曲池、外关、阳溪、合谷；下肢加环跳、髀关、梁丘、悬钟、解溪。

**方法**·夹脊穴向脊柱方向斜刺，可用电针、刺络拔罐。

#### （六）皮肤科疾病

**1. 蛇串疮**·是一种皮肤上出现成簇水疱，呈带状分布，痛如火燎的急性疱疹性皮肤病。因皮损状如蛇行，故名蛇串疮；因每多缠腰而发，故又称缠腰火丹；本病又称之为火带疮、蛇丹、蜘蛛疮等。

**主穴**·阿是穴、支沟、阳陵泉、行间、夹脊。

**配穴**·肝经郁热加太冲、侠溪；脾经湿热加大都、血海；瘀血阻络则根据皮疹部位不同加相应的穴位，颜面部加阳白、太阳、颧髎，胸胁部加期门、大包，腰腹部加章门、带脉；便秘加天枢；心烦加神门。

**方法**·皮损局部围刺、浅刺，在疱疹带的头尾各刺一针，两旁则根据疱疹带的大小选取 1～3 个点，向疱疹带中央沿皮平刺。或用三棱针点刺疱疹及周围，拔火罐，令每罐出血 3～5 ml。

**2. 瘾疹**·是一种皮肤出现红色或苍白色风团，时隐时现的瘙痒性、过敏性皮肤病。本病以皮肤上出现瘙痒性风团，发无定处，骤起骤退，消退后不留任何痕迹为临床特征。本病总因禀赋不耐，人体对某些物质过敏所致。可因卫外不固，风寒、风热之邪客于肌表；或因肠胃湿热郁于肌肤；或因气血不足，虚风内生；或因情志内伤，冲任不调，肝肾不足，而致风邪搏结于肌肤而发病。

**主穴**·肺俞、风池、膈俞、曲池、合谷、血海。

**配穴**·风寒束表加风门、列缺；风热犯表加风门、大椎；胃肠积热加内庭、天枢；血虚风燥加三阴交、风府；皮疹发于上半身加内关、商阳；发于下半身加风市、足三里；发于全身加风门、商阳、尺泽、大椎、大肠俞；恶心呕吐加中脘、内关；呼吸困难加气舍、天突。

**方法**·毫针浅刺。风门可加灸法；大椎、内庭、商阳、尺泽加点刺出血。

**3. 湿疹**·本病是一种常见的皮肤病，由于患病部位不同，而有不同名称，如发于面部的为"奶癣"（婴儿湿疹），发于耳部的为"旋耳疮"，发于阴囊部的为"肾囊风"，发于四肢肘弯、腘弯的为"四弯风"等。本病由于感受风热湿邪，皮肤经络受阻而成。急性湿疹以湿热为主。或久延失于治疗，血虚生风化燥，肌肤失却濡养而成慢性湿疹。

**主穴**·阿是穴、曲池、风市、血海、阴陵泉。

**配穴**·湿热浸润加三阴交、大椎；脾虚湿蕴加脾俞、肺俞；血虚风燥加膈俞、足三里；阴囊湿疹加箕门、曲泉、蠡沟；肛门湿疹加长强、承山；肘、腘窝湿疹加尺泽、委中；面部湿疹加风池、颧髎。

**方法**·皮损局部围刺、浅刺或皮肤针叩刺出血。

**4. 痤疮**·是毛囊皮脂腺单位的一种慢性炎症性皮肤病，主要好发于青少年，对青少年的心理和社交影响很大，但青春期后往往能自然减轻或痊愈。临床表现以好发于面部的粉刺、丘疹、脓疱、结节等多形性皮损为特点。

**主穴**·阿是穴、四白、颧髎、肺俞、大椎、曲池、内庭。

**配穴**·肺经风热加少商、尺泽；湿热蕴结加中极、阴陵泉；痰湿瘀结加丰隆、膈俞；冲任失调加三阴交、公孙；脘腹胀满加中脘、天枢；便秘加天枢、支沟。

**方法**·阿是穴可在皮损明显的局部选择，也可在肩背部选择阳性反应点。皮损局部可行多针围刺，也可用梅花针叩刺，或点刺出血加闪罐；肩背部反应点可行刺络拔罐法或挑刺法；肺俞、大椎可刺络拔罐；少商、尺泽可点刺出血。

**5. 扁疣**·本病是由人乳头状瘤病毒感染引起的，好发于青少年的病毒感染性疾病。临床表现为肤色或粉红色的扁平丘疹，多见于面部和手背，无明显的自觉症状，病程慢性。可通过直接或间接的接触传染。

**主穴**·阿是穴、合谷、曲池。

**配穴**·风热蕴结加风池、尺泽；毒聚瘀结加血海、太冲；扁平疣个数较多或全身泛发者加肺俞、风池、血海、膈俞；疣体局限者可根据所在部位的经络配邻近穴 1～2 个。

**方法**·阿是穴选取"母疣"（指最先长出或体积最大者），用 26～28 号 0.5～1 寸较粗的毫针，在母疣中心快速进针至疣底部，大幅度捻转提插数次，然后摇大针孔，迅速出针，放血 1～2 点，再压迫止血;若疣体较大,在疣体上下左右四面与正常皮肤交界处各刺1针,以刺穿疣体对侧为度,施用同样手法,可每周2次。

**6. 黄褐斑·** 也称肝斑,为面部的黄褐色色素沉着。多对称蝶形分布于颊部。多见于女性,血中雌激素水平高是主要原因,其发病与妊娠、长期口服避孕药、月经紊乱有关。临床常见为黄褐或深褐色斑片,常对称分布于颧颊部,也可累及眶周、前额、上唇和鼻部,边缘一般较明显。无主观症状和全身不适。色斑深浅与季节、日晒、内分泌因素有关。精神紧张、熬夜、劳累可加重皮损。

**主穴·** 阿是穴、颧髎、迎香、膈俞、肝俞、合谷、血海、三阴交。

**配穴·** 肝郁气滞加太冲、膻中;肝肾不足加肾俞、太溪;脾虚湿困加脾俞、阴陵泉;气滞血瘀加太冲、内关。

**方法·** 皮损局部用细毫针围刺。

**7. 雀斑·** 为发生在面部皮肤上的黄褐色点状色素沉着斑,系常染色体显性遗传。日晒可诱发和加重皮损。多在3~5岁出现皮损,女性较多,其数目随年龄增长而逐渐增加。好发于面部,特别是鼻部和两颊,可累及颈、肩、手背等暴露部位,非暴露部位无皮疹。损害为浅褐或暗褐色针头大小到绿豆大斑疹,圆形、卵圆形或不规则。散在或群集分布,孤立不融合,无自觉症状。夏季经日晒后皮疹颜色加深、数目增多,冬季则减轻或消失。常有家族史。

**主穴·** 印堂、颧髎、合谷、血海、三阴交。

**配穴·** 肾阴不足加太溪、肾俞;风火相搏加风池、曲池。

**方法·** 毫针常规刺法。

**8. 斑秃·** 本病是指头皮部突然发生斑状脱发,又称"油风"。本病往往于精神过度紧张后发生。严重者头发全部脱落,甚至累及眉毛、胡须、腋毛、阴毛等。本病多因肝肾不足,营血不能荣养皮肤,以致毛孔开张,风邪乘虚袭入,风胜血燥;或因肝气郁结,气机不畅,以致气滞血瘀,发失所养而成。

**主穴·** 阿是穴、百会、风池、膈俞、太渊。

**配穴·** 肝肾不足加肝俞、肾俞;气滞血瘀加太冲、血海;血虚风燥加足三里、血海。

**方法·** 局部阿是穴在斑秃部位,用梅花针叩刺,

使之微微出血。

**9. 神经性皮炎·** 又称慢性单纯性苔藓。是以阵发性皮肤瘙痒和皮肤苔藓化为特征的慢性皮肤病。为常见皮肤病,多见于成年人,儿童一般不发病。中医学认为,情志内伤、风邪侵扰是本病的诱发因素,营血失和、气血凝滞则为其基本病机。

**主穴·** 阿是穴、曲池、血海、膈俞。

**配穴·** 风热侵袭加外关、合谷;肝郁化火加行间、侠溪;风湿蕴肤加合谷、阴陵泉;血虚风燥加足三里、三阴交。如发于后项部足太阳膀胱经,可加天柱、风门;发于前阴部位属足厥阴经,可加蠡沟、太冲;发于肛周属督脉,可加长强、承山;发于肘部属手少阳经,可加外关、清冷渊。

**方法·** 皮损阿是穴用围刺,针尖指向皮损中心平刺,或梅花针叩刺,或刺络拔罐,并可用灸法。

**10. 瘙痒症·** 瘙痒是一种仅有皮肤瘙痒而无原发性皮肤损害的皮肤病症状。根据皮肤瘙痒的范围及部位,一般分为全身性和局限性两大类。中医学认为禀赋不耐,血热内蕴,外感之邪侵袭,血热生风;或久病体虚,风邪侵袭,血虚生风;饮食不节,损伤脾胃,湿热内生,化热生风,内不得泄,外不得透达,遏于肌表,上述因素均可导致本病。

**主穴·** 风门、风市、膈俞、曲池、血海、神门。

**配穴·** 风热血热加风池、大椎;湿热内蕴加中极、阴陵泉;血虚风燥加足三里、三阴交;脾虚卫弱加脾俞、肺俞;老年性瘙痒加养老、太溪;冬季瘙痒加大椎、三阴交;夏季瘙痒加水道、尺泽。

**方法·** 背部穴位、局部阿是穴均可拔罐或刺络拔罐。

### (七)五官科及口腔科疾病

**1. 耳鸣耳聋·** 耳鸣、耳聋都是听觉异常的症状。耳鸣是指自觉耳内鸣响,耳聋是指听力减退或听觉丧失,耳鸣常常是耳聋的先兆。两者在病因及治疗方面大致相同,故合并论述。本证可分虚实两类。如因暴怒惊恐,肝胆火旺,以致少阳经气闭阻;或痰热郁结,壅遏清窍者属实证。如因肾精亏耗,精气不能上达于耳者属虚证。

▶ **实证**

**主穴·** 听宫、翳风、中渚、侠溪。

**配穴·** 风邪侵袭加风池、外关;肝火上扰加行间、

足窍阴；痰火壅结加丰隆、内庭；气滞血瘀加内关、太冲。

**方法**·耳周腧穴的针感以向耳底或耳周传导为佳。

▶ **虚证**

**主穴**·听会、照海、太溪。

**配穴**·气血亏虚加足三里、脾俞；肾精亏损加肾俞、三阴交。

**方法**·听会平补平泻，以针感向耳底或耳周传导为佳。

2. **牙痛**·为口腔疾患中常见的症状。遇冷、热、酸、甜等刺激时加剧。本证有虚实之分，实痛多因胃火、风火引起，虚痛多由肾阴不足所致。手、足阳明脉分别入上、下齿，大肠、胃腑有热，或风邪外袭经络，郁于阳明而化火，火郁循经上炎而引起牙痛。肾主骨，齿为骨之余，肾阴不足，虚火上炎亦可引起牙痛。亦有多食甘酸、口腔不洁、垢秽蚀齿而作痛的。

**主穴**·颊车、下关、合谷。

**配穴**·风火牙痛加外关、风池；胃火牙痛加内庭、二间；肾虚牙痛加太溪、行间；上牙痛加厉兑；下牙痛加商阳。

**方法**·合谷持续行针1～2分钟；内庭、厉兑、商阳可点刺出血。

3. **鼻鼽**·是指由于脏腑虚损、卫表不固所致的，以突发和反复发作的鼻痒、喷嚏、流清涕、鼻塞等为主要特征的鼻部疾病。本病为临床上较常见或多发的疾病，可常年发病，也可呈季节性发作。本病多由脏腑虚损，正气不足，腠理疏松，卫表不固，风邪、寒邪或异气侵袭，寒邪束于皮毛，阳气无从泄越，故喷而上出为嚏。肺气虚寒，卫表不固，则腠理疏松，乘虚而入；脾为后天之本，化生不足，鼻窍失养，外邪或异气从口鼻侵袭；肾阳不足，则摄纳无权，气不归元，温煦失职，腠理、鼻窍失于温煦；肺经素有郁热，肃降失职，邪热上犯鼻窍，邪聚鼻窍，邪正相搏，肺气不宣，津液骤停，致喷嚏、流鼻涕、鼻塞等，发为鼻鼽。

**主穴**·迎香、口禾髎、阿是穴、肺俞、足三里。

**配穴**·肺气虚寒加太渊、气海；脾气虚弱加脾俞、气海；肾阳不足加命门、肾俞。

**方法**·迎香宜向上斜刺，捻转泻法，持续行针，使局部有强烈的酸胀感，患者立即感到鼻腔通畅为

度，留针期间多次行针。阿是穴在颧髎外，沿颧骨下缘向外后1 cm为进针点，将针向上后方刺入，做小幅度的捻转，进针1.5寸，然后做轻而小幅度的提插，当麻电感传导到鼻腔时，立即出针，如无此针感，可调整方向和深度，直至出现上述针感为度。

4. **鼻窒**·是指以长期鼻塞、流涕为特征的慢性鼻病。多因脏腑虚弱，邪滞鼻窍所致，鼻塞可呈交替性、间歇性、持续性，可伴有流涕、头痛、嗅觉下降等症状。本病多为脏腑虚弱，邪滞鼻窍所致，尤以肺脾虚弱及气滞血瘀为多。多因素体肺脾虚弱，伤风鼻塞反复发作，或因鼻窍附近病灶或自身的异常累及其功能所致。也可因邪气久滞，肺经伏热致发病。

**主穴**·迎香、鼻通、内迎香、阿是穴、合谷。

**配穴**·肺经蕴热加商阳、尺泽；脾肺气虚加脾俞、肺俞。

**方法**·迎香宜斜向上透刺鼻通穴，捻转泻法；持续行针，使局部有强烈的酸胀感，患者即刻感觉鼻腔通畅为度，留针期间多次行针。内迎香用三棱针点刺放血；阿是穴在颧髎外，沿颧骨下缘向外后1 cm为进针点，将针向上后方刺入，做小幅度的捻转，进针1.5寸，然后做轻而小幅度的提插，当麻电感传导到鼻腔时，立即出针。

5. **鼻衄**·即鼻出血，是多种疾病的常见症状。血液不循常道，上溢鼻窍，渗于血络外，谓之鼻衄。一般以小量出血称"鼻衄"，严重出血不止称"鼻洪"。肺气通于鼻，足阳明之脉起于鼻之交频中，如风热袭肺，或嗜食肥甘以致胃火炽盛，均能导致血热妄行而为鼻衄。或因肝肾阴虚，虚火上炎，血随火升，从清窍溢出。亦有因外伤而致者。

**主穴**·迎香、上星、印堂、天府、孔最。

**配穴**·肺经风热加少商、尺泽、大椎；胃热炽盛加内庭、合谷；肝火上逆加行间、侠溪；阴虚火旺加太溪、太冲；脾虚气弱加足三里、脾俞、关元。

**方法**·毫针常规刺法。热盛者尺泽、大椎刺络拔罐。

6. **鼻渊**·以鼻流腥臭脓涕、鼻塞、嗅觉减退为主症，又名"脑渗""脑漏"。肺开窍于鼻，鼻渊的发生，与肺经受邪有关。有因风寒袭肺，蕴而化热，肺气失宣，而致鼻塞。风邪解后，郁热未清，酿为浊

液,壅于鼻窍,则发为鼻渊。亦有因肝胆火盛,土犯清窍引起鼻渊者。

**主穴**·迎香、印堂、鼻通、通天、列缺、合谷。

**配穴**·肺经风热加尺泽、少商;胆腑郁热加侠溪、头临泣;脾胃湿热加曲池、阴陵泉;肺气虚寒加肺俞、气海;脾气虚弱加百会、足三里。

**方法**·少商、头临泣可点刺出血;百会、肺俞、足三里可加灸。

7. **喉痹**·是指以咽部红肿疼痛,或干燥、异物感,或咽痒不适,吞咽不利等为主要临床表现的疾病。本病的形成,多因起居不慎,肺卫失固,致风热邪毒乘虚侵犯,由口鼻而入直袭咽喉,以致咽部红肿疼痛而发为风热喉痹。若因失治误治,或平素肺胃积热,则邪热传里而出现肺胃热盛的重症。素体虚寒者,风寒之邪犯于皮毛,内应于肺,壅结于咽喉,则可表现为风寒喉痹。

▶ **急性喉痹**

**主穴**·廉泉、阿是穴、天突、少商、关冲、内庭。

**配穴**·风热喉痹加风池、商阳;风寒喉痹加肺俞、风门;肺胃热盛加商阳、厉兑;口苦咽干、牙龈红肿加侠溪、曲池;发热甚加耳尖。

**方法**·少商、关冲、商阳、耳尖均点刺出血;阿是穴在咽喉壁红肿处选穴,用粗长针、毫针于局部黏膜浅表点刺5~6次,出血少许。

▶ **慢性喉痹**

**主穴**·廉泉、阿是穴、天突、太溪、照海、列缺。

**配穴**·虚火上炎加鱼际、三阴交;痰瘀阻络加丰隆、三阴交;咽干重者加太溪、三阴交。

**方法**·在咽喉壁上选取阿是穴,用毫针轻轻点刺5~6次,出血少许。

8. **乳蛾**·以咽喉两侧喉核(即扁桃体)红肿疼痛,形似乳头,状如蚕蛾为主要症状的喉病。发生于一侧的称单乳蛾,双侧的称双乳蛾。乳蛾多由外感风热,侵袭于肺,上逆搏结于喉核;或平素过食辛辣炙煿之品,脾胃蕴热,热毒上攻喉核;或温热病后余邪未清,脏腑虚损,虚火上炎等引起。

▶ **风热乳蛾**

**主穴**·天容、大椎、风池、尺泽、合谷、少商。

**配穴**·外感风寒加曲池、商阳;肺胃热盛加内庭、鱼际;喉核红肿疼痛、高热加耳尖、耳背静脉、商阳;腹胀便秘加天枢;成脓后可加局部阿是穴。

**方法**·天容向咽喉方向斜刺;大椎、尺泽、少商、商阳、耳尖、耳背静脉点刺出血。当扁桃体化脓成熟后,用三棱针点刺局部以排脓。

▶ **虚火乳蛾**

**主穴**·天容、太溪、照海、合谷、鱼际。

**配穴**·肺阴虚加肺俞、三阴交;肾阴虚加肾俞、三阴交;失眠多梦加神门、四神聪。

**方法**·天容向咽喉方向斜刺。

## (八) 眼科疾病

1. **目赤肿痛**·为多种眼疾中的一个急性症状,俗称"红眼"或"火眼"。根据其临床症状,有"风热眼""天行赤眼"等名称。本症多因外感风热之邪,致经气阻滞,火郁不宣;或因肝胆火盛,循经上扰,以致经脉闭阻,血壅气滞而成。

**主穴**·风池、睛明、太阳、合谷、耳尖。

**配穴**·外感风热加曲池、外关;肝胆火旺加行间、侠溪。

**方法**·太阳、耳尖可点刺放血。

2. **针眼(睑腺炎)**·本病主要症状在于眼睑发生硬结,形如麦粒,痒痛并作,又称"麦粒肿"。本病有因外感风热客于眼睑者;有因过食辛辣炙煿等物,以致脾胃湿热上攻于目者。两者均使营卫失调,气血凝滞,热毒壅阻于眼睑皮肤经络之间,发为本病。

**主穴**·攒竹、风池、承泣、合谷、内庭。

**配穴**·脾胃蕴热加阴陵泉;外感风热加外关;热毒炽盛加大椎、曲池、行间;脾虚湿热加曲池、阴陵泉;睑腺炎在上睑加睛明,在外眦加瞳子髎、丝竹空,在两眦之间上睑加鱼腰,下睑加四白。

**方法**·攒竹宜透鱼腰,丝竹空,或与太阳、耳尖同施点刺出血法;内庭用强刺激重泻手法,可点刺出血。

3. **胞轮振跳**·上胞或下睑不能自控地搐惕瞤动的一种疾病,俗称眼皮跳或眼眉跳,多见于成年人。若偶尔发生,不需治疗,可以自愈;若跳动过频或久跳不止,则须调治。

**主穴**·鱼腰、承泣、神门、合谷、太冲、足三里。

**配穴**·心脾两虚加心俞、脾俞;血虚生风加膈俞、肝俞;上胞振跳加攒竹、丝竹空;下胞振跳加四白、颧髎。

**方法·**鱼腰可向攒竹和丝竹空透刺。太冲用泻法,神门、足三里用补法,眼周穴平补平泻法。

**4. 上胞下垂·**以上眼睑下垂,遮挡瞳孔,影响视物为特征。发病有先天、后天、单侧、双侧之分。由于先天禀赋不足,肾气虚弱,以致眼睑松弛。有因风邪外袭,筋脉失和,或因脾虚气弱,肌肉弛纵所致。外伤损及筋脉亦可引起本病。

**主穴·**鱼腰、阿是穴、攒竹、丝竹空、昆仑。

**配穴·**肝肾不足加肝俞、肾俞;脾虚气弱加百会、足三里、脾俞;风邪袭络加合谷、风池。

**方法·**鱼腰、攒竹、丝竹空既可相互透刺,也可其余二穴均向鱼腰透刺;阿是穴在上睑选1～2个点,提起上眼睑平刺,勿刺伤眼球。

**5. 近视·**是一种屈光不正的眼病。外观眼部一般无明显异常,只是患者对远距离的物体,辨认发生困难,即近看清楚,远视模糊,古称"能近怯远"症。发病年龄常见于青少年。形成近视的原因很多,以阅读、书写、近距离工作时的照明不足,姿势不正,持续时间过久为主要因素。肝藏血,开窍于目,目得血而能视,如久视伤血,目失所养,发为本病。此外,禀赋不足也是本病的原因之一。

**主穴·**睛明、承泣、太阳、风池、养老、光明。

**配穴·**肝肾亏虚加肝俞、肾俞;脾虚气弱加脾俞、足三里;心阳不足加心俞、膈俞。

**方法·**睛明、承泣位于目眶内,针刺应注意选择质量好的细针,固定眼球,轻柔进针,出针时较长时间按压针孔。

**6. 青盲·**本病外眼端好,一如常人,仅自觉视力缓慢下降,而至不辨人物,不分明暗,是为青盲。本病多因肝肾阴亏,精血耗损,精气不能上荣,目失涵养;或心营亏损,神气虚耗,以致神光耗散,视力缓降。

**主穴·**球后、睛明、风池、光明。

**配穴·**肝气郁结加肝俞、太冲;气血瘀滞加合谷、膈俞;肝肾亏虚加肝俞、肾俞。

**方法·**球后、睛明均位于目眶内,应注意避免伤眼眶内重要的组织和血管。

**7. 暴盲·**平素眼无他病,一眼或两眼骤然失明,故称暴盲。本病多因暴怒,肝阳上亢,精明失用;或气滞血瘀,气血不能运精于目而致。

**主穴·**睛明、球后、承泣、太阳、上星、风池、光明、

太冲。

**配穴·**气滞血瘀加合谷、膈俞;肝阳化风加行间、太溪;气血两虚及三阴交、足三里。

**方法·**眼区穴位操作要轻柔,应注意避免刺伤眼眶内重要的组织和血管。

**8. 视疲劳综合征·**又称视力疲劳、眼疲劳综合征,是长时间用眼所引发的视觉疲劳进而产生的一系列综合症状,从视觉疾病,到大脑、颈椎及全身心的不良症状(其中主要包括眼干、眼疼、视力下降、青光眼、白内障、致盲,以及头晕、颈椎病、心情烦躁、恶心等症状),严重的最终产生过劳死或心脏病猝死。中医学认为,肝开窍于目,故本病属于肝劳范畴,多由久视劳心伤神,耗伤气血,目中经络涩滞;或劳瞻竭视,筋经张而不弛,肝肾精血亏耗,精血不足,筋失所养,调节失司,发为本病。

**主穴·**睛明、太阳、翳明、合谷、养老、三阴交。

**配穴·**肝肾不足加肝俞、肾俞;气血亏虚加气海、膈俞;头额闷痛加头维、印堂;眼眶、眉棱骨痛加攒竹、鱼腰、丝竹空;心烦欲呕加内关、劳宫;头晕目眩加风池、百会;心悸加内关、神门;眼睛干涩加太溪、水泉。

**方法·**眼区穴位操作要轻柔,应注意避免刺伤眼眶内重要的组织和血管,出针后用干棉球按压以防出血。

## (九)急症

**1. 心绞痛·**是冠状动脉供血不足,心肌急剧的暂时缺血与缺氧所引起的以发作性胸痛或胸部不适为主要表现的临床综合征。心绞痛是心脏缺血反射到身体表面所感觉的疼痛,特点为前胸阵发性、压榨性疼痛,可伴有其他症状,疼痛主要位于胸骨后部,可放射至心前区与左上肢,劳动或情绪激动时常发生,每次发作持续3～5分钟,可数日1次,也可1日数次,休息或用硝酸酯类制剂后消失。本病多见于男性,多数40岁以上,劳累、情绪激动、饱食、受寒、阴雨天气、急性循环衰竭等为常见诱因。

**主穴·**心俞、内关、厥阴俞、郄门。

**配穴·**膻中、足三里、阳陵泉。

**方法·**留针20分钟,每日1次。

**2. 胆绞痛·**由于胆囊或胆管内结石移动,造

成胆囊管或胆总管的暂时性梗阻而引起的绞痛。表现为上腹持续性疼痛,阵发性加重,放射到肩背或胸部,伴恶心呕吐。如果同时并发胆道感染,可随之发生寒战、发热、黄疸。

**主穴**·中脘、阳陵泉、日月。

**配穴**·胆俞、太冲、足三里。

**方法**·进针后强刺激,留针30分钟,每隔10分钟刺激1次。

3. **胆道蛔虫症**·是肠道蛔虫病中最严重的一种并发症。多见于6～8岁学龄儿童、农民和晚期孕妇。它是由各种原因引起的肠道蛔虫运动活跃,并钻入胆管而出现的急性上腹痛或胆道感染。发作时患者疼痛难以忍受,大哭大叫,十分痛苦。若治疗措施跟不上,晚期患者可出现不同程度的脱水和酸中毒,甚至危及生命。

**主穴**·迎香、阳陵泉。

**配穴**·水沟、胆囊穴。

**方法**·针迎香时向四白透刺、强刺激,留针时取间歇刺激,直至绞痛缓解。

4. **急性胃痛**·胃痛是临床上常见的一种症状,多见于急、慢性胃炎,胃、十二指肠溃疡病,胃神经症,也见于胃黏膜脱垂、胃下垂、胰腺炎、胆囊炎及胆石症等病。急性胃痛发病急,变化快,病情重。患者感觉胃部剧痛,同时伴随呃逆、胀气、恶心、呕吐、腹泻、胸闷等症。多因工作过度紧张、食无定时、吃饱后马上工作或做运动、饮酒过多、吃辣过度、经常进食难消化的食物等造成。

**主穴**·梁丘、内关、足三里。

**配穴**·中脘、阳陵泉。

**方法**·先针梁丘,再针其他穴位;留针时强刺激,直至疼痛缓解。

5. **肾绞痛**·通常指由于泌尿系结石尤其是输尿管结石导致的突然发作的肾区剧烈疼痛。急性肾绞痛大多是结石所致,而且大部分发生于输尿管结石,故所谓的肾绞痛其实很大一部分是输尿管绞痛。肾绞痛不是一个独立的疾病,是由于多种原因导致的肾盂或者输尿管平滑肌痉挛所致,其发病没有任何先兆,疼痛程度甚至可以超过分娩、骨折、创伤、手术等。

**主穴**·肾俞、照海、太溪。

**配穴**·中极、京门、三阴交。

**方法**·采用强刺激直至绞痛缓解。

6. **晕厥**·晕厥是指骤起而短暂的意识和行动的丧失,其特征为突然感到眩晕、行动无力,迅速失去知觉而晕倒,数秒至数分钟后恢复清醒。

**主穴**·水沟、内关。

**配穴**·丰隆、合谷、足三里、涌泉。

**方法**·留针时间歇刺激,约30分钟。

7. **中暑**·古称"中暍",俗称"发痧"。盛夏季节,天气炎热,在高温环境中劳作或烈日下远行,或在车船、剧院等公共场所,人群拥挤,缺乏必要的防暑降温措施,体质虚弱及过度劳累,往往发生中暑。但见头晕、头痛、懊侬、呕恶者称"伤暑",猝然昏倒者称"暑厥",兼见抽搐者称"暑风"。本病的发生,多因体质虚弱,感受暑热、湿浊。中暑时突然昏倒,类似中风,但无口眼㖞斜、半身不遂,宜加鉴别。重证脱险后,亦有后遗四肢瘫痪者,但多为对称性,此由暑热消耗津液,筋脉失养所致,其病机亦与中风有别。

**主穴**·大椎、曲泽、合谷、内关、耳尖。

**配穴**·中暑阳证加风池、曲池、列缺、外关;中暑阴证以气虚为主者加气海、足三里、三阴交。头痛头晕加风池、太阳;恶心呕吐加中脘、天枢。

**方法**·大椎、曲泽、耳尖可点刺放血,大椎拔罐。

## (十) 其他病证

1. **肿瘤疼痛、发热及放化疗后不良反应**·肿瘤疼痛是指肿瘤压迫、侵犯有关组织神经所产生的疼痛,多为持续性,是中晚期肿瘤最重要的症状之一。肿瘤发热是肿瘤本身引起的非感染性发热,也是中晚期肿瘤最重要的症状之一。放化疗不良反应主要表现在两个方面,即骨髓抑制和胃肠道反应。

▶ **肿瘤疼痛**

**主穴**·阿是穴、合谷、太冲。

**配穴**·选择相应的背俞穴,如肺癌加肺俞、胃癌加胃俞等。

**方法**·在疼痛部位选择3～5个压痛最明显的点作为针刺治疗点。针刺点可随着疼痛部位的变化而调整,但每次治疗都选择最明显的压痛点,采用提插和捻转相结合的平补平泻法。

▶ **肿瘤发热**

**主穴**·关元、大椎、曲池、合谷、足三里。

**配穴**·实性发热加耳尖、内庭；虚性发热加复溜、膈俞。

**方法**·大椎刺络拔罐；足三里以补法为主，亦可用灸法，耳尖点刺出血。

▶ **放化疗后不良反应**

（1）胃肠道反应

**主穴**·中脘、天枢、内关、足三里。

**配穴**·食欲下降加胃俞、脾俞；腹泻加脾俞、神阙；口腔咽喉反应加列缺、照海、廉泉。

**方法**·常规针刺。神阙用灸法。

（2）骨髓抑制

**主穴**·气海、膈俞、脾俞、肾俞、大椎、足三里、悬钟。

**配穴**·心脾两虚加心俞三阴交；肝肾不足加太溪、太冲。

**方法**·针刺用补法为主，手法宜轻，或加用温针灸、灸法。

2. **戒断综合征**·本病是指停用或减少精神活性物质（如乙醇、阿片类、大麻、镇静催眠药、抗焦虑药、中枢兴奋剂、致幻剂等）的使用后所致的综合征，临床表现精神症状、躯体症状或社会功能受损。不同类型的精神活性物质的戒断症状有所不同，但多以烦躁不安、哈欠连作、流泪流涎等为主。

▶ **戒烟综合征**

**主穴**·百会、尺泽、丰隆、合谷、甜美穴（列缺与阳溪连线的中点）。

**配穴**·胸闷、气促、痰多加膻中、内关；咽部不适加天突、列缺、照海；心神不宁、烦躁不安加水沟、内关；精神萎靡加水沟、脾俞、足三里；肌肉抖动加风池、阳陵泉、太冲。

**方法**·甜美穴直刺 0.3 寸强刺激；可与合谷配合用电针。每日 1～2 次。

▶ **戒酒综合征**

**主穴**·百会、脾俞、胃俞、神门、足三里、三阴交。

**配穴**·烦躁不安、精神抑郁加水沟、心俞、内关；头昏、腰膝酸软加肝俞、肾俞；恶心呕吐加内关、中脘；腹痛、腹泻加天枢、上巨虚。

**方法**·常规操作。

3. **慢性疲劳综合征**·是一种身体出现慢性疲劳症状的病证，是长期（连续 6 个月以上）原因不明的强度疲劳感觉或身体不适。其症状包括发热、咽喉痛、淋巴结肿大、极度疲劳、失去食欲、复发性上呼吸道感染、小肠不适、黄疸、焦虑、抑郁、烦躁及情绪不稳、睡眠中断、对光及热敏感、暂时失去记忆力、无法集中注意力、头痛、痉挛、肌肉与关节痛。目前西医学认为本病与精神压力、不良生活习惯、脑和体力过度劳累及病毒感染等多种因素有关。

**主穴**·百会、关元、肾俞、足三里、三阴交、太冲。

**配穴**·脾气虚弱加气海、脾俞；肝脾不调加肝俞、脾俞；脾肾阳虚加脾俞、命门；失眠、多梦易醒加安眠、神门、照海、申脉；心悸、焦虑加内关、心俞；头晕、注意力不集中加风池、内关。

**方法**·百会、足三里、关元可灸，脾肾阳虚加灸法。

## 注意事项

·患者在过于饥饿、疲劳及精神紧张时，不宜立即进行针刺治疗，对身体瘦弱、气血亏虚的患者，应取卧位。针刺手法不宜过重。

·妇女怀孕 3 个月以内者，下腹部禁针；怀孕 3 个月以上者，腹部及腰骶部不宜针刺。三阴交、合谷、昆仑、至阴等穴有通经活血作用，孕妇禁针；即使在平时，妇女也应慎用，对有习惯性流产史者，尤需慎重。

·小儿囟门未合，其所在部位的腧穴，不宜针刺。

·有皮肤感染、溃疡、瘢痕或肿瘤的部位，不宜针刺。

·常有自发性出血或出血不止的患者，不宜针刺。

·在位于神经干或神经根部位的腧穴进行针刺时，如患者出现电击样放射感，应立即停针或退针少许，不宜再做大幅度反复捻转提插，以免损伤神经组织。

# 按 语

体针疗法是针灸疗法的主体，通过几千年的临床实践与近年来的理论总结，已形成了较为完整的理论体系，如经络学、腧穴学、刺法灸法学、针灸治疗学等，有效地指导着临床应用。

体针疗法的适应证非常广泛，能治疗内、外、妇、儿、五官、眼、皮肤、急症等科的多种常见病、多发病，但必须辨证、辨病、辨经络、辨部位，在此基础上精心配穴，结合手法技巧，精心施治，才能得到更为理想的疗效。

体针疗法对机体无损伤、无毒副作用，对人体功能有双向性调整作用，故易为患者接受。

该疗法除了用毫针以外，不需要任何条件、设备，方法简单，便于推广。

（吴耀持　张　健　王春晓　张峻峰　徐婧洁）

# 第5章
# 特定穴疗法

## 概　述

特定穴是指十四经中具有特殊治疗作用，并有特定称号的腧穴。包括在四肢肘、膝以下的五输穴、原穴、络穴、郄穴、八脉交会穴、下合穴；在胸腹、背腰部的背俞穴、募穴；在四肢躯干部的八会穴以及全身经脉的交会穴。

### 一、四肢部特定穴

#### （一）五输穴及其应用范围

十二经在肘膝关节以下各有5个重要经穴，分别名为井、荥、输、经、合，合称为五输穴。

关于五输穴的记载首见于《灵枢·九针十二原》"以上下所出为井，所溜为荥，所注为输，所行为经，所入为合"，但并未指出具体穴名和部位。《灵枢·本输》则详细地阐明了各经井、荥、输、经、合各穴的名称和具体位置，唯独没有手少阴心经，其后《针灸甲乙经》才补充完备。

古人把经气运行的过程用自然界的水流由小到大，由浅入深的变化来加以形容，即把五输穴按井、荥、输、经、合的顺序，从四肢末端向肘、膝方向依次排列。"井"穴多位于手足之端，喻作水的源头，是经气所出的部位，故名"所出为井"。"荥"穴多位于掌指关节或跖趾关节之前，喻作水流尚微，萦纡未成大流，是经气流行的部位，故名"所溜为荥"。"输"穴多位于掌指关节或跖趾关节之后，喻作水由小到大，由浅入深，是经气渐盛，由此注彼的部位，故名"所注为输"。"经"穴多位于腕、踝关节以上，喻作水流变大，畅通无阻，是经气正盛运行经过的部位，故名"所行为经"。"合"穴位于肘、膝关节附近，喻作江河水流汇入湖海，是经气由此深入，进而会合于脏腑的部位，故名"所入为合"。

五输穴是常用要穴，为古今医家所重视。临床上如井穴可用于治疗神志昏迷；荥穴可用于治疗热病；输穴可用于治疗关节痛；经穴可用于治疗喘咳；合穴可用于治疗六腑病证等，实际上就是《难经·六十八难》所说"井主心下满，荥主身热，输主体重节痛，经主喘咳寒热，合主逆气而泄"的具体运用。另外，《灵枢·顺气一日分为四时》也提出"病在脏者，取之井；病变于色者，取之荥；病时间时甚者，取之输；病变于音者，取之经；经满而血者，病在胃及以饮食不节得病者，取之于合"。更有根据季节因时而刺的记载，如《难经·七十四难》指出"春刺井，夏刺荥，季夏刺输，秋刺经，冬刺合"。

五输穴又配属五行，《灵枢·本输》指出：阴经的井穴属木，阳经的井穴属金。《难经·六十四难》补全了阴阳各经脉五输穴的五行属性，即"阴井木，阳井金；阴荥火，阳荥水；阴输土，阳输木；阴经金，阳经火；阴合水，阳合土"，均依五行相生规律而来。

五输穴为临床运用最为广泛的特定要穴，可谓灵活而生动。一般来说,其应用可以分为如下几个方面。

**1. 《黄帝内经》中的特殊用法** · 主要以《灵枢·顺气一日分为四时》所述的为中心内容,另外包括《灵枢·邪气脏腑病形》《灵枢·本输》《素问·咳论篇》等的有关叙述。如少商,局部点刺之,能泻脏热,疏通经脉中气血的凝滞,对治疗中风、热厥等病有特殊疗效;刺鱼际、二间,能清热镇咳平喘,临床常用于呼吸系统疾病的初发期;此外,足临泣治偏头痛,商丘治舌本强痛,足三里治胃脘疾病,阳陵泉治胆道疾病等,也是临床常用的穴位。

**2. 《难经》中的特殊用法** · 主要是依据《难经·六十七难》《难经·七十四难》有关内容进行的临床实践。如隐白治疗腹胀,厉兑治疗梦多,鱼际治疗肺炎,太渊治疗感冒所致的四肢重痛,尺泽治疗气喘,曲池合阳陵泉治疗高血压等。

**3. 子母补泻用法** · 主要包括本经母子穴补泻法和异经母子穴补泻法。① 本经母子穴补泻法:如肾虚取本经母穴金穴复溜补之;肝实取本经子穴火穴行间泻之。② 异经母子穴补泻法:如肝经虚证可用肾经阴谷穴,因为阴谷穴是合穴属水,水乃木之母,补水即补母;肝经实证,宜泻心经少府穴,因为少府是荥穴属火,木生火,泻火即为泻子。

**4. 生克制化用法** · 这是与子母补泻法相对的一种补泻法,也是利用相克及制化为原则进行施治的一种方法。比如临床上治疗肝病胁痛胸满、呕逆、脉弦者,可根据制化的原则,取用脾经的土穴太白,或同时灸脾俞穴,以实其脾气,防其肝病传脾,收到治未病的效果。又如"逆气而泄"或为肺病,或为肾病,可通过补足三里或曲池,使土旺而生肺金,并能克制肾中邪水,使肺虚之咳逆上气,大气下陷之泄泻,或肾虚水泛之喘咳、水泻等皆可得治,这是补土制水之法。此外,泻南补北法也是制化补泻的一种。比如肝实(东方实)肺虚(西方虚),应泻心经(南方火)少府,补阴谷(北方水)。

**5. 时间疗法** · 即根据不同时辰或季节运用五输穴进行针灸治疗的方法。包括:① 四时分刺法,如春刺井,夏刺荥,季夏刺输,秋刺经,冬刺合等,这是利用四季不同特点运用五输穴的方法。再如早晨以刺荥穴为主,中午以刺输穴为主,傍晚刺合穴为主,深夜以刺井穴为主,这也是按四时分刺的方法之一。② 子午流注针法,这是以十二经的井、荥、输、原、经、合之十六穴配合阴阳五行为基础,根据天人相应的观点,运用干支配合脏腑,干支计年、计月、计日、计时来推算人体气血流注盛衰的时间规律,并运用此规律按时取穴,用针治病的一种方法。包括纳干法(即运用天干配脏腑来按时开穴)和纳支法(以一日十二时辰配合脏腑来按时开穴)。子午流注法临床使用颇能见效,但由于开穴之记忆困难,故不易使用,且推广难度较大。

## (二)原穴及其应用范围

十二经脉在腕、踝关节附近各有一个重要经穴,是脏腑原气经过和留止的部位,称为原穴,又名"十二原"。它们分别是太渊、合谷、冲阳、太白、神门、腕骨、太溪、京骨、大陵、阳池、太冲及丘墟。

《灵枢·九针十二原》提出了五脏原穴:肺原出于太渊,心原出于大陵,肝原出于太冲,脾原出于太白,肾原出于太溪。《灵枢·本输》补充了六腑原穴:大肠原过于合谷,胃原过于冲阳,小肠原过于腕骨,膀胱原过于京骨,三焦原过于阳池,胆原过于丘墟,并指出了各原穴的位置,但其中尚缺心经原穴神门,后由《针灸甲乙经》补齐。阴经五脏之原穴,即是五输穴中的输穴,所谓"阴经之输并于原",就是"以输为原"。这与阳经六腑输穴之外另有原穴有别。《难经·六十二难》指出:"三焦行诸阳,故置一输名曰原。"意思是说三焦原气行于外,阳经脉气盛长,故于输穴之外另有原穴。

原气导源于肾间动气,是人体生命活动的原动力,通过三焦运行于脏腑,是十二经的根本。原穴是脏腑原气留止之处,因此脏腑发生病变时,就会相应地反映到原穴上来,正如《灵枢·九针十二原》所说:"五脏有疾也,应出十二原,十二原各有所出,明知其原,睹其应而知五脏之害矣。"

在治疗方面,《灵枢·九针十二原》说:"五脏有疾也,当取之十二原。"针刺原穴能使三焦原气通达,从而发挥其维护正气,抗御病邪的作用,比如取太溪穴治疗肾虚疾病,取太冲穴治疗肝阳偏亢病证等,说明原穴有调整其脏腑经络虚实各证的功能。

## (三)络穴及其应用范围

络脉在由经脉别出的部位各有一个腧穴,称为络穴。它具有联络表里两经的作用。

络穴名称首载于《灵枢·经脉》篇。十二经的络穴皆位于肘、膝关节以下,分别是列缺、偏历、公孙、丰隆、通里、支正、大钟、飞扬、内关、外关、蠡沟、光明,加上任脉之络穴鸠尾散于腹,督脉之络穴长强散于头上,脾之大络大包穴布于胸胁,共有十五穴,故称为十五络穴。

络穴各主治其络脉的病证,如手少阴心经别络,实则胸中支满,虚则不能言语,皆可取其络穴通里来治疗,余皆仿此。络穴因能沟通表里两经,故有"一络通两经"之说。络穴不仅能够治本经病,也能治其相表里之经的病证,如手太阴经的络穴列缺,既能治肺经的咳嗽、喘息,又能治手阳明大肠经的齿痛、头项痛等疾患。络穴在临床上可单独使用,也可与其相表里经的原穴配合使用,即谓之原络配穴。比如取合谷、列缺穴治疗呼吸系统疾病;取太白、丰隆治疗消化系统疾病;取太冲、光明穴治疗肝胆系统疾病等。

### (四)郄穴及其应用范围

郄穴是各经经气所深聚的地方,大多分布在四肢肘膝关节以下。十二经脉各有一个郄穴,阴、阳跷脉及阴、阳维脉也各有一个郄穴,合而为十六郄穴。它们分别是孔最、郄门、阴郄、地机、中都、水泉、筑宾、交信、温溜、会宗、养老、梁丘、外丘、金门、阳交和跗阳穴。

郄穴的名称和位置,首载于《针灸甲乙经》。临床上郄穴用于治疗本经循行部位及所属脏腑的急性病证。阴经郄穴多治血证,如孔最治咯血,中都治崩漏等。阳经郄穴多治急性疼痛,如颈项痛取外丘,胃脘疼痛取梁丘等。此外,当脏腑有病变时,还可按压郄穴进行检查,以做协助诊断之用。

### (五)八脉交会穴及其应用范围

奇经八脉与十二正经脉气相通的八个腧穴,称为八脉交会穴。均分布在肘膝关节以下。它们是公孙、内关、外关、足临泣、后溪、申脉、列缺和照海穴。

八脉交会穴是金元时期窦汉卿得于山人宋子华之手,乃"少室隐者"之所传。因窦氏善用此法而声誉倍增,故又称"窦氏八穴"。奇经八脉与十二正

经的八穴相互交会的关系是:公孙通过足太阴脾经入腹会于关元,与冲脉相通;内关通过手厥阴心包经起于胸中,与阴维脉相通;外关通过手少阳三焦经上肩,循天髎与阳维脉相通;临泣通过足少阳胆经过季胁,与带脉相通;申脉通过足太阳膀胱经,与阳跷脉相通;后溪通过手太阳小肠经交肩会于大椎,与督脉相通;照海通过足少阴肾经循阴股入腹达胸,与阴跷脉相通;列缺通过手太阴肺经循喉咙,与任脉相通。由于奇经与正经的经气以八穴相会通,所以此八穴既能治奇经病,又能治正经病。如公孙通冲脉,故公孙既能治足太阴脾经病,又能治冲脉病;内关通阴维脉,故内关既能治手厥阴心包经病,又能治阴维脉病,余同。

### (六)下合穴及其应用范围

下合穴,又称六腑下合穴。它是根据《灵枢·邪气脏腑病形》"合治内府"的理论而提出来的。即指"胃合于三里,大肠合入于巨虚上廉,小肠合入于巨虚下廉,三焦合入于委阳,膀胱合入于委中,胆合入于阳陵泉",其中胃经、膀胱经及胆经的下合穴即为该经的合穴。

因大肠、小肠、三焦三经在上肢原有合穴,而以上六穴都在下肢,为了区别,故以下合穴命名。其理论根据首见于《灵枢·本输》,因"大肠、小肠皆属于胃",所以大肠、小肠的下合穴在胃经上。《针灸甲乙经》指出:"委阳,三焦下辅俞也,此足太阳之别络也。"膀胱主藏津液,三焦主水液代谢,故三焦与膀胱关系密切,因此三焦的下合穴在膀胱经上。胃、胆、膀胱之经的合穴本在下肢,因此以上六穴称为六腑下合穴。

下合穴是治疗六腑病证的主要穴位,《素问·咳论篇》说"治府者治其合"。如足三里治疗胃脘痛,下巨虚治疗泄泻,上巨虚治疗肠痈痢疾,阳陵泉治疗蛔厥,委阳、委中治疗三焦气化失常而引起的癃闭、遗尿等,都为临床所习用。

## 二、头身部特定穴

### (一)背俞穴及其应用范围

脏腑经气输注于背腰部的腧穴,称为背俞穴。背俞穴位于背腰部足太阳膀胱经的第一侧线上,大

体依脏腑位置而上下排列，分别冠以脏腑之名，共十二穴。分别是肺俞、厥阴俞、心俞、肝俞、胆俞、脾俞、胃俞、三焦俞、肾俞、大肠俞、小肠俞和膀胱俞穴。

背俞穴，首见于《灵枢·背俞》，载有五脏背俞穴名称和位置。《素问·气府论篇》提出"六府之俞各穴"，但未列出穴名。《脉经》才明确了肺俞、肾俞、肝俞、心俞、脾俞、大肠俞、膀胱俞、胆俞、小肠俞、胃俞等10个背俞穴的名称和位置。此后《针灸甲乙经》又补充了三焦俞，《备急千金要方》又补充厥阴俞而完备。《素问·长刺节论篇》说"追藏刺背，背俞也"，《难经·六十七难》说"阴病行阳，俞在阳"，《素问·阴阳应象大论篇》指出"阴病治阳"等，均说明背俞穴可治疗五脏病证。背俞穴不但可以治疗与其相应的脏腑病证，也可以治疗与脏腑相关的五官九窍、皮肉筋骨等病证。如肝俞既能治疗肝病，又能治疗与肝有关的目疾、筋脉挛急等病；肾俞既能治疗肾病，也可治疗与肾有关的耳鸣耳聋、阳痿及骨病等，余仿此。

### （二）募穴及其应用范围

脏腑经气结聚于胸腹部的腧穴，称为募穴。六脏六腑共有十二募，分别是中府、膻中、巨阙、期门、日月、章门、中脘、石门、京门、天枢、关元及中极穴。

募穴的分布，有在本经者，有在他经者；有呈双穴者，有为单穴者。分布于肺经的有本脏募中府，分布于胆经的本腑募日月、肾脏募京门，分布于肝经的本脏募期门、脾脏募章门，分布于胃经的有大肠募天枢，以上均为双穴。其余都分布于任脉，有心包募膻中、心募巨阙、胃募中脘、三焦募石门、小肠募关元、膀胱募中极，均为单穴。心募穴始见于《素问·奇病论篇》："胆虚气上溢而口为之苦，治之以胆募也。"《难经·六十七难》有"五脏募在阴而俞在阳"的记载，但无具体穴名，至《脉经》才明确了期门、日月、巨阙、关元、章门、太仓（中脘）、中府、天枢、京门、中极等10个募穴的名称和位置。《针灸甲乙经》补充了三焦募石门，后人又补充了心包募膻中，始臻完备。《难经·六十七难》说"阳病行阴，故令募在阴"，《素问·阴阳应象大论篇》说"阳病治阴"，说明六腑病证多取募穴治疗。如胃病多取中

脘，大肠病多取天枢，膀胱病多取中极等。滑伯仁《难经本义》说"阴阳经络，气相交贯，脏腑腹背，气相通应"，说明脏腑之气与俞、募穴是相互贯通的。因此，募穴主治性能与背俞穴有共同之处。募穴可以单独使用，也可与背俞穴配合使用，以加强总体疗效，即谓之"俞募配穴"。如消化系统疾病常取胃俞与中脘，或大肠俞与天枢；心血管系统疾病常取心俞与巨阙，或厥阴俞与膻中；泌尿系统疾病常取肾俞与京门，或膀胱俞与中极等。同时俞募两穴也可相互诊察病证，作为协助诊断的一种方法，所谓"审募而察俞，察俞而诊募"。

### （三）交会穴及其应用范围

交会穴是指两经或数经相交会的腧穴。其中主要的一经即腧穴归属的一经称为本经，相交会的经称为他经。

交会穴的记载，始见于《针灸甲乙经》。交会穴的分部多在头面、躯干部位。交会穴不但能治本经的疾病，还能兼治所交会经脉的疾病，如关元、中极是任脉的经穴，又与足三阴经相交会，这样既可以治任脉的疾患，又可治足三阴经的疾患；大椎是督脉的经穴，又与手、足三阳经相交会，它既可治督脉的疾患，又可治诸阳经的全身性疾患；三阴交是足太阴脾经的经穴，又与足少阴肾经和足厥阴肝经的经脉相交会，它不但能治脾经病，也能治疗肝、肾两经的疾病，这就是交会穴的特点。

## 三、八会穴及其应用范围

八会穴是指脏、腑、气、血、筋、脉、骨、髓等精气所会聚的腧穴。分别为章门、中脘、膻中、膈俞、阳陵泉、太渊、大杼及悬钟（绝骨）八个穴位。

八会穴首载于《难经·四十五难》："腑会太仓（中脘），脏会季胁（章门），筋会阳陵泉，髓会绝骨，血会膈俞，骨会大杼，脉会太渊，气会三焦外一筋直两乳内也。"八会穴与其所属的八种脏器组织的生理功能有着密切的关系，如章门为脏之会穴，因五脏皆禀于脾，为脾之募穴也；中脘为腑之会穴，因六腑皆禀于胃，为胃之募穴也；膻中为气之会穴，因其为宗气之所聚，为心包之募穴也；膈俞为血之会穴，因其位于心、肝俞穴之间，心主血、肝藏血故也；大杼为骨之会穴，因其近于椎骨故也；阳陵泉为筋之

会穴,因其位于膝下,膝为筋之府也;太渊为脉之会穴,因其为手太阴经之原,居于寸口为脉之大会也;悬钟为髓之会穴,因其属于胆经,胆主骨所生病,骨生髓故也。因此,在治疗方面,凡与此八者有关的病证,可选用相关的八会穴来治疗。另外《难经·

四十五难》又说"热病在内者,取其会之气穴也",说明八会穴还能治某些热病。

## 四、特定穴汇总表

详见表5-1～表5-10。

表5-1 阴经五输穴

| 经名 | 穴名 五输 | 井（木） | 荥（火） | 输（土） | 经（金） | 合（水） |
|---|---|---|---|---|---|---|
| 手三阴 | 手太阴肺经 | 少商 | 鱼际 | 太渊 | 经渠 | 尺泽 |
| | 手厥阴心包经 | 中冲 | 劳宫 | 大陵 | 间使 | 曲泽 |
| | 手少阴心经 | 少冲 | 少府 | 神门 | 灵道 | 少海 |
| 足三阴 | 足太阴脾经 | 隐白 | 大都 | 太白 | 商丘 | 阴陵泉 |
| | 足厥阴肝经 | 大敦 | 行间 | 太冲 | 中封 | 曲泉 |
| | 足少阴肾经 | 涌泉 | 然谷 | 太溪 | 复溜 | 阴谷 |

表5-2 阳经五输穴

| 经名 | 穴名 五输 | 井（金） | 荥（水） | 输（木） | 经（火） | 合（土） |
|---|---|---|---|---|---|---|
| 手三阳 | 手阳明大肠经 | 商阳 | 二间 | 三间 | 阳溪 | 曲池 |
| | 手少阳三焦经 | 关冲 | 液门 | 中渚 | 支沟 | 天井 |
| | 手太阳小肠经 | 少泽 | 前谷 | 后溪 | 阳谷 | 小海 |
| 足三阳 | 足阳明胃经 | 厉兑 | 内庭 | 陷谷 | 解溪 | 足三里 |
| | 足少阳胆经 | 足窍阴 | 侠溪 | 足临泣 | 阳辅 | 阳陵泉 |
| | 足太阳膀胱经 | 至阴 | 足通谷 | 束骨 | 昆仑 | 委中 |

表5-3 原穴

| 类别 | 经名 | 原穴 |
|---|---|---|
| 手三阴 | 手太阴肺经 | 太渊 |
| | 手厥阴心包经 | 大陵 |
| | 手少阴心经 | 神门 |
| 足三阴 | 足太阴脾经 | 太白 |
| | 足厥阴肝经 | 太冲 |
| | 足少阴肾经 | 太溪 |
| 手三阳 | 手阳明大肠经 | 合谷 |
| | 手少阳三焦经 | 阳池 |
| | 手太阳小肠经 | 腕骨 |
| 足三阳 | 足阳明胃经 | 冲阳 |
| | 足少阳胆经 | 丘墟 |
| | 足太阳膀胱经 | 京骨 |

针灸独特疗法聚英

表 5 - 4　络穴

| 类　别 | 经　名 | 络　穴 |
|---|---|---|
| 手三阴 | 手太阴肺经 | 列缺 |
| | 手厥阴心包经 | 内关 |
| | 手少阴心经 | 通里 |
| 足三阴 | 足太阴脾经 | 公孙 |
| | 足厥阴肝经 | 蠡沟 |
| | 足少阴肾经 | 大钟 |
| 手三阳 | 手阳明大肠经 | 偏历 |
| | 手少阳三焦经 | 外关 |
| | 手太阳小肠经 | 支正 |
| 足三阳 | 足阳明胃经 | 丰隆 |
| | 足少阳胆经 | 光明 |
| | 足太阳膀胱经 | 飞扬 |
| 奇经、脾之大络 | 督脉 | 长强 |
| | 任脉 | 鸠尾 |
| | 脾之大络 | 大包 |

表 5 - 5　郄穴

| 类　别 | 经　名 | 郄　穴 |
|---|---|---|
| 手三阴 | 手太阴肺经 | 孔最 |
| | 手厥阴心包经 | 郄门 |
| | 手少阴心经 | 阴郄 |
| 足三阴 | 足太阴脾经 | 地机 |
| | 足厥阴肝经 | 中都 |
| | 足少阴肾经 | 水泉 |
| 手三阳 | 手阳明大肠经 | 温溜 |
| | 手少阳三焦经 | 会宗 |
| | 手太阳小肠经 | 养老 |
| 足三阳 | 足阳明胃经 | 梁丘 |
| | 足少阳胆经 | 外丘 |
| | 足太阳膀胱经 | 金门 |
| 奇经 | 阳跷脉 | 跗阳 |
| | 阴跷脉 | 交信 |
| | 阳维脉 | 阳交 |
| | 阴维脉 | 筑宾 |

表 5 - 6　八脉交会穴

| 八　穴 | 本　经 | 通八脉 | 主治（会合部） |
|---|---|---|---|
| 内关 | 手厥阴 | 阴维脉 | 心、胸、胃 |
| 公孙 | 足太阴 | 冲脉 | |

| 八　穴 | 本　经 | 通八脉 | 主治（会合部） |
|---|---|---|---|
| 后溪 | 手太阳 | 督脉 | 颈项、肩背、内眦 |
| 申脉 | 足太阳 | 阳跷脉 | |
| 外关 | 手少阳 | 阳维脉 | 耳后、颊、外眦 |
| 足临泣 | 足少阳 | 带脉 | |
| 列缺 | 手太阴 | 任脉 | 喉、胸、肺 |
| 照海 | 足少阴 | 阴跷脉 | |

表5-7　六腑下合穴

| 六　腑 | 下合穴 | 六　腑 | 下合穴 |
|---|---|---|---|
| 大肠 | 上巨虚 | 胃 | 足三里 |
| 三焦 | 委阳 | 胆 | 阳陵泉 |
| 小肠 | 下巨虚 | 膀胱 | 委中 |

表5-8　背俞穴

| 脏　腑 | 背　俞 | 脏　腑 | 背　俞 |
|---|---|---|---|
| 肺 | 肺俞 | 胃 | 胃俞 |
| 心包 | 厥阴俞 | 三焦 | 三焦俞 |
| 心 | 心俞 | 肾 | 肾俞 |
| 肝 | 肝俞 | 大肠 | 大肠俞 |
| 胆 | 胆俞 | 小肠 | 小肠俞 |
| 脾 | 脾俞 | 膀胱 | 膀胱俞 |

表5-9　募穴

| 脏　腑 | 募　穴 | 脏　腑 | 募　穴 |
|---|---|---|---|
| 肺 | 中府 | 胃 | 中脘 |
| 心包 | 膻中 | 三焦 | 石门 |
| 心 | 巨阙 | 肾 | 京门 |
| 肝 | 期门 | 大肠 | 天枢 |
| 胆 | 日月 | 小肠 | 关元 |
| 脾 | 章门 | 膀胱 | 中极 |

表5-10　八会穴

| 八　会 | 八会穴 | 八　会 | 八会穴 |
|---|---|---|---|
| 脏会 | 章门 | 筋会 | 阳陵泉 |
| 腑会 | 中脘 | 脉会 | 太渊 |
| 气会 | 膻中 | 骨会 | 大杼 |
| 血会 | 膈俞 | 髓会 | 悬钟 |

## 一、四肢部特定穴

### (一) 五输穴的定位、刺法及其主治

#### 1. 手太阴肺经

▶ **井穴少商**

**定位**·拇指桡侧指甲角旁约 0.1 寸(图 5 – 1)。

**刺法**·浅刺 0.1 寸,或点刺出血。

**主治**·咽喉肿痛、咳嗽、咯血、发热、昏迷、癫狂。

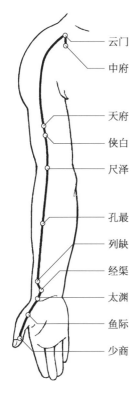

图5-1

▶ **荥穴鱼际**

**定位**·第一掌骨中点桡侧,赤白肉际处(图 5 – 1)。

**刺法**·直刺 0.5～0.8 寸。

**主治**·咳嗽、咯血、咽喉肿痛、失音、发热。

▶ **输穴太渊**

**定位**·掌后腕横纹桡侧端,桡动脉的桡侧凹陷中(图 5 – 1)。

**刺法**·直刺 0.3～0.5 寸。

**主治**·咳嗽、气喘、咯血、胸痛、咽喉肿痛、腕臂痛、无脉症。

▶ **经穴经渠**

**定位**·桡骨茎突内侧,腕横纹上 1 寸,桡动脉桡侧凹陷中(图 5 – 1)。

**刺法**·直刺 0.3～0.5 寸。

**主治**·咳嗽、气喘、胸痛、咽喉肿痛、手腕痛。

▶ **合穴尺泽**

**定位**·肘横纹中,肱二头肌腱桡侧缘(图 5 – 1)。

**刺法**·直刺 0.8～1.2 寸,或点刺出血。

**主治**·咳嗽、气喘、咯血、潮热、咽喉肿痛、小儿惊风、吐泻、肘臂挛痛。

#### 2. 手厥阴心包经

▶ **井穴中冲**

**定位**·中指尖端的中央(图 5 – 2)。

**刺法**·浅刺 0.1 寸,或点刺出血。

**主治**·心痛、昏迷、舌强肿痛、热病、小儿夜啼、昏厥、中暑。

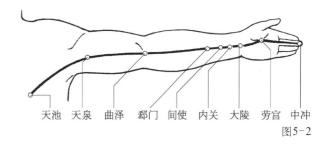

天池 天泉 曲泽 郄门 间使 内关 大陵 劳宫 中冲

图5-2

▶ **荥穴劳宫**

**定位**·第二、第三掌骨之间,握拳,中指尖下是穴(图 5 – 2)。

**刺法**·直刺 0.3～0.5 寸。

**主治**·心痛、呕吐、癫狂病、口疮、口臭。

▶ **输穴大陵**

**定位**·腕横纹中央,掌长肌腱与桡侧腕屈肌腱之间(图 5 – 2)。

**刺法**·直刺 0.5～0.8 寸。

**主治**·心痛、心悸、胃痛、呕吐、癫狂、疮疡、胸胁痛。

▶ **经穴间使**

**定位**·腕横纹上 3 寸,掌长肌腱与桡侧腕屈肌腱之间(图 5 – 2)。

**刺法**·直刺 0.5～1 寸。

主治·心痛、心悸、胃痛、呕吐、热病、疟疾、癫狂。

▶ 合穴曲泽

**定位**·肘横纹中,肱二头肌腱尺侧(图5-2)。

**刺法**·直刺1~1.5寸,或点刺出血。

**主治**·心痛、心悸、胃痛、呕吐、泄泻、热病、肘臂挛痛。

### 3. 手少阴心经

▶ 井穴少冲

**定位**·小指桡侧指甲角旁约0.1寸(图5-3)。

**刺法**·浅刺0.1寸,或点刺出血。

**主治**·心悸、心痛、胸胁痛、癫狂、热病、昏迷。

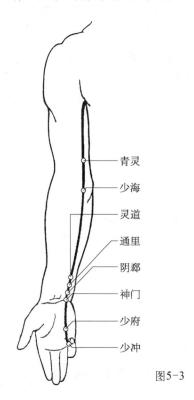

青灵
少海
灵道
通里
阴郄
神门
少府
少冲

图5-3

▶ 荥穴少府

**定位**·第四、第五掌骨之间,握拳,当小指端与环指端之间(图5-3)。

**刺法**·直刺0.3~0.5寸。

**主治**·心悸、胸痛、小便不利、遗尿、阴痒痛、小指挛痛。

▶ 输穴神门

**定位**·腕横纹尺侧端,尺侧腕屈肌腱的桡侧陷中(图5-3)。

**刺法**·直刺0.3~0.5寸。

**主治**·心痛、心烦、惊悸、健忘、失眠、癫狂痫、胸胁痛。

▶ 经穴灵道

**定位**·腕横纹上1.5寸,尺侧腕屈肌腱的桡侧(图5-3)。

**刺法**·直刺0.3~0.5寸。

**主治**·心痛、暴喑、肘臂挛痛。

▶ 合穴少海

**定位**·屈肘,当肘横纹内端与肱骨内上髁连线之中点(图5-3)。

**刺法**·直刺0.5~1寸。

**主治**·心痛、肘臂挛痛、瘰疬、头项痛、腋胁痛。

### 4. 足太阴脾经

▶ 井穴隐白

**定位**·足大趾内侧趾甲角旁约0.1寸(图5-4)。

**刺法**·浅刺0.1寸。

**主治**·腹胀、便血、尿血、月经过多、崩漏、多梦、惊风。

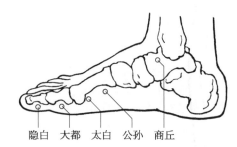

隐白　大都　太白　公孙　商丘　　　　图5-4

▶ 荥穴大都

**定位**·足大趾内侧,第一跖趾关节前下缘,赤白肉际处(图5-4)。

**刺法**·直刺0.3~0.5寸。

**主治**·腹胀、胃痛、呕吐、泄泻、便秘、热病。

▶ 输穴太白

**定位**·第一跖骨小头后缘,赤白肉际处(图5-4)。

**刺法**·直刺0.5~0.8寸。

**主治**·胃痛、腹胀、肠鸣、泄泻、便秘、痔疮、脚气、体重节痛。

▶ 经穴商丘

**定位**·内踝前下方凹陷中(图5-4)。

**刺法**·直刺0.5~0.8寸。

**主治**·腹胀、泄泻、便秘、黄疸、足踝痛。

▶ 合穴阴陵泉

**定位**·胫骨内侧髁下缘凹陷中(图5-5)。

**刺法**·直刺1~2寸。

**主治**·腹胀、泄泻、水肿、黄疸、小便不利或失禁、膝痛。

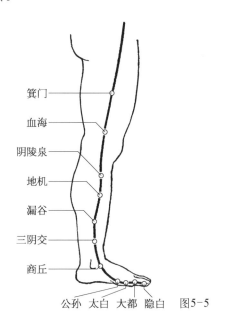

箕门
血海
阴陵泉
地机
漏谷
三阴交
商丘
公孙 太白 大都 隐白　图5-5

### 5. 足厥阴肝经

▶ **井穴大敦**

**定位**·足大趾外侧趾甲旁约0.1寸(图5-6)。

**刺法**·斜刺0.1~0.2寸,或点刺出血。

**主治**·疝气、遗尿、经闭、崩漏、阴挺、癫痫。

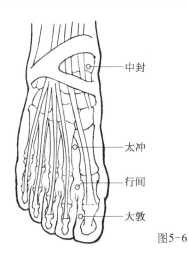

中封
太冲
行间
大敦

图5-6

▶ **荥穴行间**

**定位**·足背,第一、第二趾间缝纹端(图5-6)。

**刺法**·斜刺0.5~0.8寸。

**主治**·头痛、目眩、目赤肿痛、口歪、胁痛、带下、中风、疝气、小便不利、崩漏、癫痫、月经不调、痛经。

▶ **输穴太冲**

**定位**·足背,第一、第二跖骨结合部之前凹陷中(图5-6)。

**刺法**·直刺0.5~0.8寸。

**主治**·头痛、眩晕、目赤肿痛、口歪、遗尿、疝气、崩漏、月经不调、癫痫、呕吐、呃逆、胁痛、小儿惊风。

▶ **经穴中封**

**定位**·内踝前1寸,胫骨前肌腱内缘(图5-6)。

**刺法**·直刺0.5~0.8寸。

**主治**·疝气、遗精、小便不利、腹痛。

▶ **合穴曲泉**

**定位**·屈膝,当膝内侧横纹头上方凹陷中(图5-7)。

**刺法**·直刺1~1.5寸。

**主治**·腹痛、小便不利、遗精、阴痒、膝痛、月经不调、痛经、带下。

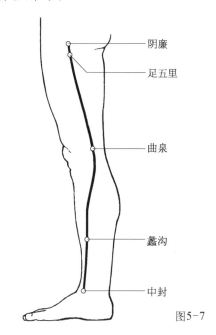

阴廉
足五里
曲泉
蠡沟
中封

图5-7

### 6. 足少阴肾经

▶ **井穴涌泉**

**定位**·于足底(去趾)前1/3处,足趾跖屈时呈凹陷(图5-8)。

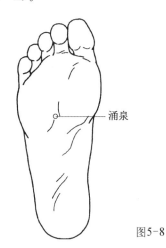

涌泉

图5-8

**刺法·**直刺 0.5～1 寸。

**主治·**头痛、头昏、失眠、目眩、咽喉肿痛、失音、便秘、小便不利、小儿惊风、癫痫、昏厥。

▶ **荥穴然谷**

**定位·**足舟骨粗隆下缘凹陷中（图 5-9）。

**刺法·**直刺 0.5～1 寸。

**主治·**月经不调、带下、遗精、消渴、泄泻、咯血、小便不利、小儿惊风、口噤。

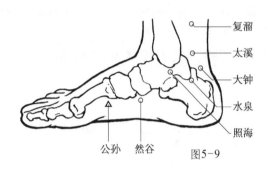

公孙　然谷　图5-9

▶ **输穴太溪**

**定位·**内踝高点与跟腱之间凹陷中（图 5-9）。

**刺法·**直刺 0.5～1 寸。

**主治·**月经不调、遗精、阳痿、小便频数、便秘、咯血、气短、咽喉肿痛、齿痛、失眠、腰痛、耳聋、耳鸣。

▶ **经穴复溜**

**定位·**太溪穴上 2 寸，跟腱前缘（图 5-9）。

**刺法·**直刺 0.6～1 寸。

**主治·**水肿、腹胀、泄泻、盗汗、热病汗不出、下肢痿痹。

▶ **合穴阴谷**

**定位·**屈膝，腘窝内侧，当半腱肌腱与半膜肌腱之间（图 5-10）。

**刺法·**直刺 1～1.5 寸。

**主治·**阳痿、疝气、崩漏、小便不利、膝腘酸痛。

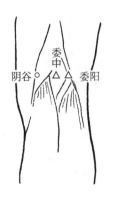

阴谷　委中　委阳

图5-10

**7. 手阳明大肠经**

▶ **井穴商阳**

**定位·**示指桡侧指甲角旁约 0.1 寸（图 5-11）。

**刺法·**浅刺 0.1 寸，或点刺出血。

**主治·**耳聋、齿痛、咽喉肿痛、颌肿、手指麻木、热病、昏迷。

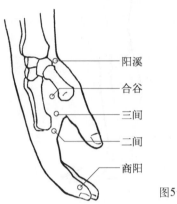

阳溪　合谷　三间　二间　商阳

图5-11

▶ **荥穴二间**

**定位·**微握拳，当示指桡侧掌指关节前凹陷中（图 5-11）。

**刺法·**直刺 0.2～0.3 寸。

**主治·**目昏、鼻衄、齿痛、口歪、咽喉肿痛、热病。

▶ **输穴三间**

**定位·**微握拳，当第二掌骨小头桡侧后凹陷中（图 5-11）。

**刺法·**直刺 0.5～0.8 寸。

**主治·**目痛、齿痛、咽喉肿痛、身热、腹满、肠鸣。

▶ **经穴阳溪**

**定位·**腕背横纹桡侧端，拇指上翘时，在拇短伸肌腱与拇长伸肌腱之间凹陷中（图 5-11）。

**刺法·**直刺 0.5～0.8 寸。

**主治·**头痛、目赤肿痛、耳聋、耳鸣、齿痛、咽喉肿痛、手腕痛。

▶ **合穴曲池**

**定位·**屈肘，成直角，当肘横纹外端与肱骨外上髁连线的中点（图 5-12）。

**刺法·**直刺 1～1.5 寸。

**主治·**咽喉肿痛、齿痛、目赤痛、瘰疬、热病、上肢不遂、手臂肿痛、腹痛吐泻、高血压、癫狂。

**8. 手少阳三焦经**

▶ **井穴关冲**

**定位·**第四指尺侧指甲角旁约 0.1 寸（图 5-13）。

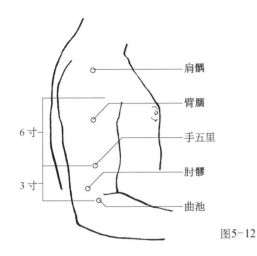

图5-12

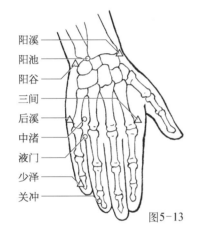

图5-13

刺法·浅刺 0.1 寸,或点刺出血。

主治·头痛、目赤、耳聋、咽喉肿痛、热病、昏厥。

▶ 荥穴液门

定位·握拳,第四、第五指之间,指掌关节前凹陷中(图 5-13)。

刺法·直刺 0.3～0.5 寸。

主治·头痛、目赤、耳聋、咽喉肿痛、疟疾。

▶ 输穴中渚

定位·握拳,第四、第五掌骨小头后缘之间凹陷中,液门穴后 1 寸(图 5-13)。

刺法·直刺 0.3～0.5 寸。

主治·头痛、目赤、耳鸣、耳聋、咽喉肿痛、热病、手指不能屈伸。

▶ 经穴支沟

定位·腕背横纹上 3 寸,桡骨与尺骨之间(图 5-14)。

刺法·直刺 0.8～1.2 寸。

主治·耳鸣、耳聋、暴喑、瘰疬、胁肋痛、便秘、热病。

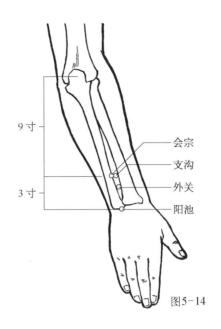

图5-14

▶ 合穴天井

定位·屈肘,尺骨鹰嘴上 1 寸许凹陷中(图 5-15)。

刺法·直刺 0.5～1 寸。

主治·偏头痛、耳聋、瘰疬、癫痫。

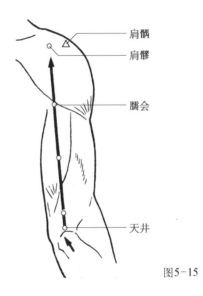

图5-15

### 9. 手太阳小肠经

▶ 井穴少泽

定位·小指尺侧指甲角旁约 0.1 寸(图 5-16)。

刺法·浅刺 0.1 寸,或点刺出血。

主治·头痛、目翳、咽喉肿痛、乳痈、乳汁少、昏迷、热病。

▶ 荥穴前谷

定位·微握拳,第五指掌关节前尺侧,横纹头赤白肉际处(图 5-16)。

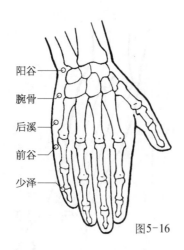

图5-16

刺法·直刺 0.3～0.5 寸。

主治·头痛、目痛、耳鸣、咽喉肿痛、乳汁少、热病。

▶ 输穴后溪

定位·微握拳，第五指掌关节后尺侧，横纹头赤白肉际处(图 5-16)。

刺法·直刺 0.5～1 寸。

主治·头项强痛、耳聋、目赤、咽喉肿痛、腰背痛、癫狂痫、疟疾、手指及肘臂挛痛。

▶ 经穴阳谷

定位·腕背横纹尺侧端，尺骨茎突前凹陷中(图 5-16)。

刺法·直刺 0.3～0.5 寸。

主治·头痛、目眩、耳鸣、耳聋、热病、癫狂痫、腕痛。

▶ 合穴小海

定位·屈肘，当尺骨鹰嘴与肱骨内上髁之间凹陷中(图 5-17)。

刺法·直刺 0.3～0.5 寸。

主治·肘臂疼痛、癫狂痫。

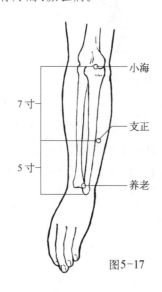

图5-17

## 10. 足阳明胃经

▶ 井穴厉兑

定位·第二趾外侧趾甲角旁约 0.1 寸(图 5-18)。

刺法·浅刺 0.1 寸。

主治·鼻衄、齿痛、咽喉肿痛、腹胀、热病、多梦、癫狂。

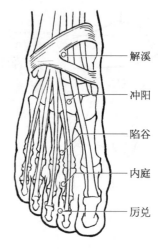

图5-18

▶ 荥穴内庭

定位·足背第二、第三趾间缝纹端(图 5-18)。

刺法·直刺或斜刺 0.5～0.8 寸。

主治·齿痛、咽喉肿痛、口歪、胃痛吐酸、腹胀、泄泻、痢疾、便秘、热病、足背肿痛。

▶ 输穴陷谷

定位·足背第二、第三跖骨结合部前方(图 5-18)。

刺法·直刺或斜刺 0.5～0.8 寸。

主治·面浮身肿、目赤肿痛、肠鸣腹痛、热病、足背肿痛。

▶ 经穴解溪

定位·足背踝关节横纹的中央，踇长伸肌腱与趾长伸肌腱之间凹陷中(图 5-18)。

刺法·直刺 0.5～1 寸。

主治·头痛、眩晕、癫狂、腹胀、便秘、下肢痿痹。

▶ 合穴足三里

定位·犊鼻下 3 寸，距胫骨前嵴 1 横指(图 5-19)。

刺法·直刺 1～2 寸。

主治·胃痛、呕吐、腹胀、泄泻、痢疾、便秘、乳痈、肠痈、癫狂、下肢痿痹、水肿、脚气、虚劳消瘦。

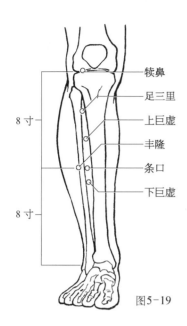

图5-19

### 11. 足少阳胆经

▶ **井穴足窍阴**

**定位**·第四趾外侧趾甲角旁约 0.1 寸（图 5-20）。

**刺法**·浅刺 0.1 寸，或点刺出血。

**主治**·头痛、目赤肿痛、耳聋、咽喉肿痛、热病、失眠、胁痛、月经不调。

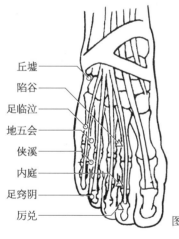

图5-20

▶ **荥穴侠溪**

**定位**·足背，第四、第五趾间缝纹端（图 5-20）。

**刺法**·直刺 0.3～0.5 寸。

**主治**·头痛、目眩、耳鸣、耳聋、目赤肿痛、胁肋疼痛、热病、乳痈。

▶ **输穴足临泣**

**定位**·在第四、第五跖骨结合部前方，小趾伸肌腱外侧凹陷中（图 5-20）。

**刺法**·直刺 0.3～0.5 寸。

**主治**·目赤肿痛、胁肋疼痛、月经不调、遗尿、乳痛、瘰疬、疟疾、足跟疼痛。

▶ **经穴阳辅**

**定位**·外踝高点上 4 寸，腓骨前缘稍前处（图 5-21）。

**刺法**·直刺 1～1.5 寸。

**主治**·偏头痛、目外眦痛、瘰疬、脚气、腋下肿痛、咽喉肿痛、胁肋胀痛、下肢痿痹。

▶ **合穴阳陵泉**

**定位**·腓骨小头前下方凹陷中（图 5-21）。

**刺法**·直刺 1～1.5 寸。

**主治**·胁痛、口苦、呕吐、下肢痿痹、脚气、黄疸、小儿惊风。

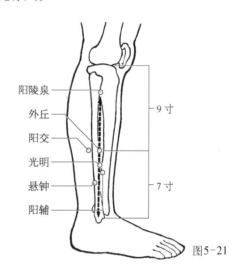

图5-21

### 12. 足太阳膀胱经

▶ **井穴至阴**

**定位**·足小趾外侧趾甲角旁约 0.1 寸（图 5-22）。

**刺法**·浅刺 0～1 寸。

**主治**·头痛、目痛、鼻塞、鼻衄、胎位不正、难产。

▶ **荥穴足通谷**

**定位**·第五跖趾关节前缘凹陷中，赤白肉际处（图 5-22）。

**刺法**·直刺 0.2～0.3 寸。

**主治**·头痛、目眩、项强、鼻衄、癫狂。

▶ **输穴束骨**

**定位**·第五跖骨小头后缘，赤白肉际处（图 5-22）。

**刺法**·直刺 0.3～0.5 寸。

**主治**·头痛、目眩、项强、癫狂、腰腿痛。

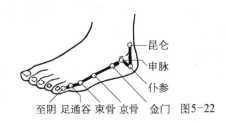

昆仑
申脉
仆参
至阴 足通谷 束骨 京骨 金门 图5-22

▶ **经穴昆仑**

**定位**·外踝高点与跟腱之间凹陷中(图5-22)。

**刺法**·直刺0.5～0.8寸。

**主治**·头痛、目眩、项强、鼻衄、癫痫、难产、腰骶疼痛、足跟肿痛。

▶ **合穴委中**

**定位**·腘横纹中央(图5-23)。

**刺法**·直刺1～1.5寸,或用三棱针点刺腘静脉出血。

**主治**·腰痛、下肢痿痹、腹痛、吐泻、小便不利、遗尿、丹毒。

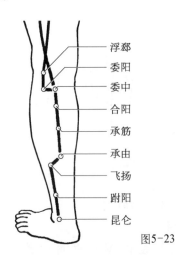

浮郄
委阳
委中
合阳
承筋
承由
飞扬
跗阳
昆仑

图5-23

**(二) 原穴的定位、刺法及其主治**

▶ **肺经原穴太渊**

**定位**·掌后腕横纹桡侧端,桡动脉的桡侧凹陷中(图5-1)。

**刺法**·避开桡动脉,直刺0.3～0.5寸。

**主治**·咳嗽、气喘、咯血、胸痛、咽喉肿痛、腕臂痛、无脉症。

▶ **心包经原穴大陵**

**定位**·腕横纹中央,掌长肌腱与桡侧腕屈肌腱之间(图5-2)。

**刺法**·直刺0.5～0.8寸。

**主治**·心痛、心悸、胃痛、呕吐、癫狂、疮疡、胁痛。

▶ **心经原穴神门**

**定位**·腕横纹尺侧端,尺侧腕屈肌腱的桡侧凹陷中(图5-3)。

**刺法**·直刺0.3～0.5寸。

**主治**·心痛、心烦、惊悸、健忘、失眠、癫狂痫、胁痛。

▶ **脾经原穴太白**

**定位**·第一跖骨小头后缘,赤白肉际处(图5-4)。

**刺法**·直刺0.5～0.8寸。

**主治**·胃痛、腹胀、肠鸣、泄泻、便秘、痔疮、脚气、体重节痛。

▶ **肝经原穴太冲**

**定位**·足背,第一、第二跖骨结合部之前凹陷中(图5-6)。

**刺法**·直刺0.5～0.8寸。

**主治**·头痛、眩晕、目赤肿痛、口歪、胁痛、遗尿、疝气、崩漏、月经不调、癫痫、呕逆、小儿惊风、下肢痿痹。

▶ **肾经原穴太溪**

**定位**·内踝高点与跟腱之间凹陷中(图5-9)。

**刺法**·直刺0.5～1寸。

**主治**·月经不调、遗精、阳痿、小便频数、便秘、消渴、咯血、气喘、咽喉肿痛、齿痛、失眠、腰痛、耳聋、耳鸣。

▶ **大肠经原穴合谷**

**定位**·手背,第一、第二掌骨之间,约平第二掌骨中点处(图5-11)。

**刺法**·直刺0.5～1寸。

**主治**·头痛、目赤肿痛、鼻衄、齿痛、牙关紧闭、口眼㖞斜、耳聋、痄腮、咽喉肿痛、热病无汗、多汗、腹痛、便秘、经闭、难产。

▶ **三焦经原穴阳池**

**定位**·腕背横纹中,指总伸肌腱尺侧缘凹陷中(图5-13)。

**刺法**·直刺0.3～0.5寸。

**主治**·目赤肿痛、耳聋、咽喉肿痛、疟疾、腕痛、消渴。

▶ **小肠经原穴腕骨**

**定位**·手背尺侧,于第五掌骨基底与三角骨之间赤白肉际取之(图5-16)。

刺法·直刺 0.3～0.5 寸。

主治·头项强痛、耳鸣、目翳、黄疸、热病、疟疾、指腕挛痛。

▶ **胃经原穴冲阳**

定位·足背最高处,𧿹长伸肌腱和趾长伸肌腱之间,当第二、第三跖骨与楔状骨间,足背动脉搏动处(图 5 - 18)。

刺法·直刺或斜刺 0.5～1 寸。

主治·口眼㖞斜、面肿、齿痛、癫狂痫、胃痛、足痿无力。

▶ **胆经原穴丘墟**

定位·外踝前下方,趾长伸肌腱外侧凹陷中(图 5 - 20)。

刺法·直刺 0.5～0.8 寸。

主治·胸胁胀痛、下肢痿痹、疟疾。

▶ **膀胱经原穴京骨**

定位·第五趾骨粗隆下,赤白肉际处(图 5 - 22)。

刺法·直刺 0.3～0.5 寸。

主治·头痛、项强、目翳、癫痫、腰痛。

### (三) 络穴的定位、刺法及其主治

▶ **肺经络穴列缺**

定位·桡骨茎突上方,腕横纹上 1.5 寸(图 5 - 1)。

刺法·向上斜刺 0.3～0.5 寸。

主治·伤风、头痛、项强、咳嗽、气喘、咽喉肿痛、口眼㖞斜、齿痛。

▶ **心包经络穴内关**

定位·腕横纹上 2 寸,掌长肌腱与桡侧腕屈肌腱之间(图 5 - 2)。

刺法·直刺 0.5～1 寸。

主治·心痛、心悸、胸闷、胃痛、呕吐、癫痫、热病、上肢痹痛、偏瘫、失眠、眩晕、偏头痛。

▶ **心经络穴通里**

定位·腕横纹上 1 寸,尺侧腕屈肌腱的桡侧(图 5 - 3)。

刺法·直刺 0.3～0.5 寸。

主治·心悸、暴喑、舌强不语、腕臂痛。

▶ **脾经络穴公孙**

定位·第一跖骨基底部的前下缘,赤白肉际处(图 5 - 4)。

---

刺法·直刺 0.6～1.2 寸。

主治·胃痛、呕吐、腹痛、泄泻、痢疾。

▶ **肝经络穴蠡沟**

定位·内踝高点上 5 寸,胫骨内侧面的中央(图 5 - 24)。

刺法·平刺 0.5～0.8 寸。

主治·小便不利、遗尿、月经不调、带下、下肢痿痹。

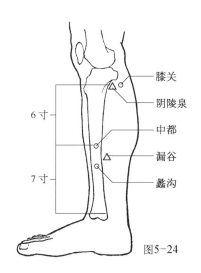

膝关
阴陵泉
6寸
中都
漏谷
7寸
蠡沟

图5-24

▶ **肾经络穴大钟**

定位·内踝后下方,跟腱附着部的内侧前方凹陷处(图 5 - 9)。

刺法·直刺 0.3～0.5 寸。

主治·癃闭、遗尿、便秘、咯血、气喘、痴呆、足跟痛。

▶ **大肠经络穴偏历**

定位·在阳溪穴与曲池穴连线上,阳溪穴上 3 寸(图 5 - 25)。

刺法·直刺或斜刺 0.5～0.8 寸。

主治·目赤、耳鸣、鼻衄、咽喉肿痛、手背酸痛、水肿。

▶ **三焦经络穴外关**

定位·腕背横纹上 2 寸,桡骨与尺骨之间(图 5 - 14)。

刺法·直刺 0.5～1 寸。

主治·热病、头痛、目赤肿痛、耳鸣、耳聋、瘰疬、胁肋痛、上肢痹痛。

▶ **小肠经络穴支正**

定位·阳谷穴与小海穴的连线上,阳谷穴上 5 寸(图 5 - 17)。

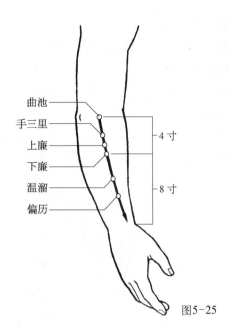

图5-25

**主治** · 胸痛、腹胀、癫狂。

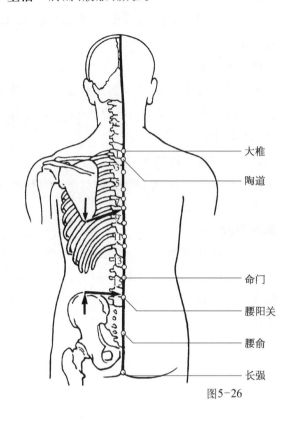

图5-26

**刺法** · 直刺或斜刺 0.5～0.8 寸。

**主治** · 头痛、目眩、热病、癫狂、项强、肘臂酸痛。

▶ **胃经络穴丰隆**

**定位** · 外踝高点上 8 寸,条口穴外 1 寸(图5-19)。

**刺法** · 直刺 1～1.5 寸。

**主治** · 头痛、头晕、痰多咳嗽、呕吐、便秘、水肿、癫狂痫、下肢痿痹。

▶ **胆经络穴光明**

**定位** · 外踝高点上 5 寸,腓骨前缘(图5-21)。

**刺法** · 直刺 1～1.5 寸。

**主治** · 目痛、夜盲、乳房肿痛、下肢痿痹。

▶ **膀胱经络穴飞扬**

**定位** · 昆仑穴直上 7 寸,承山穴外下方(图5-23)。

**刺法** · 直刺 1～1.5 寸。

**主治** · 头痛、目眩、鼻衄、腰腿疼痛、痔疮。

▶ **督脉经络穴长强**

**定位** · 尾骨尖下 0.5 寸,约当尾骨尖端与肛门的中点(图5-26)。

**刺法** · 紧靠尾骨前面斜刺 0.8～1 寸。

**主治** · 泄泻、便血、便秘、痔疮、脱肛、癫狂痫。

▶ **任脉经络穴鸠尾**

**定位** · 剑突下,脐上 7 寸(图5-27)。

**刺法** · 向下斜刺 0.4～0.6 寸。

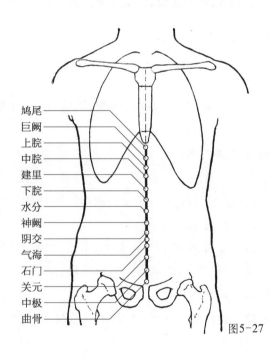

图5-27

▶ **脾之大络穴大包**

**定位** · 腋中线上,第六肋间隙中(图5-28)。

**刺法** · 斜刺或向后平刺 0.5～0.8 寸。

**主治** · 气喘、胸胁痛、全身疼痛、四肢无力。

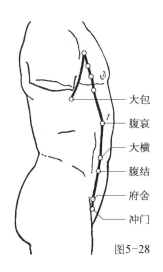

大包
腹哀
大横
腹结
府舍
冲门

图5-28

## （四）郄穴的定位、刺法及其主治

▶ **肺经郄穴孔最**

**定位** · 尺泽穴与太渊穴连线上，腕横纹上7寸处（图5-1）。

**刺法** · 直刺0.5～1寸。

**主治** · 咳嗽、气喘、咯血、咽喉肿痛、肘臂挛痛、痔疮。

▶ **心包经郄穴郄门**

**定位** · 腕横纹上5寸，曲泽与大陵的连线上，掌长肌腱与桡侧腕屈肌腱之间（图5-2）。

**刺法** · 直刺0.8～1.2寸。

**主治** · 心痛、心悸、呕血、咯血、疔疮、癫痫。

▶ **心经郄穴阴郄**

**定位** · 腕横纹上0.5寸，尺侧腕屈肌腱的桡侧（图5-3）。

**刺法** · 直刺0.3～0.5寸。

**主治** · 心痛、心悸、骨蒸盗汗、吐血、鼻衄、暴喑。

▶ **脾经郄穴地机**

**定位** · 阴陵泉穴下3寸（图5-5）。

**刺法** · 直刺1～1.5寸。

**主治** · 腹痛、泄泻、小便不利、水肿、月经不调、痛经、经闭、遗精。

▶ **肝经郄穴中都**

**定位** · 内踝高点上7寸，胫骨内侧面的中央（图5-24）。

**刺法** · 平刺0.5～0.8寸。

**主治** · 疝气、崩漏、腹痛、泄泻、恶露不尽。

▶ **肾经郄穴水泉**

**定位** · 太溪穴直下1寸，跟骨结节内侧凹陷处

（图5-9）。

**刺法** · 直刺0.3～0.5寸。

**主治** · 月经不调、痛经、经闭、阴挺、小便不利。

▶ **大肠经郄穴温溜**

**定位** · 在阳溪穴与曲池穴连线上，阳溪穴上5寸处（图5-25）。

**刺法** · 直刺0.5～1寸。

**主治** · 头痛、面肿、咽喉肿痛、疔疮、肩背酸痛、肠鸣腹痛。

▶ **三焦经郄穴会宗**

**定位** · 支沟穴尺侧约1寸，于尺骨桡侧缘取之（图5-14）。

**刺法** · 直刺0.5～1寸。

**主治** · 耳聋、癫痫、上肢痹痛。

▶ **小肠经郄穴养老**

**定位** · 以掌向胸，当尺骨茎突桡侧缘凹陷中（图5-17）。

**刺法** · 直刺或斜刺0.5～0.8寸。

**主治** · 目视不明，肩、背、肘、臂酸痛。

▶ **胃经郄穴梁丘**

**定位** · 在髂前上棘与髌骨外缘连线上，髌骨外上缘上2寸（图5-29）。

**刺法** · 直刺1～1.2寸。

**主治** · 膝肿痛、下肢不遂、胃痛、乳痈、血尿。

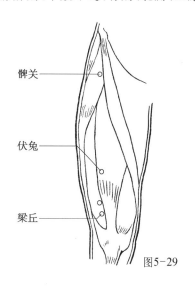

髀关
伏兔
梁丘

图5-29

▶ **胆经郄穴外丘**

**定位** · 外踝高点上7寸，腓骨前缘（图5-21）。

**刺法** · 直刺1～1.5寸。

**主治** · 胸胁胀满、下肢痿痹、癫狂。

► **膀胱经郄穴金门**

**定位**·申脉穴与京骨穴连线中点,当骰骨外侧凹陷中(图5-22)。

**刺法**·直刺0.3～0.5寸。

**主治**·头痛、癫痫、小儿惊风、腰痛、下肢痿痹、外踝痛。

► **阳跷脉郄穴跗阳**

**定位**·昆仑穴直上3寸(图5-23)。

**刺法**·直刺0.8～1.2寸。

**主治**·头痛、腰骶疼痛、下肢痿痹、外踝肿痛。

► **阴跷脉郄穴交信**

**定位**·复溜穴(太溪穴上2寸,跟腱前缘)前约0.5寸(图5-30)。

**刺法**·直刺0.6～1.2寸。

**主治**·月经不调、崩漏、阴挺、疝气、泄泻、便秘。

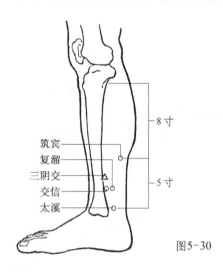

筑宾
复溜
三阴交
交信
太溪

8寸

5寸

图5-30

► **阳维脉郄穴阳交**

**定位**·外踝高点上7寸,腓骨后缘(图5-21)。

**刺法**·直刺1～1.5寸。

**主治**·胸胁胀满、下肢痿痹、癫狂。

► **阴维脉郄穴筑宾**

**定位**·太溪穴上5寸,在太溪与阴谷的连线上(图5-30)。

**刺法**·直刺1～1.5寸。

**主治**·癫狂、疝气、呕吐、小腿疼痛。

## (五)八脉交会穴的定位、刺法及其主治

► **通阴维脉内关**

**定位**·腕横纹上2寸,掌长肌腱与桡侧腕屈肌腱之间(图5-2)。

**刺法**·直刺0.5～1寸。

**主治**·心痛、心悸、胸闷、胃痛、呕吐、癫痫、热病、上肢痹痛、偏瘫、失眠、眩晕、偏头痛。

► **通冲脉公孙**

**定位**·第一跖骨基底部的前下缘,赤白肉际处(图5-4)。

**刺法**·直刺0.6～1.2寸。

**主治**·胃痛、呕吐、腹痛、泄泻、痢疾。

► **通督脉后溪**

**定位**·微握拳,第五指掌关节后尺侧,横纹头赤白肉际处(图5-16)。

**刺法**·直刺0.5～1寸。

**主治**·头项强痛、目赤、耳聋、咽喉肿痛、腰背痛、癫狂痫、疟疾、手指及肘臂挛痛。

► **通阳跷脉申脉**

**定位**·外踝下缘凹陷中(图5-22)。

**刺法**·直刺0.3～0.5寸。

**主治**·头痛、眩晕、癫狂痫、腰腿酸痛、目赤肿痛、失眠。

► **通阳维脉外关**

**定位**·腕背横纹上2寸,桡骨与尺骨之间(图5-14)。

**刺法**·直刺0.5～1寸。

**主治**·热病、头痛、目赤肿痛、耳鸣、耳聋、瘰疬、胁肋痛、上肢痹痛。

► **通带脉足临泣**

**定位**·在第四、第五跖骨结合部前方,小趾伸肌腱外侧凹陷中(图5-20)。

**刺法**·直刺0.3～0.5寸。

**主治**·目赤肿痛、胁肋疼痛、月经不调、遗尿、瘰疬、乳痈、疟疾、足跟痛。

► **通任脉列缺**

**定位**·桡骨茎突上方,腕横纹上1.5寸(图5-1)。

**刺法**·向上斜刺0.3～0.5寸。

**主治**·伤风、头痛、项强、咳嗽、气喘、咽喉肿痛、口眼㖞斜、齿痛。

► **通阴跷脉照海**

**定位**·内踝下缘凹陷中(图5-9)。

**刺法**·直刺0.3～0.5寸。

**主治**·月经不调、带下、阴挺、小便频数、癃闭、便秘、咽喉干痛、癫痫、失眠。

## （六）下合穴的定位、刺法及其主治

▶ **大肠经下合穴上巨虚**

定位·足三里穴下3寸，距胫骨前嵴1横指（图5-19）。

刺法·直刺1~2寸。

主治·肠鸣、腹痛、泄泻、便秘、肠痈、下肢痿痹、脚气。

▶ **三焦经下合穴委阳**

定位·腘横纹外端，股二头肌腱内缘（图5-23）。

刺法·直刺1~1.5寸。

主治·腹满、小便不利、腰脊强痛、腿足挛痛。

▶ **小肠经下合穴下巨虚**

定位·上巨虚穴下3寸，距胫骨前嵴1横指（图5-19）。

刺法·直刺1~1.5寸。

主治·小腹痛、泄泻、痢疾、乳痈、下肢痿痹、腰脊痛引睾丸。

▶ **胃经下合穴足三里**

定位·犊鼻穴下3寸，距胫骨前嵴1横指（图5-19）。

刺法·直刺1~2寸。

主治·胃痛、呕吐、噎膈、泄泻、痢疾、便秘、乳痈、肠痈、下肢痹痛、水肿、癫狂、脚气、虚劳消瘦。

▶ **胆经下合穴阳陵泉**

定位·腓骨小头前下方凹陷处（图5-21）。

刺法·直刺1~1.5寸。

主治·胁痛、口苦、呕吐、下肢痿痹、脚气、黄疸、小儿惊风。

▶ **膀胱经下合穴委中**

定位·腘横纹中央（图5-23）。

刺法·直刺1~1.5寸，或用三棱针点刺腘静脉出血。

主治·腰痛、下肢痿痹、腹痛、吐泻、小便不利、遗尿、丹毒。

# 二、头身部特定穴

## （一）背俞穴的定位、刺法及其主治

▶ **肺俞（肺之背俞穴）**

定位·第三胸椎棘突下，旁开1.5寸（图5-31）。

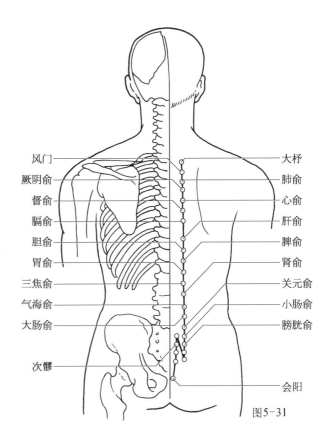

风门　　大杼
厥阴俞　　肺俞
督俞　　心俞
膈俞　　肝俞
胆俞　　脾俞
胃俞　　肾俞
三焦俞　　关元俞
气海俞　　小肠俞
大肠俞　　膀胱俞
次髎　　会阳

图5-31

刺法·斜刺0.5~0.8寸。

主治·咳嗽、气喘、吐血、骨蒸、潮热、盗汗、鼻塞。

▶ **厥阴俞（心包之背俞穴）**

定位·第四胸椎棘突下，旁开1.5寸（图5-31）。

刺法·斜刺0.5~0.8寸。

主治·咳嗽、心痛、胸闷、呕吐。

▶ **心俞（心之背俞穴）**

定位·第五胸椎棘突下，旁开1.5寸（图5-31）。

刺法·斜刺0.5~0.8寸。

主治·心痛、心悸、失眠、健忘、癫痫。

▶ **肝俞（肝之背俞穴）**

定位·第九胸椎棘突下，旁开1.5寸（图5-31）。

刺法·斜刺0.5~0.8寸。

主治·黄疸、胁痛、吐血、目赤、目眩、雀目、癫狂痫、脊背痛。

▶ **胆俞（胆之背俞穴）**

定位·第十胸椎棘突下，旁开1.5寸（图5-31）。

刺法·斜刺0.5~0.8寸。

主治·黄疸、口苦、胁肋痛、肺痨、潮热。

▶ **脾俞（脾之背俞穴）**

定位·第十一胸椎棘突下，旁开1.5寸（图5-31）。

**刺法·** 斜刺 0.5～0.8 寸。

**主治·** 腹胀、黄疸、呕吐、泄泻、痢疾、便血、水肿、背痛。

▶ **胃俞（胃之背俞穴）**

**定位·** 第十二胸椎棘突下，旁开 1.5 寸（图 5－31）。

**刺法·** 直刺 0.5～0.8 寸。

**主治·** 胸胁痛、胃脘痛、呕吐、腹胀、肠鸣。

▶ **三焦俞（三焦之背俞穴）**

**定位·** 第一腰椎棘突下，旁开 1.5 寸（图 5－31）。

**刺法·** 直刺 0.5～1 寸。

**主治·** 肠鸣、腹胀、呕吐、泄泻、痢疾。

▶ **肾俞（肾之背俞穴）**

**定位·** 第二腰椎棘突下，旁开 1.5 寸（图 5－31）。

**刺法·** 直刺 0.5～1 寸。

**主治·** 遗尿、遗精、阳痿、月经不调、带下、水肿、耳鸣、耳聋、腰痛。

▶ **大肠俞（大肠之背俞穴）**

**定位·** 第四腰椎棘突下，旁开 1.5 寸（图 5－31）。

**刺法·** 直刺 0.8～1.2 寸。

**主治·** 腹胀、泄泻、便秘、腰痛。

▶ **小肠俞（小肠之背俞穴）**

**定位·** 第一骶椎棘突下，旁开 1.5 寸（图 5－31）。

**刺法·** 直刺或斜刺 0.8～1.2 寸。

**主治·** 腹痛、泄泻、痢疾、遗尿、尿血、痔疾、遗精、带下、腰痛。

▶ **膀胱俞（膀胱之背俞穴）**

**定位·** 第二骶椎棘突下，旁开 1.5 寸（图 5－31）。

**刺法·** 直刺或斜刺 0.8～1.2 寸。

**主治·** 小便不利、遗尿、泄泻、便秘、腰脊强痛。

### （二）募穴的定位、刺法及其主治

▶ **中府（肺之募穴）**

**定位·** 胸前壁外上方，前正中线旁开 6 寸，平第一肋间隙处（图 5－1）。

**刺法·** 向外斜刺或平刺 0.5～0.8 寸。

**主治·** 咳嗽、气喘、肺胀满、胸痛、肩背痛。

▶ **膻中（心包之募穴）**

**定位·** 前正中线，平第四肋间隙处，两乳头之间（图 5－32）。

**刺法·** 平刺 0.3～0.5 寸。

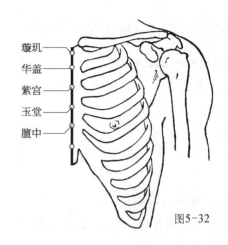

图5-32

**主治·** 咳嗽、气喘、胸痛、心悸、乳少、呕吐、噎膈。

▶ **巨阙（心之募穴）**

**定位·** 脐上 6 寸（图 5－27）。

**刺法·** 向下斜刺 0.5～1 寸。

**主治·** 胸痛、心悸、呕吐、吞酸、癫狂痫。

▶ **期门（肝之募穴）**

**定位·** 乳头直下，第六肋间隙（图 5－33）。

**刺法·** 斜刺或平刺 0.5～0.8 寸。

**主治·** 胸胁胀痛、腹胀、呕吐、乳痈。

▶ **日月（胆之募穴）**

**定位·** 乳头直下，第七肋间隙（图 5－33）。

**刺法·** 斜刺或平刺 0.5～0.8 寸。

**主治·** 呕吐、吞酸、胁肋疼痛、呕吐、黄疸。

▶ **章门（脾之募穴）**

**定位·** 第十一肋游离端下方（图 5－33）。

**刺法·** 直刺 0.5～0.8 寸。

**主治·** 腹胀、肠鸣、泄泻、胁痛、痞块。

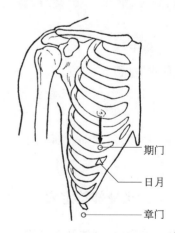

图5-33

▶ **中脘（胃之募穴）**

**定位·** 脐上 4 寸（图 5－27）。

刺法·直刺 1～1.5 寸。

主治·胃痛、呕吐、吞酸、腹胀、泄泻、黄疸、癫狂。

▶ **石门**（三焦之募穴）

定位·脐下 2 寸（图 5 - 27）。

刺法·直刺 1～2 寸。

主治·腹痛、水肿、疝气、小便不利、泄泻、经闭、带下、崩漏。

▶ **京门**（肾之募穴）

定位·第十二肋游离端下方（图 5 - 34）。

刺法·直刺 0.5～1 寸。

主治·小便不利、水肿、腰痛、胁痛、腹胀、泄泻。

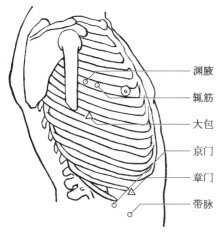

渊腋
辄筋
大包
京门
章门
带脉

图5-34

▶ **天枢**（大肠之募穴）

定位·脐旁 2 寸（图 5 - 35）。

刺法·直刺 1～1.5 寸。

主治·腹胀、肠鸣、绕脐痛、便秘、泄泻、痢疾、月经不调、癥块。

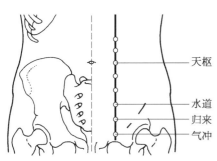

天枢
水道
归来
气冲

图5-35

▶ **关元**（小肠之募穴）

定位·脐下 3 寸（图 5 - 27）。

刺法·直刺 1～2 寸。

主治·遗尿、小便频数、尿闭、泄泻、腹痛、遗精、阳痿、疝气、月经不调、带下、不孕、虚劳消瘦。

▶ **中极**（膀胱之募穴）

定位·脐下 4 寸（图 5 - 27）。

刺法·直刺 1～1.5 寸。

主治·遗尿、小便不利、疝气、遗精、阳痿、月经不调、崩漏、带下、阴挺、不孕。

**（三）交会穴的定位、刺法及其主治**

▶ **神庭**（督脉）

定位·前发际正中直上 0.5 寸（图 5 - 36）。

刺法·平刺 0.5～0.8 寸。

主治·头痛、眩晕、失眠、鼻渊、癫痫。

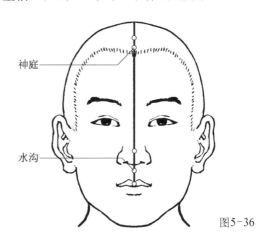

神庭

水沟

图5-36

▶ **水沟**（督脉）

定位·在人中沟上 1/3 与中 1/3 交界处（图 5 - 36）。

刺法·向上斜刺 0.3～0.5 寸。

主治·癫狂痫、小儿惊风、昏迷、口眼㖞斜、腰脊强痛。

▶ **百会**（督脉）

定位·后发际正中直上 7 寸（图 5 - 37）。

刺法·平刺 0.5～0.8 寸。

主治·头痛、眩晕、中风失语、癫狂、脱肛、阴挺、不寐。

▶ **脑户**（督脉）

定位·风府穴直上 1.5 寸（图 5 - 37）。

刺法·平刺 0.5～0.8 寸。

主治·头晕、项强、失音、癫痫。

▶ **风府**（督脉）

定位·后发际正中直上 1 寸（图 5 - 37）。

刺法·直刺或向下斜刺 0.5～1 寸。

主治·头痛、项强、眩晕、咽喉肿痛、失音、癫狂、中风。

▶ **哑门**（督脉）

**定位**·后发际正中直上 0.5 寸（图 5-37）。

**刺法**·直刺或向下斜刺 0.5～1 寸。

**主治**·暴喑、舌强不语、癫狂痫、头痛、项强。

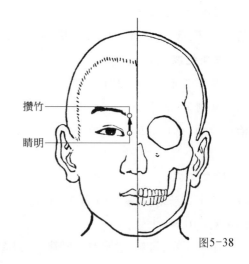

图5-38

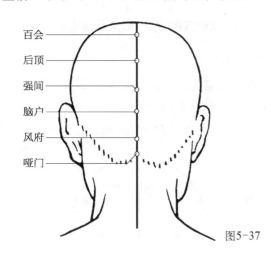

图5-37

▶ **大椎**（督脉）

**定位**·在第七颈椎棘突下（图 5-26）。

**刺法**·向上斜刺 0.5～1 寸。

**主治**·热病、疟疾、咳嗽、气喘、骨蒸盗汗、癫痫、头痛、项强、风疹。

▶ **陶道**（督脉）

**定位**·第一胸椎棘突下（图 5-26）。

**刺法**·向上斜刺 0.5～1 寸。

**主治**·头痛、疟疾、热病、脊强。

▶ **长强**（督脉）

**定位**·尾骨尖下 0.5 寸，约当尾骨尖端与肛门的中点（图 5-26）。

**刺法**·紧靠尾骨前面斜刺 0.8～1 寸。

**主治**·泄泻、便血、便秘、痔疾、脱肛、癫狂痫。

▶ **睛明**（膀胱经）

**定位**·目内眦旁 0.1 寸（图 5-38）。

**刺法**·患者闭目，将眼球向外侧移开并固定，紧靠眶缘直刺 0.5～1 寸，不捻转提插。

**主治**·目赤肿痛、流泪、视物不明、目眩、近视、夜盲、色盲。

▶ **大杼**（膀胱经）

**定位**·第一胸椎棘突下，旁开 1.5 寸（图 5-31）。

**刺法**·斜刺 0.5～0.8 寸。

**主治**·咳嗽、发热、项强、肩背痛。

▶ **风门**（膀胱经）

**定位**·第二胸椎棘突下，旁开 1.5 寸（图 5-31）。

**刺法**·斜刺 0.5～0.8 寸。

**主治**·伤风、咳嗽、发热头痛、项强、胸背痛。

▶ **附分**（膀胱经）

**定位**·第二胸椎棘突下，旁开 3 寸（图 5-39）。

**刺法**·斜刺 0.5～0.8 寸。

**主治**·颈项强痛、肩背拘急、肘臂麻木。

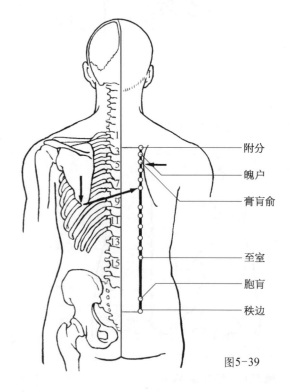

图5-39

▶ **跗阳**（膀胱经）

**定位**·昆仑穴直上 3 寸（图 5-23）。

**刺法**·直刺 0.8～1.2 寸。

**主治**·头痛、腰骶疼痛、下肢痿痹、外踝肿痛。

▶ **申脉**（膀胱经）

**定位**·外踝下缘凹陷中（图 5－22）。

**刺法**·直刺 0.3～0.5 寸。

**主治**·头痛、眩晕、癫狂痫、腰腿酸痛、目赤痛、失眠。

▶ **仆参**（膀胱经）

**定位**·昆仑穴直下，赤白肉际处（图 5－22）。

**刺法**·直刺 0.3～0.5 寸。

**主治**·下肢痿痹、足跟痛、癫痫。

▶ **金门**（膀胱经）

**定位**·申脉穴与京骨穴连线中点，当骰骨外侧凹陷中（图 5－22）。

**刺法**·直刺 0.3～0.5 寸。

**主治**·头痛、癫痫、小儿惊风、腰痛、下肢痿痹、外踝痛。

▶ **臑俞**（小肠经）

**定位**·腋后皱襞直上，肩胛下缘凹陷中（图 5－40）。

**刺法**·直刺或斜刺 0.5～1.5 寸。

**主治**·肩臂疼痛、瘰疬。

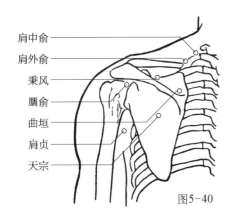

图5－40

▶ **秉风**（小肠经）

**定位**·肩胛骨冈上窝中，天宗穴直上（图 5－40）。

**刺法**·直刺或斜刺 0.5～1.5 寸。

**主治**·扁胛疼痛、上肢酸麻。

▶ **颧髎**（小肠经）

**定位**·目外眦直下，颧骨下缘凹陷中（图 5－41）。

**刺法**·直刺 0.3～0.5 寸，斜刺或平刺 0.5～1 寸。

**主治**·口眼㖞斜、眼睑眴动、齿痛、颊肿。

▶ **听宫**（小肠经）

**定位**·耳屏前，下颌骨髁状突的后缘，张口呈凹

陷处（图 5－41）。

**刺法**·张口，直刺 1～1.5 寸。

**主治**·耳鸣、耳聋、中耳炎、齿痛、癫狂痫。

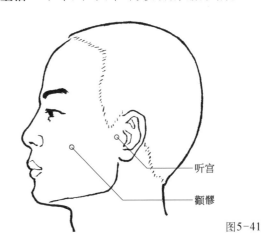

听宫

颧髎

图5－41

▶ **瞳子髎**（胆经）

**定位**·外眦旁 0.5 寸，眶骨外缘凹陷中（图 5－42）。

**刺法**·平刺 0.3～0.5 寸。

**主治**·头痛、目赤肿痛、目翳。

▶ **上关**（胆经）

**定位**·下关穴直上，当颧弓的上缘（图 5－42）。

**刺法**·直刺 0.5～1 寸。

**主治**·偏头痛、耳鸣、耳聋、口眼㖞斜、齿痛、口噤。

▶ **颔厌**（胆经）

**定位**·头维穴至曲鬓穴弧形线的上 1/4 与下 3/4 交界处（图 5－42）。

**刺法**·平刺 0.5～0.8 寸。

**主治**·偏头痛、目眩、耳鸣、齿痛、癫痫。

▶ **悬厘**（胆经）

**定位**·头维穴至曲鬓穴连线的下 1/4 与上 3/4 交界处（图 5－42）。

**刺法**·平刺 0.5～0.8 寸。

**主治**·偏头痛、目赤肿痛、耳鸣。

▶ **曲鬓**（胆经）

**定位**·耳前鬓发后缘直上，平角孙穴处（图 5－42）。

**刺法**·平刺 0.5～0.8 寸。

**主治**·头痛、齿痛、牙关紧闭、暴喑。

▶ **率谷**（胆经）

**定位**·耳尖直上，入发际 1.5 寸（图 5－42）。

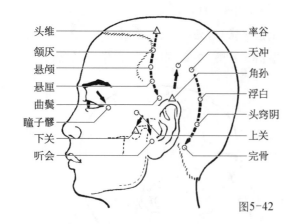

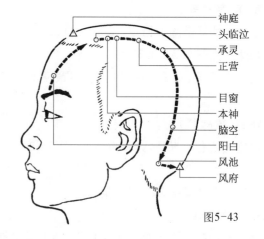

图5-42

图5-43

**刺法·**平刺 0.5～0.8 寸。

**主治·**偏头痛、眩晕及小儿急、慢性惊风。

▶ **浮白**（胆经）

**定位·**耳后乳突的后上方,天冲穴与完骨穴的弧线连线的上 1/3 与中 1/3 交点处（图 5 - 42）。

**刺法·**平刺 0.5～0.8 寸。

**主治·**头痛、耳鸣、耳聋、目痛、瘿气。

▶ **头窍阴**（胆经）

**定位·**耳后乳突的后上方,天冲穴与完骨穴的弧线连线的中、下 1/3 交点处（图 5 - 42）。

**刺法·**平刺 0.5～0.8 寸。

**主治·**头痛、耳鸣、耳聋。

▶ **完骨**（胆经）

**定位·**乳突后下方凹陷中（图 5 - 42）。

**刺法·**斜刺 0.5～0.8 寸。

**主治·**头痛、颈项强痛、齿痛、口歪、疟疾、癫痫。

▶ **本神**（胆经）

**定位·**神庭穴(督脉)旁 3 寸,当神庭穴与头维穴连线的内 2/3 与外 1/3 连接点上（图 5 - 43）。

**刺法·**平刺 0.5～0.8 寸。

**主治·**头痛、目眩、癫痫、小儿惊风。

▶ **阳白**（胆经）

**定位·**目正视,瞳孔直上,眉上 1 寸（图 5 - 43）。

**刺法·**平刺 0.3～0.5 寸。

**主治·**头痛、目痛、视物模糊、眼睑眴动。

▶ **头临泣**（胆经）

**定位·**阳白穴直上,入发际 0.5 寸（图 5 - 43）。

**刺法·**平刺 0.3～0.5 寸。

**主治·**头痛、目眩、流泪、鼻塞、小儿惊风。

▶ **目窗**（胆经）

**定位·**头临泣穴后 1 寸（图 5 - 43）。

**刺法·**平刺 0.3～0.5 寸。

**主治·**头痛、目赤肿痛、鼻塞、癫痫、面浮肿。

▶ **正营**（胆经）

**定位·**目窗穴后 1 寸（图 5 - 43）。

**刺法·**平刺 0.3～0.5 寸。

**主治·**头痛、目眩、齿痛。

▶ **承灵**（胆经）

**定位·**正营穴后 1.5 寸（图 5 - 43）。

**刺法·**平刺 0.3～0.5 寸。

**主治·**头痛、眩晕、目痛、鼻衄、鼻塞。

▶ **脑空**（胆经）

**定位·**风池穴直上 1.5 寸（图 5 - 43）。

**刺法·**平刺 0.3～0.5 寸。

**主治·**头痛、眩晕、癫狂痫、颈项强痛。

▶ **风池**（胆经）

**定位·**胸锁乳突肌与斜方肌之间凹陷中,平风府穴（图 5 - 43）。

**刺法·**针尖微下,向鼻尖斜刺 0.8～1.2 寸,或平刺透风府穴。

**主治·**头痛、眩晕、目赤肿痛、鼻渊、鼻衄、耳鸣、颈项强痛、感冒、癫痫、中风、热病、疟疾、瘿气。

▶ **肩井**（胆经）

**定位·**大椎穴（督脉）与肩峰连线的中点（图 5 - 44）。

**刺法·**直刺 0.5～0.8 寸。

**主治·**头项强痛、肩背疼痛、上肢不遂、难产、乳痛、乳汁不下、瘰疬。

▶ **日月**（胆经）

**定位·**乳头下方,第七肋间隙（图 5 - 33）。

**刺法·**斜刺或平刺 0.5～0.8 寸。

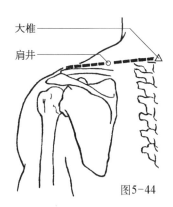

图5-44

主治·呕吐、吞酸、胁肋疼痛、呕逆、黄疸。

▶ **环跳**（胆经）

**定位**·股骨大转子高点与骶管裂孔连线的外 1/3 与内 2/3 交界处（图 5 - 45）。

**刺法**·直刺 2～3 寸。

**主治**·下肢痿痹、腰痛。

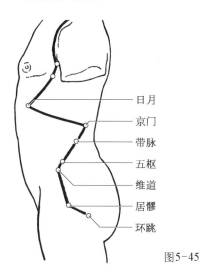

图5-45

▶ **带脉**（胆经）

**定位**·第十一肋端直下平脐处（图 5 - 45）。

**刺法**·直刺 1～1.5 寸。

**主治**·腹痛、经闭、月经不调、带下、疝气、腰 胁痛。

▶ **五枢**（胆经）

**定位**·在侧腹，髂前上棘之前 0.5 寸，约平脐下 3 寸处（图 5 - 45）。

**刺法**·直刺 1～1.5 寸。

**主治**·腹痛、疝气、带下、便秘、阴挺。

▶ **维道**（胆经）

**定位**·五枢穴前下 0.5 寸（图 5 - 45）。

**刺法**·直刺或向前下方斜刺 1～1.5 寸。

**主治**·腹痛、疝气、带下、阴挺。

▶ **居髎**（胆经）

**定位**·髂前上棘与股骨大转子高点连线的中点（图 5 - 45）。

**刺法**·直刺 1～1.5 寸。

**主治**·腰痛、下肢痿痹、疝气。

▶ **阳交**（胆经）

**定位**·外踝高点上 7 寸，腓骨后缘（图 5 - 21）。

**刺法**·直刺 1～1.5 寸。

**主治**·胸胁胀满、下肢痿痹、癫狂。

▶ **天髎**（三焦经）

**定位**·肩胛骨上角，曲垣穴（臑俞与第二胸椎棘 突连线中点）上 1 寸（图 5 - 46）。

**刺法**·直刺 0.5～0.8 寸。

**主治**·肩背痛、颈项强急。

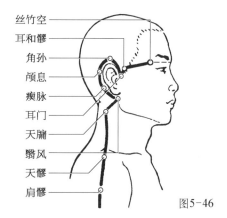

图5-46

▶ **翳风**（三焦经）

**定位**·耳垂后方，乳突与下颌角之间的凹陷处（图 5 - 46）。

**刺法**·直刺 0.8～1.2 寸。

**主治**·耳鸣、耳聋、口眼㖞斜、牙关紧闭、齿痛、 瘰疬。

▶ **角孙**（三焦经）

**定位**·当耳尖处的发际（图 5 - 46）。

**刺法**·平刺 0.3～0.5 寸。

**主治**·颊肿、目翳、齿痛、项强。

▶ **耳和髎**（三焦经）

**定位**·鬓发后缘，平耳郭根前，当颞浅动脉后缘（图 5 - 46）

**刺法**·斜刺或平刺 0.3～0.5 寸。

**主治**·头痛、耳鸣、牙关紧闭、口歪。

▶ **承泣**（胃经）

**定位**·目正视，瞳孔直下，当眶下缘与眼球之间

（图5-47）。

**刺法**·向上轻推眼球，紧靠眶缘缓慢直刺0.5～1.5寸，不宜提插。

**主治**·目赤肿痛、流泪、夜盲、眼睑瞤动、口眼㖞斜。

▶ **巨髎**（胃经）

**定位**·目正视，瞳孔直下，平鼻翼下缘处（图5-47）。

**刺法**·斜刺或平刺0.3～0.5寸。

**主治**·口眼㖞斜、眼睑瞤动、鼻衄、齿痛、唇颊肿。

▶ **地仓**（胃经）

**定位**·口角旁0.4寸，巨髎穴直下取之（图5-47）。

**刺法**·斜刺或平刺0.5～0.8寸。

**主治**·口歪、流涎、眼睑瞤动。

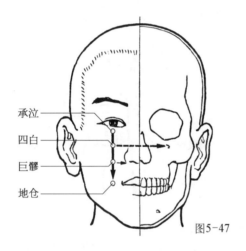

承泣
四白
巨髎
地仓

图5-47

▶ **下关**（胃经）

**定位**·颧弓下缘，下颌骨髁状突之前方，切迹之间凹陷中，合口有孔，张口即闭（图5-48）。

**刺法**·直刺0.5～1寸。

**主治**·耳聋、耳鸣、中耳炎、齿痛、口噤、口眼㖞斜。

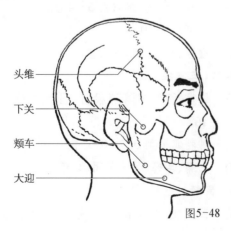

头维
下关
颊车
大迎

图5-48

▶ **头维**（胃经）

**定位**·额角发际直上0.5寸（图5-48）。

**刺法**·平刺0.5～1寸。

**主治**·头痛、目眩、口痛、流泪、眼睑瞤动。

▶ **气冲**（胃经）

**定位**·脐下5寸，前正中线旁开2寸（图5-35）。

**刺法**·直刺0.5～1寸。

**主治**·肠鸣腹痛、疝气、月经不调、不孕、阳痿、阴肿。

▶ **臂臑**（大肠经）

**定位**·在曲池穴与肩髃穴连线上，曲池穴上7寸处，当三角肌下端（图5-12）。

**刺法**·直刺或向上斜刺0.8～1.5寸。

**主治**·肩臂痛、颈项拘挛、瘰疬、目疾。

▶ **肩髃**（大肠经）

**定位**·肩峰前下方，三角肌上部中央。肩平举时，肩部出现两个凹陷，在前方的凹陷中（图5-12）。

**刺法**·直刺或向上斜刺0.8～1.5寸。

**主治**·肩臂挛痛不遂、风疹、瘰疬。

▶ **巨骨**（大肠经）

**定位**·锁骨肩峰端与肩胛冈之间凹陷中（图5-49）。

**刺法**·直刺，微向外下方，进针0.5～1寸。

**主治**·肩臂挛痛不遂、瘰疬、瘿气。

▶ **迎香**（大肠经）

**定位**·鼻翼外缘中点，旁开0.5寸，当鼻唇沟中（图5-49）。

**刺法**·斜刺或平刺0.3～0.5寸。

**主治**·鼻塞、鼻衄、口歪、面痒、胆道蛔虫症等。

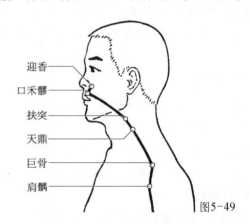

迎香
口禾髎
扶突
天鼎
巨骨
肩髃

图5-49

▶ **承浆**（任脉）

**定位**·颏唇沟的正中凹陷处（图5-50）。

**刺法** · 斜刺 0.3～0.5 寸。

**主治** · 口歪、齿龈肿痛、流涎、暴喑、癫狂。

▶ **廉泉**（任脉）

**定位** · 在喉结上方，舌骨体上缘凹陷中（图 5-50）。

**刺法** · 向舌根斜刺 0.5～0.8 寸。

**主治** · 舌下肿痛、流涎、舌强不语、暴喑、吞咽困难。

▶ **天突**（任脉）

**定位** · 胸骨上窝正中（图 5-50）。

**刺法** · 先直刺 0.2 寸，然后将针尖转向下方，紧靠胸骨后方刺入 1～1.5 寸。

**主治** · 咳嗽、气喘、胸痛、咽喉肿痛、暴喑、瘿气、梅咳气、噎膈。

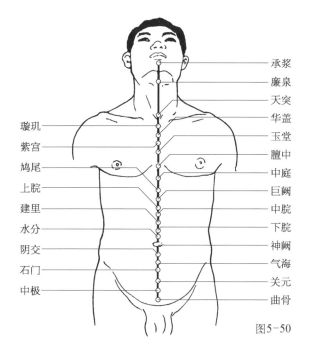

承浆
廉泉
天突
华盖
璇玑
玉堂
紫宫
膻中
鸠尾
中庭
上脘
巨阙
建里
中脘
水分
下脘
阴交
神阙
石门
气海
中极
关元
曲骨

图5-50

▶ **上脘**（任脉）

**定位** · 在腹正中线上，脐上 5 寸（图 5-50）。

**刺法** · 直刺 1～1.5 寸。

**主治** · 胃痛、呕吐、腹胀、癫痫。

▶ **中脘**（任脉）

**定位** · 腹正中线上，脐上 4 寸（图 5-50）。

**刺法** · 直刺 1～1.5 寸。

**主治** · 胃痛、呕吐、吞酸、腹胀、泄泻、黄疸、癫狂。

▶ **下脘**（任脉）

**定位** · 在腹中线上，脐上 2 寸（图 5-50）。

**刺法** · 直刺 1～1.5 寸。

**主治** · 胃痛、呕吐、吞酸、肠鸣、腹胀、泄泻、痞块。

▶ **阴交**（任脉）

**定位** · 在腹正中线上，脐下 1 寸（图 5-50）。

**刺法** · 直刺 1～2 寸。

**主治** · 腹痛、水肿、疝气、月经不调、带下。

▶ **关元**（任脉）

**定位** · 在腹正中线上，脐下 3 寸（图 5-50）。

**刺法** · 直刺 1～2 寸。

**主治** · 遗尿、小便频数、尿闭、泄泻、腹痛、遗精、阳痿、疝气、月经不调、带下、不孕、虚劳消瘦。

▶ **中极**（任脉）

**定位** · 在腹正中线上，脐下 4 寸（图 5-50）。

**刺法** · 直刺 1～1.5 寸。

**主治** · 遗尿、小便不利、疝气、遗精、阳痿、崩漏、月经不调、带下、阴挺、不孕。

▶ **曲骨**（任脉）

**定位** · 耻骨联合上缘的中点处（图 5-50）。

**刺法** · 直刺 0.5～1 寸。

**主治** · 小便不利、遗尿、遗精、阳痿、月经不调、带下。

▶ **会阴**（任脉）

**定位** · 男性在阴囊根部与肛门的中间，女性在大阴唇后联合与肛门的中间（图 5-51）。

**刺法** · 直刺 0.5～1 寸。

**主治** · 小便不利、痔疾、遗精、月经不调、癫狂、昏迷。

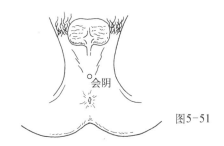

会阴

图5-51

▶ **三阴交**（脾经）

**定位** · 内踝高点直上 3 寸，胫骨内侧面后缘（图 5-5）。

**刺法** · 直刺 1～1.5 寸。

**主治** · 肠鸣、腹胀、泄泻、月经不调、带下、阴挺、不孕、滞产、遗精、阳痿、遗尿、疝气、失眠、下肢痿痹、崩漏、脚气。

▶ **冲门**（脾经）

**定位** · 耻骨联合上缘中点旁开 3.5 寸（图 5-28）。

**刺法·**直刺 0.5～1 寸。

**主治·**腹痛、疝气、崩漏、带下。

▶ **府舍**(脾经)

**定位·**冲门外上方 0.7 寸,任脉旁开 4 寸(图 5-28)。

**刺法·**直刺 1～1.5 寸。

**主治·**腹痛、疝气、痞块。

▶ **大横**(脾经)

**定位·**脐中旁开 4 寸,腹直肌外侧(图 5-28)。

**刺法·**直刺 1～2 寸。

**主治·**泄泻、便秘、腹痛。

▶ **腹哀**(脾经)

**定位·**大横上 3 寸,任脉旁开 4 寸(图 5-28)。

**刺法·**直刺 1～1.5 寸。

**主治·**消化不良、腹痛、便秘、痢疾。

▶ **中府**(肺经)

**定位·**在胸前壁外上方,平第一肋间隙处,距任脉旁 6 寸(图 5-1)。

**刺法·**向外斜刺或平刺 0.5～0.8 寸。

**主治·**咳嗽、气喘、肺胀满、胸痛、肩背痛。

▶ **章门**(肝经)

**定位·**在侧腹部,第十一浮肋端之下际(图 5-33)。

**刺法·**直刺 0.5～0.8 寸。

**主治·**腹胀、肠鸣、胁痛、泄泻、痞块。

▶ **期门**(肝经)

**定位·**乳头直下,第六肋间隙(图 5-33)。

**刺法·**斜刺或平刺 0.5～0.8 寸。

**主治·**胸胁胀痛、腹胀、呕吐、乳痈。

▶ **天池**(心包经)

**定位·**第四肋间隙,乳头外侧 1 寸(图 5-52)。

**刺法·**斜刺或平刺 0.3～0.5 寸。

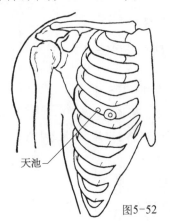

天池

图5-52

**主治·**咳嗽、气喘、胁肋疼痛、瘰疬、乳痈。

▶ **横骨**(肾经)

**定位·**脐下 5 寸,当耻骨联合上缘,曲骨旁开 0.5 寸(图 5-53)。

**刺法·**直刺 1～1.5 寸。

**主治·**少腹胀痛、小便不利、遗尿、遗精、阳痿、疝气。

▶ **大赫**(肾经)

**定位·**脐下 4 寸,中极旁开 0.5 寸(图 5-53)。

**刺法·**直刺 1～1.5 寸。

**主治·**遗精、阳痿、阴挺、带下。

▶ **气穴**(肾经)

**定位·**脐下 3 寸,关元旁开 0.5 寸(图 5-53)。

**刺法·**直刺 1～1.5 寸。

**主治·**月经不调、带下、小便不利、泄泻。

▶ **四满**(肾经)

**定位·**脐下 2 寸,石门旁开 0.5 寸(图 5-53)。

**刺法·**直刺 1～1.5 寸。

**主治·**月经不调、带下、遗尿、遗精、疝气、便秘、腹痛、水肿。

▶ **中注**(肾经)

**定位·**脐下 1 寸,阴交旁开 0.5 寸(图 5-53)。

**刺法·**直刺 1～1.5 寸。

**主治·**月经不调、腹痛、便秘、泄泻。

▶ **肓俞**(肾经)

**定位·**脐中旁 0.5 寸,平神阙(图 5-53)。

**刺法·**直刺 1～1.5 寸。

**主治·**腹痛、腹胀、呕吐、便秘、泄泻。

▶ **商曲**(肾经)

**定位·**脐上 2 寸,下脘旁开 0.5 寸(图 5-53)。

**刺法·**直刺 1～1.5 寸。

**主治·**腹痛、泄泻、便秘。

▶ **石关**(肾经)

**定位·**脐上 3 寸,建里旁开 0.5 寸(图 5-53)。

**刺法·**直刺 1～1.5 寸。

**主治·**呕吐、腹痛、便秘、不孕。

▶ **阴都**(肾经)

**定位·**脐上 4 寸,中脘旁开 0.5 寸(图 5-53)。

**刺法·**直刺 1～1.5 寸。

**主治·**腹痛、腹胀、便秘、不孕。

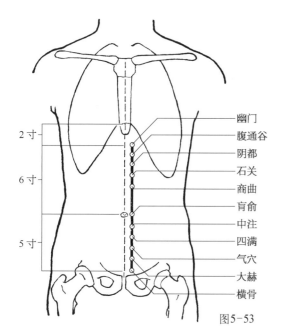

图5-53

幽门
腹通谷
阴都
石关
商曲
肓俞
中注
四满
气穴
大赫
横骨

2寸
6寸
5寸

▷ **腹通谷**（肾经）

**定位**·脐上5寸,上脘旁开0.5寸（图5-53）。

**刺法**·直刺0.5~1寸。

**主治**·腹痛、腹胀、呕吐。

▷ **幽门**（肾经）

**定位**·脐上6寸,巨阙旁开0.5寸（图5-53）。

**刺法**·直刺0.5~1寸。

**主治**·腹痛、腹胀、呕吐、泄泻。

▷ **照海**（肾经）

**定位**·内踝下缘凹陷中（图5-9）。

**刺法**·直刺0.3~0.5寸。

**主治**·月经不调、带下、阴挺、小便频数、癃闭、便秘、咽喉干痛、癫痫、失眠。

▷ **交信**（肾经）

**定位**·复溜穴（太溪上2寸,跟腱前缘）前约0.5寸（图5-30）。

**刺法**·直刺0.6~1.2寸。

**主治**·月经不调、崩漏、阴挺、疝气、泄泻、便秘。

▷ **筑宾**（肾经）

**定位**·太溪穴上5寸,当太溪穴与阴谷穴的连线上（图5-30）。

**刺法**·直刺1~1.5寸。

**主治**·癫狂、疝气、呕吐、小腿疼痛。

### （四）八会穴的定位、刺法及其主治

▷ **脏会章门**

**定位**·在侧腹部,第十一肋游离端下方（图5-33）。

**刺法**·直刺0.5~0.8寸。

**主治**·腹胀、肠鸣、胁肋痛、泄泻、痞块。

▷ **腑会中脘**

**定位**·脐上4寸（图5-50）。

**刺法**·直刺0.5~1.2寸。

**主治**·胃痛、腹胀、肠鸣、恶心、呕吐、吞酸、泄泻、痢疾、黄疸、消化不良、失眠。

▷ **气会膻中**

**定位**·前正中线,平第四肋间隙,两乳头之间（图5-32）。

**刺法**·平刺0.3~0.5寸。

**主治**·咳嗽、气喘、胸痛、心悸、乳少、呕吐、噎膈。

▷ **血会膈俞**

**定位**·第七胸椎棘突下旁开1.5寸（图5-31）。

**刺法**·斜刺0.5~0.7寸。

**主治**·呕吐、呃逆、嗳气、噎膈、气喘、咳嗽、咯血、午后潮热、盗汗、麻疹。

▷ **筋会阳陵泉**

**定位**·腓骨小头前下方凹陷中（图5-21）。

**刺法**·直刺1~1.5寸。

**主治**·胁痛、口苦、呕吐、下肢痿痹、脚气、黄疸、小儿惊风。

▷ **脉会太渊**

**定位**·腕横纹桡侧端,桡动脉的桡侧凹陷中（图5-1）。

**刺法**·直刺0.3~0.5寸。

**主治**·咳嗽、气喘、咯血、胸痛、咽喉肿痛、腕臂痛、无脉症。

▷ **骨会大杼**

**定位**·第一胸椎棘突下,旁开1.5寸（图5-31）。

**刺法**·斜刺0.5~0.8寸。

**主治**·咳嗽、发热、项强、肩背痛。

▷ **髓会悬钟**

**定位**·外踝高点上3寸,腓骨后缘（图5-21）。

**刺法**·直刺0.3~0.5寸。

**主治**·中风、偏瘫、颈项疼痛、腹胀、胁痛、下肢痿痹、脚气。

## 一、针灸特定穴的治疗概论

中、西医最大的区别在于前者更注重整体观，强调辨证施治，这是中医学最精华也是最核心的部分。同样道理，特定穴治疗在临床上的具体应用也必须遵循这一原则，同时又要根据特定穴本身的特点制定相应的治疗法则。

### （一）针灸特定穴的治疗法则

特定穴治疗的总法则是依据中医的基本理论，运用望、闻、问、切四诊合参的方法，确立八纲，最终达到"虚则补之，实则泻之，有虚有实，补泻兼施"的目的，但具体应用还应包括辨证与辨经，治标与治本，调气与调神这三个方面的内容。

1. **辨证与辨经**·疾病总是表现出有关的症状和体征，这些在中医学中总称为"证"或"证候"。辨证，就是对疾病现象进行具体的分析和判断。证候表现于一定的部位，有寒热、虚实的不同性质，并发生在疾病的不同阶段。这些病位、病性、病程，都成为辨证的主要内容。证候分属于阴阳经脉，阴阳经脉分为上下手足，手足经脉又分为左右两侧。辨经，就是以经络理论为纲来分析全身证候，从而对全身证候做全面的了解。

2. **治标与治本**·针灸治疗，首先要辨明疾病的标本。"标"是指疾病的外在表现，而"本"指疾病的根本。一般先病是本，后病是标；主证是本，兼证是标；脏腑病是本，经络病是标；内病是本，外感是标。本病与标病之间具有互相影响的关系。一般情况下，治疗应以治本为主，或治本与治标兼顾，特殊情况下以治标为主。这就是"急则治其标，缓则治其本"的施治原则。其次要掌握用穴的标本，据经络标本理论，四肢经穴为本，头身经穴为标，而任、督脉经穴又为全身经穴之本。这在选穴施治上大有讲究。如对新起的实证，可先取四肢的本部穴，后取头身的标部穴；对久病的虚证，可先取头身的标部穴，后取四肢的本部穴。根据病情轻重，或治标，或治本，或标本同治。

3. **调气与调神**·针灸治疗着重一个"调"字，针刺通过调气可以达到调神，充分发挥神志的作用则可以更好地调气。气，主要指针下之气，还指随针刺感应而出现的机体功能变化。调气是调针下之气，也是调全身之气。调神，包括调整医生和患者双方的精神状态，即要求医生与患者都应在精神会聚和安定的情况下进行针刺操作和接受治疗。治疗过程中医生还应不时注意观察患者的神情变化，根据患者不同情况而采用不同的治法。《灵枢》反复说的"上守神"，"凡刺之法，必先本于神"，都是强调针刺的调气必须以"神"为本。

### （二）特定穴的处方选取

针灸治疗可以说是理法方穴的综合运用。针灸治疗取穴方法有三，即局部取穴、远道取穴和特殊取穴，这三者以经络学说为依据，临床使用可分可合。但特定穴治疗除了遵循这一总的纲要外，更注重的是随证取穴。

1. **特定穴的选取**

（1）选取病痛局部和邻近的穴位：如胃痛取中脘、胃俞；腹痛取天枢、大肠俞；喘咳取肺俞、列缺等。

（2）选取远离病痛部位的穴位：如咯血取尺泽；胸痛取内关；齿痛取合谷；项强取后溪；腰痛取委中等。

（3）针对不同证候随证取穴：因为疾病的发生有时往往不局限在某一部位，而是全身性的、多系统的，对此仅采用局部取穴或远道取穴就显得机械，难以区分。《难经》中有关八会穴的论述，表明了穴位与某一方面的病证有着密切的关系，并且充分强调了特定穴在针灸治疗中的特殊地位。如井主心下满，荥主身热，输主体重节痛，经主喘咳寒热，合主逆气而泄，曲池退热，三里降逆，复溜止汗，劳宫解痉，合谷止痛等，都是特定穴随证取穴在临床中的具体运用。

2. **特定穴的配穴运用**·特定穴的配穴在针灸临床治疗中有其特殊的意义和作用，它包括：① 表里配穴，如胃痛可取足阳明胃经足三里穴和足太阴脾经公孙穴等。② 原络配穴，如肺病可取手太阴肺经列缺穴与手阳明大肠经合谷穴等。③俞募配穴，如肝病可取足太阳膀胱经肝俞穴和足厥阴肝经期门穴等。④上下配穴，如牙痛上可取手阳明大肠经合谷穴，下可取足阳明胃经内庭穴等。⑤左右配穴，如冠心病左可取手厥阴心包经间使穴，右可取足少阳胆经阳陵泉穴等。⑥局部远道配穴，如胃痛局部可取任脉中脘穴和足太阳膀胱经的胃俞穴，远道则可取手厥阴心包经内关穴和足阳明胃经的足三里穴等。

临床治疗中若能准确灵活地使用各种特定穴的配穴方法，就能取得理想的疗效，因此，自古以来就一直备受针灸医家的重视。

### （三）特定穴与疾病诊断

西医学临床诊断主要是依据实验室的结论或数据，其实中医学早在数千年以前就已经有了运用四诊合参进行疾病诊断的理论与实践。特定穴用于某些疾病的诊断是众多中医诊断方法中的一种，它是以按诊为主要方式，通过按压、循摄等方法寻找一些异常变化，如压痛、皮疹和皮下结节等，作为辨证和取穴的依据之一。一般以检查背腰部为主，然后检查胸腹及四肢部，如俞、募、郄、合等穴所在。如肺俞、太渊穴用于呼吸系统疾患的诊断；胃俞、梁丘穴用于消化系统疾患的诊断；上巨虚、下巨虚穴用于胃肠疾患的诊断；三阴交、筑宾穴用于生殖系统疾患的诊断等。

此外，随着科学技术的发展，运用专门仪器对特定穴进行测定，通过分析相关特定穴位皮肤导电量的高低来推断经络气血盛衰的方法，临床也普遍使用，特别是对井穴、郄穴和背俞穴的测定，更是有一定的诊断意义。

## 二、常见病的特定穴治疗

前已论述，中医针灸治疗十分注重运用辨证施治的方法，但限于篇幅及从便于掌握和记忆的角度出发，本章各病种仅列出其最基本的治则、穴位及刺法，在此特别说明并敬告读者。

### （一）急症与传染性疾病

#### 1. 急症

（1）高热：凡体温超过39℃时，称之为高热。

中医有"壮热""实热"之说。常见于急性感染、急性传染病以及中暑、风湿热等，为临床常见急症之一。

**治则**·疏风清热。

**取穴**·少商、合谷、曲池、神门。

**刺法**·泻法。少商浅刺0.1～0.3寸或点刺出血；合谷、曲池、神门直刺或斜刺0.5～1寸。留针15分钟，每日1～2次，每疗程3～5次。

（2）昏迷：因脑组织代谢发生障碍，高级神经活动受到严重抑制所致较长时间内的神志不清者，谓之昏迷。多由颅脑疾病、代谢障碍、药物或化学品中毒、物理因素等致。中医学认为起因多系温邪内陷，热毒熏蒸，痰火内阻等所致清窍被蒙，"神明"失其作用而成。

**治则**·苏厥醒神，开窍通关，回阳固脱。

**取穴**·涌泉、劳宫、水沟、大敦、合谷、太冲、大椎、太溪、复溜、足三里、百会。

**刺法**·闭证宜泻法，脱证宜补法。涌泉、劳宫、水沟、大敦点刺出血；合谷、太冲、大椎、太溪、复溜直刺或斜刺0.5～1寸；足三里直刺1～1.5寸；百会沿皮刺0.5寸。留针30分钟，其间间歇运针1～2次，每回1～2次，视昏迷具体情况决定针灸的次数。

（3）晕厥：是指骤起而短暂的意识和行动的丧失。可以由元气虚弱，病后气血未复，产后失血过多，或操劳过度，骤起骤变，使经脉气血不能上充，阳气不能达于四末所致；也可以是由情志异常变动，或外伤剧烈疼痛，以致气机逆乱，气血运行一时紊乱，使清窍受扰而突然昏仆。

**治则**·苏厥醒神。

**取穴**·中冲、水沟、百会、足三里、合谷。

**刺法**·晕厥发生时，依据具体情况采用泻法或补法或补泻兼施法。中冲点刺出血；水沟浅刺0.1～0.3寸；百会沿皮刺0.3～0.5寸；足三里、合谷直刺0.5～1寸。留针20分钟。视晕厥具体情况决定针灸的次数。

（4）休克：是由多种原因引起的急性周围性循环衰竭的综合征。大出血、严重脱水、严重外伤、剧烈疼痛、药物中毒及严重的变态反应等原因均可引起。由于有效循环血量不足，心排血量骤然减少，全身组织器官出现严重缺氧，临床以神经反应迟钝，四肢厥冷，面色苍白，血压急剧下降和脉象细数为其特征。中医学将休克归在"厥证""脱证""亡阳""亡阴"等危重证候的范畴之内,认为感受暑、热、疫疠诸邪所致的温热病证和某些疾病所致的脏腑气血严重耗损,以及各种内外损伤均可发生本证。

**治则**·苏厥开窍,回阳救逆。

**取穴**·内关、合谷、百会、足三里、关元、涌泉、中冲、水沟。

**刺法**·休克发生时,实证采用泻法,虚证采用补法。涌泉、中冲、水沟浅刺0.1～0.3寸或点刺出血;百会沿皮刺0.3～0.5寸;内关、合谷、足三里、关元直刺1～1.5寸。留针15分钟。视休克具体情况决定针灸的次数。

(5)中暑:是在烈日之下或高热和热辐射的环境中长时间停留或工作,机体不能维持体热平衡而热量蓄结所致,多在体弱或过于疲劳状态下发生。中医学将中暑称为"发痧""伤暑""暑厥"及"暑风"等,认为是感受暑热或暑湿秽浊之气,致邪热郁蒸,正气耗伤,清窍被蒙,气逆不通及津气耗散所致。

**治则**·清泄暑热,开窍固脱。

**取穴**·水沟、委中、百会、大椎、曲池、曲泽、合谷、太冲。

**刺法**·补泻兼施。水沟浅刺0.1～0.3寸或点刺血;委中点刺出血;百会沿皮刺0.3～0.5寸;大椎、曲池、曲泽、合谷、太冲直刺0.5～1寸。留针30分钟。视中暑具体情况决定针灸的次数。

(6)惊厥:是指因中枢神经系统功能暂时紊乱而出现的突发性、短暂的意识丧失,并伴局部或全身肌肉痉挛的证候而言,有发热惊厥和高热惊厥之分,一般小儿多见,常发生于脑炎、中毒性肺炎、破伤风、癫病及癫痫等疾病。中医学多将本病列入"惊风""外感热病"及"痉病"之中。认为惊厥是由于热极伤阴,引动肝风;或气逆痰壅,窍络被蒙,筋脉失养所致。

**治则**·醒脑安神,清热镇痉,平肝息风。

**取穴**·涌泉、中冲、水沟、少商、阳陵泉、合谷、太冲、大椎、曲池、后溪、内关、风池。

**刺法**·泻法。涌泉、中冲、水沟、少商浅刺0.1～0.3寸或点刺出血;阳陵泉、合谷、太冲、大椎、曲池、后溪、内关及风池斜刺或直刺0.5～1寸。留针15分钟,每日1次,每疗程3～5次。

(7)抽搐:是指四肢不随意的肌肉抽动,或兼有颈项强直及角弓反张,临床有发热性抽搐和无热性抽搐两类。发热性抽搐多由温热之邪损及营血,或热邪内犯心包,热盛动风;无热性抽搐多由脾虚不运,津液凝聚成痰,痰蒙络窍;或脾肾阳虚,久泻耗液,以致肝风内动,发为抽搐。临床常见于破伤风、癫痫、颅脑外伤及癔病等。

**治则**·息风定痉,清热开窍。

**取穴**·水沟、后溪、太冲、合谷、曲池、内关、丰隆、大椎。

**刺法**·泻法。抽搐发作时即刻采用针刺方法,其中水沟浅刺0.3寸;后溪向合谷透刺1～1.5寸;太冲、合谷、曲池、内关、丰隆直刺0.5～1寸;大椎斜刺或直刺0.5寸。留针15～30分钟。

(8)心绞痛:是冠心病的主要临床表现,以左侧胸部心前区突然发生的压榨性疼痛,伴心悸、胸闷、气短为特征。本病属于中医学"胸痹""心痛""厥心痛""真心痛"等范畴。中医学认为本病多由正气内虚,寒邪入侵,胸阳闭阻;或情志郁结,气滞血瘀;或饮食无度,痰浊内生,导致阴寒、气滞、血瘀、痰浊闭阻心络,不通则痛;或因劳逸失度,年迈肾虚,以致营血亏耗,心阳不振,心脉失养,发为心痛。

**治则**·行气通阳,化瘀止痛。

**取穴**·心俞、厥阴俞、巨阙、内关、郄门、阴郄、膻中。

**刺法**·泻法,体虚者补法。心俞、厥阴俞、巨阙斜刺0.5～0.8寸;内关、郄门直刺1～1.5寸;阴郄直刺0.2～0.5寸;膻中沿皮刺0.5寸。留针30分钟,发作期每日治疗2次,间歇期可2日治疗1次。

(9)胆绞痛:是一种常见的急腹症,以右上腹胁肋区绞痛、阵发性加剧或痛无休止为主要特征。本病属于中医学"胁痛"的范畴。中医学认为本病的发生多与情志不遂,肝胆气滞;饮食不节,伤及脾胃,痰湿壅盛,化热或成石;或蛔虫妄动,误入胆道有关。

**治则**·疏肝利胆,行气止痛。

**取穴**·中脘、阳陵泉、阴陵泉、三阴交、日月、胆俞、太冲、侠溪。

**刺法**·泻法。中脘、阳陵泉、阴陵泉、三阴交直刺

0.5～1寸；日月、胆俞斜刺0.5～0.8寸；太冲直刺0.5～0.8寸；侠溪直刺0.3～0.5寸。宜强刺激，留针1小时，间歇行针以保持较强的针感。视胆绞痛具体情况决定针灸的次数。

（10）泌尿系绞痛：是由泌尿系结石引发的剧痛症，以阵发性剧烈腰部或侧腹部绞痛并沿输尿管向下或向上放射，伴程度不同的尿痛、尿血为主要特征。本病属于中医学"腰痛""石淋""砂淋""血淋"的范畴。中医学认为饮食不节、下焦湿热、肾阳不足而致结石是本病的基础；机体在排石的过程中结石刺激脏腑组织是发生绞痛的直接原因；而结石伤及脏腑黏膜、血络则是出现尿血的主要因素。

**治则**·清热利湿，利尿通淋。

**取穴**·中极、京门、三阴交、阴陵泉、肾俞、膀胱俞。

**刺法**·补泻兼施。中极直刺1～1.5寸；京门、三阴交、阴陵泉直刺0.5～1寸；肾俞斜刺0.5～1寸；膀胱俞直刺0.5～1.5寸。强刺激，留针30分钟，使患者保持较强的针感。视绞痛具体情况决定针灸的次数。

**2. 传染性疾病**

（1）流行性感冒：是由于流感病毒引起的一种急性上呼吸道传染病，主要通过飞沫传播，临床特点为起病急骤，全身症状较重，常有明显的流行现象，四季均可发生，而以冬春季节气候骤变时为多见。中医学将流感归属在"风湿""冬温"的范畴之内，认为其发病是由于风邪外袭，肺气失于宣通所致。

**治则**·疏风清热解表。

**取穴**·少商、水沟、鱼际、曲池、合谷、大椎、尺泽、风池、外关、肺俞、肾俞、列缺。

**刺法**·泻法。少商、水沟、鱼际点刺出血；外关、大椎、曲池、合谷、尺泽、风池斜刺或直刺0.5～1寸；肺俞、肾俞斜刺0.5～1寸；列缺沿皮刺0.5～1寸。留针15分钟，每日1次，每疗程3～5次。

（2）流行性腮腺炎：是病毒引起的腮腺急性非化脓性的传染病。病毒首先侵犯腮腺，以后随血液循环，而使其他腺体和中枢神经系统也受累，发病年龄以5～15岁为多见。腮腺充血、肿胀，但不破溃，血、尿淀粉酶增高是本病的特点。中医学将流

行性腮腺炎称之为"痄腮"，认为是由时行温毒之气或风热之邪侵袭少阳、阳明两经，邪毒痰火壅滞颊腮而成。

**治则**·疏风通络，清热解毒。

**取穴**·足窍阴、厉兑、下关、地仓、合谷、大椎、曲池、外关、三阴交、行间。

**刺法**·泻法。足窍阴、厉兑点刺出血；下关、地仓透刺1寸；合谷、曲池、外关、三阴交直刺0.5～1寸；大椎斜刺0.5～1寸；行间浅刺0.3～0.5寸。留针15分钟，每日1次，每疗程3～5次。

（3）肺结核：是一种慢性消耗性传染性疾病，由结核杆菌主要经呼吸道感染肺部所致。本病的发生和发展，同机体抵抗力和结核菌侵入数量与毒力强弱密切相关，属中医学"虚痨""虚损"的范畴，发病是因为外感痨虫，侵入肺脏，肺阴受损，清肃失职所致。

**治则**·清肺养阴，滋阴降火。

**取穴**·尺泽、鱼际、中府、列缺、足三里、三阴交、太溪、合谷、复溜、肾俞、肺俞、关元。

**刺法**·补泻兼施。尺泽点刺出血；鱼际、中府浅刺0.3～0.5寸；列缺沿皮刺0.3～0.5寸；足三里、三阴交、太溪、合谷、复溜直刺1～1.5寸；肾俞、肺俞、关元斜刺0.5～1寸。留针30分钟，隔日1次，每疗程10～15次，连续3个疗程以上，疗程间可以停针1周左右时间。

（4）病毒性肝炎：是一种由肝炎病毒引起的传染病，其中以甲型与乙型病毒性肝炎最为常见，而又以乙型肝炎发病率为高，且传染性强，流行面广。中医学往往将其归在"胁痛""肝胀"等范围之内，认为感受疫毒湿热等外邪是造成本病的外在因素，而情志不调、饮食劳倦则是发生本病的内在因素。

**治则**·疏肝解郁，清利湿热，健脾和胃，补益肝肾。

**取穴**·膈俞、肝俞、脾俞、胃俞、肾俞、章门、期门、阴陵泉、三阴交、足三里、中脘、太溪、行间。

**刺法**·急性期泻法，慢性期补泻兼施。膈俞、肝俞、脾俞、胃俞、肾俞斜刺0.5～1寸；章门、期门斜刺或沿皮刺0.5～0.8寸；阴陵泉、三阴交、足三里、中脘、太溪、行间直刺0.5～1寸。留针20分钟，隔日1次，每疗程15次，连续3个疗程以上，疗程间可以停针1周左右时间。

（5）细菌性痢疾：是由感染痢疾杆菌所引起的急性肠道传染病，以腹痛、腹泻、里急后重及排脓血便为主要临床表现，属中医学"痢疾"范畴。中医认为本病发生多因饮食不洁，湿热内蕴，大肠传导失司，气血凝滞，络脉受损，以致痢下赤白脓血。

**治则**·清热化湿，行气活血，通调肠腑。

**取穴**·上巨虚、下巨虚、合谷、曲池、大肠俞、小肠俞、肾俞、脾俞、胃俞、天枢、中脘、内关、内庭。

**刺法**·先期泻法，后期温补脾肾。上巨虚、下巨虚、合谷、曲池、大肠俞、小肠俞、肾俞、天枢、中脘、内关直刺1～1.5寸；脾俞、胃俞斜刺0.5～1寸；内庭浅刺0.2～0.3寸。留针20分钟，先期每日2次，每疗程3～5次，后期可每日或隔日1次，每疗程7～10次。

（6）伤寒：是由伤寒杆菌经消化道传染而引起的全身性急性传染病，持续性发热、脾肿大、玫瑰疹及白细胞减少等是其主要的临床特点，常年发病而以夏季为多。中医学的"伤寒"一说，指的是一种热病的总称，而西医学所指的"伤寒"则更多属于中医"湿温证"的范畴，是由于外感湿热所致。

**治则**·清热化湿，扶正祛邪。

**取穴**·商阳、厉兑、隐白、合谷、足三里、大椎、商阳、曲池、上巨虚、下巨虚、关元、三阴交、天枢、膀胱俞、肾俞、大肠俞。

**刺法**·急性期泻法，缓解期补法。商阳、厉兑、隐白点刺出血；大椎浅刺0.3～0.5寸；合谷、足三里、曲池、上巨虚、下巨虚、关元、三阴交、天枢直刺1～1.5寸；膀胱俞、肾俞、大肠俞斜刺0.5～1寸。先期每日2次，每疗程3～5次，后期可每日或隔日1次，每疗程7～10次。

（7）霍乱：是由霍乱弧菌所致的烈性肠道传染病，临床上以剧烈吐泻米泔样排泄物，严重脱水，肌肉痉挛与周围循环衰竭等为特征。中医学也有"霍乱"一证，中医认为其发病病因是由于感受暑湿、寒湿等秽浊之气及饮食不洁而致脾胃受伤，气机逆乱，吐泻交作，津液过度丧失。

**治则**·温中清热，疏调胃肠气机。

**取穴**·尺泽、关冲、鱼际、委中、内关、公孙、中脘、天枢、合谷、曲泽、上巨虚、下巨虚、足三里。

**刺法**·补泻兼施。尺泽、关冲、鱼际、委中点刺出血；公孙、内关、中脘、天枢、合谷、曲泽直刺0.5～

1寸；上巨虚、下巨虚、足三里直刺1～1.5寸。留针30分钟，每日1次，每疗程3～5次。

（8）疟疾：是感染疟原虫所引起的传染病，多发生于夏秋季节，临床以寒战、高热、出汗及周期性发作为主要特征。中医学认为其多由感受疫疠之气兼受风寒暑温等邪，伏于少阳半表半里，营卫相搏，正邪交争而发病。

**治则**·宣通阳气，驱邪解表。

**取穴**·关冲、商阳、后溪、脾俞、胃俞、大椎、间使、合谷。

**刺法**·泻法。关冲、商阳点刺出血；后溪向合谷透刺0.5～1寸；脾俞、胃俞、大椎斜刺0.5～1寸；合谷、间使直刺1寸；发作前2～3小时针刺为佳。留针20分钟，可每日1次，连续3日为一疗程。

（9）细菌性食物中毒：是由于食入被细菌或由细菌产生的毒素污染的食物引起急性胃肠炎的疾病，以夏秋季节多见。中医学认为是由于食物不洁或饮食不节所致；或贪食肥腻，或贪食生冷，或进食酸腐之品，以致邪伤脾胃，清浊相干，而发生吐泻、腹痛等症。

**治则**·清热化湿，消食导滞，疏调胃肠气机。

**取穴**·曲池、委中、水沟、委阳、上巨虚、下巨虚、足三里、中脘、天枢、内关、公孙。

**刺法**·泻法为主，兼顾补法。曲池、委中、水沟浅刺或点刺出血；委阳、上巨虚、下巨虚、足三里、中脘、天枢、内关、公孙直刺1～1.5寸。留针20分钟，每日1次，每疗程3～5次。

## （二）内科疾病

### 1. 呼吸系统疾病

（1）肺炎：是感染或非感染性因素引起的肺实质的炎症，引起肺炎的病原有细菌、病毒、衣原体等，其他如放射线、化学、过敏因素等亦可引起。临床上主要是细菌性肺炎，一年四季均可发病，但冬季多见，以发病急，突发寒战、高热、胸痛和咳铁锈色痰为主要特点。中医学的"肺热病"和"风温病"与肺炎相似，本病常因劳倦过度，寒温不调，导致正气不足，肺卫不固，复感风热之邪；或风寒之邪，化热入里，卫气被郁，肺失宣降，痰热郁阻于肺所致。

**治则**·疏风清热，清热化痰。

**取穴**·中冲、少商、水沟、列缺、鱼际、合谷、尺泽、曲池、内关、丰隆、肺俞、脾俞、大椎。

**刺法**·泻法。中冲、少商、水沟点刺出血；列缺、鱼际浅刺 0.3～0.5 寸；合谷、尺泽、曲池、内关、丰隆直刺 1～1.5 寸；肺俞、脾俞、大椎斜刺 0.5～1 寸。留针 20 分钟，每日或隔日 1 次，每疗程 5～10 次。

（2）慢性支气管炎：是由于感染或非感染因素引起气管、支气管黏膜及其周围组织的慢性非特异性炎症，以老年人多发。临床特征为慢性咳嗽、咳痰或伴有喘息，冬重夏轻，逐年加重，可进一步发展为阻塞性肺气肿、肺源性心脏病等。中医学按其症状表现，将本病归属于"咳嗽""痰饮""喘证"等范围，认为本病的发生和发展，与外邪的侵袭以及与肺、脾、肾三脏功能失调有关，或因脾虚失运，痰湿内停，上凌于肺而致；或因久咳伤肺，肾不纳气，肺失肃降，而缓慢发病。

**治则**·宣肺化痰，补益脾肾。

**取穴**·肺俞、脾俞、胃俞、肾俞、膻中、合谷、尺泽、丰隆、足三里、太溪、三阴交、列缺、太渊。

**刺法**·补泻兼施。肺俞、脾俞、胃俞、肾俞、膻中斜刺 0.5～1 寸；尺泽、合谷、丰隆、足三里、太溪、三阴交直刺 1～1.5 寸；列缺、太渊沿皮刺 0.5～1 寸。留针 20 分钟，隔日 1 次，每疗程 10 次，夏季预防性治疗，效果更佳。

（3）支气管哮喘：是机体对抗原性或非抗原性刺激引起的一种气管、支气管反应性过度增高的疾病，易发生痉挛、狭窄，临床出现发作性呼吸困难、咳嗽和哮鸣，持续数小时或数日，可自行缓解或经治疗后缓解。中医学按其症状表现归属于"喘证""哮证"及"饮证"的范围。认为其发病与肺、脾、肾三脏有关，多为痰饮内伏，风寒袭肺，痰湿壅阻，肺失宣降所致。

**治则**·平喘降逆，宣肺化痰，健脾补肾。

**取穴**·膻中、列缺、天突、肺俞、脾俞、肾俞、尺泽、丰隆、合谷。

**刺法**·补泻兼施。膻中、列缺、天突浅刺 0.3～0.5 寸；肺俞、脾俞、肾俞斜刺 0.5～1 寸；尺泽、丰隆、合谷直刺 1～1.5 寸。留针 20 分钟，隔日 1 次，每疗程 10 次，夏季预防性治疗，效果更佳。

（4）肺脓肿：是由多种病因引起的肺组织的化脓性病变，早期为化脓性炎症，继而发生坏死液化，脓液经气管排出后出现有液平面的空洞。临床特征为高热、咳嗽和咳大量脓性或臭味痰，多发生于壮年，男性多于女性。中医学将本病归属于"肺痈"的范畴，认为其多由风邪或风寒之邪化热入里，卫气被郁，肺失宣降，痰热郁阻于肺所致。

**治则**·疏风散寒，清热化痰，宣肺除郁。

**取穴**·少商、鱼际、尺泽、合谷、曲池、足三里、丰隆、太溪、列缺、膻中、肺俞、脾俞、肾俞、大椎、中府、天突。

**刺法**·泻法。少商、鱼际点刺出血；尺泽、合谷、曲池、足三里、丰隆、太溪直刺 1～1.5 寸；列缺、膻中沿皮刺 0.5～1 寸；肺俞、脾俞、肾俞、大椎斜刺 0.5 寸；中府、天突浅刺 0.5 寸。留针 20 分钟，每日 1 次，每疗程 3～5 次。

**2. 循环系统疾病**

（1）原发性高血压：亦称高血压病，是一种主要由于高级神经中枢功能失调引起的全身性疾病，临床以血压升高、神经功能失调症候群以及后期并发急性脑血管病、高血压心脏病和肾功能不全等为主要表现。中医学认为其病理变化主要是阴阳平衡失调，偏盛偏衰；或肾阴不足，肝阳偏亢；或肝郁化火，引动肝风所致。

**治则**·平肝潜阳息风，滋阴育阳化痰。

**取穴**·曲池、内关、丰隆、足三里、风池、太冲、神门、太溪、太白、头维、肝俞、脾俞、肾俞。

**刺法**·泻法。曲池、内关、丰隆、足三里、风池、太冲、神门、太溪、太白直刺 1～1.5 寸；头维沿皮刺 0.3～0.8 寸；肝俞、脾俞、肾俞斜刺 0.5～1 寸。留针 20 分钟，隔日或每日 1 次，每疗程 15～30 次，应持续 2 个疗程以上。

（2）心律失常：当心脏激动的频率和节律发生异常，激动发源于窦房结以外的部位，或激动传导的顺序、速度发生异常，引起不正常的心脏节律，称之为心律失常。心律失常最常见于心脏病患者，其次为电解质紊乱及酸碱平衡紊乱，某些药物的过量或毒性作用，内分泌疾病及神经、精神因素等也可导致心律失常的发生。中医学将其归属于"惊悸""怔忡"的范畴，认为本病发生，或由于骤受惊吓，心无所依，神无所归，而成心悸；或久病心血不足，阴血亏损，以致心失所养，神不能藏而志不得宁；或痰热内蕴,再加郁怒,痰火互结,胃失和降,上扰心神;或心脉阻滞,气滞血瘀,伤及心阳所致。

**治则** · 宁心安神,益气养血,清火化痰,活血定悸。

**取穴** · 肺俞、厥阴俞、心俞、膈俞、肝俞、脾俞、巨阙、内关、郄门、合谷、太冲、丰隆、尺泽、神门、公孙。

**刺法** · 补法为主,兼顾泻法。肺俞、厥阴俞、心俞、膈俞、肝俞、脾俞、巨阙斜刺0.5～1寸;尺泽、内关、郄门、丰隆、合谷、太冲直刺1～1.5寸;神门、公孙浅刺0.3～0.5寸。留针30分钟,隔日或每日1次,每疗程10～15次,应持续3个疗程以上。

(3)冠状动脉粥样硬化性心脏病:简称冠心病,或称缺血性心脏病,是指冠状动脉由于粥样硬化病变而逐渐狭窄、闭塞,最终导致心肌缺血,甚至坏死的一种心脏病。本病在临床上有各种类型。典型的表现为心绞痛和心肌梗死。中医学将其归属于"胸痹"的范畴,认为其发病与寒邪内侵、恣食肥甘、情志失调、年老体虚等因素有关,而心阳不振,胸脉痹阻,实乃发病的关键。

**治则** · 活血通络,补养气阴,温振心阳,疏肝解郁,祛痰化湿。

**取穴** · 厥阴俞、心俞、膈俞、肝俞、脾俞、巨阙、阳陵泉、阴陵泉、三阴交、太溪、郄门、太冲、丰隆、关元、通里、膻中。

**刺法** · 补泻兼施。厥阴俞、心俞、膈俞、肝俞、脾俞、巨阙斜刺0.5～0.8寸;阳陵泉、阴陵泉、三阴交、太溪、太冲、丰隆、关元直刺1～1.5寸。神门、通里、膻中沿皮刺0.5寸。手足穴位可交叉取穴。留针30分钟,隔日1次,每疗程15次,连续2个疗程后进行实验室复查,以观察疗效,以后可改为每周2次。

(4)病毒性心肌炎:最常见由柯萨奇B或A病毒、埃可病毒、流感病毒等,或脊髓灰质炎、麻疹及腮腺炎等病引起。临床多见发热乏力、心悸、期前收缩(早搏)、胸闷等症状。属中医"心悸"范畴,中医学认为时邪扰心,心气耗伤;或热伤气阴,久病入络;或心阳不振,湿郁痰滞等,均可导致本病的发生。而正气虚弱,外邪内侵是发病的关键。

**治则** · 扶正祛邪,标本兼顾。

**取穴** · 中极、关元、足三里、合谷、外关、内关、三阴交、巨阙、公孙、膻中。

**刺法** · 补泻兼施。中极、关元、足三里、合谷、外关、内关、三阴交直刺1～1.5寸;巨阙、公孙浅刺0.5～0.8寸;膻中沿皮刺0.5～1寸。留针20分钟,隔日1次,每疗程15次。连续2个疗程后进行实验室复查,以观察疗效,以后可改为每周2次。

(5)低血压:一般成人血压在14.6/9.3 kPa(110/70 mmHg)以下者,称之为低血压症,多数低血压症者并无明显症状,但部分患者可出现头昏、头痛、心前区不适、疲乏、心慌、胸闷、气短等症状,严重的还可出现昏厥,尤其在体位变化较大时出现,如突然站立时,眼前发黑,头晕欲倒等。中医学认为本病的发生多因体弱多病,肝肾不足;或产后体虚;或出血过多,血不能上行濡养髓海所致。

**治则** · 补益气血,调养肝肾。

**取穴** · 膈俞、肝俞、脾俞、肾俞、足三里、三阴交、内关、血海、太溪。

**刺法** · 补法。膈俞、肝俞、脾俞、肾俞斜刺0.5～0.8寸;足三里、三阴交、内关、血海、太溪直刺1～1.5寸。留针20分钟,隔日1次,每疗程10次。

**3. 消化系统疾病**

(1)急性胃炎:临床上一般将急性胃炎分为单纯性胃炎、腐蚀性胃炎、感染性胃炎和化脓性胃炎,近年在上消化道出血病例中进行急诊纤维胃镜检查,发现一种以急性胃黏膜糜烂、急性溃疡和出血为主要表现的胃炎称糜烂性胃炎或出血性胃炎。针灸治疗急性胃炎主要是针对急性单纯性胃炎而言。中医学认为本病发生主要是饮食不节,致使脾胃升降失司而出现胃脘疼痛、呕吐、腹泻等症状。

**治则** · 升清降浊,理气止痛。

**取穴** · 内关、上巨虚、下巨虚、足三里、梁丘、公孙、中脘、天枢。

**刺法** · 泻法。内关、上巨虚、下巨虚、足三里、梁丘直刺1～1.5寸;公孙、中脘、天枢斜刺0.5～1寸。留针15分钟,每日1次,每疗程3～5次。

(2)慢性胃炎:一种常见病,其发病率高居胃病之首,胃镜检出率达50%以上。其病因尚未完全阐明,一般认为有原发与继发两种,前者多与各种理化刺激有关,后者多与各种疾病有关。本病根据临床表现可分为慢性浅表性胃炎和慢性萎缩性胃炎。中医学认为其发病主要是因为脾胃虚弱所致。

**治则**·健脾和胃。

**取穴**·脾俞、胃俞、章门、公孙、内关、中脘、天枢、足三里。

**刺法**·补法。脾俞、胃俞、章门、公孙斜刺0.5～0.8寸;内关、中脘、天枢、足三里直刺1～1.5寸。留针20分钟,隔日1次,每疗程10次。

(3)呃逆:亦称打嗝,多为食管膈肌痉挛所致。中医学认为是由于胃寒凝滞,或胃热壅盛,或肝气犯胃,以致气逆上冲喉间呃呃连声,声短而频的现象。

**治则**·疏肝理气,健脾和胃,降逆平呃。

**取穴**·天突、膻中、内关、中脘、足三里、太冲、陷谷、期门。

**刺法**·泻法。天突浅刺不留针;膻中沿皮刺0.5～1寸;内关、中脘、足三里、太冲、陷谷直刺0.6～1.2寸;期门斜刺0.5～1寸。留针20分钟,每日1次,每疗程3～5次。

(4)胃下垂:是指由于胃膈韧带与胃肝韧带松弛无力,胃张力减退,胃小弯角切迹低于髂嵴连线水平而言,多见于体质瘦弱,胸廓狭长者。中医学认为本病多由先天禀赋不足,或饮食不节,损伤脾胃,以致脾胃虚弱,中气下陷,升举无力而下坠。

**治则**·健脾和胃,升举中气。

**取穴**·百会、足三里、中脘、关元、天枢、太白、冲阳、膻中、脾俞、胃俞。

**刺法**·补法。百会隔姜灸;足三里温针灸;中脘、关元、天枢、太白、冲阳直刺1～1.5寸;膻中沿皮刺0.5～1寸;脾俞、胃俞斜刺0.5～1寸。留针30分钟,隔日1次,每疗程15～30次。

(5)消化性溃疡:一种常见病,由于溃疡的形成和发展常与胃液和胃蛋白酶的消化作用有关,故得名。本病多发生于食管下端、胃、十二指肠、胃空肠吻合口附近的空肠,但发生于胃部和十二指肠约占98%,称胃或十二指肠溃疡。中医学认为本病的发生多与饮食不节,或饥饱失常,或肝气犯胃,胃失和降,或劳倦过度等因素有关。

**治则**·健脾和胃,疏肝理气,活血化瘀。

**取穴**·膈俞、脾俞、胃俞、章门、关元、中脘、足三里、内关、公孙、梁丘、阳陵泉、太冲、行间、内庭。

**刺法**·补泻兼施。膈俞、脾俞、胃俞、章门、关元斜刺0.5～1寸;中脘、足三里、内关、公孙、梁丘、阳陵泉、太冲、行间、内庭直刺0.5～1.5寸。留针20分钟,隔日1次,每疗程10次。

(6)便秘:凡大便干燥,排便困难,秘结不通,超过2日以上者谓之便秘。中医学又将便秘称之为"阳结""阴结"及"脾约"等,中医认为胃肠实热,或肝脾气滞,或脾肺气虚,或脾肾阳虚,或血虚阴亏等,均可导致便秘的发生。

**治则**·通降腑气,清泄腑热,疏肝和胃,补肺健脾,生气化血,润肠通便。

**取穴**·上巨虚、下巨虚、天枢、支沟、合谷、曲池、大椎、行间、中脘、关元、膈俞、肝俞、脾俞、胃俞、肾俞、大肠俞。

**刺法**·实证泻法,虚证补法。上巨虚、下巨虚、天枢、支沟、合谷、曲池、大椎、行间、中脘、关元直刺0.5～1.5寸;膈俞、肝俞、脾俞、胃俞、肾俞、大肠俞斜刺0.5～1寸。留针20分钟,隔日1次,每疗程10次。

(7)腹泻:又名泄泻,是指大便次数增多,便质稀薄,或呈水样而言。本病可见于多种疾病,受病脏腑主要为脾、胃和大、小肠。中医学认为本病主要是由于湿邪所胜和脾胃功能障碍引起,湿邪侵入,损伤脾胃,运化失常,脾虚失运,不能受纳水谷和运化精微,水谷停滞,清浊不分,混杂而下,便成泄泻。

**治则**·疏调胃肠气机,疏肝健脾和胃,温养调补肾阳。

**取穴**·上巨虚、下巨虚、阴陵泉、天枢、中脘、足三里、三阴交、内庭、大肠俞、小肠俞、脾俞、胃俞、关元、肾俞、商阳。

**刺法**·实证泻法,虚证补法,或补或泻,标本兼顾。上巨虚、下巨虚、阴陵泉、天枢、中脘、足三里、三阴交、内庭直刺0.5～1.5寸;大肠俞、小肠俞、脾俞、胃俞、关元、肾俞斜刺0.5～1寸;商阳点刺出血或浅刺0.1寸。留针20分钟,隔日1次,每疗程7～10次。

(8)肠易激综合征:是胃肠道最常见和最重要的功能性疾病,多见于中青年,又称痉挛性结肠炎、过敏性肠炎等，实际上结肠并无明显炎症，功能紊乱也不限于结肠。临床以腹痛、腹泻或便秘、自主神经功能紊乱（如失眠、多汗、头昏、心悸、乏力、情绪波动等）为主要特征。中医学认为是由于心肾气郁或心肾不交，或肝气犯胃，胃肠气机失调所致。

**治则**·交通心肾，疏肝和胃，宁心安神，疏通胃肠气机。

**取穴**·合谷、太冲、内关、公孙、足三里、上巨虚、下巨虚、太白、太溪、期门、肝俞、心俞、胃俞、大肠俞、通里、神门。

**刺法**·平补平泻。合谷、太冲、内关、公孙、足三里、上巨虚、下巨虚、太白、太溪直刺 0.5～1.5 寸；期门、肝俞、心俞、胃俞、大肠俞、通里、神门斜刺 0.5～1 寸。留针 20 分钟，隔日 1 次，每疗程 10 次。

（9）胆石症：是指胆囊与胆管的任何部分发生结石所引起的疾病，其临床表现取决于胆石症所致的胆管梗阻的部位与程度，以及是否合并胆道感染。中医认为本病发生常因饮食不节，寒温失常，情志不畅，外邪内侵，以致肝胆气都，肝失条达，胆失疏泄，日久化热，湿热蕴结而成砂石所致。

**治则**·疏肝利胆，清热消石。

**取穴**·支沟、阳陵泉、外关、曲池、内关、公孙、胆俞、肝俞、期门、日月、大椎。

**刺法**·泻法。支沟、阳陵泉、外关、曲池、内关、公孙直刺 0.5～1.5 寸；胆俞、肝俞、期门、日月、大椎斜刺 0.5～1 寸。留针 20 分钟，发作期每日 1 次，间歇期隔日 1 次，每疗程 10 次。

**4. 泌尿系统疾病**

（1）急、慢性肾炎：急性肾炎是急性肾小球肾炎的简称，是一组病因不明，急性起病，临床以血尿、水肿及高血压等为主要表现的肾小球疾病，其中多为链球菌感染后的肾小球肾炎。慢性肾炎是慢性肾小球肾炎的简称，是由多种病因引起的原发于肾小球的一组免疫性炎症性疾病，临床表现轻重不一，病程长，常伴有蛋白尿、管型尿、血尿、水肿、贫血及高血压等。由于急、慢性肾炎临床表现大多有程度不同的水肿，故在中医学的"水肿"等文献中可以找到不少类似本病的记载。其中急性肾炎多因冒雨涉水或浴后当风，或肌肤疮疾，热毒内陷，以

致肺失通调，脾失健运，水湿内停，泛溢肌肤。而慢性肾炎多由于外邪侵袭，内伤脾肾，体内水精失布，气化失常所致。

**治则**·疏风清热，散寒除湿，调理脾肾，化气利水。

**取穴**·脾俞、肾俞、太溪、三阴交、足三里、阴陵泉、水泉、膀胱俞、合谷、太冲、风池、肺俞、曲池、大椎、水沟、关元、大敦、尺泽、太渊、少商、三焦俞。

**刺法**·补泻兼施。肺俞、脾俞、肾俞、三焦俞、大椎、关元斜刺 0.5～1 寸；大敦、少商、水沟点刺出血；太溪、三阴交、足三里、阴陵泉、水泉、膀胱俞、合谷、太冲、风池、尺泽直刺 0.5～1.5 寸；太渊沿皮刺 0.5～1 寸。留针 20 分钟，每日或隔日 1 次，每疗程 10 次。

（2）尿路感染：是指病原体在机体内尿中生长繁殖，并侵犯尿路黏膜或组织引起的炎症。女性发病率高，可分为上尿路感染（肾盂肾炎与输尿管炎）和下尿路感染（膀胱炎与尿道炎）。中医学将本病归入"淋病"的范畴，认为感受外邪，湿热蕴于下焦，膀胱气化失常，为发病的主要病因病机。

**治则**·疏导膀胱气化，清利下焦湿热，佐以补益脾肾。

**取穴**·中极、三阴交、肾俞、膀胱俞、三焦俞、委阳、合谷、曲池、地机、膈俞、关元、太溪、足三里。

**刺法**·实证泻法，虚证补法。膈俞、三焦俞、肾俞、中极、关元斜刺 0.5～1 寸；膀胱俞、委阳、合谷、曲池、地机、太溪、足三里直刺 0.5～1.5 寸。留针 15～30 分钟，每日或隔日 1 次，每疗程 7～10 次。

（3）慢性前列腺炎：是成年男性的常见病，有细菌性和无菌性两种类型。慢性细菌性前列腺炎常由急性前列腺炎转变而成。无菌性前列腺炎也称为前列腺溢液或慢性前列腺充血，一般认为是由于腺体长期充血，腺体或腺小管功能低下等原因所致。临床以尿频、尿痛、小便淋漓不尽为主要特征。中医认为多由于房劳不节，耗伤精气，日久肾亏，命门火衰；或嗜酒及过食肥甘之品，脾虚湿热内蕴所致。

**治则**·清热化湿，活血化瘀，健脾和胃，补肾益气。

取穴·中极、关元、阴陵泉、三阴交、会阴、脾俞、肾俞、膀胱俞、三焦俞、太溪、膈俞、石门、合谷、曲池。

刺法·补泻兼施。中极、关元、阴陵泉、三阴交、太溪、石门、合谷、曲池、膀胱俞直刺 0.5～1.5 寸；脾俞、肾俞斜刺 0.5～1 寸；会阴单刺不留针或艾条熏灸。留针 20 分钟，隔日 1 次，每疗程 10 次。

（4）产后尿失禁：产后小便淋漓不能自主，或睡中自遗，不能约束，称为产后尿失禁。它是由于分娩时，盆底软组织受损，以致影响尿道外括约肌的功能，多表现为张力性的尿失禁。其发病因膀胱气化失职；或因素体虚弱，肺气不足，产时耗伤气血，气虚致膀胱失约；或元气素虚，产后肾虚致病；或手术损伤膀胱，而致小便失禁。

治则·温肾助阳，升提阳气，补虚固摄。

取穴·中极、关元、百会、肾俞、太溪、阴陵泉、三阴交、肺俞。

刺法·补法。百会沿皮刺 0.5 寸；中极、关元直刺或斜刺 0.5～1 寸；肺俞、肾俞斜刺 0.5～1 寸；阴陵泉、三阴交直刺 1～1.5 寸。留针 20 分钟，每日或隔日 1 次，每疗程 10 次。

（5）男性不育症：指精子的产生、成熟、运输或射精能力缺陷等因素所引起的女方不能生育的疾病总称。影响男性生育能力的因素有生殖细胞成熟障碍、内分泌功能紊乱、精子抗体形成、精索静脉曲张、输送精子通道阻塞和外生殖器畸形等。中医学称本病为"无嗣"。认为其与先天之本的肾，后天之本的脾，以及任脉、冲脉的元气精血不足有关。

治则·补肾健脾益精，调理冲任气血。

取穴·阴谷、交信、三阴交、足三里、阴陵泉、关元、脾俞、肾俞、列缺。

刺法·补法。列缺沿皮刺 0.5～1 寸；阴谷、交信、三阴交、足三里、阴陵泉、关元直刺 0.5～1.5 寸；脾俞、肾俞斜刺 0.5～1 寸。留针 20 分钟，每日或隔日 1 次，每疗程 10～15 次。

（6）遗精：在没有性交活动时产生的射精称之为遗精。临床有梦遗与滑精之分。中医学认为有梦而遗精者，谓之梦遗；无梦而遗精，甚至清醒时精液流出者，名为滑精。遗精的发生，多属心肾之患。或劳神过度，动念妄想，以致心阴亏耗，心火内炽，

扰动精室；或因恣情纵欲，肾元受损，精关不固而泄；或因酗酒厚味，湿热下注所致。

治则·交通心肾，补益肾精，健脾化湿。

取穴·中极、关元、大赫、太溪、三阴交、足三里、阴陵泉、心俞、脾俞、肾俞、京门、巨阙、会阴。

刺法·补泻兼施。中极、关元、大赫、太溪、三阴交、足三里、阴陵泉直刺 0.5～1.5 寸；心俞、脾俞、肾俞斜刺 0.5～1 寸；京门、巨阙浅刺 0.3～0.5 寸；会阴单刺不留针或艾条雀啄灸。留针 20 分钟，隔日 1 次，每疗程 10～15 次。

（7）阳痿：指成年男子性交时阴茎不能勃起或勃起不坚，可由器质性病变或精神心理因素造成。中医认为阳痿的发生多由纵欲过度，精气空虚，肾气亏耗；或思虑所伤，心脾受损；或恐惧所累，肾气不振，肝气不达；或湿热下注，宗筋弛纵所致。

治则·补益肾气，交通心肾，健脾化湿，宁心安神。

取穴·关元、太冲、三阴交、中极、膀胱俞、阴陵泉、太溪、然谷、心俞、肝俞、脾俞、肾俞、太白。

刺法·补泻兼施。关元、太冲、三阴交、中极、膀胱俞、阴陵泉、太溪、然谷直刺 0.5～1.5 寸；心俞、肝俞、脾俞、肾俞斜刺 0.5～1 寸；太白浅刺 0.5 寸。留针 20 分钟，隔日 1 次，每疗程 10～15 次。

（8）尿潴留：指膀胱内充满尿液而排出困难。本病在中医学中属于"癃闭"范畴。中医学认为小便不利、点滴而出为"癃"；小便不通、欲解不得为"闭"。膀胱气化不利是导致本病的直接原因。而膀胱的气化又与三焦密切相关，其中尤以下焦最为重要。造成膀胱和三焦气化不利的具体原因多为湿热下注、肝郁气滞、尿路阻塞和肾气亏虚。

治则·调理膀胱，行气通闭。

取穴·关元、三阴交、阴陵泉、膀胱俞、中极、太冲、肾俞、太溪。

刺法·补泻兼施，以泻为主。关元直刺 1～2 寸。阴陵泉、三阴交、膀胱俞、中极、太冲、太溪直刺 0.5～1.5 寸；肾俞斜刺 0.5～1 寸。留针 20 分钟，隔日 1 次，每疗程 10～15 次。

（9）早泄：指阴茎插入阴道不到 1 分钟甚至刚触及阴道口便发生射精，不能进行正常性交的病证。本病常因房事不节或手淫过度，致肾气亏虚、

肾阴不足、相火妄动或湿热下注、流于阴器；或肝气郁结、疏泄失职；或大病、久病、思虑过度，致心脾两虚、肾失封藏、固摄无权而引起。

**治则** · 补肾固精，养阴清热。

**取穴** · 关元、三阴交、肾俞、太溪、阴陵泉、行间。

**刺法** · 补泻兼施。关元直刺 1～2 寸；三阴交、阴陵泉、太溪直刺 0.5～1.5 寸；肾俞、行间斜刺 0.5～1 寸。留针 20 分钟，隔日 1 次，每疗程 10～15 次。

#### 5. 造血系统疾病

（1）贫血：通常是指外周血中血红蛋白浓度、红细胞计数和（或）血细胞比容低于同年龄和同性别正常人的最低值，其中以血红蛋白浓度低于正常值对诊断最为重要。贫血包括缺铁性贫血、铁粒幼细胞性贫血、巨幼细胞性贫血、再生障碍性贫血等。中医学将其归属于"血虚"的范畴。认为禀赋不足，脾胃虚弱，生化乏源；失血过多，久病不愈；思虑过度，暗耗阴血；瘀血阻络，新血不生等皆可引起贫血。

**治则** · 补气生血，健脾和胃，活血化瘀。

**取穴** · 心俞、膈俞、肝俞、脾俞、胃俞、足三里、关元、悬钟。

**刺法** · 补法。足三里、关元、悬钟直刺 0.5～1.5 寸；心俞、膈俞、肝俞、脾俞、胃俞斜刺 0.5～1 寸。留针 30 分钟，每日或隔日 1 次，每疗程 10～15 次。

（2）白细胞减少症：当外周血白细胞低于 $4.0 \times 10^9/L$ 时，即称为白细胞减少症。主要是中性粒细胞减少的缘故。有原因不明性与继发性两种。主要临床表现为经常易患感冒、支气管炎、肺炎，以及有全身乏力、低热及盗汗等。中医学将其归属于"虚证"的范畴，认为脾胃虚弱，气血生化乏源致元气不足是导致本病发生的主要病机。

**治则** · 滋补元气，健脾益血。

**取穴** · 膈俞、肝俞、脾俞、胃俞、肾俞、大椎、足三里、中极、关元、三阴交。

**刺法** · 补法。大椎、足三里、中极、关元、三阴交直刺 0.5～1.5 寸；膈俞、肝俞、脾俞、胃俞、肾俞斜刺 0.5～1 寸。留针 20 分钟，每日或隔日 1 次，每疗程 10 次。

（3）原发性血小板减少性紫癜：是一种与自身免疫有关的疾病。由于血小板抗体形成破坏了血小板，导致出血，是最常见的出血性疾病。按发病的缓急分为急性和慢性两种类型，急性型多发于儿童，慢性型多见于成人。临床以血中血小板数量减少，皮肤出现瘀点及瘀斑，黏膜及内脏出血为主要特征。中医学将其归属于"血证"的范畴，认为本病发生多由于热病伤津，以致阴虚火旺，迫血妄行，血溢脉外所致。

**治则** · 清热凉血，滋阴降火，健脾益气。

**取穴** · 合谷、曲池、足三里、三阴交、太溪、照海、阴陵泉、关元、大椎、膈俞、脾俞、胃俞、肾俞、少商。

**刺法** · 补泻兼施。合谷、曲池、足三里、三阴交、太溪、照海、阴陵泉、关元直刺 0.5～1.5 寸；大椎、膈俞、脾俞、胃俞、肾俞斜刺 0.5～1 寸；少商点刺出血或浅刺 0.1 寸。留针 20 分钟，隔日 1 次，每疗程 7～10 次。

（4）中性粒细胞功能紊乱：多由于成熟中性粒细胞的任何一种功能发生缺陷所致。患者对病菌的防御能力减退，对细菌易感性增加，从而出现反复感染等临床表现。中医学认为本病发生多与素体虚弱，正气不足，气血衰退，外邪乘机入侵机体有关。

**治则** · 扶正祛邪。

**取穴** · 足三里、中极、关元、太溪、合谷、大椎、膈俞、脾俞、肾俞。

**刺法** · 补泻兼施。足三里、中极、关元、太溪、合谷直刺 0.5～1.5 寸；大椎、膈俞、脾俞、肾俞斜刺 0.5～1 寸。留针 20 分钟，隔日 1 次，每疗程 10 次。

#### 6. 内分泌系统及代谢性疾病

（1）甲状腺功能亢进症：指甲状腺的高功能状态。其特征有甲状腺肿大、基础代谢增加和自主神经系统的失常，多见于女性。中医学称其为"瘿病"，认为该病与情志失调、肾阴虚亏或劳倦太过等因素有关，其中尤以情志对发病影响较大。

**治则** · 疏肝理气宁神，滋阴降火益气，消瘀散结除瘿。

**取穴** · 合谷、太冲、内关、间使、足三里、关元、太溪、三阴交、照海、神门、风池。

**刺法** · 补泻兼施。合谷、太冲、内关、间使、足三里、关元、太溪、三阴交、照海直刺 0.5～1.5 寸；神门、风池斜刺 0.5 寸。留针 30 分钟，隔日 1 次，每疗程 20～30 次。

（2）甲状腺功能减退症：是由甲状腺激素合成或分泌不足所引起的疾病，其最严重的表现为黏液性水肿。中医学认为本病的发生与饮食、环境和情志因素有关。或脾肾阳虚，气化失司；或脾胃素虚，气血不足；或肾气亏损，肝肾不足，虚阳上潜。

**治则**·温阳化气，健脾益气，滋补肝肾。

**取穴**·天突、关元、丰隆、太溪、三阴交、膻中、风池、大椎、肝俞、脾俞、胃俞、肾俞。

**刺法**·补法。天突单刺不留针；关元、丰隆、太溪、三阴交直刺 0.5～1.5 寸；风池、大椎、肝俞、脾俞、胃俞、肾俞斜刺 0.5～1 寸；膻中沿皮刺 0.5～1 寸。留针 20 分钟，隔日 1 次，每疗程 20～30 次。

（3）女性不孕症：婚后同居 2 年未采用避孕措施因女方原因而不育者，称之为女性不孕症。中医学认为本病的发生除先天性生理缺陷外，就脏腑气血而论，与肾精关系极为密切。若肾虚、肝郁、血虚、痰阻、血瘀、胞寒等，均可导致肾精受损，冲任失调。

**治则**·养血填精，调理冲任，疏肝理气，化痰除湿，活血化瘀。

**取穴**·公孙、内关、列缺、照海、丰隆、足三里、太溪、三阴交、阴陵泉、膈俞、肝俞、脾俞、肾俞。

**刺法**·补泻兼施。公孙、内关、列缺、照海、丰隆、足三里、太溪、三阴交、阴陵泉直刺 0.5～1.5 寸；膈俞、肝俞、脾俞、肾俞斜刺 0.5～1 寸。留针 20～30 分钟，隔日 1 次，排卵期每日 1 次，每疗程 15 次。

（4）性早熟：男孩在 9 岁以前，女孩在 8 岁以前出现第二性征，称之为性早熟。中医学认为本病的发生多与饮食肥厚甘味，痰湿内聚；肝肾阴分不足，虚阳上扰；或心肾不交，心神不安等因素有关。

**治则**·健脾化湿，滋养肝肾，宁心安神。

**取穴**·肝俞、脾俞、胃俞、肾俞、内关、公孙、丰隆、足三里、三阴交、阴陵泉、太溪、神门。

**刺法**·平补平泻。肝俞、脾俞、胃俞、肾俞斜刺 0.5～1 寸；内关、公孙、丰隆、足三里、三阴交、阴陵泉、太溪直刺 0.5～1.5 寸；神门浅刺或沿皮刺

0.5 寸。留针 15 分钟，隔日 1 次，每疗程 10 次。

（5）糖尿病：是一种常见的代谢内分泌疾病，其病理基础为胰岛素绝对或相对不足和靶细胞对胰岛素敏感性降低，可发生于任何年龄。遗传和环境因素为发病主要原因，其次某些病毒感染、不良饮食习惯等也能使糖尿病的发病率显著增加。临床以多饮、多尿、多食、消瘦等症状为主要特点。中医学称本病为"消渴"。心火偏亢，肺阴耗伤；或脾胃积热，化燥伤津；或肾精亏耗，封藏失职，均可导致本病的发生。

**治则**·养阴生津，清热润燥，健脾和胃，滋养肝肾。

**取穴**·肺俞、心俞、肝俞、脾俞、胃俞、肾俞、尺泽、太溪、三阴交、足三里、水泉、太冲、太白、内庭、少商。

**刺法**·补泻兼施。肺俞、心俞、肝俞、脾俞、胃俞、肾俞斜刺 0.5～1 寸；尺泽、太溪、三阴交、足三里、水泉、太冲、太白、内庭直刺 0.5～1.5 寸；少商点刺出血或浅刺 0.1 寸。留针 30 分钟，隔日 1 次，每疗程 10 次。

（6）高脂血症：血浆中有许多脂溶性物质，如胆固醇、三酰甘油（甘油三酯）、游离脂肪酸、脂溶性维生素以及固醇类激素，这些物质总称为脂质和类脂质。与心脑血管病有关的胆固醇、三酰甘油、磷脂、游离脂肪酸等物质的升高称为高脂血症，往往与遗传因素，饮食不当，酗酒过多，以及某些疾病如糖尿病、肾病等有关。中医学认为本病的发生由于肝肾亏损，气化无力；或脾失健运，水谷不能化为精微；或痰瘀内蕴，阻遏脉络，蒙闭清窍所致。

**治则**·健脾益气，化痰逐瘀，疏通脉络。

**取穴**·中脘、天枢、丰隆、足三里、内关、上巨虚、下巨虚、脾俞、胃俞、大肠俞。

**刺法**·补泻兼施，以泻为主。中脘、天枢、丰隆、足三里、内关、上巨虚、下巨虚直刺 0.5～1.5 寸；脾俞、胃俞、大肠俞斜刺 0.5～1 寸。留针 15 分钟，隔日 1 次，每疗程 10 次。

（7）痛风：是一组嘌呤代谢紊乱所致的疾病，其临床特点为高尿酸血症及由此而引起的痛风性急性关节炎反复发作、痛风石沉积、痛风性慢性关节炎和关节畸形，常累及肾脏，引起慢性间质性肾炎和尿酸肾结石形成。本病属于中医学"痹证"的

范畴,它的发生由于正气不足,腠理不密,卫外不固,复感风热之邪;或郁久化热,与湿相并,而致风湿热合而为患。

**治则**·疏风清热,健脾化湿,舒筋通络。

**取穴**·少商、大椎、曲池、合谷、尺泽、阳陵泉、委中、侠溪、内庭、阳辅、阴陵泉、昆仑、太冲、肝俞、脾俞、肾俞、大杼、列缺、阳溪、申脉、照海。

**刺法**·泻法。少商点刺出血;大椎、曲池、合谷、尺泽、阳陵泉、委中、侠溪、内庭、阳辅、阴陵泉、昆仑、太冲直刺 0.5～1.5 寸;肝俞、脾俞、肾俞、大杼斜刺 0.5～1 寸;列缺、阳溪、申脉、照海浅刺 0.5 寸。留针 15 分钟,每日 1 次,每疗程 3～5 次。

(8)肥胖症:指进食热量多于人体消耗量而以脂肪形式储存于体内,使体重超过标准体重20%者,可分为单纯性肥胖和继发性肥胖两类。前者临床上最为多见,后者常由于内分泌及代谢疾病或遗传、药物因素等所致。中医学认为偏食膏粱厚味或甘美甜腻之品,使脾失健运,助湿成痰,痰湿内蕴;或劳倦伤气,饮食不节等都可引起本病的发生。

**治则**·健脾化痰除湿,疏通胃肠气机,佐以扶正益气。

**取穴**·脾俞、胃俞、大肠俞、小肠俞、天枢、中脘、支沟、阳陵泉、足三里、丰隆、上巨虚、下巨虚、内关、公孙、合谷、阴陵泉、三阴交、列缺。

**刺法**·实证用泻法,虚证用补法。脾俞、胃俞斜刺 0.5～1 寸;大肠俞、小肠俞、天枢、中脘、支沟、阳陵泉、足三里、丰隆、上巨虚、下巨虚、内关、公孙、合谷、阴陵泉、三阴交直刺 0.5～1.5 寸;列缺沿皮刺或浅刺 0.5 寸。留针 20 分钟,每日或隔日 1 次,每疗程 20 次。

(9)类风湿关节炎:是以慢性对称性关节炎为主要表现的一种全身性疾病,病因尚不清楚,但一般认为是感染后引起的自身免疫反应招致以滑膜炎为基础的关节强直、畸形和功能严重受损。中医学认为本病的发生主要是人体营卫虚弱,风寒湿邪乘虚内袭,正气进一步被阻遏,气血凝滞所致。

**治则**·扶正祛邪,理气活血。

**取穴**·大椎、合谷、足三里、关元、悬钟、三阴交、阳陵泉、太溪、委中、陶道、昆仑、梁丘、曲池、肩髃、环跳、肝俞、脾俞、肾俞、大杼、阳溪。

**刺法**·补泻兼施。大椎、合谷、足三里、关元、悬钟、三阴交、阳陵泉、太溪、委中、陶道、昆仑、梁丘、曲池、肩髃直刺 0.5～1.5 寸;环跳深刺 2.5 寸;脾俞、肝俞、肾俞、大杼斜刺 0.5～1 寸;阳溪浅刺 0.5 寸。留针 30 分钟,每日或隔日 1 次,每疗程 30 次。

**7. 神经、精神系统疾病**

(1)头痛:是一种十分常见的症状,是机体对颅外或颅内疾病刺激的反应,表现为头颅上半部(眉毛、耳轮上部、枕外隆突连线以上)的疼痛。头痛中包括的疾病有:外伤性头痛、颅和颅外结构疾病、脑膜刺激性头痛、颅内占位病变和脑脊液动力学改变、脑脊液低压性头痛综合征、紧张性头痛、咳嗽性头痛、中毒、代谢和血液病造成的头痛、精神性头痛、血管性头痛。中医学将头痛分为外感与内伤两部分。外感头痛包括风寒头痛、风热头痛和风湿头痛。内伤头痛包括肝阳头痛、痰浊头痛、瘀血头痛、气虚血虚头痛和肾虚头痛。

**治则**·疏通经气为主。外感头痛宜疏风清热化湿;内伤头痛宜平肝化痰,活血化瘀,补气益肾。

**取穴**·合谷、太冲、曲池、阴陵泉、丰隆、中脘、三阴交、关元、足三里、率谷、大椎、风门、风池。

**刺法**·补泻兼施,以泻为主。合谷、太冲、曲池、阴陵泉、丰隆、中脘、三阴交、关元、足三里直刺 0.5～1.5 寸;率谷沿皮刺 0.5～1 寸;大椎、风门、风池斜刺 0.5～1 寸。留针 20 分钟,急性期每日 1 次,每疗程 3～5 次,缓解期隔日 1 次或每周 2 次,每疗程 10～15 次。

(2)偏头痛:是一种反复发作的血管性头痛,呈一侧或两侧疼痛,常伴恶心呕吐,少数典型者发作前有视觉、感觉、运动等先兆,并有家族史。有人估计在 16 岁以后成年人中偏头痛发病率为 7.7％～18.7％,其中成年男性为 1％～19％,成年女性为 3％～29％。本病以女性多见,常于青春期发病,呈周期性发作。临床有典型型偏头痛、普通型偏头痛、眼肌麻痹型偏头痛、偏瘫型偏头痛、基底动脉偏头痛、视网膜偏头痛等。本病属于中医学"偏头风""少阳经头痛"的范围。情志不遂,肝郁化火,日久伤阴;或因平素肝肾阴虚,肝阳独亢,上扰清窍所致的肝阳偏头痛,在临床上最为多见。其他如寒饮偏头痛与瘀血偏头痛亦不少见。

治则 · 疏通经气，平息肝阳，温中降逆，活血通络。

取穴 · 曲鬓、率谷、悬厘、颔厌、列缺、上关、足临泣、中脘、足三里、丰隆、地机、风池、翳风。

刺法 · 泻法。曲鬓、率谷、悬厘、颔厌、列缺沿皮刺 0.5～1 寸；上关、足临泣、中脘、足三里、丰隆、地机直刺 0.5～1.5 寸；风池、翳风斜刺 0.5～1 寸。留针 20 分钟，每日或隔日 1 次，每疗程 10～15 次。

(3) 中风：是一种常见的急性疾病，患者大多为中老年人，本病以突然昏倒、不省人事、半身不遂、口角㖞斜等为主症。中医学有"卒中""厥症""偏枯"等名称。临床按病位深浅及病情轻重概分为中经络、中脏腑两类症状，作为辨证和治疗的依据。本病包括西医学所言脑出血、脑血栓形成、脑栓塞和蛛网膜下腔出血等脑血管意外疾病。中医认为中风其主因属风、火、痰三者为患，病变涉及心、肝、脾、肾等脏腑。本病的形成，主要是在阴阳失调的情况下，偶因忧思恼怒，或以劳累、房劳等因，遂致风阳煽动，心火暴盛，风火相并，气血上逆；或因嗜酒、嗜食厚味，脾虚痰热内盛，化火动风，风阳挟痰上潜，蒙蔽清窍，导致脏腑功能骤然失常，阴阳之气逆乱；若正气衰退，可致阴阳离决。临床中风患者接受针灸治疗，往往是在中风后遗症期，而这一时期临床主要症状更多表现为半身不遂、口角㖞斜和言语謇涩。

治则 · 祛风通络，活血逐痰，平肝息风。

取穴 · 肩髃、解溪、曲池、外关、合谷、环跳、阳陵泉、足三里、昆仑、太冲、内庭、哑门、廉泉、巨髎、下关、关冲。

刺法 · 泻法。肩髃、解溪斜刺 0.5～1.5 寸；曲池、外关、合谷、阳陵泉、足三里、昆仑、太冲、内庭、哑门、廉泉直刺 0.5～1.5 寸；环跳深刺 2.5 寸；巨髎、下关沿皮刺 0.5～1 寸；关冲浅刺 0.1 寸或点刺出血。留针 20 分钟，每日或隔日 1 次，每疗程 20 次，一般应持续 3 个疗程以上。

(4) 失眠：是最常见的睡眠障碍，随着年龄增长而失眠增加。失眠类型有入睡困难、易醒或早醒，患者次日感到体力不佳，甚至有焦虑、紧张不安或压抑感，严重者有心率加快、体温增高、周围血管收缩等自主神经症状。中医称失眠为"不寐"，认为

不寐的原因很多，有因思虑劳倦，内伤心脾，生血之源不足，心神失养所致；或因惊恐，房劳伤肾以致心火独炽，心肾不交，神志不宁所致。此外，体质素弱，心胆虚怯；情志抑郁，肝阳扰动；饮食不节，脾胃不和等，亦可导致不寐。

治则 · 定惊安神，交通心肾，补益气血，健脾养心，平肝解郁。

取穴 · 合谷、太冲、三阴交、太溪、足三里、间使、神门、心俞、肝俞、胆俞、脾俞、胃俞、肾俞。

刺法 · 补泻兼施。合谷、太冲、三阴交、太溪、足三里、间使直刺 1～1.5 寸；神门、心俞、肝俞、胆俞、脾俞、胃俞、肾俞斜刺 0.5～1 寸。留针 20 分钟，隔日 1 次，每疗程 10～15 次。

(5) 面神经损害：主要临床表现为损害侧面肌的瘫痪。临床以 Bell 麻痹多见，此外还有其他原因引起的周围性面神经损害以及 Melkersson-Resenthal 综合征等。中医学认为本病主要是由邪风中于脉络所致，临床针灸治疗以 Bell 麻痹患者为多见。

治则 · 祛风通络，活血牵正。

取穴 · 阳白、地仓、巨髎、下关、合谷、外关、风池、翳风。

刺法 · 泻法。阳白、地仓、巨髎、下关沿皮刺 1～1.2 寸；合谷、外关直刺 1～1.5 寸；风池、翳风斜刺 0.5～1 寸。留针 20 分钟，每日或隔日 1 次，每疗程 10～15 次。

(6) 面肌痉挛：又称偏侧面肌痉挛，主要是累及中老年人的一侧面肌阵发性不自主的抽搐，其中以女性多见。本病呈进行性发展但很缓慢，有的患者面肌痉挛时合并同侧因镫骨肌痉挛而致的耳鸣。当精神紧张、过度疲劳时则加剧，睡眠时消失。本病中医学称为"颜面抽搐"，主要是因肝风内动或风痰阻络所致。

治则 · 平肝息风，化痰通络。

取穴 · 翳风、合谷、太冲、丰隆、足三里、地仓、四白、睛明。

刺法 · 泻法。翳风、合谷、太冲、丰隆、足三里直刺 1～1.5 寸；地仓、四白沿皮刺 1 寸；睛明浅刺 0.5 寸。留针 20 分钟，隔日 1 次，每疗程 15 次，休息 1 周后再续第二个疗程。

(7) 三叉神经痛：是一种发作性的一侧性三叉

神经支配区域内的疼痛,因咀嚼等面部刺激可诱发本病,习惯上分为原发性和继发性(症状性)三叉神经痛。原发性三叉神经痛一般无三叉神经损害的体征,各种临床检查并无有关的器质性和功能性病变发现。其发病原因呈多源性,包括病毒感染、半月神经节的退行性变、三叉神经及其中枢神经系统的功能性改变等。临床表现为发作性疼痛,疼痛严格限于三叉神经的分布区域内(尤以第二、第三支更为常见),单侧三叉神经区域受累多见。疼痛可由洗脸等接触面部的感觉刺激诱发所致,以及无三叉神经感觉和运动受损的体征为特点。而继发性三叉神经痛的临床表现虽类似于原发性三叉神经痛,但疼痛特点更为持续和不典型,且有三叉神经感觉和运动障碍的体征,如角膜反射减退等。常见原因有脑干内病变、三叉神经颅外段损害、流感病毒侵袭及颅后窝脑外病变等。中医学认为本病发病乃风邪外袭,经络气血阻滞不通;或肝胃实热上冲;或阴虚阳亢,痰火上炎所致。

**治则** · 祛风通络,滋阴泻火,疏肝和胃。

**取穴** · 睛明、四白、下关、地仓、合谷、外关、太冲、足三里、内庭、太溪、肝俞、胃俞、风池。

**刺法** · 泻法。睛明浅刺0.5寸;四白、下关、地仓沿皮刺0.5～1寸;合谷、外关、太冲、足三里、内庭、太溪直刺1～1.5寸;肝俞、胃俞、风池斜刺1寸。留针30分钟,隔日1次,每疗程10次。一般持续2～3个疗程,每疗程间可休息1周左右。

(8)记忆障碍:是一个复杂的病理过程,任何一种原因(如脑部的各种变性病、脑外伤、脑血管病、脑缺氧后、药物和毒物中毒以及心理性疾病等)累及额叶、颞叶、海马回及丘脑等均可导致记忆障碍的发生。临床以记忆减退、遗忘症、记忆错误及虚构为主要表现形式。中医学将记忆障碍放在"健忘"的范畴之内,称其为"喜忘"或"善忘"。指出风痰入络,脑髓失养;心肾不交,气血亏虚;或思虑过度,劳伤心脾,意舍不清,心神不宁者,均可导致本病的发生。

**治则** · 祛风化痰和络,填精补髓益脑,调养心血,补益脾肾。

**取穴** · 心俞、厥阴俞、肾俞、脾俞、膈俞、足三里、合谷、丰隆、太溪、照海、中极、关元、风池。

**刺法** · 补泻兼施,以补为主。心俞、厥阴俞、膈俞、脾俞、肾俞、中极、关元斜刺1～1.5寸;足三里、合谷、丰隆、太溪、照海直刺1～1.5寸;风池浅刺0.5寸。留针20分钟,隔日1次,每疗程10次。

(9)共济失调:是指主动肌、拮抗肌、协调肌等在随意动作时所发生的协调障碍,出现主动动作的不协调,显得动作笨拙和不规则,姿势的维持与身体平衡发生障碍。最常表现为下肢的共济失调,出现走路不稳,东倒西歪或站立不稳。上肢若有协调动作障碍时为双手动作不灵活和变慢,妨碍生活和工作。写字时字迹变大,间距不等,笔画不齐,言语时变得缓慢或断续,有眼球震颤。本病有动作性共济失调和静止性共济失调之分。中医学认为其发病缘由乃肝肾不足所致,精血亏损,肝阳无所制约,肝风随之内动。肝主筋,肾主骨,肝肾亏损则筋失所养,骨无所育。

**治则** · 补益肝肾,平肝息风。

**取穴** · 膈俞、肝俞、肾俞、风池、大椎、太冲、合谷、太溪、阳陵泉、足三里。

**刺法** · 补泻兼施,以补为主。膈俞、肝俞、肾俞、风池、大椎斜刺0.5～1寸;太冲、合谷、太溪、阳陵泉、足三里直刺1～1.5寸。留针20分钟,隔日1次,每疗程20次。

(10)癫痫:是一组由于脑部神经元突然、间歇性、病理性异常发电所引起反复发作的短暂的大脑功能失调的慢性疾病。由于异常放电所涉及的部位不同,临床上可表现出一种或数种合并现象:抽搐和运动异常、感觉异常、意识障碍、精神异常、自主神经功能异常等。我们可以把癫痫看作为一种"疾病",但与一个明确病因的疾病比较其更具有广义性。癫痫可以是许多疾病所致的现象,故应该看作一个综合征。按病因癫痫可分为原发性和继发性两大类。中医学将本病纳入"痫证"范畴,认为多由惊恐郁怒,心肝气郁,郁而化火,火灼津液,酿成痰涎,气火挟痰,横穿经络,上蒙清窍以致阴阳发生一时性逆乱而发病。

**治则** · 发作期以豁痰开窍,解痉止痛,平肝息风为主;静止期以息风化痰,健脾养心为主。

**取穴** · 百会、申脉、照海、大椎、风池、风府、神门、心俞、厥阴俞、后溪、太冲、合谷、足三里、内关、丰隆、太溪。

**刺法**·发作期以泻为主,静止期以补为主。百会沿皮刺0.5寸;申脉、照海、大椎、风池、风府、神门、心俞、厥阴俞斜刺0.5～1寸;后溪向合谷透刺1～1.5寸;太冲、合谷、足三里、内关、丰隆、太溪直刺1～1.5寸。留针20分钟,发作期每日1次,每疗程10次,静止期隔日1次,每疗程15次,可连续3个疗程,以后改为每周1次,即使无症状产生时也应坚持。

(11)帕金森病:又称震颤麻痹,是发生于中年以上的黑质和黑质纹状体通路变性的疾病,临床上以进行性加重的运动缓慢、肌强直和震颤、表情减少为其特征。主要是患者黑质多巴胺能神经元丧失,导致纹状体内乙酰胆碱——多巴胺两种递质失去平衡而发病。本病在中医学中谓之"风颤",亦名"颤震",中医学认为主要是肝风窜犯四肢所致。凡年过半百,肝肾不足,水不涵木;或平素多郁易怒,肝阳偏亢之人,均可使阴阳失衡,肝风横窜四肢,扰乱脉络,以致震颤,不能自已。

**治则**·镇颤息风,平肝潜阳,补木益水。

**取穴**·合谷、太冲、三阴交、太溪、阳陵泉、内关、风池、风府、脾俞、肝俞、肾俞、神门、百会、神庭。

**刺法**·补泻兼施。合谷、太冲、三阴交、太溪、阳陵泉、内关直刺0.5～1.5寸;风池、风府、脾俞、肝俞、肾俞、神门斜刺0.5～1.5寸;百会、神庭沿皮刺0.5寸。留针20分钟,隔日1次,每疗程10～15次。

(12)小舞蹈病:是与急性风湿病有关的一种疾病,表现为舞蹈和行为障碍。半数患者有A型溶血性链球菌感染史、风湿热、心肌炎、风湿性皮下结节等表现。临床2/3患者为5～15岁的儿童,女性多于男性,早期症状为情绪激动,行为变化,如不安宁、注意力分散、手足活动不协调、步行摇晃不稳等。以后症状明显,出现舞蹈样动作,以面部尤为明显,如挤眉弄眼、扮鬼脸等。肢体舞蹈动作为一种不规则、无目的和急速的不自主运动,常起于某一肢体,逐渐累及一侧或对侧。躯干表现为脊柱不停地弯伸或扭转,呼吸也可变得不规则,还有构音困难、吞咽障碍等症状出现。本病在中医学中多属于"肝风"的范畴,邪热伤阴或阴血不足,筋脉失养,而致经脉拘急;禀赋薄弱,先天不足,或后天失于调补,脾胃素虚,化源不足,筋失所养,也可导致本病的发生。

**治则**·祛风散寒,疏风清热,平肝息风,养阴益气。

**取穴**·合谷、外关、曲池、太冲、阳陵泉、阴陵泉、足三里、风池、大椎、脾俞、肝俞、膈俞、肾俞。

**刺法**·补泻兼施,以泻为主。合谷、外关、曲池、太冲、阳陵泉、阴陵泉、足三里直刺0.5～1.5寸;风池、大椎、脾俞、肝俞、膈俞、肾俞斜刺0.5～1.5寸。留针20分钟,隔日1次,每疗程10～15次。

(13)重症肌无力:是由于神经肌肉接头传递障碍造成随意肌长期时轻时重的无力症状,休息或用抗胆碱酯酶药后症状改善。它是一种自身免疫疾病,好发于任何年龄,20～29岁是全身型重症肌无力发病的高峰,以女性多见。首发症状为眼睑下垂、复视,其次为表情呆板、构音困难、四肢无力等。临床有成人型和儿童型之分。本病隶属中医"虚劳"范围,中医学认为脾主四肢肌肉,若因先天禀赋不足、劳倦过度等原因而使脾胃气虚,均可导致本病的发生。

**治则**·健脾和胃,补益正气。

**取穴**·中极、关元、脾俞、胃俞、肾俞、风池、肩髃、足三里、太溪、曲池、外关、合谷、阳陵泉、梁丘、解溪、冲阳、阳白、瞳子髎。

**刺法**·补法。中极、关元、脾俞、胃俞、肾俞、风池、肩髃直刺1～1.5寸;足三里、太溪、曲池、外关、合谷、阳陵泉、梁丘、解溪、冲阳直刺0.5～1寸;阳白、瞳子髎沿皮刺0.5寸。留针30分钟,隔日1次,每疗程30次,一般应持续3个疗程以上。

(14)视神经萎缩:可分为原发性和继发性两种。这两者的区分主要是依据眼底镜检查中的表现,并不一定指其发病原因的不同,即原发性视神经萎缩也可由于脱髓鞘病、中毒等因素造成。临床表现通常为单眼或双眼的进行性视力减退,瞳孔散大,对光反应减弱或消失。视神经萎缩属中医"青盲"范畴,中医学认为其起病多因肝肾两亏或禀赋不足,精血虚少,不能荣目;或心营亏虚,目窍失养;或脾肾阳虚,精微不化,目失温养;或情志抑郁,玄府郁闭,致神光不得发越;或脉道瘀阻,玄府闭塞而神光泯灭。

**治则** · 滋补肝肾,养心益血,健脾疏肝,行气活血,通络明目。

**取穴** · 期门、心俞、膈俞、肝俞、脾俞、肾俞、合谷、太冲、足三里、光明、内关、瞳子髎、睛明、公孙。

**刺法** · 补泻兼施。期门、心俞、膈俞、肝俞、脾俞、肾俞斜刺1~1.5寸;合谷、太冲、足三里、光明、内关直刺0.5~1.5寸;瞳子髎沿皮刺0.5寸;睛明、公孙浅刺0.3寸。留针20分钟,隔日1次,每疗程20次,一般应持续3~5个疗程。

(15)腓总神经损伤:腓总神经常因腓骨头骨折或石膏固定时腓骨头处保护不当而损伤,此外枪弹伤、刀割伤、膝部绷带紧扎、腘窝肿瘤、铅中毒及糖尿病等也可致病。其典型症状为足背无法抬起,扬趾困难,足下垂呈马蹄内翻足,行走时表现为跨阈步态,有小腿前外侧和足背部的感觉障碍。腓总神经损伤在中医学中属"伤筋"的范畴,中医认为经络受损,气滞血瘀,荣卫不通是本病的主要病机。

**治则** · 活血化瘀,宣通荣卫。

**取穴** · 肝俞、肾俞、大肠俞、委阳、委中、阳陵泉、足三里、丰隆、上巨虚、下巨虚、三阴交、昆仑、太溪、解溪。

**刺法** · 病初用泻法,病久用补法。肝俞、肾俞、大肠俞斜刺0.5~1寸;委阳、委中、阳陵泉、足三里、丰隆、上巨虚、下巨虚、三阴交、昆仑、太溪、解溪直刺0.5~1.5寸。留针20分钟,通电刺激,隔日1次,每疗程30次,一般应持续2个疗程以上的治疗。

(16)桡神经、正中神经及尺神经损伤:桡神经在肱骨中下1/3处贴近骨干,此处肱骨骨折时桡神经易受损伤。骨痂生长过多和桡骨头前脱位可压迫桡神经,手术不慎也可伤及此神经。桡神经损伤后在手背桡侧、上臂下半桡侧的后部及前臂后部感觉减退或消失,各伸肌广泛瘫痪,因此出现腕下垂,手指均下垂,不能伸掌指关节,前臂不能旋后。

正中神经在腕下段因位置浅表,易被锐器伤及。肱骨髁上骨折、月骨脱位等病,常合并正中神经伤,多为挫伤或挤压伤,继发于肩关节脱位者为牵拉伤,此外,正中神经可因腕部骨质增生、腕横韧带肥厚或旋前圆肌的肥大而产生慢性神经压迫症状。正中神经损伤所表现的症状主要为握力及前臂旋前功能丧失,手掌形成平坦状态,且手指大部

分感觉消失。

尺神经在腕部易受切割伤,在肘部经常受直接外伤或骨折脱臼合并损伤。尺神经损伤表现的症状主要为手部小肌肉运动丧失,手指精细动作受影响,形成爪形手,感觉丧失主要在手背尺侧。

桡神经、正中神经及尺神经损伤初期都属中医"伤筋"范畴,而后期则属"痿证"范畴。中医学认为,经络受损,伤及经筋,气滞血瘀,瘀者日久;脾胃气虚,脾不统血,血不养筋,则荣卫循行受阻,乃发此病。

**治则** · 活血化瘀,健脾益气,调和荣卫。

**取穴** · 桡神经损伤:二间、三间、合谷、阳溪、偏历、温溜、曲池、肩髃。正中神经损伤:曲泽、郄门、间使、内关、大陵、劳宫。尺神经损伤:小海、支正、后溪、少海、灵道、神门。上述各类神经损伤在后期均可加肝俞、脾俞、膈俞、胃俞、肾俞、足三里及太溪等穴。

**刺法** · 病初泻法为主,病久补法为主。曲泽、郄门、间使、内关、大陵、劳宫、合谷、偏历、温溜、曲池、肩髃、小海、支正、后溪、少海、足三里、太溪直刺0.5~1.5寸;二间、三间、阳溪、灵道、神门浅刺0.5寸;膈俞、肝俞、脾俞、胃俞、肾俞斜刺1.5寸。留针20分钟,通电刺激,隔日1次,每疗程15次,一般应持续3~5个疗程。

(17)坐骨神经痛:是指坐骨神经通路及其分布区的疼痛,包括臀部、大腿后侧、小腿后外侧及足外侧的疼痛,坐骨神经痛多为急性或亚急性起病,极少数为慢性起病。典型的症状为腰背部酸痛和病侧放射性的剧烈疼痛,由腰向一侧臀部、大腿后、腘窝、小腿外侧、足背放射。有原发性和继发性之分。前者少见,大多为感染引起;而后者常常因坐骨神经通路遭受邻近组织病变的机械性压迫刺激所致,如腰椎间盘突出、椎管内肿瘤等。坐骨神经痛有时还应与骨科、妇产科及肛门、直肠等疾病相鉴别。本病属中医"痹证"范畴,中医学认为坐骨神经痛的发病大多因外感风寒;或经络受损,气滞血瘀;或气虚血行无力而成瘀所致。

**治则** · 祛风散寒,活血化瘀,补益气血,和络止痛。

**取穴** · 膈俞、肾俞、大肠俞、委阳、委中、飞扬、昆仑、阳陵泉、悬钟、三阴交、合谷、居髎、环跳、阳

交、太溪。

**刺法**·补泻兼施，以泻为主。膈俞、肾俞、大肠俞斜刺 1.5 寸；合谷、委阳、委中、飞扬、昆仑、阳陵泉、悬钟、三阴交、阳交、太溪直刺 1~1.5 寸；居髎、环跳深刺 2.5 寸。留针 20 分钟，隔日 1 次，每疗程 10~15 次。

（18）股外侧皮神经炎：骨外侧皮神经由腰 2~3 神经后支纤维组成，此神经通过腹股沟韧带下方，在离髂前上棘下约 10 cm 处穿出大腿的阔筋膜而分布在大腿前外侧下 2/3 的皮肤，下端可近膝部。股外侧皮神经炎常累及中年男性，但女性也有，尤其是过度肥胖者，有时发生在上石膏裤或半身石膏的患者。主要症状为患者在久站或走路较久之后，出现上述股外侧皮神经支配区内的麻木或刺痛，局部区域内有感觉过敏或感觉减退，病变多为一侧性。中医认为导致本病发生的原因是寒湿之邪客于肌肤经络，致营卫气滞不宣所致。

**治则**·散寒化湿，通调营卫，和络止痛。

**取穴**·五枢、维道、梁丘、居髎、阳陵泉、阴陵泉、合谷、地机。

**刺法**·泻法。五枢、维道斜刺 1~1.5 寸；梁丘、阳陵泉、阴陵泉、合谷、地机直刺 1~1.5 寸；居髎深刺 2.5 寸。留针 20 分钟，结合局部拔罐或走罐，隔日 1 次或每周 2 次，每疗程 10 次。

（19）围绝经期综合征：围绝经期（也称更年期）为妇女卵巢功能逐渐消退至完全消失的一个过渡时期，中医学有"女子七七天癸竭"之说，即指 49 岁左右（一般在 45~55 岁）的妇女可出现一系列性激素减少所致的症状，包括自主神经功能失调的证候（如烦躁易怒、忧郁失眠、情绪不稳、面红潮热等），称之为围绝经期综合征。此外，虽不在这个年龄段内，但由于正常的卵巢遭到破坏或手术切除，也会出现提前绝经及围绝经期综合征的现象。中医认为围绝经期综合征的发生由于妇女在经断前后，随着肾气日衰，天癸将竭，冲任两脉逐渐亏虚，肾气阴阳失衡，以致脏腑功能失常。此外，体质素虚，以及生育、疾病、营养、生活环境及精神因素等，也可使自身调节出现偏差而发生一系列脏腑功能紊乱等证候。

**治则**·补益肝肾，交通心肾，宁心安神。

**取穴**·心俞、厥阴俞、肝俞、胆俞、肾俞、风池、内关、公孙、合谷、太冲、三阴交、太溪、神门、足三里。

**刺法**·补泻兼施，以泻为主。心俞、厥阴俞、肝俞、胆俞、肾俞、风池斜刺 1 寸；内关、公孙、合谷、太冲、三阴交、太溪、神门、足三里直刺 1~1.5 寸。留针 20 分钟，隔日 1 次，每疗程 15~30 次，可连续 2~3 个疗程。

（20）老年性痴呆症：是老年期特有的疾病，是指 60 岁以上的老人因大脑器质性病变或持续代谢性损害，出现精神功能的全面衰退，包括感知、记忆、抽象概括能力和创造性思维能力的严重衰退，记忆力障碍和智能减退为主要特征，严重者可导致生活自理能力丧失。根据突然起病，阶梯性恶化，波动性病程，夜间意识混乱，人格相对保存，抑郁症状，躯体疾患，情感脆弱，有高血压或卒中病史，动脉粥样硬化，局限性神经症状和体征等特征，临床可将老年性痴呆症分为轻度、中度和重度。中医学对老年性痴呆症的描述散见于"健忘""癫证"等篇中，中医认为本病的发生在于年老肾精虚损，精津不能上充于脑，以致髓海空虚；而痰凝血瘀则脑窍受阻，元神失用。

**治则**·补肾填精，化痰逐瘀，通督醒脑。

**取穴**·合谷、太冲、足三里、太溪、三阴交、内关、大椎、风池、神门、肝俞、肾俞、百会。

**刺法**·补泻兼施，以补为主。合谷、太冲、足三里、太溪、三阴交、内关直刺 1~1.5 寸；大椎、风池、神门、肝俞、肾俞斜刺 0.5~1 寸；百会沿皮刺 0.5 寸。留针 30 分钟，每日 1 次，每疗程 15 次，连续 3~5 个疗程。

（21）抑郁症：以精神抑郁、表情淡漠、沉默痴呆、语无伦次、静而少动为特征。常因情志刺激、意欲不遂等因素而诱发，或有家族史。本病属于中医学"郁证"的范畴，中医认为本病的发生乃阴气过旺，多因情志所伤、思虑太过、所愿不遂，以致肝气郁结，心脾受损，脾失健运，痰浊内生，痰气上逆，蒙蔽心神，神明失常，发为本病。

**治则**·涤痰开窍，养心安神。

**取穴**·神门、丰隆、心俞、脾俞、肾俞、中脘、足三里、三阴交、太冲。

**刺法**·补泻兼施。神门直刺 0.3~0.5 寸；丰隆、中脘、足三里、三阴交、太冲直刺 1~1.5 寸；心俞、脾俞、肾俞斜刺 0.5～1 寸。留针 30 分钟，隔日 1 次，每疗程 10～15 次。

### （三）运动系统疾病

**1. 落枕** · 是由于睡眠时颈部位置不当，或因负重颈部扭转，或风寒侵袭项背，局部脉络受损，经气不调所致。临床表现常为头向患侧倾斜，一侧项背牵拉痛甚至向同侧肩部及上臂扩散，颈部活动受限，并有明显压痛。中医学一般将其归入"痹证"的范畴。或风寒入络，寒主收凝，凝则不通，不通则痛；或经络受损，气滞血瘀，瘀则不通，不通则痛。

**治则** · 祛风散寒，活血化瘀，通络止痛。

**取穴** · 后溪、支正、昆仑、合谷、大杼、列缺。

**刺法** · 泻法。后溪、支正、昆仑、合谷直刺 0.5～1 寸；后溪、合谷可捻针强刺激；大杼斜刺 0.5～1 寸；列缺沿皮刺 0.5 寸。留针 15 分钟，隔日 1 次，每疗程 3～5 次。

**2. 颈椎病** · 又称颈椎综合征，是颈椎间盘退行性变后，椎体间松动，椎体缘产生骨赘或椎间盘破裂脱出等压迫神经根、脊髓或椎动脉而引起的各种症状。患者年龄大多在 40 岁以上，以颈肩部疼痛或伴上肢麻木放射痛等为临床特点，一般可分为椎动脉型、神经根型、脊髓型、交感型、局部型、混合型、食管受压型、后纵韧带骨化型及椎间盘钙化型等。中医学认为本病的发生在于老年肝肾亏虚，正气不足，筋脉失养，加之风寒湿等外邪入侵，使经络阻滞，气虚运行不畅。

**治则** · 补益肝肾，除湿通络，祛风散寒，活血化瘀。

**取穴** · 后溪、曲池、合谷、三阴交、太溪、阳陵泉、足三里、大椎、风池、大杼、肝俞、肾俞。

**刺法** · 补泻兼施。后溪、曲池、合谷、三阴交、太溪、阳陵泉、足三里直刺 1～1.5 寸；大椎、风池、大杼、肝俞、肾俞斜刺 0.5～1 寸。留针 20 分钟，隔日 1 次，每疗程 10 次，连续 3 个疗程，两疗程间休息 1 周，以防穴位产生疲劳性而影响疗效。

**3. 肩关节周围炎** · 简称肩周炎，是由肩关节周围软组织病变而引起的肩关节疼痛和活动功能障碍，其好发于 40 岁以上的患者，女性多于男性。肩周炎的病因至今不清，一般认为同外伤、劳损、退变等因素有关。中医学将肩周炎列入"痹证"的范畴，称之为"五十肩""冻结肩""肩凝症"等，认为本病发生是由于外伤劳倦、风寒湿邪侵袭，机体气血不足，进而经络痹阻，气血运行不畅，经筋失用所致。

**治则** · 祛风散寒除湿，活血通络止痛。

**取穴** · 肩髃、秉风、外关、曲池、合谷、温溜、足三里。

**刺法** · 补泻兼施，以泻为主。肩髃、秉风斜刺 1～1.5 寸；外关、曲池、合谷、温溜、足三里直刺 1～1.5 寸；局部可选择温针的方法。留针 20 分钟，隔日 1 次，每疗程 10 次。可配合肩部功能锻炼。

**4. 肱骨外上髁炎** · 又名网球肘，是一种前臂伸肌起点的慢性撕拉伤所致的无菌性炎症，多见于从事旋转前臂和屈伸肘关节者。临床表现主要为肘关节外侧痛并向前臂放射，且局部有较明显的压痛。中医学将其称为"肘劳"或"肘痛"，认为本病发生是由于肘部长期操劳，风寒之邪积聚肘部进而风寒敛缩脉道，经筋脉络不和所致。

**治则** · 活血化瘀，舒筋通络。

**取穴** · 曲池、合谷、外关。

**刺法** · 泻法。曲池齐刺 1～1.5 寸，可用温针灸法；合谷、外关直刺 1 寸。留针 20 分钟，隔日 1 次，每疗程 10 次。

**5. 肱骨内上髁炎** · 又称高尔夫肘，与网球肘的发病机制类似，但不及网球肘那样常见，属前臂屈肌起点反复牵拉累积性损伤。主要表现为肱骨内上髁处疼痛和压痛。中医也将肱骨肉上髁炎归属于"肘劳"或"肘痛"的范畴，认为本病的发生在于风寒积聚肘部，劳伤气血，以致筋脉不和。

**治则** · 活血化瘀，通络止痛。

**取穴** · 少海、天井、小海、外关、合谷。

**刺法** · 泻法。少海、天井、小海直刺 0.5～1 寸，可用温针灸法；外关、合谷直刺 1～1.5 寸，捻针强刺激。留针 20 分钟，隔日 1 次，每疗程 10 次。

**6. 桡骨茎突狭窄性腱鞘炎** · 是外伤或劳损后，外展拇长肌和伸拇短肌腱鞘发生纤维性病变，使肌腱在腱鞘内活动受阻而引起的疾病。临床表现为腕部桡侧疼痛逐渐加重，握拳外展时桡骨茎突部出现剧痛，可向手部及前臂放射，拇指运动无力，在拇指运动时可有摩擦感或弹响。中医学认为本病的发生在于腕部劳倦，耗伤气血，风寒积聚，以致气滞血瘀,筋脉不和,经气不畅。

**治则** · 疏通经络,活血化瘀,祛风散寒。

**取穴** · 列缺、阳溪、合谷、外关、阳陵泉。

**刺法** · 泻法。列缺沿皮刺0.5～1寸;阳溪直刺0.5寸;合谷、外关、阳陵泉直刺1～1.5寸;局部可用温针灸法。留针20分钟,隔日1次,每疗程10次。

7. **急性腰扭伤** · 是活动时用力不慎而致腰部肌肉、韧带、筋膜等软组织即刻受伤,或伴椎间小关节的错位及其关节囊嵌顿,产生腰部疼痛及局部活动受限的症状。中医称之为"闪腰",并认为本病的发生主要由于经络受损,筋脉损伤,以致瘀血郁滞,气机不通。

**治则** · 活血化瘀,通络止痛。

**取穴** · 后溪、阳陵泉、肾俞、大肠俞、委中。

**刺法** · 泻法。后溪透刺1寸(向合谷穴方向)并捻针强刺激;阳陵泉、肾俞、大肠俞直刺1～1.5寸;委中点刺出血。留针15分钟,每日1次,每疗程3～5次。

8. **腰肌劳损** · 由于外力经常反复地牵拉或挤压,或腰部经常长时期保持某一体位不变(积累性劳损),而致腰部肌肉、韧带、筋膜、椎间盘乃至椎骨发生组织结构、理化性能的微细病变,积久成疾,出现腰痛甚至活动障碍等症状。中医学认为本病的发生多由于日久劳损,气血亏虚,肝肾不足;或风寒入络,湿邪侵袭,经气不畅,筋脉不和所致。

**治则** · 补益肝肾,活血通络,祛风散寒,除湿止痛。

**取穴** · 膈俞、肝俞、肾俞、三焦俞、大肠俞、膀胱俞、委中、委阳、阳陵泉、足三里、太溪、昆仑、三阴交。

**刺法** · 补泻兼施。膈俞、肝俞、肾俞、三焦俞、大肠俞、膀胱俞斜刺1寸;委中、委阳、阳陵泉、足三里、太溪、昆仑、三阴交直刺1～1.5寸。留针20分钟,隔日1次,每疗程10～15次。连续3个疗程,但疗程间应休息1周左右。

9. **腰椎间盘突出症** · 是病变腰椎间盘的纤维环因退变或外伤使之破裂,从而引起髓核由裂口突出,压迫邻近神经根,导致腰腿部放射性疼痛及运动障碍,临床以腰4～5、腰5～骶1椎间盘突出最为多见,是引发腰腿痛最常见的病因之一。根据突

出的方向和部位,临床有旁侧型和中央型之分。中医学将腰椎间盘突出症归属于"腰腿痛"的范畴。认为本病的发生在于风寒湿邪入络致经脉不畅;或跌仆劳损,致气血凝滞;或劳伤气血,致肝肾不足,筋脉不和。

**治则** · 祛风散寒,活血化瘀,调补肝肾。

**取穴** · 膈俞、肝俞、肾俞、三焦俞、大肠俞、环跳、居髎、委阳、委中、阳陵泉、太溪、昆仑、解溪、悬钟、三阴交。

**刺法** · 补泻兼施。膈俞、肝俞、肾俞、三焦俞、大肠俞斜刺1寸;环跳、居髎直刺2.5寸并捻针强刺激;委阳、委中、阳陵泉、太溪、昆仑、解溪直刺1～1.5寸;悬钟、三阴交相互透刺。留针20分钟,隔日1次,每疗程20次,局部可配合温针及拔罐等疗法。

10. **原发性尾骨痛** · 常发生于直接撞伤或慢性撞击之后,临床依据X线可将其分为4种类型。分别为尾骨轻度前弯曲,尖端向背侧型;尾骨明显弯曲,尖端向腹侧型;尾骨在尾骨节段中间,呈明显锐角型;骶尾骨或尾骨之间向前半脱位型。其中尤以后三种类型的尾骨痛为常见。中医学认为本病发生多为经络受损,气滞血瘀或劳伤日久,肝肾不足,气血不和,筋脉不畅所致。

**治则** · 活血化瘀,通络止痛,调补肝肾。

**取穴** · 长强、膈俞、肝俞、肾俞、三阴交、悬钟。

**刺法** · 补泻兼施。长强斜刺0.5～1寸并捻针强刺激;膈俞、肝俞、肾俞斜刺1寸;三阴交、悬钟相互透刺。留针30分钟,隔日1次,每疗程10次。

11. **股骨头缺血性坏死** · 是由于不同病因破坏了股骨头的血液供应,从而导致股骨头塌陷造成髋关节的病残。临床可分为两类:一类是创伤性股骨头缺血性坏死,是由于供应股骨头的血运突然中断而造成的结果;另一类是非创伤性股骨头缺血性坏死,其发病机制是一个渐进的慢性过程。临床表现主要为持续性或交替性的髋部疼痛,可有跛行,行走困难,尤以髋关节内旋及外展活动受限最为明显。中医学认为气滞血瘀、风寒湿痹、痰湿相挟、气血虚弱及肝肾不足等是导致本病发生的主要病因病机。

**治则** · 行气活血,祛风化湿,温阳化痰,滋补肝肾。

取穴·居髎、环跳、膈俞、肝俞、肾俞、大杼、悬钟、太溪、足三里、阳陵泉、三阴交。

刺法·补泻兼施，以补为主。居髎、环跳直刺2.5寸；膈俞、肝俞、肾俞、大杼斜刺1寸；悬钟、太溪、足三里、阳陵泉、三阴交直刺1～1.5寸。留针30分钟，隔日1次，每疗程30次，一般应连续2个疗程以上。可在局部用温针或间接灸法。

12. **半月板损伤**·是膝部最常见的损伤之一，多见于青壮年，男性多于女性。主要为足部固定，膝部略屈时，突然过度内旋膝关节或外旋伸膝，使半月板来不及退开而被挤压，从而导致撕裂损伤。临床表现主要为膝关节肿胀、疼痛和功能障碍，尤以疼痛最为常见，有时还可见关节内有响声、撕裂感和积液，不少患者还会出现"交锁"现象。中医学认为半月板损伤的发病机制主要由于暴力外伤或劳损日久后，使气血凝滞或肝肾亏虚，从而导致筋脉不和，经气不畅。

治则·活血化瘀，滋补肝肾。

取穴·丘墟、阳陵泉、足三里、梁丘、悬钟、三阴交、太溪、太冲、膈俞、肝俞、肾俞。

刺法·补泻兼施，以泻为主。丘墟、阳陵泉、足三里、梁丘、悬钟、三阴交、太溪、太冲直刺0.5～1.5寸；膈俞、肝俞、肾俞斜刺1～1.5寸。留针20分钟，隔日1次，每疗程10次。局部可用温针灸法。

13. **踝关节扭伤**·多由于在不平的道路上行走，或上下楼梯，或骑车不慎跌仆足部着地时，因过度使踝关节向内或向外翻转所致，其中以过度内翻致使外踝部外侧韧带损伤更为常见。临床表现主要为局部肿痛并伴有不同程度的活动受限。中医学将其纳入"伤筋"的范畴。认为发病的缘由在于持重不当或运动失度，引起筋经络脉损伤，以致经气运行受阻，气血壅滞局部而成。

治则·活血化瘀，通络止痛。

取穴·丘墟、昆仑、解溪、太溪、阳陵泉、悬钟、三阴交。

刺法·泻法。丘墟、昆仑、解溪、太溪、阳陵泉、悬钟、三阴交直刺1～1.5寸。留针15分钟，每日1次，每疗程5次。

14. **跟痛症**·是指多种慢性疾患所致跟骨跖面疼痛。多发生于中年以后的男性肥胖者，一侧或两侧同时发病。常见的病因包括足跟脂肪垫劳损或萎缩，跖筋膜炎及跟骨骨刺。中医认为，本病发生在于久病伤正，致使肝肾亏虚，血不养筋，气血运行不畅。

治则·补益肝肾，通经活络。

取穴·丘墟、昆仑、太溪、三阴交、足三里、肝俞、肾俞。

刺法·补法。丘墟、昆仑、太溪、三阴交、足三里直刺0.5～1.5寸；肝俞、肾俞斜刺1～1.5寸。留针20分钟，隔日1次，每疗程10～15次，局部可用灸法。

15. **骨质疏松症**·是指以单位体积内骨量低于正常为特征的骨骼疾患，其主要表现为骨质的有机成分生成不足，继发钙盐减少及骨组织的细微结构破坏。一般认为，骨质疏松不能称作疾病，只有在骨质疏松基础上出现疼痛、骨折等一系列临床表现时，方被称作骨质疏松症。引起骨质疏松症的原因很多，有内分泌因素、免疫因素、营养因素、失用因素、遗传因素等。早期的骨质疏松多无临床症状出现或仅有轻微症状，其病程进展缓慢，患者多以腰背疼痛和（或）骨折前来就诊。中医学认为引起骨质疏松症的病因病机在于年老体弱，气血亏乏，肝肾亏虚，肝不主筋，肾不主骨，骨不生髓，而发本病。

治则·益气活血，调补肝肾，强筋健骨。

取穴·大杼、肺俞、膈俞、肝俞、脾俞、胃俞、肾俞、大肠俞、膀胱俞、关元、足三里、太溪、太冲、悬钟、三阴交、百会。

刺法·补法。大杼、肺俞、膈俞、肝俞、脾俞、胃俞、肾俞、大肠俞、膀胱俞、关元斜刺0.5～1寸；足三里、太溪、太冲直刺0.5～1.5寸；百会沿皮刺0.5寸；悬钟、三阴交相互透刺。留针20分钟，隔日1次，每疗程20次，可连续3个疗程。可用隔附子饼灸法，或用威灵仙、黄芪等药液进行穴位注射。

16. **外伤性截瘫**·是指由外伤而致的脊髓横断性病变。临床多见于胸椎、腰椎压缩性骨折、粉碎性骨折或合并脱位后脊髓受损。本病属中医学"痿证"的范畴。中医学认为肾经贯脊属肾，督脉贯脊入络脑，二脉与脊髓和脑的关系极为密切。因此，脊髓受损则阻遏肾、督二脉，气血运行不畅，筋骨失养，必致肢体瘫痪失用。

**治则** · 疏通督脉、调和气血。

**取穴** · 陶道、环跳、委中、阳陵泉、足三里、悬钟、三阴交、太冲、合谷、膈俞、肾俞、肝俞。

**刺法** · 平补平泻。陶道斜刺 0.5～1 寸；环跳直刺 1～2 寸；委中、阳陵泉、足三里、悬钟、三阴交、太冲、合谷直刺 1～1.5 寸；膈俞、肾俞、肝俞斜刺 0.5～1 寸。留针 30 分钟，隔日 1 次，每疗程 20 次。

### （四）外科与皮肤科疾病

1. **疔疮** · 生于颜面、手足部的形小根深如钉，发病迅速，反应剧烈的急性感染性疾患，称之为疔疮。本病初起状如粟粒，其色或黄或紫，自觉麻痒微痛，继则红肿灼热，肿势蔓延，疼痛增剧，多伴有寒热。中医学有"人中疔""红丝疔"之称。认为其发病缘由乃食膏粱厚味及酗酒，以致脏腑蕴热，毒火内发；或肌肤不洁，邪毒外侵，流窜经络，气血阻滞而成。

**治则** · 清热解毒，疏通诸阳经气。

**取穴** · 曲池、合谷、委中、大椎、陶道、商阳、足窍阴。

**刺法** · 泻法。曲池、合谷、委中直刺 1～1.5 寸；大椎、陶道斜刺 0.5～1 寸；商阳、足窍阴点刺出血。留针 20 分钟，每日 1 次，每疗程 10 次。

2. **急性乳腺炎** · 即中医所言"乳痈"，是指乳部急性化脓性疾病。若发生于妊娠期的称之为"内吹乳痈"，发于哺乳期的则称为"外吹乳痈"。本病以初产妇多见。中医学认为，情志不畅、肝气郁结；或食膏粱厚味致胃中湿热浊气壅滞；或乳头破损、外邪入侵致脉络阻塞，排乳不畅，蕴结化热，皆可导致痈肿的发生。

**治则** · 疏肝理气，清热散结，健脾化瘀。

**取穴** · 肝俞、胃俞、期门、行间、下巨虚、丰隆、中脘、温溜、肩井。

**刺法** · 泻法。肝俞、胃俞斜刺 1 寸；期门沿皮刺 1 寸；行间、下巨虚、丰隆、中脘、温溜直刺 1～1.5 寸；肩井浅刺 0.5 寸。留针 20 分钟，每日 1 次，每疗程 10 次。

3. **颈部淋巴结结核** · 本病好发于颈项部，因其结核累累如串珠状，故中医称其为"瘰疬"。其起病缓慢，大多无全身症状。中医学认为本病的发生在于情志不畅，郁怒忧思；或先天不足，房劳不节，久病体弱，肝肾阴虚；或肺肾不足，相火上拢，痰火凝结而成。

**治则** · 疏肝解郁，滋阴降火，祛风清热。

**取穴** · 太溪、曲池、支沟、合谷、太冲、少海、天井、肝俞、肾俞、大椎、期门。

**刺法** · 补泻兼施，以泻为主。太溪、曲池、支沟、合谷、太冲、少海、天井直刺 0.5～1 寸；肝俞、肾俞、大椎斜刺 0.5～1 寸；期门沿皮刺 1 寸。留针 20 分钟，隔日 1 次，每疗程 10 次。

4. **压疮** · 久病卧床，压迫成疮，称为压疮，又称褥疮。以臀部、背脊、骶尾、枕部和足跟等突出易受压及摩擦的部位最多见。多发生于昏迷或外伤、中风、截瘫等患者。中医认为本病多由久病气血亏虚，受压局部气血凝滞，肌肤失养所致。

**治则** · 补气活血，化瘀润肤。

**取穴** · 太溪、足三里、关元、合谷、列缺、膈俞、脾俞、肾俞。

**刺法** · 补泻兼施，以补为主。太溪、足三里、关元、合谷直刺 1～1.5 寸；列缺沿皮刺 0.5～1 寸；膈俞、脾俞、肾俞斜刺 1 寸。留针 20 分钟，每日 1 次，每疗程 10 次。

5. **直肠脱垂** · 是指直肠或直肠黏膜脱出于肛外者，又称脱肛，多发生于儿童和老年人。中医认为本病多因久泻久痢，老人气血衰弱，妇人产育过多，中气下虚；或小儿气血未旺，肾气本虚；或肺结热于大肠，湿热下注所致。

**治则** · 补益气血，升提阳气，清利湿热。

**取穴** · 百会、足三里、上巨虚、下巨虚、阴陵泉、三阴交、太溪、合谷。

**刺法** · 补泻兼施，以补为主。百会沿皮刺 0.5～1 寸；足三里、上巨虚、下巨虚、阴陵泉、三阴交、太溪、合谷直刺 1～1.5 寸。留针 30 分钟，隔日 1 次，每疗程 10～15 次。一般应持续 2 个疗程以上。

6. **痔疮** · 为临床常见病，一般以肿痛、瘙痒、流水、出血为特征，依据突出于肛门内外而分为内痔、外痔或混合痔，临床以内痔为多见。中医认为本病多因久坐或负重远行；或饮食失调、嗜酒辛辣；或泄痢日久、体质亏耗；或妊娠多产；或情志郁而不畅;或长期便秘,以致肛肠气血不调,经络阻滞,燥热内生,下达大肠,湿热与血瘀结滞肛门而发病。

**治则** · 清热利湿,活血化瘀,调补气血,疏肝健脾。

**取穴** · 膈俞、肝俞、脾俞、长强、大肠俞、飞扬、三阴交、足三里、上巨虚、下巨虚、百会。

**刺法** · 补泻兼施,以泻为主。肝俞、膈俞、脾俞、长强斜刺0.5~1寸;大肠俞、飞扬、三阴交、足三里、上巨虚、下巨虚直刺1~1.5寸;百会沿皮刺0.5寸。留针20分钟,隔日1次,每疗程10次。

7. **阑尾炎** · 初起上腹部或脐周隐痛,数小时后可转移到右下腹并呈持续性疼痛,阵发性加剧,有时右下肢伸直时也可牵引右下腹疼痛。中医有"肠痈"之称。认为其发病多由于嗜食膏粱厚味;或恣食生冷;或肠积生虫;或急行奔走,致使肠络受损;或寒温失调,郁而化热,而致肠腑气血壅滞。

**治则** · 清热导滞,活血散结。

**取穴** · 足三里、上巨虚、下巨虚、天枢、地机、中脘、曲池、内关、内庭、阳陵泉、公孙、脾俞、大肠俞。

**刺法** · 泻法。足三里、上巨虚、下巨虚、天枢、地机、中脘、曲池、内关、内庭、阳陵泉直刺1~1.5寸;公孙、脾俞、大肠俞斜刺0.5~1寸。留针20分钟,急性期每日1次,每疗程5次;慢性期隔日1次,每疗程10次。

8. **带状疱疹** · 是指在皮肤上出现簇集成群、累累如串珠的疱疹并伴剧烈疼痛的一种皮肤病。一般多发生于胁肋部,以带状形式呈现,故中医学又将其称为"缠腰火丹"或"蛇丹"。中医认为本病发生多由于风火之邪客于肌肤;或湿邪留滞,肌肤营卫壅滞所致。

**治则** · 疏风清热,利湿泻火。

**取穴** · 支沟、阳陵泉、合谷、外关、内关、列缺、期门、公孙、中渚、侠溪。

**刺法** · 泻法。支沟、阳陵泉、合谷、外关、内关、公孙、中渚、侠溪直刺0.5~1.5寸;列缺、期门沿皮刺0.5~1寸。留针20分钟,每日1次,每疗程5~10次,局部可用艾条回旋灸,以缓解疼痛。

9. **寻常疣与扁平疣** · 生在皮肤浅表的小赘生物,称为疣。一般好发于手足部的称为寻常疣,而发生于颜面部及手背部外形呈扁平的疣,则称为扁

平疣。中医认为疣的发生多为风热湿邪搏于肌肤;或怒动肝火;或肝虚血燥,筋气不荣,气血凝滞,郁于肌肤所致。

**治则** · 疏风清热,除湿解毒,活血化瘀。

**取穴** · 合谷、外关、曲池、阴陵泉、三阴交、阳陵泉、支沟、尺泽、足三里、肺俞、膈俞、肝俞、脾俞、列缺。

**刺法** · 补泻兼施,以泻为主。合谷、外关、曲池、阴陵泉、三阴交、阳陵泉、支沟、尺泽、足三里直刺1~1.5寸;肺俞、膈俞、肝俞、脾俞斜刺0.5~1寸;列缺沿皮刺0.5~1寸。留针20分钟,隔日1次,每疗程10次,连续2个疗程以上,局部可用直接灸法。

10. **荨麻疹** · 是一种常见的以瘙痒性风团为主要表现的过敏性皮肤病。急性者短期发作后多可痊愈,慢性者常反复发作,可历数月或经久难愈。常因虾蟹、药物、花粉、寄生虫等多种因素过敏引起。中医学称之为"风疹",认为其发病多为腠理疏松,风邪侵袭,遏于肌表;或胃肠积热,复感外邪,郁于肌肤所致。

**治则** · 疏风和营,清热理腑。

**取穴** · 合谷、外关、鱼际、三阴交、委中、中脘、阴陵泉、足三里、丰隆、大椎、膈俞、胃俞、列缺。

**刺法** · 泻法。合谷、外关、鱼际、三阴交、委中、中脘、阴陵泉、足三里、丰隆直刺1~1.5寸;大椎、膈俞、胃俞斜刺0.5~1寸;列缺沿皮刺0.5~1寸。留针20分钟,每日1次,每疗程5~10次。

11. **神经性皮炎** · 是以阵发性皮肤瘙痒和皮肤苔藓化为主症的慢性皮肤炎症。发病与神经精神因素及某些外在刺激因素有关,亦可继发于其他慢性皮肤病。好发于颈项、肘、膝、骶部等部位,且病程长,易复发。中医学将其列入"牛皮癣"的范围。认为其发病多由于风湿热之邪蕴阻肌肤经脉所致,日久则营血不足,血虚生风化燥,而致皮肤经络失于濡养。

**治则** · 疏风清热,和营利湿,养血润燥。

**取穴** · 太白、合谷、曲池、阴陵泉、三阴交、足三里、大椎、风池、膈俞、太渊。

**刺法** · 补泻兼施。太白、合谷、曲池、阴陵泉、三阴交、足三里直刺0.5~1.5寸;大椎、风池、膈俞斜刺0.5~1寸;太渊沿皮刺0.5~1寸。留针

20 分钟,隔日 1 次,每疗程 10~20 次。

**12. 斑秃** · 是指头皮部突然发生的斑状脱发,中医素有"鬼剃头"或"油风"之称。中医学认为,本病发生多因气血虚弱,肝肾亏虚,发失所养;或肝气郁结,气机不畅,气滞血瘀,血不养发;或血热生风而致脱落。

**治则** · 养血补肝益肾,祛风活血化瘀。

**取穴** · 百会、神门、风池、膈俞、肝俞、肾俞、足三里、三阴交、太溪、太冲、合谷、悬钟、内关。

**刺法** · 补泻兼施。百会、神门沿皮刺 0.5~1 寸;风池、膈俞、肝俞、肾俞斜刺 0.5~1 寸;足三里、三阴交、太溪、太冲、合谷、悬钟、内关直刺 1~1.5 寸。留针 20 分钟,隔日 1 次,每疗程 10~20 次,局部可用七星针叩刺以加强疏通经气、活血化瘀之效。

**13. 腋臭** · 腋下汗液带有特殊气味的皮肤病,称为腋臭。多见于青壮年,尤以女性多见,绝经后症状减轻或消失。中医学认为本病发生主要是湿浊浸淫腋下腠理所致,或与遗传因素有关。

**治则** · 清热除湿,疏通腠理。

**取穴** · 少海、合谷、曲池、阴陵泉、三阴交、阳陵泉、支沟、大椎。

**刺法** · 泻法。少海、合谷、曲池、阴陵泉、三阴交、阳陵泉、支沟直刺 1~1.5 寸;大椎斜刺 0.5~1 寸。留针 20 分钟,每日 1 次,每疗程 10 次,局部可用艾条雀啄灸法。

**14. 乳腺增生病** · 在病理形态上包括小叶增生和慢性囊性增生,属于中医"乳癖"或"乳中结核"的范围。本病多见于青年和中年女子。临床表现为两侧乳房发生多个大小不同的颗粒状或条索状的块物,肿块边界不清,质硬不坚,表面光滑,有疼痛感,常与经期和情志因素有关。中医学认为其发病多由于冲任不调,情志不畅,肝气不舒;或过度忧思伤脾,运化失司,痰浊积聚而成。

**治则** · 通调冲任,疏肝理气,化痰通络。

**取穴** · 合谷、太冲、公孙、内关、照海、行间、丰隆、中脘、足三里、列缺、肝俞、脾俞、胃俞。

**刺法** · 补泻兼施,以泻为主。合谷、太冲、公孙、内关、照海、行间、丰隆、中脘、足三里直刺 1~1.5 寸;列缺沿皮刺 0.5~1 寸;肝俞、脾俞、胃俞斜刺 0.5~1 寸。留针 20 分钟,隔日 1 次,每疗

程 5 次。月经前 1 周开始治疗,一般应持续 3~4 个疗程。

**15. 急性网状淋巴管炎** · 是指皮肤突发灼热疼痛、色如涂丹的急性传染性疾病。本病属于中医学"丹毒"范畴,生于下肢者称"流火";生于头面者称"抱头火丹";新生儿多生于臀部,称"赤游丹"。中医学认为本病属火毒为病。多因血分有热,外受火毒,热毒搏结,蕴阻肌肤,不得外泄;或皮肤黏膜有损伤,火毒之邪乘虚而入引起。

**治则** · 泻火解毒,凉血化瘀。

**取穴** · 合谷、曲池、委中、大椎、阴陵泉、丰隆、内庭。

**刺法** · 泻法。合谷、曲池、委中、阴陵泉、丰隆、内庭直刺 0.5~1.5 寸;大椎斜刺 0.5~1 寸。留针 20 分钟,每日 1 次,每疗程 5~10 次。

**16. 血栓闭塞性脉管炎** · 是一种累及血管的炎症性、节段性和周期性发作的慢性闭塞性脉管疾病。以患肢末端冷麻、疼痛、间歇性跛行、受累动脉搏动减弱或消失为特征。本病早期肢端麻木、酸痛发凉属于中医学"痹证"范畴;后期患肢肢端坏死、脱落属于中医学"脱疽""脱骨疽"的范畴。中医学认为本病的病因病机在于素体脾肾阳虚致四末失于温煦濡养;或寒湿侵袭,脉络闭阻,气血运行障碍,寒湿郁久化热;或因嗜食烟酒及辛辣厚味,蕴热壅滞经络,热盛肉腐而成。

**治则** · 清热解毒,化滞行瘀。

**取穴** · 关元、膈俞、足三里、三阴交、阳陵泉、阴陵泉、合谷、太冲。

**刺法** · 补泻兼施,泻法为主。关元直刺 1~2 寸;足三里、三阴交、阳陵泉、阴陵泉、合谷、太冲直刺 0.5~1.5 寸;膈俞斜刺 0.5~1 寸。留针 30 分钟,每日 1 次,每疗程 10 次。

**17. 皮肤瘙痒症** · 是指皮肤无原发性损害,仅以皮肤瘙痒为主的神经功能障碍性皮肤病。本病属于中医学"风痒""痒风""风瘙痒""血风疮"的范畴。中医学认为本病多因肝肾阴虚、血虚风燥、肌肤失养或因风湿蕴于肌肤不得宣发疏泄而致。

**治则** · 健脾化湿,疏风止痒,养血润肤。

**取穴** · 曲池、膈俞、脾俞、肺俞、肾俞、太溪、合谷。

**刺法** · 补泻兼施。曲池、太溪、合谷直刺 0.5~1.5 寸;膈俞、脾俞、肺俞、肾俞斜刺 0.5~1 寸。

留针 20 分钟,每日 1 次,每疗程 10 次。

18. **痤疮** · 又称"粉刺""青春痘",是青春期男女常见的一种毛囊及皮脂腺的慢性炎症。好发于颜面、胸背,可形成黑头粉刺、丘疹、脓疱、结节、囊肿等损害,常伴有皮脂溢出。中医学认为人在青春期生机旺盛,由于先天禀赋的原因,使肺经血热郁于肌肤,熏蒸面部而发为疱疹;或冲任不调,肌肤疏泄失畅而致;或恣食膏粱厚味、辛辣之品,使脾胃运化失常,湿热内生,蕴于肠胃,不能下达,上蒸头面、胸背而成。

**治则** · 清热化湿,凉血解毒。

**取穴** · 阳白、大椎、合谷、曲池、内庭、三阴交、足三里、阴陵泉、少商、丰隆。

**刺法** · 泻法。阳白平刺 0.3～0.5 寸;大椎斜刺 0.5～1 寸;合谷、曲池、内庭、三阴交、足三里、阴陵泉、丰隆直刺 0.5～1.5 寸;少商浅刺 0.1～0.3 寸或点刺出血。留针 20 分钟,隔日 1 次,每疗程 10～15 次。

### (五) 五官及口腔科疾病

1. **急性结膜炎** · 是常见的眼科疾病,由细菌或病毒感染而成,多发生于春夏季,具有传染性和流行性。除目赤肿痛外其主要特征为明显的结膜充血和产生大量脓性或黏性分泌物。中医学称其为"天行赤眼"或"风热眼"等,认为本病发生多因外感风热之邪,致经气阻滞,火郁不宣;或肝胆火盛,循经上扰,以致经脉痹阻,血壅气滞而成。

**治则** · 疏风清热,清肝泻火。

**取穴** · 睛明、合谷、太冲、曲池、外关、行间、支沟、阳陵泉、大椎、期门。

**刺法** · 泻法。合谷、太冲、曲池、外关、行间、支沟、阳陵泉直刺 1～1.5 寸;大椎斜刺 0.5～1 寸;期门沿皮刺 0.5～1 寸;睛明浅刺 0.5 寸。留针 20 分钟,每日 1 次,每疗程 3～5 次。

2. **白内障** · 晶状体上任何一部分或全部变混浊时,称为白内障。临床表现为早期觉眼前有固定不移的黑点,有视物弯曲、复视或单眼多视现象,随着晶状体混浊的进展,视力障碍逐渐加重,甚至失明。中医学有"目翳"之称,认为本病多因年老体衰,肝肾不足;或脾虚失运,精气不能上荣于目所致。此外,毒邪外侵,肝胆火炽,风热壅盛,蒸灼肝

胆之络,上攻于睛也可导致本病的发生。

**治则** · 滋补肝肾,益气健脾,疏风泄热,清利肝胆,滋阴明目。

**取穴** · 肝俞、胆俞、脾俞、肾俞、风池、睛明、合谷、太冲、风池、太溪、足三里、丰隆、三阴交、百会、角孙。

**刺法** · 补泻兼施,以泻为主。肝俞、胆俞、脾俞、肾俞、风池斜刺 0.5～1 寸;睛明浅刺 0.5 寸;合谷、太冲、太溪、足三里、丰隆、三阴交直刺 1～1.5 寸;百会、角孙沿皮刺 0.5 寸。留针 30 分钟,隔日 1 次,每疗程 10 次,连续 3 个疗程以上。

3. **近视** · 是因屈光不正所引起的视远物模糊,视近物清楚的眼病。患者多由于长时间不恰当用眼而成,青少年时期发病多见。中医称其为"能近怯远症",认为发病多因久视伤血,目失所养所致。

**治则** · 滋补肝肾,益气明目。

**取穴** · 睛明、承泣、光明、太溪、足三里、太冲、太白、风池、肝俞、脾俞、肾俞、膈俞。

**刺法** · 补泻兼施,以补为主。睛明、承泣浅刺 0.5 寸;光明、太溪、足三里、太冲、太白直刺 1～1.5 寸;风池、膈俞、肝俞、脾俞、肾俞斜刺 0.5～1 寸。留针 20 分钟,隔日 1 次,每疗程 10 次,连续 3 个疗程以上。

4. **斜视** · 是指两眼不能同时正视前方而言。中医有"风牵偏视"及"双目通睛"之称。中医学认为斜视发生多因脾胃之气不足,络脉空虚,风邪乘虚侵袭,目系拘急而成;或因肝肾素亏,精血不足,目系失养所致。

**治则** · 祛风通络,补肝益肾。

**取穴** · 外关、合谷、太溪、太冲、睛明、承泣、瞳子髎、风池、肝俞、肾俞。

**刺法** · 补泻兼施。外关、合谷、太溪、太冲直刺 1～1.5 寸;睛明、承泣浅刺 0.5 寸;瞳子髎沿皮刺 0.5 寸;风池、肝俞、肾俞斜刺 0.5～1 寸。留针 20 分钟,隔日 1 次,每疗程 15 次,连续 2 个疗程以上。

5. **色盲** · 视物时色觉障碍称之为色盲,依其程度和特征不同可分为色弱和色盲两种,以色弱及红绿色盲为多见,一般无明显的自觉症状,只是在偶尔的场合或体检时才发现。中医称其为"视物易

色症"或"视青如白症",认为本病发生多由于肝肾亏虚,目络气血不和,影响元府功能,以致五色不能区别。

**治则**·滋补肝肾,健脾和胃。

**取穴**·膈俞、脾俞、胃俞、肝俞、肾俞、足三里、太溪、太白、太冲、光明、瞳子髎、睛明、承泣。

**刺法**·补法。膈俞、脾俞、胃俞、肝俞、肾俞斜刺0.5～1寸;足三里、太溪、太白、太冲、光明直刺1～1.5寸;瞳子髎沿皮刺0.5寸;睛明、承泣浅刺0.5寸。留针20分钟,隔日1次,每疗程10次,连续3个疗程以上。

6. **睑腺炎**·又称麦粒肿,是一种常见的眼睑组织急性化脓性炎症,主要症状为眼睑发生硬结,形如麦粒,痒痛并作。中医称之为"针眼",认为其发病主要是外感风热之邪,或过食辛辣之品,致使营卫失调,气血凝滞,热毒壅阻目络。

**治则**·疏风清热,健脾利湿。

**取穴**·合谷、曲池、阴陵泉、三阴交、地机、行间、大椎、瞳子髎、睛明、承泣。

**刺法**·泻法。合谷、曲池、阴陵泉、三阴交、地机、行间直刺1～1.5寸;大椎斜刺0.5寸;瞳子髎沿皮刺0.5寸;睛明、承泣浅刺0.5寸。留针20分钟,每日1次,每疗程5次。

7. **过敏性鼻炎**·又称反应性鼻炎,为身体对某些变态反应敏感性增高而呈现的以鼻黏膜病变为主的一种异常反应。临床以突然发作鼻痒、喷嚏、流清涕为主要症状,属中医学"鼻鼽"的范畴。中医认为本病发生在于肺气虚弱,卫表不固,腠理疏松,风寒乘虚而入,犯及鼻窍,邪正相搏,肺气不能通调所致。

**治则**·补益肺气,健脾固肾,祛风散寒。

**取穴**·列缺、太渊、合谷、外关、足三里、肺俞、脾俞、肾俞、风池。

**刺法**·补泻兼施,以补为主。列缺、太渊沿皮刺0.5寸;合谷、外关、足三里直刺1～1.5寸;肺俞、脾俞、肾俞、风池斜刺0.5～1寸。留针20分钟,每日1次,每疗程10次。局部可用艾条回旋灸法。

8. **咽部神经症**·又称"梅核气",本病为咽喉中有异物感觉,有如梅核之塞于咽喉故名。患者自觉咽喉如有物梗,咳之不出,吞之不下,不痛不痒,

不碍饮食。中医认为本病多因情志所伤,肝失调达,肝气郁结,循经上逆,结于咽喉;或肝病乘脾,运化失司,津液不得输布,结聚成痰,痰气互结于咽喉而发病。

**治则**·疏肝解郁,健脾行气,散结除痰。

**取穴**·合谷、太冲、太白、行间、内关、公孙、丰隆、神门、肝俞、脾俞。

**刺法**·泻法。合谷、太冲、太白、行间、内关、公孙、丰隆直刺1～1.5寸;神门、肝俞、脾俞斜刺0.5～1寸。留针30分钟,每日1次,每疗程10次,其中合谷、太冲穴可配合电针疗法。

9. **梅尼埃病**·内耳迷路发生积水导致发作性眩晕、耳鸣、耳聋、恶心、呕吐及自发性眼球震颤等症状出现的疾病,称为梅尼埃(Meniere)病。以中年为多,病因未明,属中医"眩晕"范畴。中医学认为本病发生多因痰湿中阻,清阳受蒙;或肾阴亏耗,肝阳上扰所致。

**治则**·健脾利湿,豁痰清眩,滋补肾阴,平肝潜阳。

**取穴**·内关、公孙、丰隆、中脘、三阴交、阴陵泉、合谷、太冲、太白、太溪、行间、风池、肝俞、脾俞、肾俞、神庭。

**刺法**·补泻兼施,以泻为主。内关、公孙、丰隆、中脘、三阴交、阴陵泉、合谷、太冲、太白、太溪、行间直刺1～1.5寸;风池、肝俞、脾俞、肾俞斜刺0.5～1寸;神庭沿皮刺0.5寸。留针20分钟,隔日1次,每疗程10次,连续2个疗程以上。

10. **耳鸣、耳聋**·耳鸣、耳聋都是听觉异常的症状。耳鸣是指患者自觉耳内鸣响,妨碍听觉。耳聋是指不同程度的听力减退,轻者耳失聪明,听而不真,称为重听;重者全然不闻外声,则为全聋。本证可分虚、实两类。如因暴怒惊恐,肝胆火旺,以致少阳经气闭阻;或痰热郁结,壅遏清窍者,则属实证。如因肾精亏耗,经气不能上达于耳者,则属虚证。

**治则**·清肝泻火,豁痰通窍,补肾填精。

**取穴**·上关、听宫、颔厌、太冲、丘墟、丰隆、足三里、太溪、太白、肝俞、胆俞、脾俞、肾俞。

**刺法**·补泻兼施。上关、听宫直刺0.5寸;颔厌沿皮刺0.5寸;太冲、丘墟、丰隆、足三里、太溪、太白直刺1～1.5寸;肝俞、胆俞、脾俞、肾俞斜刺

0.5～1 寸。留针 20 分钟，隔日 1 次，每疗程
10 次，连续 2 个疗程以上。

**11. 聋哑**·凡因聋而致哑者，称为聋哑。本病
有先天性和后天性之分，临床所见以后天性聋哑多
见。中医学认为本病多由先天禀赋不足；或因后天
感受湿邪热毒，误治失治，邪毒壅滞络脉，不能语
言，遂成聋哑。

**治则**·扶正祛邪，通络开窍。

**取穴**·听宫、听会、足三里、关元、外关、太溪、哑
门、廉泉、神门、通里、心俞、脾俞、肾俞。

**刺法**·补泻兼施，以泻为主。听宫、听会直刺
0.5 寸；足三里、关元、外关、太溪直刺 1～1.5 寸；
哑门向下斜刺 0.5 寸；廉泉向舌根方向斜刺
0.5 寸；神门、通里沿皮刺 0.5～1 寸；心俞、脾俞、
肾俞斜刺 0.5～1 寸。留针 20 分钟，隔日 1 次，
每疗程 30 次，连续 3 个疗程以上。

**12. 急、慢性咽喉炎**·是指咽部黏膜下组织
和淋巴组织的急、慢性炎症。临床表现主要为咽部
疼痛、咽部干燥及发音嘶哑。中医学将急、慢性咽
喉炎列入"喉痹"的范畴，认为本病发生多因风热犯
肺；或过食辛辣引动胃火上蒸；或肾阴亏耗，阴液不
能上润咽喉所致。

**治则**·疏风清肺散热，滋阴利咽润喉。

**取穴**·合谷、大椎、曲池、尺泽、内庭、丰隆、太溪、
太白、照海、鱼际、大椎、肺俞、脾俞、肾俞、列缺、
少商、商阳。

**刺法**·补泻兼施，以泻为主。合谷、曲池、尺泽、
内庭、丰隆、太溪、太白、照海、鱼际直刺 1～
1.5 寸；大椎、肺俞、脾俞、肾俞斜刺 0.5～1 寸；列
缺沿皮刺 0.5～1 寸；少商、商阳点刺出血。留针
20 分钟，每日 1 次，每疗程 5～10 次。

**13. 颞颌关节功能紊乱**·是一种以关节弹响、
疼痛和下颌运动受限为主要临床表现的颞颌关节
疾病，具有慢性和反复发作的特点，属中医学"痹
证"的范畴。中医认为风寒入络，凝滞不通；或咀嚼
硬物，不慎伤络，加之气滞血瘀，局部经气受阻，皆
可导致本病的发生。

**治则**·祛风散寒，活血化瘀，温经通络。

**取穴**·听会、听宫、翳风、地仓、下关、外关、合谷、
阳陵泉。

**刺法**·泻法。听会、听宫直刺 0.5 寸；翳风斜刺

0.5 寸；地仓、下关沿皮刺 0.5 寸；外关、合谷、阳
陵泉直刺 1～1.5 寸。留针 20 分钟，隔日 1 次，
每疗程 10 次，局部可用艾条回旋灸或雀啄灸法。

**14. 牙痛**·为各种牙齿疾病和牙周疾病常见
症状之一。牙病引起的疼痛，虽然其症状复杂，病
名繁多，但根据其病因大致可分为龋齿牙痛、风火
牙痛、胃火牙痛及虚火牙痛等。中医学认为风火牙
痛多为风火邪毒侵犯伤及牙体及龈肉，邪聚不散，
气血滞留，瘀阻脉络所致。胃火牙痛多为胃火素
盛，又嗜食辛辣，引动胃火循经上蒸牙床，伤及脉络
所致。虚火牙痛多为肾阴亏损，虚火上炎；或骨髓
空虚，牙失所养所致。至于龋齿牙痛或为过食膏粱
厚味及糖质，或平素牙齿污秽不洁，郁久生腐所致。

**治则**·疏风泄热，消肿止痛，清胃泻火，凉血辟
秽，滋阴益肾。

**取穴**·合谷、外关、内庭、太溪、足三里、丰隆、行
间、下关、地仓、翳风、风池。

**刺法**·补泻兼施，以泻为主。合谷、外关、内庭、
太溪、足三里、丰隆、行间直刺 1～1.5 寸；下关、
地仓沿皮刺 0.5～1 寸；翳风、风池斜刺 0.5～
1 寸。留针 20 分钟，每日 1 次，每疗程 5～10 次。

**15. 原发性青光眼**·青光眼是以眼压增高、进
行性损害神经纤维造成视野缺损为主的综合征。
本病包括原发性青光眼、继发性青光眼和先天性青
光眼。本病相当于中医学的五风内障（青风、绿风、
黄风、乌风、黑风）。本病的发生与肝的关系最为密
切。又因本病属瞳神疾患，瞳神在脏属肾。肝肾同
源，肝藏血，肾藏精，精血充盈，上奉目窍，方能视万
物，察纤毫。若情志内伤，痰湿阻络，风火上攻，阴
虚阳亢，皆可导致气血失和，经脉不利，玄府闭塞，
气滞血瘀；或肝病乘脾，脾失健运，使眼内水液排泄
困难，神水郁积而酿成本病。

**治则**·疏通气血，宣泄壅滞。

**取穴**·睛明、风池、太冲、合谷、足三里。

**刺法**·补泻兼施。睛明浅刺 0.5 寸；风池、太冲、
合谷、足三里直刺 1～1.5 寸。留针 20 分钟，隔
日 1 次，每疗程 5～10 次。

**16. 中耳炎**·有化脓性和分泌性两种。化脓
性中耳炎系化脓性致病菌侵入引起的中耳黏膜及
骨膜的炎症性病变，以耳内流脓为主症，属于中医
学"脓耳""聤耳"的范畴。中医学认为急性化脓性

中耳炎多因外感风热,或肝胆火盛,结聚耳窍,蒸灼耳膜,化腐成脓而致。若失治、误治,致脏腑虚损,耳窍失养,邪毒滞留耳窍,即会演变为慢性。分泌性中耳炎,亦称"非化脓性中耳炎",以听力减退或伴发耳鸣为主要症状,属于中医学"耳胀""耳闭"的范畴。中医学认为分泌性中耳炎多因外感风热,循经上扰,闭塞经气;或因失治及反复发作,邪滞日久,气血不畅,痰瘀交阻耳窍而致。

**治则** • 清热泻火,化痰通瘀。

**取穴** • 风池、合谷、外关、曲池、丰隆、行间、太冲、大椎。

**刺法** • 泻法。风池、合谷、外关、曲池、丰隆、行间、太冲直刺1～1.5寸;大椎斜刺0.5寸。留针20分钟,隔日1次,每疗程10次。

### (六)妇产科疾病

**1. 子宫内膜异位症** • 当具有生长功能的子宫内膜组织出现在子宫腔被覆黏膜以外的部位时,称为子宫内膜异位症。本病多发生于30～40岁的女性。临床表现主要有痛经、月经失调、不孕及经期发热等,常见周期性发作。中医将子宫内膜异位症列入"血瘕"的范畴。中医学认为情志不和,肝郁气结而血凝;或瘀热互结日久;或湿热入胞;或素体肾虚,精血不足,复因肝郁气滞者皆可导致本病的发生。

**治则** • 理气活血,益肾化瘀,消瘕软坚。

**取穴** • 曲骨、横骨、曲泉、合谷、太冲、交信、气穴、太溪、足三里、膈俞、肝俞、肾俞、蠡沟、章门、期门。

**刺法** • 补泻兼施。曲骨、横骨、曲泉、合谷、太冲、交信、气穴、太溪、足三里直刺1～1.5寸;膈俞、肝俞、肾俞斜刺0.5～1寸;蠡沟、章门、期门沿皮刺0.5寸。留针20分钟,隔日1次,每疗程10～15次,连续3个疗程以上。

**2. 子宫脱垂** • 是指子宫从正常位置沿阴道下降,子宫颈外口达坐骨棘水平以下,甚至子宫全部脱出于阴道外者,常伴发阴道前后壁膨出。中医学称其为"阴挺"或"阴脱"。因为本病大多发生于产后,故又称"产肠不收"或"产肠不吸"。中医认为引发本病多因素体气虚,产时过早屏气或分娩时阴道损伤;或久咳便秘,致中气不足,气虚下陷;也可以

是早产多产,房交过频,肾精亏虚;或年老肾虚,脉络虚弱,无力提摄子宫所致。

**治则** • 健脾益肾,补中益气,升提胞宫。

**取穴** • 百会、足三里、三阴交、大赫、太溪、关元、五枢、带脉、照海、肾俞、维道。

**刺法** • 补法。百会沿皮刺0.5寸;足三里、三阴交、大赫、太溪、关元、五枢、带脉直刺1～1.5寸;照海、肾俞斜刺0.5寸;维道向前下方斜刺1寸。留针30分钟,每日1次,每疗程10次,连续3个疗程以上,疗程之间可休息3～5日。

**3. 胎位异常** • 正常胎位绝大多数为枕前位,如果妊娠30周后,经产前检查发现为枕后位、臀位、横位等,称之为胎位异常或胎位不正。中医有"倒产""横产"或"偏产"之说,中医学认为本病发生多为素体气血虚弱,无力转胎;或胞宫异常有碍胎儿;或胎儿异常致胎位不正。

**治则** • 益气养血转胎。

**取穴** • 三阴交、至阴。

**刺法** • 补泻兼施,以补为主。三阴交直刺1～1.5寸,用温针灸法,留针20分钟,每日1次,每疗程5次。至阴可用艾条雀啄灸,每日1次,每次30分钟,每疗程10次。

**4. 痛经** • 是指伴随月经周期而出现的下腹部胀痛或疼痛。有原发性和继发性之分,可发生于经前、经期和经后。中医学认为肝气郁结,血行受阻或经期受寒饮冷,以致寒湿客于胞宫,气血运行受阻;或瘀血虚弱,肝肾亏损而使胞脉失养,均可导致本证的发生。

**治则** • 散寒利湿,疏肝解郁,补益肝肾,调经止痛。

**取穴** • 地机、三阴交、期门、合谷、太冲、阴陵泉、中极、气冲、太溪、照海、足三里、关元、肝俞、肾俞。

**刺法** • 补泻兼施。地机、三阴交、期门、合谷、太冲、阴陵泉、中极、气冲、太溪、照海、足三里、关元直刺1～1.5寸;肝俞、肾俞斜刺0.5～1寸。留针20分钟,每日1次,每疗程5～10次。

**5. 子宫肌瘤** • 又称子宫平滑肌瘤,为女性生殖器官中最常见的一种良性肿瘤。见于30～50岁的女性,以40～50岁发生率最高。临床主要表现为月经周期缩短、经量增多、经期延长、尿频、排尿

障碍、尿潴留，以及下腹坠胀、腰背酸痛和阴道分泌物增多等。此外，严重的子宫肌瘤还可导致不孕及贫血等。本病属中医"癥瘕"与"积聚"的范畴，中医学认为肝气郁结，血行受阻；或气虚血行无力，日久成瘀，均可导致子宫肌瘤的发生。

**治则**·疏肝解郁，补气活血，化瘀散结。

**取穴**·关元、足三里、三阴交、合谷、太冲、蠡沟、阴陵泉、膈俞、肝俞。

**刺法**·补泻兼施。关元、足三里、三阴交、合谷、太冲、蠡沟沿皮刺 0.5～0.8 寸；阴陵泉直刺 1～1.5 寸；膈俞、肝俞斜刺 0.5～1 寸。留针 20 分钟，每周 2 次，每疗程 10 次，连续治疗 3 个疗程以上。

6. **带下病**·女子在发育成熟期、经期前后、排卵期或妊娠期白带稍多，这是正常生理现象，如带下量多，色、质、气味异常并伴有局部瘙痒灼痛或腰酸腹痛等症状者，称为带下病。中医学认为，带下病多由脾虚运化失常，水湿内停，郁久化热，湿热下注；或肾气不足，下元亏损，任带失于固约；或经行产后，胞脉空虚，湿毒秽气乘虚而入，损伤冲任所致。

**治则**·补肾益气，健脾利湿，通调冲任，固摄止带。

**取穴**·太白、照海、太溪、足三里、阴陵泉、三阴交、中极、关元、大赫、气穴、行间、脾俞、肾俞、带脉。

**刺法**·补泻兼施。太白、照海、太溪、足三里、阴陵泉、三阴交、中极、关元、大赫、气穴、行间直刺 1～1.5 寸；脾俞、肾俞、带脉斜刺 0.5～1 寸。留针 20 分钟，隔日 1 次，每疗程 10 次。

7. **盆腔瘀血症**·是一种由于慢性盆腔静脉充血、瘀血所引起的病证，主要症状为下腹胀痛，腰骶酸痛，带下增多，性交不适，神疲乏力，乳房胀痛等。中医认为本病发生多为素体气虚或患者过劳体衰、孕育、房交过多伤肾，致肾虚精亏，冲任气血运行无力；或情志不畅，肝郁气滞，冲任受阻；或感受寒邪，阴寒内生；或素体热盛，过食辛辣，肠燥便结，内热滋生所致。

**治则**·补肾益气，理气活血，温经散寒，清热祛瘀。

**取穴**·太溪、足三里、行间、阴陵泉、三阴交、中

极、关元、合谷、曲池、膈俞、肝俞、肾俞、带脉、大椎、期门、蠡沟。

**刺法**·补泻兼施。太溪、足三里、行间、阴陵泉、三阴交、中极、关元、合谷、曲池直刺 1～1.5 寸；膈俞、肝俞、肾俞、带脉、大椎斜刺 0.5～1 寸；期门、蠡沟沿皮刺 0.5～1 寸。留针 20 分钟，隔日1 次，每疗程 10 次。

8. **产后乳少**·产妇分娩后 2～3 日开始分泌乳汁时，如果乳汁分泌不足或甚少，不能满足婴儿需要者，称为"乳少"或"缺乳"。本证可见于产后及哺乳期。中医学认为乳汁乃精血所化，如脾气虚弱，精血亏少，不能生化乳汁；或产事不顺，肝气郁结，乳络阻滞，均可导致乳汁稀少，甚则壅闭不下。

**治则**·益气养血，疏肝解郁，通络生乳。

**取穴**·膻中、期门、足三里、合谷、内关、公孙、太冲、膈俞、肝俞、脾俞、少泽。

**刺法**·补泻兼施。膻中、期门沿皮刺 0.5～1 寸；足三里、合谷、内关、公孙、太冲直刺 0.5～1 寸；膈俞、肝俞、脾俞斜刺 0.5～1 寸；少泽浅刺0.1 寸或点刺出血。留针 20 分钟，隔日 1 次，每疗程 10 次。

9. **经前期紧张综合征**·妇女在月经期前 7～14 日，出现头痛、乳房胀痛、身体乏力、紧张压抑或易怒烦躁、失眠、腹痛、水肿等一系列症状，月经来过以后，症状即自然消失，这种现象称为经前期紧张综合征。中医学认为本病发生多因脾胃虚弱，运化失常，痰湿阻滞；或肾气精血不足，冲任失调；或劳心过度，耗伤元气；或情志不和，肝郁气滞所致。

**治则**·宁心安神，调和冲任。

**取穴**·合谷、太冲、内关、公孙、丰隆、横骨、大赫、太溪、太白、神门、肝俞、脾俞、胃俞、肾俞。

**刺法**·补泻兼施。合谷、太冲、内关、公孙、丰隆、横骨、大赫、太溪、太白直刺 1～1.5 寸；神门、肝俞、脾俞、胃俞、肾俞斜刺 0.5～1 寸。留针 20 分钟，经前 3 周开始治疗，每日 1 次，每疗程 10 次。

10. **外阴瘙痒**·是外阴各种不同病变所引起的一种症状，一般多见于中年妇女。当瘙痒严重时，患者多坐卧不安，以致影响生活和工作。引起外阴瘙痒的原因很多，如特殊感染、慢性外阴营养不良、卫生习惯不良、各种皮肤病变等。此外，糖尿病、黄疸等疾病也可导致本症的发生。中医学称其

为"阴痒"或"阴门瘙痒",认为其发病多为脾虚湿盛,肝郁化热,蕴结留注于下;或外阴不洁,久坐湿地,外邪客于阴部所致。

**治则** · 清热利湿,泻肝止痒。

**取穴** · 中极、三阴交、行间、阴陵泉、曲骨、内关、太冲、太白、蠡沟、神门、大敦。

**刺法** · 泻法。中极、三阴交、行间、阴陵泉、曲骨、内关、太冲、太白直刺1～1.5寸;蠡沟、神门沿皮刺0.5～1寸;大敦浅刺0.1寸或点刺出血。留针20分钟,隔日1次,每疗程10次。

**11. 围绝经期综合征** · 本病属于内分泌-神经功能失调导致的功能性疾病。以绝经或月经紊乱、情绪不稳定、潮热汗出、失眠、心悸、头晕等为特征。属于中医学"绝经前后诸证"的范畴。中医学认为任脉虚,太冲脉衰少,天癸竭是妇人自然衰老的生理现象,在此期间,肾气渐衰、精血不足、冲任亏虚为其本,而心肾不交、心火内扰、肝肾阴虚、肝阳亢盛、脾虚不运、脾肾阳虚等则为发病的主要因素。

**治则** · 益肾宁心,调和冲任,疏肝健脾,畅达情志。

**取穴** · 百会、关元、肾俞、太溪、三阴交、心俞、内关、太冲、脾俞、足三里。

**刺法** · 补泻兼施,以补为主。百会平刺0.5～0.8寸;关元直刺1～2寸;肾俞、心俞、脾俞斜刺0.5～1寸;太溪、三阴交、内关、太冲、足三里直刺1～1.5寸。留针30分钟,每日1次,每疗程15～20次。

## (七) 小儿科疾病

**1. 小儿疳积** · 是由多种慢性疾患所引起的一种疾病,多见于3岁以下的幼儿,一般以毛发稀疏、萎黄消瘦、肚腹膨隆为临床主要特征。现代医学有关小儿慢性腹泻、肠寄生虫、小儿营养不良等都归于"小儿疳积"的范畴。中医认为,本病的发生在于饮食不节、断乳过早、喂养不当、病后失调、药物过猛等,致使脾胃运化受损,耗伤津液,水谷消化受阻,积久生热,迁延而成。

**治则** · 健脾和胃,消食导滞。

**取穴** · 脾俞、胃俞、大椎、商丘、内庭、足三里、上巨虚、下巨虚、中脘、下脘。

**治则** · 补泻兼施,以泻为主。脾俞、胃俞、大椎斜刺1寸;商丘、内庭、足三里、上巨虚、下巨虚、中脘、下脘直刺0.5～1.5寸。留针15分钟,每日1次,每疗程10次。

**2. 百日咳** · 本病好发于冬春季,为感染所致,多见于6岁以下儿童。临床以阵发性痉挛性咳嗽伴特殊性吼声,且病程长达3个月左右为主要特征。中医学将百日咳称之为"顿咳"或"痉咳",认为本病的发生在于时邪风热入侵,肺失清肃,痰浊内生,气道遏阻,肺气失于通降而上逆所致。

**治则** · 疏风清热,化痰止咳。

**取穴** · 列缺、合谷、尺泽、足三里、丰隆、肺俞、脾俞、肾俞。

**刺法** · 补泻兼施,以泻为主。列缺沿皮刺1寸;合谷、尺泽、足三里、丰隆直刺1～1.5寸;肺俞、脾俞、肾俞斜刺1寸。留针20分钟,隔日1次,每疗程10次。

**3. 斜颈** · 是指因一侧胸锁乳突肌痉挛所致的歪头姿势,以头向患侧歪斜、前倾、颜面旋向健侧为其特点,主要系肌肉局部缺血引起肌纤维化所致。临床检查可发现在颈部有梭形肿物,或条索状突起,多局限于胸锁乳突肌的中下段。中医学将其归属于"筋结"的范畴,指出本病的发生在于小儿脏腑娇嫩,气血不足,血不养筋,日久成瘀,瘀则筋结。

**治则** · 舒筋活血,软坚散结。

**取穴** · 阳陵泉、合谷、太冲、人迎。

**刺法** · 泻法。阳陵泉、合谷、太冲直刺1～1.5寸;人迎直刺0.5～0.8寸,要避开颈总动脉。留针15分钟,隔日1次,每疗程10次。局部可采用揉、拿、弹、拨等推拿手法。

**4. 惊风** · 是指以四肢抽搐、口噤不开、角弓反张和意识不清为特征的一种病证。其中将发病迅速、症情急暴者称之为急惊风;而发病缓慢、无热、抽搐时发时止、缓而无力者则称之为慢惊风。本病可由多种疾病引起,常见于5岁以下的婴幼儿,年龄越小发病率越高。中医学又将惊风称为"惊厥",认为本病发生在于小儿形气未足,质属纯阳,如外感时邪,易致阳气不得宣泄,实热内陷,引动肝风;或因乳食不节,脾胃受损,以致水津布散失常,水液凝滞成痰,痰浊内蕴,生热化风而成;亦有暴受惊恐,而突发惊厥抽风者。

**治则** · 急惊风者,宜祛风开窍,镇惊除痰;慢惊风者,宜健脾益肾,祛痰止惊。

**取穴** · 急惊风取合谷、太冲、水沟、少商、商阳、厉兑、隐白、少冲、少泽、至阴、涌泉、中冲、关冲、足窍阴、大敦、大椎、丰隆、列缺、曲池;慢惊风取肝俞、脾俞、胃俞、肾俞、足三里、太冲、合谷、百会、阴陵泉。

**刺法** · 急惊风泻法,慢惊风补泻兼施,以补为主。少商、商阳、厉兑、隐白、少冲、少泽、至阴、涌泉、中冲、关冲、足窍阴、大敦点刺出血;百会、列缺沿皮刺 1 寸;水沟向上斜刺 0.5 寸;合谷、太冲、丰隆、曲池、足三里、阴陵泉直刺 1～1.5 寸;肝俞、脾俞、胃俞、肾俞、大椎斜刺 1 寸。急惊风留针30 分钟,每日 1 次,每疗程 3～5 次。慢惊风留针15 分钟,隔日 1 次,每疗程 10 次。

5. **婴儿腹泻** · 亦名消化不良或婴儿肠炎,以腹泻为主要特征。临床表现为大便次数增多,便下稀薄,或如水样,或兼有未消化的乳食、残渣及黏液等,是小儿最常见的疾病之一,尤多发于 2 岁以下的婴幼儿。腹泻原因很多,如能确定其病因为某种特异性细菌或病毒,可称之为该种细菌性或病毒性肠炎,如病原微生物不能确定或由其他原因引起者则统称为婴儿腹泻。本病发生于夏秋季节,常发生于人工喂养婴儿。中医学将婴儿腹泻列入"泄泻"的范畴,认为本病发生在于小儿阴气未充,阳气未盛,脏腑娇嫩,一旦感受外邪,内伤饮食,或脾胃运化减弱,就可导致泄泻。

**治则** · 祛风散寒,清热利湿,消食导滞,健脾和胃。

**取穴** · 中脘、天枢、足三里、内庭、上巨虚、下巨虚、曲池、阴陵泉、三阴交、内关、公孙、脾俞、胃俞、肾俞、大椎。

**刺法** · 补泻兼施。中脘、天枢、足三里、内庭、上巨虚、下巨虚、曲池、阴陵泉、三阴交、内关、公孙直刺 1～1.5 寸;脾俞、胃俞、肾俞、大椎斜刺 1寸。留针 20 分钟,隔日 1 次,每疗程 10 次。

6. **遗尿症** · 是指小儿 5 岁后睡眠中仍不自主地排尿。以男孩居多,大多为功能上的不成熟(如膀胱容量较小)、睡眠过深不易觉醒及情绪影响(如离开父母)等因素所致。中医学将本病称作"遗溺",认为本病的发生在于小儿脏腑娇嫩,肾气不足,下元不固,而致膀胱约束无权,发为遗尿。此外,肺主气通调水道功能失常,或脾运化水谷制水

作用减弱,所谓上虚不能制下等因素,也常可发生遗尿。

**治则** · 温肾固摄,补肺益脾。

**取穴** · 肺俞、脾俞、肾俞、膀胱俞、中极、关元、三阴交、足三里、百会、太渊。

**刺法** · 补法。肺俞、脾俞、肾俞、膀胱俞、中极、关元斜刺 1～1.5 寸;三阴交、足三里直刺 1.5 寸;百会、太渊沿皮刺 0.5～1 寸。留针 15 分钟,隔日 1 次,每疗程 10 次。

7. **脑性瘫痪** · 由不同原因引起,是非进展性脑病变所致的运动障碍,常伴有智能落后、抽搐及其他方面的症状,早产儿较多见。临床分为痉挛型、运动障碍型、共济失调型及混合型四种。主要表现为随意肌运动的障碍,如肢体强直、步态不稳、手足徐动等。中医学将脑性瘫痪归入"五软""五迟"等范畴。认为其发病原因在于先天胎禀不足,肾阳虚弱,脑髓失养;后天乳养失调,风寒袭阳,脾气虚弱,而致筋骨肌肉失去濡养。此外,感受时邪,肺热津伤,则生痿废,也是导致脑性瘫痪的一个常见原因。

**治则** · 补益肝肾,益气活血,疏通经络。

**取穴** · 大椎、大杼、肝俞、肾俞、膈俞、脾俞、中极、关元、曲池、合谷、阳陵泉、梁丘、委中、太溪、太白、太冲、解溪、中脘、悬钟、三阴交。

**刺法** · 补泻兼施,以补为主。大椎、大杼、膈俞、肝俞、脾俞、肾俞、中极、关元斜刺 1～1.5 寸;曲池、合谷、阳陵泉、梁丘、委中、太溪、大白、太冲、解溪、中脘、悬钟、三阴交直刺 1～1.5 寸。留针20 分钟,隔日 1 次,每疗程 30 次。一般应持续治疗半年以上。

8. **小儿麻痹症** · 是由感受脊髓灰质炎病毒所引起的一种急性传染病,以肢体下运动神经元性瘫痪为特征,易流行于夏秋季节。临床表现早期类似感冒,如发热、呕吐、腹泻、肢体疼痛,继而出现肢体瘫痪,后期可见肌肉萎缩、关节畸形等。中医学将小儿麻痹症归入"痿证"范畴,认为本病多由于感受风湿热邪所致。风热袭肺,耗伤肺之津液,肺热叶焦则筋脉失养;湿热蕴蒸阳明,宗筋弛缓,不能束筋骨、利关节而成痿;病久不愈,精血亏损,也可导致筋软骨萎。

**治则** · 补益肝肾,益气活血,疏经通络,祛风散

寒,清热利湿。

**取穴** · 膈俞、肝俞、脾俞、肾俞、大椎、曲池、关元、足三里、阳陵泉、阴陵泉、三阴交、地机、太溪、悬钟。

**刺法** · 补泻兼施。膈俞、肝俞、脾俞、肾俞、大椎斜刺 1～1.5 寸;曲池、关元、足三里、阳陵泉、阴陵泉、三阴交、地机、太溪、悬钟直刺 1～1.5 寸。留针 20 分钟,隔日 1 次,每疗程 30 次。一般应持续治疗半年以上。

9. **抽动-秽语综合征** · 指多发性的颤搐,其病变位于基底神经节。本病常于儿童期发病,男孩发病率较女孩多数倍。典型者先自面、肩部开始,如眨眼、弄眉、做鬼脸、摇头、耸肩、动唇、弄舌等,以后累及全身肌肉,出现四肢快速小抽动,做出各种拙劣姿势。再以后呼吸、发音及吞咽肌肉亦可受累,经常似喉部痰液咳不出或咽部发痒而伴哼哼声、打呃声等。上述表现可随意控制片刻,精神紧张时发作频繁,睡眠时消失。症状呈慢性过程,可持续至成人。中医学将抽动-秽语综合征列入"颤证"的范畴,认为本病发生多在于肝经实热生风;或因水不涵木,肝经虚热而风动;或心虚血少,筋失濡润;或肾气不足,督脉空虚,筋脉失养所致。

*治则* · 清肝泻火,搜风通络,滋水涵木,潜阳息风,养心宁神,濡养筋脉,补肾填督。

**取穴** · 大椎、风池、神门、合谷、曲池、太冲、阳陵泉、太溪、内关、三阴交、阴陵泉、百会。

**刺法** · 补泻兼施,以泻为主。大椎、风池斜刺 1 寸;神门、合谷、曲池、太冲、阳陵泉、太溪、内关、三阴交、阴陵泉直刺 0.5～1.5 寸;百会沿皮刺 1 寸。留针 20 分钟,隔日 1 次,每疗程 10 次,应连续 2 个疗程以上。

10. **小儿多动症** · 又名注意力缺陷多动症或多动注意缺失综合征,这种病证以多动、注意力不集中、参与事件的能力差,但智力基本正常等表现为主要特点。发病年龄一般大于 6 岁,14 岁以下儿童发病率为 7%～9%,有相当部分患儿同时伴有学习困难及心理异常。中医认为本病的发生在于心虚血少,血不养筋;或肝经虚热,风火上扰;或肝风内动,肾气不足,督脉空虚,筋脉失养所致。

*治则* · 平肝息风,宁心安神,补肾填督,濡养筋脉。

**取穴** · 合谷、太冲、太溪、足三里、肝俞、肾俞、大椎、风池、神门。

**刺法** · 补泻兼施,以泻为主。合谷、太冲、太溪、足三里直刺 1～1.5 寸;肝俞、肾俞、大椎、风池斜刺 0.5～1 寸;神门沿皮刺 0.5～1 寸。留针 20 分钟,其间运针 1～2 次,隔日 1 次,每疗程 20 次。

## 注意事项

1. **头面颈项部腧穴** · 针刺头部腧穴时,针刺宜快速刺入头皮下,使针尖抵达帽状腱膜下层,手法以捻转行针为主。

针刺眼部腧穴时,因眼区穴位皮下组织内血管丰富,组织疏松,血管移动性大,腧穴又位于眼球周围,最深不可超过 1.5 寸。深刺可累及视神经,针刺眼区穴时,如进针过快,进针后提插捻转,则易刺伤血管,引起局部不同程度的皮下出血,局部呈青紫色。如果进针时未固定眼球,或进针过于贴近眼球,则易刺中眼球。眼区穴针尖刺过皮肤、眼睑后,针下有空松感。如针下有滞针感,则是刺中眼球壁外层十分坚韧的巩膜表层,此时应立即退针。

针刺耳部腧穴翳风时,其深部正当面神经从颅骨穿出处,故进针不宜过深,以免损伤面神经。尤其是面瘫初期,针刺手法不宜过强。针刺后如针孔发红、肿胀应及时涂 2% 碘酒,并服用消炎药,以防止化脓性耳软骨膜炎的发生。

项部腧穴中的哑门、风府针刺不可过深,切忌超过 1.5 寸或向上斜刺,否则针可以通过寰枕后膜、硬脊膜等深层结构而刺伤延髓。风池穴深部是寰枕关节,关节囊比较松弛。在关节囊的内侧是延髓的起始部,关节囊的外侧有椎动脉通过。延髓与椎动脉距离皮肤一般为 1.5 寸以上,故针刺深度以不超过 1.2 寸较为安全。为安全考虑,可向鼻尖方向缓慢刺入 0.5～1 寸。

颈部腧穴中的天突穴,若直刺过深,可刺中气管;若未贴胸骨柄后缘向下刺入,可刺中气管和主动脉弓等大血管;向两侧偏离可刺中肺脏。

2. **胸腹部腧穴** · 胸胁部腧穴中,任脉上的腧穴因穴位下是胸骨,所以只能平刺。胸部其他腧穴因内有心、肺等重要脏器,针刺时针身与皮肤的夹角以小于25°为安全,否则不论向任何方向刺都有刺伤心、肺的可能性。位于肋间隙中的腧穴,一般沿着肋骨间隙向外斜刺或平刺。胁部内有肝、脾等脏器,故章门、京门等穴不宜深刺、直刺,尤其不可向上斜刺,肝脾肿大者更应注意。

上腹部近胸部的腧穴不宜深刺,若深刺则针可进入腹膜腔而刺中胃,若深刺加大幅度提插捻转,则可能将胃内容物带入腹腔,引发腹膜炎。若针尖向上深刺,则有可能刺伤肝前缘,引起肝出血。下腹部腧穴,孕妇禁用或慎用。针刺脐下曲骨、中极、关元等下腹部腧穴,均应先小便排空膀胱,以防刺伤膀胱,否则不宜直刺。

3. **背腰骶部腧穴** · 背部腧穴中的督脉腧穴针刺时,针尖通过皮肤后,针下比较轻松,到达棘间韧带后,针尖下的阻力增大;针尖穿过黄韧带进入椎管后,阻力突然消失而出现明显的落空感,此时应立即停止进针,否则可伤及脊髓。膀胱经腧穴因背两侧深部有肺脏,故不可直刺、深刺,以针身与皮肤夹角小于25°为安全。

腰部腧穴中,第十二胸椎至第二腰椎脊柱两旁的腧穴,不可深刺或向外侧深刺,以防刺穿腹膜腔后壁而损伤肾脏。

骶部腧穴中针刺长强穴应避免刺穿直肠引起感染。

4. **四肢部腧穴** · 上肢部腧穴中,肩部肌肉较为丰厚,但肩井穴深部正当肺尖,不可深刺,孕妇亦当慎用。手部井穴放血时刺浅小静脉,不能伤及动脉。上臂部腧穴针刺时应防止刺伤深部动脉;肘窝部穴位如尺泽、曲泽等点刺出血时,应刺浅小静脉而不能伤及动脉。心包经前臂部的腧穴,其深部有正中神经,针刺时如有触电样感觉向中指放散,是刺中了正中神经,应立即退针,改变角度再刺。太渊等穴应避开动脉针刺;合谷、后溪等穴透刺时应注意不伤及掌深弓。

下肢部腧穴中,针刺气冲、冲门等穴,应注意避开动脉。刺入关节腔的腧穴均应注意手法轻重,不可损伤关节面,不可使关节液流出;同时注意严格消毒,避免导致关节腔的感染。针刺冲阳穴应避开足背动脉;针刺照海穴不宜偏向后侧,以免刺破胫后动、静脉。

此外,一些具有活血通经作用的腧穴,如三阴交、合谷、肩井、昆仑、至阴等,孕妇禁用。

## 按 语

针灸学源远流长,是中国传统医术的重要组成部分。随着年代的推移,愈益显示出其独特的优势,其在临床上被越来越多地使用以治疗各类疾病,故为海内外学术界所瞩目。而在针灸学中,经络腧穴是其基础,在全身的所有腧穴中,特定穴由于其特殊的治疗作用,在临床针灸治疗之中起到了十分关键的作用。而根据不同的特定穴,其临床上的治疗效果也各不相同。所以,该部分以特定穴的定义与应用、特定穴的定位、特定穴的刺法与主治以及临床上部分较为常见的疾病的特定穴治疗方法为主线,较为全面系统地介绍了特定穴的相关内容,以供读者参考。

(吴耀持 陆天宸)

# 第6章

# 小针刀疗法

小针刀是由金属材料做成的在形状上似针又似刀的一种针灸用具,是在古代九针中的镵针、锋针等基础上,结合西医外科学的手术刀而发展形成的,是与软组织松解手术有机结合的产物,是一种介于手术疗法和非手术疗法之间的闭合松解术。由朱汉章先生于1976年发明,至今已有40多年的历史,2003年后正式进入各中医药大学,并发展成为针刀医学。

以针的理念刺入人体,在人体内又能发挥刀的治疗作用的医疗器械称为针刀,它是针灸针和手术刀的融合,其形状类似于针灸针,稍粗,直径1mm;针尖部位是刀刃,宽0.8mm,与针体垂直;扁葫芦型针柄与刀刃在同一平面上。因此,针刀既可以通过针刺手法起到针灸作用,又能在体内起到切割、剥离等手术刀作用。由于针刀能像针灸针一样刺入人体,所以在切割剥离时产生的损伤很小。针刀疗法是指在精细解剖、立体解剖、动态解剖等知识的指导下,应用针刀来治疗多种疾病的方法,它是针刀医学治疗学的总称。

针刀医学是以中医针灸理论、西医解剖和外科理论为基础,在软组织松解手术方法的基础上结合针刺方法形成的医学新学科,具有完整的理论和诊疗体系,包括四大基础理论(闭合性手术理论,慢性软组织损伤的病因病理学理论,骨质增生新的病因学理论,脊柱区带病因学及人体存在庞大的电生理线路的理论)和六大组成部分(针刀医学病理生理学、针刀医学影像学、针刀医学手法学、针刀医学诊断学、针刀医学治疗学和针刀医学护理学)。经过临床实践和深入研究,其理论不断深化,治疗技术逐渐提高,适应证范围不断扩大,形成了一门独特的医学新学科,为解决临床上的各种难题开辟了一条新路。

小针刀疗法的特点是在治疗部位使用小针刀刺入病变处并进行有限的切割、剥离等刺激,以达到止痛祛病的目的。其适应证主要是软组织损伤性病变和骨关节病变。它是针和刀相结合形成的一种闭合性微创伤性手术疗法,具有见效快、方法简单、经济实用等优点。针刀不仅具有西医学微创技术的特点,同时也是与中医针刺疗法的完美结合,主要通过手术效应、针刺效应以及综合效应来发挥其功效。

## 基本内容

### 一、工具

小针刀多自行制作,现有专门制作的厂家。其形状和长短略有不同,一般长10~15 cm,直径为0.4~1.2 mm不等。分为针柄、针身和针刃三部分。刀刃宽度一般与针体直径相等,刃口锋利。在应用前必须高压灭菌或者经乙醇浸泡消毒。

### 二、操作方法

1. **术前准备** · ① 体位的选择:以医生操作时

方便、患者被治疗时自我感觉体位舒适为原则。如在颈部治疗多采用坐位,头部可根据病位选择仰头位或低头位。② 确认进针部位,并做以标记。③ 操作部位用聚维酮碘(碘伏)局部无菌消毒,医生戴无菌手套。④ 对于身体大关节部位或操作较复杂的部位可敷无菌洞巾,以防止操作过程中的污染。⑤ 为减轻局部操作时引起的疼痛,可做局部麻醉,阻断神经痛觉传导。常用的注射药物有:2%利多卡因 5 ml、曲安奈德(确炎松)1 ml,混匀后注入 2~3 个治疗点。

**2. 针刀的进针步骤**

(1)定点:首先找准进针点,弄清病变层次和局部组织解剖关系。适宜的进针点有敏感的压痛点,牵拉该处肌肉而引起的明显疼痛点,或使该处肌肉完成某一特定动作而引发的疼痛点。定点后用记号笔标记,聚维酮碘消毒。

(2)定向:使针刀的刃线与大血管、神经和肌纤维走行方向平行,若肌纤维走向和神经血管方向不一致,应与神经血管方向平行进针刀。

(3)加压分离:一手拇、示指捏住针柄,其余三指指腹托住针体,稍加压力而不刺破皮肤,使进针点处形成一个长形凹陷,将刀口下的血管、神经分离到刀口两侧。

(4)刺入:继续垂直加压,有坚韧感时表明已接近骨质,再稍加压即可刺破皮肤至所需深度,施行各种操作措施。

**3. 针刀的内手法**

(1)针刀的运针手法:是以中医针灸理论为基础,以针灸协调阴阳、扶正祛邪、疏通经络、调理气血等作用,通过各种手法的运用,达到治疗目的。由于针刀相对针灸针来说较粗,直径平均为0.8 mm,远比临床所用的毫针粗大,故其更似于《灵枢·九针十二原》篇中的员利针所起的作用,用同样的手法针刀的刺激强度也要大很多,所以针刀在发挥针灸针功效作用时效能也要大很多。

提插法:针刀由皮肤进入体内后达到靶向目标的过程称为插,由深层组织提到浅层,再由浅层插向深层,这样来回操作的手法称作提插。它所产生的刺激强度大小取决于提插的频率、幅度和力度,体质较好的实证患者强度可大一点,体质较弱的虚证患者强度应小一点。

纵运法:按经络走行的方向平行运行针刀数次,可以增强针感。

横运法:按经络走行的方向垂直运行针刀数次,常用于留针前和出针前,以增强刺激强度。

留针:在进行不同针法的运行后,将针刀留置于相应穴位内,持续一段时间后再将针刀拔出,以加强治疗效果。

(2)针刀的手术方法:是以解剖学、外科学等西医理论为基础,根据病变性质、部位的不同而选用不同的操作方法,主要包括:

纵行疏通法:进针时使刀刃的方向与肌纤维方向平行,刀刃到达靶向目标时沿着肌纤维的方向疏剥。若病变组织较宽,可分次进行。不可横行疏剥,以免损伤肌腱附着点和周围正常组织。主要适用于组织粘连、肌腱周围软组织的瘢痕挛缩。

横行剥离法:进针时使刀刃的方向与肌纤维方向平行,刀刃到达靶向目标时垂直于肌纤维的方向铲剥,将粘连在骨面上的软组织铲起,刀下感到松动即可。主要适用于肌肉韧带与骨面等周围组织发生的粘连。

切开剥离法:进针时使刀刃的方向与肌纤维方向平行,刀刃达到靶向目标时将互相粘连的组织或瘢痕切开。主要适用于不同软组织间的粘连、瘢痕挛缩,以及小的结节切开或切碎后便于组织吸收。

铲磨削平法:将刀刃线向骨刺的轴线垂直刺入,接触骨面后将骨刺尖部或锐边消磨铲平。主要适用于关节边缘较大的骨刺、影响周围软组织活动者。

瘢痕刮除法:瘢痕位于肌腱、肌腹或肌肉的附着点时,可采用针刀将瘢痕刮除。先沿肌纤维的纵轴切开数条切口,然后在每个切口处反复疏剥二三次,刀下柔韧无明显阻力时说明瘢痕已刮除。

肌纤维切割法:将刀刃垂直刺入肌纤维,切断少量紧张或痉挛的肌纤维。主要适用于四肢和腰背部因肌纤维紧张或痉挛引起的顽固性疼痛和功能障碍。

骨痂凿开法:骨干骨折畸形愈合影响功能时,用针刀在骨痂处穿凿数孔,将其手法折断后再行复位,穿凿的孔数可根据骨痂的大小来决定。

通透剥离法:范围较大的软组织粘连板结无

法逐点疏剥松解时,可在患处取多点进针。进针点一般选在肌肉与肌肉、肌肉与其他软组织的间隙处。当针刀抵达骨面时,除软组织与骨骼的附着点外,其他与骨骼粘连的软组织均应被铲除剥离,并尽可能将软组织之间的粘连疏剥开,同时将瘢痕结节切开。

**4. 针刀的外手法** · 为了达到治疗目的,针刀医学手法以西医学的解剖学、病理学、生理学和生物力学为基础,形成了一套自成体系的手法。

**5. 药物配合** · 适当应用少量药物以达到吸收闭合性手术所引起的组织渗出和防止出血、促进微循环恢复和预防感染等。

**6. 器械辅助** · 配以辅助器械以保证针刀治疗达到最高疗效。如治疗颈椎病需用颈椎病牵引器,术后佩戴颈托;治疗驼背应用驼背治疗床;治疗小儿O形腿(膝内翻)应用O形腿固定支架等。

**7. 配合针刀医学护理技术** · 对接受治疗的患者的体位、活动状态、活动范围、活动姿势等有精确的要求,以保证疗效和安全,如脊柱部位术后需适当卧床等。

# 适应证和禁忌证

任何一种疗法都不能包治百病,针刀闭合型手术也不例外。针刀疗法已走过了多年的艰辛道路,在吸取经验和教训后,才逐渐形成了较为规范的针刀疗法,它的适应证和禁忌证也逐渐明确起来。

## 一、针刀疗法的适应证

针刀疗法适应证的范围是比较窄的,它不可能包治百病,列举如下。

(1)躯干四肢的肌、腱(韧带)、腱围结构等软组织损伤:① 肌损伤:肌腹可有结节、条索状物且有压痛,如肌间隔组织损伤、第三腰椎横突综合征、网球肘、软组织的粘连、瘢痕、挛缩、包块等。② 腱损伤:以各腱末端、韧带附着与游离交界处及韧带与关节囊交汇等部位的损伤。③ 腱围结构的损伤:即腱周疏松结缔组织、滑液囊炎、脂肪垫损伤、腱鞘炎等。通过针刀疗法治疗可以改善病变部位的血液循环及关节功能。

(2)面肌痉挛、下颌关节功能障碍、髌骨软化症等疑难病证。

(3)骨质增生症、骨关节炎:如跟骨骨质增生、各肌腱、韧带、关节囊附着处的骨质增生(骨刺或称骨赘),包括关节腔内,如胫骨平台髁间嵴的增生等。

(4)骨化性肌炎:以骨化性肌炎的早期为佳,可改善血液循环和关节功能。

(5)神经卡压综合征:包括某些脊神经前支、脊神经后支神经卡压综合征。脊神经后支卡压综合征有:枕大神经卡压征、胸段脊神经后支的内侧支和外侧支的神经卡压征、胸腰段脊神经后支内侧支与外侧支的神经卡压综合征(包括急性腰扭伤、慢性腰背痛、脊柱压扁骨折后遗腰背痛等)、下腰段脊神经后支卡压综合征、臀上皮神经卡压综合征等。脊神经前支卡压综合征有:腕管综合征、梨状肌综合征、股外侧皮神经卡压综合征、踝管、跗管综合征等。

(6)骨窦、骨内高压症:如跗骨窦综合征、跟骨高压症、肋软骨炎、股骨头缺血坏死、骨关节炎骨内压增高等。

(7)颈椎病:除严重瘫痪的脊髓型颈椎病肢体瘫痪者外,均可行针刀疗法治疗,对于神经根型、椎动脉型、交感型(包括颈性冠心病——心绞痛)疗效尤佳。一些脊髓型颈椎病,如单瘫等表现者,针刀治疗也取得了较好的疗效。

(8)腰椎间盘突出症:除急性马尾受压症需急诊手术治疗外,其他轻、重症患者(包括术后未愈、复发及后遗症)均可行针刀疗法。其中包括针刀松解神经根外口、椎板间黄韧带和侧隐窝等。

(9)颈、腰椎椎管狭窄症:除瘫痪外均可行针刀。治疗不仅可以做椎管外的松解减压术,也可以做椎管内的松解减压术。

(10)下颌关节功能紊乱症、面肌痉挛症:此两种病证是目前很难处理的疾病,针刀在这方面是一个新的突破,疗效很好。

(11)骨缺血坏死疾患:如股骨头缺血坏死等,经针刀治疗,可控制病变发展,轻度塌陷病变可以恢复正常状态,其他骨坏死、骺软骨病等也有一定的疗效。对于股骨头缺血坏死等有骨内压增高者，不仅可以松解关节囊，而且可以做股骨头、颈等的骨内减压术。

（12）类风湿关节炎、强直性脊柱炎：在急性期，可改善症状，后遗症期可矫正畸形与改善关节功能，如关节活动障碍、关节僵直、驼背等畸形，只要关节有活动度就能得到功能的改善。

（13）关节功能障碍（强直）：由于外伤、手术或不适当固定等原因所致的肩、肘、腕、髋、膝、踝各关节活动障碍、关节强直，只要关节骨小梁尚未相通（无骨性融合），尚有一定的活动度，通过针刀疗法就有可能获得功能的改善或痊愈，其治疗时机愈早疗效愈好。

（14）畸形矫正：骨关节的畸形，如马蹄内翻足、外翻足、高弓仰趾足，或某些四肢骨折畸形愈合等外。

需要说明的是，过去一直把"针刀"用字面来解释：针刀具有针和刀的两种作用。因此，针刀的适应证就包括针灸的适应证和外科手术的适应证。这种说法是极不严谨的，可能是有害的。因为针灸的适应证绝对不能全看成是针刀疗法的适应证；针灸针绝不可以用针刀来代替。这是一个原则问题，不容有丝毫的含混。针刀是微型手术器械，它是手术刀的一种，如同手术刀中的切皮刀、三角形刀、扁桃体刀等形态各不相同一样，但都是手术刀！它的作用就是切割，因此不能当针灸针用。还需说明的是，有人认为针刀适用于一切外科手术，这种说法也不切实际。实际的情况是，针刀闭合型手术绝对代替不了外科手术，外科手术也消灭不了针刀。它们各有优势，应该相辅相成，互相支持，取长补短，共同发展，犹如各种各样的手术刀同时存在一样。不管哪一种医疗方法随着时间的推移、研究的深入、临床实践的探索，其适应证可能会有一些改变。一些疾病针刀疗法治疗效果好，可以吸收进来；一些疾病治疗效果不佳应该放弃。优胜劣汰，这是自然规律。所以，应该不停地探索，使针刀疗法为广大患者服务，造福于民。

## 二、针刀疗法的禁忌证

禁忌证可分为绝对禁忌证和相对禁忌证。这个绝对和相对的概念，在不同的阶段和不同的条件

下是可以改变的，因此需要在临床实践中不断探索。在掌握好针刀疗法适应证的同时，更应该注意严格掌握禁忌证，以安全第一为原则，不可掉以轻心。

1. **全身禁忌证** · ① 血友病、血小板减少、出凝血时间不正常者为绝对禁忌证。② 精神患者：严重神经症或有过癫病发作的患者要特别慎重。要从患者表现的蛛丝马迹中发现这类患者。③ 发热的患者：机体已被急性病所干扰，慢性软组织损伤等疾病则退为第二位，应在病愈后再考虑。④ 一切内科疾病的发作期，如冠心病、心肌梗死等均不可做针刀疗法治疗。⑤ 白细胞减少、血沉增速、贫血患者等应待好转后再做针刀疗法。⑥ 高血压、糖尿病未控制症状者缓期进行，待血压较平稳，血糖控制较好并接近正常时再做针刀疗法。⑦ 对于妇女行经期不做针刀治疗。对月经过多、过长的患者应在好转后再做针刀治疗。⑧ 对于骨质疏松患者要有选择性的治疗。甲状旁腺功能亢进患者，年老体弱患者，要慎重。⑨ 对骨折、术后，因长期固定而产生骨质疏松的患者，在做该部位针刀或手法治疗时，应尤其注意，如必须做，则要术前做好交代，术中试探性操作，以免造成副损伤。

2. **局部禁忌证** · ① 施术部位皮肤有炎症表现者，如有瘘管、皮肤炎症、毛囊炎等禁行针刀疗法。② 施术部位深部有炎症、脓肿，表现为局部红、肿、热、痛、功能障碍者。③施术部位有重要器官、大血管、神经干等无法避开，可能引起出血、神经干损伤、气胸、感染及其他损伤者。

在禁忌证中未严格规定年龄限制。年龄不是绝对因素，只要身体较好，各项生命指标平稳，年龄不是最大障碍。当然也要充分估计老年人的承受能力和做针刀疗法时对机体的刺激、干扰的大小。有些是针刀疗法的适应证，而且只有针刀治疗后才能解除的病证，估计患者可以耐受，就应该在做好交代的情况下进行治疗，以期早日消除病痛。

总而言之，在做针刀疗法前应考虑：第一，是否是针刀疗法的适应证？第二，术者是否具备做这种针刀操作的技能，患者又能否承受这种治疗的干扰？第三，牢牢树立患者第一、安全第一的思想，绝不抱着侥幸心理。

## 临床应用

### 一、颈型颈椎病

1. **第七颈椎棘突上缘点**·松解项韧带止点,刀口线与躯干纵轴平行,刀体与皮面垂直,快速刺入,匀速推进,直达骨面,行纵行疏通、横行剥离,刀下有松动感后出刀。

2. **颈椎横突后结节点**·颈1横突与颈6横突连线上,横向深压可扪及骨性突起,位于后方的为后结节,以手指压住颈椎后结节的骨突,刀口线与颈纵轴平行,快速刺入直达横突后结节骨面,做疏通剥离,还可调转刀口线90°,在横突后结节的外下方切1~3刀,有松动感后出刀。

3. **颈椎横突前结节点**·先以手指将颈前血管鞘扳于颈侧方并将皮肤压于骨面上,顺手指前面进刀,刀口线与颈部纵轴平行,快速刺入直达骨面,将刀锋调至前结节的骨端,行疏通剥离,刀下有松动感后出刀。

4. **枕外隆凸下缘点**·松解项韧带的起点,刀口线与躯干纵轴平行,刀体与枕外隆凸皮面的切线位垂直刺入直达骨面,纵行切开,疏通剥离,必要时调转刀口线90°再切2~3刀即可出刀。

5. **头夹肌点**·① 枕骨乳突的内上方与下项线之间的稍外侧点,刀口线与身体纵轴一致,刀体与皮面垂直刺入直达骨面,纵行疏通、横行剥离,刀下有松动感后出刀。② 颈3~胸3的项韧带两侧,多在颈7棘突上外侧面的压痛点,快速刺入皮肤、皮下组织达棘突顶,在棘突顶的浅面行纵行疏通、横行剥离,刀下有松动感后出刀。

6. **头半棘肌点**·① 头夹肌枕骨附着点(乳突上方,上、下项线之间的外侧)内下方;② 关节突与横突之间,定于压痛点上,快速刺入皮肤、皮下组织达棘突顶,在棘突顶的浅面行纵行疏通、横行剥离,刀下有松动感后出刀。

7. **项竖脊肌止点**·包括棘肌和半棘肌,定点于颈椎棘突两侧的压痛点上,快速刺入皮肤、皮下组织达棘突顶,在棘突顶的浅面行纵行疏通、横行剥离,刀下有松动感后出刀。

8. **胸锁乳突肌点**·定于乳突的内下缘压痛点上,刀口线与胸锁乳突肌纤维平行,刀体与下方皮面呈45°角快速刺入皮肤,直达骨面,然后稍立起刀体,沿乳突下缘深入刀锋,穿过胸锁乳突肌腱,行纵行疏通、横行剥离,如果肌腱张力过大,可调转刀口线90°,横行切开肌腱1~2刀。

9. **颈前肌损伤点**·包括头长肌、颈长肌、头前直肌、头侧直肌、前中后斜角肌等,定点于操作相对安全的椎体前方相应的压痛点上,包括颈椎体前方、横突前结节等,快速刺入皮肤、皮下组织达骨面,行纵行疏通、横行剥离,刀下有松动感后出刀。

10. **颈部肌结节条索压痛点**·限于横突平面的背侧组织界面之内,快速刺入皮肤、皮下组织达骨面,行纵行疏通、横行剥离,刀下有松动感后出刀。

### 二、肩周炎

在喙突处喙肱肌和肱二头肌短头附着点、冈上肌抵止端、肩峰下、冈下肌和小圆肌抵止端,分别做切开剥离或纵行疏通剥离法,在肩峰下滑囊做通透剥离法。如肩关节周围尚有其他明显痛点,可在该痛点做适当针刀松解。炎性渗出严重者用泼尼松龙25 mg加利多卡因100 mg在关节周围封闭一次。术后配合手法疗效更佳:仰卧,患肢外展,一手将三角肌推向背侧,另一手拇指沿胸大肌腱从肱骨上的附着点处开始拨离,将胸大肌、胸小肌分拨开来再将胸大肌向肩峰方向推压。再俯卧,一手将三角肌推向胸侧,另一手拇指分拨冈上肌、冈下肌、大圆肌、小圆肌在肱骨大结节处的止腱。此时患肢外展上举可增加30°~50°,双手扶托患肢,嘱患者尽力外展上举患肢至最大限度时,双手猛地向上一推弹,待患者反应过来手法已结束,即可上举到160°左右。所有手法均不损伤软组织,小针刀是将严重的粘连点剥离松解,手法是将散在于三角肌深面的腱膜与冈上肌、冈下肌、胸大肌、大小圆肌在肩部的止腱粘连拉开,最后的弹压手法是将最后的关节囊内粘连松开。

### 三、肱骨外上髁炎

将患者屈肘90°平放于治疗桌面上,消毒后,刀口线和伸腕肌纤维走向平行刺入外上髁皮下,先用纵行疏通剥离后,再切开剥离,将锐边刮平后,使针身与桌面成45°角用横形铲剥法,将刀口紧贴骨面剥开骨突周围软组织粘连,再疏通一下伸腕肌、指总伸肌、旋后肌肌腱,出针,压迫止血。如炎性肿胀渗出明显,可用25 mg 泼尼松龙加100 mg 利多卡因在外上髁周围封闭一次。

### 四、屈指肌腱狭窄性腱鞘炎

在掌远横纹上触及硬结的压痛点近端0.5 cm处进针,刀口线与屈指肌腱走向平行,刺入皮肤,直达腱鞘表层,先做切开剥离,穿过腱鞘层时会有一个突破感,再做纵行疏通和横行剥离,注意勿铲磨骨面,直至扳机现象消失。如感到未完全切开腱鞘,可将刀口提起至腱鞘表面,倾斜刀体,刀锋对向肌腱一侧腱鞘与骨关节囊附着处,平行于肌腱方向由近向远推动刀锋,将未完全切开的腱鞘全部松解,将患指做被动的过屈过伸,最后让患者主动屈伸手指以检查肌腱卡压处是否完全松开。

### 五、跟痛症

患者取侧卧位,将外踝至跟骨最低点连线的中点定为中心点,以此为圆心,10~15 mm 为半径划一圆,取其等分的三点作为周围各点,共计4个点。消毒、铺巾,麻醉后,用Ⅱ型、Ⅲ型针刀,从跟骨外侧面进刀,刀口线与足纵轴平行,垂直进入,快速刺入皮肤,直达骨面,用往复旋转的方式将针刀送入骨质内,进入骨髓内有落空感后,转动刀体,继续旋转针刀,穿出对侧骨皮质立即停止进刀,放出骨髓液10~20 ml。术毕,创口用厚敷料包扎。患肢抬高,做下肢肌的静力锻炼,每日更换敷料。

### 六、第三腰椎横突综合征

腰3横突尖位于腰2~3棘间中点的水平线上,在第三腰椎横突尖部即是压痛点。

**1. 横突背面剥离法** · 刀口线和人体纵轴平行刺入,通过皮肤、皮下组织、胸腰筋膜和竖脊肌,达到腰3横突背侧骨面时,用横行剥离法,将粘连在横突骨面和尖端的肌、筋膜、神经等组织剥离松解开,刀下有松动感后出刀。

**2. 横突尖端切开剥离法** · 当刀锋到达横突骨面后,调整刀锋达横突尖端,在尖端的上、外、下骨缘与软组织交界处,行切开剥离,刀口线要紧贴骨端,随骨端的弧度转动,不得离开骨面,切开完成后,再纵行疏通、横行剥离即可。

**3. 横突尖端软骨面切开剥离法** · 当刀锋到达横突骨面后,将刀锋调整到横突尖端的骨与软骨的交界面上做切开剥离,切开的部位在横突尖端软骨与骨的交界处,此种操作方法,松解彻底,无再粘连之虞,且无疼痛感。

### 七、腰肌劳损

**1. 腰椎横突尖部的深在痛点** · 在此处进针刀,深度达横突尖部骨平面,刀口线与脊柱纵轴平行,刀锋达骨面后,转动刀口线与横突纵轴近端成135°角,将刀锋移至横突尖部下角,沿刀口线方向使针体倾斜,与腰平面的髂嵴方向成30°角,先纵行剥离,再横行剥离,出针。

**2. 髂骨处的压痛点** · 在此压痛点上进针刀,深度达髂骨面,刀口线方向与脊柱纵轴呈45°角,针体与髂骨面垂直,先纵行剥离,再横行剥离,出针。

### 八、腰椎间盘突出症

**1. 横突点** · 腰5横突点定位在腰5棘突顶点的两侧30 mm 处,腰3横突点定位在腰2~3棘间水平的两侧30 mm 处,腰4横突点定位在腰3、腰5定点连线的中点,距皮面的深度在30~50 mm。目的是松解横突间韧带。刀口与脊柱纵轴平行,刀体与皮面垂直,快速刺入,匀速推进直达横突骨面,调转刀口线90°,沿横突下缘骨面,切开横突间韧带3~5刀,其切开深度为横突骨缘的厚度,一般先向外,后向内,到横突根部为止。

**2. 椎间管外口点** · 定点的位置与横突点相同。目的是松解病变节段固定在椎间孔外口的神经根。针刀到达横突根部后,依照椎间孔外上缘的弧度逐渐调整刀口线角度,使刀刃始终与骨缘平行,使刀口线由平行横突下缘旋转成与横突下缘垂直。在椎间孔外口的外后上1/2骨缘上切开附着在骨缘上的组织,包括骨膜、神经根外膜及其周围的结缔组织,以较好的松解固定神经根于椎间孔外口处的各组织,切开的深度与骨缘宽度一致,1~3 mm,不可切入过深,以免切伤神经根。

3. **关节突关节点** · 定点在病变节段的棘间点水平线上距脊柱中线 8~15 mm 处。目的是松解关节突关节囊。刀口与脊柱纵轴平行,垂直皮面快速刺入皮肤,匀速推进针刀,达关节突骨面,调转刀口线 30°,使刀口线与关节突关节面平行,切开关节囊 2~4 刀,每刀必须切在关节突的骨缘上,纵横疏通剥离,刀下有松动感后出刀。

## 九、膝骨关节炎

1. **髌上正中点** · 松解股四头肌腱止处,刀口线与股四头肌腱纤维平行,垂直皮面快速刺入,穿过股四头肌直达股骨骨面,松开刀柄,使刀锋自然浮起,再捏住刀柄,在股骨骨膜外行纵行疏通、横行剥离 1~2 次,刀下有松动感后出刀。

2. **髌尖下正中点** · 松解髌内侧面下 1/3 脂肪垫附着处,快速刺入直达髌骨下极,调整刀锋至髌骨下极骨边缘,使刀体与下端皮面呈 30°角,刀口线平行于髌骨内侧面,刀锋沿髌骨内侧面切开脂肪垫附着部 3~5 刀,纵行疏通、横行剥离,刀下有松动感后出刀。

3. **髌骨两侧缘点** · 松解髌副韧带和髌下斜束支持带,刀口线与髌骨周缘的切线位平行,刀体与皮面呈 100°角,快速刺入直达髌骨边缘骨面,切开髌周韧带各 3~4 刀,再行纵行疏通、横行剥离,刀下有松动感后出刀,可设 2~6 个松解点。

4. **膝关节内侧副韧带各点** · 松解内侧副韧带的前纵束和后斜束,快速刺入直达骨面,行纵行疏通、横行剥离,在关节间隙点,调转刀口线 90°,切开内侧副韧带和关节囊 1~2 刀后出刀。

5. **膝关节外侧副韧带各点** · 松解外侧副韧带和髂胫束的上、下点,定点在韧带的末端,不可在中间部位,因为韧带和关节囊之间的间隙内有膝动脉和腘肌腱穿过,快速刺入直达股骨髁或胫骨髁骨面,行纵行疏通、横行剥离,刀下有松动感后出刀。

6. **股四头肌腱抵止点** · 在髌骨上缘股四头肌腱正中和两侧各定一个点,松解股四头肌,刀口线与股四头肌腱纤维平行,快速刺入直达股骨骨面或髌骨上缘骨面,松开刀柄让刀体自然浮起,再捏住刀柄,行纵行疏通、横行剥离,必要时调转刀口线 90°,与股四头肌腱纤维垂直,沿骨缘切开股四头肌腱 2~3 刀,刀下有松动感后出刀。

7. **髌下脂肪垫点** · 松解髌韧带和脂肪垫的粘连,刀口线与髌韧带纵轴平行,刀体和髌韧带皮面垂直,快速刺入皮肤,通过皮下组织、髌韧带,到达髌韧带下和脂肪垫之间,先在脂肪垫的正中线上,由上而下纵行切开剥离脂肪垫 3~4 刀,深度约 5 mm,不穿透脂肪垫,然后将刀锋提至髌韧带内侧面与脂肪垫浅面之间,刀口线方向不变,将刀体向内或外倾斜与髌韧带内侧面平行,在髌韧带和脂肪垫之间深入,刀锋达髌韧带边缘在此层次内进行通透剥离,呈扇形大幅度移动,将髌韧带和脂肪垫分剥开来,提起刀锋至髌韧带内侧面,再向对侧疏通剥离,充分松解。

8. **腘部股骨内外侧髁点** · 松解腓肠肌内外侧头的肌腱附着点,刀口线与肢体纵轴平行,快速刺入皮肤,穿过肌腱,直达骨面,先纵行切开几刀,再纵行疏通、横行剥离,如肌腱十分紧张可调转刀口线 90°,切开 1~2 刀后出刀。

9. **腘部胫骨内外髁点** · 在胫骨内髁松解半膜肌腱附着点,在胫骨外侧髁松解腘肌囊和腘肌腱,快速刺入直达骨面,纵行疏通、横行剥离,刀口下有松动感后出刀。

10. **内、外鼻犊点** · 松解前交叉韧带和髌滑膜襞,刀口线与肢体纵轴平行,快速刺入皮肤,穿过关节囊和滑膜襞,达胫骨平台前交叉韧带附着点的骨面上,刀锋应有接触韧带的柔韧感而不是单纯的骨面,然后调转刀口线 90°即横行,退出刀锋至韧带表面,再切开韧带 1~2 刀即可出刀,无需剥离。

## 注意事项

· **解剖要熟悉**:由于小针刀疗法是在盲视下操作,如果对局部解剖不熟悉,手法不当,容易造成血管、神经损伤,因此必须熟悉治疗部位的局部解剖,逐层进针,以提高操作的准确性、疗效以及安全性。

· **选穴要准确**:如果选择阿是穴作为治疗点,一定要找准中心进针,进针时保持垂直,非痛点进针可以灵活选择进针方式,否则偏斜进针易在深部偏离病变部位,损伤正常组织。

· 麻醉问题:依患者个体情况选择是否需要局部麻醉,一般来说不需要麻醉,对因疼痛敏感个体或敏感部位确需麻醉者,可行皮下组织麻醉,避免"针刀行程"全麻醉。

· 无菌操作:特别是深部组织和关节部位尤其需要注意,定点消毒后在局部盖无菌洞巾,或在无菌手术室进行。

· 手法要迅捷:可以减轻进针带来的疼痛,在深部进行铲剥、横剥、纵剥等剥离操作时手法宜轻,不然会加重疼痛或损伤周围组织。在关节处做纵向切剥时,注意不要损伤或切断韧带、肌腱等。

· 术后对某些粘连重的治疗点可以配合做一些按摩、牵拉或扳的手法,以减轻组织张力,促进粘连进一步松解。

· 常见术后反应:① 疼痛加剧:很多患者在针刀治疗以后会出现疼痛加剧的表现,不免疑问怎么会越治越疼呢? 其实这是针刀疗法中的正常表现,一般疼痛持续三五日就会消失,术后疼痛的感觉和疾病疼痛是有区别的,术后疼痛消失后疾病疼痛也不存在了,所以患者不必为术后疼痛感到恐慌。② 疼痛转移:很多患者在进行针刀疗法以后,原来疼的地方不疼了,而原先不疼的邻近部位反而开始疼了,患者不必紧张,可在新疼痛的部位继续治疗,一两次即可痊愈。

· 对于短期疗效好的病例,1~2 个月后疼痛复发,又恢复原来疾病状态者,尤其是负荷较大的部位如膝、肩、肘、腰部,应注意下列因素:患者的习惯性动作、走路姿势、工作姿势等。手术解除了局部粘连,但术后因缺乏局部运动而再次粘连或者局部再次遭受风寒湿邪的侵袭,因此生活起居尤其应当特别注意。

## 按 语

小针刀疗法治疗过程操作简单,不受任何环境和条件的限制。治疗时切口小,不用缝合,对人体组织的损伤也小,不易引起感染,无明显不良反应。相比手术,患者的痛苦和恐惧更小,治疗时间短,术后恢复快,疗程短,患者容易接受。

(吴耀持 朱 轶)

# 第7章

# 杵针疗法

杵针疗法,是成都中医药大学附属医院李仲愚先生家传14代,又经李老先生60多年的深入研究,发展起来的一种独特的治病方法。杵针疗法治疗疾病时,针具不刺入皮肤肌肉,无疼痛损伤之苦,无交叉感染之虑;工具制作简单,取穴精简,手法简易,操作简便,兼针刺与按摩之长,老弱妇孺无忌。在长期的临床应用中,很受患者的欢迎。该疗法被列为国家科学技术委员会"七五"重点攻关项目,并已通过专家鉴定,获得1989年度四川省科技进步二等奖,1989年四川省中医药科技进步二等奖。

杵针疗法为中国医经所未载,《道藏》典籍亦未见记述,在传承过程中,只是口传方法,无文字记载。然而其学术思想源于羲黄古易,其辨证、立法、取穴、布阵,多寓有《周易》《阴符》理、气、象、数之意,与中医学理论水乳相融。后经李老先生口述,并亲自演练操作手法,整理成《杵针学》,已列为新世纪全国高等中医药院校创新教材,由中国中医药出版社出版。

## 基本内容

### 一、杵针工具

杵针工具分别为七曜混元杵、五星三台杵、金刚杵、奎星笔。其结构为针身、针柄、针尖三个部分。

1. **七曜混元杵**·长10.5 cm,一头为圆弧平椭圆形,另一头为横排7个钝爪(目前不同厂家制作工艺有所差异,故横排7个钝爪也可为6个)。前者多用于运转手法,后者多用于分理手法。

2. **五星三台杵**·长11.5 cm,一头为三脚并排,另一头为梅花五脚,多用于分理手法,适用于小肌肉肌群,如头面、四肢、小儿。

3. **金刚杵**·长10.5 cm,一头为圆弧近椭圆形,另一头为钝锥形,多用于点叩、升降、开阖、运转手法。适用于穴位面积较大者,如环跳、承山、委中等。

4. **奎星笔**·长8 cm,一头为钝锥形,多用于点叩、升降、开阖手法,适用于面积较小的穴位。

### 二、杵针特点

以布阵代替配穴(源自《华严经》);既有十四经腧穴,也有特殊穴位;介于针刺与推拿手法之间;为后人所创,但与九针中的圆针、鍉针类似。

### 三、特殊手法

1. **点叩法**·行杵时,杵针尖向施术部位反复点叩或叩击,如雀啄食,点叩叩击频率快,压力小,触及浅者,刺激就小;点叩叩击频率慢,压力大,触击深者,刺激就大。以叩至皮肤潮红为度。面积小的腧穴用奎星笔点叩,面积大的腧穴用七曜混元杵或五星三台杵叩击。

2. **升降手法**·行杵时,杵外尖接触施杵腧穴的皮肤上,然后一上一下地上推下退,上推为升,下退为降。推者气血向上,退者气血向下。此法一般用全铜杵或奎星笔操作。

3. **开阖手法** · 行杵时,杵针尖接触施术腧穴部位的皮肤上,然后医者逐渐贯力达杵针尖,向下行杵,则为开,进杵深度以患者能忍受为度,达到使气血向四周分散的目的,随之医者慢慢将杵针向上提,但杵针尖不能离开施术腧穴部位的皮肤,此为阖,能达到气血还原的目的。此法一般用金钢杵或奎星笔操作。

4. **运针手法** · 行杵针,用杵针的针柄紧贴施术腧穴的皮肤上,从内向外,再从外向内,做太极运转,或做顺时针、逆时针运转,或做左右运转,或做环形运转。临床上根据施术腧穴部位的不同而做不同的运转手法。八阵穴多做太极运转手法,河车路多做上下、左右运转手法。

5. **分理手法** · 行杵时,杵针柄或杵针尖紧贴施术腧穴的皮肤上,做左右分推则为分,上下推退则为理,该法又称分筋理气法。此法一般用于八阵穴和河车路穴位以及其他腧穴面积较大的部位施术。

## 四、特殊穴位

### (一)八阵穴

1. **百会八阵** · 以百会为中宫,从百会到印堂为半径。

2. **大椎八阵** · 以大椎为中宫,左右旁开 3 寸为半径。

3. **身柱八阵** · 以身柱为中宫,到左右魄户穴的距离为半径。

4. **神道八阵** · 以神道为中宫,到左右神堂穴的距离为半径。

5. **至阳八阵** · 以至阳为中宫,到左右膈关穴的距离为半径。

6. **筋缩八阵** · 以筋缩为中宫,到左右魄门穴的距离为半径。

7. **脊中八阵** · 以脊中为中宫,到左右意舍穴的距离为半径。

8. **命门八阵** · 以命门为中宫,到左右志室穴的距离为半径。

9. **阳关八阵** · 以阳关为中宫,到左右大肠俞的距离为半径。

10. **腰俞八阵** · 以腰俞为中宫,到左右秩边穴的距离为半径。

### (二)河车路

1. 头部河车路

(1)河车印脑段:从印堂到脑户,目内眦到脑户,瞳仁到脑户,目外眦到脑户(双侧共 7 条)。

(2)河车脑椎段:从脑户到大椎,从脑户到大椎旁 0.5 寸、1.5 寸、3 寸(双侧共 7 条)。

2. 腰背部河车路

(1)河车椎至段:从大椎到至阳的正中线,旁开 0.5 寸、1.5 寸、3 寸的左右各 3 条线。

(2)河车阳命段:从至阳到命门的正中线,旁开 0.5 寸、1.5 寸、3 寸的左右各 3 条线。

(3)河车命强段:从命门到长强的正中线,旁开 0.5 寸、1.5 寸、3 寸的左右各 3 条线。

3. 胸腹部河车路

(1)河车天膻段:从天突到膻中的正中线,旁开 0.5 寸、1.5 寸、3 寸的左右各 3 条线。

(2)河车膻阙段:从膻中到神阙的正中线,旁开 0.5 寸、1.5 寸、3 寸的左右各 3 条线。

(3)河车阙极段:从神阙到中极的正中线,旁开 0.5 寸、1.5 寸、3 寸的左右各 3 条线。

## 五、补泻手法

1. **升降补泻法** · 补法:杵针尖点叩腧穴后,向上推则为辅法。泻法:杵针尖点压腧穴后,向下推动,则为泻。

2. **迎随补泻法** · 若做升降补泻时,腧穴不能确定上下时,可用迎随补泻法。补法:随经络气血循行或河车路气血的循行,太极运行方向行杵者为补法。泻法:逆经络气血循行或河车路气血的循行、太极运行方向行杵时为泻法。

3. **开阖补泻法** · 补法:杵针尖点压在腧穴上,由浅入深,渐进用力,向下行杵,则为补法。泻法:杵针尖点压在腧穴上,由深渐浅,迅速减力,向上提杵,则为泻法。也可以用针刺的"烧山火""透天凉"的补泻手法体现杵针的开阖补泻法。

4. **轻重补泻法** · 补法:凡轻浅行杵,则为补法。泻法：凡重深行杵，则为泻法。

5. **徐疾补泻法**·补法：凡轻而快的手法，则为补法（一息在 5 次以上）。泻法：凡重而慢的手法，则为泻法（一息在 4 次以下）。

6. **平补平泻**·行杵时轻重、快慢适中或迎随、升降、开阖均匀者，则为平补平泻法。李氏杵针补泻手法，可以单独用一种补泻手法，也可以几种手法结合运用。如若补之，宜轻而快行杵；若泻之，可重而慢行杵。余如升降、开阖、迎随亦"调气之方，必在阴阳也"（《难经·七十二难》）。

## 六、治疗时间

（1）杵针治疗的时间一般为 30 分钟，对一些特殊疾病，如慢性痛证、痿证、风湿痹证等，可以适当延长治疗时间。

（2）杵针治疗时的高度以杵针器具的材料、患者体质的胖瘦以及施术腧穴的面积大小而定。

（3）行杵的角度有直杵、斜杵、施转杵三种。

（4）行杵时的轻重以患者感觉舒适为度。

（5）杵针疗法行杵时的徐疾应以患者的体质、施术部位及病情虚实而灵活掌握。徐：一呼一吸行杵 4 次左右，即 1 分钟行杵 60～80 次。疾：一呼一吸行杵 6 次左右，即 1 分钟行杵 90～120 次。

## 七、行杵得气

（1）杵针治疗中，为使患者产生杵针刺激感应而使用的手法，称为行杵。

（2）行杵时刺激部位（腧穴）产生的感应，称为得气，或杵针感应。

（3）患者出现杵针感应后，除具有与针刺治疗类似的酸、麻、胀、重等针感外，还会出现刺激部位皮肤潮红，局部的温热感觉以及患者特有的全身轻松、舒适、愉悦的感觉。临床上一般是得气迅速时，疗效较好；得气较慢性，效果较差；若不得气，就可能无治疗效果。

## 临床应用

1. **泥丸八阵**·主治头痛、眩晕、失眠等。对西医学范围内的脑动脉硬化症、血管神经性头痛、神经症所致的睡眠障碍，以及高血压所致的头痛眩晕，可选用泥丸八阵治疗。

操作手法：选用五星三台杵或（和）七曜混元杵，用针头行杵针点叩法（8～10 分钟），次予杵针分理手法（5～10 分钟），再用针柄行杵针运转手法（8～10 分钟），其补泻手法随临床辨证虚实而定。以下诸八阵穴杵针操作手法仿此。临床观察表明，杵针对脑血管弹性和脑供血的改善均有明显的疗效。

2. **风府八阵**·主治咽喉病变（如慢性或急性咽炎、喉炎）、颈椎病变；对偏执性斜颈、特发性震颤（配泥丸八阵）有效。

3. **身柱八阵**·主治呼吸系统即肺系病变。对慢性阻塞性肺疾病非急性感染期患者的咳嗽、气喘、气紧或短气等症状的改善较明显，并有恢复精神、体力，增强患者食欲的疗效。

4. **神道八阵**·主治心悸、胸痹、胸痛等，即对心血管系统病变有效，尤其对老年性冠心病、高血

压心脏病等心脏病变导致左心功能不全的改善有明显的即时效应作用，并明显缓解上述病证的临床症状。

5. **至阳八阵**·主治胁痛、胃脘疼痛、心下痞满、恶心、呃逆、食欲不振等，包括西医学范围的胆囊病变、急性及慢性胃炎、消化性溃疡（非出血性）。其临床操作手法多以杵针泻法为主，对急性痛证，亦常先用金刚杵或奎星笔在八阵穴的中心穴位（如至阳八阵之至阳穴）予杵针开阖手法以先缓急止痛，再行前述八阵穴杵针手法。

杵针同针刺一样均具有镇痛作用快的效应，杵针对内脏疼痛的镇痛作用尤为明显。另外，对各种痹证如风湿性病变所致的肌肉关节疼痛，骨退行性变（骨质疏松症），腰、腿肌劳损等，可选用相应的腧穴（如以痛为腧的阿是穴），予以相应的杵针治疗。如腰腿痛，可选用阳关或腰俞八阵，常配相应的循经取穴或其他的治疗腧穴如环跳、承扶、委中、飞扬、昆仑等予以杵针治疗，其操作手法以开阖、升降、分理、运转手法为主。

## 保健康复

1. **防治脑动脉硬化症** · 可选用泥丸八阵、河车印脑段，长疗程坚持杵针疗法对血管性老年性痴呆有预防保健作用。

2. **预防呼吸道感染** · 可选用河车椎至段、河车脑椎段、身柱八阵，可早晚各行杵针疗法 1 次，对提高机体免疫功能，提高其抗病（毒）能力有较好作用。

3. **防治心血管病变** · 可选用河车椎至段、河车椎命段、神道八阵，对改善和提高心脏舒缩功能，改善心肌血供氧供有较好的治疗作用。

4. **防治消化系统病变** · 如吸收不良症、慢性肠炎、胃切除术后倾倒综合征，可选用河车椎命段、河车（胸背部）路，即河车大椎至长强段，运用杵针疗法可改善消化系统功能，增强肠道的吸收功能，促进食欲。凡杵针河车路段的手法操作同杵针八阵穴手法操作。

5. **消除运动疲劳** · 可选用河车路段四肢手足经腧穴及手足经循行经路，予以相应的杵针手法，以分理、运转手法为主，合以杵针补法为宜。杵针疗法对抗运动疲劳有其独到的针治疗效。

## 注意事项

· 患者过于饥饿、疲劳时不宜立即做杵针治疗。

· 妇女怀孕 3 个月以上者，腹腰、骶部一般禁杵。

· 小儿囟门未合者禁杵。

· 皮肤有感染疮疖、溃疡、瘢痕或有肿瘤的部位一般不做杵针治疗。

· 杵针治疗时要防止损伤皮肤，挫伤脏器。如胁肋、腰背、头枕部等行杵时用不宜过重，以免挫伤肺、肝、肾等脏器。

· 杵针手法过重，引起局部皮肤青紫者，一般不做处理，可以自行消散。

## 按 语

杵针疗法为一种独特的治疗方法，治疗无破皮伤肌之苦，无创痕感染之忧，患者易接受。取穴精当，易于学习掌握。有利无弊，有病治病，无病强身健体。作用全面，不针对某一具体的病证，而是通过人体的整体调节来实现的，对多种急、慢性疾病的治疗和康复均能收到满意的效果，在临床应用广泛，并取得良好治疗效果。

（吴耀持　樊远志）

# 第8章

# 镵针针法

## 概　述

"九针者,天地之大数也,始于一而终于九。"（《灵枢·九针论》）九针体系的形成过程显示有数术因素的影响。根据《灵枢·九针十二原》《灵枢·九针论》,排在九针中第一位的是镵针。根据《灵枢·九针十二原》《灵枢·九针论》的叙述,我们能得到关于镵针的基本信息,见表8-1。

表8-1　《黄帝内经》中镵针形制与功能

| 篇　次 | 取　法 | 形　制 | 作　用 |
| --- | --- | --- | --- |
| 九针十二原 | — | 头大末锐,长一寸六分 | 去泻阳气 |
| 九针论 | 巾针 | 去末寸半,卒锐之,长一寸六分 | 主热在头身 |

### 一、镵、镵石、镵针

《说文·金部》:"镵,锐也,从金,毚声。"《玉篇·金部》:"镵,刺也。"《新唐书·韦绶传》:"（韦绶）有至性,然好不经,丧父,镵臂血写浮屠书。"《资治通鉴·宋文帝元嘉二十八年》:"魏主大怒,作铁床,于其上施铁镵。"胡三省注:"镵……刺也,锥也。"

由上可知,镵是一种尖锐的金属器具,同时亦可用作动词,作刺解。其在医学上的重要用途,即以"镵血脉",称之为"镵石",见《鹖冠子·世贤》:"若扁鹊者,镵血脉,投毒药,副肌肤,间而名出,闻于诸侯。"更多的有关"镵石"的资料见于《史记·扁鹊仓公列传》中。扁鹊治虢太子案中,中庶子言上古医有俞跗,治病用以"镵石桥引,案抚毒熨"。司马贞《索隐》:"镵,谓石针也。"仓公在曹山跗病案中论及:"形弊者,不当关灸镵石及饮毒药也。"在齐王侍医遂病案里,仓公还引用了一则古文献"论曰,阳疾处内,阴形应外者,不加悍药及镵石"。同时,淳于意将"镵石"作为与经脉腧穴密切关联的一项重要的技术工具传授弟子:"济北王遣太医高期、王禹学,臣意教以经脉高下及奇络结,当论俞所居,及气当上下出入邪逆顺,以宜镵石,定砭灸处,岁余。"可见,镵石与毒药、熨、案抚等治疗方式多并举,应该是当时外治法的一般称谓,类似于砭石或针法。

由此推敲,镵最早是刺脉的石制工具,后来随着金属应用于医疗用具,就改为《灵枢·九针十二原》中的"镵针",即当时金属制成的砭石。如此看来,镵针应该是联系砭石与后世针灸工具的重要桥梁,在一定时期,是外治针具的统称,或者至少应该是当时主要的外治工具。

后世的针法,以补泻针法为主流,针刺的术式

181

渐趋复杂,工艺更为精细的毫针成为主要的针刺用具,镵石与镵针在后世渐弃置不用。然而,《九针十二原》中将镵针列为九针之首,却仍然顽强地表示着镵针在针灸工具发展史上的重要地位。

## 二、农具的镵与针具的镵

查考文献,镵的另一重要用途是镵土,用作农具。《广韵·衔韵》:"镵,吴人云犁铁。"《广韵·鉴韵》:"镵,镵土具。"元代王祯《农书》卷十三:"长镵,踏田器也。比之犁镵颇狭。制为长柄……柄长三尺余,后偃而曲,上有横木如拐。以两手按之,用足踏其镵,柄后跟,其锋入土,乃揆柄以起墢也……古谓之跟桦,今谓之踏犁,亦耒耜之遗制也。"清代郝懿行《证俗文》卷三:"今东齐呼枏下铁叶为犁,犁下刺土者为镵。"

农耕者与医家所用工具居然名称相同,这其间是否存在着互相影响的因素呢?农具的镵的形制如何呢?农业科技史家徐中舒先生考证了古农具耒耜的形制,认为传世古钱币圆足布、方足布、尖足布者,即古农具的仿制品,其形见图8-1。

《考工记·匠人》郑玄注:"古者耜一金,两人并发之……今之耜,岐(歧)头两金,象古之耦也。"亦即古农具在早期并非歧头,而是只有一个扁阔的用以掘地的头。这样的形制,与"头大末锐"的镵针就很相似了。如果查考后世对镵针的绘图,镵针的形制与非歧头的耒耜可能只有大小的不同了。笔者曾询问胶东半岛一带的农人,当地直呼犁地的铁制犁头为"chan(镵)头",其形亦是"头大末锐"。

又《灵枢·九针论》中:"镵针者,取法于巾针,去末寸半,卒锐之,长一寸六分。"巾针是什么,古今未详其义。《灵枢·九针论》中九针有取法于"絮针""綦针"者,两者当与织物有关。巾为束发之物,《玉篇·巾部》曰:"巾,佩巾也,本以拭物,后人著于头。""巾针"是否即是束巾持冠的器物,证据不足,存考。

又《说文》:"布,从巾,父声。"图中刀布之形制与古农具相类,则"巾针"是否是一种形制类似于刀布的工具?《医心方·针例第五》中有一丝线索"镵针者,取法布针",将《灵枢》中的"巾针"写作"布针",但仅此一例,无其他文献足证,俟后人考证。

由此,从形制上看,镵针当与农具耒耜十分相似。不仅如此,针灸的早期方法是刺脉,用镵针刺脉与用耒耜刺土是否有联系?医学器械与农具形似的背后是否有着共同的理念理础?

## 三、镵针体现的经脉思想

"镵血脉"是早期针刺的主要手段,镵石亦是与经脉与腧穴密切相关的一种技术工具。而如今我们能够回溯到的最早的关于脉的文献恰是一篇农业文献,《国语·周语上》:"夫民之大事在农……古者,太史顺时瞩土,阳瘅愤盈,土气震发,农祥晨正,日月底于天庙,土乃脉发。先时九日,太史告稷曰:自今至于初吉,阳气俱蒸,土膏其动。弗震弗渝,脉其满眚,谷乃不殖。"太史,大约是精通地理物候方面的专家;瞩土,是观测地表的意思。该篇文献所记史事系周宣王时期,太史根据季节观测土地,然后根据地脉的气的情况决定耕作农事。认为"阳气俱蒸,上膏其动",需要及时耕作,以疏泄地气,否则会影响谷物的收成。

经脉概念形成的早期,古人对经脉形态的认识除了对身体的触诊与解剖之外,与自然界的沟渠互相比类也是认识经脉形态的重要方法。由《灵枢·

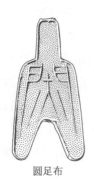
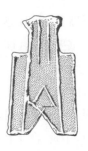
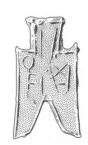

圆足布　　　　　　　方足布　　　　　　尖足布

图8-1

刺节真邪》中的一段文字也可见这一天人同构的观念对古人认识"脉"的影响：当是之时,善行水者,不能往冰;善穿地者,不能凿冻;善用针者,亦不能取四厥。血脉凝结,坚搏不往来者,亦未可即柔。故行水者,必待天温冰释冻解,而水可行,地可穿也。人脉犹是也。

由此,经脉不仅在形态上与地脉相类,而且在生理上亦与地脉流行其气疏泄为良好状态的观念相似。气的壅滞不通成为地脉与经脉的共同病态。这种思维倾向甚至影响到国家与民众的领域："夫民气纵则底,底则滞,滞久而不振,生乃不殖。其用不从,其生不殖,不可以封。"(《国语·楚语下》)

掘地耕作的工具当是镵或耒耜一类的农具,在同一种思维方式下的人体经脉的疏通工具,以农具的镵直接赋形而来是很容易接受的思维。同时,"阳气俱蒸,土膏其动",然后用工具以疏泄之,而镵针在《九针十二原》中作用为"去泻阳气"。医疗用具与农具不仅形制相类,而且疏泄阳气的作用亦相似,不过是作用的对象不同。

所以镵针不仅是针具在某一特定时期的代表,而且揭示了早期人们对经脉的形态、生理、病理与治疗的基本思想。经脉与地脉形态相类,其常态当然是以通行为顺,而以壅塞不通而为病态,而泄气通脉的工具,是与农具形制与功能相类的镵。

## 四、镵针与补泻

"一日镵针,长一寸六分","镵针者,头大末锐,去泻阳气。"

"病在皮肤无常处者,取以镵针于病所,肤白勿取。"

"一日镵针者,取法于巾针,去末寸半。卒锐之,长一寸六分,主热在头身也。""一者天也,天者阳也,五脏之应天者肺,肺者五脏六腑之盖也,皮者肺之合也,人之阳也。故为之治针,必以大其头而锐其末,令无得深入而阳气出。"三者相参,可知镵针头大末锐的形状使其不能深入,仅可刺入皮肤。根据上下文,分析此"阳气"中的"阳"应属于内外分阴阳,即指皮肤体表之处。此外,肺合皮毛,此"阳气"也可解释为在肺之邪气。既然需要泻,此"阳气"并非生理状态下的气,而是偏聚于皮肤之气,属实。以镵针刺入皮肤,疏泄偏聚之气,因此应属泻法范畴。气血偏失之处则肤白,为虚,不可再以镵针泻气,因此"肤白勿取"。可见镵针是用于泻法的,且主要是疏泄体表皮肤的阳气以及五脏华盖肺中之邪气。

《灵枢·刺节真邪》"刺热者用镵针""凡刺热邪越而苍,出游不归乃无病,为开通辟门户,使邪得出病乃已"。邪气出入的门户就是皮肤腠理,气实则热。因此"刺热者用镵针",是用镵针刺入皮肤,为积聚于体表的热邪开辟通道,而达到泻热的目的,这与镵针疏泄体表皮肤阳气的功用相一致。

《灵枢·热病》："热病先肤痛,窒鼻充面,取之皮,以第一针,五十九刺;苛轸鼻,索皮于肺,不得,索之火,火者心也。热病先身涩,倚而热,烦悗,唇嗌干,取之脉,以第一针,五十九刺;肤胀口干,寒汗出,索脉于心,不得,索之水,水者肾也。"此段第一句是说热病初起,皮肤痛、鼻塞,为邪在皮,以镵针刺之以泻体表热邪。也就是说"热病先身涩,倚而热,烦悗,干唇口嗌"也是属邪热在表,当以镵针泻之。

《素问·刺疟篇》："风疟,疟发则汗出恶风,刺三阳经背俞之血者。胻酸痛甚,按之不可,名曰胕髓病,以镵针针绝骨出其血,立已。"《黄帝内经》中,以镵针刺血的方法仅此一处。

那么,时过境迁,镵针发展到现在,遗留下什么?下面介绍的新九针中就有其演变而来的师氏镵针。

## 基本内容

师氏镵针针法是通过划割人体某些部位(如皮肤、口腔黏膜等)从而治疗疾病的一种独特的针刺方法,是新九针针法的一个组成部分。

镵针,原为古针之一,久已失传,根据《灵枢》的有关记载,古镵针的长度为1.6寸,头大末锐,形如箭,主要用来泻阳热。

## 一、针具特点

师氏镵针分针体与针柄两部分。

1. **针体**·长 4 cm，末端延伸为直径 0.5 cm 的菱形锋利针头，由耐高温金属制作，便于高温烧灼消毒（在高温下针体不变形，不退火），针头部锋刃可随时修磨，保持锋利。

2. **针柄**·长 10 cm，为圆柱形，用优质木材或现代隔热材料制作。

## 二、针法

1. **持针方法**·以拇、示、中三指持钢笔式姿势捏持针柄。

2. **基本手法**·针体与皮肤呈垂直角度，在预定部位划割，以微出血为度。

3. **临床常用划割方法**·根据划割部位的不同，一般常用的有以下三种方法。

（1）口腔黏膜划割法：以针头部锋刃，在口腔内颊黏膜的横形条索白斑或紫斑处进行垂直划割，割至血出为度。每针划割长度为 1 cm 左右。可根据条形斑上长度的情况决定划割的针数。此法适用于多种胃肠疾患、面神经麻痹等。

（2）耳壳划割法：① 耳部穴位划割：用针尖轻微划割耳内侧、背侧的穴位，可按耳穴定位选取划割部位，每次为 3～5 处，微出血为度。② 耳背静脉划割：用针尖轻微划割耳背静脉，以稍出血为度，一般一次划割 2～3 处浅静脉。以上耳壳内划割方法适用于治疗某些皮肤病疾患，如湿疹、黄褐斑等。

（3）背部腧穴划割：即在背部腧穴进行划割，如在治疗外感风邪所致的疾病时，可选取背部足太阳经穴、督脉穴划割。

## 三、治疗作用

师氏镵针法具有泄热解毒、祛瘀活血、调理肠胃的作用。

---

### 临床应用

师氏镵针适用于外感表证（如感冒、发热）以及多种胃肠疾患（如胃炎、胃及十二指肠溃疡等）、某些皮肤病（如脓疱疮、黄褐斑、皮肤病等）。

---

### 注意事项

· 严格无菌操作，防止感染，操作要轻、准、快，以减缓患者不适感。

· 取穴最好在皮下组织与肌肉之间，肌肉丰满的地方。

· 根据不同部位，掌握操作的深度，不要伤及内脏、大血管和神经干，以免造成功能障碍和疼痛。

· 皮肤局部有感染或有溃疡时不宜操作，肺结核活动期、骨结核、严重心脏病或妊娠期等均不宜使用本疗法。

· 在一个穴位上做多次治疗时，应偏离前次治疗的部位。

· 注意术后反应。一种属于正常反应，由于刺激损伤，在 1～5 日内，局部出现红、肿、热、痛等无菌性轻微炎症反应。少数病例反应较重，切口处有少量渗出液，亦属正常现象，一般不需要处理，若渗液较多凸出皮肤表面时，可将乳白色渗液挤出，用 70% 酒精棉球擦去，覆盖消毒纱布。

另一种则是异常反应，有以下两种情况：① 少数患者因治疗中无菌操作不严格或伤口保护不好，造成感染，一般在治疗后 3～4 日出现局部红肿，疼痛加剧，并可伴有发热，应予局部热敷及抗感染处理。② 神经损伤：如感觉神经损伤，会出现神经分布区皮肤感觉障碍；运动神经损伤，会出现神经支配的肌肉群瘫痪；如损伤坐骨神经、腓神经，会引起足下垂和趾不能背屈。发生此种现象，应及时给予适当处理。

## 按 语

镜针疗法同针灸的其他疗法相比有减少治疗的次数却不影响疗效的优点,因而在就医较困难的农村和边远地区有很大的应用价值。

(吴耀持　黄承飞　陈　洁)

# 第9章
# 磁圆梅针针法

师氏磁圆梅针针法是通过磁圆梅针刺激(叩击、按压等)人体一定部位(经脉、穴位、局部等)从而治疗疾病的一种独特的针刺方法,是新九针针法的一个组成部分。

师氏磁圆针是根据《黄帝内经》所记载的古代圆针,以及近代梅花针,并参照中国古代有关磁石治病的记载和现代磁疗原理,发明创新的新型工具。圆针为古九针之一,在《灵枢》有记载。

师氏磁圆梅针综合圆针、梅花针、磁疗三种治疗方法的治疗作用,临床治疗范围十分广泛。除治疗功能外,磁圆梅针还具有防病强身的保健作用。

## 基本内容

### 一、针具特点

师氏磁圆梅针由金属制作,外形似斧锤,由针体与针柄两部分组成。

1. **针体** · 又分为针身与针头两部分,针身中部为圆柱形,两端成一锥形,针头连接于针身两端,其中一端为绿豆大小的球形,名曰"磁圆针",另一端形似梅花针针头,名曰"磁圆梅花针"。

2. **针柄** · 针柄分两节,两节间由螺旋丝口连接,前节较细,长 12 cm,后节较粗,长 10 cm,针体与针柄由螺旋丝口连接成 T 形。

### 二、针法

1. **持针法** · 以右手拇、示指握持针柄中部,中指、环指轻握针柄后部,小指轻托针柄末端,使虎口向内,针头垂直。

2. **基本手法** · 手臂悬空,右肘屈曲 90°,以腕部运动形成主要的叩击力量,同时运用中指、环指、小指的撬力、腕力与指力巧妙配合,灵活弹刺。

3. **刺激强度** · 一般可分为轻、中、重三种刺激强度。

(1)轻度手法标准:局部皮肤无明显改变,叩刺时仅有振动感。

(2)中度手法标准:叩击皮肤潮红,第二日皮肤下出现黄青斑点。

(3)重度手法标准:叩时皮下痛感明显,叩后皮下出现黄青色斑点,随即转为青紫色斑点。

4. **临床常用叩刺方法**

(1)循经取穴叩刺法:沿经脉走行线找穴叩刺,并重点叩刺有关的重要穴位(主穴)。一般规定,顺经脉走行方向轻度叩刺为补法,逆经脉走行方向重叩刺为泻法。沿经脉中度手法来回叩刺,为平补平泻(以下经脉叩刺法补泻方法同此),这是临床最常用的一种叩刺方法。

(2)经脉叩刺法:即单叩刺经脉,可视病情叩刺一条或数条经脉,也可叩刺一条或数条经脉中的一段或几段。

(3)穴位叩刺法:即单纯叩刺腧穴,一般来说主穴可重叩或多叩,配穴则轻叩或少叩。

（4）局部叩刺法：即叩刺患部或患部周围（如皮肤病）。

（5）每个穴位一般以叩击5～20下为准,频率

的快慢,手法的轻重,要看穴位处胖瘦来定。同时还应结合患者的体质情况来辨证施治,决不能死搬硬套。要视不同病证,所属经脉辨经取穴。在主穴采取重叩,配穴用轻叩手法。

## 临床应用

师氏磁圆梅针治疗范围十分广泛,以下仅举部分适应证。

（1）内科病证：胃病、胃下垂、急慢性胃肠炎、慢性结肠炎、泄泻、神经衰弱、动脉硬化、中风后遗症等。

（2）外科病证：软组织损伤、肩周炎、颈椎病、

跌打损伤所致血瘀肿痛、静脉曲张、蚊虫叮咬、风湿性关节炎、脱肛、腰椎间盘突出、神经性皮炎等。

（3）妇科病证：如子宫脱垂、不孕症等。

（4）儿科病证：如小儿腹泻、小儿遗尿等。

（5）耳鼻喉科病证：耳鸣、耳聋等。

（6）保健、乌发美容。

## 注意事项

严格无菌操作,防止感染,操作要轻、准、快,以减缓患者不适感;叩刺病变局部及周围时,应由外

周向中央,至皮屑脱落充血为度,并覆盖以保护创面或贴膏药;对磁场过敏或磁场不适合者禁用。

## 按　语

磁圆梅针疗法同针灸的其他疗法相比有减少治疗的次数却不影响疗效的优点,因而在就医较困

难的农村和边远地区有很大的应用价值。

（吴耀持　黄承飞　陈　洁　李国民）

# 第10章

# 锋勾针针法

师氏锋勾针法是通过使用师氏锋勾针钩割人体某些部位,从而治疗疾病的一种独特的针刺方法,是新九针针法的一个组成部分。

师氏锋勾针是参照《灵枢》所记载的古九针之一的锋针和流传于民间的勾针两者的结构特点,经过数十年、44 次的研制改革而发明的新型针具。

锋针最早记载于《灵枢》,据《灵枢》所述,其针长 1.6 寸,针锋锐利,三面有刃,主要用于泻热出血,可以治疗病痛在经络,而且属于顽固痹证的疾病,也可用锋针刺井、荥、输穴泻血,治五脏的疾病。

勾针是流传于民间的一种针刺工具,其针尖部前端有勾,常为勾治羊毛疗所用。

## 基本内容

### 一、针具特点

师氏锋勾针分双头与单头两种类型。

1. **双头锋勾针** · 由不锈钢制作,整体长 14 cm,分针柄、针身、针头三部分。

(1)针柄:此针柄中部为六角柱体,称为"针柄"。

(2)针身:针柄两端有一定锥度的圆锥体称为针身。

(3)针头:针身末端勾尖部分称为"针头",针头与针身呈 45°,为三面有刃之锋利勾尖,长约 3 mm,针身两端针头,大小略异。

2. **单头锋勾针** · 分针体与针柄两大部分。

(1)针体:由不锈钢制作,分针身与针头两部分,与双头锋勾针结构相同。

(2)针柄:由非金属材料制作,为圆柱形,针体嵌于其中。

### 二、针法

1. **针前准备** · ① 用具:锋勾针、酒精棉球。② 消毒针刺部位、常规消毒、锋勾针头在 75％酒精中浸泡消毒。

2. **持针法** · 右手拇、示、中三指持捏针柄,中指置于针身下部,微露针头。

3. **施针方法** · 行针方法分为以下 5 个步骤:① 用左手示指、中指绷紧所刺部位的皮肤,右手持针迅速将针头刺入皮下(刺入时针尖与皮肤呈 75°)。② 针头刺入后稍待片刻,将针体扭正(与皮肤垂直)将皮下白色纤维挑起。然后上下提动针柄,进行钩割(一般钩割 3~4 针),此时可听到割断皮下纤维的吱吱声。③ 钩割完毕,即可出针(出针时应将针体恢复到进针时的角度,使针尖部分顺针孔而去,这样可减少皮损)。④ 出针后立即用棉球按压针孔。

## 三、治疗作用

师氏锋勾针施治时,可同时产生两种功能和作用:一是有刺激肌肉、排放瘀血的功能,具有刺血的治疗作用;二是可割断皮下肌纤维及脂肪,具有割治的治疗作用(师氏锋勾针针头长度只有约3 mm,勾刺时较一般割治方法痛感轻,皮肤损伤少)。

## 临床应用

师氏锋勾针对一些急性炎症、实证性疾病治疗作用显著,对眼疾尤为见效。适用于一些急性或痉挛性及某些慢性疾患所致的局部功能障碍,或久而不愈的顽固性疼痛,如肩关节周围炎、腰背肌劳损、腱鞘炎、脑血栓后遗症、支气管炎、哮喘、胃痉挛等;某些急性感染性疾病,如急性结膜炎、急性扁桃体炎、急性(或慢性)咽炎、休克、音哑等。

华佗夹脊、督脉、膀胱经、阿是穴是师氏锋勾针针法中常用的主要刺激部位(主要取穴范围)。其中华佗夹脊穴不但疗效高、治疗范围广泛,而且比背俞穴安全,所以师氏提倡以华佗夹脊代替背俞穴使用。例如急性神经性头痛、咳嗽气喘、哮喘,取天柱、定喘(双)、大椎等,用锋勾针钩割施治,症状可立即缓解,疗效显著。

师氏锋勾针的配穴原则,一般取背俞穴、夹脊穴为主穴,以阿是穴、马丹阳十二穴、四要穴等为常用辅穴。例如脑部疾患,一般取督脉穴为主穴。

## 注意事项

· 严格无菌操作,防止感染,操作要轻、准、快,以减缓患者不适感。

· 取穴最好在皮下组织与肌肉之间,肌肉丰满的地方。

· 根据不同部位,掌握操作的深度,不要伤及内脏、大血管和神经干,以免造成功能障碍和疼痛。

· 皮肤局部有感染或有溃疡时不宜操作,肺结核活动期、骨结核、严重心脏病或妊娠期等均不宜使用本疗法。

· 在一个穴位上做多次治疗时,应偏离前次治疗的部位。

· 注意术后反应。一种属于正常反应,由于刺激损伤,在1~5日内,局部出现红、肿、热、痛等无菌性轻微炎症反应。少数病例反应较重,切口处有少量渗出液,亦属正常现象,一般不需要处理,若渗液较多凸出皮肤表面时,可将乳白色渗液挤出,用70%酒精棉球擦去,覆盖消毒纱布。

另一种则是异常反应,有以下几种情况:① 少数患者因治疗中无菌操作不严或伤口保护不好,造成感染,一般在治疗后3~4日出现局部红肿,疼痛加剧,并可伴有发热,应予局部热敷及抗感染处理。② 神经损伤:如感觉神经损伤,会出现神经分布区皮肤感觉障碍;运动神经损伤,会出现神经支配的肌肉群瘫痪;如损伤坐骨神经、腓神经,会引起足下垂和足趾不能背屈。发生此种现象,应及时给予适当处理。

## 按　语

锟针针法同针灸的其他疗法相比有减少治疗的次数却不影响疗效的优点,因而在就医较困难的农村和边远地区有很大的应用价值。

(吴耀持　黄承飞　陈　洁　李国民)

# 第11章
# 铍针针法

师氏铍针是将铍针烧热后烙割表皮赘生物和切开排脓的一种独特的针刺方法,是新九针法的一个组成部分。

铍针,原为古九针之一,久已失传。据《灵枢》所载,古铍针"长四寸,宽二分半",形似宝剑,主要用于痈肿排脓。

师氏铍针主要用于外科,师氏铍针对以往针灸从不治疗或无法治疗的一些外科病种具有独特疗效。师氏铍针弥补了针灸治疗急症方面的一些空白,而且在施针方面上也已与古铍针完全不同,主要区别为师氏铍针是将铍针烧灼后使用,而古铍针从不烧灼后使用,故师氏铍针疗法又称为"火铍针刺法"或"烙割刺法"。

师氏铍针对许多外科病证,如皮肤赘生物,肛肠息肉,比较大的疣、粉瘤、瘊等疗效卓著,施针过程系高温烙割,既不出血,也不易发生感染,手法简便易行。

## 基本内容

### 一、针具特点

师氏铍针分针体与针柄两个主要部分。

1. **针体** · 由耐高温金属制作,分针身与针头两部分,针头为宝剑头状的长方矩形,长 2 cm,宽 0.5 cm,其顶端及两边为锋利之刃。

2. **针柄** · 针柄为圆柱形,由优质木材或其他隔热材料制作。师氏铍针在高温条件下,不退火(指的是针烧红后就直接针刺皮肤,而不需要待其冷却)、不易折,可保持施治所需的硬度与韧性,针头经高温灼后使用,可彻底消毒,针头部锋刃可随时修磨。

### 二、针法

1. **用具** · 师氏铍针、酒精灯、医用手术钳或镊子、敷料等。

2. **麻醉** · 一般无需麻醉,较大切口可用利多卡因或师氏麻沸散局部麻醉。

3. **消毒** · 施针部位常规消毒;针具高温烧灼消毒。

4. **持针法** · 以右手拇、示、中三指横持针柄(针锋向医者内侧面,柄朝外)。

5. **施针方法**

(1)用于治疗皮肤疣赘或实体瘤、痣等病的施针方法,分以下 4 个步骤:① 将火铍针在酒精灯上烧至发红发亮。② 右手持针,左手持医用手术钳或镊,提拉病变组织,对准其根部(如疣赘、息肉、皮肤痈等根部)齐根灼割去之;应动作迅速,一针而下。③ 观察 5 分钟,伤口如有渗血,补用火锟针烙烫。④ 常规包扎。

（2）用于治疗脓肿痈疡的施针方法，分以下 5 个步骤：① 常规消毒患部皮肤。② 左手持酒精灯，将火铍针在酒精灯上烧红，以均匀稍慢的速度切开脓疡处皮肤，此时即见有脓液流出。③ 用火锃针将切口扩大，使其内容物尽量流出。④ 再用火罐拔至脓尽。⑤ 用消毒纱布包扎创口。

（3）主要用于治疗粉渣瘤的施针方法，分以下5 个步骤操作：① 常规消毒患部皮肤。② 用火铍针或粗火针（视粉瘤大小）切开或点刺粉瘤中央。③ 挤出粉渣样内容物。④ 用火锃针灼烫粉渣瘤内壁，破坏其囊壁组织。⑤ 用消毒纱布包扎伤口。

以上三种刺法也称为火铍针刺法或火铍针、火锃针联合刺法。

## 临床应用

师氏铍针主要用于外科病证，如较大的疣赘、肛肠息肉、皮肤良性肿瘤、陈旧性肛裂、外痔等。

师氏铍针对一些外科疾病的治疗方法是不能与外科的手术方法完全等同的，它具有以下特点：

① 烧灼后切割皮肤渗血少，甚至不出血。② 经铍针切割的 2 cm 以下的切口，无须缝合处理，可自然愈合。③ 铍针切割、烧灼的切口或伤口一般无需包扎，且愈合快，不易感染、不留瘢痕。

## 注意事项

严格无菌操作，防止感染，操作要轻、准、快，以减缓患者不适感；铍针一般烧灼后切割皮肤渗血少，甚至不出血，如出血则要立即止血；一般经铍针切割的 2 cm 以下的切口，无须缝合处理，可自然愈合，如切口过长还需缝合处理。

## 按 语

铍针针法同针灸的其他疗法相比有减少治疗的次数却不影响疗效的优点，因而在就医较困难的农村和边远地区有很大的应用价值。

（吴耀持 黄承飞 陈 洁 冯鑫鑫）

# 第12章

# 神经针刺疗法

神经针刺疗法又称为神经干刺激疗法,是针刺与疾病有密切联系的神经而治疗疾病的一种方法。由于腧穴与神经高度相关,故刺激时经常扎到神经上,但也能够产生疗效,而针感的产生离不开神经,因此有学者提出就专门通过刺激神经来治疗疾病。因为神经干支配面较广,所以一般以刺激神经干为主。

## 基本内容

### 一、神经针刺疗法刺激点的选择

1. **根据神经节段性分布选取刺激点**·如大腿前群肌麻痹,因其受到腰 2~4 髓节段支配,所以针刺腰 3~4 髓节段。

2. **根据周围神经支配关系选取刺激点**·如股神经支配髂腰肌和股四头肌,当髂腰肌和股四头肌瘫痪时,可选取股神经刺激点。

3. **根据神经系统的间接联系选取刺激点**·神经系统各部分之间除直接联系外,还可通过各种途径发生间接联系,如外周神经可通过脊髓节段之间,以及交感神经节之间的联络与内脏发生间接联系,因此刺激外周神经可通过这种间接联系影响内脏活动,从而治疗内脏疾病。如临床上治疗心动过速、神经性呕吐、膈肌痉挛等病可刺激正中神经、桡神经;治疗遗尿、功能性子宫出血可刺激胫神经或坐骨神经等。

### 二、操作方法

1. **针具**

(1) 神经干弹拨针:用直径为 0.6~1.0 mm 的不锈钢丝做成不同的长度。多用于四肢神经干弹拨。

(2) 普通毫针:多用于头面部及背部针刺点。

2. **针刺法**

(1) 弹拨法:选准神经干刺激点后,用神经干弹拨针快速刺入皮肤,当患者出现触电感或肌肉跳动时,表示已刺到神经干,然后根据病情及患者耐受程度,连续或间断弹拨数次(一般 5~10 次),即可退针。

每日或隔日弹拨 1 次,15~20 次为一疗程,休息 3~5 日。本法主要用于瘫痪、肢体麻木、各种神经痛、癫痫等。

(2) 针刺法:与一般毫针刺法相同,但要求出现较好的针感,如针感不好表示没有刺到神经干,需要调整针刺的深度与方向。待出现较好的针感后,用捻转或震颤手法,即可出针。

## 临床应用

神经针刺疗法可用于各种神经系统疾患及内脏器官的病变。如溃疡病、胃痉挛、神经性呕吐，取胸 7～8 神经根点（注：统称椎旁点，位置在各脊椎棘突之间旁开 1 寸，计有颈 2～8，胸 1～12，腰 1～5，骶 1～4，即八髎穴）、正中神经、腓深神经。

1. **胆道蛔虫症**·胸 7～9 椎旁点，腓总神经。

2. **头痛、头昏**·耳大神经、颧神经。

3. **三叉神经痛**·第一支，眶神经；第二支，眶下神经；第三支，颊神经。

4. **面瘫**·面神经、蝶腭神经节、颧神经。

5. **坐骨神经痛**·坐骨神经、痛点。

6. **癔症、精神分裂症**·大椎、耳大神经、正中神经。

7. **癫痫**·大椎、耳大神经。

8. **神经衰弱**·耳大神经、正中神经。

9. **瘫痪、小儿麻痹后遗症**·可根据瘫痪的部位选取有关神经或神经根点，如屈肘障碍可取臂丛神经点、肌皮神经点、颈 5～6 神经根点；屈膝障碍可选坐骨神经点、腰 5～骶 1 神经根点等。

## 注意事项

· 严格消毒，防止感染。

· 针刺臂丛点、胸段椎旁点时，不得过深，以防气胸。针刺大椎时，禁止反复提插，固定好体位，深度要适宜，以防脊椎出血及损伤。针刺股神经点时，注意摸准股动脉位置，不要刺破股动脉。

· 在治疗时，必须根据患者不同的身体状态、病情、反应，采取不同的刺激强度。一般神经兴奋性增强的疾患、疼痛、瘫痪、痉挛、体质强的、病程长、反应差的、多次接受针刺疗法等，均用强刺激；反之，用弱刺激。

· 弹拨针的针尖要光滑、圆钝、不可过锐；弹拨动作要轻柔；刺激强度要适宜；弹拨点要尽量避开大血管；每次弹拨的位置要错开，因多次反复刺激一点，可引起神经损伤，故每次可沿神经走行方向稍偏移一点位置。

## 按 语

实践证明，针刺疗效与针感有密切的联系，针感又是神经受刺激的反应，所以针刺神经不但同样可以治病，而且往往能获得较好的感应，使治病的疗效更为显著。因针刺反应的总渠道是神经干，故在运用时应掌握以干带梢、以干促脑的原则。对于刺激点的选择，既可根据脊髓神经的节段性分布，也可根据周围神经与病变部位的支配关系，还可根据神经系统的间接联系。临床上有时将针灸穴位和刺激神经点结合起来，因为许多穴位就是分布在神经干通过的部位，也能得到针刺神经时的较强感应（麻电感向一定部位放射）。

（吴耀持　孙懿君）

# 第13章

# 隐形针疗法

隐形针灸作为一种体表经穴刺激的治疗手段，有着多方面的调整效应，具有广泛的使用范围。可以表现在消除或减轻主要症状，调整功能失常，改善病例状态，提高生活质量，增加美容效果和预防疾病产生等诸多方面。隐形针灸作为一种无创、无痛、无害及临床疗效肯定的经穴疗法工具，其产品开发是一个很大的创新工程。根据隐形针灸的特点，目前已经研究开发成功的产品有用于慢性病康复治疗的产品和用于美容美体的隐形针灸系列产品，还有一些新的隐形针灸产品将陆续问世。

## 基本内容

现有隐形针灸产品一般由硅芯片、表面液、釉玉锥以及固定用材，包括医用胶带、松紧带和增效膜等。

隐形针灸是将硅芯片直接贴在经穴皮肤上的简单治疗方法，隐形针灸产品均配有固定硅芯片的透气纸胶带或者松紧绷带等。隐形针灸采用的医用胶带，是用无纺布无敏胶制成的特定宽幅透气纸胶带，对皮肤无过敏性，符合医用材料标准。特制的松紧绷带，是为了满足不同消费者对不同经穴部位的固定要求而设计，采用魔术扣和钩毛自粘连接，使用非常方便。有的产品还赠送增效膜，这是用食品级 PE 材料所制的超薄透明薄膜，用其固定硅芯片时，能够明显增强硅芯片的表面效果。

使用方法：打开表面液瓶盖，将硅芯片有标志图案的一面顶住瓶头滴液孔，然后将表面液瓶倒向硅芯片，使硅芯片湿润。或者直接用表面液瓶滴液孔将表面液滴到硅芯片或皮肤上。将沾湿表面液的硅芯片贴在所选穴位上。用医用胶带将硅芯片粘贴在穴位皮肤上。保持硅芯片在所选穴位上感应 40～50 分钟，一般勿超过 1 小时。使用完毕后，将医用胶带扯掉，取下硅芯片即可。

## 临床应用

1. **头痛** · 早上使用印堂、大椎、合谷；晚上使用太阳、安眠。治疗时，两组穴位均可加选阿是穴。

2. **三叉神经痛** · 人迎、合谷、阳白、下关、颧髎、颊车、阿是穴，以上穴位可单独或同时使用，发作时随机治疗，亦可分组长期康复治疗。

3. **颈椎病** · 第一组，颈夹脊（双侧）、阿是穴；

第二组，大椎、肩井、曲池、外关。以上两组穴位早晚各治疗 1 次，加以疼痛点或不适部位作为阿是穴。

4. **风湿性关节炎** · 常用主穴为大椎、曲池、内关、足三里。肩部风湿性关节炎，加肩髃、肩髎；肘部风湿性关节炎，加尺泽、外关、少海；腕部风湿性关节炎,加外关、内关、大陵、阳池;膝部风湿性关节炎,加足三里、梁丘、鹤顶、(内、外)膝眼;踝部风湿性关节炎,加太溪、昆仑、照海、解溪。

急性风湿性关节炎大多1个疗程(10日)便可以完全控制症状。慢性风湿性关节炎治疗时除了要缓解关节局部症状,还要针对患者全身的风湿病症状进行有效的治疗。可选择大椎、曲池、内关、足三里等穴位,对患者的免疫力及身体综合功能进行长期的调理,并严密观察,防止其他系统并发症出现。

5. **面神经炎** · 可选取太阳、下关、颊车、地仓、阳白、迎香穴进行治疗,每日1～2次。

6. **震颤麻痹(帕金森病)** · 取穴:少海、外关、阳陵泉、足三里、三阴交。该疾病属于难治慢性疾病,使用隐形针灸治疗本病时应长期坚持治疗,切不可随意中断、停止治疗,同时要注意躯体功能障碍器官的功能康复锻炼。

7. **脑血管硬化症** · 第一组,肝俞、肾俞、足三里、外关;第二组,太阳、印堂、内关、合谷、三阴交。使用隐形针灸治疗该疾病时,可以将上述两组穴位分早、晚两次治疗,并要注意规律及长期治疗。如果伴发其他脑血管疾病时应该及时对症处理。

8. **老年性痴呆** · 第一组,肝俞、肾俞、三阴交、太冲;第二组,太阳、关元、内关、足三里、三阴交;第三组:大椎、心俞、命门、神门。本病属临床难治慢性疾病,通常出现症状时患者脑功能退化病情已经较为严重,治疗时不可急切,应该长期坚持,并规律选穴治疗。以上三组穴位可早晚交替使用,症状缓解、控制后亦需要长期坚持康复治疗。

9. **癫痫** · 第一组,水沟、腰奇、印堂、乳中;第二组,心俞、肾俞、神门、三阴交、大椎;第三组,丰隆、鸠尾、足三里、大敦。癫痫病通常急骤发作,发作期治疗时还需配合使用化学药物控制急性症状,间歇期可以长期坚持使用以上穴位治疗,上述三组穴位可分次交替使用。

10. **睡眠障碍** · 第一组,大椎、内关、安眠;第二组,心俞、三阴交、神门。以上两组穴位交替使用,早晚各2次,睡前1小时治疗。

11. **慢性支气管炎** · 第一组,大椎、天突、膻中、肺俞;第二组,内关、定喘、足三里、鱼际。慢性支气管炎发作期都伴有不同程度的呼吸道感染,在出现感染症状时还需要配合适当的抗感染治疗。以上两组穴位交替使用,早晚各1次,可长期进行康复治疗。

12. **肺气肿** · 第一组,肺俞、肾俞、定喘、关元、足三里;第二组,列缺、天突、膻中、三阴交、大椎。以上两组穴位交替使用,早晚各1次。若伴有感染症状,需配合抗感染治疗,病情平稳后积极进行肺功能锻炼,如做呼吸操。

13. **食管炎** · 第一组,中脘、天突、内关、脾俞、胃俞;第二组,气海、章门、梁门、天枢、中脘。以上两组穴位交替使用,每日1～2次,治疗期间患者应注意饮食结构调整,避免过硬、辛辣和酸性食物摄入。严重的反流性食管炎有吞咽困难者,还需要配合其他对症治疗方法。

14. **慢性胃炎** · 中脘、神阙、足三里、胃俞、脾俞、内关。使用隐形针灸治疗慢性胃炎时,若处于急性发作期每日早晚各治疗1次,并配合抗感染、抗酸治疗;若处于病情稳定期,则每日治疗1次,可长期坚持康复治疗,直至临床治愈。

15. **肠易激综合征** · 第一组,脐周四穴(脐上下左右2寸处)、足三里;第二组,脾俞、胃俞、大肠俞、中脘、气海。以上两组穴位交替使用,发作期早晚各1次,病情稳定后每日1次,效果良好。

16. **痔疮** · 第一组,长强、承山、关元、气海;第二组,次髎、足三里、二白。以上两组穴位交替使用,每日1～2次。若伴有出血、感染等症状,还需要配合止血及抗感染等治疗措施。症状缓解后亦可长期使用,可收到保护肛肠功能、防止痔疮复发的作用。

## 注意事项

· 一般用硅芯片贴到穴位15～20分钟,可产生穴位感应效应,皮肤有刺激感,产生灼热、针刺感、皮肤发红、穴位周围红晕。此种反应强度因人而异,属于正常反应,不会对皮肤有伤害,取下硅芯片后可逐渐恢复如常。偶有使用过程中产生不适觉的,停用后自动消失,其后仍可继续使用。

· 敏感者使用时可能感觉穴位刺激强烈，可缩短使用时间，效果不受影响。

· 本产品为外用器械，请勿入口；请置于儿童不能触及的地方；请勿用触摸过硅芯片的手直接揉眼睛。如不小心揉眼，有眼睛不适感，亦勿紧张，用清水冲洗一下，即可缓解恢复。

· 硅芯片质地较脆，勿用重力锤打、敲击或摔在地下，以防碎裂。

· 置于阴凉干燥处密封保存，勿受潮湿，硅芯片勿用水洗或用其他有机溶剂擦洗。

## 按 语

急性重症疾病、传染性疾病传染期不宜使用；选穴处皮肤有破损或炎症时请勿使用。

（吴耀持 孙懿君）

# 第14章

# 陶针疗法

陶针疗法是采用消毒的陶瓷片,在人体不同的部位,运用不同手法施行针刺,以防治疾病的一种方法。新石器时期人们还学会使用竹子、骨骼和陶土制作针具。在广西少数民族地区,还曾经发现过古代的陶针。从广西发现的砭石、骨针、陶针来看,远在石器时代,壮族先民已应用针刺治病。本疗法属于针灸医学中的特殊技法,它的起源与针灸学术发展有着密切的关系。在陶器文化时期中,我们的祖先创用陶针治病,在我国南方各地的民间疗法中,特别是壮族疗法中,一向以陶针为主。明代李时珍在《本草纲目》中说:"以瓷针治病,亦砭之遗意也。"清代鲍相璈在《验方新编》一书中,对瘴毒、痧症、霍乱等,均载有陶瓷针治法,陶针治病,其功能在于宣导经络,通调气血,助营卫运化,致阴阳平衡,其作用机制与经络学说相一致。

## 基本内容

### 一、用具准备和选择

取旧瓷片经洗清后,用刀脊轻轻敲击成为锋利的陶片针,锋芒分粗、中、细三类。使用时煮沸消毒半小时,或用 75％乙醇浸泡 1 小时,有条件最好用蒸汽消毒。如重刺、放血可选用锋芒锐利者,一般治疗用中等锋芒为宜,小儿须选用细锋芒者。

### 二、刺激量

1. **轻刺**·手法轻扬,刺激量小,相当于针灸的补法。
2. **重刺**·手法沉彻,刺激量大,相当于针灸的泻法。
3. **半刺**·手法介于轻刺与重刺之间。
4. **放血**·限实证。
5. **挑疳**·刺见黄色或乳白液,有去陈布新效用。

### 三、刺激分布面

1. **点刺**·单针刺一点。
2. **排刺**·依横线刺成一排。
3. **行刺**·依纵线刺成一排。
4. **环刺**·依封闭线刺成一环。
5. **丛刺**·以三针成品字式或五针成梅花式。
6. **散刺**·多以一点为中心,施行星状放射形散刺,或采用不规则散刺。
7. **集中与扩散**·"集中"手法是将刺激点的距离缩小;"扩散"手法,则是将刺激点的距离扩大。

### 四、刺激部位

根据陶针疗法的传统经验,刺激分野以线及面为主,较少一穴一针。

1. **头面部** (图 14-1、图 14-2)

(1) 发旋:在头顶毛发旋窝中心,点刺一针。发旋不明者,可按百会穴施治。

197

（2）前额行：前发际与眉际间等距中线，横列5～7针排刺。

（3）额角棱：眉凸角至发凹角纵棱线行刺。

（4）眉心：两眉头间点刺。

（5）眉弓：眉头、眉毛、眉腰共三点，均点刺。

（6）太阳：眉棱角后侧横列3～5针排刺。

（7）鼻端、翼根：鼻端隆起处点刺，又两侧直下鼻翼根点刺。

（8）水沟、承浆：水沟点刺或3～5针排刺，承浆点刺。

（9）口角：两唇角各点刺。

（10）耳周：耳周围10针环刺。

（11）颌线：沿上下颌骨线5针排刺。

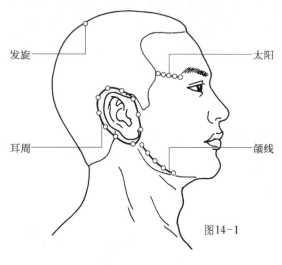

图14-1

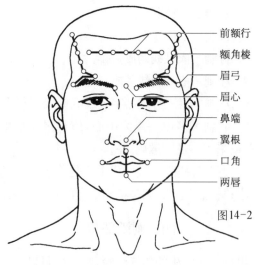

图14-2

**2. 项背部**（图14-3）

（1）背廓：颈椎至尾椎，称主脊行。颈椎两侧各一行，称项棱。以近脊者为夹脊行，远脊者为远脊行，远脊行以齐肩胛角内缘为准。颈椎7针行

刺，胸椎12针行刺，腰椎5针行刺，骶5针行刺；项棱、夹脊行、远脊行针数与脊椎同。

（2）肩棱：由颈根至肩端5～7针排刺。

（3）肩胛环：包括两肩胛骨在内做椭圆环刺，并以两膏肓穴为核心做星形散刺。集中手法点距1横指，扩散手法则2～3横指。

（4）骶鞍：在骶骨部做横鞍环状，并从尾骨端向上做扇面散刺，集中、扩散手法同肩胛环例。

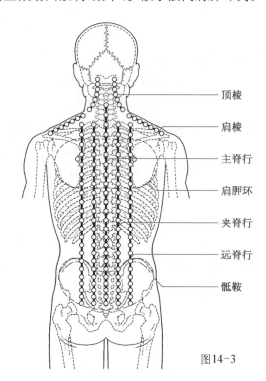

图14-3

**3. 颈胸腹部**（图14-4）

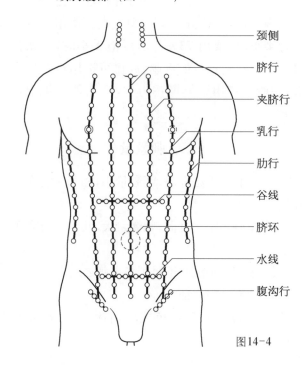

图14-4

（1）颈侧：喉骨两侧5～7针行刺。

（2）脐行：前正中线，胸骨柄上缘至耻骨上际，20针行刺。

（3）乳行：锁骨中线，长度及针数同上。

（4）夹脐行：脐行与乳行之间，长度及针数同上。

（5）脐环：绕脐环刺，距脐2～3横指。

（6）谷线：剑突下，横列7～9针排刺。

4.　**上肢部**（图14-5）

（1）手六棱：分两侧棱、两前棱、两后棱。

（2）手六关：肩、肘、腕关节，各绕1圈环刺。

（3）肘弯：青筋处重刺放血。

5.　**下肢部**（图14-6）

（1）足六棱：分两侧棱、两前棱、两后棱。

（2）足六关：股、膝、踝关节，股关节做扇形半环刺，膝关节、踝关节环刺。

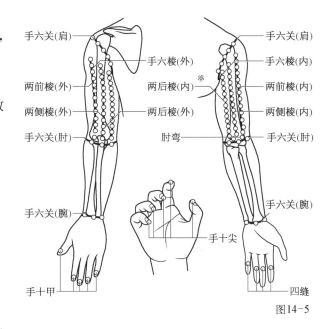

图14-5

（3）膝弯：青筋处放血。

6.　**其他**·以局部患处附近，寻敏感点散刺。

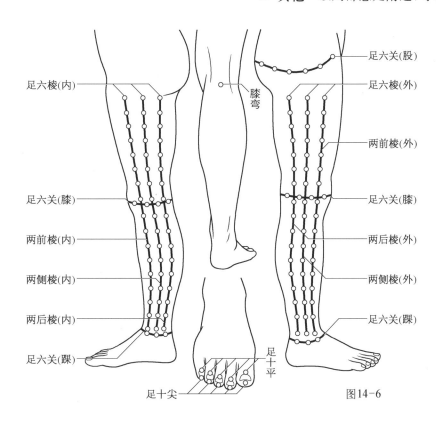

图14-6

## 五、治疗原则

陶针疗法施治的部位，以背部为主，纵取上、中、下，横分前、后、侧。刺法有轻、重、平，分野有点、线、面。背廓纵行，诸病通治。遇热证、表证、阳证、偏于上焦或气分者，以取头面颈项，上下肢后棱配合为主；遇寒证、里证、阴证、偏于下焦或血分者，以取腰脊以下，上下肢前棱配合为主；倘寒热互争，半表半里，或偏于中焦者，取中部躯干两胁，上下肢侧棱配合为主。掌握这些基本原则，才能在临床上灵活运用。

## 临床应用

陶针疗法治疗的范围甚广,一般疾病均可施治。现将一些常见病的治法简介如下。

1. **泄泻**·腰骶椎夹脊、腹部脐行、夹脐、耳背散刺、上肢前棱,运用排刺法。

2. **霍乱**·腰椎夹脊、腹脐行、脐环、肘弯、膝弯,运用放血之法,以中锋为宜。

3. **尿闭**·腰骶夹脊、水线、腹沟、下肢后棱、足小趾甲根,运用排刺、行刺或环刺法。

4. **遗尿**·腰骶夹脊、尾骨丛、下肢内侧棱、手中指甲根,运用排刺、行刺、丛刺或点刺法。

5. **痛疽**·背廓主脊、肩棱,肘关节、患部环区选刺,限阳热实证,运用放血之法。

6. **痄腮**·背廓颈椎、项棱、耳周、额线、腕关节,运用细锋轻刺。

## 注意事项

陶针是用旧陶瓷片作为针刺工具,所以一定要注意针具的消毒。先把陶瓷片擦拭、水洗清洁,然后用刀脊轻轻敲击使其分裂成锋。凡不成锋者即弃去,再用水煮沸半小时。使用时,重刺、放血刺选用锋芒粗者,一般治疗以中锋为宜,小儿则选用细锋。

## 按 语

陶针疗法,取材容易,施治方便,见效迅速,无副作用。我国南方民间使用陶针术已有相当久远的历史。本疗法虽为一种特殊技术,然历久不衰,愈见其实用价值。

(吴耀持 樊远志)

# 第15章

# 芒针疗法

芒针是一种特制的长针,一般用极细而富有弹性的不锈钢丝制成。因形状细长如麦芒,故称为芒针。运用芒针以防治疾病,称芒针疗法。芒针是在古代九针之一的"长针"基础上发展而来。早在《灵枢·九针论》中就有"长针,取法于綦针,长七寸,主取深邪远痹者也"的记载。《扁鹊心书》《医学纲目》等医籍中亦有关于芒针治疗方法的记载。芒针疗法以它独特的方法和显著的疗效,深受人们的欢迎。近年来,各地相继成立了芒针治疗专科,为芒针的研究、传授和发展创造了十分有利的条件。

## 基本内容

### 一、芒针结构特点

芒针的结构与毫针一样,都是由针尖、针身、针根、针柄、针尾组成,只是长短不同。毫针多以25～75 mm常用,芒针以125～200 mm为多,直径0.35 mm左右。临床常用芒针长度一般为167～267 mm(5～8寸)。芒针治疗一般疾病,求有效感应,不可选穴过多,一般主穴 2～3 个,配穴 3～4个。芒针疗法不仅能治疗毫针适用的病种,又能通过透刺、弯针刺法弥补常规针刺方法治疗疾病的不足,扩大了针刺治病的范围。芒针疗法操作手法较为严格,应用前需练习基本功,熟悉人体穴位深部的解剖及经络感传的相关知识。临床上,由于芒针针身相对较长,加上患者的心理恐惧,使得芒针的应用没有毫针广泛,尽管如此,还是有不少临床医生发现了芒针很多优于毫针的特点,并开始在针灸临床运用,取得了显著效果。

### 二、芒针针法的特点

芒针在治疗上可以用"疏弹趋动,技巧术行"八个字来概括,即是利用芒针深刺的手段,疏导经络、脏腑气血,运用医者弹动的针刺手法,随着针体徐徐下行,使机体各部分之间的功能处在新的动态平衡之中,然后根据人体的虚实寒热,施展医者辨证施治的技术,运用灵巧的治疗方法,达到针刺治疗疾病的目的。

### 三、芒针基本手法

1. **进针** · 右手执针,使针尖抵触穴位,左手夹持针身,利用右手的指力和腕力,左、右手同时用力,压、捻结合,迅速刺入表皮。然后使针身按照医者的要求,进入所要到达的一定部位。一般捻转幅度宜小,刺激强度宜轻。

2. **出针** · 施术完毕后,将针缓缓退向皮肤表面,再轻轻抽出,避免出血和疼痛。如有出血,应立即以干棉球按压出血处,直至血止。

3. **捻转** · 务求轻捻缓进,左右交替。以拇指对示指、中指的前后,捻转为主,切忌向同一方向捻转。

4. **辅助手法** · 用左手示指轻轻向下循按针

身,如雀啄之状。同时,略放射状变换针刺方向,以扩大感应。

5. **变向刺法** · 这种刺法要根据穴位的不同解剖特点,相应地改变左手所掌握的针刺角度,使针尖沿着变换的方向,顺利刺入。这就是右手和左手巧妙配合的弯刺手法。

## 四、芒针治疗特点

1. **配方选穴"少而精"** · 如哮喘仅取天突一个穴位,运用特定的技巧和手法,即可奏止咳平喘、宣肺通气之功效。

2. **透穴针法** · 从某一穴位进针以后,根据治疗需要,采用"点刺深透""斜刺平透""横刺沿皮透"等手法。可以从一个穴位向另一个或几个穴位透刺,也可进针后向几个方向分别透刺,如上脘向中脘、下脘透刺;气海透中极,太阳透下关;腹中向鸠尾或向两侧乳根分别透刺等。具体包括以下几个方面。

（1）针长深刺,直达病所。芒针的针体长,可直刺深透,能深刺到内脏中的一些穴位,直接对该部疾病起到消炎作用,且通过经络感传,达到一般针刺或药物不能直达的病所。

（2）一针多穴,穴少而精。芒针可直刺深透,或一针多穴,即透穴,有些病只需1～2个穴位即可解决。其治疗原理乃是通过局部刺激穴位及经络传导,反射地调节自主神经系统及大脑皮质的功能,而达增加机体抗病能力,治愈疾病的目的。

（3）缓解疼痛,作用迅速。芒针取穴深,有的刺在神经干上,有的刺在神经感受器而引起神经反射活动,反射的传出途径可通过神经或神经体液的综合活动而到达效应器官。当神经系统发生改变时,针刺有关穴位就可通过某些调节途径进行调整,而使神经功能亢进的减弱,减弱的增强,最后使之渐趋于正常,这种调节作用是神经和体液参与的

结果。

（4）针术独特,配穴灵活。为了防止针刺时损伤深部脏器,给患者带来不必要的痛苦和麻烦,芒针进针要双手进针,轻捻缓进,徐徐刺入,切忌大幅度捻转和提插。补泻手法一般按感传方向有别,根据病变特点,采取疏弹趋动技巧行针。在配穴方法上,也是灵活多样,根据不同病种、不同部位,采用相应的配穴方法,如上下配穴法、前后配穴法等。由于芒针的以上治疗特点,芒针针法值得临床医生广为运用。

## 五、芒针透穴的特点

临床上,应用芒针最常见的手法是透穴针法,主要是指芒针从某一穴位进针以后,根据穴位解剖特点、经脉的循行走向和治疗的需要来进行透刺,有的从一个方向透刺一个或几个穴位,有的进针后向几个方向分别透刺几条经脉的数个穴位。根据病变的深浅和部位不同,芒针透刺法主要有下列几种。

（1）凡病邪表浅,皮薄肉少的部位宜沿皮透刺,如面瘫口歪取地仓透水沟(人中)等。

（2）病在肌层,部位较深者,用斜刺平透多向透刺。如合谷透后溪、合谷透鱼际、公孙透涌泉、条口透承山等。

（3）病在肌腱关节,病位较深,以直刺深透,直达病所。如肩周炎采用肩井、极泉透肩贞等肩部透穴,都是深透直达病所的方法。

（4）病在深部器官,不宜从就近部位刺入者,宜定向深透直达病所。如治疗前列腺疾患,根据其腺体解剖位置的特殊性,选用秩边穴进针,定向深透5～7寸,直达水道穴,作用于支配前列腺的神经分支,感应为前列腺与会阴部抽紧及舒适感,可立即缓解患者的痛苦。因此,临床操作时可依据不同的部位采用不同的透刺手法,达到治疗效果。

## 临床应用

本疗法一般适用于神经、运动、消化、泌尿生殖等系统的疾患。如芒针针刺鸠尾、巨阙等穴,能调节上焦和全身功能,治疗头部、神经系统疾病;针刺中脘穴,能调节中焦与全身功能,治疗消化系统疾病;针刺水分、阴交等穴,能调节下焦与全身功能,治疗泌尿生殖等系统疾病。芒针能治疗各种疾病,尤其对中风、胸痹、癃闭、温病等疾病疗效更佳。

## 1. 中风（脑血管意外）

**主穴** · 印堂、天突、合谷、太冲、间使、丰隆。

**配穴** · 偏瘫配大椎透至阳，神道透腰阳关，腰俞透腰阳关。上肢配肩髃透曲池，偏历透曲池。下肢配髀关透梁丘。舌謇配通里透少海，廉泉透金津、玉液。面瘫配地仓透颊车，丝竹空透曲鬓，迎香透印堂。

**方法** · 从印堂进针向上透至上星，从天突沿皮下胸骨柄上缘，斜刺进针3～5寸，合谷透劳宫，太冲透涌泉，间使透曲池，丰隆透筑宾。每日针治1次，10次为一疗程。

## 2. 胸痹（冠心病）

**主穴** · 膻中透巨阙。

**方法** · 令患者端坐或仰卧，左手拇指按于膻中穴的下方，右手执3～4寸针抵于穴上，微斜刺入膻中穴，得气后沿皮透刺，经中庭、鸠尾穴，刺至巨阙。

## 3. 癃闭（前列腺肥大）

**主穴** · 百会，气海透关元，秩边透归来。

**方法** · 先针百会，施行捻转补法；气海用4寸针直透关元，施捻转补法；秩边针后轻捻缓进，透至归来，使针感放散至会阴及尿道，施捻转泻法。每日1次，不留针。

## 4. 瘰疬（颈淋巴结核）

**主穴** · 天井透臂臑。

**方法** · 针天井得气后，针锋直进臂臑穴，用泻法，使针感上行肩端。每日1次，左右轮用。

## 5. 胃下垂

**主穴** · 气海透梁门，中脘透大横。

**方法** · 先针气海施用补法，令感应缓缓上行至脐上，再针中脘平补平泻，令针感趋趋下行，隔日1次，10次为一疗程。

## 6. 鼻炎

**主穴** · 风池，迎香透睛明，合谷透鱼际。

**方法** · 针风池令感应放散至前额；迎香透下睛明，令鼻中有通气感；合谷透鱼际，用捻转泻法。留针半小时，隔日1次，见效为止。

---

## 注意事项

· 患者如初次接受芒针治疗，医者要耐心地向患者说明芒针特点，消除其恐惧心理。

· 患者体位要舒适固定，不可随便移动。

· 取穴宜少而精，手法宜轻而柔。

· 诊断不明的急性病，切勿滥用芒针治疗，以免延误病情。

· 掌握芒针治疗禁忌。如心、肺、肝、脾等处禁针；囟门、眼球、鼓膜、喉头、气管、胸膜、睾丸、乳头等处禁针；胸背部不宜直刺；项后诸穴，如风府、风池切忌向上斜刺，以免伤及延髓。孕妇一般不宜芒针治疗。

---

## 按 语

芒针疗法，又称透刺针法、过海针法、过梁针法等，方法独到，具有取穴精、刺激轻、痛苦少、感应强、传导快、疗效好的特点。但由于芒针操作手法较复杂，应用前必须掌握基本功，熟悉人体深部穴位的有关解剖知识，熟练手法操作，胆大心细，才能运用自如，恰到好处。

（吴耀持　樊远志）

# 第16章

# 鍉针疗法

鍉针为古代九针之一，形如黍粟、圆而微尖。鍉针疗法是按压经络穴位的皮肤表面，以治疗疾病的一种方法。近人又称"推针"，早在《灵枢·九针十二原》中就提到鍉针治疗的方法与要点。近年来有医家采用"新九针"，仿制鍉针，试用于临床，发现鍉针对某些疾病确有疗效，并发展为火鍉针、电鍉针、磁鍉针等。据《灵枢》所载，鍉针长三寸半，针头如黍粟形，圆而微尖，用于按压经脉，不能深入皮肤，为按压腧穴用具。改良鍉针，是在原有鍉针基础上，将针尖再磨制略尖些，但无锐锋，亦可用竹、木自制。

## 基本内容

### 一、针具

1. **制作** · 鍉针针尖钝圆、形如黍粟，针长 3～4 寸，针柄常用铝丝缠绕。针身以粗铜丝制成，也有采用兽骨或硬木制作的，用于穴位表面的推压，而不刺入皮肤。

2. **种类** · ① 单鍉针：即单纯的鍉针按压治病。② 火鍉针：即将鍉针头烧红熨烙病变组织。③ 电鍉针：即鍉针与电脉冲的结合。④ 磁鍉针：即鍉针与磁场的结合。

### 二、操作方法

用针时，先以右手拇、示、中三指用握笔式紧捏针柄，然后在选定的穴位或刺激点上按压片刻，以形成明显的凹坑，出现酸、胀、重等针感为准，按压时也可以拇指甲沿针柄做上下刮动，加强感觉。

### 三、刺激强度

1. **弱刺激** · 将针轻轻压在经络穴位上，待局部皮肤周围出现红晕或症状缓解时，慢慢将针提起，然后在局部稍加揉按。

2. **强刺激** · 将针重压于经络穴位上，动作要快，使患者感觉疼痛或酸胀，向上、下扩散时，迅速将针提起。

### 四、疗程

鍉针疗法一般以 10 次为一疗程，轻者 1～2 次即可。10 次后仍无效者。可改用其他疗法。

## 临床应用

本疗法适用于某些疼痛性的虚证，以及属于气分的病证，如胃痛、腹痛、腹泻、消化不良、神经性呕吐、妊娠呕吐、神经症等。火鍉针疗法对小血管瘤、疣赘、浅表色素痣、老年斑、久不愈合的溃疡面、瘘管、肛裂等有良效。

1. **胃痛** · 取内关、中脘、梁丘穴。

2. **腹痛** · 取天枢、足三里穴。

3. **腹泻** · 取天枢、上巨虚穴。

4. **消化不良** · 取上脘、里内庭穴。

5. **呕吐** · 取内关、足三里穴。

6. **神经症** · 取神门、三阴交穴。

以上病证采用锓针、电锓针、磁锓针均可。小血管瘤、疣、痣、斑、瘘管、肛裂等，以火烧灼加温针尖，根据需要烧针至白亮、通红、微红三种温度，分别用速刺或慢烙熨刺法，烧灼、烙熨病变组织，并可有即刻止血的作用。

## 注意事项

· 锓针的操作仅按压经脉穴位表面，不刺入皮肤，一般无不良反应。

· 使用火锓针时，因必须把针烧红，故退针要快而有力，以避免针体与肌肉黏着。

· 应用锓针应避开五官、内脏及大血管。

· 针具及治疗部位要严格消毒，以防止感染。

## 按 语

锓针为古代九针之一，它刺激轻，适用于经气衰弱的病证。锓针操作手法简便，只需按压在经脉及穴位的表面，不必进入皮肤，安全易行，病家乐于接受。近人又在使用锓针的基础上，创用火锓针、电锓针、磁锓针等方法，不仅扩大了锓针的治疗范围，而且提高了治疗效果。

（吴耀持　樊远志）

# 第17章

# 巨针疗法

　　巨针疗法是运用特制的粗长不锈钢针治疗疾病的一种方法。

　　本疗法继承古代"九针"中的大针与长针的特点。《灵枢·热病》篇中说："偏枯、身偏不用而痛,言不变,志不乱,病在分腠之间,巨针取之。"意思是指中风半身不遂、肌肉疼痛,而无神志昏迷的患者,可用巨针治疗。现代常用巨针治疗瘫痪、痹证等。

　　巨针针身粗长,其作用范围大,针感强,能够同时疏通经、络、筋、皮,以通经络、调阴阳、和气血、开壅通塞,起到镇痛和调整机体的内在功能的作用,从而治疗疾病。西医学认为针刺后,刺激冲动经传入神经至大脑皮质,兴奋了大脑皮质,增强了高级神经中枢的功能,从而调节了全身系统中由疾病所致的不平衡状态而起到治疗效应。巨针疗法的选穴与配穴同样是以腧穴的主治范围作为取穴依据的,所以仍须以辨证取穴为本,同时注重任督二脉腧穴,以调和阴阳。因督脉为"阳脉之海",能调节一身之阳,故刺督脉可以益肾调元,交通心肾,理血安神,调和五脏六腑的功能;任脉主一身之阴,能调节诸阴经经气,故刺任脉可以调阴阳,理血脉,调节一身精血津液,所以巨针治疗强调辨证选穴,重调督任。

## 基本内容

### 一、用具

　　为特制的直径为 0.5～1 mm 的不锈钢针,有 3 寸、5 寸、8 寸、1 尺等各种规格。

### 二、操作方法

　　1. **消毒** · 由于巨针针体粗长且针刺深,在体内存留的面积大、时间长,因此应严格消毒,针具应以高压灭菌法或 75％乙醇浸泡消毒;医者用 2％苯扎溴铵(新洁尔灭)溶液浸泡双手并用毛刷彻底刷洗清洁;对施针穴位可先用 2％碘酊消毒,再用 75％乙醇脱碘,最后施针。

　　2. **进针** · 穴位皮肤、针具和医生的手指消毒后,操作者双手持针,左手拇指、示指持住针身下端,距针尖 0.5～1 寸,右手持针柄,如针具为 1 尺,则右手持于针身中段,两手相距 4～5 寸,对准穴位,快速刺入,透过皮肤。如患者特别惧痛,可以 0.25％普鲁卡因在穴位皮下注一小皮丘,以减轻进针疼痛。进针后,按一定的方向和角度,刺至一定的部位,施行手法须根据病情轻重与患者的耐受力,达到要求的刺激量。

　　3. **出针** · 出针时须缓缓退出,用干棉球按压针孔。

　　4. **疗程** · 每日或隔日 1 次,10～15 次为一疗程。如需每日治疗,最好背部与四肢穴组成两组,轮流交替使用。

## 临床应用

巨针疗法可用于各系统的疾病如神经系统、运动系统、消化系统、呼吸系统、泌尿生殖系统，以及皮肤疾患、眼科疾患等。现临床上主要用于中风半身不遂、下肢瘫痪和痹证等。

### 一、痹证

1. **肩周炎**

**取穴**·肩髃、臂臑。

**方法**·取 3 寸长巨针在肩髃穴进针，向臂臑方向透刺，捻转得气后缓慢出针。

2. **坐骨神经痛**

**取穴**·环跳、次髎。

**方法**·取 5 寸长的巨针，自环跳穴进针，向承扶穴透刺，以 3 寸长的巨针，自次髎进针垂直向下刺。

3. **膝关节痛**

**取穴**·鹤顶、梁丘。

**方法**·取 5 寸长的巨针，自鹤顶进针向上透刺至伏兔穴，自梁丘进针透刺至风市穴。

4. **髋关节痛**

**取穴**·居髎、髀关。

**方法**·取 5 寸长的巨针，由居髎向环跳透刺，由髀关向伏兔透刺。

### 二、中风半身不遂

**取穴**·肩髃、曲池、阳陵泉、环跳。

**方法**·取 3 寸长的巨针，自肩髃向臂臑透刺，自曲池向下廉透刺，由阳陵泉向悬钟（绝骨）透刺，由环跳向承扶透刺。

### 三、瘫痪

**取穴**·主穴，由大椎透至病损脊柱，如一针无法到位，可分段接力透刺 2～3 针。

**方法**·上肢肩臂外展肌瘫痪，肩髃透三角肌；腕下垂，曲池透偏历；指屈曲，合谷透劳宫。
下肢髋屈肌瘫痪，五枢透阴廉；髋伸肌瘫痪，秩边透环跳；大腿内收肌瘫痪，血海透髀关；大腿外展肌瘫痪，阳关透风市；膝伸肌瘫痪，鹤顶透伏兔；膝屈肌瘫痪，委中透殷门；下垂足，足三里透下巨虚；背伸足，委中透承山；足内翻，阳陵泉透悬钟；足外翻，飞扬透交信。

## 注意事项

·针刺时体位要舒适，刺背部时最好取坐位，腰背宜挺直，头略低。其余部位视需要可取俯卧位或仰卧位。

·巨针既长又粗，刺激强，应先打消患者顾虑以配合治疗。

·进针均宜在皮下透刺，不宜过深，以免损伤重要脏器或组织。

·妊娠期、有严重出血倾向的患者不宜用本法。小儿头部不宜施用巨针；体虚和消瘦者须慎用；其他禁忌证同毫针疗法。

·掌握人体穴位深度的解剖知识及针刺技巧，以防意外事故发生，并应进行严格的消毒，包括患者的皮肤、针具和医者的手指。

## 按 语

巨针疗法取穴少、透穴多、刺激大、感应强，对顽固性疼痛、疑难杂症及癌症患者有较好疗效。因针具粗而长，有些神经易紧张及特别惧痛的患者不太容易接受。

（吴耀持　孙懿君）

# 第18章

# 面针疗法

面针疗法是针刺面部的特定穴位以治疗疾病的一种方法。其作用机制目前普遍认为主要以生物全息理论为基础。

中医理论蕴育了生物全息理论，生物全息理论及现代科学也进一步证实和发展了中医基础理论，认为部分是整体的缩影，部分可以再现整体之象。《灵枢·本脏》云："视其外应，以知其内脏，则知其所病矣。"朱震亨在《丹溪心法》中说："欲知其内者，当以观乎外；诊于外者，斯以知其内。盖有诸内者，必形诸外。"这种外表与内脏、部分与整体对应性思想对中医脉诊、望诊、舌诊及耳针、眼针、手针、面针、头针、第二掌骨侧速诊法等微针系统诊疗起到重要的指导作用。机体的任何相对独立部分的每一位区都与特定的整体部位之间不断地进行着信息交换，都在某种程度上反映特定整体部位的变化。相对独立部分的这些位区命名、分布规律都与整体的特点相对应，是整体的缩影。

人体是由若干脏器、感官组成，而各个部分均具有不尽相同的功能和相对独立的活动，这些都是整体活动不可缺少的组成部分，是机体统一性的基础和决定因素。所以，人体的各个组成部分之间在生理上都是相互联系，共同维持协调平衡，在病理上相互影响，并按一定规律发生转变。这是中医学在探索生命活动规律上的动态平衡观和整体观。全息胚不仅是生物体控制下的结构单位，而且也是一个相对独立的部分。它不仅在结构和功能上与其周围的部分有相对明确的边界，而且其内部还有着结构和功能上的相对完整性。所以，面部相对于人体全身来说就是一个相对完整的全息胚，人体的全部信息尤其是各器官脏腑的病理状态都可以反映于面部。因此，面针疗法就是通过人体面部这一局部区域内所存在的特定而完整的穴位体系来诊断、治疗疾病的一种针法。

本疗法是在古代从面部皮肤色泽变化来诊察疾病的基础上发展而来的。根据《灵枢·五色》篇记载，面部分为额区、鼻区、眼区、口区、耳区、颧区和颊区，每区均有面针专穴（或单或双），分别反映"五脏、六腑、肢节之部"的病证。这是经络学说"视其外应，以知其内脏"的内容之一。因为头面居于全身的首要地位，"十二经脉，三百六十五络，其血气皆上于面而走空窍"，通过经络气血的传输，使面部与全身的脏腑肢节联系为一个整体，故脏腑肢节的病理变化能在面部的一定区域反映出来。近人参考了古代文献，通过临床不断实践，于1960年创用了以面针治疗全身各部病证的方法，实现面部望诊发展到针刺治病。

## 基本内容

### 一、操作方法

1. **探查穴位** · 用毫针针柄上端,在面部相应区域,用一定指力按压,当患者觉有疼痛或异常感觉时,即是所选穴位;或用经络测定仪,通电 130～180 μA 时,针刺点有刺痛、烧灼感,亦是所需选定的治疗穴位。注意面部皮肤要保持干燥。

2. **针刺** · 用 30～32 号毫针,在选定穴位上徐徐刺入,得气后留针 10～30 分钟,每隔 5～10 分钟捻转 1 次,亦可皮内埋针。

3. **疗程** · 每日或隔日 1 次,一般 10 次为一疗程。

### 二、穴位(图18－1)

1. **首面** · 额正中点。

2. **肺点** · 即印堂穴,两眉中点。

3. **心点** · 两眼内角中点。

4. **肝点** · 心点下鼻骨下缘接鼻软骨处。

5. **脾点** · 即素髎穴,鼻尖处。

6. **膀胱、子宫点** · 人中沟中点。

7. **胆点** · 肝点两侧,内眼角直下。

8. **胃点** · 脾点两侧,鼻翼的中央。

9. **小肠点** · 胆、胃点连线中点的外方。

10. **大肠点** · 迎香穴旁开 0.4 寸处。

11. **肾点** · 大肠点外方,外眼角直下,颧骨下缘处。

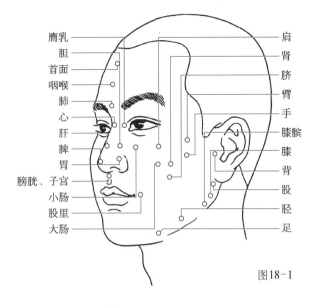

图18-1

12. **脐点** · 肾点下 0.3 寸。

13. **背点** · 颊部中央外后方 1 寸处。

14. **咽喉点** · 肺点与首面中央。

15. **膺乳点** · 心点与内眼角中点。

16. **肩点** · 胆点外方,外眼角直下处。

17. **手点** · 大肠点与背点中间处。

18. **臂点** · 肩点外与下关穴直上交叉点。

19. **股里** · 近地仓穴。

20. **股点** · 翳风穴前耳垂下 0.5 寸。

21. **膝点** · 股点下 0.5 寸。

22. **膝髌** · 膝点下 0.5 寸。

23. **胫点** · 膝髌下 0.5 寸。

24. **足点** · 胫点下 0.5 寸。

## 临床应用

本疗法应用比较广泛,凡体针所能治疗的疾病,面针应用多能取得疗效。常用于胃肠疾患、缺乳及各种痛证,对神经衰弱、高血压、痹证、哮喘等效果更好。还可以用于针刺麻醉。

1. **胃下垂** · 取脾、胃、肝、胆点。

2. **无乳症** · 取膺乳点。

3. **各种痛证**

(1)头痛:取首面点、肝点、肾点。

(2)咽喉肿痛:取咽喉点。

(3)胁痛:取肝点、胆点。

(4)痛经:取膀胱、子宫点。

(5)胃痛:取胃点。

(6)腹痛:取大肠点、小肠点、脐点。

(7)背痛:取背点、肾点。

(8)肩臂痛:取肩点、臂点。

(9)股内侧痛:取股点、股里。

(10)膝肿痛:取膝点、膝髌点。

(11)足部肿痛:取足点。

4. 面针麻醉

（1）胃全切术：取肺点、心点、胃点、脾点。

（2）胆囊切除术：取肺点、心点、胆点、肝点。

（3）阑尾切除术：取肺点、心点、大肠点、胃点或脐点。

（4）子宫或输卵管手术：取肺点、心点、子宫点或肾点、胃点或脐点。

（5）腹股沟疝修补术：取肺点、心点、小肠点、脐点、股里。

（6）股骨颈三刃钉内固定术：取肺点、心点、股股点、肾点、胆点。

另外，亦可用于胃镜检查。

## 注意事项

· 针刺前要严格消毒，防止面部感染，如有瘢痕、痤疮应避开。

· 面部血管丰富，起针时注意按压针孔，防止出血。

· 其余注意事项参见"体针疗法"。

## 按 语

面针疗法主要来源于中医诊断学望诊的论述，利用面部与相应脏腑肢节的联系，当某一脏腑或肢体某些部位患病时，在面部的相应部位可能就有异常改变，从而可以通过针刺来治疗。面针属微针疗法，是后人在《黄帝内经》面部分主五脏理论指导下创立发展起来的。面针应用较广泛，且安全方便，利于推广普及。

（吴耀持　李石胜）

针灸独特疗法聚英

# 第19章

# 眼针疗法

眼针疗法是针刺眼球周围、眼眶边缘的穴位,以治疗全身疾病的一种方法。晋代皇甫谧的《针灸甲乙经》就有针刺睛明、攒竹等眼周穴位治疗疾病的记载。

本疗法以经络与眼的联系为理论依据。《灵枢·大惑论》说"五脏六腑之精气,皆上注于目面为精",《灵枢·邪气脏腑病形》亦云"十二经脉,三百六十五络,其血气皆上于面而走空窍,其精阳气上走于目而为睛",《素问·五脏生成篇》说"诸脉皆属于目"。后汉华佗运用《黄帝内经》经络学说,根据眼球上血管形态与颜色的变化来查知病情,提出了"看眼察病法"。王肯堂的《证治准绳》卷七转引华佗云:"目形类丸,凡瞳神居中而前,如日月之丽东南而晚西北也,内有大络六,谓心、肺、脾、肝、肾、命门各主其一;中络八,谓胆、胃、大小肠、三焦(上焦、中焦、下焦)、膀胱各主其一;外有旁支细络,莫知其数,皆悬贯于脑,下连脏腑,通畅气血,往来以滋于目。故凡是病发则有形色丝络显见,而可验内之何脏腑受病也。"华佗是用八卦作为代名词,把眼球分成八个经区,以左眼为例,患者仰卧,头向北方,把眼分为八个相等区,从西北起顺时针方向为乾、坎、艮、震、巽、离、坤、兑。右眼则将左眼翻转,八卦的顺序为逆时针方向。由经区血管变化即可测知何经病变,传至何经。

眼针疗法作为一种微针疗法,由近代针灸医家彭静山教授以经络、五轮八廓、八卦学说等理论为依据结合自身经历而创。

## 基本内容

### 一、眼球经区划分方法

两眼向前平视,经瞳孔中心做一水平线并延伸过内眦,再经瞳孔中心做该水平线之垂直线,并延伸过上、下眶。于是将眼区分成4个象限,再将每1个象限划分成2个相等区(即4个象限,共分8个相等区),此8个相等区就是8个经区(图19-1)。

左眼属阳,阳生于阴,8个区排列顺序是顺时针的。右眼属阴,阴生于阳,8个区排列顺序是逆时针的,但各经区所代表的脏腑,左右皆同。

经穴分布区域与脏腑:1区,肺和大肠;2区,肾和膀胱;3区,上焦;4区,肝和胆;5区,中焦;6区,心和小肠;7区,脾和胃;8区,下焦。

每区占的范围,以钟表做比喻,用时针表示位置区域,例如左眼1区由10时30分至12时;右眼逆行,右1区为7时30分至6时,余类推。8个区计13穴。根据"看眼察病"和经络分布的8个经区,穴位在眼眶外1周,距离眼球1横指以外,上眶在眉毛下际,下眶离眼眶边缘0.2寸许叫"眼周眶区穴"。

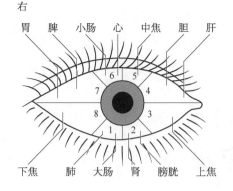
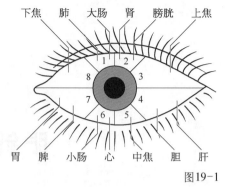

图19-1

## 二、观眼识病法

主要观察白睛血络的形状与颜色的变化,作为诊断疾病的依据。如血络根部粗大为顽固性疾病;血络曲张或怒张示病情较重;血络延伸,甚至涉及黑睛或其他区,说明病证多有传变,或有合病、并病发生;血络交叉、分叉多为郁证的传变;血络隆起,多见六腑病证;血络模糊或片状,多见肝胆病证;血络垂露多属血瘀,见于胃区,说明有虫积;血络色鲜红属实证新病;暗无色示病久;紫红是热盛;紫黑当新病转热;深绛为重症;红黄相间示轻症;淡红色主虚证或寒证;淡黄说明病情好转。

## 三、取穴原则

1. **循经取穴**·看眼眶各经区,取与症状相符合的有血管形态、色泽变化的部位。

2. **看眼取穴**·不论何病,只取眼球区血管变化最明显的经区。

3. **三焦取穴**·又称病位取穴。如头部、上肢部、胸腔部及心肺呼吸系统疾病取上焦穴;上腹部、胸背部及肝胃消化系统疾病取中焦穴;腰骶部、小腹部、下肢部及肾、膀胱泌尿生殖系统疾病取下焦穴。

## 四、找穴方法

1. **用点眼棒或三棱针柄找穴**·在"眼周眶区穴"的范围内均匀用力轻轻按压,出现酸、麻、胀、重、发热、发凉、微痛或舒服等感觉均为穴位的反应。此时可以稍加压,使皮肤出现一个小坑,作为针刺点的标志,也有的人并无任何感觉,按压后则在皮肤上出现小坑处针刺之。

2. **用经络测定仪找穴**·以探索棒按压时,仪表上指针读数最高时即是。

3. 按选好经区针刺·以瞳孔为中心找准经区界线,在经区界限沿皮直刺或横刺。

## 五、眼针的刺法

1. **点刺法**·在选好的穴位上,一手按住眼睑,患者自然闭眼,在穴区轻轻点刺5～7次,以不出血为度。

2. **眶内刺法**·在眶内紧靠眼眶眼区中心刺入,眶内针刺是无痛的,但要手法熟练,刺入准确。眶内都用直刺,针尖向眼眶方向刺入,进针0.5寸。手法不熟时,切勿轻试。

3. **沿皮横刺法**·应用在眶外,在选好的经区,找准经区界限,向应刺的方向沿皮刺入,可刺入真皮达到皮下组织中,不可再深。眶外穴距眼眶边缘2 mm。每区两穴的不可超越界限。

4. **双刺法**·不论直刺、横刺,刺入一针之后可在针旁用同一方向再刺入一针,能够加强疗效。

5. **表里配合刺法**·也叫内外配合刺法,即在选好的眼穴上,眶内、眶外各刺一针,效果更好。

6. **压穴法**·在选好的区穴,用手指压迫,患者感到酸麻为度。有的医生用火柴棒、点眼棒、三棱针柄代用针刺,而效果相同。针刺的效果是有时间性的,患者如患疼痛症,在医院针刺已止痛,夜间在家又发生疼痛,怎么办?有些患者提出这个问题,可嘱其于疼痛发作时,手压医生针过的地方,效果亦佳。儿童、畏针的患者、路远不能常来的患者都可以使用压穴法。

7. **眼区埋针法**·对疗效不巩固的患者,在眼区穴埋王不留行、皮内针均可。

8. **电针法**·不得气的,经用眼针后5分钟还不生效的患者,可在针柄上通电流以加强刺激,方法和一般电针一样。

9. **缪刺法**·一侧有病,针患侧无效时,可在对侧眼区同名穴针刺之。

10. **配合其他疗法**·眼针可以单独使用,也可以配合其他疗法使用。如体针、头针、梅花针、耳针、皮内针、按摩、气功、药物、水疗、蜡疗及各种体疗。

## 六、操作方法

嘱患者自然闭眼,先以左手拇、示指压住眼球,并绷紧皮肤,右手持32号0.5寸不锈钢针,轻轻沿皮下刺入,多取平刺和斜刺,也可直刺。但不可超越所刺的经区,亦不需用手法,如针后没有"得气",可将针稍稍提出,重新调整方向刺入。如需补泻时,按照眼针经穴分布,顺行进针为补,逆行进针为泻。

## 临床应用

本疗法可用于治疗一般常见病、多发病,尤其对中风、眩晕、头痛、腰腿痛等疾病疗效更为显著。

1. **中风**·取上焦区、下焦区(眼诊时往往在双上、下焦区见到血管粗而色赤的明显变化)。

2. **眩晕**·取上焦区、肝区。

3. **胸痹**·取上焦区、心区。

4. **头痛**·取上焦区。

5. **胃脘痛**·取中焦区、胃区、脾区。

6. **漏肩风**·取上焦区。

7. **腰腿痛**·取中焦区、下焦区、肾区。

8. **遗精**·取下焦区、肾区、心区。

9. **胁痛**·取肝区、胆区。

10. **痛经**·取下焦区、肝区。

11. **遗尿**·取下焦区、心区、肾区。

12. **目赤痛**·取肝区。

13. **近视**·取肝区、内睛明。

14. **眼睑下垂**·取脾区、上焦区。

15. **针眼**·取脾区。

16. **鼻炎**·取上焦区、肺区。

17. **音哑**·取肺区、上焦区。

18. **喉痛**·取肺区、上焦区。

19. **舌痛**·取心区。

20. **牙痛**·取上焦区、患侧翳风(龋齿不效)。

21. **耳聋、耳鸣**·取肝区、上焦区。

22. **三叉神经痛**·取上焦区。第一支痛配瞳子髎,第二支痛配四白,第三支痛配颊车。

23. **面肌痉挛**·取上焦区、脾区。

24. **面瘫**·取上焦区。

25. **项强**·取上焦区、膀胱区。

26. **老年慢性气管炎**·取肺区、咳喘穴(大椎两旁5分,向大椎斜刺5分深,不留针)。

27. **胆囊炎**·取胆区。

28. **胆道蛔虫**·取肝区、胆区。

29. **胰腺炎**·取中焦区、脾区。

30. **呕吐**·取中焦区、胃区。

31. **拒食症**·取胃区配四缝。

32. **便溏**·取大肠区。

33. **痢疾**·取下焦区、大肠区。

34. **便秘**·取大肠区、左腹结皮内针。

35. **膝关节痛**·取下焦区、膝眼。

36. **下肢痿软**·取下焦区、肾区。

37. **足跟痛**·取下焦区、胆区。

38. **神经衰弱**·取上焦区、肾区、心区。

39. **月经不调**·取下焦区、肝区、肾区。

40. **阳痿**·取下焦区、大赫。

## 注意事项

·注意针刺的方向、深浅与手法,以保护眼球不被刺伤。

·眼针范围较小,针刺穴位时不可超越所刺的经区。

·针刺时一般不用手法。

## 按 语

眼针疗法是一种由"观眼识病"发展而来的新颖独特的针灸治疗方法。眼针作为一种微针疗法，自创立以来至今，临床疗效令人满意。它操作简捷、安全有效、易于接受，不仅可以医治局部病证，更能从整体调节脏腑功能，标本兼顾，疗效显著。随着眼针在临床应用中的不断发展，其治疗病证的范围也在逐渐扩大。纵观眼针近20年的临床研究，不论内科、外科、妇科等，均有眼针治疗的相关报道，且疗效良好。尤其眼针治疗脑血管病，眼针治疗疼痛疾患，眼针治疗腹泻型肠易激综合征等疗效突出，已归为眼针的优势病种。但眼针穴位都在眼球周围，施针时一定要认真仔细，注意保护眼球，切不可掉以轻心。

（吴耀持　李石胜）

# 第20章

# 鼻针疗法

鼻针疗法是刺激鼻部范围内的特定穴位,借助脏腑、经络的联系以治疗多种病证的一种针刺方法。

鼻居面部正中,古人称之为"明堂"。《灵枢·杂病》云"哕,以草刺鼻嚏,嚏而已",《针灸大成》载有鼻准穴治鼻上生酒渣风,迎香穴治鼻息肉等。鼻针疗法主要以中医学对鼻部"色诊"的理论为基础,通过鼻部皮肤色泽变化来诊治疾病为依据发展而来的。《灵枢·五色》说"五色独决于明堂乎?……明堂者鼻也",《灵枢·五阅五使》说"五色之见于明堂,以观五脏之气",即通过观察鼻部色泽变化可以测知病生于何脏何腑。《素问·五脏别论篇》言"五气入鼻,藏于心肺",金代《疮疡全书》说"鼻居面中,为一身之血运",又说"鼻孔为肺之窍,其上气通于脑,下行于肺",提出鼻对全身气血及心肺功能活动有重要作用。鼻是经络、气血密布之处,通过经络与脏腑各部联系起来。元代《东垣十书》中说:"以窍言之,肺也;以用言之,心也。"《灵枢·邪气脏腑病形》说:"十二经脉,三百六十五络,其血气皆上于面而走空窍……其宗气上出于鼻而为嗅。"鼻是手、足阳明经与督脉交会之处,此外,手少阳小肠经、足太阳膀胱经、任脉亦循行于鼻部,故鼻为阴阳会合、诸经聚集之处,气血运行尤为旺盛,脏腑、气血的变化都可反映于鼻。针刺鼻部的特定穴位可达疏通经络、调畅气血以治疗疾病的目的。

从这些记载可以理解,鼻部对全身气血和心肺功能活动有着密切联系,而"心、神"又关系到脑。近人参考了古代文献,通过临床实践,创用了鼻针,以治疗全身的疾病。

## 基本内容

根据《灵枢·五色》"明堂骨高以起,平以直。五脏次于中央,六腑挟其两侧,首面上于阙庭,王宫在于下极"的论述,将鼻的穴位分为3条线23个刺激区(图20-1~图20-3)。

### 一、穴位定位

#### (一)第一组(鼻部基础穴位)

1. 第一条线·起于前额正中,止于鼻尖端,即鼻之正中线,共10个穴位。除卵巢穴外,皆为单穴。

(1)首面穴:额正中处,眉心至前发际中点连线的中点。

(2)咽喉穴:首面穴与肺穴之间的中点。

(3)肺穴:两眉端连线的中点(即眉心)。

(4)心穴:两目内眦连线的中点。

(5)肝穴:鼻梁最高点之下方,两颧连线与鼻正中线交叉点,心穴与脾穴连线的中点。

(6)脾穴:心穴与前阴、生殖器穴连线的中点。

(7)肾穴:脾穴与前阴、生殖器穴连线的中点。

(8)前阴、生殖器穴:鼻尖端。

(9)卵巢穴(女为卵巢,男为睾丸穴):鼻尖两

215

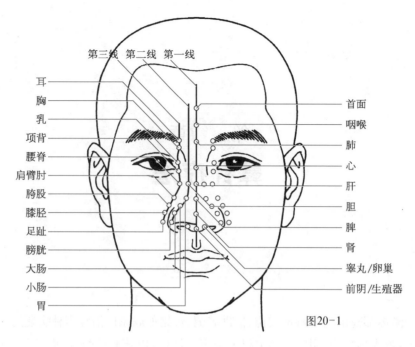

第三线 第二线 第一线

耳 ——
胸 ——
乳 ——
项背 ——
腰脊 ——
肩臂肘 ——
胯股 ——
膝胫 ——
足趾 ——
膀胱 ——
大肠 ——
小肠 ——
胃 ——

—— 首面
—— 咽喉
—— 肺
—— 心
—— 肝
—— 胆
—— 脾
—— 肾
—— 睾丸/卵巢
—— 前阴/生殖器

图20-1

侧,左右各一穴。

2. **第二条线** · 起于肝穴相平处,紧靠鼻梁骨两侧,止于鼻翼下端尽处,左右各1条,每条5个穴位。

(1)胆穴:目内眦下方,肝穴的外侧。

(2)胃穴:胆穴的下方,脾穴的外侧。

(3)小肠穴:胃穴的下方,鼻翼上1/3。

(4)大肠穴:小肠穴的下方,鼻翼的正中。

(5)膀胱穴:大肠穴的下方,鼻翼壁尽处。

3. **第三条线** · 起于眉内侧端,下行于第二条穴线外方0.1~0.2寸处,至鼻尽处为止。在鼻沟处呈对称性,左右各1条,每条线9个穴位。

(1)耳穴:眉之内侧端处。针时,向心穴方向刺。

(2)胸穴:眉棱角的下方,目窝内上。针向乳穴方向刺。

(3)乳穴:睛明穴的上方。

(4)项背穴:睛明穴的下方。

(5)腰脊穴:两颧骨的内侧,与肝穴相平。

(6)肩臂肘穴:腰脊穴的下方,与鼻翼上部相平。

(7)胯股穴:鼻上缘、肩臂肘穴的下方。

(8)膝胫穴:鼻翼正中外侧,胯股穴下方。

(9)足趾穴:胫骨的下方,与膀胱穴相平。

## (二)第二组(鼻部新穴)

1. **高血压上点穴** · 两眉正中点,即面针肺点,印堂穴。

2. **腰三角穴** · 正中点在心穴下方,鼻骨下缘;两侧点在正中点的外下方。

3. **消化三角穴** · 正中点在腰三角中点的下方;两侧点在其外下方,即鼻尖处的小等腰三角形。

4. **高血压下点穴** · 鼻尖稍下方。

5. **上肢穴** · 肩臂肘下穴。

6. **阑尾穴** · 鼻翼外上部。

7. **下肢穴** · 即胫穴。

8. **创新穴** · 两鼻孔上缘连线与鼻正中线交点处。

9. **增一穴** · 两鼻翼内沿凹陷处。

10. **增二穴** · 从增一穴起沿鼻翼内纹线延至鼻孔上沿处。

11. **子包穴** · 鼻中隔稍下,水沟穴上方。

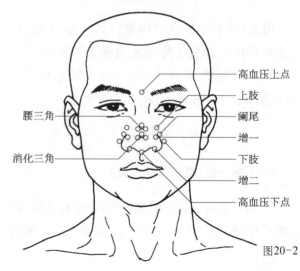

腰三角 ——
消化三角 ——

—— 高血压上点
—— 上肢
—— 阑尾
—— 增一
—— 下肢
—— 增二
—— 高血压下点

图20-2

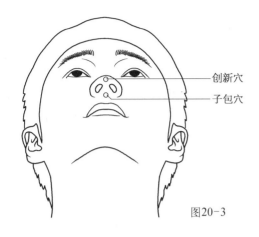

创新穴
子包穴

图20-3

## 二、选穴原则

（1）根据脏腑器官的病变选用相应的穴位，如胃病取胃点，心脏病取心点。在鼻针麻醉时，则可以根据手术切口的部位和所涉及的脏腑，选取相应穴位，如阑尾手术取大肠点。

（2）根据穴位敏感反应点来选用穴位。探索敏感点的方法一般可用毫针针柄或特制的耳穴探索针，在病变脏器的相应区域附近进行探查，遇有压痛处就是敏感反应点。

（3）根据脏象学说，选用病变脏器有生理、病理关系的穴位，往往可以提高疗效。这种选穴方法在麻醉中更为重要。例如，根据"肺主皮毛"的认识，在切皮止痛时可配用肺点；根据"肾主骨"的原理，在骨科手术中加肾点。

## 三、操作方法

（1）针刺前常规消毒，用30～32号0.5寸不锈钢毫针，以轻缓手法捻转刺入穴位，先垂直刺入皮下，然后根据穴位所在位置斜刺或透刺。捻转要轻，待患者出现酸、胀感时，可留针10～20分钟，每隔5～10分钟捻转1次。

（2）一般10次为一疗程，隔日或每日1次，2个疗程之间休息7日左右。

（3）"鼻部三针"刺法：近来徐俊武在原有鼻针穴位的基础上，按三焦理论，将鼻针疗法的穴位、操作总结归纳为上焦针、中焦针、下焦针，统称为鼻部三针。

上焦针：取头面穴针刺，得气后，将针尖偏向一侧的耳穴方向刺，得气后回针到头面穴皮下，再向另侧耳穴刺，复回针到原点皮下，然后沿正中线向下透刺心穴，得气后留针。急性病留针30分钟～5小时，慢性病可留针24小时，针柄以胶布固定。此刺法适用于上焦病证。

中焦针：取肝点进针，得气后针尖偏向一侧眶下缘刺到胆点，得气后，复回针到肝点皮下，再向另侧胃点刺去，留针。若为左侧病重，针以向左侧刺为主，并留针于左侧，反之亦然，也可逐日交替。当针刺入3～5分钟后，多数患者可有腹内微热感，或饥饿感，或肠鸣蠕动等感觉，或腹部胀痛、恶心等症状缓解。此刺法适用于中焦病证及四肢病证。

下焦针：从肾点进针，先沿中线，与鼻小柱下缘呈60°角刺达骨面，然后回针到肾点皮下，再向一侧鼻翼中部下缘刺去；又回针至肾点皮下，再向鼻小柱下缘平行刺达骨面，留针同前。刺后3～5分钟，多数患者小腹、腰部及四肢关节处可有微热感或轻松感。此刺法适用于下焦病证及四肢病证。

# 临床应用

本疗法应用范围比较广泛，对于内、外、妇、儿多种病证均有较好疗效。因为鼻针穴位一般都是按人身器官名称命名，因此穴位名称即主治相应器官疾患。

**1. 支气管炎**·取肺穴、咽喉穴、胸穴。刺胸穴时，持32号1寸毫针，由眉棱骨下方向乳穴方向刺。

**2. 急、慢性胃炎**·取胃穴、肝穴、消化三角穴、脾穴。刺胃穴待得气后可向脾穴透刺；肝穴向胆穴透针。

**3. 头痛**·取心穴、首面穴。刺首面穴，可持30号2寸毫针，由额正中处向眉心透针。

**4. 神经衰弱**·取心穴、肾穴、首面穴。刺首面穴方法同上。

**5. 高血压**·取高血压上点穴、高血压下点穴、心穴、肝穴。刺高血压上点穴时，以左手拇指、示指夹持穴位，右手持针，从上向下沿皮横刺0.5～1寸，忌向下外方向刺，免损伤眼球。得气时有胀感，或放散至鼻部。

6. **眩晕**·取肝穴、胆穴、高血压下点穴、心穴。刺肝穴时可向胆穴透针,以不刺透软骨为好。

7. **阑尾炎**·取阑尾穴、小肠穴、大肠穴。刺小肠穴,待得气后针尖向大肠穴透刺。

8. **腰痛**·取腰脊穴、肾穴、膀胱穴。刺腰脊穴,待得气后针尖可向肝穴透刺。

9. **痛经**·取卵巢穴、前阴、生殖器穴、肝穴、肾穴。刺前阴、生殖器穴。待得气后,针尖可向鼻尖两侧的卵巢穴透刺。

10. **产后缺乳**·取乳穴、肝穴、卵巢穴、胃穴。刺肝穴,待得气后,针尖可向脾穴、肾穴透刺。

11. **阳痿**·取前阴、生殖器穴、睾丸穴、心穴、肾穴。刺心穴,待得气后,针尖可向下沿肝穴、脾穴、肾穴透刺。

12. **遗尿**·取心穴、肾穴、前阴、生殖器穴。方法同上。

## 注意事项

·鼻针刺激强,应使患者预先有思想准备。

·一般采用卧位,以防晕针。

·施针前需严格消毒,避开瘢痕,以免引起疼痛或出血。

·鼻部肌肉较薄,选用针具不宜过长,针刺进皮后,不宜垂直刺入,同时应避免进针过深(一般以不刺及软骨为标准)和使用强刺激手法,以致患者难以忍受。

## 按 语

鼻针属于微针疗法,所以针刺鼻部穴位,可以治疗全身疾病,此疗法简便易学,利于推广普及。

(吴耀持　李石胜)

# 第21章

# 耳针疗法

耳针疗法泛指用针刺或其他方法刺激耳郭穴位以防治疾病的方法。通过望耳、触耳诊断疾病和刺激耳郭防治疾病的方法在我国古代文献中早有记载。近30年来,我国进行了大量耳针疗法的临床实践,并用现代科学知识开展实验研究,逐渐形成了我国独具特色的耳针学术体系。耳穴刺激方法除传统的毫针针刺外,还有电刺激法、埋针法、放血法、注射法、磁疗法、耳夹法、药敷法、贴膏法、压丸豆法、激光法等20多种方法。

在典籍中最早可追溯到2 000多年前的中医典籍《黄帝内经》,其中就有"邪在肝……取耳间青脉经去其掣"。《灵枢·口问》篇更强调"耳者,宗脉之聚也"。长沙马王堆三号汉墓出土的帛书《阴阳十一脉灸经》中就记载着与上肢、眼、颊、咽喉相联系的"耳脉"。以后《黄帝内经》中对耳与经脉、经别、经筋的关系都做了比较详尽的记载。如《灵枢·邪气藏府病形》篇云:"十二经脉,三百六十五络,其气血皆上于面,而走空窍,其精阳之气上走于目而为睛,其别气走于耳面为听。"20世纪50年代提出的形如胚胎倒影的耳穴图,促进了耳穴疗法的发展。到目前为止,我国在耳郭诊疗技术,不论是临床病例数据,还是科学实验研究方面,均处于世界领先地位。

运用现代医学手段对耳针疗法作用机制的主流研究方向基本是围绕复杂的神经系统来展开。耳郭上的神经支配非常丰富,既有与脊髓颈2～4节段相连的躯体神经,又有与脑干相连的脑神经,还有来自颈交感神经节,沿着血管分布的交感神经。故而有很多学者推测耳针疗法的作用机制与这些分布在耳郭上的神经传导有着密切的关系。

目前,国内外专家对耳针作用原理的解释有很多种,包括生物电学说、生物控制论学说、生物全息律学说、闸门控制学说、免疫学说、德尔他反射学说等。

## 基本内容

### 一、耳郭的解剖结构

要熟悉耳穴疗法,首先必须了解耳郭的解剖结构,见图21-1。

1. **耳轮** · 是耳郭外缘向前卷曲的部分。

2. **耳轮结节** · 是耳轮后上方不太明显的小结节,是动物耳、尖的遗迹,又称达尔文结节。有的人明显,有的人不太明显。

3. **耳轮尾** · 在耳轮末端,与耳垂交界处。

4. **耳轮脚** · 指耳轮深入耳腔的横形突起。

5. **耳轮棘** · 在耳轮与耳轮脚的交界处,因该处有软骨突起如棘状,故名。

6. **对耳轮** · 与耳轮相对,上部有分叉的隆起部分。上面的分叉称对耳轮上脚,下面的分叉称对

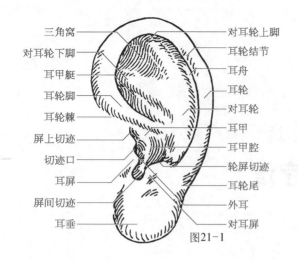

图21-1

感神经的纤维参加。各类神经分支相互重叠、组合，交织成网状的神经丛，使耳郭与躯体神经、中枢神经有密切的联系。

## 三、耳郭与经络脏腑的关系

根据《灵枢》记载，手、足三阳经直接循行于耳区，六条阴经虽不直接入耳，但都通过经别与阳经会合，故《灵枢·口问》篇云："耳者，宗脉之所聚也。"耳与脏腑同样也关系密切。可将耳背分成心、肝、脾、肺、肾五部，如"耳珠属肾，耳轮属脾，耳上轮属心，耳皮肉属肺，耳背玉楼属肝"。这种分法充分体现了中医学局部与整体的相关性，有进一步研究的价值。

## 四、耳穴的定位与主治

耳穴是指耳郭上一些特定的刺激点。耳穴在

耳轮下脚。

7. **三角窝**·指对耳轮上下脚之间构成的三角形凹窝。

8. **耳舟**·是耳轮与对耳轮之间的凹沟。

9. **耳屏**·是耳郭前面的瓣状突起，又称耳珠。在外耳道开口的前缘。

10. **对耳屏**·耳垂上部与耳屏相对的瓣状突起。

11. **屏间切迹**·耳屏与对耳屏之间的凹陷。

12. **屏上切迹**·耳屏上缘与耳轮脚之间的凹陷。

13. **轮屏切迹**·耳屏与对耳轮之间的凹陷。

14. **耳垂**·耳郭最下部无软骨的皮垂。

15. **耳甲腔**·耳轮脚以下的耳甲部。

16. **耳甲**·由对耳屏、弧形对耳轮体部与对耳轮下脚围成的四窝。几乎占耳郭的大部分。

17. **耳甲艇**·耳轮脚以上的耳甲部。

18. **外耳**·外耳道的开口，是在耳甲腔内，被耳屏遮盖着的空窍。

19. **上耳根**·指耳郭上缘与耳根附着处。

20. **下耳根**·指耳郭下缘与耳根附着处。

## 二、耳郭的血管与神经

耳郭的前面由颞浅动脉分出的上、中、下三支供血，而耳郭背面则由耳后动脉支出的上、中、下三支供血，有时枕动脉也供应耳郭背面下 1/3 部分。颞浅动脉、耳后动脉、枕动脉之间有较大的吻合支连接。前后互相穿通，在耳朵上构成了一张血液供应网。

耳郭上的神经支配非常丰富，有躯体神经的耳大神经、枕小神经、枕大神经；有脑神经的三叉神经、面神经、舌咽神经和迷走神经、副神经，还有交

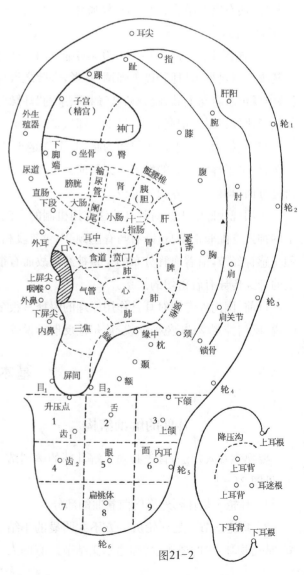

图21-2

耳郭上的分布是有其一定的分布规律可循的(图21-2)。一般而言,耳垂相当于头面部;耳舟相当于上肢;对耳轮部相当于躯干;对耳轮下脚相当于髋臀部;对耳轮上脚相当于下肢;三角窝代表着盆腔;耳轮脚代表横膈,它将耳甲一分为二;耳甲腔代表胸腔;耳甲艇代表腹腔;围绕着耳轮脚一圈是消化道;耳屏为鼻咽部;对耳屏和耳垂是头面部。由此看来,耳朵犹如一个倒置的胎儿,这为耳针疗法的临床应用提出了完整的理论依据。

现将耳穴的定位、作用与主治见表21-1。

表 21-1 耳穴的定位、作用与主治

| 解 剖 部 位 | 穴 名 | 定 位 | 作 用 与 主 治 |
| --- | --- | --- | --- |
| 耳轮脚 | 膈 | 耳轮脚 | 呃逆、皮肤病、黄疸 |
| | 耳中 | 耳轮脚中央 | |
| 耳轮部 | 直肠下端 | 耳轮起始端,近屏上切迹处 | 便秘、脱肛、腹泻、里急后重 |
| | 尿道 | 耳轮部,与对耳轮下脚下缘同水平 | 遗尿、尿频、尿潴留、尿失禁 |
| | 外生殖器 | 耳轮部,与对耳轮下脚上缘同水平 | 睾丸炎、阴道炎、阳痿 |
| | 耳尖 | 将耳轮向耳屏对折时,耳郭上面的顶端处 | 发热、急性结膜炎、急性咽喉炎、扁桃体炎、高血压 |
| | 轮 1、2、3、4、5、6 | 自耳轮结节下缘至耳垂中部下缘分成三等分,计6个点,自上而下分别为轮 1、2、3、4、5、6 | 发热、急性扁桃体炎、急性咽喉炎、上呼吸道感染 |
| 耳舟部 | 指 | 耳轮结节上方的耳舟部 | 相应部位疼痛 |
| | 腕 | 平耳轮结节突起处的耳舟部 | |
| | 肩 | 与屏上切迹同水平的耳舟部 | 肩周炎、落枕 |
| | 肘 | 在腕穴与肩穴之间 | 相应部位的疼痛 |
| | 锁骨 | 与屏轮切迹同水平的耳舟部,偏耳轮尾部 | 相应部位的疼痛、肩周炎 |
| | 肩关节 | 在肩穴与锁骨穴之间 | 肩周炎 |
| | 荨麻疹点 | 指、腕两穴之间 | 止痒、抗过敏 |
| 对耳轮上脚部 | 趾 | 对耳轮上脚的外上角 | 趾痛趾麻、甲沟炎 |
| | 踝 | 对耳轮上脚的内上角 | 足跟痛、踝关节扭伤 |
| | 膝 | 对耳轮下脚上缘同水平的对耳轮上脚起始部 | 膝痛、扭伤 |
| 对耳轮下脚部 | 臀 | 对耳轮下脚上缘后 1/2 处 | 坐骨神经痛 |
| | 坐骨 | 对耳轮下脚上缘前 1/2 处 | |
| 三角窝部 | 神门 | 对耳轮上下脚分叉处 | 镇静安神、消炎止痛 |
| | 子宫(精宫) | 耳轮缘内侧中点 | 妇科病、阳痿、睾丸炎 |
| | 交感 | 对耳轮下脚与耳轮内侧交界处 | 对内脏有解痉镇痛作用 |
| 对耳轮体部 | 腹 | 与对耳轮下脚下缘同水平的对耳轮上 | 常为腹腔病与盆腔病的配穴 |
| | 胸 | 与屏上切迹同水平的对耳轮上 | 胸痛、肋间神经炎、乳腺炎 |
| | 颈 | 在屏轮切迹偏耳舟一侧处 | 落枕 |
| | 脊椎 | 对耳轮的耳腔缘相当于脊柱,在直肠下端和肩关节同水平分别做两条线,将脊柱分成三段,自上而下分别为腰骶椎、胸椎、颈椎 | 相应部位疼痛 |
| 屏轮切迹部 | 脑干 | 屏轮切迹正中处 | 头痛、眩晕 |
| 耳屏部 | 外鼻 | 耳屏外侧面中央 | 过敏性鼻炎、鼻塞 |
| | 咽喉 | 耳屏内壁上 1/2 处 | 急、慢性咽炎 |

221

| 解剖部位 | 穴 名 | 定 位 | 作用与主治 |
|---|---|---|---|
| 耳屏部 | 屏尖 | 耳屏上部外侧缘 | 牙痛、斜视 |
| | 肾上腺 | 耳屏下部外侧缘 | 升压、抗过敏 |
| 对耳屏部 | 平喘(腮腺) | 对耳屏尖端 | 哮喘、腮腺炎 |
| | 脑点 | 在脑干与平喘穴连线中点 | 遗尿、失眠 |
| | 皮质下 | 对耳屏内侧面 | 镇静、止痛 |
| | 睾丸(卵巢) | 对耳屏内侧前下方,位于皮质的下方 | 副睾炎、月经不调 |
| | 额 | 对耳屏外侧面的前下方 | 头痛、头晕、失眠 |
| | 枕 | 对耳屏外侧面的后下方 | 头痛、神经衰弱 |
| | 颞(太阳) | 额穴与枕穴连线的中点 | 头痛、偏头痛 |
| 耳轮脚周围部 | 口 | 耳轮脚下方内 1/3 | 面瘫、口腔溃疡 |
| | 食道 | 耳轮脚下方中 1/3 | 吞咽困难 |
| | 贲门 | 耳轮脚下方外 1/3 | 恶心、呕吐 |
| 耳甲艇部 | 膀胱 | 对耳轮下脚下缘,大肠穴直上方 | 遗尿、尿潴留 |
| | 肾 | 对耳轮下脚下缘,小肠穴直上方 | 腰痛、耳聋、耳鸣 |
| | 肝 | 胃穴的外上方 | 眼病、胁痛、肝痛 |
| | 脾 | 胃穴的外下方 | 腹胀、消化不良 |
| | 胰、胆 | 十二指肠穴的上方 | 胆道疾病、消化不良 |
| 耳甲腔部 | 心 | 耳甲腔中央 | 心悸、胸痛、癔病 |
| | 肺 | 心穴的上下后方呈马蹄形区 | 咳喘、感冒、皮肤病 |
| | 气管 | 在口穴与心穴之间 | 咳喘 |
| | 内分泌 | 屏间切迹内侧 | 痛经、月经不调、肥胖 |
| | 三焦 | 在内分泌、皮质下和肺区之间 | 便秘、浮肿 |
| 耳垂部 | 目 1 | 屏间切迹前下方 | 青光眼、假性近视、睑腺炎(麦粒肿) |
| | 目 2 | 屏间切迹后下方 | |
| | 眼 | 耳垂 5 区的正中 | |
| | 牙痛点 1 | 耳垂 1 区的后下角 | 相应部位的牙痛、牙周炎,可用于拔牙麻醉 |
| | 牙痛点 2 | 耳垂 4 区正中 | |
| | 颌关节 | 耳垂 3 区正中 | 颌关节炎 |
| | 内耳 | 耳垂 6 区正中 | 耳鸣、听力减退 |
| | 扁桃体 | 耳垂 8 区正中 | 扁桃体炎 |
| | 面颊区 | 耳垂 5、6 区交界线周围 | 面瘫 |
| 耳背部 | 降压沟 | 对耳轮下脚沟 | 高血压 |
| | 耳迷根 | 耳背与乳突交界之耳根部,与耳轮脚同水平 | 头痛、鼻塞、胆道蛔虫症 |
| | 上耳背 | 耳甲艇后隆起的最高突起处 | 腰背病、皮肤病 |
| | 中耳背 | 上耳背穴和下耳背穴连线的中点 | |
| | 下耳背 | 耳甲腔隆起的最高突起处 | |
| | 上耳根 | 耳根的最上缘 | 止痛,治瘫 |
| | 下耳根 | 耳根的最下缘 | |

## 五、耳穴的配方原则

治疗疾病需要处方配穴,耳穴治病的配方是根据如下原则来制定的。

1. **根据中医脏腑理论与经络循行的路线取穴**·如肝开窍目,眼病取肝;心藏神,神经衰弱、失眠,取心;肾主骨,增生性关节炎取肾;肺主皮毛,皮肤病取肺;肝、胆经循行于人体侧面,偏头痛、胁痛取肝、胆等。

2. **根据现代医学理论取穴**·如妇科病、生殖系统疾病取内分泌,各种疼痛病取皮质下,血管性疾病取肾上腺,神经系统疾病取脑干、脑点等。

3. **根据疾病部位取穴**·如胃病取腹,膝关节炎取膝等。

4. **经验穴**·如镇静、止痛取神门等。

## 六、耳穴的探查方法

当机体有病时,在耳郭的相应区域会出现反应点,但到底反应点在这区域的哪一点,应结合探查来确定耳穴的位置,以提高疗效。探查可采取以下三种方法。

1. **肉眼观察法**·观察耳郭上变形、变色,如鳞屑、水疱、丘疹、硬结、软骨增生、色素沉着,以及血管的形状、颜色变异等。

2. **压痛点探查法**·用弹簧探针或毫针柄,以均匀的压力在耳郭相应部位,由中央向周围、自上而下、自外而内的探压,最痛的敏感点就是要找的穴位。

3. **电测定法**·采用目前常用的测定皮肤电阻的"良导点测定仪",测定耳穴的电阻,电阻低的耳穴可通过指示灯、音响、仪表反映出来,即是要找的穴位。

## 七、耳穴的刺激方法

随着科学和技术的发展,耳穴的刺激方法愈来愈多,现介绍几种常用和有效的方法,供选择应用。

1. **毫针法**·即用毫针针刺耳穴治疗疾病的一种常用疗法,一般采用0.5寸、1寸的28、30号毫针。先探测耳穴敏感点,针具经过消毒,然后快速刺入耳穴。大多数耳穴垂直进针,以刺入软骨为度,个别穴位以水平位进针,如交感、耳迷根等。留

针15~60分钟,一般慢性病、疼痛性疾病留针时间可延长。起针时以消毒干棉球压迫针眼,以免出血,再以碘酊涂擦消毒,以防感染。

2. **电针法**·即将传统的毫针法与脉冲电流刺激相结合的一种疗法。先将毫针分别刺入选定的耳穴,然后将电针仪的输出正负极接于毫针针柄上,在全部旋钮都在零的位置时,启动电源开关,选好频率与波形,进一步调高输出电流强度至所需的刺激量。通电时间以10~20分钟为宜。治毕将电位器拨回零位,再关闭电源,撤去电线,然后起针。电针法临床常用于神经系统疾病、内脏痉挛病、哮喘,还应用于耳针麻醉等。

3. **水针法**·即将微量药物注入耳穴,通过注射针对穴位的作用,以及注入药物的药理作用的共同刺激,以治疗疾病的一种方法,又称"耳穴封闭"法。

(1)注射药物的种类:品种较多,必须刺激性小,对组织无坏死作用,且容易吸收。① 表面麻醉剂:普鲁卡因、利多卡因。② 维生素类:维生素$B_1$、$B_{12}$、C、E注射液。③ 中药制剂:鱼腥草、板蓝根、黄芪、附子、生地黄、丹参、当归、威灵仙、七叶一枝花等注射液。④ 解痉药:阿托品、山莨菪碱等。⑤ 中枢兴奋药:哌甲酯(利他灵)、洛贝林、尼可刹米等。⑥ 生物制品:胎盘组织液、氨酪酸等。⑦ 止血类:卡巴克络(安络血)、维生素$K_3$。⑧ 止痛药:哌替啶(杜冷丁)、阿法罗定(安侬痛)。⑨ 止喘药:氨茶碱、盐酸肾上腺素。⑩ 其他:生理盐水、蒸馏水。

(2)操作方法:以结核菌素注射器配26号针头,吸取药液,分别注入耳穴的皮内或皮下,将针芯回抽,如无回血,则缓慢推注药液,每穴0.1~0.5 ml。注入后,局部隆起药物肿泡,此时可产生痛、胀、红、热等反应。隔日1次,10次为一疗程。

4. **梅花针法**·即用梅花针叩刺耳穴治病的一种疗法。先自行按摩双耳数分钟,使之呈轻度充血状态;左手托住耳郭,右手持消毒的梅花针在选定的耳穴区做快速雀啄样叩刺,刺激强度由轻到重。叩打后,耳郭充血发热,或有少量渗血。每日1~2次,10次为一疗程。

5. **埋针法**·即将皮内针埋于耳穴内治疗疾病

的一种方法。皮内针有颗粒式和撳钉式两种,耳穴埋针应选用撳钉式。用左手固定耳郭。右手用镊子夹住消毒的皮内针针柄,轻轻刺入所选定的穴位皮内,一般刺入针体的2/3,刺入后再用胶布固定。或直接将已消毒的撳钉式皮内针的针柄,贴在预先剪好的小块胶布中央,再按撳于耳穴内。一般埋患耳即可,每日自行按压3次,留针3～5日,10次为一疗程。

6. **耳灸法** · 即以温热刺激耳郭治病的一种方法。

(1)绒香灸:用点燃的绒香对准耳穴悬灸,取2～3穴,患者以感到温热疼痛为度,每穴灸治2～3分钟,每次灸10～15分钟,隔日1次,双耳皆灸。10次为一疗程。

(2)灯草灸:将一段蘸油的灯心草,竖置于患者耳穴上,点燃灯心草,在燃尽时会发出轻微的爆声。

(3)火柴灸:可用划燃的火柴头对准所选耳穴,迅速按灸一下,1～2秒钟,每次取1～2穴,双耳交替灸之。

(4)艾温灸:如温灸全耳,可用艾条悬灸,待耳朵充血、灼热即可,急性病每日1次,慢性病隔日1次。

7. **放血法** · 即用三棱针在耳穴上点刺出血治疗疾病的一种方法。先按摩耳郭,使其充血,常规消毒穴位皮肤,左手固定耳郭,右手持消毒三棱针,对准耳穴,迅速刺入约2 mm深,放5～10滴血。隔日1次,急性病可1日施治2次。

8. **光针法** · 即以小功率的气体激光器刺激耳穴,以获取治疗作用。本法无损害、无痛感,对儿童尤为适宜。激光器接通电源后,调节电压,待红色激光束稳定输出,达到该机最佳工作范围时,即可照射耳穴。如电压不稳定,激光束有闪烁现象,应随时调整,以免影响疗效。每日或隔日照射1次,每次照射2～3分钟。10次为一疗程,疗程间休息1周。

## 临床应用

本疗法适应范围极广,可适用于内、妇、儿、眼、五官、泌尿、神经、皮肤等各科的疾病,近年来治疗病种又有新的发展。

1. **呃逆** · 取膈、神门穴。

2. **胃痛** · 取胃、神门、腹穴。

3. **支气管哮喘** · 取肺、气管、平喘、肾上腺、神门穴。

4. **心动过速** · 取心、交感、神门、皮质下、小肠穴。

5. **高血压** · 取肾上腺、降压沟、心、神门穴。

6. **恶心呕吐** · 取胃、肝、脾、神门穴。

7. **便秘** · 取大肠、直肠下段穴。

8. **腹泻** · 取胃、大肠、直肠下段、脾穴。

9. **单纯性肥胖** · 取口、食道、十二指肠、胃穴。

10. **遗尿** · 取肾、膀胱、肝、皮质下、尿道穴。

11. **尿频** · 取膀胱、肾、脑点穴。

12. **白细胞减少症** · 取肾上腺、神门、脾、肾穴。

13. **输液、输血反应** · 取神门、肾上腺、皮质下穴。

14. **癌肿疼痛** · 取皮质下、心、耳尖穴及病变部位。

15. **戒烟** · 取肺、内分泌、肝、皮质下穴。

16. **神经衰弱** · 取神门、心、皮质下、脑点穴。

17. **头痛** · 取额、枕、颞、皮质下、脑点、耳尖穴。

18. **偏头痛** · 取额、太阳、枕、神门穴。

19. **面神经炎** · 取眼、颊、肝、口穴。

20. **四肢痛** · 取神门、额、皮质下穴及相应部位。

21. **扭挫伤** · 取神门、皮质下穴及相应部位。

22. **落枕** · 取颈、颈椎穴。

23. **术后切口痛** · 取皮质下、神门、肺穴及手术切口相应部位。

24. **带下** · 取子宫、肝、脾穴。

25. **痛经** · 取子宫、内分泌、腹、乳腺穴。

26. **乳汁不足** · 取内分泌、胸、乳腺穴。

27. **荨麻疹** · 取肺、荨麻疹点、肾上腺、肝穴。

28. **带状疱疹** · 取肺、皮质下、内分泌穴及相应部位。

29. **睑腺炎(麦粒肿)、结膜炎** · 取耳尖穴。

30. **近视**·取眼、肝、肾穴。

31. **鼻衄**·取内鼻、肺、神门、肾上腺穴。

32. **急性扁桃体炎**·取耳尖及轮 3、4、6 穴并

放血。

33. **颞颌关节功能紊乱**·取口、颊、上颌、下颌穴。

## 注意事项

· 严重心脏病者不宜采用,更不宜强刺激。

· 严重器质性疾病及伴严重贫血者不宜采用。

· 外耳有湿疹、溃疡、冻疮破溃等不宜采用。

· 妊娠妇女、有习惯性流产史者宜慎用。

· 消毒应严格,一旦耳郭感染较难痊愈,因耳郭血液循环差,严重者可导致耳郭肿胀、软骨坏死、萎缩、畸变,故应积极预防。

· 对肢体活动障碍及扭伤的患者,在耳针留针期间,应配合适量的肢体活动和功能锻炼,有助于提高疗效。

· 耳针法也可能发生晕针,应注意预防并及时处理。

## 按 语

本疗法发展极快,方法又多,能广泛为临床所应用,具有适应证广、疗效好、简便易行、花费低廉、副作用少的特点,尤其是采用激光方法治疗,更是简便易行,痛苦少,受到患者欢迎。

(吴耀持 李石胜)

# 第22章

# 舌针疗法

舌针疗法，是针刺舌体上一些特定的穴位以治疗疾病的一种方法。源于《黄帝内经》，历代医家对舌针亦有所发展，如《针灸大全》记载了金津、玉液等舌穴，但舌针一直未形成体系。最先提出舌针疗法的是云南省著名中医专家管正斋先生。管老出身中医世家，曾留学日本，参加承淡安先生中国针灸学研究社的早期创建工作。1936年，管正斋先生在中国针灸学研究社创办的《针灸杂志》上首次发表了"舌针刺法"的学术论文，开创了舌针疗法先河。20世纪50年代，他根据《黄帝内经》舌与脏腑经络关系的理论，结合祖传针法和自己数十年的临床经验，创立了"管氏舌针"，提出了24个基础舌穴的定位及主治，总结了舌针配穴法、舌针刺法及临床应用等理论，规范了舌针疗法。经嫡系传人管遵惠及其门人弟子的推广应用，舌针疗法逐渐成为针灸学的一个独立分支。目前舌针已在国内外得到了广泛应用。

舌为心之苗，又为脾之外候，脏腑气血上营于舌，而舌与脏腑的联系是通过经络实现的。如手少阴心经之别系舌本；足太阴脾经连舌本，散舌下；足少阴肾经挟舌本；足厥阴肝经络舌本；足太阳之筋，其支者，别入结于舌本；足少阳之筋，入系舌本；上焦出于胃上口，上至舌，下至足阳明等。这些说明五脏六腑都直接或间接地通过经络、经筋与舌相连，脏腑的精气上荣于舌，脏腑的病变也必然影响精气的变化而反映于舌象，亦即舌不仅具有辨滋味、调声音、拌食物等生理功能，而且它和肌体是一个整体，为脏腑的外候。舌与全身脏腑器官密切联系，针刺舌上的特定穴位，具有舒筋通络、活血止痛的功效，可用以治疗多种病证。

舌与脏腑经络的关系，在《黄帝内经》中有很多记载，如《素问·阴阳应象大论篇》说"心主舌……在窍为舌"，《灵枢·脉度》篇也说"心气通于舌，心和则舌能知五味矣"。另外，如《灵枢·经脉》篇云"手少阴之别……系舌本"，又说"肝者，筋之合也，筋者聚于阴器，而脉络于舌本也"。因为脏腑经脉气血上通于舌，脏腑经脉的病变亦可以从舌反映出来，通过针刺舌上的穴位，可以治疗全身疾病。早在《黄帝内经》已有了舌针的记载，如《灵枢·终始》篇云："重舌，刺舌柱以铍针也。"《素问·刺禁论篇》曰："刺舌下中脉太过，血出不止为喑。"可见古代医家，不仅运用了舌针，而且已积累了一定的临床经验。近人在历代医家的基础上，通过临床实践又创用了一些舌针新穴，并扩大了舌针治疗疾病的范围。

## 基本内容

### 一、穴位定位与主治

1. **基础舌穴组** （图22-1）

（1）心穴：位于舌尖部，主治心经相应疾病。

（2）肺穴：位于心穴两旁0.3寸，主治肺经相应疾病。

（3）胃穴：位于舌面中央、心穴后1寸。主治胃经相应疾病。

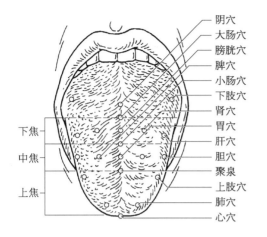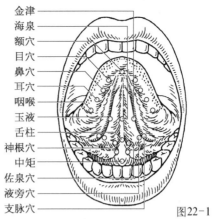

图22-1

（4）脾穴：位于胃穴旁开 0.4 寸。主治脾经相应疾病。

（5）胆穴：位于胃穴旁开 0.8 寸。主治胆经相应疾病。

（6）肝穴：位于胆穴后 0.5 寸。主治肝经相应疾病。

（7）小肠穴：位于胃穴后 0.3 寸。主治小肠经相应疾病。

（8）膀胱穴：位于小肠穴后 0.3 寸。主治膀胱经相应疾病。

（9）肾穴：位于膀胱穴旁开 0.4 寸。主治肾经相应疾病。

（10）大肠穴：位于膀胱穴后 0.2 寸。主治大肠经相应疾病。

（11）阴穴：位于大肠穴后 0.2 寸，舌根部。主治前后阴疾病。

（12）聚泉：位于舌面中央，胃穴前 0.4 寸。主治消渴、舌强等。

（13）上肢穴：位于肺穴与胆穴之间，舌边缘。主治上肢疾病。

（14）下肢穴：位于阴穴旁开 1 寸，近舌边缘。主治瘫痪。

（15）三焦穴：从聚泉穴引一横线，舌尖部分统称上焦穴。通过小肠穴引第二横线，一、二横线之间为中焦穴。通过大肠穴引第三条横线，小肠穴与大肠穴横线之间为下焦穴。三穴分别主治上、中、下焦相应疾病。

（16）额穴：将舌向上卷起，舌尖抵上门齿舌尖正下 0.3 寸。主治头痛、眩晕。

（17）目穴：位于额穴斜下 0.3 寸。主治目赤肿痛。

（18）鼻穴：位于舌边缘与舌下静脉之间，目穴下 0.2 寸。主治鼻塞、鼻渊。

（19）耳穴：位于鼻穴斜下 0.2 寸。主治耳鸣、耳聋。

（20）咽喉穴：位于耳穴正下 0.2 寸。主治咽喉肿痛。

（21）海泉：将舌卷起，位于舌下中央系带上。主治呃逆、消渴。

（22）金津、玉液：舌尖向上反卷，上下门齿夹住舌，使舌固定，舌下系带两侧静脉上，左名金津、右名玉液。主治口疮、舌炎、喉痹、呕吐、漏经。

（23）舌柱：舌上举，在舌下之筋如柱上。主治重舌、舌肿。

（24）中矩：舌上举，位于舌底与齿龈交界处。主治舌燥、中风舌强不语。

**2. 舌针新穴**

（1）神根穴：舌底舌下系带根部凹陷中。主治高血压、脑血栓。

（2）佐泉穴：舌底舌下系带两侧内阜近舌下腺导管开口处。主治中风后遗症。

（3）液旁穴：在左右舌下静脉内侧距舌根部 1/3 处。主治高血压、脑血管病后遗症。

（4）支脉穴：在左右舌下静脉外侧距舌根部分处。主治高血压、脑血管病后遗症。

## 二、操作方法

（1）舌针前，一般给予患者 3% 过氧化氢或 1:5 000 高锰酸钾液漱口，以清洁口腔。

（2）针舌面穴位时，患者自然伸舌于口外；针舌底穴位时，患者将舌卷起，舌尖抵住上门齿，将舌固定；舌尖向上反卷，用上下门齿夹住舌，使舌固定;亦可由医者左手垫纱布敷料,固定舌体于口外,进行针刺。

（3）针刺时采用快速进针,斜刺 1 寸左右,手法采用捻转与提插相结合的方法,留针 5 分钟。

（4）舌穴刺血法:一般采用 26 号 1.5 寸长毫针,在选用穴位上,快速浅刺放血。

## 临床应用

本疗法适应于舌体及肢体运动功能障碍的有关病证,如舌麻、舌体歪斜、木舌、重舌、口内异味感和肢体瘫痪、麻木、咽痛等。另外,还可治疗脏腑经络病证,如高血压、肩周炎、心血管病等。

1. **中风后遗症** · 可取神根穴、佐泉穴、液旁穴、支脉穴。

2. **高血压** · 可取神根穴、液旁穴、支脉穴、心穴。

3. **心血管病** · 可取心穴、上焦穴。

4. **肩周炎** · 可取健侧上肢穴、脾穴,配患侧曲池、合谷。

5. **口舌糜烂** · 取心穴、脾穴、金津、玉液。

6. **重舌、舌肿** · 取舌柱、聚泉。

7. **舌强不语** · 取中矩,配廉泉。

8. **舌麻、舌体歪斜** · 取心穴、脾穴、神根穴、佐泉穴。

## 注意事项

· 严格消毒,避免针刺感染,或口腔污染。

· 体弱、急重病患者禁忌,防止晕针。

· 注意掌握针刺深度与手法。

· 舌穴放血时,须严格掌握"针不宜过粗,刺不宜过深,血不宜过多"的原则。

· 有自发性出血或凝血功能较差的患者,不宜针刺。

## 按 语

舌针属微针疗法。运用舌针治病,古代医家积累了丰富的经验,近人又在继承的基础上,新发现了一些穴位。临床证明,此疗法方法简单,适应证广,疗效亦较显著。

（吴耀持　李石胜）

# 第23章

# 头针疗法

头针疗法,又称头皮针疗法、颅针疗法,是根据大脑皮质功能定位的理论,在头皮划分出皮质功能相应的刺激区,在有关刺激区进行持续、快速捻针以治疗疾病的一种方法。

本疗法是在传统的针灸医学理论基础上发展起来的。《素问·脉要精微论篇》指出"头为精明之府"。明代张介宾谓:"五脏六腑之精气,皆上升于头。"头为诸阳之会,手、足六阳经皆上循于头面。手、足阳明经分布于前额及面部,足阳明胃经"起于鼻,交颃中,旁约太阳之脉,下循鼻外……上耳前,过客主人,循发际,至额颅……"手、足少阳经分布于头侧部。手少阳三焦经"……其支者,从耳后入耳中,出走耳前,过客主人前,交颊,至目锐眦"。足少阳胆经"起于目锐眦,上抵头角,下耳后,循颈行手少阳之前……其文者,从耳后入耳中,出走耳前,至目锐眦后……"手、足太阳经分布于头颊、头颈部。足太阳膀胱经"起于目内眦,上额,交巅;其支者,从巅至耳上角;其直者,从巅入络脑,还出别下项……"督脉"上至风府,入于脑,上巅,循额,至鼻柱"。六阴经中则有手少阴经与足厥阴经直接循行于头面部,尤其是足厥阴肝经在"循喉咙之后,上入颃颡,连目系,上出额,与督脉会于巅;其支者,从目系下颊里,环唇内……"除手少阴经与足厥阴经脉直接上行头面之外,所有阴经的经别合入相表里的阳经之后均到达头面部。因此,人体的经气通过经脉、经别等联系集中于头面部。在气街学说中"头之气街"列为首位,其原因也在于此,并因此而有"气出于脑"的阐述。说明头部与人体内的各脏腑器官的功能有密切的关系,头面部是经气汇集的重要部位。本疗法由山西的焦顺发同志于1971年首先提出,并以大脑皮质功能定位为理论依据,以针刺为手段治疗各种疾病。临床常用于脑源性疾病。经过40多年的临床实践,医家对头针刺激区的定位、适应范围和刺激方法等,积累了丰富的经验,充实和发展了传统的针灸方法,并逐渐成为一些国家临床医生常用的治病方法之一。为了适应国际针灸学术交流和发展的需要,中国针灸学会组织专家多次研究讨论,按分区定经,经上选穴,并结合古代透刺穴位方法,制定了《头皮针穴名标准化方案》,并于1984年在日本召开的世界卫生组织西太区会议上正式通过。

## 基本内容

由于临床上定位取穴的方法有所差异,本疗法具体内容及其应用也有所不同,现分述介绍如下。

### 一、以大脑皮质的功能定位为主

#### (一) 标准线(图 23-1～图 23-6)

1. **前后正中线**·从眉心至枕外隆凸下缘的头部正中连线。

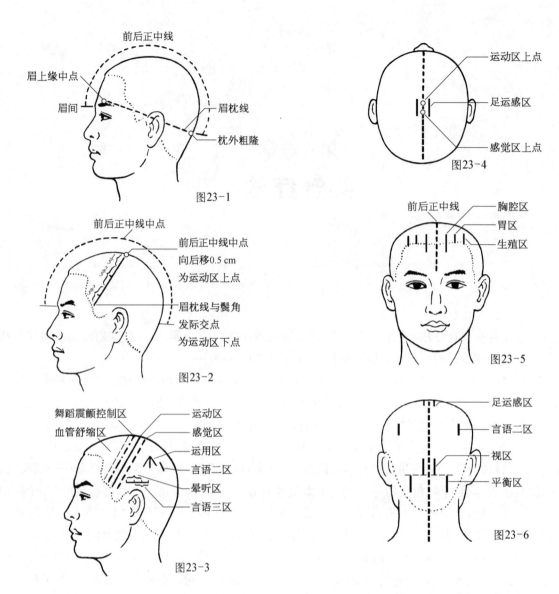

图23-1

图23-2

图23-3

图23-4

图23-5

图23-6

图23-1中标注：前后正中线、眉上缘中点、眉间、眉枕线、枕外粗隆

图23-2中标注：前后正中线中点、前后正中线中点向后移0.5 cm为运动区上点、眉枕线与鬓角发际交点为运动区下点

图23-3中标注：舞蹈震颤控制区、血管舒缩区、运动区、感觉区、运用区、言语二区、晕听区、言语三区

图23-4中标注：运动区上点、足运感区、感觉区上点

图23-5中标注：前后正中线、胸腔区、胃区、生殖区

图23-6中标注：足运感区、言语二区、视区、平衡区

2. 眉枕线·从眉毛上缘中点至枕外隆凸尖端的头部侧面水平连线。

（二）刺激区的定位与主治（表23-1）

表23-1 刺激区的定位与主治

| 刺激区名称 | 定位 | 大脑皮质相应位置 | 主治 |
|---|---|---|---|
| 运动区 | 上点在前后正中线的中点往后移0.5 cm处，下点在眉枕线与鬓角发际交点，上下点之间的连线 | 大脑皮质中央前回 | 上1/5治疗对侧下肢瘫；中2/5治疗对侧上肢瘫痪；下2/5治疗对侧中枢性面瘫、运动性失语、流涎、发音障碍 |
| 感觉区 | 自运动区后移1.5 cm的平行线 | 大脑皮质中央后回 | 上1/5治疗对侧腰腿痛、麻木、感觉异常及头项疼痛、头晕；中2/5治疗对侧上肢疼痛、麻木、感觉异常；下2/5治疗对侧面部麻木、偏头痛、三叉神经痛、牙痛、颞颌关节炎 |
| 舞蹈震颤控制区 | 自运动区向前移1.5 cm的平行线 | 大脑皮质中央前回 | 舞蹈病、震颤麻痹综合征 |
| 血管舒缩区 | 自舞蹈震颤控制区向前移1.5 cm的平行线 | 大脑皮质中央前回 | 原发性高血压、皮质性浮肿、头晕头痛、失眠 |
| 足运感区 | 前后正中线旁开左右各1 cm，从感觉上点往后1 cm，与前后正中线平行约3 cm | 顶叶 | 下肢瘫痪、麻木、疼痛及急性腰扭伤、夜尿、子宫脱垂 |

| 刺激区名称 | 定 位 | 大脑皮质相应位置 | 主 治 |
|---|---|---|---|
| 晕听区 | 耳尖直上 1.5 cm,向前后各移 2 cm 长的水平线 | 颞叶 | 神经性耳聋、头晕、内耳性眩晕 |
| 言语二区 | 顶骨结节后下 2 cm,向下做平行于正中线长 3 cm 的直线 | 顶叶 | 命名性失语症 |
| 言语三区 | 晕听区中点向后平移 4 cm 长的直线 | 颞叶 | 感觉性失语症 |
| 运用区 | 以顶骨结节为起点,向下、前、后分别成 40°角、长 3 cm 的直线 | 顶叶 | 失用症 |
| 视区 | 与枕外隆凸平齐,旁开 1 cm,向上做平行于正中线长 4 cm 的直线 | 枕叶 | 皮质性盲症 |
| 平衡区 | 与枕外隆凸平齐,旁开 4 cm,向下做平行于正中线长 4 cm 的直线 | 颞上回 | 小脑性的平衡失调 |
| 胃区 | 以瞳孔直上的发际处为起点,向上做平行于正中线长 2 cm 的直线 | 额叶 | 胃痛、呕吐、上腹部不适 |
| 生殖区 | 以额角处为起点,向上做平行于正中线长 2 cm 的直线 | 颞叶 | 功能性子宫出血、盆腔炎、带下、子宫脱垂(可配足运感区) |
| 胸腔区 | 在胃区与前后正中线之间,从发际向上下各做 2 cm 长平行于正中线的直线 | 额叶 | 胸痛、胸闷、心悸、哮喘、呃逆 |

### (三)选穴原则

(1)单侧肢体病,一般选用病肢对侧的刺激区。双侧肢体病,选用双侧刺激区。内脏或全身性疾病,选用双侧刺激区。

(2)一般针对不同疾病在脑部的定位,选用该代表刺激区为主,还可根据兼证选用其他有关刺激区配合治疗。如下肢瘫痪,除选用双下肢运动区外,还可配足运感区;上肢瘫痪又肩关节疼痛时,可针上肢运动区配上肢感觉区等。

### (四)操作方法

患者取坐位或卧位,选定刺激区后常规消毒。选用 28～30 号、长 1.5～2 寸的毫针,与头皮呈 30°角,快速将针刺入头皮下,然后缓慢捻转进针,达到一定深度。运针时只捻转不提插,一般以拇指掌侧面和示指桡侧面夹持针柄,以示指掌指关节快速连续屈伸,使针身左右旋转,捻转速度每分钟应在 200 次左右。进针后持续捻转 2～3 分钟,留针 5～10 分钟,反复操作 2～3 次即可起针。偏瘫患者留针期间应配合肢体功能活动以提高疗效。

进针后亦可在主要刺激区用电针仪通电,以代替手法运针,频率为每分钟 200～300 次,刺激强度以患者能耐受为度。每日或隔日针 1 次,10 次为一疗程,休息 1 周,再做第二疗程治疗。

## 二、以头颅解剖部位定位为主

### (一)头皮针标准线的定位与主治

1. 额区 (图 23-7)

(1)额中线:定位在额部正中,前发际上下各 0.5 寸,即自神庭穴向下针 1 寸,属督脉,主治癫痫等。

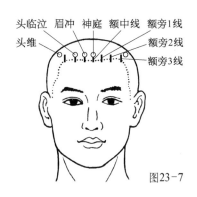

图23-7

(2)额旁 1 线:定位在额部外两旁直对目内眦角,发际上下各 0.5 寸,即自眉冲穴沿经向下针 1 寸,属足太阳膀胱经,主治冠心病、支气管哮喘等。

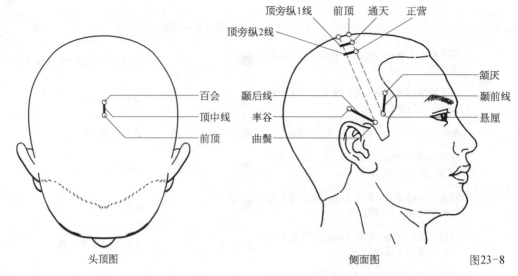

头顶图

侧面图

图23-8

（3）额旁2线：定位在额旁1线的外侧，直对瞳孔，发际上下各0.5寸，即自头临泣穴向下针1寸，属足少阳胆经，主治急、慢性胃炎及肝胆疾病等。

（4）额旁3线：定位在额旁2线的外侧，直对目外眦角，发际上下各0.5寸，即自头维穴向下针1寸，属足阳明胃经，主治功能性子宫出血、阳痿、子宫脱垂、尿频尿急等。

2. 顶区（图23-8）

（1）顶中线：定位头顶正中线上，自百会穴向前1.5寸，属督脉。主治腰腿足病证及皮质性多尿、脱肛、高血压等。

（2）顶颞前斜线：定位在头顶部侧面，从前顶止于悬厘穴，全线分5等分。上1/5治下肢瘫痪；中2/5治上肢瘫痪；下2/5治中枢性面瘫、运动性失语、流涎、脑动脉硬化等。

（3）顶颞后斜线：定位自督脉和百会穴到胆经的曲鬓穴，全线分5等分，上1/5治下肢感觉异常；中2/5治上肢感觉异常；下2/5治头面部感觉异常。

（4）顶旁1线：定位顶中线外侧，两线相距1寸，自通天穴起往后刺2寸，属足太阳膀胱经，主治腰腿病证。

（5）顶旁2线：定位顶旁1线的外侧，两线相距1寸，自正营穴起往后针2寸，属足少阳胆经，主治肩、臂、手病证。

3. 颞区（图23-9）

（1）颞前线：定位自颔厌穴到悬厘穴，属足少

阳胆经，主治偏头痛、运动性失语等。

（2）颞后线：定位在耳尖直上自率谷穴到曲鬓穴，属足少阳胆经，主治偏头痛、眩晕、耳聋、耳鸣等。

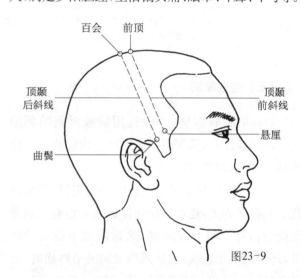

图23-9

4. 枕区（图23-10）

（1）枕上正中线：定位自强间穴到脑户穴，属督脉，主治眼病。

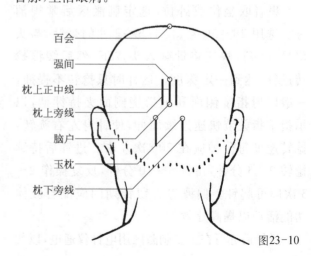

图23-10

232

（2）枕上旁线：定位于枕上正中线平行往外0.5寸，属足太阳膀胱经，主治皮质性视力障碍、白内障等。

（3）枕下旁线：定位自玉枕穴到天柱穴，主治平衡障碍、后头痛等。

### （二）操作方法

1. **体位** · 患者取坐位或卧位，根据辨证选定标准线，局部常规消毒。

2. **进针** · 一般选用28～30号，长1.5～2.5寸的毫针，针与头皮呈30°左右夹角快速将针刺入头皮下，当针达到帽状腱膜下层时，指下感到阻力减小，然后将针与头皮平行继续捻转进针，根据不同标准线，可刺入0.5～2寸，然后运针。

3. **运针** · 术者肩、肘、腕关节及拇指固定，示指半屈曲状，用拇指第1节的掌侧面与示指桡侧面夹持针柄，以示指的掌指关节快速连续屈伸，使针体左右旋转，旋转速度每分钟应在200次左右，捻转持续2～3分钟，然后留针5～10分钟，再重复捻转。用同样的方法再捻转2次，即可起针。偏瘫患者留针或捻转时嘱其活动肢体（重症患者可做被动活动），加强患肢功能锻炼，有助于提高疗效。一般经3～5分钟刺激后，部分患者在病变部位会出现热、麻、胀、凉、抽动等感应，这种患者的疗效通常较好。也可用电针代替手捻进行治疗。

4. **出针** · 刺手夹持针柄轻转松动针身，如针下无紧涩感，即可快速抽拔出针，也可缓缓出针。出针后必须用消毒干棉球按压针孔片刻，以防出血。

# 临床应用

## 一、以大脑皮质的功能定位为主的头针

主要用于治疗脑源性疾病，如中风、偏瘫、瘫痪、失语、癫痫、眩晕、耳鸣、皮质性视力障碍、皮质性浮肿、舞蹈病、帕金森综合征等各种神经系统疾病。还可治疗夜尿、腰腿痛、肩周炎、三叉神经痛等疾病，尤其对中风、偏瘫、失语、夜尿、癫痫等有特殊疗效。

1. **中风、偏瘫、失语** · 取运动区、感觉区、足运感区、血管舒缩区、言语二区、言语三区等穴区。

2. **震颤麻痹症、舞蹈病** · 取舞蹈震颤控制区。

3. **小儿遗尿** · 取双足运感区。

4. **子宫脱垂** · 取双足运感区、生殖区。

5. **眩晕、耳鸣** · 取双侧晕听区、平衡区。

6. **皮质性视力障碍** · 取双视区。

7. **皮质性浮肿** · 取双血管舒缩区。

8. **腰腿痛** · 取对侧运动区上1/5、对侧感觉区上1/5。

9. **肩周炎** · 取对侧运动区中2/5、对侧感觉区中2/5。

10. **三叉神经痛** · 取对侧感觉区下2/5。

## 二、以头颅解剖部位定位为主的头针

1. **中风（中经络）** · 取顶颞前斜线、顶颞后斜线、顶中线、顶旁1线等穴区。沿皮下刺入0.5～2寸，频频捻针，同时鼓励患者做患肢运动。

2. **面瘫** · 取穴顶中线、顶颞前斜线下2/5、顶颞后斜线下2/5、颞前线。方法：先沿百会穴向前刺入1.5寸，然后取顶颞前后斜线的下2/5刺入1.5寸。

3. **眩晕** · 取穴颞后线。在颞部耳上方，自率谷穴向曲鬓穴透刺。

4. **偏头痛** · 取颞前线、颞后线。颞前线自颔厌穴到悬厘穴透刺，颞后线自率谷穴向曲鬓穴透刺。

5. **舞蹈病** · 取枕下旁线。在枕部，自玉枕穴向天柱穴透刺。

6. **咳喘** · 取额旁1线。直对目内眦，自眉冲穴沿足太阳膀胱经向下针1寸。

7. **冠心病** · 取额旁1线。针刺方法同上。

8. **胃脘痛** · 取额旁2线。直对瞳孔，自头临泣穴沿足少阳胆经向下针1寸。

9. **阳痿** · 取额旁3线，直对目外眦，自头维穴处向下针1寸。

10. **子宫脱垂** · 取额旁3线、顶中线。间歇捻

针,留针 15～20 分钟。

11. **腰腿痛**·取顶旁 1 线、顶中线。顶中线自

百会穴向前刺 1.5 寸;顶旁 1 线自通天穴沿足太阳膀胱经往后针 2 寸。间歇捻针,留针 15 分钟。

## 注意事项

·治疗时需掌握适当的刺激量,注意防止晕针。

·中风患者急性期,如因脑出血引起有昏迷、发热、血压过高时,暂不宜用头针治疗。如系脑血栓形成引起偏瘫,宜及早采用头针及体针治疗。有高热、急性炎症及心力衰竭等症时,一般慎用头针治疗。

·头皮血管丰富,容易出血,起针时要认真检查每一针孔,有无出血和血肿。如有出血,则应用消毒干棉球压迫针孔片刻,直到血止。

## 按 语

头针疗法具有疏通经络、流行气血、促进血液循环、改善神经的传导功能和调节神经肌肉兴奋性的作用。头针在临床上应用广泛,尤其是在神经精神系统疾病方面疗效显著,并对一些疑难杂症有明显的疗效。头针可单独用,亦可与体针、皮肤针、耳针、穴位注射等结合应用。而且头部一年四季均暴露在外,针刺既方便又安全。如患者需较长时间留针,可带针活动、工作和学习,均无不良反应。头针治疗疾病是一个有待深入研究、前景广阔的领域。

(吴耀持 李石胜)

# 第24章
# 脊背针疗法

脊背针疗法是用特制的粗针在背部正中线及其他部位上沿皮下针刺,以治疗疾病的一种方法。

本疗法由古代九针中的"大针"发展而来。《灵枢·官针》篇中记载:"九针之宜,各有所为,长短大小,各有所施。"古人将针具按长短、大小、粗细及不同的形态和不同的用途而命名。本疗法在我国东北民间流传较广,20世纪70年代有进一步发展,曾称为"赤医针疗法"。

## 基本内容

### 一、针具种类

1. **钢针**·用不锈钢制成,呈"钉"形,针尖不宜太锐利,一般要求针柄长17 mm,针身长63 mm,针锋长2 mm,针身直径粗1 mm,针柄直径粗1.2 mm。

2. **套管针**·用直径1~1.2 mm的不锈钢管制成。在针体侧壁钻3~4个小孔,如无特制的针具,也可以用硬膜外穿刺针刺钻孔代替。此种针具的特点主要是便于在针刺或留针过程中注入药液。

3. **毫针**·0.5寸及3寸的毫针,常应用于屏尖穴、后合谷穴。

### 二、常用针具规格

常用针具规格见表24-1。

表24-1 常用针具规格

| 针长(寸) | 直径(mm) | 用 途 |
| --- | --- | --- |
| 2.5 | 1.2 | 用于赤医穴 |
| 2.0 | 1.0 | 用于背部穴 |
| 4.5 | 0.6 | 用于新环跳、肩三针穴 |
| 2.5 | 0.6 | 用于踝边穴 |

### 三、常用穴位与操作方法

脊背针主要针刺部位在背部正中线督脉经上,应用的穴位基本上与体针穴位相仿(图24-1),但其名称不同,操作方法也有一定特点。进针后可按病情需要采用留针、电针或水针等方法,现列表如下(表24-2)。

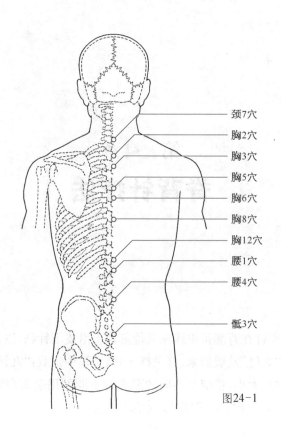

图24-1 图中标注：颈7穴、胸2穴、胸3穴、胸5穴、胸6穴、胸8穴、胸12穴、腰1穴、腰4穴、骶3穴

表24-2　常用穴位与操作方法

| 穴　名 | 部　位 | 操 作 方 法 |
|---|---|---|
| 颈7穴 | 第七颈椎棘突上缘 | |
| 胸2穴 | 第二胸椎棘突上缘 | |
| 胸3穴 | 第三胸椎棘突上缘 | |
| 胸5穴 | 第五胸椎棘突上缘 | |
| 胸6穴（主穴） | 第六胸椎棘突上缘 | 取端坐位，两臂交叉于胸前，头部尽量前倾，两肩下垂，使背部皮肤紧张。医者对准穴位，右手持针，针尖向下，与皮肤呈30°～40°角，快速刺入皮肤，顺脊柱向下沿皮下刺入1.5～2寸 |
| 胸8穴 | 第八胸椎棘突上缘 | |
| 胸12穴 | 第十二胸椎棘突上缘 | |
| 腰1穴 | 第一腰椎棘突上缘 | |
| 腰4穴 | 第四腰椎棘突上缘 | |
| 骶3穴 | 第三骶椎棘突上缘 | |
| 屏尖穴 | 耳屏的两个突尖上 | 用0.5寸毫针分别刺入，深达软骨 |
| 后合谷穴 | 第一、第二掌骨间基底部 | 用3寸毫针直刺进针1～1.5寸，得气后退至皮下，沿第二掌骨间指掌关节透刺 |
| 踝边穴 | 外踝下缘 | 侧卧位，屈患肢，踝关节内翻，直刺向上内进针1～1.5寸，使感应向上下扩散 |
| 新环跳穴 | 尾骨尖端旁开3寸 | 直刺3～4寸 |
| 肩三针穴 | 即体针中的肩髃、肩髎、肩贞穴 | 直刺2～3寸 |

## 四、治疗机制

脊背针主要针刺部位为督脉。督脉起于胞中，循脊柱，上项，入脑，是经脉之海。其络脉分左右别走足太阳经，通过背俞穴的转输，与五脏六腑相联系。脊背针以督脉经上的穴位为主要刺激点，激发

了督脉的经气,能起到振奋元阳,加强卫外调节功能,从而达到治病的目的。现代科学实践证明,它有消炎、止痛、抗过敏和调节神经系统及内分泌的作用。

## 临床应用

本疗法治疗范围较广,其适应证及主、配穴列表如下(表24-3)。急性病每日1次,续针3日后改为隔日1次,10次为一疗程。

表24-3 适应证及主、配穴列

| 病　　　名 | 主　穴 | 配　穴 |
|---|---|---|
| 疔疮、丹毒、疖痈、腮腺炎、荨麻疹、淋巴管炎、急性皮肤感染、急性乳腺炎、神经性皮炎、下肢慢性溃疡、皮肤瘙痒 | 胸6穴 | 胸5穴 |
| 银屑病(牛皮癣)、湿疹、其他皮肤病 | 胸6穴 | 胸2、胸5穴 |
| 神经性头痛、神经症、三叉神经痛、精神分裂症、高血压 | 胸6穴 | 胸5、胸8、后合谷穴 |
| 急性扁桃体炎、咽炎、淋巴结结核 | 胸6穴 | 颈7、胸5穴 |
| 急性风湿痛、腰腿痛、坐骨神经痛 | 胸6穴 | 胸5、腰1、新环跳穴 |
| 哮喘、支气管炎 | 胸6穴 | 胸3、胸5穴 |
| 胃炎、胃痉挛、胃溃疡 | 胸6穴 | 胸12穴 |
| 风湿性心脏病 | 胸6穴 | 胸3穴 |
| 肝炎、胰腺炎、胆道蛔虫症 | 胸6穴 | 胸8、胸12穴 |
| 指端动脉痉挛症、血栓闭塞性脉管炎、末梢神经炎、多发性神经炎 | 胸6穴 | 胸5、腰1、腰4穴 |
| 糖尿病、尿崩症、遗尿、遗精、阳痿、闭经、前列腺炎 | 胸6穴 | 腰1、腰4穴 |
| 肾炎、皮肤黏膜综合征、外阴白斑 | 胸6穴 | 胸5、腰1穴 |
| 无脉症 | 胸6穴 | 胸5穴 |
| 角膜炎、外伤性白内障、眼底动脉硬化、斜视 | 胸6穴 | 胸5、胸8、屏尖穴 |
| 偏瘫、截瘫、小儿麻痹后遗症 | 胸6穴 | 上肢瘫取胸5、腰4、骶3穴;下肢瘫取后合谷、肩三针穴;踝边、新环跳穴 |

## 注意事项

· 脊背针针具粗、刺激强,针刺前应让患者有思想准备,防止晕针和意外事故。

· 体位要舒适,可采取坐位或卧位针刺。坐位时可采取低头、两肩下垂、腰背挺直的姿势。

· 进针后沿皮下透刺,不可直刺深入内脏和脊髓。

· 妊娠期及有严重出血倾向者,不宜采用本法。

## 按语

取穴少、刺激强、操作简便、相对安全是本疗法的特点,除了应用于临床的适应证广而有效外,还能用于针刺麻醉。

(吴耀持　李石胜)

# 第25章
# 手针疗法

手针疗法是针刺手部特定穴位,以防治疾病的一种方法。是以中医经络理论为基础发展而来的。

早在《黄帝内经》中即有手与脏腑经络联系的记载。《灵枢·逆顺肥瘦》论述:"手之三阴,从胸走手,手之三阳,从手走头……"而更详细的经络循行衔接在《灵枢·经脉》中有所阐述,如手太阴经行于手大鱼际处,止于拇指桡侧端,手阳明经受太阴脉气之交,起于示指桡侧端,上行手掌出合谷两骨之间等。《素问·太阴阳明论篇》指出"阴气……下行循臂至指端;阳气从手上行至头",《灵枢·卫气失常》又说"皮之部,腧于四末",手部经脉与全身经脉密切联系。按照十二经的标本、根结学说,手亦是经脉之气生发、布散之处。运用手针疗法,针刺手部特定穴位,易于激发经气,调节脏腑经络功能,从而可对全身各部的疾病进行治疗。《灵枢·热病》已有记载:"喉痹舌卷,口中干,烦心心痛,臂内廉痛不可及头,取手小指、次指爪甲下去端如韭叶。"早在《灵枢·动输》篇中就有"夫四末阴阳之会者,此气之大络也","四末"即四肢,说明四肢是人体阴阳经脉之气血会合联络之处,人体脏腑组织各部位通过十二经脉气的散布,在手部有其相应的反应点,因此针刺手部的穴位可治疗全身各部位的疾病。10多年来该疗法发展较快,应用较多。

## 基本内容

### 一、手穴的名称、位置与主治

手穴的穴位(图25-1)不多,仅34个,列表分别介绍如下(表25-1)。

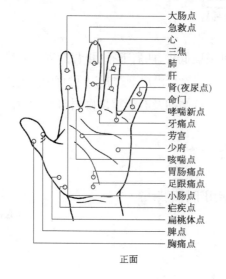

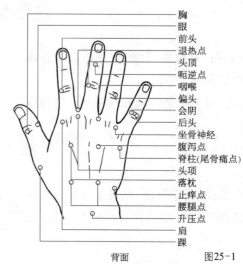

正面       背面     图25-1

大肠点、急救点、心、三焦、肺、肝、肾(夜尿点)、命门、哮喘新点、牙痛点、劳宫、少府、咳喘点、胃肠痛点、足跟痛点、小肠点、疟疾点、扁桃体点、脾点、胸痛点

胸、眼、前头、退热点、头顶、呃逆点、咽喉、偏头、会阴、后头、坐骨神经、腹泻点、脊柱(尾骨痛点)、头顶、落枕、止痒点、腰腿点、升压点、肩、踝

表 25-1　手穴的名称、位置与主治

| | 穴 名 | 位 置 | 主 治 |
|---|---|---|---|
| 手心 | 胸痛点 | 拇指指关节桡侧赤白肉际 | 胸痛、吐泻、癫痫 |
| | 小肠点 | 掌面,示指第一指关节横纹中点 | 小肠病 |
| | 大肠点 | 掌面,示指第二指关节横纹中点 | 大肠病 |
| | 咳喘点 | 掌面,示指掌指关节尺侧 | 支气管炎、哮喘、神经性头痛 |
| | 脾点 | 掌面,拇指指关节横纹中点 | 脾胃病、浮肿 |
| | 胃肠痛点 | 劳宫与大陵连线的中点 | 慢性胃炎、溃疡病、消化不良、胆道蛔虫症 |
| | 足跟痛点 | 胃肠点与大陵连线的中点 | 足跟病 |
| | 心 | 掌面,中指第二指关节横纹中点 | 心脏疾病 |
| | 三焦 | 掌面,中指第一指关节横纹中点 | 胸、腹、盆腔疾病 |
| | 肺 | 掌面,环指第二指关节横纹中点 | 呼吸系统疾病 |
| | 肝 | 掌面,环指第一指关节横纹中点 | 肝胆病 |
| | 肾(夜尿点) | 掌面,小指第二指关节横纹中点 | 夜尿频 |
| | 命门 | 掌面,小指第一指关节横纹中点 | 生殖系统疾病 |
| | 牙痛点(咽喉) | 掌面,第三、第四掌指关节间 | 急性扁桃体炎、咽喉炎、三叉神经痛、牙痛 |
| | 哮喘新点 | 掌面,第四、第五掌指关节间 | 哮喘 |
| 手背 | 落枕 | 第二、第三掌指关节上1寸 | 落枕、颈项痛 |
| | 眼 | 拇指指关节尺侧赤白肉际 | 眼病 |
| | 前头 | 示指第一指关节桡侧赤白肉际 | 胃肠病、阑尾炎、膝踝趾关节痛、前头痛 |
| | 头项 | 第二、第三掌指关节间近第二掌指关节 | 落枕、颈项扭伤 |
| | 头顶 | 中指第一指关节侧赤白肉际 | 神经性头痛、头顶痛 |
| | 偏头 | 环指第一指关节尺侧赤白肉际 | 偏头痛、胸痛(肝、胆、脾、肋间神经痛) |
| | 会阴 | 小指第一指关节桡侧赤白肉际 | 会阴部痛 |
| | 后头 | 小指第一指关节尺侧赤白肉际 | 后头痛、扁桃体炎、呃逆、臂痛、颊痛 |
| | 踝 | 拇指掌指关节桡侧赤白肉际 | 踝关节痛 |
| | 坐骨神经 | 第四、第五掌指关节间近第四掌指关节处 | 坐骨神经痛、髋臀痛 |
| | 脊柱(尾骨痛点) | 小指掌指关节尺侧赤白肉际 | 腰背痛、尾骨痛、耳鸣、鼻塞 |
| | 止痒点 | 手背第五掌骨与腕骨交界处 | 荨麻疹、瘙痒症 |
| | 升压点 | 手背腕横纹中点 | 低血压、休克 |
| | 呃逆点 | 手背中指第二指关节横纹中点 | 呃逆 |
| | 退热点 | 手背中指桡侧指蹼处 | 发热、目疾 |
| | 腹泻点 | 手背第三、第四掌指关节上1寸 | 腹泻 |
| | 疟疾点 | 掌面,第一掌骨与腕关节汇合处,大鱼际桡侧缘 | 疟疾 |
| | 扁桃体点 | 即鱼际穴 | 扁桃体炎、喉炎 |
| | 急救点 | 即中冲穴 | 昏迷 |
| | 腰腿点 | 手背,腕横纹前1.5寸,第二伸指肌腱桡侧,第四伸指肌腱尺侧 | 腰痛、急性腰扭伤 |

## 二、选穴原则

(1) 各种疾病选有主治作用的穴位1~3对。

(2) 主治作用相同的穴位可配合使用。

(3) 也可将有主治作用的穴位与对症治疗的穴位配合使用。

## 三、操作方法

使用 28～30 号、1～2 寸长的毫针，消毒后直刺或斜刺进入穴位，采用中强刺激，留针 3～5 分钟。对需要持续刺激的病例，也可加用电针，或用皮下埋针法。针刺疼痛性疾病时，痛止后，还必须继续行针 1～3 分钟，必要时可以适当延长留针时间，或采用皮下埋针法，也可以加用电针治疗。

## 临床应用

本疗法对各部位的扭挫伤、腹泻、扁桃体炎、急性咽峡炎、腰痛、落枕等有较显著的疗效。

1. **腹泻**·取大肠点、小肠点、腹泻点。

2. **扁桃体炎、急性咽峡炎**·取扁桃体点、咽喉点。

3. **腰痛**·取腰痛点其中一穴，针刺后边捻针边活动腰部或按摩患处。

4. **落枕**·取落枕穴、头顶点，边捻针边活动颈部或按摩患处。

5. **扭挫伤**·臀部取坐骨神经点、腰腿点；膝部、踝趾部取前头点、踝点；腰背部取脊柱点；肩部取肩点。

6. **冠心病**·取心点、小肠点。

7. **哮喘**·取咳喘点、哮喘新点、肺点。

8. **胃痛**·取胃肠痛点、前头点。

9. **头痛**·取前头点、后头点、前顶点、偏头点，可根据疼痛部位酌情选点施治。

10. **胆囊炎、胆石症、胆道蛔虫症**·取肝点、三焦点、胃肠痛点。

11. **多尿、遗尿**·取肾点。

12. **荨麻疹**·取止痒点、肺点。

13. **休克**·取升压点、急救点。

## 注意事项

·手针疗法刺激较强，针刺前应向患者说明针感，使患者接受，并防止发生晕针。

·针宜刺入肌腱与骨膜间，不要伤及骨膜。手部血管较为丰富，手法应轻柔、稳顺，避免刺伤掌中动脉，引起手部血肿。

·应严格消毒，防止感染。

## 按 语

手针疗法具有刺激强、收效快的特点。取穴精练，方法简单，容易熟记，留针时间短。只要穴位位置选得准确，则取效迅速。且双手一年四季暴露在外，取穴、针刺不受季节条件限制，具有独到的优势。但由于针刺手部穴位较为疼痛，有的患者不易接受，故近代医者在手针疗法的基础上，采用手穴无痛按摩法治疗疾病，比较盛行。

（吴耀持 孙懿君）

# 第26章

# 足针疗法

足针疗法是针刺足部特定的穴位以治疗疾病的一种方法。

十二经脉中,足三阴、足三阳经与足直接联系,而手三阴经、手三阳经又间接通过阳经与足有联系,这是《黄帝内经》中早就记载着的。有人观察到足与整体的关系好似一个胎儿平卧在足掌面,头部向着足跟,臀部朝着足趾,脏腑则分布于足跖间中部,故刺激足穴可以调整人体全身功能,治疗脏腑病变。

## 基本内容

## 一、足穴的名称、位置与主治

图 26‐1。

足穴的名称、位置与主治见表 26‐1、

表 26‐1  足穴的名称、位置与主治

| 穴 号 | 位 置 | 主 治 |
|---|---|---|
| 1 | 足底后缘中点上1寸 | 感冒、头痛、鼻炎、上窦炎 |
| 2 | 3号穴内旁1寸 | 三叉神经痛 |
| 3 | 内踝与外踝连线足底之中点 | 神经衰弱、癔病、失眠、低血压 |
| 4 | 3号穴外旁1寸 | 肋间神经痛、胸痛、胸闷 |
| 5 | 足底后缘直上4寸外旁1.5寸 | 坐骨神经痛、阑尾炎、胸痛 |
| 6 | 足底后缘中点直上5寸,内旁3寸 | 痢疾、腹泻、十二指肠溃疡 |
| 7 | 足底后缘中点直上5寸 | 哮喘、大脑发育不全 |
| 8 | 7号穴外旁1寸 | 神经衰弱、癔病、癫痫 |
| 9 | 蹈指与第二趾间后4寸 | 痢疾、腹泻 |
| 10 | 涌泉穴内旁开1寸 | 胃肠炎、胃痉挛 |
| 11 | 涌泉穴外旁开2寸 | 肩痛、荨麻疹 |
| 12 | 足底大趾与第二趾间后1寸 | 牙痛 |
| 13 | 足底小趾横纹点后1寸 | 牙痛 |
| 14 | 小趾横纹中点 | 遗尿、尿频 |
| 15 | 解溪穴下0.5寸两旁凹陷中 | 腰腿痛、腓肠肌痉挛 |

241

| 穴 号 | 位 置 | 主 治 |
|---|---|---|
| 16 | 足内侧舟骨突起上凹陷中 | 高血压、腮腺炎、扁桃体炎 |
| 17 | 踝关节横纹中点下2.5寸 | 心绞痛、哮喘、感冒 |
| 18 | 足背第一跖骨头内前凹陷中 | 胸病、胸闷、急性腰扭伤 |
| 19 | 足背第二、第三趾间后3寸 | 头痛、胃肠炎、溃疡病 |
| 20 | 足背第三、第四趾间后2寸 | 落枕 |
| 21 | 足背四、第五趾间后0.5寸 | 坐骨神经痛、腮腺炎、扁桃体炎 |
| 22 | 足背第一、第二趾间1寸 | 扁桃体炎、腮腺炎、高血压 |
| 23 | 拇长伸肌腱内跖趾侧关节处 | 扁桃体炎、腮腺炎、高血压 |
| 24 | 第二趾的第二趾关节内侧赤白肉际 | 头痛、中耳炎 |
| 25 | 第三趾的第二趾关节内侧赤白肉际 | 头痛 |
| 26 | 第四趾的第二趾关节内侧赤白肉际 | 头痛、低血压 |
| 27 | 太白与公孙连线的中点 | 癫痫、癔病、腹痛 |
| 28 | 足内侧舟状骨突起下后陷中 | 痛经、功能性子宫出血、附件炎 |
| 29 | 内踝正中直下2寸 | 功能性子宫出血、气管炎、哮喘 |
| 30 | 足内踝后上方1.5寸 | 坐骨神经痛、腰痛、头痛 |

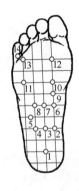 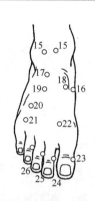 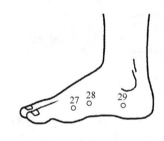 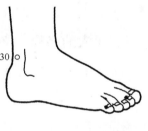

图26-1

## 二、选穴原则

（1）可选取具有主治作用的穴位1～3对。

（2）亦可选主治作用相同的穴位配合使用。

（3）将具有主治作用的穴位与对症治疗的穴位配合使用。

## 三、取穴方法

（1）足跟后缘的中点与第二、第三趾间连线折线10寸，此线定为正中线。

（2）足底各趾间与足跟后缘连线与正中线平行，其间隔折为1寸。

（3）足背以表面解剖定位。

（4）内外踝顶点与足底内外缘垂直线各折为3寸。

## 四、操作方法

以28～30号、1～1.5寸长毫针，经消毒后直刺进针，一般可深刺0.3～0.5寸，采用中强度刺激，留针10分钟，对需持续刺激的患者，可加用电针，如足背足踝可采用皮下埋针法，但足底一般不合适，会影响行走。

左侧病取左侧穴，右侧病取右侧穴，两侧病取两侧穴。每日或隔日针治1次，7～10日为一疗程，休息2～3日，再行第二疗程。

## 临床应用

本疗法适用于各种病证及急救,尤其对三叉神经痛、头痛、痛经有较为理想的效果。

1. **三叉神经痛**·取 2 号穴,以 1.5 寸毫针垂直速刺入 1 寸深,不提插捻转,留针 30 分钟。

2. **头痛**·取 1、24、25 穴。以 1 寸长毫针速刺穴位,深 0.5 寸,留针 30 分钟。

3. **腹痛**·取 27 穴。

4. **腰痛**·取 15、18、30 穴。

5. **痛经**·取 23 穴。

6. **低血压**·取 3、26 穴。

## 注意事项

·足针进针较痛,刺激较强,针刺前应取得患者的合作,并采取快速无痛或微痛进针法,亦可采取穴位按摩法及艾条熏灸法。

·刺激时嘱患者活动或按摩患处,以提高疗效。

·针刺时避免伤及骨膜。

·防止晕针或感染。

## 按 语

足针疗法穴位少而精,配伍简单,根据中西医结合的理论,往往只需取一个穴位就能治疗一种疾病。由于能起到事半功倍的效果,尽管针刺较痛,刺激较强,对一些病证和疑难杂症的治疗,患者还是乐于接受的。

(吴耀持　孙懿君)

# 第27章

# 腕踝针疗法

腕踝针疗法是在腕部或踝部的一定刺激点，用毫针刺入皮下，以治疗全身相应体表与脏腑疾病的一种方法。

古代无此疗法，近人在针刺疗法的基础上发展了本疗法。本疗法盛行于20世纪70年代，至今尚广泛地应用于临床。腕踝针属于远取表浅轻刺法，用相同的进针点和针刺方法，却能对不同的病理状态起不同的反应，如疼痛时，针刺能使疼痛消失；当麻木时，能使感觉恢复。而且这种调整作用只有在神经系统保持完整的情况下才有可能，在脊髓上段完全断离或末梢神经已被切断的病例，就见不到这种调整现象，因此可以认为针刺的调整作用是通过神经系统来完成的。另外，不少患者反映针刺时，原有症状的部位出现暖热、松快的感觉，这种现象可能与通过神经调节血管和肌肉的功能活动有关，当血管壁处于痉挛状态时，针刺神经末梢，反射性地使痉挛解除。从腕踝针能治疗血管性头痛、高血压、哮喘、痛经、胆道蛔虫症、胆绞痛等来看，说明针刺有解痉作用。

## 基本内容

### 一、腕踝刺激点

腕踝针仅12个刺激点，它是人体体表脏器纵行12个区域的投射点。上肢6个点位于腕横纹上2寸处一圈，从前臂内侧的尺侧起依次由内向外，相当于手少阴心经、手厥阴心包经、手太阴肺经的位置上，称为上$_1$、上$_2$、上$_3$。再从前臂外侧的桡侧依次由前向后，相当于手阳明大肠经、手少阳三焦经、手太阳小肠经的位置上，称为上$_4$、上$_5$、上$_6$。下肢6个点位于内外踝尖最高点上3寸处一圈，从跟腱内侧起依次转向外侧跟腱，相当于足少阴肾经、足太阴脾经、足厥阴肝经、足阳明胃经、足少阳胆经、足太阳膀胱经的位置上，分别称为下$_1$、下$_2$、下$_3$、下$_4$、下$_5$、下$_6$。

### 二、分区与主治

1. **躯干分区**·以前后正中线为标线，将身体两侧面由前向后划分为6个纵行区（图27-1）。再以胸骨末端与左右肋弓交点为中心划一条环绕身体的水平线称横膈线，再将6个纵行区各分隔为上下两半，横膈线以上各区加"上"字，横膈线以下各区加"下"字，如上$_1$区、下$_1$区、上$_2$区、下$_2$区……依次类推。

2. **四肢分区**·当上、下肢处于内侧面向前的外旋位，两下肢足跟靠拢，两上肢尺侧贴近下肢外侧时，四肢的内侧面相当于躯干的前面；四肢的外侧面相当于躯干的后面；而前面靠拢的缝相当于前正中线；后面靠拢的缝相当于后正中线，这样四肢的分区（图27-1）就与躯干的分区相一致了。

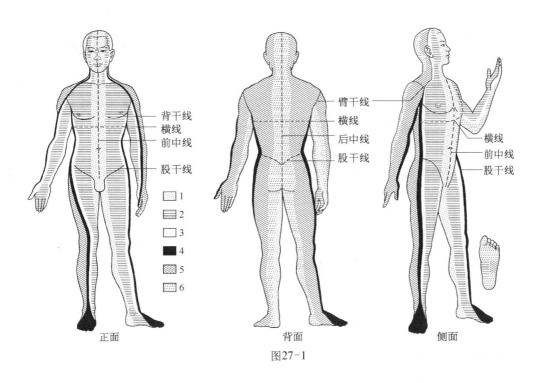

臂干线
横线
后中线
股干线

背面

横线
前中线
股干线

侧面

图27-1

各区的位置与主治见表27-1。

表27-1　各区的位置与主治

| 分　区 | 位　　　置 | 主　　　治 |
|---|---|---|
| 上$_1$ | 躯干部：自两外眼角划一垂直线之间 | 额、眼、舌、咽喉、气管、食管、心脏、腹部、会阴部等疾病 |
| 下$_1$ | 上肢：内侧面的尺侧1/3<br>下肢：内侧面的后侧1/3 | 上、下肢内侧后缘部等疾病 |
| 上$_2$ | 躯干前部：躯干前面的两旁(1区的外缘) | 颞部、颊部、后牙、下颌部、乳房部、侧腹部等疾病 |
| 下$_2$ | 上肢：内侧面的中1/3<br>下肢：内侧面的中1/3，延伸至下肢前缘 | 上、下肢内侧中部等疾病 |
| 上$_3$ | 躯干前部：腋中线与腋前线之间 | 头耳颞侧部、胁部、腋窝以下部疾病 |
| 下$_3$ | 头面上肢：耳中线与耳前线之间的带状区，延伸至上肢内侧前1/3 | 上、下肢内侧前1/3处等疾病 |
| 上$_4$ | 躯干后侧：腋中线与腋后线之间延伸至下肢外前缘 | 头项、耳以及腋窝垂直以下的区域等疾病 |
| 下$_4$ | 头面上肢：耳中线与耳后线之间，延伸到上肢外前缘 | 上、下肢外前缘处疾病 |
| 上$_5$ | 躯干后侧：躯干后面的两旁(与2区相对) | 头、颈项外侧、肩胛区、躯干两旁等疾病 |
| 下$_5$ | 上肢：外侧面的中央<br>下肢：外侧面的中央 | 上、下肢外侧中央等疾病 |
| 上$_6$ | 躯干后侧：正中线两侧与1区相对 | 后头部、枕项部、脊柱部、骶尾部、肛门等处疾病 |
| 下$_6$ | 上肢：外侧面的尺侧1/3<br>下肢：外侧面的后侧1/3 | 上、下肢外侧后1/3等处疾病 |

## 三、适应证

### 1. 腕部（图27-2）

（1）上$_1$：前额痛、目疾、鼻疾、面神经炎、前牙肿痛、咽喉肿痛、咳喘、胃脘痛、心悸、盗汗、失眠、郁证、癫痫等。

（2）上$_2$：颌下肿痛、胸闷、胸痛、回乳、哮喘等。

（3）上$_3$：高血压、胸痛等。

（4）上₄：头项痛、耳疾、颞颌关节炎、肩周炎、胸痛等。

（5）上₅：后颞部痛、肩周炎、上肢麻木、痹证、上肢运动障碍、肘和腕及指关节痛等。

（6）上6：后头痛、枕项痛、脊柱痛。

2. **踝部**（图27-2）

（1）下₁：上腹部胀痛、脐周痛、痛经、白带多、遗尿、阴部瘙痒症、足跟痛等。

（2）下₂：胁痛、侧腹痛、过敏性肠炎等。

（3）下₃：膝关节痛等。

（4）下₄：膝关节炎、下肢痿痹、下肢瘫痪、趾关节痛等。

（5）下₅：髋关节痛、踝关节扭伤等。

（6）下₆：急性腰扭伤、腰肌劳损、骶髂关节痛、坐骨神经痛、腓肠肌痉挛、脚前掌趾痛等。

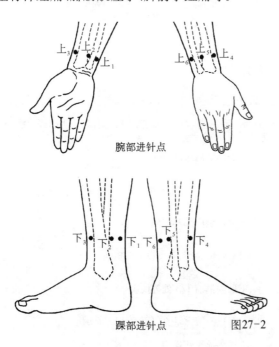

腕部进针点

踝部进针点　　图27-2

## 四、操作方法

1. **选点原则** · 横膈以上的病证选腕部刺激点，横膈以下的病证选踝部刺激点。前正中线上的病证，选两侧上₁或下₁，后正中线上的病证，选两侧上₆或下₆。

（1）以中线为界，进针点取在与病证同侧。

（2）经横线为界，上半身病证针腕部，下半身病证针踝部。

（3）若病证恰位中线，要针两侧，如气管炎应针两侧上区。

（4）有几种病证同时存在时，要分析症状的主次，如症状中有痛，首先按痛处所在区选点。

（5）四肢有运动障碍，如瘫痪、震颤，发生在上肢的针上₅，下肢的针下₄。

（6）全身或不能定位的病证，如全身瘙痒症、荨麻疹、盗汗、失眠或某些精神症状等，都可针两上₁。

2. **刺激方法** · 选定刺激点后，皮肤常规消毒，以左手固定进针点上部，右手拇、示、中指夹持针柄，针与皮肤呈30°快速进入皮下，针体贴于皮肤表面，针体沿皮下刺入一定深度，以针下有松软感为宜。若患者有酸、胀、麻、沉感觉，说明针体进针过深，已深入筋膜下层，应将针调至皮下浅表层。针刺深度为1.5寸。

如病变在上，一般针刺方向朝上。如病变在四肢末端，则针刺方向朝下。

针刺沿皮下进入一定深度后留针20～30分钟，不需捻转提插。一般隔日1次，10次为一疗程。急症可每日1次。

---

## 临床应用

本疗法适用于身体各部位的急性扭挫伤、各种痛证。

1. **急性扭挫伤** · ① 腰扭伤：下₆。② 胸部挫伤：上₃、下₃。③ 外踝部扭伤：下₆。④ 颈部扭伤：上₆。

2. **各种痛症** · ① 胃痛：上₁、上₂。② 胸痛：上₁。③ 腹痛：下₁、下₂。④ 痛经：下₁。⑤ 坐骨神经痛：下₆。

---

## 注意事项

· 腕踝针进针，应以不痛为佳，如进针时有痛感，需调整针的方向或将针退至皮下表浅部位，再重新进针。

· 留针时不应有酸、胀和重麻感,以无感应为佳,

如有较强感应,说明针刺过深。

· 若出现头昏、心悸等症需将针退出,以防晕针。

## 按 语

本疗法取穴少、适应证广、操作简单,进针点在腕踝部,比较安全,故只要熟悉腕踝部刺激点与体表部位分区的相应关系,掌握本疗法是很容易的。本疗法对急性扭挫伤等病证的效果十分显著。

(吴耀持　孙懿君)

第27章·腕踝针疗法

# 第28章

# 皮内针疗法

皮内针疗法,又称浅刺留针法,是应用特制的小针固定于穴位皮内或皮下并给予较长时间埋藏的一种方法,亦即皮下埋针法。

皮内针疗法是古代针刺留针方法的发展,首创于20世纪70年代,至今盛行不衰,广泛地应用于治疗各种病痛。在耳针治疗时也常配伍使用。

## 基本内容

### 一、针具

皮内针是用不锈钢丝特制成的小针,有颗粒型、揿钉型两种。

颗粒型(麦粒型):针身长约1 cm,针柄呈颗粒状,形似麦粒,或呈环形,针身与针柄呈一直线。一般用于背部和四肢部的横刺、浅刺。

揿钉型(图钉型):针身长0.2~0.3 cm,针柄呈环形,针身与针柄呈垂直状。一般用于耳穴和面部穴位的垂直浅刺。

### 二、操作方法

针刺前针具和皮肤穴位均进行常规消毒。皮内针平时浸在75%乙醇中消毒,或放在消毒器皿中备用。刺时穴位皮肤用75%乙醇消毒。

1. **颗粒型皮内针操作法** · 左手拇、示指按压穴位上下皮肤,稍用力将针刺部位的皮肤撑开固定,右手持夹着针柄的小镊子,沿穴位皮下将针身刺入真皮内,可埋入0.5~1 cm。埋针时针身与经络线垂直成十字形交叉,在露出皮肤外部分的针身

和针柄下的皮肤表面粘贴一小块方形胶布,然后再用一块较前稍大的胶布覆盖在针上,将颗粒型针柄粘贴固定,这样可以保持针身固定在皮内,不致因活动而使针具移动或丢失。

2. **揿钉型皮内针操作法** · 简称为"揿针",具体方法:用小镊子或持针钳夹住针柄,将针尖对准选定的穴位,轻轻刺入,然后以小块方形胶布粘贴固定。也可先将针柄贴在小块方形胶布上,再用小镊子夹住胶布连针贴刺入选定的穴位上。

埋针时间的长短,可随病情和季节而定,一般1~2日,最长可埋6~7日,夏天埋针不宜超过2日,以防止感染。留针期间应经常按压埋针处,每日可按压3~4次,每次1~2分钟,以加强刺激,增强疗效。埋置皮内针也可结合通电,电流强度以调节至患者感到舒适为度。通电时间为15~30分钟。

3. **皮下留针法** · 先将普通30~32号韧性强、不易折断的毫针刺入选定的穴位,施行手法后,将针提到皮下,再沿皮刺5分钟,最后用胶布固定针柄不使脱落,一般可留针1~3日。

## 临床应用

### 1. 神经性头痛

**取穴** · 完骨（双侧）、风池（双侧）。

**方法** · 以颗粒型皮内针自完骨进针，向耳垂方向斜行埋针，或由风池进针向下垂直埋针，然后用胶布固定。埋针至症状消失为止。两穴隔日交替轮流选用。

### 2. 胃痛

**取穴** · 鸠尾、胃俞（双侧）。

**方法** · 以颗粒型皮内针由鸠尾穴进针后，针尖向下沿皮刺入，然后固定；尾俞穴进针后，针尖向脊柱方向刺入，垂直固定。埋针至胃痛消失后取出。

### 3. 胆绞痛

**取穴** · 胆俞、阴陵泉、阳陵泉（双侧）。

**方法** · 以颗粒型皮内针由胆俞进针后，垂直于脊柱方向刺入固定。埋针1～2日。

### 4. 睑腺炎（麦粒肿）

**取穴** · 耳穴的眼、肝、皮质下、神门（患侧）。

**方法** · 耳郭常规消毒后，用镊子夹住消毒好的揿钉型皮内针，在耳垂正中的眼穴快速、准确地刺入，用胶布固定。症状轻者只埋耳穴，每日指压4次，以加强穴位刺激。如症状严重者，酌情选加肝、皮质下、神门等，方法同上。

### 5. 遗尿

**取穴** · 列缺（双侧）。

**方法** · 以颗粒型皮内针，针尖向手指方向沿皮刺下，固定。埋针3～5日。

### 6. 哮喘

**取穴** · 肺俞（双侧）、定喘（双侧）、膻中、天突、丰隆（双侧）。

**方法** · 以颗粒型皮内针在肺俞、定喘进针后，垂直于脊柱方向刺入，固定。在膻中、天突、丰隆进针后，针尖向下沿皮刺入，固定。埋针1～2日。

### 7. 高血压

**取穴** · ① 肝俞、心俞、安眠（双侧）；② 曲池、足三里、风池（双侧）。

**方法** · 以颗粒型皮内针在肝俞、心俞进针后，垂直于脊柱方向刺入，固定。在曲池、足三里、风池进针后，针尖向下沿皮刺入固定。两组穴位交替埋针，暑热天每组埋针1～2日，冬天可埋1周左右。

### 8. 神经衰弱

**取穴** · 神门、三阴交（双侧）。

**方法** · 以颗粒型皮内针在神门、三阴交两穴进针后，向远端沿皮刺入，固定。埋针1～2日。

## 注意事项

· 埋针宜选用易于固定和不妨碍肢体活动的穴位。

· 埋针后，患者感觉刺痛或影响肢体活动时，应改用其他穴位重新埋针。关节附近不可埋针，因为活动时会加重疼痛。胸腹部因呼吸时会活动，亦不宜埋针。

· 暑热天埋针不应超过2日，以防感染。

· 每次取1～2穴，一般取单侧，或两侧左右交替互用。

· 埋针后局部红肿或有分泌物者，出现感染需将针取出。

· 溃疡性皮肤病、局部炎症、肿块部位不宜留针。

## 按 语

本疗法的特点为浅刺留针，既安全无损伤，又能持续刺激，从而达到增强治疗效果的目的。对一些工作紧张，缺少时间去医院治疗的患者，确是一种较为理想而方便实用的治疗方法。

（吴耀持 孙懿君）

# 第29章
# 温针疗法

温针疗法是针刺后在针柄上安置艾炷,点燃后使其热力通过针身传至体内,以防治疾病的一种方法。

本疗法在唐代孙思邈《备急千金要方》中即有记载,书中提出了"温针"的概念,并谓:"若针而不灸,灸而不针,皆非良医也。"说明那时已将温针疗法列为灸法之列。"其法针穴上,以香白芷作圆饼,套针上,以艾灸之,多以取效……此法行于山野贫贱之人,经络受风寒致病者,或有效,只是温针通气而已。"以后历代都有沿用,此法至今仍在民间广为流传。

## 基本内容

### 一、操作方法

针刺得气后,将毫针(银质的最佳)留在适当的深度,将艾绒捏在针柄上点燃,直到艾绒燃尽为止,或在针柄上套置一段 1~2 cm 长的艾条施灸,直至燃尽,一般每次可烧 1~3 壮。或用艾卷剪成长约 2 cm 一段,插入针尾,点火加温。

温针疗法是针刺与艾炷或艾条结合使用的一种方法。有关如何针刺,取哪些穴位以及使用何种刺法等内容,请参阅本书"体针疗法"篇。

### 二、治疗机制

艾灸燃烧时产生的热力,借助针身传递而作用于腧穴或患处,从而起到温散寒邪、疏通经络、活血逐痹等作用。

## 临床应用

温针疗法常适用于既需要留针,又需要施灸的疾病。如肩周炎、肱骨外上髁炎、腱鞘炎、子宫下垂、胃下垂、慢性泄泻、腰肌劳损、膝关节炎等症。

1. **肩周炎** · 取肩髃、臂臑、曲池、外关、合谷等穴。其中肩髃、肩髎、肩贞针后用艾灸。在进针得气后,将艾炷捏于针柄上施灸,直至燃尽。更换艾炷,前后 3 壮。隔日 1 次,10 次为一疗程。

2. **肱骨外上髁炎、腱鞘炎** · 取肘、腕不同部位的阿是穴。在阿是穴上齐刺(中间直刺一针,旁

侧各一针以 45°方向,针尖朝中间直刺的针尖而刺),然后在三针的针柄上各装上橄榄状大小的艾炷,点燃后灸尽再灸,前后 3 壮。每日治疗 1 次,10 次为一疗程。

3. **子宫下垂、胃下垂** · 取关元、足三里、百会、中脘等穴。用 2 寸和 1.5 寸毫针分别刺入关元和足三里。针百会穴并使之得气,然后在三针柄上各装上艾炷施灸,前后 3 壮。隔日治疗,每 15 次为一疗程。据报道,用本法治疗子宫下垂疗效颇佳;

治疗胃下垂用 1.5 寸毫针针刺中脘、足三里，而后用同样的方法施灸。

4. **慢性泄泻**·取天枢、足三里、上巨虚等穴。治疗方法同前。

5. **腰肌劳损**·取肾俞、大肠俞、气海俞、委中等穴。针刺上述四穴之后，选择肾俞、大肠俞、气海俞中的 1～2 穴施用艾炷灸，方法同前，隔日 1 次，10 次为一疗程。

6. **膝关节炎**·取犊鼻、鹤顶、阳陵泉、内膝眼等穴。治疗方法同前。

## 注意事项

·温针灸所用艾炷，一定要牢牢地装在针柄上，这样才能防止施灸中因艾炷掉落而烫伤皮肤，或导致床单、被褥、衣物以及软椅等物品的损坏。

·施行温针灸的针一般针刺深度不宜超过针身长度的 1/2。否则由于施灸时产生的热力会很快通过针体传递至患者皮下，会导致灼痛感，甚至灼伤皮肤。

·施行温针灸时，要在相应的腧穴或患处垫以软质卡片，这样万一点燃后的艾炷在施灸过程中脱落，也不至于烫伤皮肤。

·若温针灸中使用现成艾条，要注意剪下的艾条段不宜过长（因为艾条分量太重会使针身发生弯折）。在施灸前先用毫针在艾条段中央钻个小孔，但不要钻穿，这样即使装在针柄上施灸也不会发生脱落现象。

## 按 语

温针灸是灸法中使用最普遍，也是最受患者欢迎的一种疗法。所谓"打伏针"，实际上指的就是温针灸疗法。由于它疗效卓著，治疗范围广泛，又是防病保健的一大良法，因此长期以来一直为医家和病家所重视。

（吴耀持　孙懿君）

# 第30章

# 火针疗法

火针是将针尖烧红后迅速刺入体表，以治疗疾病的一种方法。

早在《灵枢·官针》篇中就记有"焠刺者，刺燔针则取痹也"。唐代王冰注："焠针，火针也。"以后，《伤寒论》中也论述了火针的适应证和不宜用火针医治的病候。《千金翼方》有"外疖痈疽，针惟令极热"的论述。《针灸大成》总结了明代以前使用火针治病的宝贵经验。近代以来，本疗法的治疗范围有不少发展，它不仅对虚寒性痈肿等病证有较好的疗效，而且可用于某些疑难杂症及皮肤病的治疗。

## 基本内容

### 一、针具

一般用较粗的不锈钢针，如圆利针或24号粗、2寸长的不锈钢针。根据深刺、浅刺或单针刺、多针刺的不同，其形式有几种：用于单针深刺的，形状与毫针相同，针柄多用竹或骨质包裹，以免烫手。用于浅刺的针身比较细短，装在一个木质柄上，便于叩刺。有的为了加强刺激，在针柄上同时装3～9枚铜针，形状与皮肤针相似。也可使用特制的弹簧式火针、三头火针以及用钨合金制的火针等。弹簧式火针进针迅速且易于掌握针刺深度；三头火针常用于对体表痣、疣的治疗。

### 二、操作方法

1. **选穴与消毒** · 火针选穴与毫针选穴的基本规律相同，根据病证不同而辨证取穴。一般选穴宜少，选定穴位后进行严密消毒，方法是先用碘酊消毒，后用酒精棉球脱碘。亦可选用2%～10%普鲁卡因（可加入0.2%盐酸肾上腺素，以防出血）做浸润麻醉。

2. **烧针** · 《针灸大成·火针》说："灯上烧，令通红，用方有劲；若不红，不能去病，反损于人。"因此，在使用火针前必须把针烧红才能使用。较为方便的方法是用酒精灯烧针。

3. **针刺与深度** · 治疗时，用烧红的针具迅速刺入选定穴位旋即拔出。治疗时针刺深度，主要根据患者病情、体质、年龄和针刺部位的肌肉厚度、血管深浅而定。一般而言，四肢、腰腹部针刺稍深，可刺0.2～0.5寸深，胸背部穴位针刺宜浅，可刺0.1～0.2寸深。

4. **针刺方法**

（1）深而速刺法：针刺较深，速进疾出。用于治疗风湿、类风湿、退行性和创伤性关节炎及胃肠炎等，对瘰疬、腱鞘炎等病证要刺至核的中心为度。对鸡眼要刺至坚硬组织的根部。

（2）浅而点刺法：速入疾出、轻浅点刺。主要用于各种色素痣、寻常疣、小血管瘤等。

（3）慢而烙熨法：在施术部位表面轻而稍慢地烙熨。用于直径大于5 mm的色素痣、各类疣赘、老人斑、小片形白癜风等。

## 临床应用

本疗法在临床上可用于痹证、胃脘痛、胃下垂、腹泻、瘰疬、风疹、阳痿、妇科病、小儿疳积及扁平疣、痣等病证。

1. **胃脘痛**·取中脘、足三里。用细火针点刺。

2. **胃下垂**·取中脘、梁门、足三里。用细火针点刺。

3. **泄泻**·取天枢、阴陵泉、上巨虚等穴。用细火针点刺。

4. **脱肛**·取百会、长强、大肠俞、承山等穴,用细火针点刺。百会穴需速入疾出,轻浅点刺。

5. **阳痿**·取肾俞、命门、关元、八髎、三阴交等穴。每次选2～3穴,细火针点刺。

6. **痛经**·取关元、中极、血海、三阴交等穴。细火针点刺。

7. **风疹**·取曲池、血海。细火针点刺。

8. **痹证**·① 肩部:肩髃、肩髎、曲池。② 肘臂:曲池、合谷、尺泽、外关。③ 腕部:阳池、阳溪、外关。④ 背脊:身柱、腰阳关。⑤ 髀部:环跳、居髎、悬钟。⑥ 股部:秩边、承扶、阴陵泉。⑦ 膝部:犊鼻、梁丘、阳陵泉、膝阳关。⑧ 踝部:申脉、照海、昆仑、丘墟。用细火针深而速刺。

9. **色素痣、扁平疣**·取阿是穴。用浅而点刺法,速入疾出,轻浅点刺。

10. **老人斑、白癜风**·取阿是穴。在施术部位表面轻而稍慢地烙熨。

11. **结核性淋巴结炎**·选用最细的注射针,置于酒精灯上烧红,对未溃者自核正中刺入核心,每核1针,3～5日1次。

12. **顽癣**·选毫针在酒精灯上烧红,可在病灶周围进行火针点刺;象皮腿使用烧红细针刺烙,有助消肿。

13. **化脓性骨髓炎、深部肌肉脓肿、寒性脓肿及一切肉厚脓深的疮疡**·或脓熟未溃,或虽溃但疮口过小,脓出不畅者,可用粗针烧红火烙。

## 注意事项

· 因火针刺后,可能遗留较小瘢痕,因此除治面部痣和扁平疣外,面部一般不用火针。

· 在血管和主要神经分布部位不宜施用火针。

· 针刺后,局部呈现红晕或红肿未能完全消失时,暂停沐浴,以防感染。

· 发热病证不宜用火针治疗。

· 针后局部发痒,不能用手搔抓,以防感染。

· 针孔处理:如果针刺0.1～0.3寸深,可不做特殊处理;若针刺0.4～0.5寸深,针刺后用消毒纱布敷贴,胶布固定1～2日,以防感染。

· 烧针时一定要先针身后针尖逐步烧红,仅针身红而针尖变冷就不宜进针。

· 所用针具一定要检查,针身有蚀剥现象不宜再用。

## 按 语

火针疗法具有温经散寒、通经活络作用。以往临床多用以治疗虚寒性的痈肿,近代扩展了火针的治疗范围,对某些病证有其显著的功效,如扁平疣、痣、瘰疬等。

(吴耀持　孙懿君)

# 第31章
# 水针疗法

水针疗法指在经络、腧穴、压痛点,或皮下反应物上,注射适量药液,以治疗疾病的方法。又称腧穴注射疗法、穴位注射疗法。由于应用药液剂量较常规小,故又名小剂量药物穴位注射。

我国古代刺法中并无此法,水针疗法是在长期医疗实践中结合中医经络、经穴特点,将肌内注射法移植而来的一种现代针灸治疗方法。此疗法形成于 20 世纪 50 年代初期,其名称经历了封闭疗法、孔穴封闭疗法(或称经穴封闭疗法)、穴位注射疗法三个阶段。穴位注射方法发展经历了四个阶段:从肌内注射到神经阻滞的初创阶段(20 世纪 50 年代)、推广应用阶段(20 世纪六七十年代)、系统总结阶段(20 世纪八九十年代)和技术成熟应用阶段(近 20 年)。水针疗法历经 60 余年,源于西医注射疗法,渐被中医所兼收,成为一种理论较为完整、科学技术含量较高、应用极为广泛、疗效较为理想、前途极为广阔的疗法。

## 基本内容

### 一、用具

本疗法使用消毒的注射器和针头,常用的注射器为 1 ml(用于耳穴和眼区穴位)、2 ml、3 ml、5 ml 和 10 ml,常用的针为 4～6 号普通注射针头。

### 二、常用药物注射液

可分为中药制剂、维生素制剂及其他制剂三类(表 31 - 1～表 31 - 3)。

表 31 - 1　中药制剂

| 药　　名 | 作　　用 | 穴位注射用量 |
|---|---|---|
| 复方当归注射液 | 活血、补血、调经 | 每次 2～4 ml |
| 黄芪注射液 | 益气养元、扶正祛邪、养心通脉、健脾利湿 | 每次 2～4 ml |
| 丹参注射液<br>复方丹参注射液 | 活血祛瘀、调经止血、养心安神 | 每次 2～4 ml |
| 盐酸川芎嗪注射液 | 活血行气止痛 | 每穴注射 10～20 mg(1/4～1/2 支) |
| 徐长卿(丹皮酚)注射液 | 祛风止痛、化湿利尿、清热解毒、安神 | 每次 2～4 ml |
| 复方柴胡注射液 | 解热镇痛 | 每次 2～4 ml |
| 肿节风注射液 | 祛风通络、活血散瘀、清热解毒、抗肿瘤 | 每次 2～4 ml |

| 药　名 | 作　用 | 穴位注射用量 |
| --- | --- | --- |
| 丁公藤注射液 | 祛风湿、活血止痛 | 每次 2～4 ml |
| 威灵仙注射液 | 祛风通络、活血止痛 | 每次 2～4 ml |
| 板蓝根注射液 | 清热解毒、消炎 | 每次 2～4 ml |
| 鱼腥草注射液 | 清热解毒、消炎 | 每次 2～4 ml |
| 银黄注射液 | 清热解毒、消炎 | 每次 2～4 ml |

表 31-2　**维生素类制剂**

| 药　名 | 作　用 | 穴位注射用量 |
| --- | --- | --- |
| 维生素 $B_1$ 注射液<br>（50 mg/支、100 mg/支） | 维持神经、心脏和消化系统正常功能,促进糖代谢,用于维生素 $B_1$ 缺乏症、神经炎、食欲不振 | 每次 50～100 mg,针感较强 |
| 新维生素 $B_1$ 注射液<br>（20 mg/支） | 作用较维生素 $B_1$ 注射液迅速而持久,用于各种神经痛、偏头痛、神经炎等 | 每次 20～40 mg |
| 维生素 $B_6$ 注射液<br>（25 mg/支、50 mg/支） | 参与氨基酸与脂肪代谢,用于神经炎、妊娠呕吐等 | 每次 25～50 mg,可与维生素 $B_1$ 同用 |
| 复合维生素 B 注射液 | 用于神经营养不良和维生素 B 缺乏症 | 每次 2 ml |
| 维生素 C 注射液 | 参与机体氧化还原过程,增强毛细血管致密性,刺激造血功能,增强对感染的抵抗力 | 每次 100 mg,针感疼痛 |
| 维生素 $B_{12}$ 注射液<br>（0.1 mg/支、0.5 mg/支） | 作用于糖类、蛋白质、脂肪代谢,用于贫血神经炎、营养不良等 | 每次 0.1 mg |
| 维丁胶性钙注射液 | 促进钙、磷在肠道吸收并储存于骨中,维持血液钙磷平衡,用于佝偻病、骨软症、支气管炎 | 每次 0.1 mg |

表 31-3　**其他常用药物**

| 药　名 | 作　用 | 穴位注射用量 |
| --- | --- | --- |
| 5％～10％葡萄糖注射液<br>（500 ml/瓶,25％ 20 mg/支） | 5％～10％葡萄糖常用于补充水分和热量,穴位注射主要是利用溶液渗透压对穴位的刺激作用,浓度越高,刺激作用越大,必要时可选用 25％溶液 | 穴位深部注射 5％～10％的溶液,每次用 5～20 ml 或与其他药物同用 |
| 生理盐水注射液 | 等渗溶液,刺激作用小 | 穴位注射时与其他药物配用 |
| 盐酸普鲁卡因注射液<br>（0.5％ 20 ml/支、0.5％ 20 ml/支,2％ 2 ml/支） | 有抑制神经纤维传导和扩张微血管作用,穴位注射可用 0.5％～1％溶液,神经阻滞一般用 2％溶液 | 每次 1～2 ml,试用时先做过敏试验 |
| 三磷酸腺苷（ATP） | 为一种辅酶,参与脂肪、蛋白质、糖类、核酸、核苷酸的代谢,并能供给能量,可用于冠心病、偏头痛、肌营养不良等 | 每次 10～20 mg |
| 辅酶 A | 为乙酰化反应的辅酶,对糖类、脂肪、蛋白质的代谢有重要影响,用于白细胞减少、紫癜、肝炎、冠心病、肾功能减退等 | 每次 25 万～50 万 U |
| 硫酸阿托品注射液<br>（0.5 mg/支） | 解除平滑肌痉挛,抑制腺体分泌,解除迷走神经对心脏的抑制,解除血管痉挛,散大瞳孔,兴奋呼吸中枢 | 每次 0.2 mg |
| 硫酸镁注射液 2.5 g<br>（25％ 10 ml/支） | 抑制中枢神经系统,降低血压 | 每次 5 ml |
| 利血平注射液<br>（1 mg/支） | 使去甲肾上腺素排空,降压缓慢、温和、持久,有中枢安定作用,用于高血压及狂躁型精神病 | 每次 0.5 mg |
| 氯丙嗪（冬眠灵）<br>（2.5％ 1 ml/支、2.5％ 2 ml/支） | 有较强安定作用,镇静、镇吐、降压,穴位注射主要用于精神分裂症 | 每次 1 ml |

## 三、操作方法

根据所选穴位及用量的不同选择合适的注射器和针头。皮肤常规消毒后，用无痛快速进针法将针刺入皮下组织，然后慢慢推进或上下提插，取得酸胀等"得气"感应后，回抽一下，如无回血，即可将药物注入。

一般疾病以中等速度注入药液，慢性病、体弱者用轻刺激，将药液缓慢轻轻注入；急性病、体强者可用强刺激，将药物快速注入。如需注入较多药物时，可将注射针由深部逐步提出到浅层，边退边注药，或将注射针更换几个方向注射药液。

注射角度与深浅的选择，应根据穴位所在部位与病变组织的不同而定，也可按病情需要决定注射深浅。

## 四、治疗机制

穴位注射疗法一般选用具有扶正祛邪、清利湿热、疏肝理气、活血化瘀、调节气血等功效的穴位，针刺穴位时一般以得气为要。穴位注射疗法是按照经络腧穴原理将中西药物注入相关穴位，让药物在穴位或病变局部吸收，或循环到达病所而发挥作用。药物的效能作用较其他作用给药具有用药量小，药物可直达病所，药物吸收快、作用佳的优势。现代动物实验研究表明，穴位治疗尤其是部分穴位注射用药几乎与静脉途径给药见效速度、效果一致，是一种极好的给药途径。

## 临床应用

穴位注射疗法的应用范围较广，凡是针灸的适应证大部分都可用本法治疗。对神经系统疾病，如坐骨神经痛、肋间神经痛、脑瘫后遗症、痿证等；消化系统疾病，如呃逆、痢疾、胃下垂等；泌尿系统疾病，如遗精、阳痿、不射精等，用本法治疗有较好的疗效。

**1. 坐骨神经痛**

**取穴**·阿是穴。注射液：10%葡萄糖注射液16 ml加威灵仙注射液4 ml。

**方法**·见操作法，隔日1次，10次为一疗程。

**2. 肋间神经痛**

**取穴**·支沟、阳陵泉。注射液：维生素$B_{12}$ 2 ml。

**方法**·将维生素$B_{12}$ 2 ml分注支沟、阳陵泉各1 ml。隔日1次，10次为一疗程。

**3. 脑瘫后遗症**

**取穴**·运动区、感觉区（头部）。注射液：乙酰谷酰胺4 ml。

**方法**·乙酰谷酰胺4 ml分注运动区、感觉区各2 ml。隔日3次，10次为一疗程。

**4. 痿证**

**取穴**·髀关、伏兔、足三里。注射液：三磷酸腺苷3 ml。

**方法**·用三磷酸腺苷3 ml分注髀关、伏兔、足三里穴各1 ml。每日1次，20次为一疗程。

**5. 呃逆**

**取穴**·足三里。注射液：哌甲酯或山莨菪碱2 ml。

**方法**·将哌甲酯或山莨菪碱2 ml分注两侧足三里各1 ml，一次即可痊愈。呃逆不止者，可持续注射2～3次。

**6. 胃下垂**

**取穴**·中脘、足三里。注射液：三磷酸腺苷0.8 ml。

**方法**·用三磷酸腺苷0.8 ml分别注入中脘和足三里穴。每周2次，20次为一疗程。

**7. 遗精、阳痿、不射精**

**取穴**·次髎、中极、关元。注射液：维生素$B_1$注射液50 mg或丙酸睾酮5 mg。

**方法**·用维生素$B_1$注射液50 mg或丙酸睾酮5 mg轮流注射上述穴位。隔2～3日1次，4次为一疗程。

**8. 哮喘**

**取穴**·定喘。注射液：生地黄、附子注射液各1 ml。

**方法**·用生地黄、附子注射液各1 ml注入定喘穴。隔日1次，生地黄或附子注射液轮流使用，10次为一疗程。

**9. 急、慢性气管炎**

**取穴**·肺俞、列缺、丰隆。注射液：盐酸普鲁卡因、维生素 $B_{12}$、胎盘组织液 2～3 ml。

**方法**·用上述注射液中的一种或数种 2～3 ml，分注肺俞、列缺和丰隆穴。隔日 1 次，10 次为一疗程。

## 注意事项

·治疗时应对患者说明治疗特点和注射后的正常反应，如注射后局部可能有酸胀感，4～8 小时内局部有轻度不适，有时不适感持续时间较长，但一般不会超过 1 日。

·严格遵守无菌操作，防止感染，最好每注射一个穴位换一个针头。使用前应注意药物的有效期，并注意药物有无沉淀变质等情况。

·注意药物的禁忌、剂量、配伍、副作用以及变态反应等问题。凡会引起变态反应的药物，均应先做皮试，阳性者不可应用；副作用较大的药物，使用时应谨慎。

·一般药液不宜注入关节腔、髓腔和血管内，以防引起关节红肿热痛等不良反应。误入骨髓腔，则有损害骨髓的可能。

·胸腹部穴位注射不宜过深，以防伤及内脏。主要神经干经过的部位做穴位注射时要注意避开神经干，以保护其不受损害。

·年老体弱者，注射部位不宜过多，用药量可酌情减少，以免晕针。孕妇的下腹部、腰骶部及合谷、三阴交等穴，一般不宜做穴位注射，以免引起流产。

## 按 语

穴位注射是选用中西药物注入有关腧穴以治疗疾病的一种方法，它不同于西医的静脉和肌内注射给药途径，而是通过中医的经穴体系注射给药，可使药物的作用明显增强。穴位注射的药效是针、药、穴的协同作用。穴位注射体现了在中医整体观念和辨证论治理论指导下，合理选择某些药物，注入经络腧穴或皮下阳性反应处，将针刺技法、穴位、药物三者有机结合。穴位注射疗法既保持了传统针灸疗法的特点，又能将不同的药物通过穴位到达病变部位，以达到治疗目的。本疗法操作简便，疗效肯定，特别是适应证广，有无明显的副作用，因此长期以来一直是临床广泛运用的治疗方法之一。现代医学中的封闭疗法同穴位注射疗法似乎相似，其实有很大的不同之处，即单纯的封闭疗法不强调"得气"感，治疗时仅以症状为主，而穴位注射疗法不仅强调进针后的"得气"感，且在适应证方面其范围也远远大于封闭疗法。

（吴耀持　康学智）

# 第32章
# 七星针疗法

七星针疗法是应用多支短针(丛针)进行浅刺、速刺而不留针的一种针刺治疗方法。由于针刺仅及皮肤,所以又称皮肤针疗法。根据针数多少,可冠以不同名称:5支针称"梅花针";7支针称"七星针";18支针称"罗汉针"。

该疗法首载于《灵枢·官针》篇。由"半刺""浮刺""毛刺""扬刺"发展而来。如"毛刺者,刺浮痹皮肤也";"半刺者,浅内而疾针,无针伤肉,如拔毛状";浮刺者,"傍入而浮之,以治肌急而寒者也";浮刺者,"正内一,傍内四,而浮之,以治寒气之博大者也"。这些刺法均具有浅刺、速刺而不留针的特点,毛刺为少刺而浅刺,扬刺为多针而浅刺,浮刺为斜针而浅刺,半刺为浅刺而不留针,而"正内一,傍内四"(即正刺1针,旁刺4针)已具有了梅花针的雏形。近代七星针是在结合古代多种针法的基础上所研制的一种新型的针灸工具,临床运用相当广泛。

## 基本内容

### 一、针具

七星针为特制的针具,针柄长15～20 cm,可用牛角、塑料、金属等材料制成。针头呈小锤形,附莲蓬状针盘,盘下散嵌着多支不锈钢针,针柄要求坚固有弹性,针尖要求平齐、圆润。

### 二、操作方法

1. **叩刺**·针具及叩刺部位用乙醇消毒后,以右手拇指、中指、环指、小指握住针柄,示指伸直压住针柄,针头对准皮肤叩击,运用腕部的弹力,使针尖刺入皮肤后立即弹出。这样反复叩击。可根据病情需要按一定路线成行叩击,也可以在一定范围内环形叩击,或在一个点上进行重点叩击。

2. **滚刺**·用特制的滚刺筒,经乙醇消毒后,手持筒柄,将针筒在皮肤上来回滚动,使刺激范围成为一个狭长的面或扩展为一片广泛的区域。

### 三、针刺强度与疗程

针刺强度根据患者病情、体质和部位而定,分为轻、中、重三种。轻刺激叩刺后,局部皮肤略有潮红,适用于轻症、久病,老、弱、妇、孺,头面部疾患,以及耐受力差的患者。重刺激叩刺后,局部皮肤明显发红、湿润并有较多渗血,适用于实证、新病,年轻体壮,背部、臀部、明显压痛点,以及耐受力较好的患者。中刺激叩刺后,局部皮肤潮红,但不渗血,适用于一般患者,以及耐受力中等的患者。

每日或隔日1次,急性病1～3次即可见效,慢性病10次为一疗程。

### 四、针刺部位与适应证

1. **循经叩刺**·是循经络路线叩刺的一种方

法。最常用的是背部的督脉和膀胱经。因督脉有总督、通调一身阳气的作用，而膀胱经上分布着五脏六腑的背俞穴。其次可在四肢肘膝关节以下沿经络叩刺。

2. **穴位叩刺**·是根据穴位主治功能辨证配穴进行叩刺的一种方法。临床常用特定穴（井、荥、输、原、经、合、络、郄、八会穴、八脉交会穴、俞募穴）、华佗夹脊穴、阿是穴等施治。

3. **局部叩刺**·是在局部病变部位进行散刺或围刺的一种方法。

4. **整体叩刺**·即以上三种方法结合使用。

## 临床应用

本疗法的适应范围较广，临床上多用于近视、急性结膜炎、视神经萎缩、鼻渊、耳鸣、耳聋、急性扁桃体炎、感冒、哮喘、咳嗽、慢性胃肠病、呃逆、便秘、高血压、遗精、阳痿、遗尿、痹证、失眠、头痛、面痛、胁痛、皮神经炎、面神经麻痹、腰痛、荨麻疹、神经性皮炎、湿疹、斑秃、闭经、功能性子宫出血、痛经、慢性盆腔炎等。

1. **头痛**·先采用三条线直行叩刺法，自印堂穴向大椎穴叩刺，头维穴向风门穴叩刺，自太阳穴沿耳后向耳根的翳风穴做半环形叩刺；再采用一条线横行叩刺法，自前发际正中神庭穴向两耳上方率谷穴横行叩刺。每条线叩刺3遍，每日1次。叩刺强度宜轻刺激为好。叩刺完毕，患者即感头部轻快，一般2～3次即能明显见效。

2. **脊背痛**·按照病变部位，沿该部位分布的督脉与膀胱经进行纵行叩刺，每条线叩刺3遍，每日或隔日1次，刺激强度视病情轻重与患者耐受程度而定，能取得很好的疗效。

3. **胁肋痛**·沿病痛部位肋间进行叩刺，每肋间叩刺3遍，叩刺强度以患者耐受为度，每日1次。

4. **荨麻疹、神经性皮炎**·神经性皮炎在局部病痛部位进行散刺或围刺。宜采用中等强度，以皮肤发红、轻度渗血为好，叩刺结束加拔火罐，留罐10分钟，荨麻疹在血海、三阴交、神道、至阳穴上，采用中强度叩刺。

5. **网球肘**·"以痛为腧"，在肱骨外上髁压痛点最明显处，用七星针局部叩刺，轻重适中，以微渗血为度；然后加拔火罐，留罐10分钟，拔罐后擦净瘀血，外敷丁桂散，贴盖胶布固定；再施以艾条温灸，使局部产生温热舒适感，每日叩刺温灸1～2次，隔日1次，5次为一疗程。疗效显著。

## 注意事项

·针具要保管好，并经常检修针尖，要求平齐、无钩毛。

·叩刺时要求针面垂直，手腕有弹性，避免偏斜、重滞，以减少疼痛。

·叩刺应由内向外，自上而下，顺序进行。

·局部皮肤有溃疡、损伤者，不宜使用。

·叩刺局部皮肤，如有出血者，应进行清洁及消毒，以防感染。

## 按　语

本疗法的特点是浅刺而不留针，方法以夹脊循经、穴位叩刺和局部叩刺为主，因此比较安全。如辨证合度，选穴精当，手法熟练则疗效显著。

（吴耀持　孙懿君）

# 第33章

# 梅花针针法

师氏梅花针针法是以叩击的方式浅刺皮肤进行治疗的一种方法。师氏梅花针针法是新九针法的一个组成部分。

梅花针是一种浅刺皮肤的针刺工具，《黄帝内经》九针中无梅花针之称，梅花针系后人根据《黄帝内经》中的"毛刺法""半刺法""扬刺法"等针刺方法而创制。梅花针属于浅刺的工具，故又称为皮肤针，最初并无把柄，只是将数枚缝衣针或毫针用右手拇、示、中指捏持，对齐针头，向患部表皮点刺。有将5枚缝衣针捆成一束者，称为梅花针；有将7枚缝衣针捆成一束者，称为七星梅花针。至近世开始有将梅花针装在一根小棍或竹筷上，成为有柄的梅花针，20世纪60年代前师氏也是使用这种自制的梅花针。

## 基本内容

### 一、针具特点

师氏梅花针由针体、针座、针柄三部分组成。

1. **针体** · 由7枚不锈钢针组成，嵌于针座内，针体又分为针身与针头两部分。师氏梅花针针尖将传统梅花针之尖锐的针尖，改为尖而不锐的钝尖，避免了叩刺皮肤时的刺痛，从而可减轻患者在叩刺时的疼痛感。

2. **针座** · 由尼龙或金属制作，用于固定镶嵌针体，针座由螺丝口与针柄相连接，便于更换。

3. **针柄** · 由尼龙101制成，具有良好弹性，由两节组成，每节13 cm，两节接头处由螺旋丝口相接，便于扦装，用后可分开，便于携带。

### 二、针法

1. **消毒** · ① 叩刺部位：局部常规消毒。② 针具：师氏梅花针一般是将针头置于酒精灯上烧灼数秒，即可彻底消毒。

2. **持针法** · 以右手示指伸直压在针柄上，其余四指以适当的力量握住针柄，针柄尾端固定在大陵穴前1横指处。注意：握持针柄不能过紧，亦不可过松，过紧会使腕关节肌肉紧张，影响其灵巧活动，过松会使针柄左右摆动，容易刺破皮肤出血。

3. **基本手法** · 师氏梅花针基本手法亦称为"弹刺手法"。方法是：叩刺时，针尖对准叩刺部位，均匀而有节奏地运用腕部力量"一虚一实"地灵活弹刺（应使针尖着落皮肤时发出短促而清脆的"嘣嘣"声响）。所谓"一虚一实"就是做两次叩刺动作，针尖只接触皮肤一次，中间空弹一次；所谓"弹刺"，就是叩刺时针尖接触皮肤后，产生一种反向作用力，使针轻微弹起，与此同时顺势敏捷提针。

### 三、临床常用叩刺方法及部位

一般分为循经找穴叩刺、循经叩刺、局部叩刺、腧穴叩刺四种方法。

1. **循经找穴叩刺法** · 依经脉的循行路线找穴

叩刺。常用经脉有：① 头部：督脉、太阳经、少阳经。② 背部：督脉、夹脊穴、足太阳经。③ 腹部：任脉。④ 四肢：肘膝以下诸经。

2. **循经叩刺法**·沿经脉循行线叩刺，可根据不同病情，选取一条或数条经脉进行叩刺，也可选取一条或数条经脉的其中一段或几段进行叩刺。

3. **局部叩刺法**·在局部病灶及其周围叩刺（皮肤病即可叩刺病变部位）。

4. **腧穴叩刺法**·即根据不同病情，选取相应的腧穴进行叩刺。

以上四种刺法可单独使用，也可配合应用，一般以循经找穴叩刺为主。

### 四、师氏梅花针的配穴方法

师氏梅花针以"辨症配穴"为基本原则（基本方法），一般有以下不同的配穴方法：前后配穴、上下配穴、左右配穴、远近配穴、经验配穴。

### 五、师氏梅花针的外泻方法

1. **泻法**·重度手法逆经叩刺。
2. **补法**·轻度手法顺经叩刺。
3. **平补平泻法**·中度手法沿经脉来回叩刺。

### 六、师氏梅花针基本手法操作要领

"一虚一实刺法"是师氏经过多年临床实践凝结而成。这种叩刺方法具有可减轻患者疼感，增加治疗效果的优点。师氏梅花针基本手法操作要领如下。

（1）叩刺时针尖着落要平、稳、准。平，就是针尖与皮肤在叩刺时必须呈垂直接触，7个针尖务必全部着落皮肤。稳，就是针柄不可摇摆，落针要稳当，提针要敏捷。准，就是一定要叩准预定的刺激部位。

（2）一定要弹刺、平刺，绝不能慢刺、压刺或拖刺。

（3）叩刺时力量应主要发自腕部。

（4）叩刺频率不应过快或过慢，根据不同刺激强度，每分钟叩刺 70～100 针（次），每个刺激点一般可叩刺 5～15 针，连续叩刺 30～50 针，中间间歇 20～30 秒（即务必给患者短暂休息时间）。

### 七、刺激强度

叩刺是根据患者的不同病情、体质、年龄以及刺激部位等灵活运用同强度的刺激手法。一般可分为四种刺激强度，即轻度手法、重度手法、中度手法、重度点刺手法。

一般情况下，对小儿、老人、体弱和初诊患者应采用轻度或中度手法，对青壮年、体质强壮、实证、热证患者可用重度手法。有时对同一患者可先采用轻度手法，随着患者对叩刺的适应，耐受程度也可逐渐增大，即可由轻度手法逐渐过渡为中、重度手法。

（1）轻度手法：① 操作方法：叩刺时腕力轻，针体高抬，节奏轻快。② 标准：叩刺至皮肤略有潮红为度。③ 部位：适用于头面部。④ 年龄、体质：适用于老弱儿童。⑤ 适应证：虚证久病。

（2）重度手法：① 操作方法：叩刺时腕力重，针体高抬，节奏较慢。② 标准：叩刺至皮肤明显潮红，微出血。③ 部位：适用于背部、臀部、四肢、局部麻痹点等。④ 年龄、体质：适用于年壮体强者。⑤ 适应证：实证新病。

（3）中度手法：① 操作方法：叩刺力量介于轻、重手法之间。② 标准：叩刺后皮肤局部潮红无出血。③ 部位：除头部外，一般部位均可采用。④ 年龄、体质：一般人均可。⑤ 适应证：酌情而定。

（4）重度点刺法：① 操作方法：针体高抬，叩刺力量以重度手法为主。② 标准：以叩刺部位出血为度。③ 部位：十二井穴、背部膀胱经。④ 年龄、体质：青壮年。⑤ 适应证：实热证、瘀血肿痛、癫病等。

### 八、疗程

一般每日 1 次或隔日 1 次，10 次为一疗程，两个疗程之间休息 5～7 日，慢性病隔日 1 次，急性病 1 日可施治数次，直至病情转危为安（煤气中毒、脑震荡等）。

## 临床应用

师氏梅花针治疗范围十分广泛，一般病证均属适应证范围，尤其是气滞血瘀以及风邪、火热邪、麻木痿痹的病证。其适应证有：头痛、头晕、失眠、脑外伤昏迷及其后遗症、结核性脑膜炎及其后遗症（以及其他类型的脑膜炎及其后遗症）、中毒性昏迷（如重度煤气中毒）、脑血管病及其后遗症、脑动脉硬化、感冒、急慢性支气管炎、哮喘、急慢性鼻炎、过敏性鼻炎、急慢性胃炎、近视、急慢性结膜炎、小儿麻痹、急慢性神经根炎、面神经麻痹、胃神经症、肋间神经痛、癫痫（软组织损伤）、圆形脱发、扭伤、小儿腹泻、痢疾、功能性子宫出血等。

## 注意事项

· 叩刺时针尖着落要平、稳、准。
· 一定要弹刺、平刺，绝不能慢刺、压刺、斜刺、拖刺。
· 力量发自腕部。
· 频率适中，70～100 次/分，每穴 5～15 针，连续叩刺 30～50 针，间歇 20～30 秒，稍事休息。

## 按 语

师氏梅花针针具较一般传统梅花针有针柄弹性好、不易折断、针尖圆钝、叩刺时痛感轻、外表美观、携带方便等优点。经多年临床实践，针具运用得心应手，疗效十分理想。

（吴耀持　黄承飞　陈　洁　李国民）

# 第34章

# 三棱针疗法

三棱针疗法是用特制的三棱形不锈钢针，刺破穴位或浅表血络，放出少量血液，以治疗疾病的一种方法。

本疗法由古代砭石刺络法发展而来。传说最初使用砭石治病的是伏羲氏，晋代皇甫谧《帝王世纪》中提到伏羲氏"尝百草而制九针"。《黄帝内经》所记载的九针中的"锋针"就是近代三棱针的雏形。《灵枢·九针论》认为锋针主要用于"泻热出血"。古人对刺络放血十分重视，《素问·血气形志篇》认为"凡治病必先去其血"。《灵枢·九针十二原》《素问·阴阳应象大论篇》还提出了刺络放血的治疗原则"菀陈则除之"，"血实宜决之"。"络刺""赞刺""豹文刺"等法都属于刺络放血法的范围。目前临床应用三棱针疗法十分普遍。

## 基本内容

### 一、针具

三棱针用不锈钢制成，针长约 6 cm，针柄较粗，呈圆柱形，针身呈三棱形，三面有刃，针尖锋利。

针具使用前可用高压消毒，也可在 75％的乙醇内浸泡 30 分钟。

### 二、操作方法

根据病情及部位的需要，可选用下列各种刺法。

1. **点刺法** · 手持三棱针，对准所要放血的部位或络脉迅速刺入 0.05～0.1 寸，随后迅速退出，以出血为度。出针后不要按闭针孔，让血液流出，并可轻轻挤压穴位，以助排血。随后，以消毒干棉球压住针孔，按揉止血。

2. **挑刺法** · 用三棱针挑破治疗部位的小血管，挤出少量血液。

3. **丛刺法** · 用三棱针集中在一个较小的部位上点刺，使之微微出血。

4. **散刺法** · 用三棱针在病变局部的周围进行点刺，根据病变部位大小，可刺 10～20 针以上，针刺深浅需依据局部肌肉厚薄、血管深浅而定。由病变外围向中心环形点刺，达到祛瘀生新、疏经活络的目的。

5. **泻血法** · 以橡皮管结扎于针刺部位上端，令局部静脉充盈，左手拇指按压于被刺部位下端，局部消毒后，右手持三棱针对准被刺部位的静脉，迅速刺入 0.05～0.1 寸深，即将针迅速退出，使血液流出，亦可轻按静脉上端，以助瘀血排出。泻血法一般隔 2～3 日治疗 1 次，出血量较多的可间隔 1～2 周 1 次。

### 三、强度与疗程

三棱针疗法强度与点刺的深浅、范围以及出血的多少有关。病情轻的、范围小的、体质差的患者，宜采用浅刺、少刺、微出血的轻刺激。反之，病情重的、范围大的、体质好的患者，应采用深刺、多刺、多出血的强刺激。

疗程也要看出血多少和病情轻重而定。一般浅刺微出血，可每日 2 次或 1 次；如深刺多出血，每周可放血 2～3 次，或每隔 1～2 周放血 1 次。

### 四、针刺部位与适应证

三棱针的针刺部位及适应证见表 34-1。

表 34-1　三棱针针刺部位与适应证

| 部　　　位 | 适　　应　　证 |
| --- | --- |
| 耳尖、屏尖、耳背 | 发热、扁桃体炎、目赤肿痛、高血压 |
| 金津、玉液 | 中风舌强语謇 |
| 印堂、太阳 | 头痛、眩晕、目赤肿痛 |
| 百会 | 头痛、眩晕、高血压、昏迷 |
| 八成、八部 | 手足肿痛、麻木、蛇咬伤 |
| 十宣 | 发热、中暑、昏迷、气厥、肢端麻木 |
| 十二井穴 | 发热、昏迷、咽痛、扁桃体炎 |
| 四缝 | 小儿疳积、消化不良、百日咳 |
| 鱼际 | 发热、咽痛、扁桃体炎 |
| 尺泽 | 中暑、急性吐泻 |

| 部　　　位 | 适　　应　　证 |
| --- | --- |
| 曲泽 | 中暑、胸闷、心烦 |
| 委中 | 中暑、急性吐泻、腓肠肌痉挛 |
| 轮 1～轮 6 | 扁桃体炎、咽痛 |

### 五、作用机制

三棱针疗法对急、热、实、瘀、痛证有很好的功效。传统认为其治疗机制是通过改善局部气血运行，以达到清热解毒、消肿止痛、通经活络、行瘀导滞、平肝息风、安神定志、醒脑开窍的作用。

现代对刺络的机制研究报道颇为丰富，如有学者认为针刺四缝穴，挤出少量血液和黄色液体，能使血清钙、磷上升，碱性磷酸酶活性降低，有助于小儿骨骼生长发育。针刺四缝可使肠膜蛋白酶、胰淀粉酶与胰脂肪酶增加，胆汁分泌量增加，而有助于食物的消化吸收。有人报道刺络通过微循环的变化能导致身体的应激反应，影响神经体液功能状态，达到抑制变态反应的目的。也有学者认为刺络疗法可以调整机体免疫功能。

## 临床应用

本疗法常应用于各种实证、热证、瘀血、疼痛等，具有通经活络、开窍泻热、消肿止痛的作用。尤其对发热、急性角结膜炎、急性扁桃体炎、急性咽喉炎、睑腺炎（麦粒肿）、肢端肿痛麻木、头痛、眩晕、高血压、中风舌强、急性吐泻、小儿疳积、百日咳、蛇咬伤等症疗效显著。

1. **发热**·在十宣、十二井穴、鱼际、耳尖等穴中任选一穴。先以左手掐紧穴位处，再以三棱针迅速点刺放血。每日 1～2 次。

2. **高血压**·取耳背静脉。先以左手拇指在耳背部按摩使之充血，以右手持三棱针选粗而充盈的静脉速刺放血。隔日 1 次。

3. **中风舌强**·取金津、玉液穴。金津、玉液位于舌下左右静脉上，令患者张口翘舌，或医者左手拉起以纱布裹着的舌尖，右手持三棱针快速刺舌下

左右静脉，放出紫黑色血液后，再以干纱布按压止血。每周 2 次。

4. **头痛、眩晕**·取印堂、太阳穴。在穴位上找寻静脉，以三棱针速刺出血。每周 2 次。

5. **急性吐泻**·取尺泽、委中穴。在穴位上找寻清晰的静脉，以三棱针速刺出血。每日 1 次。

6. **目赤肿痛、咽痛、扁桃体炎**·在耳尖、屏尖、轮 1～轮 6 等穴中选 1～2 穴，速刺放血。每日 1～2 次。

7. **小儿疳积、百日咳**·取四缝穴。在小儿示、中、环、小指的第二指节中点，以三棱针速刺，挤出少量透明组织液。每日 1 次。

8. **扁桃体炎**·取轮 1～轮 6 穴。每次选择其中的 1～2 个点，每日 1～2 次。

9. **四肢肿痛、麻木**·取十宣或八风、八邪穴。

每日 1 次。

10. **蛇咬伤** · 取八风、八邪穴。每日 2 次。

## 注意事项

· 注意无菌操作，尤其是耳部切忌感染。

· 刺时手法宜轻、浅、快，切勿刺伤深部大动脉，以免出血不止。

· 有自发性出血倾向者、虚证、妇女产后不宜使用本法。

## 按 语

本疗法简便、快速、安全有效，具有消炎、消肿、止痛、清热等作用，临床上有确切的疗效。

（吴耀持　孙懿君）

# 第35章

# 微波针疗法

微波是一种特高频电磁波。微波针疗法是应用微波针治疗仪输出医用微波频谱中的微波,通过特制的辐射器与刺入人体穴位的毫针连接,或通过银针,将小剂量的微波输入人体的穴位、经络,从而达到治疗疾病目的的一种方法。

1972年以后,我国各地开始研究微波电疗,并将微波电疗法与中医学中的针灸疗法相结合,出现了微波针疗法。1979年生产出专用微波锒针治疗仪,1980年生产出"扁鹊——A型微波针仪",1985年又研制成功由声电波调制微波的"SZZ-1型多功能电子针疗仪"。目前,应用微波针疗法在临床上治疗高血压、冠心病、风湿病等多种疾病,取得一定疗效。

## 基本内容

### 一、操作方法

(1)阅读微波针疗仪的使用说明书,了解各开关、旋钮的作用,模拟操作或亲身体验,熟悉仪器的性能与操作过程。

(2)应用中医辨证方法与针灸取穴配穴原则,精心选取有关的主穴1～2个。如应用毫针方法输入微波者,则根据毫针操作法,刺入穴位,运用手法催令得气,然后方可将微波输入到毫针上。

(3)检查微波针疗仪的微波输出旋钮,应在零输出位置,各输出微波的分路开关应处在断开位置。

(4)接通微波针疗仪电源,开启电源开关,指示灯亮后预热仪器3分钟。

(5)接好微波针疗仪输出导线,将微波辐射器中心孔套入毫针柄上,微波辐射器上的螺旋形弹簧按压在毫针的周围,并用仪器附带的万向支架将微

波辐射器固定在需要的位置上。如用微波锒针,则将带锒针的微波辐射器,按压在所需治疗的穴位上,其他操作方法同上。

(6)接通微波输出分路开关,使微波导向毫针或锒针,然后缓慢调节微波输出旋钮,调节至患者有舒适的温热感及酸胀感,但不可有刺痛感。

(7)根据病情,微波针灸治疗时间为5～20分钟。治疗完毕后,针刺过的穴位周围皮肤会出现红晕或红斑。

(8)微波治疗过程中会产生温热、酸胀等针感,并有可能沿经络循行部位放散,均属正常现象。

(9)治疗完毕,应先将微波输出旋钮退回到零位置,然后关闭微波输出分路开关,再从毫针上取下微波辐射器,起出毫针,最后关闭微波针疗仪的电源开关。

(10)微波针治疗后,针感会保留2～3小时,甚至1～2日,这均属正常现象。

## 二、治疗机制

微波具有促进血管扩张、血流量加快、增加组织新陈代谢、缓解血管痉挛、缓解疼痛、降压等作用。应用微波的热效应与热外效应,作用于人体的穴位,通过经络系统时,还能起到调整阴阳平衡、调节脏腑功能、疏经通络等作用。

## 临床应用

微波疗法目前的临床适应证有高血压、风湿痛、肩周炎、坐骨神经痛、带状疱疹等。

1. **原发性高血压** · 应用微波锟针治疗仪,选用双侧曲池穴,每次治疗 5 分钟,每日治疗 1 次,15 次为一疗程,两个疗程间休息 7 日。

2. **风湿痛** · 风湿痛可涉及人体各关节,微波针治疗此病有较好效果。根据不同的病变部位,取有关的穴位如下:① 肩关节酸痛:阿是穴、肩髃。② 肘关节酸痛:曲池、阿是穴。③ 腕关节酸痛:阿是穴、合谷。④ 膝关节酸痛:膝眼、阳陵泉。⑤ 踝关节酸痛:阿是穴、太冲。⑥ 髋关节酸痛:秩边、环跳。⑦ 腰部酸痛:肾俞。⑧ 骶部疼痛:腰阳关、次髎。

应用声电波调制型微波针治疗仪,微波针感调至患者感觉针刺部位有舒适的温热、酸胀感。有些部位的穴位,如腰阳关等,温热酸胀感还向下传导。每次治疗 15～20 分钟,每日治疗 1 次,10 次为一疗程,两个疗程间休息 10 日。

3. **肩周炎** · 以肩关节周围压痛点作为阿是穴及肩髃、臂臑、曲池等,每次治疗只取 2 穴。选用声电波调制型微波针治疗仪,微波针感以温热舒适为限。隔日治疗 1 次,每次 15～20 分钟,10 次为一疗程,两个疗程间休息 10 日。若肩关节至夜半疼痛甚者,亦可每日治疗 1 次,微波针的止痛效果较佳。

4. **带状疱疹** · 取疱疹部位的夹脊穴、阿是穴,每次治疗只用 2 穴。应用声电波调制型微波针治疗仪,声电波选用舞曲或交响乐曲为主。每次治疗 15 分钟,每日治疗 1 次,直至症状消失。

## 注意事项

· 患者有活动性肺结核、高热、有出血倾向的疾病、晚期高血压,有痛温觉障碍者,不能明确表达微波针感的患者及年幼的患者,不宜微波针治疗。孕妇忌用。

· 调节微波针感强度时应特别审慎,温热感稍强时,虽患者仍感舒服,过后容易起疱。

· 微波针应尽可能避免在脑、眼球、睾丸附近的穴位上应用。

· 微波针辐射器外的螺旋弹簧不要与毫针相碰,以免输出短路损坏仪器。微波针治疗仪连续工作时间不宜超过 2 小时。

· 长期受到微波辐照,对人体会有一定的危害。微波针治疗仪会泄漏出少量的微波向周围空间辐射,因此,工作人员操作完毕后,应远离治疗仪 2～3 m,以减少微波辐射暴露。

## 按 语

微波针疗法是近年来发展起来的一种新疗法,目前仅了解到它有降压、镇痛等效应。它的治疗效应及作用机制,随着今后的临床观察及实验室研究,还会有更进一步的深化。微波针治疗仪体积较大,辐射器固定较麻烦,有待进一步改进。

(吴耀持 康学智)

# 第36章

# 激光针疗法

激光针疗法是应用医用激光仪输出的激光束替代毫针来刺激穴位,以治疗各种疾病的一种方法。

激光针疗法是近代发展起来的一种新疗法,1960年第一台红宝石激光器问世,1961年又诞生氦氖激光器。由于激光具有单色性好,相干性好,聚焦好,瞬间功率大,能产生热效应、光压效应、光化效应、电磁效应等一系列的特征,很快就被应用于临床医疗。1961年始首先应用于眼病治疗,1963年始用于癌症的临床研究,但多限于烧灼、切割、气化范畴。1973年制成的氦氖气体激光针仪能够发射出波长为632.8 nm的红单色激光,功率在1.5 mW左右,光斑直径为1~2 mm,当它照射穴位时,可穿透组织达10~15 mm。如此的深度可直接作用到人体的大多数穴位。实践证明,它有抗炎、增加代谢、促进组织生长等作用。随着光导纤维的出现,使激光束可通过能任意弯曲的光导纤维导向穴位,使用时更加方便。氦氖激光针仪诞生后,相继出现了氩离子激光针仪、二氧化碳激光针仪、氪离子激光针仪、掺钕钇铝石榴石激光针仪等。目前国内外已应用激光针治疗内、外、妇、儿、神经、皮肤、五官等科疾病。

激光针治疗比传统针刺治疗有先天安全性更高的特点,因为它具有非侵入性治疗的性质,其优点具体如下:① 无痛:因为是低强度激光刺激,不破损皮肤,无痛感。② 无菌:因为光针治疗和患者无机械接触,避免带菌入体的可能性。③ 安全:光针可避免毫针所可能发生的弯针、滞针、断针、晕针和刺伤内脏等危险。④ 温热效应:因激光有一定的温热效应,因此在起到针刺作用的同时,还有类似于艾灸的温热作用。⑤ 易控:因为光疗比艾灸更易控制剂量,且可通过对剂量的调节,同一光束既可以做灸用又可以做针用。⑥ 操作简便:照射穴位只需要控制剂量、照射时间和作用方向,较传统针灸方法要简便得多。

## 基本内容

### 一、操作方法

应用中医辨证方法及针灸取穴的方法,选取1~2组穴位,每组2~4穴作为激光针治疗时轮换应用穴组。

#### 1. 氦氖激光针仪操作方法

(1) 开启电源开关,激光管点燃后,调整电流至最佳工作状态,使其发光稳定。

(2) 需要照射的穴位用甲紫(龙胆紫)做好标记。

(3) 照射距离一般为30~100 cm。激光束应与被照射穴位平面成垂直。如用光导纤维时,可直接按压在穴位上。

(4) 输出功率为25 mW以下的氦氖激光针,每穴可照射3~8分钟,每日或隔日1次。同一穴位连续照射一般不超过15次。

(5) 激光器一般可以连续工作4小时以上,连续治疗时不必关机。

**2. 二氧化碳激光针仪操作方法**

（1）开启水循环系统，检查水流是否通畅，否则不得开机。

（2）患者取合适体位，暴露需治疗的部位。

（3）检查仪器各旋钮是否都在零位置上，然后依次开启低压、高压开关，并调节激光器的最佳工作电流量。

（4）缓慢地调节激光器，以散焦光束照射治疗部位。一般散焦后光斑直径在 12 cm 左右，可以同时照射几个穴位。

（5）照射距离一般为 1.5～2 m，照射量以患者觉照射部位温热舒适为宜。切勿过热，以免烫伤。

（6）照射时间一般为 10～15 分钟，每日或隔日 1 次，10 次为一疗程。

（7）治疗结束，先关闭高压开关，然后再关闭低压开关。关机后 15 分钟之内勿关闭水循环。

## 二、治疗机制

从物理角度来看，激光针作用的实质是：激光作用于人体穴位处组织，该组织的细胞分子、原子吸收激光能量后，状态发生了改变，并产生相应的信号，此信号通过人体经络和神经系统传输到患病部位，使患病部位功能获得改善，从而达到治病的目的。一般认为激光的生物效应有五种：热效应、机械效应、电磁效应、光化学效应和刺激效应。当激光照射机体时，这五种效应均存在。由于激光穴位照射多采用低强度激光，因此激光的温热作用也起着比较重要的作用。

从现代医学角度看，激光照射可使血管舒张，血流加速，增加白细胞数目并提高其吞噬功能，促进新陈代谢，加速有毒物质的排除。氧分子可以吸收激光光能，当这种氧分子接触细菌时，氧分子释放的能量足以破坏微生物的细胞膜而使其灭活。这可能是激光照射起到消除炎症作用的原因所在。

激光光束作用于穴位后，还可通过经络系统起到调整人体阴阳平衡、疏通经络等作用。

# 临床应用

激光针疗法的适应证与毫针疗法相类同，能治疗人体各科疾病。它的消炎作用更为突出。

1. **白细胞减少症**·应用 1.5～12 mW 氦氖激光束照射肝俞、脾俞、膈俞、大椎、足三里、曲池。每次照射 4～5 穴，每穴照射 5 分钟。每日治疗 1 次。15 次为一疗程，每疗程间休息 1 周。

2. **小儿支气管肺炎**·应用 1.5～25 mW 氦氖激光束照射天突、肺俞、膻中、定喘、身柱穴，其中天突、肺俞、身柱为主穴。气促者加膻中与定喘。左右双穴可同时照射，每穴 3 分钟。每日 1 次，8～10 次为一疗程。

3. **慢性盆腔炎**·应用 1.5～25 mW 氦氖激光器照射 3 组穴位。第一组取两侧附件局部阿是穴，根据病变部位，调节所需光斑大小。第二组取关元、气海、足三里。第三组取耳穴子宫，用光导纤维紧贴耳穴照射。3 组穴位轮流照射，每次 10～15 分钟。每日 1 次，10 次为一疗程，每疗程间休息 5～7 日。

4. **颈椎综合征**·应用 1.5～25 mW 氦氖激光仪，照射颈椎夹脊穴、阿是穴、外关、列缺等穴，开始照射时间 5 分钟，以后逐渐延长至 10 分钟，每日 1 次，10 次为一疗程，每疗程间休息 5～7 日。

5. **胎位不正**·应用 2 mW 氦氖激光器，照射双侧至阴穴，每穴 5～10 分钟。每日 1 次，3 次为一疗程。大多数孕妇一个疗程后可以纠正。据观察，用氦氖激光仪照射穴位，纠正胎位效果好，无早产或中止妊娠的风险，对胎儿无影响，安全、可靠、无痛苦。妊娠月份越大，胎儿大及腹壁紧者转胎效果较差，反之转胎效果较好。胎位纠正后采取固定措施则效果更佳，否则有的又会复原。

6. **神经衰弱**·常有头痛、头晕、失眠、多梦、记忆力减退、易疲倦等症者，应用 2 mW 氦氖激光仪，取风池、翳明（翳风穴后 1 寸），或风池、翳风，两组穴位交替应用。每穴照射 5 分钟，每日 1 次，10 次为一疗程。

7. **支气管哮喘**·应用 1.5～25 mW 氦氖激光器，照射定喘、肺俞、膻中，配以天突、中府、云门、肾俞、丰隆、足三里等穴。亦可在耳穴照射平喘、肺、内分泌、肾上腺等穴位,每次取 2～4 穴,每穴照射 2～5 分钟。10～15 次为一疗程,每个疗程间隔 7～10 日,也可间隔 1～2 个月。

**8. 前列腺炎** · 常见有尿频、尿急、排尿不畅、尿道流白色分泌物、早泄、遗精,以及下腰部、耻骨上、会阴及大腿处酸痛等症状者,应用 8 mW 氦氖激光器,照射会阴穴,每次 10 分钟。每日 1 次,15 次为一个疗程,每个疗程间休息 1 周。

**9. 婴幼儿腹泻** · 应用 3 mW 氦氖激光器照射神阙穴,每次 10～15 分钟,每日 1 次,3 次为一疗程。

**10. 夜尿症** · 应用 3～25 mW 氦氖激光器,照射曲骨、关元、中极、三阴交、阴陵泉等穴,每次照射 3～4 穴,每穴 5 分钟。每日 1 次,10 次为一疗程。

**11. 带状疱疹** · 应用 25 mW 氦氖激光器,通过光导纤维输出 1.5 mW 激光束,直接照射耳穴的肝、胆、神门穴区内的敏感点及病灶部相应的穴位。双侧每穴各照 5 分钟,每日 1 次。症状重者,患部用 25 mW 激光直接照射。激光针治疗本病,能缩短病程,止痛效果好,无副作用。

**12. 低度近视** · 可应用 2.5 mW 氦氖激光器治疗,光斑直径调至小于 1.5 mm,照射双侧睛明、承泣、合谷穴,每穴 2 分钟,隔日 1 次,10 次为一疗程。患者采取坐位,双目闭合,光束垂直照射穴位。最好采用光导纤维,在穴位上照射。

## 注意事项

· 激光束亮度极强,氦氖激光的亮度可达太阳亮度的 8 倍,操作人员与接受面部激光治疗的患者均须戴防护眼镜。

· 二氧化碳激光器射出 10.6 万单位的长波红外线,这是一种不可见光,不能用眼看或手试,以防灼伤。

· 在激光辐射的方向上应安置必要的遮光板或屏风。

· 操作人员应定期体检,特别是检查视网膜。

## 按 语

激光针疗法是一种非接触性治疗,只用光束照射穴位,对皮肤无损伤、无痛感,因此无须消毒,亦无感染及交叉感染之虑。绝大多数患者接受激光针治疗时无副作用,无晕针,无毫针治疗中会出现的滞针、断针、刺伤内脏等危险性,因此激光针比毫针治疗更为安全。它特别对于老年人、婴幼儿或畏针者更为适宜。

激光针的治疗方法由来已久,然而由于缺少作用机制(特别是由于缺少激光治疗时的灵敏性)的研究,以及当前不一致的临床疗效的研究报告,人们对激光针治疗还存在着怀疑的态度。另一方面,目前使用的激光针仪较为笨重,多数要用交流电源,使用不甚方便。因此,发展轻巧方便的激光灸疗仪,增加多中心、大样本的临床研究,是激光针得以广泛推广使用的必由之路。

(吴耀持　康学智)

# 第37章
# 点刺疗法

## 概　述

　　点刺疗法,古称毛刺疗法,又称快速浅刺疗法、刺血疗法、刺络疗法。是用锋利的针,在人体皮肤表面或关节周围、脊椎两旁进行轻刺、点刺、快刺,使之出血,使气血运行通畅,从而达到驱除血中瘀滞,以治疗疾病的一种方法。本疗法流传很久,早在《黄帝内经》中就有记载,如书中所述"皮刺""毛刺"即是。古代先贤从大量的临床实践中为我们积累了丰富的经验。仅《黄帝内经》中论述此方面的内容就有30余篇。《灵枢·九针十二原》中载道:"凡用针者,虚则实之,满则泄之,宛陈则除之,邪盛则虚之。"《灵枢·脉度》云"盛而血者疾诛之",明确地提出了刺血疗法的治疗原则,并从血络的形、色等表现为病证的诊断提出了理论依据。如《灵枢·经脉》曰:"凡诊经脉,脉色青则寒且痛,赤则有热……其暴黑者,留久痹也,其有赤有黑有青者,寒热气也。"在治疗方法上,《黄帝内经》亦予以精辟的论述,遵循局部取穴、循经取穴的原则,运用络刺、赞刺、豹文刺等方法,以达到通经活络、消肿止痛、调和气血、清热开窍的作用,致使"经脉流行、营复阴阳"。其方法有多种,可概括分为两大类,即单针浅刺和多针浅刺,现仍广泛应用于临床。

### 一、《黄帝内经》刺皮
### 针法的理论基础

　　《素问·皮部论篇》关于皮部的概念所论述内容包括:皮部,以经脉为纪,上下同法;三阴三阳皮部的名称分别为"关枢""害蜚""枢持""关蛰""害肩""枢儒";凡十二经络脉者,皮之部也,确切地说是"浮络",因此浮络广义上也属于皮部范畴。《素问·皮部论篇》中阐述了外邪致病入里的传变过程,如"络盛则入客于经",该原文提到了疾病的传变由表入里的过程。"是故百病之始生也,必先于皮毛,邪中之则腠理开,开则入客于络脉,留而不去,传入于经,留而不去,传入于腑,禀于肠胃",该段原文阐述了外邪致病入里的途径,即由表及里,先犯皮毛、腠理,进而是络脉、经脉,最后内传脏腑的过程。之后在《素问·皮部论篇》中还提到"故皮者有分部,不与而生大病也",说明皮部在疾病传变的过程中处于早期阶段,此时如能及早治疗,截断众流,可以防止疾病深入发展。这种治未病的思想以及疾病的传变过程,在现代临床运用中颇有指导意义。

### 二、《黄帝内经》刺皮部
### 主病的理论基础

　　肺主皮毛的理论,当肺部发生疾病时,易导致皮肤的相应表现。若肺气虚弱,宣发布散气血津液等精微物质的能力下降,则皮毛失去温润濡养而枯槁憔悴。宣发卫气不足,则皮毛失于固摄而见汗多,防御外邪的能力下降易患感冒。《灵枢·官针》

271

曰："手太阴肺经,气绝则皮毛焦。"若肺阴虚,常见皮肤干燥、皲裂,毛发干枯,肺气闭郁,则影响皮毛气门的开合,气不得宣而无汗。因此,随肺脏寒、热、虚、实病变的不同,皮肤出现相应的病理变化及临床表现。肺与大肠相表里的理论为,肺与大肠通过经络的联系,构成了脏腑阴阳表里两经的属络关系。手太阴肺经属肺络大肠,手阳明大肠经属大肠络肺。经络上一脏一腑,一阴一阳,表里相对,生理、病理上互相影响,如肺气肃降正常,则大肠传导如常,大便通畅;若肺失肃降,津液不能下达,则大便秘结;反之,若大肠实热,腑气不通,也可导致肺气不利而咳喘。由以上两点可看出凡是热病初期起,外邪在表者,首先可以考虑从肺卫论治,故浅刺皮毛可宣泄皮毛部的邪气以宣肺气,临床主要用于治疗风邪束表、发热、咳喘等和肺脏有关的疾病,以及过敏性鼻炎、荨麻疹、带状疱疹等皮肤病。如刺少商出血可治疗急性咽炎,刺上星治小儿腹泻,刺十井、十宣出血可治疗中暑、发热等症。

## 基本内容

### 一、针具选择

(1) 单针浅刺:即用一根针进行浅刺,可选择圆锥形针、禅杖形针、龙头形针、三棱针、四棱针等。

(2) 多针浅刺:即用多针结扎在一起点刺,如七星针、梅花针等。

(3) 目前临床多选用小四棱针或小三棱针,针长 2.5 cm,粗 0.12 cm。针尖不宜太尖利,针柄不要缠缚任何东西。

(4) 使用前,针具一定要严格消毒。

### 二、操作方法

1. **手法要求**·首先精力集中,运气于手指,眼明手快,在皮肤上一点即起,再点再起,按照应刺的部位,连续点刺下去。若在大血管附近,可用左手将皮肤捏起,然后右手持针,微斜而迅速地点刺。

2. **点刺要求**·刺得准、快,排列均匀,深浅适度,一般以 0.05 cm 或 0.1 cm 的深度为宜,以减少患者痛苦。

3. **点刺的强度**·① 弱刺激,是点刺中最轻微的方法,刺后以皮肤不出血为度。② 强刺激,是点刺中较强的频刺激,刺至皮肤微有出血。

4. **点刺的线距**·点刺一般按线、圈、点进行。如四肢、胸腹、腰背可按经络路线进行,并主要以经络线上的穴位为点刺点。如果在同一点刺线上需要重复点刺,必须间隔几分钟。

### 三、《黄帝内经》刺皮针法分类

《黄帝内经》中的直刺法(挟皮刺法)、毛刺法(又称点按刺)、半刺法均属刺皮手法,正如《灵枢·官针》云:"直刺针者,引皮乃刺之,以治寒气之浅也。毛刺者,刺浮痹于皮肤也。半刺者,浅内而急发针,无针伤肉,如拔毛状,以取皮气。"上述挟皮刺(直针刺)、毛刺、半刺,虽同为浅刺法,但针法各自不同。挟皮直刺要用手捏起皮肤横刺;毛刺是点按皮肤,不入皮下;半刺是浅刺于皮内,进针浅,出针快,如同拔毛一样,仅出入于皮肤之中。

1. **俯(仰)掌持针法**·以拇、示、中三指持定针柄,用 1.5 寸毫针时可环指抵住针身。用 1 寸毫针则以拇、示指持针,以中指抵住针身。在与穴点皮肤呈 15°～30°角进针时,持针之手取俯掌式;拇指正垫于针柄与皮肤之间。如因患者与术者的体位而适用仰掌式,则以中指垫于针柄与皮肤之间。此与一般毫针深刺的要求扶针以直不同。进针时运用手腕之力或结合指力捻针刺入。

2. **推法**·取上述持针进针后,以拇、示两指持针柄,用针腕力向前缓缓推进,一般可不加捻转针,以便体察其针下的松紧度。如针尖部似有障碍感或紧滞感,应调整方向和深度,当推至应刺深度时,略提转针,觉针下不紧不松无痛者为适度。

3. **弩法**·当推至应刺深度以后,如针下过于空滑或针后需加强刺激者,用拇、示指紧持针柄,中指压住针身,三指同时用力做一按一松谓之弩。

4. **抽法**·用弩法而仍针下空滑者,以拇、示指紧持针柄,迅速地做小幅度地往上往外抽提,是谓"抽气",随抽而复往下按,谓之添,合称抽添法。

5. **点按法**·凡皮薄肉少或需直刺而宜浅者,用拇、示、中三指持针,以环指抵住针尖相近处,一般露出针尖 0.2 寸左右,先轻置于穴点上,随即使用指掌之力向下点按,因有环指作垫,故按压时应先露出针尖长度。当按压进针后继续用指掌之力一按一松,针尖一上一下如蜻蜓点水之状,宜反复施行或结合捻转手法以加强刺激。

## 四、点刺的处方选取

针灸临床辨证论治方法可以归纳为"理、法、方、穴、术",金肖青提出针灸处方中腧穴组合关系可归纳为以"主、客、辅、应"四者为基本组合,从而形成理法方穴一以贯之、规范有序的处方。刺皮针法主穴的选取即根据脏腑、经络的功能及病候辨证选穴,看患者病情与哪一脏腑、经络的功能失常有关,或符合哪一脏腑、经络的病候,根据五脏与五体的对应关系,选用与五脏相对应的五体穴进行治疗。如肺经病、呼吸系统疾病、皮肤疾病,根据"肺

主皮毛"理论,首选肺经的皮部穴位。刺皮针法客穴的选取即根据表里经选穴,在与患病相表里的经脉上选,如皮毛病取肺之表里经大肠经之曲池,胃病取脾经之公孙等;也可采取同名经来选取客穴,如太阳头痛选手太阳小肠经之后溪穴为主穴,根据同名经选取客穴法,可选取足太阳膀胱经之申脉穴作为该病的客穴。刺皮针法辅穴的选取参考局部选穴原则,即在其局部选取有关经穴或阿是穴进行治疗。例如眼病取睛明、攒竹,胃病取中脘、梁门等皆是局部选穴,若患部有明显压痛点又不在正经穴之上,则以痛为腧运用毫针或叩刺,都有较好的效果。刺皮针法应穴的选取即根据随症选穴的原则,所选穴位不是专治某一局部或某一经脉的病证,而是治疗全身性疾患。如发热可加曲池、合谷,咳嗽取太渊、肺俞,痰多刺丰隆,喉痒刺天突,咯血刺尺泽等。

## 临床应用

本疗法主要应用于急性病的实热证,如高热、咽痛、牙痛、胁腹疼痛、痈毒,还可用于小儿麻痹后遗症、左右侧偏瘫、顽癣等慢性疾病。

1. **发热(高热)** · 取大椎及其周围、风池至肺俞的连线点刺,少商点刺放血。也可在曲池穴点刺出血。

2. **牙痛** · 取颊车、商阳点刺,一般以痛缓为度。

3. **咽痛** · 取承浆、少商点刺,如收效不显,可点刺出血。也可用于扁桃体炎。

4. **胁痛** · 取疼痛的肋间和背部腧穴点刺。

5. **腹痛** · 取巨阙、中脘、神阙、关元连线,或幽门、肓俞、大赫连线,或不容、滑肉门、归来连线,或夹脊穴点刺。也可用于胃痛、泄泻、痢疾等。

6. **痹证(关节炎疼痛或肌肉麻木不仁等)** · 取病变关节或肌肉,或循经远端取相应穴位点刺。

7. **小儿麻痹后遗症** · 取上肢,可按手三阴、手

三阳经络点刺;取下肢,可按足三阴、足三阳经络点刺。也可用于偏瘫、肌萎缩等病证。

8. **淋巴管炎** · 取红线的经络进行截断式点刺。

9. **顽癣** · ① 取局部点刺,并点刺耳穴:肺、内分泌、皮质下、肾上腺等。② 取耳根穴(取穴方法:将两耳翼向前用力卷折,在耳根部取之)和内中魁穴(取穴方法:中指第二横纹中央,伸指取之)点刺。

10. **痈毒** · 在病变周围点刺。也可用于炎性肿块。

11. **腱鞘囊肿** · 囊肿常规消毒,一手掐持囊肿,另一手持三棱针对准囊肿之高点快速刺入,勿透过囊肿的下层,然后快速拔针,同时以掐持囊肿的手掐挤囊肿,以排尽囊肿内胶性黏液为度,然后局部擦净、消毒,包扎即可。

## 注意事项

· 治疗针具和皮肤局部应消毒,以防感染。

· 皮肤病、传染病(如乙型病毒性肝炎)患者所用针一般弃而不用,或经高压消毒后再用,以免交叉

感染。

· 点刺手法一般宜轻、浅、快,勿刺伤深部动脉。

· 再生障碍性贫血、血友病、白血病等出血性疾

病，或肝硬化（晚期）、外伤出血不止、急性传染病等　忌用本疗法。

── **按 语** ──

点刺疗法是针刺疗法的一种，目前临床上多使　实热证，应用本疗法疗效比较明显。
用单针点刺，多针点刺已不常用，对某些急性病的

（吴耀持　樊远志）

# 第38章

# 割治疗法

割治疗法，又称"割脂疗法"，是在一定的穴位或部位上切开皮肤，摘除少量皮下脂肪组织，并在局部施行刺激，以治疗疾病的一种方法。割治疗法流传广泛，应用亦较广。

## 基本内容

### 一、用具

手术刀、血管钳、缝针、丝线、消毒纱布、绷带、胶布等。

### 二、割治部位

割治部位见图38－1、表38－1。

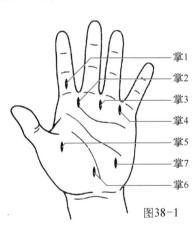

图38-1

表38－1　**手掌割治名称及部位**

| 名　称 | 部　位 |
| --- | --- |
| 掌1 | 示指第一指节掌面正中 |
| 掌2 | 第二、第三掌骨间隙掌侧，示指与中指根部联合下0.5 cm处 |

续　表

| 名　称 | 部　位 |
| --- | --- |
| 掌3 | 第三、第四掌骨间隙掌侧，中指与环指根部联合下0.5 cm处 |
| 掌4 | 第四、第五掌骨间隙掌侧，环指与小指根部联合下0.5 cm处 |
| 掌5 | 掌面，大鱼际肌尺侧中点处 |
| 掌6 | 掌面，腕横纹中点前1.5 cm处 |
| 掌7 | 掌面，腕横纹尺侧点前1.5 cm处 |

常用穴位有：膻中、大椎、鸠尾、涌泉、肝俞、脾俞、上脘、中脘、天枢、足三里、公孙、然谷。

### 三、操作方法

（1）穴位常规消毒后，局部麻醉，以左手拇指紧压割治穴位的下方，用手术刀纵行切开皮肤，只需切开皮层，不宜过深，切口长0.5～1 cm。

（2）用直血管钳分离切口，暴露脂肪组织，取出黄豆或蚕豆大小的组织1块。

（3）将血管钳深入皮下，沿切口向左、右、上、下方向进行按摩，宜强刺激，要求患者局部出现酸、胀、麻感，并向四周扩散。

（4）以细丝线缝合切口，覆盖消毒纱布，包扎

275

固定。

（5）两次割治之间需休息 7～10 日，可在原部位割治，也可选另一部位割治。

## 四、割治反应

割治后患者可有不同程度的反应。一般多在 3 日内发生，持续 1～2 日。足底割治反应多在术后 1～14 日发生，持续 1～6 日。反应症状表现为全身不适、关节酸痛、食欲减退等，几日后能自行消失，严重时可做对症处理。

## 临床应用

割治疗法适应病证较广，尤其对哮喘、胃肠病、癌肿疼痛等有效。

1. **支气管哮喘、慢性支气管炎**·取① 掌 1、大椎；② 掌 2，膻中；③ 掌 3、掌 5。以上 3 组穴位轮流使用，每隔 7～10 日割治 1 次，3 次为一疗程。

2. **慢性胃炎、胃溃疡、胃神经症**·取① 掌 4、肝俞；② 掌 6、脾俞；③ 中脘、上脘。以上 3 组穴位轮流使用，每隔 7～10 日割治 1 次，3 次为一疗程。

3. **神经症**·取掌 4、掌 6、掌 7。每次取一部位割治，隔 7～10 日后换一部位割治，3 次为一疗程。

4. **颈淋巴结结核**·取鸠尾、涌泉。先割治鸠尾穴，再割治一侧之涌泉穴。

5. **肠系膜淋巴结结核**·取天枢、足三里。先取左天枢、右足三里割治，隔 7～10 日再交替割治。

6. **头痛**·取掌 4，割治双侧。

7. **胆道蛔虫症**·取掌 6。先割治右侧，隔 7～10 日再割治左侧。

8. **癌肿疼痛**·取公孙、然谷，隔 7～10 日交替割治。

## 注意事项

·出血性疼痛、严重心脏病不宜割治。垂危患者、持续高热患者，以及局部有水肿、感染者均不宜割治。

·老、弱、妇、孺等患者割治时，刺激宜轻。

·麻醉药物用量不宜过多，注射不宜过深，以免影响割治效果。

·割治不宜过深，防止伤及血管、神经或韧带。

·割治过程中注意防止晕针，如发生晕针即停止操作，立即处理。

·加强无菌观念，消毒必须严密，以防感染。

·手术部位 5～7 日不能接触水，否则易感染。

·术后应休息 3 日，并注意饮食、冷暖。

## 按 语

割治疗法是一种外治疗法。消毒要求严格，手术要求准确，施术者既要熟悉经络穴位，又要有一定的外科手术基础。本疗法对哮喘、小儿疳积、胃肠病、顽固性癌痛有较好的疗效。

（吴耀持　樊远志）

# 第39章

# 挑治疗法

挑治疗法,又称"挑针疗法""截根法",是在一定部位或特定穴位,用三棱针或缝针挑断皮下纤维组织或挑刺挤压出血,以治疗疾病的一种方法。

本疗法长期流传于民间。明代《证治准绳》记载了挑针治疗"偷针"(睑腺炎)的方法,"按世传眼昔,初生小包,视其昔上即有红点,以针刺破即瘥"。清代郭右陶《痧胀玉衡》将民间流传的挑刺刮治等治法进行了总结;陈修园在治疗痧胀急症中也介绍了针挑法、针刺法;吴尚先《理瀹骈文》则介绍了不少民间的挑治疗法。

## 基本内容

### 一、针具

可取三棱针、缝衣针、小眉刀等作为挑治工具。

### 二、挑治分类

1. **选点挑治** · 选用某些疾病在体表皮肤的相关部位上所出现的疹点进行挑治。

(1)疹点部位:背部上自颈 7 下至腰 5 止,左右为两腋后线之间。

(2)疹点特征:似针帽大小,稍突出皮肤,压之不退色,如灰白、暗红、棕褐、淡红色的丘疹。

2. **穴位挑治** · 选取与疾病有关的穴位进行挑治。多为膀胱经和督脉上的穴位,如大肠俞、小肠俞、次髎、下髎、膀胱俞、大椎、命门、长强等穴。

3. **分区挑治** · 根据传统经验,选与疾病有关的部位进行挑治。

### 三、挑治部位

1. **头面部** · ① 颞浅动脉额支处;② 颞浅动脉顶支处;③ 额上动脉点;④ 眶上动脉点;⑤ 眉间印堂穴;⑥ 枕动脉点;⑦ 上眼睑挑治点等(图 39 - 1、图 39 - 2)。

2. **喉部** · ① 喉结上凹陷中;② 天突穴;③ 颌下三角处;④ 甲状软骨和环状软骨交界处(图 39 - 1)。

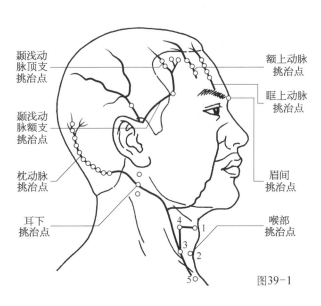

颞浅动脉顶支挑治点
额上动脉挑治点
眶上动脉挑治点
颞浅动脉额支挑治点
眉间挑治点
枕动脉挑治点
耳下挑治点
喉部挑治点

图39-1

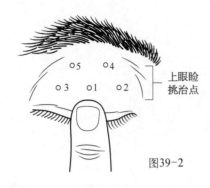

图39-2

3. **耳郭** · ① 翳风穴；② 翳风下 1 横指或 2 横指；③ 耳郭根后上部（图 39-3）。

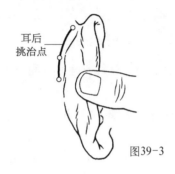

图39-3

4. **胸腹部** · ① 胸腹正中线；② 胸腹正中线旁开 2 寸线；③ 胸腹正中线旁开 4 寸线；④ 胸腹正中线旁开 6 寸线（图 39-4）。

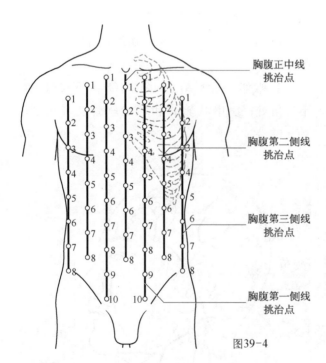

图39-4

5. **腰背部** · ① 背正中线；② 背第一侧线；③ 背第二侧浅；④ 背第三侧线；⑤ 腋后线（图 39-5）。

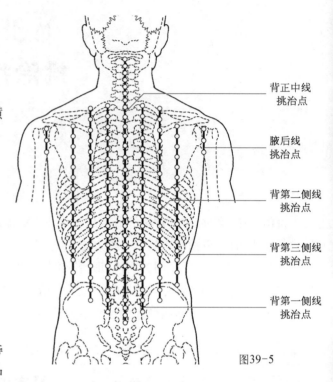

图39-5

6. **上肢** · ① 上肢内侧中线；② 上肢内侧尺侧线；③ 上肢内侧桡侧线；④ 上肢外侧中线；⑤ 鱼际穴；⑥ 四缝穴（图 39-6）。

7. **下肢** · ① 下肢前侧线；② 下肢外侧线；③ 下肢内侧线；④ 下肢后侧线（图 39-7）。

8. **其他** · 病变局部挑治。

## 四、操作方法

挑治点确定后，用碘酊、乙醇消毒皮肤，医生右手持针（缝衣针、手术缝针、三棱针均可），左手固定挑治点，先将针尖迅速刺入皮肤，然后提起针尖，挑出皮下组织纤维，或挑断皮下白色纤维样物数十根，或至挑尽为止，后用碘酒消毒，敷贴胶布即可。

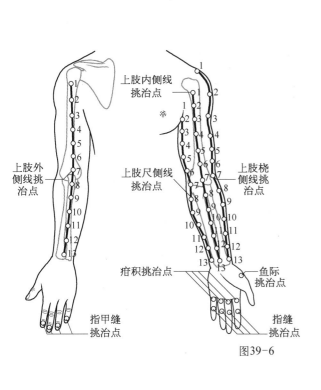

图39-6

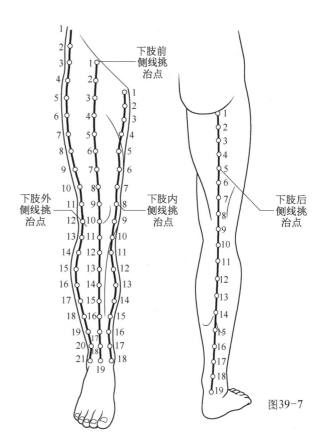

图39-7

## 临床应用

本疗法适用于全身各个部位的不同病证。

1. **头晕、头痛（包括偏头痛）**·可取头面部颞线动脉额支处、颞浅动脉顶支处、眉间印堂穴、枕动脉点、额上动脉点、眶上动脉点。

2. **上呼吸道感染**·可取颞浅动脉额支处、额上动脉点、眶上动脉点、喉结上凹陷中、天突穴、胸腹正中线（任脉天突穴到中极穴之间各穴）。

3. **发热**·可取颞浅动脉额支处、颞浅动脉顶支处、额上动脉点、眶上动脉点、翳风穴。

4. **结膜炎**·可取颞浅动脉额支处、额上动脉点、眶上动脉点、上眼睑挑治点、眉间印堂穴、翳风穴、翳风下1横指或2横指处、耳郭根后上部。

5. **视神经或眼底出血**·可取耳郭根后上部。

6. **疳积**·可取鱼际穴挑治。

7. **小儿消化不良**·可取四缝穴挑治。

8. **神经症**·可取颞浅动脉额支处、枕动脉点。

9. **急慢性喉炎、咽喉炎及扁桃体炎**·可取喉结上凹陷中、天突穴、颌下三角处或甲状软骨和环状软骨交界处挑治。

10. **痛经、月经不调及膀胱炎**·可取胸腹正中线（任脉天突穴到中极穴之间各穴）等。

11. **急慢性胃肠炎、胃及十二指肠溃疡、胃肠痉挛**·可取胸腹正中线、胸腹正中旁开2寸线（每间隔1寸为挑治点）、腰背部第一侧线（自第七颈椎横突至骶骨上缘止，每隔1横突为挑治点）。

12. **胸痛、肋间神经痛**·可取胸腹正中线、胸膜正中线旁开2寸线、胸腹正中线旁开4寸线（即乳中线，每间隔1寸为挑治点）、胸腹正中线旁开6寸线（每间隔1寸为挑治点）进行挑治。

13. **风湿痛**·可取上肢内侧中线（即心包经穴位）、上肢内侧尺侧线（即心经穴位）、上肢内侧桡侧线（即肺经穴位）、上肢外侧中线（即三焦经穴位）以及下肢前侧线（自腹股沟至解溪穴），划分18等分共19个挑治点，进行挑治。

14. **肌肉麻痹**·下肢可取下肢外侧线（自髂前上棘起至丘墟穴，划分20等分共21点）、下肢内侧线（自腹股沟后方起至商丘穴，划分17等分共18点）、下肢后侧线（自臀下承扶穴至安膝穴，18等

279

分共 19 点）。上肢所取穴位同风湿痛。

15. **神经痛** · 可取神经痛相应部位的穴位，或疼痛局部进行挑治。挑治选穴多少，应视患者疾病性质、部位大小、体质强弱而定。一般 1 次可取 5～10 个穴，治疗时间以每周 1～2 次为宜，个别病证可 2 周或 3 周 1 次，如瘰疬等。

16. **内痔出血、血栓痔、肛裂疼痛** · 在腰背部找皮肤"痔点"。痔点特征，呈圆形或椭圆形，稍突出于皮肤，如针头大小，略带色素，呈灰色、暗红色、棕褐色、淡红色等不一，压之不退色。痔点应与痣、毛囊炎、色素斑、小瘢痕等加以鉴别。痔点不明显时，可用手在患者腰背部摩擦，注意痔点可变红润。如同时找到数个相同痔点，则应选择最靠近下部的一点。如找不到痔点，可选择气海俞、大肠俞、上髎、中髎、次髎、下髎，或长强穴旁开 1 寸处，进行挑治。操作时应注意局部消毒，用大号缝被针挑破痔点皮肤，然后向深部再挑，可挑出白色半透明纤维样物（状如细麻线），将其挑断，以挑尽为度。在操作时，针的方向与脊柱并行。创口长约 0.5 cm，深 0.2～0.3 cm，一般无出血，或稍有出血。最后涂以聚维酮碘（碘伏）消毒，用胶布封闭。一般挑 1 次即可见效，若未愈，可隔 5 日再挑 1 次。

17. **睑腺炎（麦粒肿）** · 在患者背部找出红色细小突起似疹的反应点。消毒后，以左手固定反应点的两侧，右手持三棱针，挑破反应点的表皮，深入皮内，将针身倾斜，挑断部分组织白色纤维。然后再消毒局部，覆盖敷料。一般挑治 1～2 次，睑腺炎即不再复发。

18. **颈淋巴结核** · 取八髎、髎间穴进行挑治截根。具体操作时，可分组进行，如双上髎、双次髎。也可找取背部红色疹点及鸠尾穴挑治截根。每 3～5 日挑治 1 次，7～10 次为一疗程。

## 注意事项

· 凡有严重器质性病变，如糖尿病、心脏病、肝硬化腹水、血液病等忌用本疗法。孕妇也禁用本疗法。

· 应用本疗法时，患者取卧位，以防晕针，挑治时如发生晕厥，可卧床休息。

· 消毒必须严格。挑治 3～5 日内，局部不可用水洗，以免伤口感染。

· 挑治后当日避免重劳动，不吃刺激性食物。

## 按　语

挑治疗法治疗多种疾病有效，但其机制尚有待探讨。有人认为，挑治疗法能提高机体免疫水平，故有消炎止痛之功；也有人认为是提高了中枢兴奋点，根据巴甫洛夫学说，可缓痛止痛等。

（吴耀持　樊远志）

# 第40章

# 点穴疗法

点穴疗法是在患者体表穴位和特定的刺激线上，运用点、按、拍、掐、叩、捶等不同手法，促使机体的功能恢复正常，以防治疾病的一种方法。因其主要是在人体穴位上用手指点、按，故名。

点穴疗法是我国传统疗法之一，早在明代曹士珩的《保生秘要》中就有记载，以后一直作为治疗某些外伤的手段而流传。近年来将点穴疗法广泛运用于临床，收到良好效果，深受群众欢迎。

## 基本内容

### 一、手法

点穴疗法常用的基本手法与辅助手法有以下几种。

1. **点法** · 掌指关节微屈，示指按于中指背侧，拇指抵于中指末节，小指、环指握紧。操作时，医者以中指端快速点于选定的经络和穴位上，利用手腕和前臂的弹力迅速抬起，如此反复叩点。一般每秒2~3次。叩点时可采取一虚二实节律。即在每一节律中，虚点时力轻，速度快；实点时力重，速度慢。施用点法时，要求医者既要有灵活的弹力，又要有坚实的指力和强劲的臂力。只有弹力而无指力，其力不能深透；只有指力而无弹力，易致局部损伤。因此，需指力与弹力结合，方能刚柔相济，恰到好处。

点法有轻、中、重之分。轻叩只运用腕部的弹力，属弱刺激，作用偏于补，用于小儿、妇女或年老体弱患者。中叩需运用肘部的弹力，属中等刺激，平补平泻。重叩要运用肩部的弹力，强刺激，作用偏于泻，主要用于青壮年、体质强壮及临床表现为"实证"的患者。

点法适用于全身各部位。运用点法时，应掌握频率的快慢和位置的始终如一，不然会影响治疗效果。

2. **按法** · 将拇指伸直，其余四指伸张或扶持于所按部位的旁侧。操作时，拇指指端在穴位上，用力向下按压，指端不要在按的穴位上滑动或移位，否则易擦伤皮肤，属强刺激手法。

3. **拍法** · 示指、中指、环指、小指并拢微屈，拇指与示指第二节靠拢，虚掌拍打，以指腹、大小鱼际触及被拍打部位的皮肤。操作时，以肘关节为中心，腕关节固定或微动，肩关节配合，手掌上下起落拍打。切忌腕关节活动范围过大，以免手掌接触皮肤时用力不均。

4. **掐法** · 以拇指或示指的指甲，在穴位上进行爪切，只适用于手指、足趾甲根和指（趾）关节部。

操作时，一手握紧患者应掐部位的腕、踝关节，以防止肢体移动，另一手捏起肢端，对准穴位进行爪切。

掐法的轻重、频率应视患者的病情而定。爪切时力量不宜过重，避免掐伤皮肤。

5. **叩法** · 五指微屈并齐，指尖靠拢。操作时以手腕带动肩、肘部,叩击选定的经络、穴位。

此法与点法一样,要求指力与弹力相结合,达到既不损伤组织,又有满意效果,可用于全身各部位。

叩法分指尖叩法和指腹叩法两种:指尖叩法与穴位接触面是指尖,多为重手法;指腹叩法与穴位接触面是指腹,多为轻手法。

6. 捶法·五指微握拳,将拇指端置于示指内下方,以小鱼际外侧面接触穴位。操作时应沉肩、垂肘、悬腕,以腕关节为活动中心,根据轻重刺激的不同要求进行捶打,使患者既感到一定的力度,又柔和轻快。

7. 旋转法·令患者侧卧,健腿伸直在下,患腿屈曲在上。医者站于患者腹侧,一手按住肩部,前臂靠患肩,向后推,一手按住髂部,肘部压患髋,向前拉。在患者全身放松的情况下,轻轻地摇动患者腰部,待推拉到最大幅度时,突然用巧劲迅速用力推拉一下,听到腰骶部"咔嗒"响声即可,如未闻声响,则双手改变位置,以同样的手法向相反方向再重复一次。

## 二、经络穴位

点穴疗法治疗的穴位,其中一部分与针灸常用穴位相同,可参考体针疗法。另一部分是点穴疗法的专用穴位和特定刺激线,现简要做如下介绍(表40-1、表40-2)。

表40-1 专用穴位

| 穴 位 | 部 位 | 主 治 | 方 法 |
|---|---|---|---|
| 内眦上 | 目内眦上角,有额动脉、额神经、三叉神经第一分支通过 | 近视、斜视、上眼睑下垂、面神经麻痹、感冒、失眠等 | 拇指尖按压法 |
| 内眦 | 位于内眼角,有内眦动脉、三叉神经第一分支分出的滑车神经 | 近视、斜视、上眼睑下垂、面神经麻痹等 | 拇指尖按压法 |
| 内眦下 | 内眦下0.5寸,有眶下神经鼻支通过 | 近视、斜视、眼睑下垂、面神经麻痹、感冒鼻塞等 | 拇指尖按压法 |
| 上睛明 | 眉弓中点,眶上缘下,有眶上血管、眶上神经及面神经分布 | 近视、上眼睑下垂、面神经麻痹等 | 拇指尖按压法 |
| 鼻隔 | 人中沟的上端、鼻中隔根部,有上唇动脉、三叉神经第二支和面神经的颊支通过 | 头胀、流泪、上齿麻木 | 拇指尖按压法 |
| 颏孔 | 口角直下,颏孔的凹陷处,有颏动脉、颏神经通过 | 下齿胀痛、流涎、面神经麻痹 | 轻点法 |
| 颏三角 | 颏唇沟的下端,颏隆突上缘,有颏动脉、颏神经通过 | 恶心呕吐、昏厥 | 轻点法 |
| 颏底 | 颏隆突正中下缘凹陷处,有颈皮神经分布 | 舌外伸、流涎 | 中指尖向舌根方向按压 |
| 颏角 | 下颌角下缘,有颈皮神经分布 | 头痛、牙痛 | 中指尖向内上方按压 |
| 颌底 | 颞肌中央,有颞浅动脉的项支、三叉神经第三支的耳颞神经和面神经的颞支通过 | 头痛、头晕 | 点法、按压法和叩打法 |
| 壳后 | 耳壳后、乳突前上方凹陷处,有耳壳动脉、耳大神经通过 | 头痛、牙痛、高血压 | 拇指尖按压法 |
| 乳突 | 胸锁乳突肌止点后缘,有耳后动脉、耳大神经通过 | 神经衰弱、头痛呕吐、下肢瘫痪 | 按压法,向乳突方向用力;用点法时,颈转向对侧 |
| 腰眼 | 第二腰椎棘突下旁开2.5寸凹陷中,有腰动脉后支、腰神经后支分布 | 腰痛、坐骨神经痛、下腹痛、月经不调 | 点法、按压法和按拨法 |
| 棘中 | 髂前上棘和髂上棘连线中点,有臀上神经、臀上皮神经通过 | 腰痛、坐骨神经痛、下肢瘫痪 | 点法、按压法 |

| 穴　位 | 部　位 | 主　治 | 方　法 |
|---|---|---|---|
| 髂凹 | 髂前上棘后凹陷中,有臀上皮神经通过 | 腰痛、坐骨神经痛、下肢瘫痪 | 点法、按压法和按拨法 |
| 臀外 | 以棘中、髂凹为底边的等边三角形的顶点,有臀上神经、臀上皮神经通过 | 腰痛、坐骨神经痛、下肢瘫痪、腹痛、小便失禁 | 点法、按压法 |
| 环上 | 环跳上 1 寸处,有坐骨神经、臀上动脉、臀下神经、臀中神经通过 | 腰痛、坐骨神经痛、下肢瘫痪 | 点法、按压法和按拨法 |
| 扶下 | 臀横纹中央下 1 寸,有臀下动脉、臀下神经、股后皮神经、臀下皮神经通过 | 腰腿痛、下肢瘫痪 | 按压法 |
| 阳下 | 腘横纹外侧端下 0.5 寸,有腓总神经、腓浅神经通过 | 腰腿痛、膝关节痛、下肢瘫痪 | 点法、叩法 |
| 委下 | 委中直下 1 寸,有胫神经、胫后神经、胫后动脉通过 | 腰腿痛、膝关节痛、下肢瘫痪 | 点法、按压法和按拨法 |
| 胫中 | 腓肠肌肌腹的内侧,有胫神经、腓肠外侧皮神经通过 | 腰腿痛、膝关节痛、下肢瘫痪 | 点法、按压法和按拨法 |
| 溪上 | 解溪上 1 寸,有胫前动脉、腓深神经通过 | 下肢瘫痪、头痛 | 点法、按压法 |
| 虚外 | 外踝直下凹陷中,有胫前动脉的外踝前动脉、腓肠神经的足背外侧皮神经通过 | 下肢瘫痪、头痛、踝关节扭伤 | 点法 |
| 趾甲根趾关节 | 各趾甲根部及趾关节,有趾掌固有神经通过 | 下肢瘫痪、头晕、昏厥、中风、呕吐酸水 | 掐法 |
| 垂根 | 耳垂根部,有耳大神经通过 | 头痛、牙痛、面神经麻痹 | 点法 |
| 颈后 | 胸锁乳突肌后缘平发际处,有枕小神经、颈外浅静脉、副神经通过 | 神经衰弱、失眠、头痛、落枕、眼疾 | 点法 |
| 举臂 | 肩峰前下方凹陷处,有锁骨上神经通过 | 肩周炎、上肢麻木瘫痪 | 按压法 |
| 臂内 | 上臂腋窝中央下 6 寸,有肱动脉、正中神经、肋间臂神经通过 | 臂痛、麻木、头痛、牙痛、感冒、高血压 | 点法、按压法 |
| 指甲根指关节 | 各手指甲根部及各指关节的掌侧横纹处,有指掌侧固有神经通过 | 上肢麻木、瘫痪、头晕、昏厥、中风、恶心、外感发热 | 掐法 |
| 锁凹 | 锁骨中点凹陷中,有臂丛神经、锁骨上神经通过 | 上肢瘫痪、麻木、高血压、头痛、牙痛 | 点法、按压法 |

表 40‑2　常用刺激线

| 分　布 | 线　次 | 位　置 |
|---|---|---|
| 上肢 | 1 | 起于掌侧腕横纹桡侧端,沿前臂桡侧,经肱桡肌隆起线,止于肘横纹桡侧端(相当于手太阴肺经循行线一部分) |
| | 2 | 起于掌侧腕横纹中点,沿前臂中线经肘关节与肱三头肌,止于肩关节前方(相当于手厥阴心包经循行线的一部分) |
| | 3 | 起于掌侧腕横纹尺侧端,沿前臂尺侧,经肘上,止于腋前纹头(相当于手少阴心经循行线的一部分) |
| | 4 | 起于背侧腕横纹的尺侧端,沿前臂尺侧过肘关节,经上臂尺侧,止于腋后纹头(相当于手太阳小肠经循行线的一部分) |
| | 5 | 起于 2、3、4、5 指掌关节背侧,各自沿指总伸肌腱,经腕关节中点,沿指总伸肌隆起线,止于肘关节(相当于手少阳三焦经的一部分) |

| 分　布 | 线　次 | 位　　　置 |
|---|---|---|
| 上肢 | 6 | 起于背侧腕横纹的桡侧端,沿前臂桡侧,经肘关节桡侧缘,沿肱三头肌与肱二头肌间隙,止于肩峰(相当于手阳明大肠经循行路线的一部分) |
| 脊背 | 1 | 起于后发际处,沿脊椎两侧1.5寸处向下,止于腰骶关节的两侧(相当于足太阳膀胱经在颈部循行与背部循行的第一侧线) |
| | 2 | 起于第一胸椎两旁,沿脊柱两侧3寸处向下,止于骶骨上缘(相当于足太阳膀胱经在背部循行的第二侧线) |
| 下肢 | 1 | 起于踝关节前面,沿着胫骨前肌隆起线经髌骨外侧,沿股直肌隆起线,止于髂前上棘下缘(相当于足阳明胃经循行线的一部分) |
| | 2 | 起于足五趾跖趾关节背侧,沿各伸趾肌腱,经踝关节,沿胫骨前肌外缘、膝关节外侧,止于髂前上棘后凹陷处(相当于足少阳胆经循行线的一部分) |
| | 3 | 起于跟腱跟部内侧,沿腓肠肌内侧隆起线,经膝关节内侧,止于股薄肌止点(相当于足少阴肾经一部分) |
| | 4 | 起于内踝后凹陷处,沿胫骨和腓肠肌间隙,经膝关节两侧,沿内收肌隆起线,止于腹股沟(相当于足厥阴肝经循行线的一部分) |
| | 5 | 起于跟腱跟部,沿腓肠肌内侧隆起线,过腘横纹内侧头,经半腱肌、半膜肌隆起线,止于坐骨结节(相当于足太阳膀胱经循行线的一部分) |
| | 6 | 起于外踝,经腓骨长肌隆起,抵腓骨小头前下方,过髌骨外缘,经股外侧肌外缘,止于髂嵴中点(相当于足少阳胆经的一部分) |

## 三、治疗机制

本疗法的治病机制,主要是通过调节神经系统的功能,反射性地改善了病变部位的血液循环和新陈代谢,从而促进病变部位组织细胞的恢复或再生,达到治疗疾病的目的。

# 临床应用

本疗法对脊髓灰质炎、脑炎后遗症、脑性瘫痪有较好疗效,尤其对急性腰肌劳损、小关节紊乱效果显著。

## 一、急性腰肌劳损

1. **准备手法** · 先以掐法掐趾关节、趾甲根3～5遍,再以轻点法自上而下点下肢2、5、6三条刺激线2～3遍。

2. **治疗手法** · 对痛点、腰眼、棘中、臀外、阳下等穴,施行按法、叩法3～5遍,根据病情的轻重和患者的耐受强度,采取较强的手法。

3. **缓和手法** · 以轻点法自上而下点下肢2、5、6三条刺激线2～3遍。

## 二、小关节紊乱

1. **准备手法** · 以掐法掐趾关节、趾甲根3～5遍,再以轻点法点下肢2、5、6三条刺激线2～3遍。

2. **治疗手法** · 对痛点、腰眼、棘中、臀外、阳下等穴,采用较强的手法,施行按法、叩法治疗。亦可采用侧卧旋转法治疗。

3. **缓和手法** · 以拍法或捶法在局部进行拍捶,结束全部治疗过程。

## 三、脊髓灰质炎

1. **准备手法** · 掐趾甲根、趾关节3～5遍。

2. **治疗手法** · 轻点患肢,刺激下肢以1、2、4、5、7条刺激线为主。在下肢腰眼、臀外、委上、委中、腓下、沟中、阴陵泉、麻筋等穴中选酸麻反应敏感的穴位,施行按法3～5遍,一般以有麻热感为好。

3. **缓和手法** · 轻点患侧1、2、4、5、7条刺激线,各2～3遍。

## 四、脑炎后遗症、脑性瘫痪

1. **准备手法** · 先掐指甲根、趾甲根、指关节、趾关节 5～10 遍。

2. **治疗手法** · 按送风、垂根、颈后、听宫、风池、人迎等穴，以重手法叩打颈胸椎两侧刺激线 3～5 遍，然后自上而下按压 2～3 遍，再叩打头部两侧。

3. **缓和手法** · 沿脊背第一、第二侧线自颈部向骶部顺序拍打 2～3 遍。

## 五、脑卒中后失眠

点穴疗法使用穴位有百会、四神聪、安眠、风池、颈夹脊、大陵、神门、通里、少海、肾俞、足三里、丰隆、太溪、照海、申脉，共 15 个穴位。遵医嘱准确取穴，选用点、按、揉的手法，每穴按摩 1～2 分钟，以局部酸胀为度。

## 六、颈源性头痛

星状神经节点穴手法（患者右侧为例）：① 星状神经节定位：患者端坐位，头颈向右前方倾斜角 30°。星状神经节位于右胸锁关节上方 2.5 cm，颈前正中线旁开 1.5 cm 投影处，相当于第六颈椎横突所在处。② 点穴手法：医生站在患者右前方，右手搭患者左肩并护住头颈部；左手打开轻放患者右颈下部，拇指指腹点压星状神经节。当患者感到颈枕部酸胀和眼部有清凉感时为点中星状神经节。此时不能继续加力，而应轻轻地从上往下顺次按摩 3～5 次。以患者可忍受并舒适为度，两组均治疗 5 次为一疗程，隔 1～2 日复诊治疗。

## 注意事项

· 点穴治疗后患者往往在施术部位有酸、胀、麻、热、抽动感，此为正常现象。

· 临床上有个别患者经点穴治疗后症状暂时加重，一般 3～4 日后即可消失，病情随之好转，应告知患者不必顾虑。

· 治疗时，如因患者体质较弱或医者手法过重，而出现头晕、恶心、面色苍白，甚至晕厥等症，应及时处理，一般按压水沟穴，掐手指、足趾根后即能迅速恢复。

· 在运用手法时，应按照轻→重→轻的原则，手法不宜过重，以防造成骨折。

## 按　语

本疗法对患者来说，无痛苦、无损伤、效果好，对医者来说，不需任何设备条件、手法简单、易于掌握，故为治疗急性腰肌劳损、小关节紊乱等一种较为理想的方法。

（吴耀持　黄承飞　陈　洁　冯鑫鑫）

# 第41章
# 循经感传疗法

循经感传疗法是采用针刺、艾灸、低频脉冲或其他方法诱发经络感传现象并促使循经感传至患病部位，以提高临床疗效的一种方法。所谓循经感传，是指沿经络路线出现的各种感觉传导现象，如蚁行感、气流感、水流感等。"感传"，包括针感性质和针感传导方位两方面，其中针感性质包括自觉针感、他觉针感。

中国与瑞典科学家联合解释循经感传现象及治疗的机制为：针灸等刺激通过感觉神经的轴突反射，可在末梢释放 P 物质以及通过刺激肥大细胞释放组胺等生物活性物质。这些物质均存在于组织液中，以容积传输的方式传播，除了一般的浓度扩散之外，还受组织液流动的约束和输运，产生循经的长距离迁移，作用于远端的组织，在进一步刺激了其他感觉神经末梢后，其信号传入大脑的感觉中枢，便形成了循经感传现象。因此，循经感传的运动速度与化学物质在组织液中的移动速度相近，远低于以环形电流形式移动的神经动作电位，也大大低于在心脏高压驱动下，血液在血管中的流动；当在这一运动路线上施加一个机械压迫时，允许组织液流动的组织间隙被压缩，组织液的流动减弱或停止，刺激产生循经感传的化学物质的移动也随之阻滞，表现出循经感传被阻断的现象。一个病灶区域通常有一定的炎性渗出，其组织液较多，阻力相对较低，可使化学物质向着阻力低的病灶部位移动，出现感传趋于病灶的现象。在化学物质移动的同时，沿途的毛细血管受 P 物质和组胺等分子的刺激而扩张，组织液的滤出增加，间质阻力进一步降低，相当于开通了一条由主干线通向病灶的通路，引导病理性物质通过经络系统迅速地清除，从而达到治疗的作用。对于某些人，神经末梢释放的 P 物质和肥大细胞释放的组胺较多，而经络通道的传输能力也较好，故刺激信号可通过神经反射和组织液容积传输两种形式交替接力地传递，在经络敏感人群会出现循经感传距离进一步延长的情况。

这些现象一般是在针灸、按压及电脉冲等刺激方式作用于穴位后产生的，但也可在某些病理状态下自发地出现。据全国近 20 万例的人群调查结果，典型感传例（感传显著者）只占人群的 0.1%～0.2%。因此，要将感传现象用于临床治疗，必须采用特定的诱发方法，以使患者较普遍地出现感传现象。10 余年来经探索而发现的有效方法有传统针刺手法的运用、循经加温、多穴"接力"刺激、入静诱发与药物循经导入等。据现有报道，入静诱发感传是典型感传出现率最高的方法。

## 基本内容

诱发感传并使之到达患病部位，古称"气至病所"。历代针灸家一致认为，这是提高针灸疗效的关键，特别是"远道取穴"时，故《针灸大成》有"病道远者，必先使气直到病所"之说。为了使针灸操作能"气至病所"，古代运用了以下一些方法：① 治神调气之法，即针刺结合入静之法。如《灵枢·终始》

主张针刺时,使患者"深居静处"、"闭户塞牖"、"毋闻人声"、"必一其神,令志在针,浅而留之,微而浮之,以移其神,气至乃休"。② 导气手法,包括多穴"接气"之法。如《金针赋》载有"行气""飞经走气"等多种导气手法。还有在感传线上加压以调控感传,促使"气至病所"之法,如"按之在前,使气在后,按之在后,使气在前"等。③ 在气温高时针灸。如《素问·八正神明论篇》提倡在"天温日明"时针灸,认为此时"人血淖液而卫气浮","气易行"。④ 针刺结合"以意领气"之法。即针刺前,预先告知患者有关针感循行的方向、路线以及到达部位等情况,然后令患者在针刺操作过程中,仔细体会此种"气行"状态。如《三国志·华佗传》:"下针言:'当引某许,若至,语人。'病者言'已到',应便拔针,病亦行差。"

经现代验证,古代这些诱发感传的方法都是行之有效的。近年所应用的各种诱发感传的方法,大多是在继承传统方法的基础上发展起来的。现介绍几种较常用的方法。

1. **捻转、震颤、循摄法**·其操作法要点如下:医患双方采取适宜体位,令患者宽衣解带,闭目调息,精神集中,仔细体察经气传导的情况,术者要聚精会神认真地操作,进针得气以中度或轻度为宜(即患者自觉针下酸、麻、胀,术者手下不感到沉紧),重度得气是不相宜的(患者不仅感到针下酸、麻、胀感明显,而且感到针的周围肌肉抽动;术者不仅感到针下沉紧,而且看到针的附近肌肉抽动或沿经肌肉跳动),得气后要排除非应主之气。然后继续使用捻转、震颤法以行气,若气不过关节时,可先等候片刻,继而予以循经摄切,往往可以帮助气过关节。激发时间,一开始为 60 分钟,继而改为 30 分钟。本法共激发 1 558 人次,经气传导总出现率为 90.81%,气主病所率为 59.4%。

2. **针刺手法仪激发**·由北京市无线电研究所、北京市医疗器械研究所研制。以电能换成机械能,模拟震颤手法,频率为 80～120 次/分。其操作程序同上,待进针催气、得气、察气后,将机械手挟在针柄上,激发时间为 30 分钟。本法共激发 195 人次,经气传导总出现率为 66.7%,气主病所率为 4.1%。

3. **按压激发**·其操作程序同上,待进针催气、得气、察气后,将术者中指、环指放在针柄下,示指放在针柄上按压,按压的力量根据受针者敏感程度而定。本法,术者按压激发 516 人次,经气传导总出现率为 99.668%,气主病所率为 55.10%;患者自己按压激发 304 人次,经气传导总出现率为 89%,气主病所率为 51.6%。

4. **热敏灸激发**·古代文献中所述的循经感传大多针对针刺而言,其实艾灸也可以像针刺经络一样激发循经感传。高淑媛等将燃烧的艾条直接在皮肤上熏熨,各经灸点从井穴周围开始,施灸时要达到一定"灸量",以 20 分钟为一时限,若不见感传,可给予循、摄等辅助手法,仍不见感传,可在本经下一穴位衔接。陈日新教授主持的科研小组,经过 18 年的潜心研究,创新发明了艾灸新疗法——腧穴热敏化艾灸更是艾灸激发循经感传的重要手段。该项新灸法的核心技术是辨"敏"取穴与艾灸激发经脉感传技术,操作关键如下:① 调定灸态;② 确定灸位;③ 选择灸法;④ 施足灸量。陈日新教授认为热敏化腧穴极易激发经脉感传,乃至气至病所,临床灸疗效果大幅度提高。

5. **针刺导气手法激发**·毫针刺入穴位后,在得气的基础上,边震颤边捻转。捻转的角度要小,震颤的频率在每分钟 80～120 次,持续耐心操作,同时询问患者的针感变化情况。可在操作的同时,仔细探寻不同层次中有否"易感点"的存在,每当触及此点时,便可很快出现感传现象。

捻转操作还应根据患者的体质和虚实情况,采用不同的手法。如遇虚证和体弱者,可采用小角度、慢速度,轻轻地施用动摇搓弹手法,如遇实证和体质壮实者,角度可稍大,速度可较快,较重地施用动摇搓弹手法。

当感传已经出现,但传程较短,可采用"接气"之法,即在感传终止点上加刺一针,再催气诱发感传,直至病所。或在感传线上加用艾灸,也可延长感传线,促使"气至病所"。

若经导气操作已达半小时,仍未出现感传,不必心急,可于次日或隔日,再按上法进行。一般在多次操作之后,大多能诱发出感传现象。此外,在操作同时辅以沿经摄捏循按效果更好。

6. **入静诱发**·患者取舒适坐位,嘱其放松肢体,静息杂念,自然呼吸,闭目,默数自己呼吸 50 次左右,然后在入静状态中,以圆头小棒,或火柴头轻轻按压四肢任一穴位(一般从井穴入手,便于操作)。在压穴前,医生先以平静而清晰的语言,嘱患者在按压后仔细体验被压处的感觉变化,一旦出现动态的感觉,即以手指指明其方向及线路。其中给予"起动信号",即告诉受试者,体会"动态感"很重要。一般在按压数秒钟后,患者即能自行指出感传的方向与路线。但在患者指示线路时,不可急于询问感传的性状,以免干扰入静,待感传线较长,或走完经路线全程时,方嘱其缓缓睁目,解除入静状态。在清醒状态下,复试另一穴(医生不需讲话),待患者自行指出另一感传线后,再做有关询问。

当一穴的感传线已经出现,尔后不需再做入静诱导,在清醒状态下按压其任何穴点,均可引出相应的感传线,即入静诱发有整体性的转化效应,一次诱发之后,经数周、数月或数年之后,仍可单以压穴方式引出周身各穴点的相应感传线,即入静诱发有持续性的转化效应。

入静诱发操作对入静深度的要求不高,一般浅度入静即可。当以压穴方式已引出感传线(即入静诱发已获成功),以后再改用针刺、艾灸或电脉冲等其他刺激方式,同样能引发感传。

## 临床应用

凡针灸适应证均可应用本疗法以提高疗效。胸痹、突发性耳鸣耳聋、腰椎间盘突出症、枕神经炎、肩背筋膜炎,特别是各类急性发作或症状严重的疾病,如各种痛证、冠心病、哮喘等,每当感传"气至病所"时,可即刻使症状显著减轻或消失。

手法导气可结合治疗同时进行,但入静诱发宜于急性发作前或在缓解期时预先进行,因症状剧烈时入静诱导比较困难。

## 注意事项

· 以手法导气诱发感传,一般需反复进行多次,方能诱导出稳定的感传线。故本法的初步应用应以慢性病为宜。

· 入静深度往往有明显的个体差异。遇有较难入静者,可在诱导操作中,辅以叩齿、鸣天鼓等其他气功入静措施。

· 对入静诱发操作有抵触情绪或不能配合者,不可勉强应用,否则效果必差。若医生与患者为异性时,旁边应有第三人在场,这样有利于安定患者情绪,取得更好的效果。

· 手法导气一般宜轻柔,若大幅度捻转、提插,导致针感过强或明显疼痛,亦能抑制感传的出现。

· 手法导气同样需要患者的良好配合,若患者心情烦躁,效果不佳。反之,患者心情安定,或对医生信任,效果往往较好。

· 诱发感传的疗效,取决于感传线的长度,以及是否"气至病所"。凡诱发的感传愈是接近病灶,疗效也愈佳,反之则愈差。

· 在针刺取穴时,注重左手揣穴,正所谓《难经·七十八难》所阐述的"知为针者信其左,不知为针者信其右"。

## 按　语

经络学说几千年来一直有效地指导着中医各科的临床实践,有关经络的实质,虽然迄今尚未阐明,但诱发循经感传现象成功应用于临床治疗,证实了经络在人体是客观存在的。中华人民共和国成立以来,我国在这方面已进行了大量研究工作,成果显著,迄今尚居于世界领先地位。

经络路线的发现与经络学说的形成,与循经感传现象的观察可能有密切的关系。《备急千金要方·针灸》曾述:"凡孔穴者,是经络所行往来处,引气远入抽病也。"据此,则感传线即此"引气抽病"之途径,亦即古人心目中的经络路线。

（吴耀持　吕　瑛　曹　前　卢　山　陈　蓓　刘兰兰）

# 第42章

# 刮痧疗法

刮痧疗法是用边缘光滑的嫩竹板、瓷器片、小汤匙、铜钱、硬币、玻璃，或头发、苎麻等工具，蘸食用油或清水，作用人体体表经络穴位，对人体具有疏通经络、活血化瘀的功效。本疗法是临床常用的一种简易治疗方法，流传甚久，是既可保健又可治疗的一种绿色自然疗法。刮痧疗法最初主要适应证仅为痧证，痧证的记载较早见于宋代的《指述方瘴疟论》，称之为"挑草子"。元代医学家危亦林的《世医得效方》对痧证进行描述："心腹绞痛，冷汗出，胀闷欲绝，俗称搅肠沙。"有学者认为刮痧是由推拿手法变化而来。《保赤推拿法》载："刮者，医指挨儿皮肤，略加力而下也。"元、明时期，有较多的刮痧疗法记载，并称为"夏法"。及至清代，有关刮痧的描述更为详细。郭志邃《痧胀玉衡》曰："刮痧法，背脊颈骨上下，又胸前胁肋两背肩臂痧，用铜钱蘸香油刮之。"吴尚先《理瀹骈文》载有如"阳痧腹痛，莫妙以瓷调羹蘸香油刮背，盖五脏之系，咸在于背，刮之则邪气随降，病自松解。"《串雅外编》《七十二种痧证救治法》等医籍中也有记载。由于本疗法无需药物，见效也快，故仍在民间广泛应用，我国南方地区更为流行。

刮痧疗法的治病作用主要表现在以下方面：① 活血化瘀：刮痧作用在体表，可调节肌肉的收缩和舒张，促进周围组织的血液循环，增加组织流量。② 调整阴阳：刮痧虽作用于肌表，但对内脏功能有明显的调整阴阳的作用。③ 舒筋通络：刮痧是缓解肌肉紧张、痉挛的有效方法。主要机制有：一是促进局部血液循环，使局部组织温度升高；二是在用刮痧板为工具配用多种手法直接刺激作用下，提高了局部组织痛阈；三是痉挛的肌肉通过用刮痧板刮拭后，可解除其紧张痉挛，以消除疼痛。④ 行气活血：刮痧作用于肌表，使经络通畅，气血通达，则瘀血容易化散，凝滞固塞得以崩解消除，全身气血通达无碍，局部疼痛得以减轻或消失。

## 基本内容

### 一、工具选择

1. **苎麻** · 这是较早使用的工具，选取已经成熟的苎麻，去皮和枝叶晒干，用根部较粗的纤维，捏成一团，在冷水里蘸湿即可使用。

2. **头发** · 取长头发，揉成一团，蘸香油，做工具使用。

3. **小蚌壳** · 取边缘光滑的蚌壳，多为渔民所用。

4. **铜钱** · 取边缘较厚而又没有缺损的铜钱。

5. **牛角药匙** · 即通常用于挑取药粉的牛角及其他材料制成的药匙。

6. **瓷碗、瓷酒盅、瓷汤匙、嫩竹片、玻璃棍等** · 选取边缘光滑而没有破损的即可，为现代所习用的工具。

另准备小碗或酒盅一只，盛少许植物油或

清水。

## 二、刮治部位

1. **背部** · 患者取侧卧位或俯卧位，或伏坐于椅背上。先从第七颈椎起，沿着督脉由上而下刮至第五腰椎，然后从第一胸椎旁开沿肋间向外侧斜刮。此为最主要和常用的刮痧部位。

2. **头部** · 取眉心、太阳穴。

3. **颈部** · 项部两侧、双肩板筋部（胸锁乳突肌）或喉头两侧。

4. **胸部** · 取第二、第三、第四肋间，从胸骨向外侧刮。乳房禁刮。

5. **四肢** · 臂弯（在肘的屈侧面）、膝弯（腘窝）等处。

## 三、刮痧的方法和要求

（1）先暴露患者的刮治部位，用干净毛巾蘸肥皂，将刮治部位洗擦干净。

（2）刮治手法：施术者用右手拿取操作工具，蘸植物油或清水后，在确定的体表部位，轻轻向下顺刮或从内向外反复刮动，逐渐加重。刮拭方向：颈、背、腹、上肢、下肢部从上向下刮拭，胸部从内向外刮拭。刮痧板与刮拭方向保持 45°～90°。补刮为力量轻，速度慢；泻刮为力量重，速度快。刮时要沿同一方向刮，力量要均匀，采用腕力，一般刮10～20 次，以出现紫红色斑点为度。

（3）一般要求先刮颈项部，再刮脊椎两侧部，然后再刮胸部及四肢部位。

（4）刮痧一般约 20 分钟，或以患者能耐受为度。

## 四、治疗机制

本疗法有宣通气血、发汗解表、舒筋活络、调理脾胃等功能，而五脏之俞穴皆分布于背部，刮治后可使脏腑秽浊之气通达于外，促使周身气血流畅，逐邪外出。根据现代医学分析，本疗法首先是作用于神经系统，借助神经末梢的传导以加强人体的防御功能。其次可作用于循环系统，使血液回流加快，循环增强；促进淋巴液的循环加快，提高新陈代谢旺盛。据研究证明，本疗法还有明显的退热镇痛作用。

# 临床应用

本疗法临床应用范围较广，以往主要用于痧症，现扩展用于呼吸系统和消化系统等疾病。

1. **痧症** · 多发于夏秋两季，微热形寒，头昏，恶心、呕吐，胸腹或胀或痛，甚则上吐下泻，多起病突然。取背部脊柱两侧自上而下刮治，如见神昏可加用眉心、太阳穴。

2. **中暑** · 取脊柱两旁自上而下轻轻顺刮，逐渐加重。

3. **伤暑表证** · 取患者颈部痧筋（颈项双侧）刮治。

4. **伤暑里证** · 取背部刮治，并配用胸部、颈部等处刮治。

5. **湿温初起** · 见感冒、厌食、倦怠、低热等症。取背部自上而下顺刮，并配用苎麻蘸油在腘窝、后颈、肘窝部擦刮。

6. **感冒** · 取生姜、葱白各 10 g，切碎和匀布包，蘸热酒先刮擦前额、太阳穴，然后刮背部脊柱两侧，也可配刮肘窝、腘窝。如有呕恶者加刮胸部。

7. **发热咳嗽** · 取颈部向下至第四腰椎处顺刮，同时刮治肘部、曲池穴。如咳嗽明显，再刮治胸部。

8. **风热喉痛** · 取第七颈椎至第七胸椎两旁（蘸盐水）刮治，并配用拧提颈部前两侧肌（胸锁乳突肌）约 50 次。

9. **呕吐** · 取脊柱两旁自上而下至腰部顺刮。

10. **腹痛** · 取背部脊柱旁两侧刮治。也可同时刮治胸腹部。

11. **痞积** · 取长强穴至大椎穴处刮治。

12. **伤食所致呕吐腹泻** · 取脊椎两侧顺刮。如胸闷、腹胀剧痛，可在胸腹部刮治。

13. **头昏脑涨** · 取颈背部顺刮，配合刮治或按揉太阳穴等。

14. **小腿痉挛疼痛** · 取脊椎两旁（第五胸椎至第七腰椎）刮治，同时配用刮治腘窝。

15. **汗出不畅** · 取背部、胸部顺刮。如手脚出汗不畅者，可在肘部、腘窝处刮治。

16. **风湿痹痛**·取露蜂房 100 g，用酒浸 3 日后，蘸酒顺刮颈、脊柱两旁，同时取腘窝、肘部或痛处刮治，每日 2 次。

17. **减肥**·背腰部取肝俞、脾俞、胃俞、肾俞穴；腹部取上脘、中脘、下脘、天枢、大横、气海、关元、中极穴；上肢取曲池穴；下肢取足三里、丰隆、阴陵泉穴。

18. **失眠**·① 点刮：用砭石刮痧板刮印堂、太阳、头维、百会、安眠等穴，每穴 20～30 次。② 推刮：用砭石刮痧板自额中部向左右发际，自印堂向神庭穴方向，以百会穴为起点分别向四神聪方向刮拭，每一方向刮拭 10～20 次。③ 梳刮：用砭石刮痧板自前发际向后发际方向，从中央至左右发际分 8～10 条梳刮，每条刮拭 10～20 次。④ 理刮：用砭石刮痧板从太阳穴绕到耳上再向头侧后部乳突和风池方向刮拭，每侧刮拭 10～20 次。隔日治疗 1 次，治疗 7 次为一疗程，即连续治疗 2 周为一疗程。

19. **乳腺增生**·取璇玑、膻中、肩井、库房、天宗、大椎、阿是穴(乳房结块或疼痛处)。

20. **颈椎病**·取风池、哑门、颈百劳、大椎、肩井、天宗、肺俞、心俞、肩髃、曲池、手三里、外关。

21. **肩周炎**·取哑门、风池、大椎、肩井、天宗、中府、云门、缺盆、肩贞、外关、曲池、合谷、足三里、条口。

22. **腰肌劳损**·取脾俞、关元俞、肾俞、大肠俞、腰阳关、委中、承山。

23. **小儿功能性消化不良**·腹部：取天枢、章门、中脘、血海、大椎、悬枢、脾俞、三焦俞。四肢：取四缝、手三里、合谷、梁丘、足三里、蠡沟、三阴交、太冲、行间、胃反射区、脾反射区。

24. **腰椎间盘突出症**·取命门至肾俞、肾俞至白环俞、环跳、风市至膝阳关、阳陵泉至悬钟、殷门、委中、承山、阿是穴。

## 注意事项

· 凡危重病证，如急性传染病、重症心脏病、高血压、中风等，应立即送医院治疗，禁用本疗法。凡刮治部位的皮肤有溃烂、损伤、炎症均不能用本疗法，如初愈也不宜采用。饱食后或饥饿时，以及对刮痧有恐惧者忌用本疗法。

· 治疗时，室内要保持空气流通，如天气转凉或天冷时应用本疗法要注意避免感受风寒。

· 不能干刮，工具必须边缘光滑，没有破损。

· 初刮时刮拭 3～5 下即见皮肤青紫而患者并不觉痛者，为本疗法适应证。如见皮肤发红而患者呼痛，则非本方法适应证，应送医院诊治。

· 要掌握手法轻重，由上而下顺刮，并时时蘸植物油或水保持润滑，以免刮伤皮肤。

· 刮痧疗法的体位可根据需要而定，一般有仰卧、俯卧、仰靠、俯靠等，以患者舒适为度。

· 刮痧的条数多少，应视具体情况而定，一般每处刮 2～4 条，每条长 2～3 寸即可。

· 刮完后应擦干油或水渍，并在青紫处抹少量驱风油，让患者休息片刻。如患者自觉胸中郁闷，心口发热等，再在患者胸前两侧第三、第四肋间隙处各刮一道即可平静。

· 刮痧后患者不宜发怒、烦躁或忧思焦虑，应保持情绪平静。同时忌食生冷瓜果和油腻食品。

· 如刮痧后，病情反而更加不适者，应立即送医院诊治。

## 按 语

本疗法长期为人们所喜用，方便易行，副作用小，疗效亦较明显，具有独到的优势。尤其在不能及时服药或不能进行其他治疗方法时，更能发挥它的治疗效用。故值得进一步总结推广，扩大应用范围。

(吴耀持　林元杰)

# 第43章

# 撮痧疗法

撮痧疗法，又称"抓痧疗法""捏痧疗法"，是在患者体表一定的部位和穴位，用手指拧起一个橄榄状的充血斑点，以达到治病目的的一种方法。本疗法在我国流传很久，每当感受暑湿引起的痧症或不适，医者常用手指将患者皮肤捏起，反复捏扯，直至出现瘀血为止，可起到刮痧疗法的作用。由于本疗法方便易行，疗效较显，现在农村仍应用较广。

## 基本内容

### 一、撮痧部位的选择

根据疾病的不同情况，撮痧的部位多选在前额、前后颈部、胸部、背部、腹部和四肢等处。取穴时只要大体无差即可，施行手法，即可取效。

1. **头部** · 取印堂、太阳（双侧）等。

2. **顶部** · 前颈取廉泉、天突和两穴连线中点及中点左右各旁开1寸处；后颈取大椎、大椎直上后发际处、大椎与后发际连线之中点及中点左右各旁开1寸处。前后颈共取10处。

3. **胸部** · 自从璇玑起，分别向左右每隔1寸取一点，共取7处。

4. **腹部** · 取下脘、石门、天枢（双侧）、气海、中极等。

5. **肩部** · 取肩井（双侧）。

6. **背部** · 取陶道分别向左右每隔1寸取一点，共取7处。

7. **腰部** · 取命门或有关腧穴。

8. **四肢** · 上肢取曲池、合谷，下肢取委中等。

此外，也可在患处取压痛点。

### 二、撮痧的方法和要求

1. **操作方法** · 将手指用清水湿润，五指弯曲，用示指与中指的第二指节对准穴位或所选部位，将皮肤夹起，然后松开，一起一落，反复进行，或用拇指和示指将皮肤捏起，反复捏扯。每个点夹撮为6~8次，或以皮肤出现橄榄状紫红色充血斑为度。手法要求先轻后重，手指皮肤要保持湿润。

2. **撮痧要求** · 根据病情需要选定穴位的数目和治疗的次数，一般儿童与年老体弱者手法宜轻、撮穴宜少；体质壮实者手法可重，撮穴宜多。

### 三、治疗机制

本疗法通过局部皮下出现瘀血，刺激后能疏通腠理，使脏腑秽浊之气通达于外，周身气血流畅。现代研究认为，本疗法可使神经系统兴奋，血液及淋巴液回流加快，循环增强，新陈代谢旺盛，从而加强对疾病的抵抗力。

## 临床应用

本疗法主要用于痧症的治疗,也可用于消化系统、呼吸系统疾病的治疗。

**1. 痧症** · 取头、颈、胸部和背部穴位撮痧。如病情较重、较急者,还可以加用其他穴位撮治。

**2. 急性胃肠炎** · 取脊柱两旁腧穴为主,也可同时配合腘窝等穴撮痧,或取腹部、腰部有关穴位撮痧。

**3. 中暑** · 取脊柱两旁的腧穴撮痧。暑厥症还应配服温阳敛气的中药。

**4. 流行性感冒** · 取太阳穴(双侧)、曲池(双侧)、脊柱两侧依次撮痧。

**5. 关节疼痛** · 取颈背部腧穴、四肢穴位撮痧,也可以在痛处进行。

**6. 头痛** · 取头部太阳、印堂穴,颈部风池穴撮痧。

**7. 痛经** · 取腹部气海、中极。患者取仰卧位,术者将右手手指润湿,五指弯曲,用拇指和示指交替捏起患者以中极、气海两穴为中心的皮肤,适度用力,使患者有轻度的痛感为度,然后上提至皮肤从手指滑落,一起一落,两穴各 30~50 次。

**8. 发热、咳嗽** · 取颈部向下至第四腰椎处撮痧,以身背部出现红紫斑点为度。

**9. 小儿反复性腹痛** · 取腹部中脘、气海。术者将手指湿润,五指弯曲,用示指与拇指捏起患儿中脘、气海两穴为中心部位的皮肤,力度适中,使患儿略感疼痛即可,然后上提直至皮肤从手指滑脱,一起一落。两穴各 20 次,直至皮肤出现淡红色。每日 2 次,1 周为一疗程,必要时重复一疗程。

**10. 失眠症** · 取脊柱两侧足太阳膀胱经循行位置及后背正中的督脉。操作时可先操作足太阳膀胱经的两条侧线,然后再操作督脉。先以掌擦法操作足太阳膀胱经的两条侧线及督脉 1 分钟,透热为度,然后以大滚法放松脊柱两侧竖脊肌 3 分钟。以抓痧法操作两侧膀胱经及督脉,反复交替操作 5~8 分钟。先以小力轻抓,待局部皮肤发红后,即可逐渐加力,使痧痕慢慢透出。在使用重抓时,要让患者能够感受到既疼痛又舒适的施力水平,不可使用暴力。

**11. 神经根型颈椎病** · 在颈部两侧反复进行操作,直至皮表出现痧痕为度,约 10 分钟。患者取俯卧位,医者站其一侧。在肩背部施术时宜双手同时操作,先自脊柱两侧的膀胱经由上而下轻抓(胸 1~胸 10 水平),然后是督脉(胸 1~胸 5 水平),反复交替操作约 10 分钟。待背部的皮肤发红后,即可逐渐加力,使痧痕慢慢透出。在使用重抓时,要让患者能够感受到既疼痛又舒适的施力水准,不可使用暴力。

本法操作时,医者要注意修平指甲,以免刺伤皮肤。一次治疗后,可间隔 3~5 日,待痧痕消失后再行施治。

## 注意事项

· 皮肤局部痈肿、疮疡、皮肤溃烂或肿瘤患者,不可用本疗法。

· 患者体位以舒适为度。治疗时室内保持一定的温度和通风。治疗后宜休息 30 分钟左右。

· 视病情的需要和年龄、体质的不同,决定手法的轻重及穴位、撮痧次数的多少。

· 根据病情的需要,可配合药物、针灸、推拿等,以求尽快见效。

· 凡重症、急症患者,如通过本疗法治疗后病情不见好转,应及时送医院诊治,以免贻误病情。

## 按 语

本疗法流传较久,临床疗效也较明显,但治疗病种比刮痧疗法少。

(吴耀持 林元杰)

# 第44章

# 针刺麻醉疗法

## 概　述

针刺麻醉疗法，又称"针刺经络穴位麻醉疗法"，简称"针麻疗法"。它起源于针刺镇痛的临床应用，具有手术时患者完全清醒，术中生理扰乱少，术后机体康复快等特点。本疗法是继承和发展中医学所取得的一项成就，也为应用现代科学方法研究经络理论提供了一条新的途径。

本疗法创始于 1958 年，上海、西安的有关医疗单位用以进行扁桃体摘除术取得满意效果。以后，迅速在全国半数以上的省市引起强烈反响。至 1959 年底，有上海、陕西、湖北、山西、河南、河北、江苏、湖南、江西、黑龙江、甘肃、广西等省市区推广应用，但基本上是中小型手术。进入 20 世纪 60 年代，针刺麻醉进入了大手术领域，如肺叶切除术、脑瘤摘除术、二尖瓣狭窄分离术、胃切除术、子宫切除术、脾切除术以及肾、膀胱等手术。20 世纪 80 年代开始，针刺麻醉因其镇痛效果有限、操作费时、操作对象个体差异大等缺点临床应用逐渐减少，近 10 年来更是少见关于面针麻醉及鼻针麻醉的临床报道。

但是关于针刺麻醉的理论研究从未停止。1997 年美国国立卫生研究院（NIH）举办针刺疗法听证会，证明针刺镇痛的有效性和科学性，由此国内和国际上加大了科研资助，针麻镇痛研究在全球广泛开展，对美国科学引文数据库（SCI）论文进行检索，与针刺有关的文献，有 40％以上与疼痛有关。2007 年中国将针麻镇痛列为重点研究项目，在全国 9 个大医院进一步确定开展临床针麻镇痛的有效性及其相关原理的研究。这些研究围绕人体痛阈的测定、中枢神经系统的电生理研究、针刺"得气"研究、生化指标测定及动物模型的制作、针麻手术时患者的心理变化、针麻的针刺技术等方面展开，确认了针麻的镇痛作用。现在针刺麻醉已被列为"辅助和替代疗法"，除了像初次妊娠人流术这样本身并不需要麻醉的手术外，已基本形成了"针药复合麻醉"的固定模式。

近 60 年来，针刺麻醉经历了萌芽、奠基、形成、发展、探索五个重要时期，经历了自然选择和演化，现在临床应用集中于颅脑手术、眼科手术、鼻腔手术、口腔手术、甲状腺手术、肺科手术、胆囊手术、阑尾手术、痔科手术、骨科手术等，针麻的镇痛及免疫效应覆盖围手术期，并且还运用在内镜术及急救领域。更重要的是，以往的研究不仅从理论上阐明了针刺麻醉的镇痛机制，说明针麻镇痛是有其物质基础的，更将针刺麻醉的方法不断改进，由传统的手法行针，扩展到电针仪刺激、经皮穴位电刺激仪刺激，这一切对针灸学、麻醉学、手术学以及神经生理学的发展都产生了重要的影响。

## 一、针药复合麻醉

（1）术前首先要了解患者的病情、病历、神经类型和思想情况，以确定针麻手术方案，然后充分估计术中可能出现的情况，以便采取相应的措施。术前需将针刺麻醉的特点、方法、过程和效果向患者做介绍，以消除其顾虑，取得患者的密切配合。术前可在患者身上选穴试针，了解"得气"情况及对针刺的耐受力，以确定手术的刺激方法和刺激量。

（2）针刺麻醉刺激的方法，由传统针刺手法行针进入到电针仪刺激和经皮穴位电刺激仪的阶段。前者经过插入皮肤的针灸针施加电刺激，后者将电极置于穴位皮肤表面施加电刺激，可同时提高镇痛效果并降低麻醉药物用量。临床可见改良针刺麻醉针的报道，以将电针仪与针灸针稳定连接以保证针麻效果和便于手术操作，而经皮穴位电刺激仪更是将针刺麻醉步骤简化，并且还可很好地发挥对器官的保护作用，有利于针刺麻醉在手术室推广应用。

## 二、选穴

按照针灸经络学基础理论中的远端取穴、近端取穴、辨证取穴和经验取穴原则，并结合西医学理论中的神经节段和神经干分布原则，选择易得气、无疼痛、不出血、患者体位舒适、术者操作方便处的穴位。

## 三、操作方法

1. **术前**·在手术麻醉药使用前进行针刺麻醉诱导。诱导指先对穴位进行一定时间的刺激，电针仪刺激诱导时，使用毫针针刺，然后行手法导气行气。常用平补平泻法，使患者有"得气"感，行气导气的过程为 5 分钟左右，后连接电针仪给予刺激，常用波形有连续波和疏密波，连续波常使用低频波刺激，频率 2～4 Hz，疏密波 2 Hz/100 Hz；经皮穴位电刺激仪参数与电针仪基本相同，常用疏密波2 Hz/100 Hz。一般诱导的时间为 20～30 分钟。部分手术在术前 5 分钟开始进行诱导。刺激量以

最大承受为度。

2. **术中**·手术过程中电针仪刺激予以留针，以疏密波持续刺激（2 Hz/100 Hz），或连续波（2～4 Hz）交替刺激（刺激一段时间后停止一段时间，一般为 15～30 分钟，如此交替），持续刺激时可用疏密波。临床发现用疏密波 2 Hz 与 100 Hz 交替，镇痛效应更好。刺激量以最大承受为度。

3. **麻醉用药**·针药复合麻醉模式下，在术前及术中须使用麻醉药，在针刺麻醉诱导结束后进行。术中常用镇痛泵维持镇痛效果，使患者在最安全和最有利的条件下进行手术。常用的有镇静、镇痛和抗胆碱等药物。

（1）术前用药：根据手术类型、患者情况、疾病类型等确定麻醉方案及用药，如静脉复合全身麻醉诱导时依次静脉注射芬太尼 5 g/kg、丙泊酚 1～3 mg/kg、维库溴铵 0.1 mg/kg、咪达唑仑 0.05 mg/kg；腰麻于腰 3～4 行针套腰硬联合麻醉，确认脑脊液回流通畅后注入 0.5％的罗哌卡因 3 ml，拔出腰穿针后行硬膜外向头侧置管 4 cm，然后行仰卧位；颈部手术甲状腺功能亢进患者术前 30 分钟给予地西泮（安定）10 mg，东莨菪碱 0.3 mg，其他患者术前 30 分钟常规肌内注射戊羟利定（长托宁）0.5 mg、苯巴比妥 0.1 g，患者入室后面罩吸氧，开放静脉通路。

（2）术中用药：术中可根据患者反应和手术情况，分别加用镇静、镇痛药或局麻药、肌肉松弛剂等。例如全身麻醉维持芬太尼 2～5 g/(kg·h)、维库溴铵 0.05 mg/(kg·h)、丙泊酚 3～6 mg/kg，以麻醉泵恒速输注至术毕。同时面罩吸纯氧，人工辅助呼吸，待肌肉松弛后在喉镜明视下行气管内插管，连接麻醉机给予单肺机械通气。术中麻醉维持芬太尼 2～5 μg/(kg·h)、维库溴铵 0.05 mg/(kg·h)、丙泊酚 3～6 mg/kg，以麻醉泵恒速输注至术毕，待患者清醒后拔管。颈丛阻滞麻醉采用 1.5％利多卡因和 0.375％布比卡因加 1：20 万肾上腺素混合药。术中用药要时机适当、剂量适当，以免失去患者的主动配合或发生意外。术中必须严密观察，一有意外情况发生，立即采取有效措施。

## 四、麻醉机制

针刺麻醉的基础是针刺镇痛。多年来研究针刺镇痛机制的发生和发展的资料说明，它是一个缓慢起效又缓慢消失的过程，符合"针刺引起神经系统中产生一些化学物质，逐渐积累而发挥镇痛效果"的假说。深入研究发现这类"化学物质"种类繁多，有的是分子量 100 左右的小分子，属于经典神经递质，如 5-羟色胺（5-HT）、去甲肾上腺素（NE）、乙酰胆碱（ACh）、腺苷等，有的是属于分子量较大的肽类物质，称为"神经肽"，包括阿片肽（如脑啡肽、内啡肽、内吗啡肽、强啡肽）、抗阿片肽（如胆囊收缩素）、社交肽（催产素）等。针刺作用下这些物质在体内的消长，决定了针刺镇痛的有无和强弱。用分子生物学方法敲除某一基因或增强其表达，可以人为改变针刺镇痛的效率。

---

## 临床应用

本疗法临床应用较广，现将常见的手术针麻穴位处方介绍如下，供参考选用。

### 一、头部手术

1. **颅脑手术**·一方：风池、安眠、鱼腰、攒竹、率谷（患侧）。二方：耳穴神门、脑干、肾、交感（患侧）。

2. **视网膜剥离术**·一方：合谷、支沟（患侧）。二方：额透目1、目2、阳白透鱼腰（患侧）。

### 二、眼部手术

1. **斜视矫正术**·一方：合谷、支沟、阳白透鱼腰、四白透承泣（患侧）。二方：合谷、支沟、后溪、京门（患侧）。三方：耳穴眼、肺、肝、神门（患侧）。

2. **白内障晶体摘除术**·一方：合谷、外关（患侧）。二方：合谷、支沟（患侧）。

3. **眼球摘除术**·合谷、外关、后溪（患侧）。

4. **翼状胬肉移植术**·一方：耳穴眼、肝（患侧）。二方：耳穴神门、眼、目（患侧）。

5. **泪囊摘除术**·一方：合谷、睛明、太冲（患侧）。二方：合谷、攒竹、睛明（患侧）。

6. **鼻腔泪囊吻合术**·合谷、睛明（患侧）。

### 三、颌部手术

1. **腮腺肿瘤切除术**·丰隆、阳辅、陷谷、太冲、侠溪（双侧）。

2. **下颌骨手术**·丰隆、阳辅、跗阳、太冲、公孙、内关（患侧）。

3. **颞颌关节成形术**·丰隆、阳辅、跗阳、太冲（双侧）、公孙、合谷（患侧）。

4. **高血压龋病拔牙术**·一方：合谷、颧髎（双侧）、颊车、下关（单侧）。二方：耳穴牙痛点（患侧）。

5. **颏部混合瘤手术**·合谷、内关、公孙（双侧）。

6. **颌下区手术**·丰隆、阳辅、跗阳、太冲、内关、公孙（患侧）。

### 四、耳部手术

1. **乳突根治术**·外关、阳陵泉（双侧）。

2. **鼓室凿开术**·合谷、后溪、外关（双侧）。

3. **鼓膜穿刺术**·合谷（双侧）。

### 五、咽喉部手术

1. **全喉切除术**·一方：合谷、支沟（左侧）。二方：耳穴神门透交感、额透平喘、肾上腺（双侧）。

2. **扁桃体摘除术**·一方：耳穴咽喉、扁桃体（双侧）。二方：合谷（双侧）。

### 六、鼻部手术

1. **鼻侧切开术**·合谷、支沟、巨髎透四白（患侧）。

2. **上颌窦根治术**·合谷、支沟、巨髎透地仓（患侧）。

3. **额窦根治术**·阳白透攒竹、巨髎透四白、合谷、支沟（患侧）。

4. **鼻息肉摘除术**·一方：合谷或迎香（双侧或患侧）。二方：耳穴外鼻（双侧或患侧）。

5. **鼻中隔矫正术**·印堂、迎香、四白、人迎、曲池（双侧）。

6. 鼻内镜手术·迎香、印堂(双侧)。

## 七、颈部手术

1. 甲状腺腺瘤切除术·一方：合谷、内关(双侧)。二方：耳穴颈、肺、神门(双侧)。

2. 结节性甲状腺肿手术·一方：合谷、扶突、内关(双侧)。

3. 甲状腺囊肿手术·一方：合谷、扶突、内关(双侧)。

4. 低度恶性甲状腺癌·一方：合谷、扶突、内关(双侧)。

## 八、胸部手术

1. 二尖瓣扩张分离术·内关、合谷、支沟(患侧)。

2. 人工二尖瓣瓣膜替换术·内关、列缺、云门(双侧)。

3. 室间隔缺损修补术·内关、列缺、云门(双侧)。

4. 肺动脉瓣狭窄切开术·内关、列缺、云门(双侧)。

5. 房间隔缺损缝合术·内关、列缺、云门(双侧)。

6. 风湿性心脏病二尖瓣关闭不全修补术·内关、列缺、云门(双侧)。

7. 心包切除术·合谷、内关(双侧)。

8. 肺切除术·后溪、支沟、内关、合谷(双侧)。

9. 纵隔镜淋巴活检术·一方：后溪、支沟、内关、合谷(双侧)。二方：束骨、足临泣、太冲、陷谷(双侧)。

## 九、腹部手术

1. 胃手术·足三里、上巨虚(双侧)。

2. 脾手术·合谷、内关、足三里、三阴交、太冲(患侧)。

3. 内镜乳头括约肌切开术·合谷、足三里(双侧)。

4. 腹腔镜胆囊切除术·合谷、内关、足三里、阳陵泉、曲池(双侧)。

5. 阑尾切除术·一方：上巨虚、阑尾穴、太冲(双侧)。二方：内关、足三(双侧)。

6. 胃肠道肿瘤切除术·百会、内关、足三里(双侧)。

7. 疝手术·足三里、维道(双侧)。

8. 肥胖妇女剖宫产手术·一方(术前及术后)：支沟、内关(患侧)、内麻点(双侧，内麻点在阳陵泉与外踝连线的中点)。二方(术中)：后溪、支沟、内关、合谷(双侧)。

9. 子宫附件手术·腰俞、命门、带脉、足三里、三阴交、次髎(双侧)。

10. 输卵管结扎术·足三里、中都(双侧)。

11. 人工流产手术·三阴交、合谷、内关(双侧)。

12. 宫腔镜手术·包括宫腔镜通液、宫腔镜诊刮、宫腔镜取环、宫腔镜粘连分解等。取阴廉、曲泉(双侧)。

13. 腹腔镜宫外孕手术·合谷、内关(双侧)。

## 十、会阴部手术

一方：腰俞、大肠俞(患侧)。二方：耳穴直肠下端(患侧)。

## 十一、腰背部手术

1. 脊柱融合术·一方：合谷、内关、会宗、足三里、承山、昆仑、阳辅(双侧)。二方：耳穴神门、肺、肾、胸椎、下脊(患侧)。

2. 椎板减压固定术·合谷、劳宫、内关、外关(双侧)。

3. 肾切除术·一方：合谷、内关、足三里、三阴交、大冲(患侧)。二方：耳穴神门、肺、腰、输尿管(患侧)。

4. 输尿管镜下结石钬激光碎石术·曲泉、阳陵泉、足三里(双侧)、中极。

## 十二、四肢部手术

1. 锁骨骨折手术·伏突、合谷(患侧)。

2. 肩关节闭合复位术·一方：合谷、臂中(双侧)。二方：耳穴肩透肩关节、神门、交感、肾(患侧)。

3. 前臂截肢术·尺泽、肩前透肩后、三角肌穴(患侧)。

4. 髋关节置换术·风市、带脉、阿是穴(患侧)、百会。

5. **股骨颈囊内骨折三刃钉内固定术·一方：**足三里、丰隆、跗阳、外丘（患侧）。二方：悬钟、三阴交、丘墟、陷谷（患侧）。

6. **小腿下段截肢·**耳穴神门、肺、肾、坐骨透交感（患侧）。

7. **膝关节松动术·**血海、梁丘、风市、箕门、殷门、阳陵泉、委中、合谷、手三里（患侧）。

8. **其他下肢手术·**包括髌骨手术、胫骨手术、内外踝手术等。取内关、合谷（双侧）。

## 十三、肛肠部手术

1. **微创肛肠手术·**内关、足三里、合谷、三阴交（双侧）。

2. **混合痔手术·**腰俞、长强。

## 注意事项

· 针刺操作时，不论手法运针或电针，以患者最大耐受为度，切勿过强，以免影响效果。

· 针麻手术时，若患者处于清醒状态，要求手术者一刀一剪、一针一结，做到稳、准、轻、快，避免重复操作。

· 针刺麻醉用药应控制剂量，防止产生副作用。

## 按 语

针刺麻醉适应范围广，使用安全，无药物麻醉因用药过量或患者对麻醉药过敏而发生麻醉意外的问题，对心、肺、肝、肾等功能不良，或年老体弱、休克等不宜采用特定剂量药物麻醉的患者更为安全。针药复合麻醉模式下，可帮助患者减轻术前紧张，调整好心理状态，提高术中的镇痛效应，并且保持监测指标如血压、脉搏、呼吸等的稳定，同时也通过刺激或抑制特定神经递质、细胞因子等的分泌来减轻术后副作用，促进恢复。

针刺麻醉作用机制的研究，将探讨的问题是明确脑物质所调控的生理功能，以及利用仪器什么样的参数可以精确控制特定脑区特定化学物质的生成、释放或抑制，这有待于不断探索，以使针刺麻醉疗法更趋完善。

（吴耀持 吕瑛 曹前 卢山 陈蓓 刘兰兰）

# 第45章

# 大灸疗法

"大灸疗法"于一般针灸书中未见述及,是高怀医生的家传秘法。高医生为河北省丰润县人,精针灸术,能起大症。现将本疗法介绍如下。

## 基本内容

1. **操作人员** · 医生1人,助手1～2人。

2. **操作用具** · 床1张,三棱针1支,毫针2支(2寸),大方盘2～3个,大镊子2～3个,捣药缸1个,草版纸1条(长20.5寸,宽1寸),蜡签子2～3个(插蜡用)。

3. **操作用品** · 艾绒250 g,咸萝卜(即腌好的大红萝卜,如无,绿萝卜亦可)2 000～2 500 g,紫皮大蒜500～750 g,蜡烛1支,乙醇(酒精)少许,脱脂棉少许,火柴1盒。

4. **操作前准备** · 将咸萝卜切成2分厚1寸方块(患者中指同身寸),将紫皮大蒜捣烂如泥,半摊于萝卜片上,中间用手指按一凹洞(深度使萝卜片显露),蒜泥即形成一圆圈,中间放置艾绒。

5. **临床操作** · 先灸患者背部。

(1) 让患者俯卧好,将草版纸长条由大椎穴起往下至长强穴止,顺脊椎铺好。因脊椎骨这条线不好灸。

(2) 将做好的咸萝卜蒜片先放在两边大杼穴各1个,以后则沿着草版纸条由大杼穴往下顺着排列到秩边穴。其间所排数目多少不定,以排满为止。

(3) 在第一排的外侧排第二行,起点在大杼、风门两穴之间(即在第一排第一、二块咸萝卜蒜片之间的外侧)往下排,排到秩边穴外上部(比第一排少1块)。

(4) 将蜡烛用火柴点着,插在烛签上(粘在他处也可)便可开始灸。

## 临床应用

本疗法适用于久病体弱、虚寒痼疾、慢性肠胃衰弱、中阳不振、肾元不充及一切虚寒衰弱久病不能起床者。

急症、新症、热证、实证及神经过度敏感者禁用。

## 注意事项

灸时要注意以下几点：① 用镊子夹住做好的艾球，在烛火上点着，放在咸萝卜片蒜凹中逐个放好，放齐。② 注意不要使灸火熄灭，要随时接上艾球，防止火力中断。③ 若患者感觉灼痛，则可将萝卜片抬起一点，或将艾火减弱一些。注意防止烧伤及大灸疮的发生。④ 在灸部皮肤稍现深红色时即停止灸治，壮数多少要看患者的皮肤忍受性来决定。一般每个灸点灸 3～5 壮。

以上做完后，休息片刻，再灸腹部。① 先在膻中穴部位上放 1 片咸萝卜蒜片，以此为中心点，在这点的上下左右再放上 8 块，即形成一个 9 片的大方形。② 在鸠尾穴、神阙穴各放上 1 块不着蒜的咸萝卜片，该片的大小宽度仍如前，上下长度则要短 3 分（即宽 3.3 cm，长 2.1 cm），此点不灸，两穴之间放咸萝卜蒜片 6 片。③ 在神阙穴以下至曲骨穴这一段放 5 片，若是妇女则石门穴不灸，放 1 块不着蒜的咸萝卜片（宽 3.3 cm，长 3.3 cm）。④ 腹部沿正中行（以巨阙穴与下脘穴之间为起点）的两侧，向下 1 行，每行放 7 片。⑤ 沿第二行两侧（低半片与下脘穴平）各再排 1 行放 6 片。

以上步骤做好后，便可开始灸治。操作注意同上。灸完后，必须用三棱针于十宣放血，并针三阴交（双）深 3.3 cm，泻法，不留针，借以泻大热之气。（按此灸法，只要手续完备，并无副作用）

## 按 语

灸法能起虚弱久病、沉寒痼疾，在寻常灸法不能起效的疾病时，有待于此种火壮力宏的大灸法来解决，但其适应证尚有待进一步研究证实。本文所述操作程序由高医生所传承，为了观察古法的疗效，在操作用品方面亦未敢擅加更改。此种大灸疗法，灸点较多，倘照顾不利，容易造成烧伤，增加患者痛苦，应特别加以注意。在灸的程度上，要求接近一致，应注意防止有的部位灸出灸疮，有的部位皮肤还未见红色，以免影响疗效。灸后必须于十宣刺血，针泻三阴交，不然会影响疗效，产生副作用。我们曾经治一例神经过度敏感的患者，未效，虽未发生任何不良反应，但应研究进一步提高疗效的措施。"大灸疗法"有待加以系统研究，扩大临床适应证的范围。

（吴耀持 黄承飞 陈 洁）

# 第46章

# 麦粒灸疗法

麦粒灸疗法是将艾绒制成麦粒大小的艾炷置于穴位或病变部位上,通过施灸以治疗疾病的一种方法。本疗法属于灸法中的直接灸,但非化脓性灸。

宋人窦材《扁鹊心书》载:"凡灸大人,艾炷须如莲子,底阔三分;若灸四肢与小儿,艾炷如苍耳子大;灸头面,艾炷如麦粒大……"当时已提出了灸治不同年龄与不同部位的患者,可将艾绒搓成大小不同的如圆锥、麦粒、苍耳子、莲子、橄榄形等艾炷。麦粒灸疗法临床应用广泛,可治疗临床各科疾病,包括慢性病与急性病经络病与脏腑病等,既适宜成人,也能用于小儿。麦粒灸的主治作用具有显著的双向性,凡寒热虚实皆可灸之。麦粒灸补泻兼施,既有局部作用,更具整体调节优势,尤善治疗顽症痼疾。

## 基本内容

### 一、操作方法

先将艾绒制成麦粒大小艾炷,再在所灸的穴位和病变部位上涂以凡士林,使麦粒大小艾炷能黏附于皮肤上而不致掉落。点燃后,当艾炷烧近皮肤,患者有温热或轻微灼痛感时,将未燃尽的艾炷移去,再施第二壮;也可在穴位及病变部位周围轻轻拍打,以减轻灼痛感觉。因其艾炷小,灼痛时间极短,约20秒,但应以不烫伤皮肤和起疱为准,故患者易于接受,一般可灸3～7壮,灸后不用膏药敷贴。

### 二、治疗机制

实验研究与临床实践证实麦粒灸疗法对消炎、退热、增强免疫功能具有显著作用。通过灸疗可加速细胞的修复和再生,提高白细胞的吞噬能力,因此充分体现了它对机体的治病强身与防病养生的功效。

## 临床应用

麦粒灸疗法适用于气血虚弱、眩晕、小儿发育不良、网球肘、皮肤疣、胃肠功能紊乱、类风湿关节炎等。

1. **气血虚弱**·取气海、足三里(双侧)穴。一般可灸3～7壮,甚至更多壮,隔日1次,10次为一疗程。

2. **眩晕**·取丰隆、脾俞、足三里(双侧)。

3. **小儿发育不良**·取大椎、十七椎。小儿肌肤娇嫩,艾炷应小,施灸时不要灸至皮肤灼痛感,否则小儿不易配合。每日1次,10次为一疗程。

4. **网球肘**·取手三里、曲池、阿是穴(患侧)。

隔日 1 次,10 次为一疗程。

5. **慢性顽固性腹泻**·取脾俞、肾俞、中脘、足三里、关元俞、大肠俞、天枢、关元穴。

6. **功能性消化不良**·取中脘、足三里、天枢、胃俞、章门、关元、三阴交、脾俞。

7. **皮肤疣**·取支正、阿是穴(患侧)。在主治穴位及疣的表皮上涂抹少许凡士林。将艾绒搓成麦粒状,放置于穴位及寻常疣表面,点燃施灸,待局部渐渐出现温热灼痛感,移去未燃尽的残留艾炷,再灸第二壮,可连续灸 7～8 壮。每日 1 次,如此反复 3～5 日,见疣接近枯焦时,即用血管钳将枯焦的疣组织剥离。为防止病愈处再萌发新疣,可连续施灸治疗,直至疣全部脱落为止。

8. **类风湿关节炎**·上肢关节发病者:取大椎及其相应夹脊穴、至阳及其相应夹脊穴,另根据病痛部位循经选穴,肩部加患侧肩前、肩髃,肘部加患侧曲池、小海,腕部加患侧外关、腕骨。下肢关节发病者:取命门及其相应夹脊穴、腰阳关及其相应夹脊穴,膝部加患侧膝眼、阳陵泉,踝部加患侧申脉、丘墟。

## 注意事项

·颜面五官、阴部和有大血管处不宜用本疗法。

·孕妇的腹部和腰骶部不宜用本疗法。
·防止皮肤灼伤、起疱和感染化脓。

## 按　语

麦粒灸通过取艾温热之性,结合腧穴的作用,达到扶正祛邪、温经散寒、活血通络、益气回阳、防病保健的作用。本疗法操作简单,疗效肯定,并可作为自我疗法,用于延年益寿。同瘢痕灸相比,最大的优点是不会引起瘢痕或因瘢痕灸所致的化脓感染。

（吴耀持　刘　静）

# 第47章

# 瘢痕灸疗法

瘢痕灸疗法是用黄豆大或枣核大的艾炷直接放在穴位上施灸,局部组织经烫伤后产生化脓现象,结为瘢痕,以此来治疗疾病的一种方法。

本疗法在《针灸资生经》中就已经有所记载:"凡着艾得灸疮,所患即瘥,若不发,其病不愈。"说明古代灸法,就要求达到化脓,即所谓"灸疮",而且把灸疮的发或不发看成是取得疗效的关键。瘢痕灸疗法疗效肯定,不仅能治病,亦可防病,故一直被历代医家所沿用。

## 基本内容

### 一、操作方法

因灸治时要安放艾炷,且治疗时间较长,首先要选取平正而舒适的体位。固定体位后,再正确点穴,可用圆棒蘸甲紫(龙胆紫)或墨笔在穴位上做好标记。按要求备置艾炷,艾绒中可加芳香性药物,如丁香、肉桂等药的粉末,以利于热力的渗透。安放艾炷前先在穴位上涂些大蒜液或凡士林,可增加对皮肤的黏附作用和刺激作用。安置好艾炷后,即用线香点燃。当艾炷烧近皮肤时,患者感到灼痛时,可在穴位周围用手拍打以减轻痛感。灸完1壮后,以纱布蘸冷开水抹净所灸穴位,再依法续灸,一般可灸7~9壮。灸完后可在灸穴上敷贴淡膏药,每日换贴1次。数日后,灸穴逐渐出现无菌性化脓反应。如脓液多,膏药应勤换,经30~40日灸疮结痂脱落,局部留有瘢痕。

### 二、治疗机制

借灸火的热力、药物的作用以及灸疮的刺激,通过经络腧穴的调整作用改善体质,增强机体的抗病能力,从而达到治疗和保健的目的。

## 临床应用

本疗法适用于哮喘、慢性胃肠病、体质虚弱、发育障碍、类风湿关节炎等症。

1. **哮喘**·取① 膻中、定喘;② 肺俞、丰隆(双侧)。两组穴交替灸,先蘸少许凡士林涂于穴位皮肤上,将麦粒大小艾炷粘置于穴位上点燃。灸完1壮,再续灸1壮,一般可灸7壮。灸后,穴位处先起疱、破溃,接着出现化脓反应,则应勤换纱布,保持灸疮洁净,30日左右灸疮结痂自行脱落。

2. **慢性胃肠病**·取中脘、足三里、上巨虚穴(双侧)。

3. **体质虚弱**·取足三里穴(双侧)。

4. **发育障碍**·取大椎、身柱穴。

303

5. **类风湿关节炎** · 取督脉经大椎至腰俞穴。患者俯卧,灸穴部位敷以斑麝粉(斑蝥、麝香等份,研细末)1～1.8 g,在斑麝粉上铺 5 cm 宽、2.5 cm 高似三角长蛇形艾炷,点燃头、身、尾三点施灸。灸完为 1 壮,可灸 2～3 壮。灸后皮肤潮红,起小疱,3 日后将疱内的液体引流出,并隔日搽甲紫(龙胆紫)药水,以防感染。灸治季节以暑夏三伏天为佳,分头、中、末 3 伏,每 10 日为 1 伏,每伏灸 1 次。

6. **桥本甲腺状炎** · 取大椎、命门、肾俞、关元、足三里等穴,每次取 2～3 穴,足三里为必取穴。每穴灸 7 壮,每壮艾炷为 1.5 g。隔日 1 次,45 日为一疗程,灸满 2 个疗程为止。

---

### 注意事项

· 颜面五官、阴部和有大血管的部位不宜用瘢痕灸疗法。

· 孕妇的腹部和腰骶部不宜用本疗法。

· 实证、热证及阴虚发热者,一般不用本疗法。

· 在灸疮化脓时,局部应注意清洁,避免污染,以防止并发其他炎症。

---

### 按 语

本疗法疗效确定,对某些疾病能起到其他疗法所无法达到的效果。但本疗法操作要求较多,灸后会给患者留下瘢痕,因此,临床上应谨慎使用,并注意灸治后所引起的伤口感染。

(吴耀持 刘 静)

# 第48章

# 隔姜灸疗法

隔姜灸疗法是在艾炷与皮肤之间隔一姜片进行施灸，以防病治病和保健的一种治疗方法。既有艾绒燃热后所起的温热效应，又有生姜透皮吸收后在体内发挥的药理作用。通过在生姜上施灸，利用艾热加强生姜辛温散寒、温中止痛的药性，生姜由于制熟后加强了其温性反过来又能促使艾条的功效快速通过穴位穿透皮肤，气至病所。

隔姜灸在杨继洲的《针灸大成》即有记载"灸法用生姜切片如钱厚，搭于舌上穴中，然后灸之"。张景岳的《类经图翼》中亦提到治疗痔疾"单用生姜切薄片，放痔痛处，用艾炷于姜上灸三壮，黄水即出，自消散矣"。此后诸多书籍中亦有多处记载。因隔姜灸疗效独特，在临床应用颇为广泛。

## 基本内容

### 一、姜的性味及功效

姜，味辛，性微温，无毒，入肺、心、脾、胃之经，具有调和营卫、散寒发表、祛痰下气、利水化食、调中和胃、开宣肺气等作用。

### 二、操作方法

将鲜生姜切成 3～4 mm 厚的姜片，用针孔点刺许多小孔，以便热力传导，上置适量大小的艾炷，点燃施灸，一般灸到患者觉热，局部皮肤红晕汗湿为度。如初灸 1～2 壮感觉灼痛，可将姜片稍提起，然后重新放上。此种灼痛非真热，是姜性刺激之故，故乃须以小艾炷灸之，如疼痛难忍，可移动姜片，亦可在姜片下垫纸片再灸。

### 三、治疗机制

《本草从新》曰："艾叶苦、辛，生温熟热，纯阳之性，能回垂绝之阳，通十二经，走三阴，理气血，逐寒湿，暖子宫，以之灸火，能透诸经而除百病。"生姜辛温无毒，升发宣散，祛寒解表，调和营卫，通经活络，温胃止呕，理气止痛。姜艾结合施灸，发挥两者协同作用，有相得益彰之效。通过艾和生姜在施灸时所产生的双重效果，又经过经络穴位的调整作用，促进气血的运行，从而提高机体抗病祛邪的能力，这是隔姜灸疗法之所以能防病治病、预防保健的关键。

## 临床应用

本疗法具有温中散寒、宣散发表、通经活络的功效，可治疗风邪外感、寒性头痛、伤风鼻塞、喉痹咳逆、上气痰喘、反胃呕逆等症，尤对寒性呕吐、泄泻、胃痛、腹痛等为佳。

1. **呕吐**（适用于寒性呕吐）

（1）虚证：取内关、中脘、建里、足三里、肝俞、脾俞等穴。具有温中止呕的作用。

（2）实证：取中脘、足三里、公孙、关门等穴。具有和胃降逆的作用。

2. **泄泻** · 适用于虚寒泄泻。取天枢、气海、大横、足三里、上巨虚。能调理肠胃气机。

3. **胃病** · 尤其适用于虚寒性胃痛。取中脘、内关、梁门、足三里。能温中散寒止痛。

4. **腹痛** · 取关元、中极、足三里。能温散寒邪、解痉止痛。

5. **子宫脱垂** · 适用于气虚子宫脱垂。取百会、气海、提托。能益气升提。

6. **遗精、阳痿、早泄** · 适用于肾阳虚患者。取关元、大赫、肾俞、命门、次髎。能温阳益肾。

7. **尿潴留** · 取关元、气海、中脘、肾俞、膀胱俞等穴，每次选其中 2～3 穴。能温阳助运。

8. **消渴病（糖尿病）** · 取穴分 8 组：① 足三里、中脘；② 命门、身柱、脾俞；③ 关元、气海；④ 脊中、肾俞；⑤ 华盖、梁门；⑥ 大椎、肝俞；⑦ 行间、中极、腹哀；⑧ 肺俞、膈俞、肾俞。艾炷 1.5 cm×2 cm 大小，重约 0.5 g，鲜姜片厚 3～4 mm，直径 2 cm，每穴灸 10～30 壮，每次 1 组穴，交换使用。隔日 1 次，50 日为一疗程。治疗期间继续控制饮食，监测血糖。

9. **肠梗阻** · 取神阙穴。将生姜切成 3 mm 厚的薄片置于神阙穴，取抹有冰片末的艾绒，捏成宝塔糖样大小的艾炷，置于姜片上施灸。1 片生姜烧 3 炷（15～25 分钟为 1 次），每日 3 次。

10. **便秘** · 取神阙穴。将普通食盐置于神阙穴中，然后在食盐上放置直径 0.3～0.5 cm、厚 3～4 mm 的姜片，上置艾炷，连续灸 20 分钟，至皮肤发红为止。每日或隔日灸 1 次。

11. **足底脓肿症** · 取阿是穴（脓肿部位）。将切成薄片的生姜上下蘸凡士林少许，以保护皮肤不致起疱，把灸炷放置姜片上。每日灸 1 次，每次 3 壮，连续灸 2 日，即可痊愈。灸时局部必须有灼痛感才能生效。早期灸治最有效，在脚底始觉痛痒时即施以灸治，1 次即可收功。如已有脓肿，用此法施治亦可促使炎症局限，排脓后创口愈合较快。

12. **原发性痛经** · 取关元。随症配穴：疼痛重，加次髎；寒证重，加命门；气滞，加太冲；腹胀，加天枢。将鲜生姜片切成厚约 0.3 cm 的生姜片，用针扎孔数个，置施灸穴位上，用大艾炷（重量约 1.5 g）点燃放在姜片中心施灸，若患者有灼痛感可将姜片提起，使之离开皮肤片刻，旋即放下，再行灸治，反复进行，以局部皮肤潮红湿润为度。每穴施灸 5～10 壮，施灸壮数依痛经程度而定，轻度用 5 壮，中度用 8 壮，重度用 10 壮，治疗于每次行经前 1 周左右开始，每日 1 次，7 日为一疗程。连续治疗 3 个月经周期。

13. **寒湿腰痛** · 患者俯卧位，取肾俞、大肠俞、腰阳关、委中穴，取鲜生姜切 0.5 cm 厚的姜片，用针扎孔数个，将姜片置于以上各穴，将艾绒捏成花生米大小的圆锥状艾炷置于姜片上，并从顶端点燃，此为 1 壮每穴 3～5 壮，10 次为一疗程，疗程间休息 2～3 日。

## 注意事项

· 本疗法应选用新鲜姜片，这样既保证施灸时能达到最显著的药理效应，又能发挥良好的导热作用。

· 姜片不宜过薄，也不宜过厚，过薄灼热感太强，达不到隔姜灸的疗效；过厚热力不能渗透，同样达不到治疗目的。

· 灸炷的大小宜在姜片直径以内为好，过大易引起皮肤灼伤，应谨慎从事。

## 按 语

本疗法简便，易于掌握，一般不会引起烫伤，故舒适无痛苦，可以根据病情反复施灸。隔姜灸已是目前临床常用的间接疗法之一。

（吴耀持　刘　静）

# 第49章

# 隔蒜灸疗法

隔蒜灸疗法是在艾炷与皮肤之间衬隔蒜片或蒜饼并进行施灸，以防治疾病的一种方法。

本疗法古代流传甚广，最早记载见于晋代葛洪《肘后备急方》："灸肿令消法，取独颗蒜横裁厚一分，安肿头上。炷如梧桐子大，灸蒜百壮。不觉消，数数灸。唯多为善，勿令大热，但觉痛即擎起蒜，蒜焦更换用新者，不用灸损皮肉。"本疗法至今仍广泛应用于临床。

## 基本内容

### 一、蒜的性味及功能

蒜，味辛，性温，入脾、肺、肠、胃经，性热喜散，其气凛烈，能通五脏，达诸窍，祛寒湿，辟邪恶冷气，健脾开胃，消谷化食，又有消肿化结止痛之功，临床应用以独头者为佳。

### 二、操作方法

（1）用独头大蒜切成薄片，约厚 5 mm，或者将其捣烂制成薄饼，放置穴位或肿疡上（以未溃者为宜），艾置蒜上灸之，炷如黄豆大，每灸 4～5 壮换去蒜片，每穴 1 次，灸 7 壮。

（2）取大蒜 500 g，去皮捣成蒜泥，让患者俯卧，于其脊柱正中，自大椎穴至腰俞穴铺敷蒜泥一层，约 0.6 cm 厚，6 cm 宽，周围用棉皮纸围住，然后用中炷艾在大椎穴及腰俞穴点火施灸，不计壮数，直到患者自觉口鼻中有蒜味时停灸。灸后，以温开水渗湿棉皮纸周围，移去蒜泥。因蒜泥和火热的刺激，脊部正中多起水疱，灸后应休息一段时间。本法又称为铺法或长蛇灸疗法。

### 三、治疗机制

艾灸时蒜片或蒜泥饼对皮肤的刺激作用，能增强机体的抗病能力，清热解毒，活血化瘀，促进伤口愈合，同时还能提高自身免疫力。

## 临床应用

本疗法临床多用于治疗慢性毛囊炎、急性乳腺炎、类风湿关节炎及角膜溃疡、未溃疮疖等。

**1. 慢性毛囊炎** · 将蒜片平放于患处，再把艾炷一一放在蒜片上，点燃艾炷，烧完后立即用镊子夹掉余灰，再放 1 个，每一患处连用艾炷 10 个。每日灸 1 次，一般以 10 日为一疗程。轻者用 1 个疗程（一般灸 3～4 次即可痊愈，为了防止复发，应坚持 1 个疗程），重者用 2 个疗程，病甚者用 3 个疗程，即可痊愈。

**2. 急性乳腺炎** · 取膻中、天宗穴。在膻中穴上隔蒜灸5~7壮,至局部潮红,再用右手拇指指尖做分筋样推压拨动患者天宗穴,手法稍重,反复拨动多次。每日灸2次。

3. 类风湿关节炎·取督脉大椎穴至腰俞穴。在暑热之伏天季节施治为佳,患者俯卧,灸穴中浅敷以斑蝥粉1~1.8 g,在斑蝥粉上铺5 cm宽、2.5 cm高蒜泥1条,蒜泥条上铺3 cm宽、2.5 cm高似三角长蛇形艾炷,点燃头、身、尾三点施灸(灸2~3壮),灸后皮肤潮红,可起水疱。灸后3日引流水疱,并及时搽龙胆紫防止感染,调养休息至结痂脱落,皮肤愈合。

4. 角膜溃疡·取大蒜1瓣,切成0.1 cm厚之薄片,在片上刺孔数个,置于手阳明经的阳溪穴上;取艾绒撮成圆锥状如黄豆大,置蒜片上,以火燃之。左眼病灸右手阳溪,右眼病取左手阳溪,双眼病取双手阳溪。待艾炷将燃尽或皮肤觉灼痛时,即除去再换一炷。如此每次灸5~7壮,以施灸处皮肤潮红,触之灼热为度。每日灸1~2次,灸3~5日。

5. 难治性肺结核·取穴分为两组:① 百劳(双)、肺俞(双)、膏肓(双);② 中府(双)、膻中、关元、足三里(双)。每穴灸7壮,隔日1次,3个月为一疗程。

6. 带状疱疹·采用隔蒜围灸,患处周围用切好的蒜片围住,每片间隔约1 cm(若在胸背,腹须在相应脊神经根的夹脊穴处置放蒜片),其上置艾炷(比麦粒灸用之艾炷略大),点燃,可用纸片煽其艾火令其速燃,待患者感灼热疼痛不能忍耐时,除去艾火,每片蒜上放艾炷灸3次。一般每日治疗1次,疼痛剧烈者可每日2次,5日为一疗程。

7. 神经性皮炎·以新鲜大蒜适量,捣如泥膏状,越细越好,制成厚0.5 cm的圆饼,在皮损区涂上少许凡士林后将大蒜饼铺在整个皮损区,一般应超过皮损区周围0.5 cm的范围。然后在皮损区的大蒜饼上大约每隔0.5 cm放置一艾炷(如麦粒大),一并点燃所有艾炷同时燃烧。待艾炷燃烬后休息3分钟左右,再在未灸区按上法再灸1~2遍。如为惧痛者,可于未燃尽前用压舌板压灭,并可在灸治区周围以手轻拍减痛。待整个治疗完成后,扫去蒜泥及艾灰,用生理盐水轻轻拭净,盖以消毒敷料。如出现水疱,可穿刺引流并用甲紫溶液(龙胆紫)抹涂。每周1次。上述治疗3次为一疗程。

## 注意事项

· 大蒜对皮肤有刺激作用,因而皮肤过敏者慎用。

· 隔蒜灸等要求治疗过程有皮肤起疱现象,因而必须做到局部清洁,以防止感染。

· 本疗法一般不用于面部等部位,因治疗后可能遗留灸痕,影响容貌。

## 按 语

本疗法古代流传甚广,许多中医外科书都有这方面的论述,对瘰疬、肿痛、疖等症有较好的疗效。但是至今临床除用本法治疗类风湿关节炎外,对其他疾病一般用得很少,原因是本法操作起来较烦琐,加之有一定的刺激作用或起疱后留下灸痕,使患者有一定的顾虑。但本法对某些疾病的疗效是肯定的。

(吴耀持 刘 静)

# 第50章

# 药饼灸疗法

药饼灸疗法为隔物(间接)灸疗法之一,是将药饼置于皮肤一定穴位,再在药饼上放置艾炷施灸,以防治疾病的一种方法。

本疗法最早记载于东晋葛洪《肘后备急方》,该书对隔蒜、盐、椒、黄蜡等施灸方法均有记载。唐代孙思邈《备急千金要方》亦有记载本法。宋代许叔微《普济本事方》列用隔巴豆、黄连灸法治疗阴毒伤寒。明代薛己《外科发挥》列用附子饼灸法峻补阳气,或治疗肿下软漫、脓稀,用豆豉饼灸散邪毒、行水气等。至近代,本疗法仍有所发展,以用于外科疾病为主。

## 基本内容

### 一、药饼种类

根据治疗疾病范围和种类的不同,药饼灸疗法包括附子饼灸、豆豉饼灸、蒜饼灸、巴豆饼灸、葶苈饼灸、商陆饼灸以及香附饼灸等数种方法,其中附子饼灸和豆豉饼灸临床最为常用。

1. 附子饼灸

(1)附子的性味及其功效:附子味辛,性温,有毒,入心、肾、脾经,可逐风寒湿邪、补命门相火。

(2)操作方法:取生附子为细末,过筛,除去杂质,以沸水或黄酒适量调制为饼,约厚 0.5 cm,放于穴位,上置艾炷灸之。饼干更换,以内部温热,视局部肌肤潮红为度。每日灸 1 次,以愈为度。

2. 豆豉饼灸

(1)豆豉的性味及其功效:豆豉味苦,性寒,无毒,入肺、胃经,功能解表发汗、除烦。

(2)操作方法:取淡豆豉为细末,过筛,量疮之大小,用适量药末和入黄酒作饼,硬软适中,约厚 0.6 cm,放于疮孔周围,勿使皮破,每日灸 1 次,以愈为度。

3. 蒜饼灸

(1)大蒜的性味及其功效:大蒜味辛,性温,无毒,入脾、肾、肺、胃、大肠经,功能升发宣散、消肿化结、拔毒止痛。

(2)操作方法:取新鲜独头大蒜,切成厚为 0.3～0.5 cm 的蒜片,用细针于中间穿刺数孔,放于穴位或患处,上置艾炷点燃施灸。或取新鲜大蒜适量,捣成泥状,放于穴位或患处,上置艾炷,用线香火点燃艾炷进行施灸。每 2～3 壮换去蒜片,每日灸 1 次,以愈为度。

### 二、治疗机制

通过艾炷施灸和药物对皮肤乃至机体的刺激作用,促进全身的血液循环,提高抵抗疾病的能力。

## 临床应用

附子饼灸对痈疽初起、疮疡久溃不愈、阳痿、早泄等症最为有效。豆豉饼灸对痈疽发背、恶疮肿硬不溃或已溃不敛、疮色黯者最为有效。蒜饼灸对痈、疽、疮、疖及蛇、蝎、蜈蚣、犬咬伤最为有效。

1. **痈疽初起或疮疡久溃不愈** · 取附子切削成饼，安放在痈疽初起处，下用凡士林与皮肤相粘，上置艾炷灸之。当附子饼焦干后，再续换新的附子饼，前后3次，使施灸后药饼的作用通过热力传递至肌肤。施灸1次，愈者即止，反之可行2～3次，每次灸艾炷2～3壮。

2. **阳痿** · 取肾俞、命门、关元、三阴交等穴，应用附子饼灸疗法。隔日灸1次，10次为一疗程，每次灸艾炷2～3壮。

3. **早泄** · 取三阴交、阴陵泉、内关等穴，应用附子饼灸疗法。每日灸1次，10次为一疗程，每次灸艾炷2～3壮。

4. **痈疽发背、恶疮肿硬不溃或已溃不敛、疮色黯者** · 用淡豆豉，拌黄酒制成药饼，软硬适中，放在疮疽等病灶的四周，上置艾炷施灸而使皮肤有温热、稍见红晕，即另换艾炷续灸，前后2～3次。每日治疗1次，以愈为度。

5. **痈疽疮疖** · 取蒜片，用细针于中间穿刺数孔，放于患处，上置艾炷点燃施灸。痈疽疮疖者，若不知痛，灸至知痛为止；知痛者，灸至不知痛为度。每日灸1～2次。

6. **蛇、蝎、蜈蚣、犬咬伤** · 取蒜片，用细针于中间穿刺数孔，放于患处，上置艾炷点燃施灸。当患者感到灼痛时更换艾炷，一般3～7壮，每日1次，以愈为度。

## 注意事项

· 施灸前根据病情选好穴位或要施灸的部位，并采取固定、舒适，且能坚持较长时间的体位。

· 药饼灸疗法采用的附子饼、豆豉饼和蒜饼等，其厚度不宜过薄，也不宜过厚。过厚，热力不达肌肤，药饼的作用也就无法渗入；过薄，热力传递过快，药效作用尚未全部发挥，患者皮肤就会出现烧灼样疼痛。

· 在施灸时，必须注意防止艾炷滚翻，艾火脱落，以免引起烧伤。

· 对于局部知觉迟钝或知觉消失的患者，应防止施灸热力过强而致皮肤烫伤，起疱化脓，遗留瘢痕。

## 按 语

药饼疗法火力温和，药物作用能直透肌肤深处，使人有舒快的感觉。既可在医院内使用，也可在家庭内操作治疗，且无副作用。因而它不仅可作为一种治疗的方法，也可作为一种防病保健的方法，并越来越受到人们的欢迎。

（吴耀持　李　艳）

# 第51章
# 艾条灸疗法

艾条灸疗法是用艾条或药条点燃后,熏烤腧穴或患处,通过温和热力来刺激皮肤,以防治疾病的一种方法。

本疗法经明清医家范培兰、陈修园、叶天士等人提倡使用而流传。最早见于文字者,当推明初朱权的《寿域神方》,但其时艾条内并不掺入药末。至李时珍《本草纲目》、杨继洲《针灸大成》,始在艾绒中加入麝香、穿山甲、乳香等药末。发展到现代,本疗法已成为针灸中一种常用疗法。

## 基本内容

### 一、艾条的制作

艾条是取纯净细软的艾绒 24 g,平铺在 26 cm 长、20 cm 宽的细草纸上,将其卷成直径约 1.5 cm 的圆柱形艾卷。要求卷紧,外裹以质地柔软疏松而又坚韧的桑皮纸,用胶水或糨糊封口而成。

药条则是在每条艾绒中掺入肉桂、干姜、丁香、独活、细辛、白芷、雄黄、苍术、没药、乳香、川椒各等份的细末 6 g 而成。目前临床有专用艾条供治疗使用。

### 二、艾条灸操作方法

1. 温和灸·施灸时将艾条的一端点燃,对准应灸的腧穴或患处,距皮肤 2~3 cm,徐徐熏烤,使患者局部有温热而无灼痛感为宜,一般每处灸 5~7 分钟,至皮肤出现红晕为度。对于昏厥、局部知觉迟钝以及小儿患者,医者可将中、示两指分张,置于施灸部位的两侧,这样就可以通过医者手指的感觉来测知患者局部的受热程度,而随时调节施灸的距离,以免烫伤。

2. 雀啄灸·施灸时,对准施灸部位,将艾条点燃的一端与施灸的皮肤不固定在一定距离,而是像鸟雀啄食一样,上下运动施灸。

3. 回旋灸·将燃着的艾条保持与皮肤 2~3 cm 距离,均匀地往复回旋熏灸,此法用于病变面积较大的风湿痛、软组织劳损、皮肤病等。

## 临床应用

艾条疗法的温和灸、雀啄灸和回旋灸对一般应灸的病证均可采用,但温和灸多用于灸治慢性病,雀啄灸和回旋灸多用于灸治急性病。

1. 胎位不正·暴露两侧的至阴穴,点燃 2 根艾条,分别置于至阴穴的两旁,约离皮肤 1 cm,待烟熏烤至皮肤潮红或略有灼痛感时,稍稍拿开艾条片刻,然后继续施灸。一般每次每穴治疗时间为 5~7 分钟。本法可以在门诊进行,也可让患者在家中自行操作。一般每日1～2次,15次为一疗程,随后即可去妇产科检查胎位纠正情况。

2. **带状疱疹**・取带状疱疹周围穴位及患处。用1根艾条点燃后,在带状疱疹区域反复回旋施灸。起初,患者局部有火辣辣的疼痛感,慢慢地会出现局部疼痛减轻,继而转为痒感,即告治疗结束。一般每日1次,10次为一疗程。治疗期间,停止使用其他的疗法。

## 注意事项

・艾条疗法虽属灸法一类,但其施灸时远离皮肤,因此即使在颜面、五官、大血管处也可酌情使用本疗法,故临床上使用范围较广。

・施灸时要注意避免燃烧后的残灰掉落在皮肤上而导致烫伤。

・对一些皮肤感觉迟钝的以及小儿患者,治疗过程中要不时用手指置于施灸部位,以测知患者局部的受热程度,便于随时调节施灸的距离,避免烫伤。

## 按 语

本疗法操作简单,适应证广,又较安全,既能在医院使用,又能推广至家庭运用,不失为一种理想的治疗保健方法。

(吴耀持 李 艳)

# 第52章

# 雷火针灸疗法

雷火针灸疗法,又称"雷火神针疗法",是用药物加上艾绒制成的艾条施灸穴位,以治疗疾病的一种方法。

本疗法最早见于《本草纲目》卷六:"用熟蕲艾末一两,乳香、没药、穿山甲、硫黄、雄黄、草乌头、川乌头、桃树皮末各一钱,磨香五分,为末,拌艾。以厚纸裁成条,铺药艾于内,紧卷如指大,长三、四寸,收贮瓶内,埋地中七七日,取出,用时于灯上点着,吹灭,隔纸十层,乘热灸于患处,热气直入病所。"以后在《针灸大成》《外科正宗》中均有记载。《针灸大成》中说"治闪挫骨间痹痛及寒湿气痛而畏刺者",已明确提出了本疗法的适应证。

随着灸治方法的进一步发展,药艾条的制作愈益引起人们的重视,现已制成了专用药艾条,如哮喘药艾条、冠心病药艾条、风湿痛药艾条、泄泻药艾条等。可根据病情,随意选用。

## 基本内容

### 一、药物

沉香、木香、乳香、茵陈、羌活、干姜、穿山甲各9 g,麝香少许,共研细末备用。

### 二、制作法

取纯净细软的艾绒24 g,加入以上药末6 g,与艾绒拌匀,平铺于35 cm见方的桑皮纸上,卷紧成18 cm、直径1.5 cm的艾条,外用鸡蛋清涂抹,再糊上桑皮纸1层,两头留空纸3 cm许,卷紧阴干,保藏备用。需制备2支,以便交替使用。

### 三、操作法

选定施灸穴位,做好标记,以棉布5~7层按于穴位上,将"雷火针"的一端点燃,对准穴位,紧按在棉布上,使温热之药气,透入穴位深部。如患者感到太烫,可略提起,待热减再灸。如有2支,则将另一支点燃,接替施灸,这样热力可持续深透入穴位,效果更好。每日灸1次,10次为一疗程。

### 四、治疗机制

雷火针灸疗法以芳香走窜的药物做药引,使具有祛风、散寒、利湿、通络作用的药力渗透入穴位,达到温通经络、畅行气血、祛除寒湿的目的。

## 临床应用

本疗法适用于风湿痹痛、泄泻、腹痛等症,具体取穴如下。

**1. 风湿痹痛**

(1) 肩关节:肩髃、肩髎、肩内陵、天宗、曲池。

(2) 肘关节:曲池、天井、外关。

(3) 腕关节:阳溪、阳池、阳谷。

(4) 指掌关节:合谷、中渚、八邪。

(5) 腰骶关节:腰阳关、十七椎、关元俞、昆仑。

(6) 髋关节:环跳、居髎、阳陵泉、悬钟。

(7) 膝关节:鹤顶、膝眼、梁丘、阳陵泉、足三里。

(8) 踝关节:解溪、丘墟、太溪、昆仑。

(9) 跖趾关节:太冲、足临泣、八风、公孙、束骨。

**2. 泄泻** · 天枢、中脘、足三里、阴陵泉、上巨虚。

**3. 腹痛** · 大横、气海、下脘、足三里、公孙。

## 注意事项

· 制作艾条时,药物与艾绒要拌匀,艾条卷紧,越紧越好。保存药性,勿使泄气。

· 将雷火灸点燃时,一定要燃透,否则面纸或棉布一包,或一按压容易熄灭。

· 施灸时或用5～7层棉布包裹点燃的艾条,熏熨穴位,或用5～7层棉布安放穴位上,再以点燃的艾条紧按于棉布上熏烫。

· 施灸时,应持续保持穴位表面皮肤有温热感,但不可烫伤。

· 衬垫的棉布可烧成焦黑,但不能燃着起火。

## 按 语

雷火针灸疗法制作艾条时尽管较复杂,但治疗有效,且患者感到舒适,因此受到患者欢迎。近年来,已有多种专用药艾条制成,治疗哮喘、冠心病、风湿痛、泄泻等,并与特制的金属灸具——温灸器配合使用,十分方便,对妇女、小儿及畏针灸治疗者最为相宜。

(吴耀持 李 艳)

针灸独特疗法聚英

# 第53章

# 太乙针灸疗法

太乙针灸疗法，又称"太乙神针疗法"，是应用药物艾条施灸穴位以治疗疾病的一种方法。

本疗法在明代杨继洲的《针灸大成》中就有记载，李时珍《本草纲目》中也有专门记载。明代李梴在《医学入门》卷二"灸法"中指出："虚者灸之，使火气以助元阳也；实者灸之，使实邪随火气而发散也；寒者灸之，使其气之复温也；热者灸之，引郁热之气外发就燥之义也。"对太乙针灸疗法的机制做了全面的概括。而韩贻丰所著《太乙神针心法》是第一部有关太乙神针的专著。本法历史悠久，操作独特，疗效奇异神速，近代仍常用此法治疗疼痛。

## 基本内容

### 一、药物艾条制作

取艾绒 100 g，硫黄 6 g，麝香、乳香、没药、松香、桂枝、杜仲、枳壳、皂角、细辛、川芎、独活、穿山甲、雄黄、白芷、全蝎各 3 g，将以上诸药研成细末和匀。取桑皮纸 1 张，宽约 40 cm 见方，摊平。然后先取艾绒 25 g，均匀铺在纸上；再取药末 6 g，掺在艾绒里，卷紧。外用鸡蛋清涂抹，再糊上桑皮纸 1 层，两头留空纸 1 寸许，捻紧即成。

### 二、操作方法

（1）用加药艾条点燃一端，将艾火一端以布 10 层包裹，熨于穴位上。若火熄、冷却，则重新点燃灸之。如此灸 5～7 次。

（2）在所灸的部位覆盖几层棉纸或布，再将点燃的艾条隔着纸或布，直接按在穴位上，停留 1～2 秒钟即可，紧接着再按其他穴位。若火熄则重新点燃，每次按灸 10 次左右。

上述两法可任意选用。

### 三、治疗机制

通过药物艾条在灸疗时所产生的热力与药力作用于病变部位，使瘀血得以消散，新血得以再生，寒邪得以祛除，疼痛得以缓解。

## 临床应用

本疗法适用于风寒湿痹、痿证及虚寒证等。

1. **风寒湿痹**·取肩髃、肩髎、曲池、天宗、秉风、鹤顶、犊鼻、阳陵泉、足三里、秩边、承山、昆仑、肾俞、大肠俞等穴。根据风寒湿痹的具体部位，选取上述相应穴位灸治。

2. **痿证**·取肩髃、手三里、曲池、髀关、伏兔、足三里、解溪等。根据"治痿独取阳明"的理论，选取上述相应穴位灸治。

3. 虚寒证

（1）胃脘痛：取中脘、脾俞、胃俞、章门、足三里等穴。取上述 2～3 穴用本法灸治。

（2）泄泻：取天枢、章门、足三里、上巨虚、脾俞、太溪等穴。取上述 2～3 穴用本法灸治。

（3）痛经：取命门、关元、次髎、肾俞、大赫、太溪、足三里、归来等穴。取上述 3～4 穴用本法灸治。

## 注意事项

- 头面、五官、大血管处禁灸。
- 孕妇腰骶部、腹部禁灸。
- 实热证、阴虚证不宜使用本疗法。
- 使用本疗法要注意防止烫伤。
- 使用本疗法时最好能准备 2 支艾条，以便一支燃尽时，另一支立即接上，使火力不辍，效果更佳。

## 按 语

"太乙神针"艾条是由艾绒和多味药物制成，不同于普通艾条仅仅是艾绒为主，掺以少量的药物制成。此外，在操作上两者也有所不同。

（吴耀持　李　艳）

# 第54章

# 冷针冷灸疗法

冷针冷灸疗法是采用电子冷热针灸仪,使刺入人体穴位的毫针致冷,或用仪器上的致冷金属头直接作用于穴位施"灸",以治疗疾病的一种方法。

用冷刺激方法治病的记载见于南北朝宋懍撰著的《荆楚岁时记》,谓:"八月十四,民以露水点儿头额,名为天灸。即用露水调朱砂蘸小指点额去百病。"明代李时珍著《本草纲目》卷五露水条记载:"月朔日收取,磨墨,点太阳穴止头痛;点膏肓穴,治瘰癀(zhài),谓之天灸。"用冷冻方法刺激穴位的治病方法见于1960年,如用氯乙烷喷射穴位表面治疗头痛。近年来本疗法才发展成为一门独特的疗法。

## 基本内容

### 一、操作方法

无论是施冷针术还是冷灸术,首先都要辨证,根据疾病的性质和治则,选用不同的温度。阳热炽盛的火热证用泻法,其针体的温度要低,留针;灸治的温度也要低,灸疗的时间不宜过长,一般在15分钟左右。属于阴虚火旺的虚证,其温度以0~10℃为宜;留针与灸疗的时间要长,一般可在30~40分钟。

#### 1. 冷针法

(1) 针具:一般应用圆利针或26~28号毫针,根据取穴部位与针刺的深度不同而选用。针刺前先选择针之长短,因为针体要全部刺入,同时应注意针根部有否痕迹及生锈现象,防止折针。

(2) 施针:针前同一般刺法,常规消毒后刺入。进针后根据疾病的性质运用手法,"得气"为佳。致冷前使针柄根部接触皮肤,然后致冷留针。

(3) 留针:留针时间根据补泻的要求,泻法一般留针10~15分钟,补法30~40分钟。

(4) 起针:取针时先除掉致冷源,然后根据疾病的性质仍可运用补泻手法,按普通针起针方法起针。

(5) 温度:针的温度根据疾病的性质,确定宜补宜泻。常规的补法温度在-10~0℃;泻法温度在-30~-10℃,亦可根据病情,两个穴位温度不求一致。

#### 2. 冷灸法
冷灸法按灸的形式可分为直接灸或间接灸,按灸后皮肤变化可分为起疱灸或不起疱灸。

(1) 直接灸:致冷物质直接作用于经络、穴位的皮肤表面,使温度下降。可用压力灸或滑动灸两种方法。压力灸是在致冷体灸手柄上给予一定的压力,使穴位处的皮肤组织轻度缺血,灸后大多会起疱。所谓滑动灸,是将施灸头在穴位上做圆形滑动,灸后穴位处皮肤产生红晕。

(2) 间接灸:灸前在穴位皮肤表面涂以防冻药膏或隔以纱布、金属片等物质,然后致冷,使致冷物质不直接接触皮肤表面上。

（3）起疱法：多采用直接灸法，温度在－15℃以下，灸后使穴位皮肤表面发生冻僵，先后起疱，以泻为主，适用实热阳证。

（4）不起疱灸：致冷源温度在－10℃以上，或用间接灸时，灸后穴位皮肤发红，时间可稍长，适用于阴虚证，重在扶正。

## 二、常用致冷源

1. **冷水敷**·用10℃以下的水或水中放冰块敷其穴位，使局部穴位以发红略痛为度。

2. **冰块冷敷法**·取冰块用纱布包好，手持纱布结，冰块尖部下置于穴位上，轻压左右做圆形滑动，使穴位皮肤以发红略痛为宜。

3. **管状冷灸**·用轻而易握的不易传热材料制成带金属尖端的圆筒，按冰3水1的比例放入筒中，待金属尖端冷却带霜时即可使用。

4. **专用仪器**·LRE－1型电子冷冻增热针灸治疗仪。它具有半导体致冷治疗头2只，最低温度可调至－20℃，专用于冷针灸治疗。

## 三、治疗机制

从中医学观点看，对于热性病的治疗正治法是"热则寒之"。在用药上，实热证用苦寒直折以降火，虚热证用清淡微苦以滋阴。此法亦适用于冷针冷灸，针刺入后快速冷冻，相当于寒，起到降火作用；针刺入后使针体长时间保持较低温度，相当于凉，起到滋阴清热作用。本疗法也适用于中医的反治法，即"寒因寒用"，"逆者正治，从者反治，从少从多，观其事也"。本疗法的降火即是达到了"泻其有余"。而这种泻法既不同于放血泻热法，又不同于针刺手法中的"摇捣""提插"泻法，却符合《素问·调经论篇》中提出的"气有余，则泻经隧，无伤其经，无出其血，无泄其气"的要求。从冷冻作用于局部看，冷冻时从组织上移除水分，形成冰晶、冰核，组织内液体浓缩，使细胞膜破裂，血液郁滞，组织破坏，最后形成瘢痕面，对穴位有一个持久的治疗作用，这种组织学上的改变，起到了补泻的作用。

从西医学角度探讨，冷针冷灸对机体起到散热又能激发生理功能的作用，因此对热性病是有益无害的。通过临床证明，冷冻针灸对于白细胞有调整作用，凡低下者可以升高，特别是在治疗急性炎症中，针前过高者，针后均明显迅速下降，而淋巴分类却相对提高。冷冻针增加机体T细胞的作用优于普通针刺疗法。

# 临床应用

冷针冷灸疗法的适应证，从中医学看，凡属阴虚火旺、阳热炽盛引起的各种疾病，均可辨证调温配穴治疗。从西医学看，适用各种炎症、功能过亢、变态反应性疾病、出血性疾病等。

1. **哮喘**·根据中医辨证原则可将哮喘分为下列几种类型，并用不同温度的冷针施治。

（1）偏热型：取定喘、肺俞（单侧）、膻中、经渠（单侧），两组穴位交替，冷针温度－5～10℃。留针30分钟，每日1次。如果喘息停止后，改取肺俞、中府穴，冷针温度改为－5～0℃。

（2）阴虚型：主要包括肺虚型和肾虚型。

1）肺虚型：由于气津损耗，肺之气阴不足，症见少气而喘，语言无力，咳声低弱，自汗畏风，或咽喉不利，口干面赤，舌质淡红，脉细弱，治以润肺宣气定喘，取肺俞、膏肓和天突、中府、足三里两组穴位交替使用，冷针温度－5～0℃。留针30分钟，每日1次。

2）肾虚型：劳欲伤肾，或久病正虚精伤，或年老肾衰，根本不固而喘，症见呼多吸少，动则尤甚，气不相续，形瘦神疲，舌质淡，脉沉细。治以补肾纳气。取身柱、肾俞或气海、中府、太溪。冷针温度0～10℃。留针30分钟，每日1次。

2. **慢性肾炎**·取肾俞、京骨两穴，每次针一侧穴位，交替进行。冷针温度0～10℃。留针30分钟，每日1次，14次为一疗程。本疗法能增加人体T细胞数量，提高人体细胞免疫力。

3. **糖尿病**·本病主要症状是口渴多饮，消谷善饥，多尿，形体消瘦，肢体乏力等。辨证分型可以分为上、中、下三消。上消：第一疗程取肺俞、照海穴，第二疗程取肾俞、三阴交穴。中消：取肾俞、三阴交或照海穴。下消：取肾俞与京门，照海与然谷，两组穴位交替使用。

治疗时,每次均取一侧穴位。第一疗程以清热祛火止渴,故冷针温度用－4～5℃,留针5～10分钟。第二、第三疗程以滋阴为主,冷针温度用0℃,留针20分钟。每日1次,10次为一疗程。

**4. 甲状腺功能亢进** 根据中医辨证分型,可分为虚火型、虚风型。虚火型:突眼,心悸,自汗,心烦易怒,失眠,喜凉喜饮,多食善饥,消瘦,口干,舌质红,苔淡黄,脉细数。治以滋阴降火散结。取一侧局部及内关穴。冷针温度－5～10℃,留针30分钟。虚风型:头目眩,肢体震颤,烦躁,舌质绛,苔少、苔无津,脉弦细。治以养肝息风散结。取

局部及太冲穴。冷针温度－5～10℃,留针20分钟。

**5. 三叉神经痛** 中医辨证系火热之邪所致,用冷冻针灸疗法甚佳。主穴用完骨穴。眼支取太阳或阳白,上颌支取下关或颧髎,下颌支取大迎穴。肝火型,症除头痛外,兼有烦躁易怒、眩晕、失眠、多梦、舌质绛、脉弦数,取穴行间或太冲。阳明经火盛型除疼痛外,兼见胃脘不适、口苦、咽干、便秘、舌质绛、舌苔黄、脉实或数,取穴为合谷或内庭。冷针温度:面部穴位在－5℃左右,完骨、合谷与手足部穴为－20～－10℃。

## 注意事项

· 首先要根据患者体质和所取的穴位,选好针的长短,将穴位常规消毒后刺入,得气后致冷。其灸柄紧贴于皮肤。温度不宜太低,以防造成深部冻伤。

· 严格掌握温度与时间。根据滋阴与降火的作用不同,而控制不同的温度。降火时,要低于0℃,滋阴宜0～15℃。滋阴时留针或施灸时间要长,一般为20～30分钟,降火宜短,10～15分钟。

· 冷针灸疗法取穴少,故辨证要准,配方要精,取穴要准。宜尽量取躯干及手足部位的穴位。

· 一般刺入得气后有冷感沿经传导,疗效佳。

· 冷灸时,穴位出现与艾灸一样的水疱,其注意事项与艾灸相同。灸疮吸收后一般不留瘢痕;但皮肤着色,其色会逐渐消失。

· 如果应用 LRE－1 型电子冷冻增热针灸治疗仪时,一般可针灸并用,因致冷头本身也是灸头。对于畏针者、小儿、肌肉不丰满的部位或宜斜刺的部位,可用单纯冷灸法。如单纯施冷灸时,其冷头部表面或穴位皮肤表面上宜敷盖纱布,或敷防冻油。

· 低温针或灸时皮肤结冻,为了防止起疱,可用手心敷按穴位1分钟左右。

## 按 语

冷针冷灸疗法具体化地应用了"热则寒之"的中医治疗法则,充实了针灸疗法。它是一种发展中的疗法,随着临床应用的深化,对它还将有进一步的认识。

(吴耀持　康学智)

# 第55章
# 拔罐疗法

拔罐疗法是以杯罐为工具，利用燃烧的热力，排去其中的空气，产生负压，使之吸着于皮肤，造成被拔部位的皮肤瘀血现象，以达到治疗疾病目的的一种方法。拔罐疗法又名"火罐气""吸筒疗法"，古称"角法"，在马王堆汉墓出土的帛书《五十二病方》中就有记载，晋代葛洪《肘后备急方》、唐代王焘《外台秘要方》中皆提到角法。古代中医文献中亦多有论述，常在治疗疮疡脓肿时，用以吸血排脓，以后又应用于肺痨、风湿等内科疾病。清代赵学敏在《本草纲目拾遗》中提到"火罐气"时说："罐得火气合于内，即牢不可脱……肉上起红晕，罐中有水出，风寒尽出。"近年来，随着医疗实践的不断发展，不仅火罐的材料、拔罐方法均有改进和发展，治疗范围也进一步扩大，并经常与针刺配合应用，成为针灸学中一种重要的疗法。

## 基本内容

### 一、罐的种类

根据制罐的材料及拔火罐治疗的发展可将罐分成五种。

1. **竹罐** · 用坚固的圆竹筒制成。其特点是轻巧价廉，不易跌碎，取材容易，制作简便。缺点是易爆裂漏气。至今仍被广泛采纳应用。

2. **陶罐** · 由陶土烧制而成。优点是吸力大；缺点是较笨重，落地易碎。较少应用。

3. **铜、铁罐** · 系用铜和铁皮制成。优点是耐用牢固，不会破碎。缺点是价格较贵，传热太快，易烫伤皮肤。目前已基本不用。

4. **玻璃罐** · 系用玻璃制成。优点是质地透明，可清楚地窥测罐内皮肤的瘀血程度，便于掌握起罐时间。缺点是容易破碎。是当前应用最广泛的拔罐用具。

5. **抽气罐** · 用青霉素、链霉素瓶或类似小药瓶，将瓶底切去磨平，保留瓶口橡皮塞，便于抽气时

应用。或用透明塑料制成，上置活塞，用来抽气。优点是可根据病情需要掌握拔罐松紧，轻巧便于携带，且不需燃烧排气。缺点是制作较麻烦。它是今后火罐的发展应用方向。

### 二、拔罐法分类

#### （一）以排气法分类

1. **火罐** · 利用热胀冷缩原理，排去空气。即借燃烧时火焰的热力，排去罐内空气，使之形成负压而吸着于皮肤上，称火罐法。采用火罐法时吸拔的方法有四种。

（1）投火法：用小纸条点燃后，投入罐内，不等纸条燃完，迅即将罐罩在应拔部位上，即可吸于体表。

（2）闪火法：以镊子夹住点燃的酒精棉球，在罐内绕一圈，迅即将罐罩在应拔部位上，即可吸住。

（3）贴棉法：用1 cm见方的棉花一块，不要过

厚,略浸乙醇,贴于罐内壁中段,然后点着,罩于选定的部位上,即可吸住。

(4)架火法:用一不易燃烧及传热的块状物,直径2～3 cm,放在被拔部位上,上置小块酒精棉球,点燃后将罐扣上,可产生较强吸力,使罐吸住。

2. **水罐**·利用煎煮水热力排去空气。一般应用竹罐,先将罐放在锅内加水煮沸,用时将罐倾倒用镊子夹出,甩去水液,或用折叠的毛巾紧扪罐口,趁热扣在皮肤上,即能吸住。

3. **抽气罐**·先将抽气罐紧扣于需要拔罐的部位上,用注射器从橡皮塞中抽出瓶内空气,使产生负压,即能吸住。或用抽气筒套在塑料罐活塞上,将空气抽出,即能吸住。

### (二)以拔罐形式分类

1. **单罐**·用于病变范围较小或明显压痛点。可按病变或压痛范围大小,选取适当口径的火罐。如胃病在中脘处拔罐;肱二头肌长头肌腱炎在肩内陵处拔罐;冈上肌腱炎在肩髃穴处拔罐等。

2. **多罐**·用于病变范围较广泛的疾病。可在病变部位吸拔数个乃至排列吸拔十数个罐,称为"排罐法"。如某一肌束劳损时可按肌束位置成行排列拔罐。治疗某些内脏器官瘀血时,可按脏器解剖部位在相应体表纵横排列拔罐。

3. **闪罐**·吸拔后即起去,反复多次。即将罐拔上迅即起下,再拔上,再起下,如此反复吸拔多次,至皮肤潮红为止。多用于局部皮肤麻木或功能减退的虚证。

4. **留罐**·吸拔后留置一定时间。即拔罐后,留置5～15分钟。罐大吸拔力强的应适当减少留罐时间,夏季及肌肤瘠薄处,留罐时间不宜过长,以免损伤皮肤。

5. **推罐**·又称走罐,吸拔后在皮肤表面来回推拉。一般用于面积较大、肌肉丰厚处,如腰背、臀髋、腿股等部位。须选用口径较大的罐,罐口要平滑,玻璃罐最好。先在罐口涂一些滑润油脂,将罐吸上后,以手握住罐底,稍倾斜,即后半边着力,向下按,前半边不用力略向上提,慢慢向前推动,如此上下左右来回推拉移动数十次,至皮肤潮红或瘀血为止。

### (三)以综合运用分类

1. **药罐**·用中药煎煮竹罐后吸拔,称煮药罐。或在罐内存贮药液,称贮药罐。

(1)煮药罐:将配制成的药物装入布袋内,扎紧袋口,放入清水煮至适当浓度,再将竹罐投入药汁内煮15分钟,使用时,按水罐法吸拔于需要的部位上,多用于风湿病等症。常用药处方为:麻黄、蕲蛇、羌活、独活、防风、秦艽、木瓜、川椒、生乌头、曼陀罗花、刘寄奴、乳香、没药各6 g。

(2)贮药罐:在抽气罐内或玻璃罐内事先盛贮一定量的药液,药液量约为罐的1/3～2/3,使吸在皮肤上。常用药为辣椒水、两面针酊、生姜汁、风湿酒等。常用于风湿病、哮喘、咳嗽、感冒、溃疡病、慢性胃炎、消化不良、银屑病(牛皮癣)等。

2. **针罐**·在留针的过程中,加拔罐。即先在一定的部位施行针刺,待有酸、胀、重、麻等得气感后,留针原处,再以针刺点为中心拔罐。多用于风湿痛。

3. **针药罐**·在留针过程中,加拔药罐。即先针刺,得气后留针,再以针刺点为中心,加拔药罐。

4. **刺络拔罐**·用三棱针或皮肤针等刺出血后加拔罐。即用三棱针或皮肤针等叩刺病变局部或小血管,使潮红、渗血或出血,然后加拔火罐。适用各种急慢性软组织损伤、神经性皮炎、皮肤瘙痒、丹毒、神经衰弱、胃肠神经症等。

## 临床应用

本疗法适用于风湿痹痛、腹痛、胃病、消化不良、头痛、高血压、感冒、咳嗽、腰背痛、月经病、软组织损伤、目赤肿痛、睑腺炎(麦粒肿)、丹毒等。尤其对于小儿患者更为适用。

1. **风湿痹痛**·肩关节痛,取肩髃、肩髎、肩内陵、臑俞等穴;肩背痛,取大杼、风门、肩井、曲垣等穴;腰痛,取肾俞、大肠俞、腰阳关等;坐骨神经痛,取环跳、秩边、风市、阳陵泉、承山等穴。

2. **腹痛**·取天枢、关元、三阴交等穴。

3. **胃病**·取中脘、梁门、足三里等穴。

4. **消化不良** · 取下脘、大横、气海、足三里等穴，每日 1～2 次。

5. **头痛** · 取太阳、印堂、风池、合谷等穴，每日 1 次。

6. **高血压** · 取曲池、足三里等穴，隔日 1 次。

7. **感冒** · 取大椎、风门、曲池、合谷等穴，每日 1 次。

8. **哮喘** · 取定喘、肺俞、天突、丰隆等穴，每日 1 次。

9. **月经病** · 取中极、水道、肝俞等穴，每日 1 次。

10. **小儿百日咳** · 身柱拔罐，每日 1 次。

11. **网球肘** · 以皮肤针局部叩刺出血，加拔大罐，每日 1 次，适用于局部肿胀疼痛明显者。

12. **软组织损伤** · 以皮肤针在患部重叩，使之微出血，再拔火罐，适用于新伤局部血肿明显者及陈伤压痛明显者。

13. **目赤肿痛、睑腺炎（麦粒肿）** · 取大椎穴，以三棱针点刺出血再加拔火罐。

14. **丹毒** · 在红肿部位以三棱针散刺或以皮肤针成行叩刺，放出少量血液。针刺后加拔火罐，每日 1 次。

## 注意事项

· 高热、抽搐、痉挛等症，皮肤过敏或溃疡破损处，肌肉瘦削或骨骼凹凸不平及毛发多的部位不宜使用，孕妇腰骶部及腹部均需慎用。

· 使用火罐法和水罐法时，要避免烫伤患者皮肤。

· 针罐并用时，须防止肌肉收缩发生弯针，并避免将针挤压入深处，造成损伤，胸背部腧穴均宜慎用。

· 起罐时手法要轻缓，以一手抵住罐边皮肤，按压一下，使气漏入，罐子即能脱下，不可硬拉或旋动。

· 拔罐后一般局部皮肤会出现红晕或紫色瘀血斑，此为正常现象，可自行消退，如局部瘀血严重者，不宜在原位再拔。由于留罐时间过长而引起的皮肤水疱，小水疱不需处理，但要防止擦破以免发生感染；大水疱可用针刺破，放出疱内液体，并涂以甲紫药水，覆盖消毒敷料。

## 按 语

拔罐疗法是针灸疗法的重要组成部分，由于治疗时操作简单，适应证广，又无须特别设备、用具（即使在家庭也能找到代用品），治疗时局部仅有重胀感而无针刺时的酸胀与疼痛感，更易为患者接受。

（吴耀持　李 艳）

# 第56章

# 走罐疗法

走罐疗法是以杯罐作工具，在杯罐口及病变部位涂以适量润滑剂，先借热力排去其中的空气，产生负压，使之吸着于皮肤，然后用手推动杯罐在病变部位来回滑动，从而使皮肤产生潮红或瘀血现象，以防治疾病的一种方法。

本疗法由古代拔罐疗法发展而来，为拔罐疗法中的一种，又可称为推罐疗法，现代应用较为广泛。

## 基本内容

### 一、工具

火罐的种类与型号多(可参阅"拔罐疗法")，现今临床一般使用大、中型玻璃火罐进行走罐者居多。

### 二、操作方法

拔罐时先在所拔部位的皮肤或罐口上，涂上一层凡士林等润滑油，再将罐拔住。然后医者用右手握住罐底，稍倾斜，在罐口后半边着力，前半边略提起，循着上、下、左、右方向推移，或以顺、逆时针走向推动，至走罐部位的皮肤红润、充血甚或出现瘀血斑时，才将罐起下。

走罐疗法一般分为局部走罐和循经络走罐两种。

1. **局部走罐** · 以病变部位为中心，进行较小范围的上、下、左、右旋转推行。如肩周炎，可以在肩部做顺、逆时针走向的缓慢旋转。

2. **循经走罐** · 以与病变相关联的经脉为主，进行较大范围的循经走罐治疗。如腰肌劳损，即循经过腰部的督脉和膀胱经做上下往返移动的走罐治疗。

## 临床应用

本疗法适宜于肩周炎、腰肌劳损、背部劳损、臀上皮神经炎、股外侧皮神经炎等疾病。

1. **肩周炎** · 取坐位，局部涂以凡士林或其他润滑油，以肩峰端为中心，拔罐后，向四周做环形推动，要求缓慢，不用蛮力，以局部皮肤潮红或紫红为度。每周2次，5次为一疗程。

2. **腰肌劳损** · 取卧位，腰部涂上凡士林或其他润滑油，以脊柱两旁膀胱经循行路线为走罐部位，由上至下，再由下至上，先第一侧线旁开1.5寸，再第二侧线旁开3寸，由左至右推行，以皮肤呈紫红色时为度。

3. **背部劳损** · 取坐位或卧位，背部涂上凡士林或润滑油，以肩胛骨冈下窝为中点，向上、下、左、右或做环形的走罐运动，见皮肤有瘀血现象后起罐。

4. **股外侧皮神经炎** · 取卧位,在罐口和病变部位涂上凡士林,然后拔上玻璃罐,由膝外侧髋骨上缘(约梁丘穴的位置),缓缓推罐至腹股沟处,再由腹股沟处向外推至髂前上棘,而后向下,回到梁丘穴处,重复上述动作,直到皮肤见潮红为止。一般隔日 1 次,10 次为一疗程。

## 注意事项

· 本疗法应用于面积较大、肌肉丰厚的部位,走罐前,在罐口或皮肤上涂上凡士林之类的润滑油,一则便于推动,减少疼痛,二则避免皮肤损伤。

· 推罐时,动作缓慢,用力均匀,要求罐口有一定的倾斜度,即后半边着力,前半边略提起,这样上、下、前、后、左、右地移动,就不会产生较大的阻力。

· 走罐疗法宜选用口径较大的罐子,罐口要求圆、厚、平滑,最好使用玻璃罐。

· 皮肤有过敏、溃疡、水肿及大血管分布部位,不宜使用本法。

· 年老体弱多病者慎用本法。

· 拔罐和起罐的注意事项参见"拔罐疗法"。

## 按 语

本疗法疗效确定,尤其对面积较大、肌肉丰厚部位的疾病,有其他疗法所无法代替的功能,但由于使用手法上有一定要求,加之患者接受治疗时又有一些不适感,因此医生和患者之间的合作往往会成为能否取得疗效的关键。

(吴耀持 李 艳)

# 第57章

# 刺络拔罐疗法（附滚针疗法）

刺络拔罐疗法是运用皮肤针叩刺患处，再在局部拔上火罐，以防治疾病的一种方法。

本疗法是现代在刺络法和拔罐法结合而成的基础上发展的。刺络法早在《黄帝内经》中即有记载，"毛刺""浮刺"等即为刺络法的雏形。拔罐法在马王堆汉墓出土的医帛书《五十二病方》中也有载录。20世纪70年代开始，本疗法在临床上应用日趋广泛。

## 基本内容

### 一、分类

1. **局部叩刺拔罐**·在病变局部，由外围向中心叩刺，再在被扣部位拔罐。

2. **穴位叩刺拔罐**·在选定的某些穴位上叩刺后拔罐。

3. **循经叩刺拔罐**·取疾病与脏腑络属相关的经络或循行经过病处的经络为主进行叩刺拔罐。叩刺及拔罐的顺序应同经脉的循行路线相一致。

4. **整体叩刺拔罐**·根据病情的需要，合理选择上述2～3种方法结合进行治疗。

### 二、操作方法

1. **叩刺方法**·皮肤常规消毒，右手握针柄，以环指、小指将针柄末端固定于小鱼际处，以拇指、中指夹持针柄，示指置于针柄中段上面，叩刺病变部位。叩刺完毕，即在被叩刺部位拔罐，约5分钟后起罐。

2. **刺激强度**·叩刺分轻刺、中刺、重刺三种刺法，不论轻重都应注意运用腕部弹力，在针尖刺到皮肤后，反作用力使针弹起，可减轻叩刺时的疼痛。

（1）轻刺：用力较小，针尖接触皮肤的时间愈短愈好。患者无疼痛感，以皮肤略有潮红为度。

（2）重刺：用力稍大，针尖接触皮肤的时间可稍长。患者稍觉疼痛，皮肤潮红，但以无渗血为度。

（3）中刺：介于轻、重刺之间。

3. **刺激速度**·速度要均匀，防止快慢不一、用力不匀地乱刺。针尖起落要呈垂直方向，即将针垂直地刺下，垂直地提起，如此反复操作。不可将针尖斜着刺入和向后拖拉起针，这样会增加患者的疼痛。

### 三、治病机制

《素问·皮部论篇》说："凡十二经脉者，皮之部也。是故百病之始生也，必先于皮毛。"十二皮部与经络、脏腑联系密切，运用皮肤针叩刺皮部，激发调节脏腑经络功能，以疏通经络，调和气血，促使机体恢复正常，从而达到防治疾病的目的。

本疗法适用于头痛、偏头痛、胸痛、胁痛、网球肘、失眠、肠胃病、痛经等。

1. **头痛** · 取督脉、膀胱经及百会、上星、风池、太阳等穴。先在头部与后项部沿督脉、膀胱经循行叩刺,并重叩上述穴位,然后选择大小适中的火罐,在风池与太阳穴上拔罐,5 分钟后起罐。

2. **偏头痛** · 取胆经及率谷、角孙、风池、阳陵泉等穴。在侧头部沿胆经循行叩刺,并重叩上述穴位,然后在风池、阳陵泉穴上选大小适中的火罐拔罐,5 分钟后起罐。

3. **胁痛** · 取膀胱经及支沟、太冲、膈俞、肝俞等穴。沿背部胸 9～12 的膀胱经第一侧线两侧循行叩刺,并重点叩刺肝俞、膈俞、支沟、太冲,然后在肝俞、膈俞拔罐,5 分钟后起罐。

4. **失眠** · 取膀胱经及心俞、脾俞、肾俞、安眠、神门、三阴交等穴。沿背部胸 5～腰 2 的膀胱经及华佗夹脊穴循行叩刺,重点叩刺心俞、脾俞、肾俞、安眠、神门、三阴交,然后在心俞、脾俞、肾俞上拔罐,5 分钟后起罐。

5. **胃肠病** · 取膀胱经、任脉、胃经及脾俞、胃俞、肝俞、中脘、梁门、天枢、足三里、公孙等穴。在膀胱经第一侧线胸 9～12 叩刺,并重点叩刺以上穴位,再在脾俞、胃俞、中脘拔罐,5 分钟起罐。

6. **痛经** · 取膀胱经、任脉、肾经及肾俞、次髎、气海、关元、三阴交等穴。在膀胱经腰 2～骶 2 脊柱两侧,任脉、下肢脾经循行即刺,并在上述穴位重点叩刺,再在肾俞、气海、关元穴上拔罐,5 分钟起罐。

7. **网球肘** · 取大肠经及曲池、肘髎、手五里、手三里等穴。在肘部阳明经循行叩刺,并重叩以上穴位,再选大小适中的火罐在曲池、手三里穴上拔罐,5 分钟后起罐。

8. **肩周炎** · 取患肩最明显的压痛点 1～2 处,用梅花针在压痛处叩刺,每个点叩刺 5～10 分钟,初期患者宜中等刺激,中晚期宜强刺激,以局部皮肤明显发红湿润并有轻度出血为度,然后在叩刺部拔罐,10 分钟后起罐,以局部呈现紫色或暗紫色并拔出 1～2 ml 血水为宜。

9. **软组织扭挫伤** · 取局部阿是穴或肿胀部,用梅花针叩刺,在叩刺部拔罐,5 分钟后起罐。以局部呈现紫色或暗紫色并拔出 1～2 ml 血水为宜。

10. **痤疮** · 取穴分两组:① 大杼、肺俞、心俞、膈俞;② 风门、厥阴俞、胆俞、肝俞。两组穴位交替使用,重叩以上穴位,然后在叩刺部拔罐,5 分钟后起罐。

## 注意事项

·重刺后,局部皮肤须用酒精棉球消毒,并应注意保持针刺局部清洁,以防感染。24 小时内不要沐浴。

·局部皮肤有创伤及溃疡者,不宜使用本疗法。

·本疗法的疗程,一般视病情轻重和患者体质而定,通常隔日 1 次,临床多以 1～3 次为一疗程。

## 按语

本疗法具有操作简便、疗效确定、适应证广、见效快速等优点,所以历来就一直广为应用,并发展至今。

## 滚针疗法简介

滚针是在皮肤针的基础上更新改进而来,是一种多针浅刺式针具。主要由针筒与针柄两部分组成,根据滚针的规格用途不同,针筒的宽窄不同,针筒上等距镶着固定的短针,针柄固定,为操作时手持之用。

滚针针数众多，一般都在 30 颗针以上，滚动面积范围大，适用于大面积、长距离皮肤针刺激治疗。临床上多在病变局部或沿着经脉循行部位而滚动，即多用于线和面的治疗。滚针治疗为非刺入性治疗，滚动治疗力度易于掌握调控，易于做到滚动力度的均匀，和皮肤接触平稳，安全性较高。

滚针操作根据需要和力度的不同，可使被操作部位皮肤潮红，甚至少量出血，临床操作多以不破皮，皮肤潮红为度。

滚针疗法适应证较广，如肢体麻木、偏瘫、小儿脑瘫、腰腿痛、带状疱疹、色斑、胃脘痛、失眠等。

（吴耀持　刘　静）

# 第58章

# 刀扎火罐疗法

刀扎火罐疗法是在传统的刺络、放血、火罐等疗法的基础上形成的,用以治疗软组织损伤等疾病的一种特殊疗法。由于本疗法采用小眉刀等工具先扎刺病变部位出血,再施以火罐拔毒祛邪的治疗方法,故命名为刀扎火罐疗法。早在远古时期,古人已采用砭石割扎局部放血的方法来治疗疾病。后来随着临床经验的积累和工具的改革,逐步发展成为用小眉刀作为扎刺放血的工具,治疗范围也逐步扩大。拔罐疗法古称角法,《本草纲目拾遗》曰:"火罐……小如大人指,两头微狭,使促口以受火气,凡患一切风寒,皆用此罐。"说明对于各种风寒痹阻,经络气血凝滞不通之证均可采用此法进行治疗。在医疗实践中,人们发现把这两种方法结合起来使用,疗效更为显著,从而形成了刀扎火罐疗法。目前,这种疗法广泛地应用于骨伤科软组织疾病的治疗。

## 基本内容

### 一、器具配置

1. **小眉刀** · 中医外科手术刀之一,长 7～10 cm,刀刃十分锋利,长约 1 cm。

2. **火罐** · 根据不同制作材料,常用的有竹罐、玻璃罐、陶罐、药罐等。

(1) 竹罐:是使用最为普遍的一种火罐。取直径 3～5 cm,长 6～10 cm 的竹管制成。一端以竹节为底,另一端为罐口,必须打磨光滑平整。

(2) 玻璃罐:目前在临床上使用也较普遍,由玻璃制成。其外形如球状,质地透明,便于观察出血量及皮肤在治疗过程中的变化。玻璃罐有大、中、小三种规格,按需要拔罐的部位及范围选用。

(3) 陶罐:形如腰鼓,用陶土烧制而成。

(4) 药罐:先将配制的药物煮沸,然后把竹罐浸泡于药液里,用时取出,即为药罐。它具有火罐和药物治疗的双重作用。

3. **油纸** · 用以引火,投入罐中,通过燃烧而使罐内产生负压,以吸着于病患处,同时借助其吸力起到拔毒祛邪的作用。

### 二、操作方法

1. **刀扎** · 根据病变的部位,患者可采取卧位或坐位姿势。术者以右手拇指、示指夹持刀具,中指抵在离刀尖约 2 mm 处。患病部位常规消毒后,术者左手拇指、示指分开,按压在刀扎部位的上下侧或左右侧,右手持刀与皮肤表面垂直,在施术部位快速点扎,以稍有渗血为度。

2. **拔罐** · 术者先择取口径合适的火罐,然后将点燃的油纸投入罐内,立即把火罐口紧扣在患处,约 5 分钟取罐。取罐时以一大指沿火罐边缘下压肌肤形成空隙,火罐即可取下。取罐后用干净柔软、吸水性好的纸张拭去少量出血。拔罐后患处皮肤上一般留有少许红晕,或不留下任何痕迹。拔罐时术者或将火罐按压摇转,可兼具推拿按摩功效。一般多用于慢性劳损的治疗。如果施术部位不平整,可取适量面粉作饼,四周略大于罐口。刀扎后将面饼置于患处,作为火罐的衬垫。

## 临床应用

刀扎火罐疗法对骨伤科软组织急、慢性损伤,如肩背或腰肌劳损、棘上韧带劳损、臀筋膜劳损、梨状肌综合征及瘀血凝结成块等疾患有较好的疗效。

应用本疗法前,首先应明确诊断和确定压痛部位,软组织劳损者常诉说疼痛范围较广,病程较长,往往已用过多种其他治疗方法。对此,必须耐心地寻找明确的压痛点,或发现条索状的块物,如臀筋膜劳损者,常可触摸到臀部的条状块物,并在相应部位发现压痛点。瘀血结块者在面部或躯干可扪及压痛的肿块。个别劳损患者1次治疗即可得效,多数病例则隔2~3日治疗1次,4~6次可取效。应用本疗法时,可配合药物外敷或内服治疗。

1. **神经根型颈椎病** · 先用手术刀或小眉刀等工具在颈项部沿督脉和膀胱经点刺,每条经3个点,共9点,出血量每点2~3滴,然后拔火罐5分钟。

2. **第三腰椎横突综合征** · 患者取俯卧位,摸到第三腰椎横突,于第三腰椎横突尖端,骶棘肌外侧缘压痛明显处即为针刀切口,用甲紫标记。常规消毒后,铺巾、戴无菌手套,用针刀于骶棘肌外侧缘垂直进针,刀刃与人体纵轴平行,当刀口接触骨面、横突尖端外缘及上、下缘,行横向剥离,在横突尖端上缘进行纵向剥离,感觉刀下肌肉和骨尖之间有松动感时,拔出针刀。用消毒的玻璃罐行拔罐,约5分钟后(这时血液微凝成块)再起罐,出血量达2~3 ml,取下玻璃罐,无菌棉球压迫针孔片刻,创可贴包扎保护刀口。

3. **项背筋膜炎** · 患者俯卧位或坐位取穴,找出局部压痛点或条索状肌束,做标记。用2%利多卡因在标记处做皮丘局麻。先用手指对皮肤加压分离,将皮下的神经血管分开,待针刀伸入时感到刀口下有坚硬感时用针尖刺破皮肤,将针尖沿条索状隆起的肌束做上下左右移动剥离松解,直到刀下找不到硬结时出刀。出刀后用力挤压刀口一下,然后在该处拔一火罐,将瘀血拔出,留罐5分钟。起罐后擦去血迹,用无菌纱布覆盖,包扎。嘱患者保持局部干燥清洁。

4. **顽固性网球肘** · 患者取坐位,将患侧肘关节屈曲90°,平放于治疗桌上。以肱骨外上髁压痛最敏感部位作为进针点,并做好标记,常规皮肤消毒,以进针点为中心铺洞巾。术者戴手套,以左手拇指、示指绷紧待进针点皮肤,右手持小针刀,刀刃与伸肌腱平行,迅速进针,到达骨膜后,顺肌腱方向行纵行疏通剥离3~5下,再横行剥离2~3下,患者有酸胀感时出针,棉球压迫消毒。选择大小适宜的火罐,以闪火法扣在进针处,拔出积血1~2 ml,5分钟起罐,棉球消毒,创可贴覆盖针眼。治疗后嘱患者注意休息,但要做肘部功能活动。1次不愈者,于2周后再做治疗。

## 注意事项

· 本疗法术前应按照常规严格消毒有关器械和患处皮肤。

· 刀扎时进刀的深浅应适度,术者持刀的中指抵压刀尖约2 mm处,即为控制刀扎深度的有效方法。出血量不应过大,一般在2~3 ml。有出血倾向者,禁用本疗法。

· 大小火罐的选择应与损伤部位相应。罐口必须与皮肤紧密接触,否则火罐容易脱落。拔罐时要防止灼伤皮肤。

· 拔罐时间以5分钟为宜,时间过长可能产生水疱,一旦发生水疱,可挑破后涂以甲紫溶液(龙胆紫)。

· 严寒季节应用本疗法时,要注意保暖。

刀扎火罐疗法兼有刺络、放血、拔罐治疗的长处,具有消散瘀结、疏泄风寒、舒筋活络、松解粘连等治疗作用,施术简便而疗效显著。若无小眉刀及火罐,可用三棱针、消毒的大号缝衣针及瓶口平滑的玻璃瓶代替。

(吴耀持　林元杰)

# 第59章

# 耳压疗法

耳压疗法是在耳穴表面贴敷颗粒状药物或磁珠等,刺激耳郭穴位,以防治疾病的一种方法。

选用耳穴诊治疾病,早在《灵枢·厥病》中就有记载:"厥头痛,头痛甚,耳前后脉涌有热,泻出其血,后取足少阳。"《灵枢·五邪》云:"邪在肝,则两胁中痛……取耳间青脉以去其掣。"历代医学文献都有不少介绍用刺激耳穴方法来治疗疾病,通过望触耳郭穴位来诊断疾病的记载。说明我国利用耳穴来诊治疾病的历史已相当悠久,近年来耳压疗法又有很大的发展。

## 基本内容

耳郭的结构和分部、耳与脏腑经络的关系、常用耳穴定位及其功能,见耳针疗法。

耳压操作方法具体如下。

1. **耳压选用材料** · 油菜籽、小米、绿豆、莱菔子、王不留行、白芥子,以及磁珠等均可酌情使用,目前应用最多的是王不留行、磁珠、白芥子。它们的主要作用是平喘、镇静、止痛、消炎和降压等。其中白芥子的止痛消炎作用尤为明显。

2. **操作** · 将胶布剪成 0.5 cm×0.5 cm 大小的方块,然后将白芥子、王不留行或其他颗粒状药物贴在小方块胶布中央,根据不同的病证贴敷在不同的耳穴上,每日患者可自行按压数次,按压强度以患者耐受为度,一般可产生酸、麻、胀、痛、热等感觉。压丸一般保留 3～5 日,也可根据病情灵活掌握,左右耳穴交替贴敷,穴位可根据病情的症状酌情增减。

3. **按压手法** · 耳穴贴压过后,可以使用一定的按压手法使耳穴得到一定刺激,大致有以下几种按压手法。

(1)对压法:术者用示指、拇指置于患者耳郭的正面和背面,相对压迫贴于耳穴上的丸,至患者出现沉、重、胀、痛感。此时,术者的示指、拇指可边压边左右移动或做圆形移动,寻找痛、胀较明显的位置。一旦找到"敏感点",则持续压迫 20～30 秒。也可在耳郭前面和背面相对贴压 2 个丸进行对压,其刺激量则更大。将全部耳穴如法对压完毕后,嘱患者照此压法,每日行按压 3～5 次。本法属泻法,是一种强制刺激手法。对于实证、年轻力壮者,内脏痉挛性疼痛、躯体疼痛及急性炎症有较好的镇痛消炎作用。

(2)直压法:术者以指尖垂直按压穴丸,至患者产生胀、痛感。持续按压 20～30 秒,间隔少许,重复按压,每穴压 4～6 次。施术完毕,嘱患者如法每日按压 3～5 次,此法的刺激强度弱于对压法,仍属泻法,也是一种强刺激手法。其适应证同对压法。有些耳穴难以用对压法,如下脚端(即交感)、艇角(前列腺)、大肠等穴,用泻法时,多用直压法。耳甲腔、耳甲艇的穴位也常用直压法。

(3)点压法:术者用指尖一压一松,间断地按压耳穴,每次间隔 0.5 秒。本法不宜用力过重,以患者感到胀而略感沉重刺痛为度。视其体质、病证和术者要求，每穴每次可点压 27 下。本法属补法，是一种弱刺激手法，适用于各种虚证、慢性病，如神经衰弱、失眠、心悸、头昏等。

(4) 轻揉按摩法：用指腹轻轻将压贴的穴丸压实(贴牢，以不宜损伤皮肤为原则)，然后顺时针方向带动穴丸皮肤旋转，以患者有胀、酸、痛或轻微刺痛为度。一般每穴轻擦按摩 27 次。此法属于补法，具有补虚的作用。适用于久病体弱、年老体衰及耳穴过敏者。

## 临床应用

本疗法最常见于治疗痛证(含头痛、痛经、癌性痛等)，其次对失眠、减肥、胆石症、呃逆、近视、痤疮、便秘、高血压、围绝经期综合征、颈椎病、慢性支气管炎等也有较好的疗效。

### 1. 头痛

**取穴**·主穴：神门、皮质下、枕。配穴：交感、肝、心、脾、肾、肺、胃等。

**方法**·用王不留行耳压疗法，隔日 1 次，左右耳穴交替贴敷，10 次为一疗程。

### 2. 痛经

**取穴**·神门、子宫、内分泌、皮质下、交感、肾。

**方法**·用王不留行耳压疗法，隔日 1 次，左右耳穴交替贴敷，10 次为一疗程。

### 3. 失眠

**取穴**·肾、神门、心、脾、缘中、额。

**方法**·白芥子耳压疗法，隔日 1 次，左右耳穴交替贴敷，10 次为一疗程。

### 4. 肥胖症

**取穴**·脾、胃、肺、大肠、小肠、三焦、内分泌、饥饿点。

**方法**·用王不留行耳压疗法，隔日 1 次，左右耳穴交替贴敷，10 次为一疗程。

### 5. 胆石症

**取穴**·肝、胆、内分泌、胰、肾。

**方法**·用白芥子耳压上述穴位，隔日 1 次，左右耳穴交替贴敷，10 次为一疗程，4 个疗程后用 B 型超声波仪检查结石大小情况。治疗期间，叮嘱患者在吃饭前后自行按压 5～10 分钟。

### 6. 呃逆

**取穴**·神门、交感、膈、胃、肝、胆。

**方法**·用王不留行耳压疗法，逐穴按压，使疼痛缓慢加重，以患者能够耐受为宜，呃逆即止。

### 7. 近视

**取穴**·目 1、目 2、肾、肝、眼。

**方法**·用王不留行耳压疗法，隔日 1 次，左右耳穴交替贴敷，10 次为一疗程。

### 8. 痤疮

**取穴**·肺、内分泌、神门、交感、皮质下、面颊。

**方法**·用王不留行耳压疗法，隔日 1 次，左右耳穴交替贴敷，10 次为一疗程。

### 9. 便秘

**取穴**·脾、三焦、大肠、直肠下段、便秘点。

**方法**·用王不留行耳压疗法，隔日 1 次，左右耳穴交替贴敷，10 次为一疗程。

### 10. 高血压

**取穴**·神门、皮质下、降压沟、高血压点、三焦、交感。

**方法**·用王不留行耳压疗法，隔日 1 次，左右耳穴交替贴敷，10 次为一疗程。

### 11. 围绝经期综合征

**取穴**·心、肝、肾、神门、内分泌。

**方法**·用王不留行耳压疗法，隔日 1 次，左右耳穴交替贴敷，10 次为一疗程。

### 12. 颈椎病

**取穴**·神门、交感、颈椎、皮质下、眼。

**方法**·用王不留行耳压疗法，隔日 1 次，左右耳穴交替贴敷，10 次为一疗程。

### 13. 慢性支气管炎

**取穴**·平喘、肺、气管、大肠、肾、胸。

**方法**·白芥子耳压疗法，隔日 1 次，左右耳穴交替贴敷，10 次为一疗程。

## 注意事项

· 使用中应防止胶布潮湿或污染,按压不能用力过度,以不损伤皮肤为度,以免引起皮肤炎症。

· 夏季汗多,宜勤换;冬季冻疮及耳郭炎症者不宜贴敷。对胶布过敏者忌用,局部出现红色粟粒样丘疹并伴有痒感,可加用下屏尖穴或改用毫针治疗。

· 耳压后有酸、麻、胀、痛、灼热感者效果好。

· 对过度饥饿、疲劳、精神高度紧张、年老体弱者按压宜轻,急性疼痛用直压手法,强刺激,一般患者宜中度刺激,孕妇可用轻刺激。习惯性流产者慎用。

· 对有些疾病在治疗中急性发作问题,如胆石症、泌尿系结石产生的绞痛,心律失常的急性发作等,要有应急措施。

## 按 语

耳压疗法不仅能收到毫针、埋针法同样的疗效,而且安全无痛,副作用少,不易引起耳软骨膜炎,适用于老年、儿童及惧痛的患者。

（吴耀持　吕　瑛　曹　前　卢　山　陈　蓓　刘兰兰）

# 第60章

# 耳穴贴膏疗法

耳穴贴膏疗法是利用各种橡皮膏上的药性渗透作用,刺激耳朵上的相关穴位,以治疗疾病的一种方法。

本疗法是在耳穴疗法的基础上发展起来的简便有效的防病治病、保健养生方法,从20世纪70年代起开始应用于临床,至今盛行不衰。

## 基本内容

### 一、膏药种类与适应对象

1. **消炎解痛膏** · 性能缓和,适用于儿童、青少年。

2. **香桂活血膏** · 芳香味强,适用于成年人。

3. **关节止痛膏** · 刺激强、渗透力强,适用于老年人。

### 二、取穴原则

应分清疾病主次,进行处方配穴。

1. **根据相应部位取穴** · 内脏、肢体、器官等发生病变,在耳郭上均有相应压痛点或病变点,应根据病变点取穴。如胃痛取胃,踝关节扭伤取踝。

2. **根据中医理论辨证取穴** · 中医理论中,肝与胆、心与小肠、脾与胃、肺与大肠、肾与膀胱互为表里,所以肝病取胆穴,心病取小肠穴,大肠病取肺穴,膀胱病取肾穴等。根据肝开窍于目、肺开窍于鼻、肾开窍于耳等理论,所以眼疾取肝穴,中耳炎取肾穴,鼻炎取肺穴等。又如根据肝主筋、脾主肌肉、肾主骨、肺主皮毛等理论,故皮肤病取肺穴,骨科病取肾穴,肌肉痛取脾穴等。

3. **根据常用耳穴的功能取穴** · 如皮质下有调节大脑皮质功能,因此神经系统的病证取"皮质下";交感有调节自主神经功能,故内脏病痛要配"交感";平喘能调节呼吸中枢及抗过敏,故哮喘配"平喘"。

4. **根据临床经验取穴** · 如眼、肝、脾穴能治睑腺炎(麦粒肿);神门、皮质下、热穴能治扭伤等。

### 三、操作方法

先清洁耳郭,将药用橡皮膏剪成4 mm×6 mm长方形,贴在相应的穴位上。每周2次,双耳同时间贴或左右耳交换贴。

## 临床应用

耳穴膏贴疗法可适用于多种疾病,如感冒、支气管炎、哮喘、十二指肠溃疡、腹泻、便秘、痔疮、肝炎恢复期、胆囊炎、食欲不振、消化不良、高血压、心律失常、心前区痛、冻疮、尿路感染、失眠、脑震荡后遗症、坐骨神经痛、遗尿、晕车晕船等。任何疾病在治疗时要取共同穴，交感、神门、枕、内分泌、皮质下、肾上腺。各种疾病取穴列表于下（表60-1）。

表60-1　各种疾病取穴

| 病　名 | 取　穴 |
| --- | --- |
| 感冒 | 内鼻、咽喉（双侧）、枕、额（双侧）、肺、气管 |
| 支气管炎 | 气管（双侧）、咽喉、内鼻（双侧）、平喘、肾，老年人加脾 |
| 哮喘 | 气管、肺、平喘、肾 |
| 十二指肠溃疡 | 十二指肠、胃、脾、肺，出血加脑干、膈 |
| 腹泻 | 大小肠、肺、胃、脾 |
| 便秘 | 直肠、大小肠、便秘点、脾、胃 |
| 痔疮 | 直肠、大肠、肺、脾、肝 |
| 肝炎恢复期 | 肝（双侧）、胆、脾、胃 |
| 胆囊炎 | 胰、胆、肝、脾、胃 |
| 食欲不振 | 胃（双侧）、脾、胆 |
| 消化不良 | 大小肠（双侧）、胃、脾、肺 |
| 高血压 | 降压沟（双侧） |
| 心律失常 | 心、小肠 |
| 心前区痛 | 心、胸、小肠 |
| 遗尿 | 肾（双侧）、膀胱（双侧）、遗尿点、兴奋点、脑点 |
| 尿路感染 | 肾、膀胱（双侧）、尿道（双侧） |
| 失眠 | 心（双侧） |
| 脑震荡后遗症 | 脑干、额、枕、肝、脾、胃 |
| 坐骨神经痛 | 坐骨、臀（双侧）、腰椎、肝、脾 |
| 痤疮 | 面颊、肺 |
| 冻疮 | 相应部位（双侧）、肺、热穴、心、肝、脾 |

临床应用中总结出的耳穴敷贴的治疗经验，以图示的方法展现如下（图60-1）。

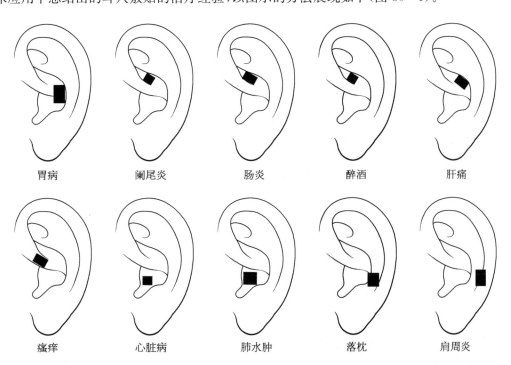

胃病　　　阑尾炎　　　肠炎　　　醉酒　　　肝痛

瘙痒　　　心脏病　　　肺水肿　　　落枕　　　肩周炎

335

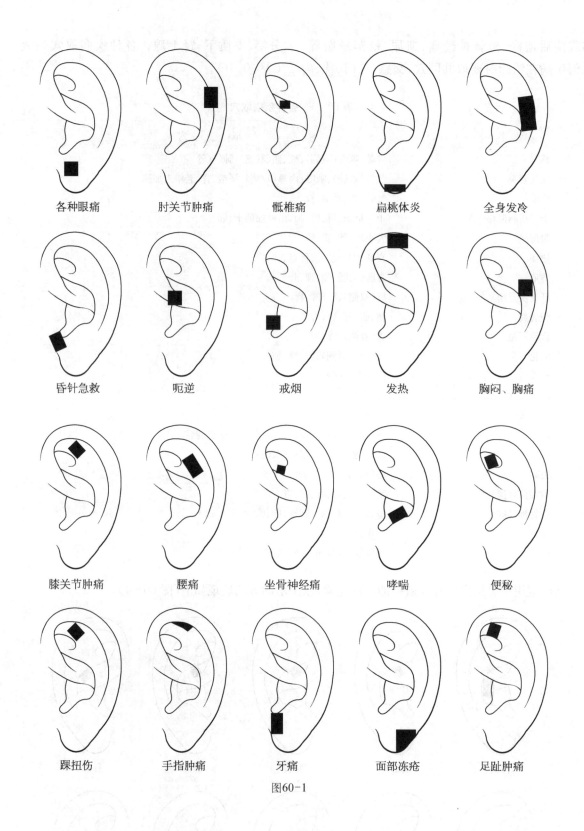

各种眼痛　　肘关节肿痛　　骶椎痛　　扁桃体炎　　全身发冷

昏针急救　　呃逆　　戒烟　　发热　　胸闷、胸痛

膝关节肿痛　　腰痛　　坐骨神经痛　　哮喘　　便秘

踝扭伤　　手指肿痛　　牙痛　　面部冻疮　　足趾肿痛

图60-1

## 注意事项

· 必须用新鲜药用橡皮膏，密封保存以保持药性，否则会影响疗效。

· 耳郭潮湿时不能贴耳穴，否则药性很快消失。

· 孕妇慎用；1周岁以内儿童皮肤娇嫩，不宜膏贴；耳郭汗毛粗密者不宜膏贴。

· 为保护耳郭，在撕橡皮膏时，先用热水浸湿再撕下，以免疼痛。

· 贴膏治疗时，应避免劳累、受寒、暴食、情绪激动等。

# 按 语

本疗法是一种简易疗法,具有适应证广泛、疗效迅速、操作简便、易学易懂、价廉经济、无副作用等特点,既可作为医生的防病治病疗法,又可作为患者的自我保健疗法。

（吴耀持 吕 瑛 曹 前 卢 山 陈 蓓 刘兰兰）

第60章 · 耳穴贴膏疗法

# 第61章

# 耳穴模压疗法

耳穴模压疗法是按照患者的耳郭，制成塑料模具，在相应的穴位上开孔后，安置各种刺激物，进行按压以治疗疾病的一种方法。

本疗法以耳穴治病理论为依据，是在耳压疗法的基础上，运用现代制模方法与古代耳穴治病相结合创设的一种方法。

## 基本内容

### 一、耳郭与经络脏腑的关系

根据《灵枢》记载，手、足三阳经直接循行于耳区，六条阴经虽不直接入耳，但都通过经别与阳经会合，故《灵枢·口问》篇云："耳者，宗脉之所聚也。"耳与脏腑同样也关系密切。可将耳背分成心、肝、脾、肺、肾五部，如"耳珠属肾，耳轮属脾，耳上轮属心，耳皮肉属肺，耳背玉楼属肝"。这种分法充分体现了中医学局部与整体的相关性，有进一步研究的价值。

### 二、耳穴的配方原则

治疗疾病需要处方配穴，耳穴治病的配方是根据以下原则来制定的。

1. **根据中医脏腑理论与经络循行的路线取穴**·如肝开窍于目，眼病取肝；心藏神，神衰、失眠取心；肾主骨，增生性关节炎取肾；肺主皮毛，皮肤病取肺；肝胆经循行于人体侧面，偏头痛、胁痛取肝、胆等。

2. **根据现代医学理论取穴**·如妇科病、生殖系统疾病取内分泌，各种疼痛病取皮质下，血管性疾病取肾上腺，神经系统疾病取脑干、脑点等。

3. **根据疾病部位取穴**·如胃病取腹，膝关节炎取膝等。

### 三、耳穴模的制作

1. **制模**·因患者耳郭均不相同，必须制备与本人耳郭大小、形状相吻合的耳朵模型，方能对准穴位进行治疗。先在患者双耳郭打样，制成石膏工作模、蜡耳模，再翻成塑料，成为耳模，经修整等一系列工序，即定型成耳穴模。

2. **开穴孔**·根据病情需要，在耳模上开穴孔，穴孔上可安置各种刺激物，也可开常用穴孔备用。

3. **安置刺激物**·刺激物可有多种多样，如王不留行，起按压刺激作用；磁珠，起磁场作用；电极，起电刺激作用；药物，起药物渗透作用。

### 四、耳穴模使用方法

1. **套模**·先将耳穴模背面的两个隆起部分，即相当于耳甲艇和耳甲腔的背面，嵌入患者耳郭相应的耳甲艇与耳甲腔内，边套边轻轻向前后方向转动，使耳穴模全部套入患者的耳郭。开始套模往往不太顺利,可由他人代套或自己经多次训练后即能顺利套入。

2. **按压** · 以拇指抵住耳前,其余四指按住耳背,持续或间断地加压,使耳穴模上每一穴孔内的刺激物都能刺激到耳穴。

3. **方法**

(1) 王不留行:每日按压 3～4 次,每次 3～

5 分钟,取下耳穴模,次日再套入,按压。

(2) 磁珠:每日按压 3～4 次,每次 3～5 分钟。不必取下耳穴模,使磁场效应能充分发挥。

(3) 电极:每日通电 1 次,每次 15 分钟。取下耳穴模,次日再套入通电。

(4) 药物:不需按压,亦无须取下耳穴模,每次套 6 小时,使药物充分发挥作用。

## 临床应用

耳穴模压疗法适应病证极其广泛,取穴后穴孔置磁珠或王不留行按压。

1. **哮喘** · 取神门、枕、平喘、肾上腺、内分泌、气管、内外鼻等穴位。

2. **白癜风** · 取面颊、肺、胸、颈、肩、锁骨、内分泌、心等穴位。

3. **小儿多动症** · 取神门、小肠、下垂点、肝、胆、心、脾、枕、肾、皮质下、肾上腺等穴位。

4. **胆囊炎、胆石症** · 取胰、胆、肝、脾、胃、内分泌、皮质下等穴位。

5. **近视** · 取目 1、目 2、肝、眼等穴位。

6. **神经症** · 取心、肾、脾、神门等穴位。

7. **胃炎、胃溃疡** · 取胃、十二指肠、脾、神门、腹、脑点等穴位。

8. **鼻炎** · 取内外鼻、肺、肾上腺、神门等穴位。

9. **面部色素沉着** · 取神门、肺、脾、内分泌、三焦等穴位。

10. **高血压** · 取神门、肝、降压沟、肾上腺、内分泌、额、颞、枕、肾等穴位。

11. **便秘** · 取大肠、直肠下段、脾等穴位。

12. **腹泻** · 取胃、大肠、直肠下段、脾、交感等穴位。

13. **心动过速** · 取心、交感、神门、小肠、皮质

上等穴位。

14. **细菌性痢疾** · 取大肠、小肠、直肠下段等穴位。

15. **呃逆** · 取膈、耳迷根、神门、交感等穴位。

16. **呕吐** · 取胃、肝、脾、神门等穴位。

17. **单纯性肥胖** · 取口、食道、十二指杨、胃等穴位。

18. **遗尿** · 取肾、膀胱、皮质下、尿道、脑点等穴位。

19. **尿频、尿急、尿痛** · 取膀胱、肾、脑点、内分泌、皮质下等穴位。

20. **白细胞减少** · 取肾上腺、神门、肾、脾等穴位。

21. **药物反应** · 取皮质下、额、枕、心、胃、交感等穴位。

22. **输血输液反应** · 取肾上腺、皮质下、神门等穴位。

23. **戒烟** · 取肺、内分泌、肝、皮质下等穴位。

24. **癌肿疼痛** · 取皮质下、心、耳尖、肝、交感、神门、病变相应部位穴位。

25. **面肌痉挛** · 取面颊、眼、神门、口、肝、耳尖等穴位。

## 注意事项

· 耳穴模应用时,应两耳交替使用,3～5 日更换一侧。如两耳同时使用,3～5 日后需休息 2～3 日,才能取得较好效果。

· 耳压物如有磨损或脱落,应及时更换或填补。

· 按压耳穴模时如轻微疼痛,属正常现象,如疼

痛剧烈,应检查耳压物是否放平。

· 耳穴模破碎,应保存碎片,以备修复。

· 可根据患者的症状随时调整穴位,另开穴孔。

· 耳穴模上外耳道处有一开口,不影响听力。

耳穴模压疗法是由耳压疗法创新发展而成的疗法，它保存了耳压疗法的无损伤、无痛苦、简便的长处，克服了耳压疗法耳压物易移位脱落、胶布易过敏、感染、胶布不美观、更换不方便等缺点。

采用耳穴模一次制作后可自行治疗，不必经常往返医院。还可在备用耳模上开常用孔穴，配上治疗说明书，作为"家庭保健耳"。遇有急病或常见病发作时，对症使用，常可解燃眉之急。但制作耳穴模有一定技术要求，应予注意。

（吴耀持 吕 瑛 曹 前 卢 山 陈 蓓 刘兰兰）

# 第62章

# 脉冲电针疗法

脉冲电针疗法，是在古老的针刺疗法基础上，应用各种脉冲电针仪在刺入人体有关穴位的毫针上导入脉冲电流，用电刺激加强针刺得气感应，以针与电的综合效应达到治疗目的，从而提高针刺疗效的一种方法。电针疗法在1934年已有报道，但受当时电子技术水平的限制而未能推广应用，20世纪50年代的蜂鸣式电针仪与电子管电针仪亦因存在多种缺点而难以普遍推广。至20世纪60年代中期，随着半导体技术的发展，生产出了半导体电针仪后，由于它具有体积较小、便于携带、安全可靠、使用方便等特点，电针疗法才得以在临床上获得日益广泛的应用，成为一种深受患者欢迎的新疗法。

## 基本内容

### 一、治疗前准备

在使用各种型号的电针仪之前，必须认真阅读电针仪的使用说明书，以了解该治疗仪的性能、指标及其操作方法和步骤。接着，按照说明书进行检测；先接通电源，打开开关后指示灯亮，即表示电针仪通电；将电针仪输出端的一对电极夹头各自夹住一块湿棉花球，然后操作者的示指、中指分别按住电极夹住的棉花球，另一只手旋动电针仪的有关旋钮，体会其输出脉冲电流的强度、频率改变及其电刺激感觉。用此方法熟悉电针仪的性能与操作方法。

每次使用电针仪前均应检查其输出旋钮的位置是否处于零位，以避免开启电源开关时因输出旋钮不在零位而导致较强的电脉冲输出，使患者产生难以忍受的电刺激感觉和痛苦。结束治疗时，必须将控制输出脉冲电流的各相关旋钮拧回到零位置。

### 二、操作方法

（1）医生应向初次接受电针治疗的患者说明电针治疗的特点、针感（如麻电、颤动、叩击感）等，尽可能采取卧位治疗，以免患者因过于紧张、恐惧而晕针。

（2）在治疗过程中医生应随时观察患者的神态，询问其感觉，如出现眩晕、恶心、心慌、出冷汗等症状，应立即起针中止治疗，并做晕针处理。

（3）取穴、进针等方法与毫针疗法相同，刺入穴位后应施以手法，使之产生酸、胀、重、麻或传导等针感，然后通电，将电针仪电极夹在需通电的毫针柄或针体上，接通电源，缓慢拧动强度调节旋钮，调整至患者需要的治疗量。

（4）有些电针仪的脉冲频率可在1～2 000 Hz范围内调节。一般说来，在病痛处取穴时选用频率高于1 000 Hz的脉冲，但易出现电适应现象，故需逐渐加大输出强度，这样能取得较好的镇痛作用；在远端取穴治疗时选用频率1～2 Hz的脉冲较为

341

理想,这样不容易出现电适应现象,且针感较为明显。

（5）脉冲电流强度的调节,应根据患者的病情、体质、年龄、针刺部位等情况做灵活掌握。对初步接受电针仪治疗及年幼体弱者,可从较小的输出强度开始,几次治疗后再逐渐加大至患者能接受的最大治疗量。电针风府、哑门等穴位时,过强的电刺激量可能导致意外,应倍加注意。此外,电针治疗过程中会产生电适应现象,即通电数分钟后电针感逐渐减弱,此时需要操作者不断加以调整,加大脉冲电流的输出强度,否则会影响疗效。

（6）治疗结束时,先从毫针上取下电极夹头,然后将毫针捻转几下取出,最后关闭电源。

（7）电针治疗取穴时,必须选取 2 个以上穴位才能使电针仪 1 对电极的输出电流形成回路,产生电针感。通常选用 2～4 对穴位进行电针治疗,如接入穴位过多,反而有力量分散之虞。倘若只需选取 1 个穴位治疗,可把电极的一端接在刺入该穴的毫针上,另一端接连在一块 10 cm² 的铅板上,铅板裹以几层湿纱布,固定于患者体表任一部位上即可,铅板处则无电针感。

（8）电针治疗时间一般持续 20～30 分钟,如病情需要即使延续至数小时也不会产生副作用。治疗大多采取隔日 1 次,10～15 次为一疗程,疗程结束后休息 1 周再进入下一个疗程的治疗,如属急性病的治疗,不仅可以每日治疗 1 次,甚至还可根据病情变化一日中连续接受多次治疗。

## 三、治疗机制

近年来的临床实践和实验研究证明,电针疗法和传统的针灸疗法一样,对机体各系统、各组织器官均具有多方面、多环节、多水平的调节作用,这也正是它同样可以防治各种疾病的基本原理之一。有人通过动物实验观察到,在提高巨噬细胞系统的功能和凝集素效价,影响动物脑组织中去甲肾上腺素、乙酰胆碱和胆碱酯酶含量,抑制其内脏"痛反应"等方面,电针治疗的效应大于毫针组;电针或针刺在增强血液对金色葡萄球菌杀菌能力方面大于艾灸。在电针针感机制研究方面,太都认为电针的针感冲动主要由感觉神经的粗纤维传入,而手针的针感冲动则主要由细纤维导入。电针疗法兼具手针和脉冲电刺激的双重作用,这或许就是其在某些方面的效应优于传统针刺方法的原因所在。

由于电针疗法主要凭借电针仪输出的双相脉冲波的前后沿部分,对人体产生明显的、持续的电刺激感。目前脉冲电针治疗仪多采用疏密波(即疏密相间的脉冲波形)、断续波、随机疏密波等调制脉冲波,其目的在于减少电适应现象以提高脉冲电针的治疗效应。

---

# 临床应用

---

脉冲电针疗法能治疗人体各系统的上百种疾病,它的适应证与毫针疗法相似,应用脉冲电针后更能提高毫针疗法的效应。

## 一、传染病

1. **急性传染性肝炎**·本病多由湿热之邪郁结肝胆所致。电针治疗以清利中焦湿热,疏排肝胆郁滞,故取脾俞、胃俞、肝俞、胆俞、阳陵泉、足三里、太冲、至阳等穴。黄疸较深者电针阳陵泉、至阳。消化道症状较重者,电针足三里、天枢、太冲。发热者电针大椎、合谷。恶心呕吐者电针内关、中脘、足三里。选用疏密波,疏密变化频率 1～2 Hz,电针感以能耐受为限。每日治疗 1 次,每次 15～30 分钟,10 次为一疗程。每疗程间休息 3～5 日。

2. **急性细菌性痢疾**·电针天枢、上巨虚、足三里。里急后重者加关元,高热者加曲池、合谷,采用疏密变化频率 1～2 Hz。电针感以能耐受为限,每日治疗 1～2 次,每次电针 30 分钟,5 次为一疗程。

3. **感冒**·风寒型(头痛、发热、恶寒、四肢酸痛、鼻塞流涕、无汗、脉浮紧、苔薄白),针刺风池、列缺、外关,电针列缺、外关。风热型(头痛、发热、微恶寒、汗少、咽痛、口干、脉浮数、苔薄黄),针刺风池、大椎、曲池、合谷,电针曲池、合谷。若鼻塞患者,加电针迎香;头痛患者,加电针太阳;咳嗽甚者,加电针肺俞;痰多者,加电针丰隆。选用频率为 1 Hz 的规律脉冲波,电针感以患者能耐受为限。

每次治疗 30 分钟,每日 1 次,3 次为一疗程。

## 二、内科疾病

1. **支气管炎** · 咳嗽取止咳穴(鱼际穴上方 5 分)、丰隆穴;喘促取内关、肺热穴(旁开 5 分),选用密波,电针感由小逐渐加大到耐受量。每次 20 分钟,每日 1 次,6 日为一疗程。

2. **支气管哮喘** · 取孔最、鱼际、定喘、肺俞。痰多加丰隆、足三里;咳嗽加天突,选用疏密波,电针 30 分钟,每日或隔日 1 次,10 次为一疗程,每疗程间隔 1 周。

3. **胃下垂** · 取中脘、气海、关元、足三里、胃俞等穴。每次选用 4 穴,各穴交替使用,选用断续波。每次治疗 30 分钟,隔日 1 次,10 次为一疗程,每疗程间休息 7 日。

4. **急性胃肠炎** · 电针天枢、足三里,止吐、止泻和止痛作用明显。恶心者加内关,发热者加合谷,胃脘痛者加中脘,选用密波或疏密波。腹部穴位电针感要逐步加大到患者能耐受的最大量。电针 30 分钟,每日 1 次,一般 1~3 次后痊愈。

5. **肩关节周围炎** · 电针巨骨、肩髃、肩髎、臑俞、臂臑,配曲池、合谷。亦可在压痛点上齐刺后加用电针。选用随机调频脉冲,频率变化范围 1~30 Hz。电针强度以患者最大耐受量为限。电针 30 分钟,隔日 1 次,15 次为一疗程,每疗程间休息 1 周。

6. **休克** · 电针急救中毒性休克有一定疗效。主穴选取涌泉、水沟、足三里。配穴取内关、素髎、太冲。耳穴取肾上腺、内分泌、皮质下、心。选用疏密波,或连续波。四肢穴位以强刺激,耳穴弱电流刺激,通电时间以收缩压升到 90 mmHg 左右,全身情况改善为佳。

7. **不寐** · 本病以不易入睡、眠短、易醒等为主症。电针神门、内关、三阴交、太冲。心脾亏损者加心俞、脾俞;心肾不交加心俞、肾俞;心胆虚怯者加心俞、胆俞;肝阳上扰者加太溪、行间;脾胃不和加胃俞、足三里;头晕头胀者加太阳、百会,选用频率为 1~2 Hz 的规律脉波,电针感以患者能耐受为限。每次治疗 30 分钟,隔日 1 次,10 次为一疗程,每疗程间休息 7 日。

8. **心律失常** · 本病以心跳、心慌时作时息,脉结代等症为主,电针郄门和神门、心俞和厥阴俞,作为两组穴位,交替使用。心血不足者,面见少华,头晕目眩,舌质淡红,脉细弱,则佐以膈俞、脾俞、足三里。痰火内动者,则见烦躁不宁,恍惚多梦,苔黄,脉数,佐以内关、丰隆。水饮内停者,见胸脘痞满,精神疲乏,苔白,脉细滑,佐以三焦俞、脾俞、胃俞。失眠者加安眠穴;胸闷者加膻中;高血压者加曲池、三阴交、太冲。选用电针频率为 1~2 Hz 的规律脉冲波或疏密波,电针感中等强度,患者能耐受度。每次治疗 30 分钟,隔日治疗 1 次,10 次为一疗程,每疗程间休息 7 日。

9. **甲状腺功能亢进** · 本病证常见情绪易激动、心悸、怕热、多汗、低热、食欲亢进、形体消瘦、突眼、腺体增生肥大等。腺体肥大电针气瘿穴(以甲状腺体为中心,齐刺 3 针)、上天柱穴(天柱穴上 5 分),心律快者加内关、间使;突眼者加攒竹、瞳子髎、四白;消瘦易饥者加足三里、三阴交;失眠者加神门、太冲。电针频率选用 1~2 Hz,规律脉冲或疏密波、间断波,每次治疗 30 分钟,隔日治疗 1 次,每周治疗 3 次,15 次为一疗程,每个疗程间休息 7 日。

10. **腰痛** · 电针治疗腰痛,常以寒湿腰痛、陈伤腰痛为主。选取肾俞、上次髎、秩边、委中等穴,电针其中的肾俞与次髎穴。寒湿甚者加风府穴;血瘀者加膈俞;肾虚者加太溪。选用频率为 1~2 Hz 的规律脉冲波或间断波,电针强度以患者中等耐受量,每次电针 20~30 分钟,隔日治疗 1 次,10 次为一疗程,每疗程间休息 7 日。

11. **胃及十二指肠溃疡** · 本病是以上腹痛为主要症状,疼痛为长时期的周期性发作。选取两组穴位,第一组为内关、中脘、梁门、足三里、公孙,电针梁门、足三里、公孙;第二组为脾俞,胃俞,背部压痛点(在胸 6~12 之间两旁的夹脊穴处寻找),两组穴位交替应用。如胃脘痛连胸胁,嗳气逆酸者系肝气犯胃,加支沟、阳陵泉。选用频率为 1~2 Hz 的规律脉冲波,治疗时间 20 分钟,电针感为中等耐受量,隔日治疗 1 次,15 次为一疗程,每疗程间休息 7 日。

## 三、外科疾病

1. **脱肛** · 电针回纳直肠的疗效较好,主穴用长强、提肛穴(肛门旁 5 分,左右各 1 穴。针刺提肛穴时,针尖向同侧腹股沟方向直刺,进针 1.5~2 寸深)。配穴取命门、次髎、大肠俞、承山、足三里。选用断续波或疏密波,间断或疏密频率每分钟 20 次,电针感以患者能耐受为限。电针时间 30 分钟,隔日治疗 1 次,10 次为一疗程,每疗程间休息 5 日。

2. **溃疡病急性穿孔** · 电针取足三里或其附近的压痛点(双侧)、中脘、梁门、天枢,恶心呕吐重者配内关。针刺"得气"后,强刺激手法运针,然后接电针。每次 60 分钟,每日 2 次,两次电针间隔 4 小时。

3. **尿潴留** · 本病起因可分成三类:反射性尿潴留、神经支配障碍性尿潴留、阻塞性尿潴留。电针能治疗前两类非阻塞性尿潴留。取穴可分三组:第一组合谷、三阴交、阴陵泉;第二组关元、中极、气海(斜刺透穴,掌握深度,防止刺伤膀胱)、三阴交;第三组肾俞、中下髎、膀胱俞。三组穴位轮换应用,选用频率 1~2 Hz 的规律脉冲或疏密波。电针感根据患者体质与病情而定,对失血过多、产后、年老体弱者以中等强度的耐受量;实证者则以患者最大耐受量。电针时间 30 分钟,每日治疗 1 次。通常反射性尿潴留治疗 3 次能获显效,神经支配障碍性尿潴留亦有效,而视神经系统损害程度决定疗程长短,一般 10 次为一疗程,隔日治疗 1 次,每疗程间休息 7 日。

4. **落枕** · 电针患侧风池与阿是穴;远道取养老、昆仑穴,选用随机疏密脉冲波,频率疏密变化范围 400~800 Hz,电针感以患者最大耐受量为度。每次治疗 30 分钟,每日 1 次,一般 1~2 次后即可痊愈。

5. **腱鞘炎** · 本病常好发于腕、手指等部位,由过度活动后损伤腱鞘而致。发于肘部称为网球肘,取肘阿是穴用齐刺法,配曲池或手三里、合谷等,电针阿是穴及手三里、合谷。发于手指电针阿是穴与合谷或八邪,发于腕部取阿是穴用齐刺,配阳池或阳溪、合谷,电针阿是穴及合谷,选用随机疏密波,频率疏密变化范围 400~800 Hz,电针感以患者最大耐受量力度。每次治疗 30 分钟,隔日治疗 1 次,10 次为一疗程,每个疗程间休息 7 日。治疗期间嘱患者避免受伤肢体过劳。

## 四、妇产科疾病

1. **痛经** · 电针治疗原发性痛经,选取关元、合谷、三阴交,用疏密波或连续波,电针感中等量,每日治疗 1~2 次,每次 30 分钟。

2. **子宫脱垂** · 电针治疗轻度子宫脱垂有较好效果,对中、重度患者也有一定效果。主穴取关元、中极、子宫、提托、三阴交,配穴取百会、气海、足三里。电针频率 1~2 Hz,通电 30 分钟,隔日 1 次,10 次为一疗程,每疗程间隔 7 日。

3. **引产** · 产程中当宫缩无力时,电针合谷、三阴交,可使宫缩增强,频率加快,产程缩短。

4. **矫正胎位不正** · 电针至阴穴能矫正胎位不正,其中妊娠 32 周以内者,电针 1 次就可使胎位转正。

5. **急性乳腺炎** · 此症尚未发展到乳腺组织坏死、化脓、破溃者,可作为电针疗法的适应证。电针患侧肩贞、天宗穴,针刺得气后选用随机疏密脉冲波,频率疏密变化范围 400~800 Hz,先用中等强度电针刺激,5 分钟后逐渐加大到最大耐受量。电针时间 30 分钟,病情重者可 1 日治疗 2 次,6 日为一疗程,一般治疗 1~2 次后症状有明显改善。

6. **乳汁不足** · 电针治疗乳汁不足,一般多在产后第二日开始,最迟不得超过 1 周,否则影响疗效。多数治疗 1~2 次见效,病程较长者,则需经多次治疗才能收效,电针膻中、乳根(应注意针刺方向及深度)。胃纳欠佳配用足三里;忧伤、气愤等因素引起缺乳者配用内关、神门、三阴交,选用频率为 1 Hz 规律脉冲波,电针感为中等强度,每次治疗 20 分钟,每日治疗 1 次。

## 五、神经科疾病

1. **原发性三叉神经痛** · 本症常局限于面部一侧,第一支疼痛取鱼腰、太阳;第二支取四白、下关;第三支取下关、承浆。远取穴位合谷、外关、内庭、丘墟等。阴虚阳亢,风火上扰所致者,可加太溪、行间等穴。面部穴位治疗时用密波或疏密波,频率选用 1 000 Hz;远取穴位选用 1~2 Hz。每次治疗 30 分钟,每日 1~2 次,10 日为一疗程,每疗程间休息 1 周。一般 1~2 个疗程后症状即可缓解,少数患者症状可消失。

2. **脑血管意外后遗症**·电针治疗一般应在急性期后进行。失语者,可选用哑门、廉泉、风池及头针的言语区;口角歪斜者,可选用下关、地仓;上肢偏瘫者,选曲池、外关、合谷、八邪等穴;下肢不用者,可取环跳、阳陵泉、悬钟、太冲等穴。此外,还可配合或单用头电针运动区、感觉区等部位。在第一、第二疗程治疗时,可每日 1 次,每次取穴 4～8 个,通电 30 分钟,频率选用 1 Hz,10 次为一疗程,各个疗程间停针 1 周。第三疗程开始,可隔日治疗 1 次,也可在第一疗程结束后改以头针电脉冲治疗,与体针电脉冲治疗交替进行。头针电脉冲治疗频率选用 300～500 Hz,每次在言语、感觉、运动等区进针 4～6 处,通电治疗 30 分钟,前 10 分钟用连续波,然后改用断续波或疏密波。脉冲电针治疗,大多数患者在 3 个月内能逐步恢复至持杖行走或独自步行,而上肢的随意性活动恢复较慢。如急性期后瘫痪的肢体尚存 2～3 级的肌力,接受电针治疗恢复较好。病程超过 1 年半者,治疗效果不明显。

3. **面神经炎**·多见单侧眼裂增大,口角歪斜。电针取穴以患侧阳白、太冲、下关、颊车、地仓、四白、禾髎、夹承浆及对侧合谷穴。电针频率 1～2 Hz,电针感以患者舒适的叩击感为宜。每次电针 20 分钟,急性期每日 1 次,10 次为一疗程,每疗程间休息 5 日,如 3 个疗程内未愈者,则改为隔日治疗 1 次。

4. **坐骨神经痛**·干性坐骨神经痛可在坐骨神经通过的臀点、腘点、腓肠肌处有明显压痛,直腿抬高试验阳性等症,电针环跳、秩边、委中、阳陵泉、悬钟、承山等穴。备用穴承扶、殷门。电针频率 1～2 Hz,电针感以患者最大耐受量为限。电针 30 分钟,疼痛甚者,用随机疏密波,每日治疗 1 次,症状一般者,隔日治疗 1 次,10 次为一疗程,2 个疗程间休息 1 周。根性坐骨神经痛,常由于腰椎间盘突出压迫神经所致,电针取穴宜加腰 3～5 夹脊穴,通过随机疏密波,频率随机变化范围 1～40 Hz。其余操作法同上。

5. **周期性瘫痪**·本症呈发作性四肢对称性瘫痪,电针治疗常能使瘫痪肢体在 1～2 日内恢复正常。电针合谷、八邪、八风,选用频率为 1 Hz 的规律脉冲波,电针感以中等耐受量为宜,电针时间

30 分钟,每日治疗 1 次,直至症状完全消失。

6. **多发性周围神经炎**·本症临床表现为四肢远端对称性的各种感觉障碍、感觉过敏、运动与营养神经功能障碍。上肢电针合谷、八邪,配以曲池、手三里;下肢电针八风,配以阴陵泉、阳陵泉、足三里。选用频率为 1～2 Hz 的规律脉冲或疏密波,电针时间 30 分钟,隔日治疗 1 次,10 次为一疗程,每个疗程间休息 7 日。

7. **梅尼埃综合征**·本症发作时出现剧烈眩晕、天昏地转、恶心、呕吐,症状可长达数日甚至数周,电针能迅速缓解其症状。电针风池、太阳、合谷;呕吐甚者加内关、足三里。选用频率 1～2 Hz 的规律脉冲或疏密波,电针感以中等耐受量为宜,电针时间 30 分钟,每日治疗 1 次,直至症状消失。

## 六、其他疾病

1. **牙痛**·脉冲电针疗法能缓解各种原因引起的牙痛,即时止痛效果好。尤对急性根尖周病、亚急性牙髓病、亚急性根尖牙周炎等原因的牙痛,止痛作用快,止痛时间长,如在发作剧烈时进行治疗,疗效最速。对龋齿感染、坏死性齿髓炎、智齿难生等,电针止痛后还应进行病因治疗。电针取下关、承浆,如上齿痛加内庭、足三里,下齿痛加合谷。选用随机疏密波,频率疏密变化范围 400～800 Hz,电针感以患者最大耐受量为限,可采用逐步加大的办法。治疗时间 30 分钟,每日 1～2 次。

2. **急性化脓性中耳炎**·本症常有耳内剧烈胀痛、听力减退、发热、头痛等症状。电针听宫、翳风、合谷、外关,发热者加曲池,头痛者加太阳或瞳子髎。选用频率 1～2 Hz 规律脉冲波,电针强度以中等耐受量为宜。电针 30 分钟,每日 1 次,7 次为一疗程,每个疗程间休息 3 日。

3. **假性近视**·本症多始于学龄期,由于用眼不当所引起。电针风池、瞳子髎、攒竹、四白,配合谷、光明。选用频率 1 Hz 规律脉冲波,电针感中等强度。每次电针 30 分钟,隔日 1 次,10 次为一疗程,每疗程间休息 7 日。

4. **色盲症**·电针治疗色盲有一定效果,取睛明、攒竹、瞳子髎、承泣,配以合谷、足三里、光明、风池。选用频率 1～2 Hz 规律脉冲,电针感中等强度。电针时间 30 分钟,隔日 1 次,15 次为一疗程,

一般治疗 4～5 个疗程。

5. **眼肌麻痹**·电针治疗由炎症引起的眼肌麻痹有较好效果,由于由颅内肿瘤等引起的斜视等不宜治疗。外直肌麻痹,出现内斜视,眼球外展运动障碍,电针球后、瞳子髎或太阳(患侧取穴),配双侧合谷、风池。内直肌麻痹,出现外斜视,眼球内收运动障碍,电针睛明、攒竹或四白,配合谷、风池。选用频率为 1～2 Hz 的规律脉冲,电针强度以患者有舒适的搏跳感,不出现刺痛为限,电针时间 30 分钟,隔日电针 1 次,10 次为一疗程,每个疗程间休息 7 日,直至治愈为止。

6. **夜尿症**·电针关元、气海、足三里、三阴交;另一组穴位取肾俞、膀胱俞、阴陵泉,两组穴位交替应用。选用频率为 1～2 Hz 的规律脉冲或疏密波。每次电针 10～20 分钟,隔日或每日治疗 1 次,10 次为一疗程,每疗程间休息 7 日。

## 注意事项

· 对危重患者、恶性肿瘤晚期患者、败血症及过度虚弱、疲劳、醉酒醉汉、精神极度恐惧者等,一般不宜施以本疗法。妊娠 3 个月以上,不可电针小腹、腰骶部;5 个月以上者,不要轻易电针治疗。

· 电针疗法的针感较为强烈,对患有严重心脏病者取穴时应避免电流回路通过心脏,如以双侧合谷穴为一对通电极的配置方法应尽可能避免。

· 电针扶突穴可刺激迷走神经而出现心率、血压的变化,如出现期前收缩、血压下降等症状,应及时中止治疗或减少电刺激量。出现晕针现象时,可参照针刺疗法的处理方法对症治疗。

· 电针使用的针具应经常检查和更换,以防止折断及电极与针体接触不良。输出导线在使用过程中很容易导致铜丝折断,从而使输出电流忽有忽无,应注意随时检查和更换。

· 不同型号的电针治疗仪输出的电刺激参量(电皮、电流、频率、波形等)各不相同,因此必须熟悉和掌握其性能及操作方法;在治疗过程中应根据患者的反应随时调整其工作状态,以患者自觉舒适为宜;在接近患者最大治疗量时,调节输出旋钮时尤需注意。

## 按 语

脉冲电针疗法是在传统针刺疗法基础上结合现代电子技术形成的一种新疗法,具有临床治疗范围广、操作简便、疗效显著等特点,已经成为受到患者欢迎的常规治疗方法。近年来,随着人们对本疗法作用原理及其治疗效应认识的深化,随着电子技术突飞猛进的发展,脉冲电针仪也日趋完善,并逐渐衍化出多种兼具治疗、保健、康复等作用的各种治疗仪,从而使得本疗法具备了更加坚实的发展基础和美好的前景。

(吴耀持 李艳)

# 第63章

# 声电针疗法

声电针疗法,是根据中医学的经络学说,运用声电波发生器所产生的各种声源,通过导线输进刺入人体穴位上的针灸针产生刺激,而达到调整机体功能状态以治疗疾病的一种新的电子针灸疗法。声电针疗法以毫针疗法为基础,通过毫针刺激人体的经络穴位,加强"得气",以提高毫针疗效。

所谓声电波,即是语言、噪声、歌曲、戏剧、广播等声波,经过话筒之类的声电换能器,使声音转变成为与声音成一致变化的电波,称为声电波。声电针的声源,是刺激量和电信号的来源,一般是用收录机功效级的输出、电唱机和收录机的输出,通过音频振荡器,将20～20 000 Hz范围内的声波,转换成一种频率错综复杂、参差不齐、随机变化的复合波,其具有刺激柔和,不易引起机体适应性和耐受性的特点,故声电针在长时间的治疗中作用与效果不会衰减。

《灵枢·九针十二原》云"刺之要,气至而有效",说明"得气"的重要性。在脉冲电针治疗中出现的电适应现象,就是不能持久"得气"的一种表现。1965年起发展应用声电针的目的,就是为克服电针治疗中存在电适应的缺点。1972年应用声电针麻醉开展头颈、四肢手术近百例,初步证实声电针麻醉效果比脉冲好。继之,在上千例电针麻醉中更进一步证实声电针确比脉冲电针后期镇痛效果好。从此,声电针疗法逐渐被人们重视。

## 基本内容

### 一、操作方法

(1) 声电针疗法是应用中医的辨证论治方法,选取有关的治疗穴位,然后将毫针刺入选定的穴位,令其得气,再在1～2对毫针体上通入声电流,使原来的得气感持久。声电针治疗时间一般为20～30分钟,隔日治疗1次,10次为一疗程。2个疗程间休息1周。

(2) 声电针感与脉冲电针感有区别,声电针感除令人产生麻电感外,尚可有胀、重等类似手针的感觉。声电针感忽大忽小,时有时无。在调节声电针治疗量时,要注意以声电针感最大时能耐受为限,过量时会使患者产生紧张感。

(3) 使用声电针仪时,先开通电源开关,调好广播电台后,再将控制输出电位器调至零位置,然后将输出线夹持在需电针的毫针体上,调节输出电位器使电针感至适量。如果声电针仪的声源使用录音机,则开通电源开关后,先启动录音机,其他操作程序相同。治疗完毕后,先将输出电位器退回到零位置,然后关闭电源,拆除输出导钱,将毫针轻轻捻动几下后起针。

### 二、治疗机制

(1) 声电针在针麻手术中观察到有良好的镇

347

痛效应。在动物实验中证实，声电针产生的镇痛效应能被纳洛酮所翻转，这说明机体接受声电针后，在脑内能产生类似吗啡样物质，从而获得较为持久的镇痛效应。

（2）从物理角度分析，声电波是由多种不同频率正弦波及其谐波所组成，它的频率、波幅时刻发生随机性的变化。声电针作用于人体穴位时，能产生与手针相似的酸、胀、重等得气感，这是感觉神经中细纤维兴奋的结果，因此声电针接近手针运针时产生的效果。

## 临床应用

本疗法具有良好的镇痛作用和镇静效应，因此临床上广泛应用于疼痛性疾病和精神性疾患的治疗。

1. **三叉神经痛**・三叉神经痛有原发性与继发性之分，原发性三叉神经痛是声电针疗法的适应证。用声电针治疗继发性三叉神经痛只能作为一种辅助疗法。三叉神经分为三支，第一支痛者，电针太阳、阳白；第二支痛者，电针四白、颧髎；第三支痛者，电针下关、承浆。

三叉神经痛由外感风邪引起者，加外关、合谷；如有烦躁、易怒、口渴、便秘等肝胃火升者，加足三里、内庭、太冲；若患者体虚、形瘦、面易升火、口渴、脉细数等，则为阴虚阳扰，宜针太溪、太冲、风池。

选用乐曲声电波，电针感用逐步调大的方法，加至患者最大耐受量。每次电针 30～60 分钟，每日 1 次，10 次为一疗程，2 个疗程间休息 3～5 日。

2. **偏头痛**・头痛骤作，宜于一侧，痛势剧烈，伴有恶心呕吐，电针颔厌、悬颅。恶心呕吐者加内关；呕吐涎沫者加中脘、丰隆；逢疲劳或体虚时发，属于头风，宜加风池、风府；阴虚而肝阳上亢者加太溪、太冲；便秘、苔黄腻等胃热者加合谷、陷谷。

选用乐曲声电波，声电针感调至患者中等耐受量，电针 30 分钟，每日治疗 1 次。待头痛症状消失后改为每周治疗 2 次，10 次为一疗程，2 个疗程间休息 1 周。

3. **神经衰弱**・神经衰弱者主要有精神不振、头昏头胀、睡眠障碍、记忆力减退、注意力不易集中等临床表现，可电针百会、神庭、神门、内关。心悸者加郄门；头胀甚者加瞳子髎或太阳；消化不良者加足三里；有耳鸣、口渴等阴虚火旺证者加太溪、太冲；遗精者加关元、三阴交。

选用噪声声电波，电针感调至患者中等耐受量，每次电针 20～30 分钟，隔日 1 次，15 次为一疗程，2 个疗程间休息 1 周。

4. **肩关节周围炎**・肩关节周围炎有肩部弥散性疼痛，日轻夜重、肩关节周围有压痛、手臂活动受限等症者，电针压痛点（齐刺）、肩髃、巨骨、肩髎、肩内陵，配臂臑、曲池、合谷、条口（透承山）等穴。夜半肩臂疼痛甚者，可选用音乐节奏较强的乐曲声电波，电针感调至患者最大耐受量，电针时间 30 分钟，每日治疗 1 次。症状缓解后可隔日治疗 1 次，10 次为一疗程，2 个疗程间休息 5～7 日。

5. **精神分裂症**・精神分裂症有精神抑郁、感情淡漠、语无伦次、多疑、胡思乱想、默默不语、时喜时悲等症者，电针百会、水沟；寐差者加神门、内关；哭笑无常者加大陵、三阴交；幻听者加翳风、听宫；痰湿盛者，加丰隆、足三里；大喊大吵者加劳宫、合谷、太冲；便秘者加支沟、大横。

选用乐曲声电波，电针感以患者最大耐受量为限，每日电针 1 次，每次 30 分钟，10 次为一疗程，2 个疗程间休息 5 日。电针水沟、百会，施治时应严密观察患者反应而决定电针感的强度。可用声电针水沟、百会来代替电休克，但必须由有关的专业人员操作，以确保安全。

6. **脑血管意外后遗症**・脑血管意外后遗症有口歪、言语不利、失语、半身不遂等症。如以上肢瘫痪为主者，电针合谷、八邪，配肩髃、曲池、外关；下肢瘫痪为主者，电针环跳、阳陵泉，配足三里、丰隆、悬钟、太冲；失语者，加廉泉；口歪者，加下关、地仓；头痛者，加太阳、风池；便秘者，加大横、支沟。

选用噪声声电波，电针感调至患者中等耐受量，电针 30 分钟，初起时每日治疗 1 次，10 次为一疗程，2 个疗程间休息 7 日。治疗 2 个疗程后改用隔日治疗 1 次。

7. **扭挫伤**・颈部扭伤，电针风池、肩井，配后溪、悬钟。肩部扭伤,电针巨骨、肩髃、阿是穴,配曲池、合谷。肘部扭伤,电针曲池、阿是穴,配足三里、合谷。腕部扭伤,电针阳池、阳溪、腕骨、阿是穴,配中渚、合谷。腰部扭伤,电针肾俞、委中,配大肠俞。腰脊部扭伤,电针大椎、命门,配后溪。膝部扭伤,电针膝眼、阳陵泉,配阴陵泉、足三里。踝部扭伤,电针商丘、丘墟、申脉、照海,配太冲、昆仑、太溪、解溪。

选用乐曲声电波,电针感调至患者最大耐受量,电针 30 分钟,每日 1 次,至症状痊愈为止。

8. **坐骨神经痛** · 坐骨神经痛主要表现为腰腿痛。根据病变部位的不同,可以分为根性坐骨神经痛与干性坐骨神经痛。干性坐骨神经痛取环跳、殷门、阳陵泉、承山。根性坐骨神经痛加腰夹脊、上次髎。配穴选取秩边、承扶、悬钟、昆仑。选用语言声电波,声电针感以患者耐受量为限。电针时间 30 分钟,每日 1 次或隔日 1 次。10 次为一疗程,2 个疗程间休息 7 日。

9. **声电针麻醉** · 甲状腺手术,取人迎、扶突、合谷、足三里。女性腹式绝育手术,取涌泉、足三里、三阴交、地机。声电针麻醉术后恢复快,食欲、睡眠较好,恶心呕吐等术后反应较轻。

## 注意事项

· 声电针疗法的注意事项与脉冲电针疗法基本相同。

· 声电针输出的平均电能比脉冲电针大,因此声电针使用中更应注意输出量。

· 使用声电针,当输出电位器旋转到一定程度时,若还无针感,则要检查输出线、持针夹等是否接妥,是否有内部铜丝折断,不能一味加大输出量。

· 声电针电极输入穴位如果在肢体相对应两侧,其声电流可能流经脑及心脏等重要部位,如双侧合谷、内关,头部的太阳、风池、哑门等,使用声电针治疗时要小心操作,严格控制输出量。

· 在操作声电针仪时,必须先将输出电位器退至零位置,然后才能接通电源。在操作输出旋钮时,一定要缓慢调节,使针感由小逐渐增大。

· 患有严重疾病,如活动性肺结核、心力衰竭、肾功能衰竭、高热等疾病,不宜使用声电针治疗。

## 按 语

声电针疗法有较好的止痛效果,针感持久,不会出现电适应现象。但声电针的针感忽大忽小,时有时无,令人不适。因此,目前声电针临床应用还不及脉冲电针广泛。今后还需在临床上对其加深认识,做进一步改进。

(吴耀持 康学智)

# 第64章

# 穴位电极疗法

　　穴位电极疗法是应用电针仪或经络导平仪等治疗仪输出的高电压脉冲电波或声电波等电流，通过湿性电极，直接作用于穴位，令其产生明显的电刺激感，以防治疾病的一种方法。

　　1966年以后，半导体电针仪在临床广泛应用，人们在此实践中逐渐衍化出穴位电极疗法。从此在部分电针仪上附有输出高压的电脉冲装置，用于穴位电极治疗，并设计出用作穴位电极治疗的专用仪器，如电兴奋治疗仪、经络导平仪等多种仪器。这种治疗方法，由于省去了针刺穴位这一环节，避免了针刺穴位的痛苦，又不令人产生恐惧感，同时还能防止由针刺引起的交叉感染，因此颇受人们欢迎，尤其在欧美等国家，亦易于推广应用。穴位电极疗法还具有操作简便、安全等特点，因此近年来的发展趋势以单种治疗功能命名的治疗仪日益增多，如保健电针仪、性功能治疗仪、胆结石治疗仪等，并逐渐向家庭化的趋势发展。

## 基本内容

### 一、操作方法

　　·阅读各种治疗仪的说明书，了解各旋钮的功能，然后先在自己身上实践，熟悉仪器的性能。

　　·根据中医理论，通过辨证论治方法，选取有关的经络、穴位进行治疗。

　　·根据所取穴位的位置，决定患者应采取坐位或卧位等，但一定要做到体位舒适。在可能的条件下取卧位，较不易出现晕针现象。

　　·治疗前，先将已消毒的棉球电极头用温开水浸湿泡透，然后根据穴位决定所选择棉球电极的大小。如睛明、球后，选用直径约1.5 cm的电极；肾俞、环跳、肩髃等可用直径约2.5 cm的电极（棉球电板是用绒布做成小的圆形袋，内装若干药棉，上置有带导线的金属片）。

　　·用正负尼龙搭扣组成的固定带子，将棉球电极绑缠固定在所取的穴位上，也可用条状橡皮胶固定棉球电极。腹背部的穴位，如关元、肾俞等，可在电板上压一沙袋固定。

　　·开通电源时，必须先将各输出旋钮置于仪器说明书所规定的位置。

　　·缓慢调节输出旋钮，使电刺激感逐渐增大，直至患者最大耐受量为限。如调节输出旋钮的角度已超过一半时，患者仍无电刺激感，则不能一味加大输出，应将输出旋钮退回，检查电极是否接妥，然后再重新操作。

　　·人体头面部及肘膝关节以下的穴位，对电刺激较其他部位的穴位灵敏，因此一对电极安放不同穴位时，会出现电刺激感不平衡现象。此外，如用直流脉冲波作为穴位电极治疗时，阴极的电刺激感往往强于阳极。在实际应用时，需要调节平衡，使阴阳两极上的电刺激感基本上相同。

·阴阳两电极上的电刺激感,可用分散电流密度的办法来调整。当阴极电刺激强于阳极时,增加一只阴极,则阴极面积大于阳极,阴极上电流密度即可小于阳极,故电刺激感也会相应变小,使每个穴位上的电刺激感趋向一致。"经络导平仪"设计一套较好的各穴位上的电流分配的调节装置,使用时可详阅说明书。

·治疗完毕,将输出强度旋钮退回至零位,然后关闭电源,拆除电极。

·穴位电极治疗法的治疗时间一般为 30~60 分钟。慢性病隔日治疗 1 次,急性病每日治疗 1~2 次,10~15 次为一疗程,每个疗程间休息 1 周。

## 二、治疗机制

穴位电极疗法的治疗机制,与毫针疗法有相似之处。毫针疗法之所以能治病,是由于用毫针刺入人体产生的机械能量刺激人体的经络、穴位,使之得气,从而起到调整阴阳、疏经通络、扶助或振奋经气等作用。穴位电极疗法则应用电能直接作用于人体的经络、穴位,使之产生类似的得气感。临床实践证实,它同样能收到调整阴阳、疏通经络、振奋经气的作用。用电能代替毫针刺激人体经络、穴位时,由于用不同性质的电波,对人体的作用亦有所不同。直流电或直流脉冲电波,具有正、负两极,负极的作用具有兴奋性,正极的作用具有抑制性,这种作用于人体的督脉尤为显著。用感应脉冲电波作穴位电极治疗时,虽然感应脉冲电波具有双相性,如果正负两相不对称时,仍会表现出与直流脉冲相似的作用和特性。若用声电波作为穴位电极疗法时,由于声电波的止痛作用较好,因此在治疗疼痛性疾病时更能发挥其镇痛效应。

# 临床应用

穴位电极疗法的适应证与毫针疗法相似,能治疗临床各科多种疾病。

## 一、内科疾病

1. **原发性高血压**·选取曲池、足三里、太冲。头痛甚者取太阳、合谷。应用导平治疗仪,频率 1~2 Hz,电刺激量为中等强度。每次治疗 30 分钟,隔日治疗 1 次,10 次为一疗程,每疗程间休息 1 周。

2. **单纯性便秘**·选用直流脉冲电波,频率 1~2 Hz,负极置于天枢穴,正极置于上巨虚、下巨虚穴。电刺激量为中等强度,通电时间 30 分钟,隔日治疗 1 次,10 次为一疗程。

3. **支气管哮喘**·应用导平治疗仪,频率 1~3 Hz,负极置于肺俞,正极置于肾俞、三阴交、天突。电刺激量为中等程度。10 次为一疗程。

4. **胃炎**·应用导平治疗仪,频率 3~5 Hz,负极置于中脘、胃俞,正极置于内关、足三里、公孙。电刺激量为中等强度。通电 30 分钟,10 次为一疗程。

## 二、外科疾病

1. **胆囊炎、胆结石**·应用导平治疗仪,频率选用 1~2 Hz,负极置于胆阿是、胆俞、中脘,正极置于阳陵泉、足三里。电刺激量为中等强度。通电 30 分钟,10 次为一疗程。

2. **落枕**·应用导平治疗仪,频率选用 2 Hz,负极置于颈阿是、风池、肩井,正极置于后溪、悬钟。穴位电感量调至患者最大耐受量。通电 30 分钟,治疗 1~2 次。

3. **急性阑尾炎**·应用导平治疗仪,频率选用 1~3 Hz,负极置于麦氏点、天枢,正极置于足三里、阑尾穴。穴位电感量调到患者最大耐受量,并逐渐适当加大。通电时间 60 分钟,每日治疗 2~3 次,随症状好转而减少治疗次数,治疗 1~5 日。

## 三、神经科疾病

1. **原发性三叉神经痛**·应用声电波治疗仪,第一支痛取穴太阳、阳白,第二支痛取穴下关、四白,第三支痛取穴下关、承浆,远取合谷、外关。电刺激量调至患者最大耐受量。通电时间 30 分钟,每日治疗 1 次,10 次为一疗程,每疗程间休息 3 日。

2. **坐骨神经痛**·应用声电波治疗仪，一对电极置于环跳、殷门穴，另一对电极置于阳陵泉、承山穴。电刺激量调至患者最大耐受量。治疗时间30分钟，隔日治疗1次，10次为一疗程，2个疗程间休息7日。根性坐骨神经痛者，多加一对电极，置于患侧腰4夹脊穴、次髎穴。

3. **面神经炎**·应用导平治疗仪，选用频率1 Hz，负极置于翳风、下关、太阳、颊车，正极置于四白、合谷。电刺激量中等强度，通电时间20分钟。急性期每日1次，10次为一疗程，每疗程间休息3~5日。两个疗程结束后未愈者，改为隔日治疗1次。

4. **脑血管意外后遗症**·脑血管意外后遗症最为常见的是偏瘫症状。应用导平治疗仪，选取频率1~2 Hz，负极置于合谷、环跳，正极置于曲池、阳陵泉、太冲。电刺激量中等强度，治疗时间30分钟，隔日治疗1次，10次为一疗程，每疗程间休息7日。

## 四、其他疾病

1. **痛经**·临床上分为原发性痛经和继发性痛经两类，对后一类患者，必须仔细检查原因，结合其他方法治疗。应用导平治疗仪，频率选择1~2 Hz，负极置于肾俞、命门，正极置于中极、足三里，电刺激量调到最大耐受量，每次治疗30分钟，且每次行经期前2~3日开始治疗至不痛为止。下一个周期再按上法治疗，以巩固疗效。

2. **冻疮**·冻疮应用导平治疗仪有较好效果，选用频率3~5 Hz，负极置于手部阿是穴或足部阿是穴处，正极置于曲池、合谷、足三里。每次治疗只能做1个冻疮，通电30分钟。亦可用水浴疗法，将手掌浸入塑料温水盆中，通入负极（金属电极不能碰到皮肤），正极放置曲池穴上。治疗足部冻疮方法类同，足放入水中，正极放置足三里穴上。

## 注意事项

·穴位电极疗法中应用的电极，用毕必须清洗，经高压或煮沸消毒后再用。

·电极必须放准穴位，压紧并固定牢固，否则患者会感到明显刺痛，不能加大电流，达到最大耐受量，影响疗效。

·防止棉球电极的金属部分触及皮肤，否则易灼伤皮肤。

·缓慢调节输出旋钮，使电刺激感逐渐增强，对初次接受治疗的患者尤应注意。

·治疗过程中，随时注意患者面部表情，倾听患者的反应，如出现电适应，则及时调节。

·正、负极成回路的电极不要以心脏或脑为中心。

·妊娠及身体极度虚弱者慎用。

·固定电极绑带要勤洗，保持清洁。

## 按 语

穴位电极疗法是一种无痛针灸疗法，它通过对穴位输入特定的电流，产生特定电刺激，来激发穴位的功能，起到疏通经络的作用。本疗法既能改善穴位的电适应，又能预防因频率过高而产生的肌肉搏动次数跟随不了电脉冲的频率，从而导致肌肉搏动越来越弱而出现痉挛的现象。因此采用穴位电极疗法，能使患者既无针刺时的恐惧感和疼痛感，心情得以放松，减轻痉挛；又能通过适量的电刺激，使穴位产生与针刺相同的治疗作用，值得在临床推广应用。穴位电极疗法的适应证广泛，并能取得与毫针疗法相似的效果。操作方法较毫针疗法简单，无需针刺，因此易于掌握应用，并且较安全，又不会因针刺不当引起气胸或血肿等事故。随着电子学与医学跨学科的进一步结合，会逐渐了解到不同电波参数对人体的作用，从而改进仪器，并在中医的经络理论指导下，使它发展成完善的疗法，且能促进家庭保健医疗的发展。

（吴耀持　康学智）

# 第65章

# 穴位埋线疗法

穴位埋线疗法是将羊肠线埋入穴位,利用羊肠线对穴位的持续刺激作用以治疗疾病的一种方法。本疗法古书中并无记载,为近人在长期临床实践中按照经络原理发展起来的一种现代针灸疗法。

## 基本内容

### 一、器材和穴位选择

需要的器材有皮肤消毒用品、洞巾、注射器、镊子、埋线针或经改制的12号腰椎穿刺针(将针芯前端磨平)、持针器、0~1号络制羊肠线、0.5%~1%盐酸普鲁卡因、剪刀、消毒纱布及敷料等。埋线针是坚韧特制的金属钩针,长12~15 cm,针尖呈三角形,底部有一缺口,如用切开法需备尖头手术刀片、手术刀柄、三角缝针等。

埋线多选肌肉比较丰满的部位穴位,以腰背部及腰部穴最常用,选穴原则与针刺疗法相同,但取穴要精简。每次埋线1~3穴,可间隔2~4周治疗1次。

### 二、操作方法

1. **穿刺针埋线法** · 常规消毒局部皮肤,镊取一段1~2 cm长已消毒的羊肠线,放置在腰椎穿刺针针管的前端,后接针芯。左手拇指、示指绷紧或提起进针部位皮肤,右手持针,刺入到所需深度。当出现针感后,边推针芯,边退针管,将羊肠线埋填在穴位的皮下组织或肌层内,针孔处盖消毒纱布。也可用9号注射针针头做套管,28号2寸长的毫针剪去针头做针芯,将0号羊肠线1~1.5 cm放入针头内埋入穴位,操作方法同前。用特制的埋线针埋

线时,局部皮肤消毒后,以0.5%~1%盐酸普鲁卡因做浸润麻醉。剪取羊肠线一段(约1 cm长),套在埋线针尖缺口上,两端用血管钳夹住。右手持针,左手持钳,针尖缺口向下以15°~40°方向刺入。待针头缺口进入皮内后,左手即将血管钳分开,右手持续进针直至肠线头完全埋入皮下,再进针0.5 cm。随后把针退出,用棉球或纱布压迫针孔片刻,再用纱布敷盖保护创口。

2. **三角针埋线法** · 在距离穴位两侧1~2 cm处,用甲紫做进出针点的标记。皮肤消毒后,在标记处用0.5%~1%的盐酸普鲁卡因做皮内麻醉。用持针器夹住带羊肠线的皮肤缝合针,从一侧局麻点刺入,穿过穴位下方的皮下组织或肌层,从对侧局麻点穿出。捏起两针孔之间的皮肤,紧贴皮肤剪断两端线头,放松皮肤,轻轻揉按局部,使肠线完全理入皮下组织内。敷盖纱布3~5日,每次可用1~3个穴位,一般20~30日理线1次。

3. **切开埋线法** · 在选定的穴位上用0.5%盐酸普鲁卡因做浸润麻醉。用刀尖划开皮肤(0.5~1 cm),先将血管钳探入穴位深处,经过浅筋膜达肌层探找酸感点按摩数秒钟,休息1~2分钟,然后用0.5~1 cm长的羊肠线4~5根埋于肌层内。羊肠线不能埋在脂肪层或过浅,以防不易吸收或感染。

353

切口处用丝线缝合,盖上消毒纱布,5～7日后拆去丝线。

### 三、治疗机制

羊肠线刺激经络穴位后,体内肌肉合成代谢升高,分解代谢降低,肌蛋白、糖类合成增高,乳酸、肌酸分解降低,从而提高了肌肉的营养和代谢。羊肠线的刺激作用还能提高机体免疫力,增强抗病能力,并能改善血液循环。

## 临床应用

本疗法多用于哮喘、神经性皮炎、胃痛、腹泻、遗尿、面瘫、癫痫、腰腿痛,以及小儿麻痹后遗症、神经症等。

**1. 哮喘**

**取穴**·定喘、肺俞。

**方法**·穿刺针埋线法(见前文),每隔20日埋线1次,60日为一疗程。

**2. 神经性皮炎**

**取穴**·委中。

**方法**·三角针埋线法(见前文),每30日埋线1次。

**3. 胃痛**

**取穴**·脾俞、胃俞、中脘。

**方法**·穿刺针埋线法,每30日埋线1次。

**4. 腹泻**

**取穴**·天枢、大肠俞。

**方法**·穿刺针埋线法,75日埋线1次。

**5. 遗尿**

**取穴**·遗尿穴。

**方法**·穿刺针埋线法,30日埋线1次。

**6. 面瘫**

**取穴**·下关穴。

**方法**·穿刺针埋线法,20日埋线1次,同时配合其他疗法。

**7. 癫痫**

**取穴**·丰隆、大椎、足三里。

**方法**·穿刺针埋线法,20日埋线1次,用于间歇期癫痫。

**8. 腰腿痛**

**取穴**·委中、腰俞、肾俞。

**方法**·穿刺针埋线法,30埋线1次。

**9. 小儿麻痹后遗症**

**取穴**·髀关、胫下(解溪穴上3寸,胫骨外缘旁开3寸)。

**方法**·穿刺针埋线法,30日埋线1次。

**10. 神经症**

**取穴**·神门、丰隆、心俞。

**方法**·穿刺针埋线法,30日埋线1次。

**11. 溃疡性结肠炎**

**取穴**·第一次取肺俞、大肠俞、足三里(双)穴;第二次取天枢、关元、上巨虚穴;第三次取肝俞、肾俞穴。

**方法**·20日治疗1次,连续治疗3次。

**12. 阿尔茨海默病**

**取穴**·神门、丰隆、太溪和足三里。

**方法**·每个月治疗1次,共治疗6次。

## 注意事项

·严格无菌操作,防止感染,三角针埋线时操作要轻、准,防止断针。

·埋线最好埋在皮下组织与肌肉之间,肌肉丰满的地方可埋入肌层,羊肠线头不可暴露在皮肤外面。

·根据不同部位,掌握埋线的深度,不要伤及内脏、大血管和神经干,以免造成功能障碍和疼痛。

·皮肤局部有感染或有溃疡时不宜埋线,肺结核活动期骨结核、严重心脏病或妊娠期等均不宜使用本疗法。

·羊肠线用剩后,可浸泡于75％乙醇中,或用苯扎溴铵(新洁尔灭)处理,临用时再用生理盐水浸泡。

·在一个穴位上做多次治疗时,应偏离前次治疗的部位。

· 注意术后反应。一种属于正常反应,由于刺激损伤及羊肠线刺激,在 1～5 日内,局部会出现红、肿、热、痛等无菌性炎症反应。少数病例反应较重,切口处有少量渗出液,亦属正常现象,一般不需要处理。若渗液较多,凸出皮肤表面时,可将乳白色渗液挤出,用 70％ 酒精棉球擦去,覆盖消毒纱布。施术后患肢局部温度也会升高,可持续 3～7 日。少数患者可有全身反应,即埋线后 4～24 小时内体温上升,一般约在 38℃,局部无感染现象,持续 2～4 日后体温恢复正常。埋线后还可有白细胞总数及中性粒细胞计数的增高现象,应注意观察。

另一种则是异常反应,有以下几种情况。

(1) 少数患者因治疗中无菌操作不严或伤口保护不好,造成感染,一般在治疗后 3～4 日出现局部红肿,疼痛加剧,并可伴有发热,应予局部热敷及抗感染处理。

(2) 个别患者对羊肠线过敏,治疗后出现局部红肿、瘙痒、发热等反应,甚至切口处脂肪液化,羊肠线溢出,应适当做抗过敏处理。

(3) 神经损伤。如感觉神经损伤,会出现神经分布区皮肤感觉障碍。运动神经损伤,会出现神经支配的肌肉群瘫痪。如损伤坐骨神经、腓神经,会引起足下垂和蹰趾不能背屈。发生此种现象,应及时抽出羊肠线,并给予适当处理。

· 告知患者埋线后应避免剧烈运动,1 日内不洗澡,勿吃辛辣食物。穴位埋线的治疗间隔及疗程主要根据患者病情以及所选部位对羊肠线的吸收程度而定,大多数疾病间隔 1～2 周,部分 1 个月,小部分 2～3 周,极少数 1 周之内。

## 按 语

穴位埋线疗法同针灸相比有减少治疗的次数却不影响疗效的优点,因而在就医较困难的农村和边远地区有很大的应用价值。

(吴耀持　黄承飞　陈　洁　冯鑫鑫)

# 第66章

# 磁场药离子导入疗法

磁场药离子导入疗法是在利用磁场作用于相关穴位的同时,将中药离子导入人体,以治疗疾病的一种方法。

应用磁场治疗人体疾病,称为磁疗法,起源较早。《神农本草经》中磁石主治周痹风湿、肢节肿痛等记载,是最早利用天然磁石治疗疾病的方法。此后,历代医家用磁石治疗肾不纳气的虚喘,肝阳上亢的头晕、耳鸣以及风湿病、痈肿、小儿惊痫等症。方法上有内服、吸治、敷贴等不同,并将磁石制成磁石丸(散)、磁石酒等多种剂型,有的尚沿用至今。近年来,利用现代科学的医疗技术——磁疗仪器,将药物离子导入穴位内,使药物磁场和经络的作用有机地结合起来,发挥三者的协同作用,从而形成一种新颖、独特的治疗方法,即磁场药离子导入疗法。

## 基本内容

### 一、操作方法

· 根据诊断,辨证选择对症的主药,将其分别制成酊剂或合并制成浓缩液备用。

· 根据不同的病证,选择一组相关的穴位,并备好纱布、塑料薄膜各1块,作为敷料。

· 患者取卧位,暴露出所选穴位处的体表,先用热毛巾擦净,再把纱布折成8层覆盖于上。

· 把制好的酊剂或浓缩液滴于覆盖在穴位上的纱布中,滴至纱布湿润但药剂不外流为度,再覆盖塑料薄膜1层。

· 把磁疗仪器的磁头紧贴在薄膜上,循相邻穴位的经络路线来回移动。如取穴少,也可将磁头固定在某个穴位上。

· 一般在穴位上固定时间约5分钟,总治疗时间约20分钟,每日治疗1次。

### 二、治疗机制

磁性是物质的一种基本属性,任何生物体都具有磁性,而且在生命活动中会产生磁场,这就是生物磁场。外界的磁场又在不同程度上影响着生物的生命活动,如磁场作用于人体,可以影响人体内神经、体液、血细胞、血脂等,这就是生物磁效应。利用这种生物磁效应可以对某些疾病进行治疗。

磁场对生物体的作用是很复杂的,但基础是由于磁场对体内生物电和生物高分子磁矩取向作用等的影响,使生物体产生一系列的理化反应。它可以影响神经系统的兴奋和抑制,并可使细胞膜的通透性增强,促使细胞内外物质交换,促进和减缓某些化学反应,从而起到镇静、镇痛、解痉、消炎、消肿等作用。

本疗法采用药物穴位导入的方法,除了磁疗本身所具有的作用外,利用磁力线刺激穴位,通经走络,以调整病变脏腑的经络之气,还使药物能摄于体内、融于体液,更快地作用病变组织。磁效与药效、穴效三者合而为一,进一步提高了疗效。

## 临床应用

本疗法应用范围较广,对浅表层炎症有较好的作用,尤其适用于小儿的呼吸道和消化道疾病。

### 1. 咳喘

**用药** · 麻黄、射干、白芍药各 9 g,干姜、五味子、甘草各 3 g,熟地黄 10 g,地龙 12 g,代赭石、灵磁石各 30 g(先煎),合煎浓缩备用。

**取穴** · 天突、膻中、肺俞、丰隆。

### 2. 泄泻

**用药** · 穿心莲酊、复方樟脑酊,腹痛烦躁者加莨菪酊数滴。

**取穴** · 中脘、下脘、神阙、气海、关元。

## 注意事项

· 选用酊剂宜精,勿使配伍混杂、药效拮抗。

· 操作须在安静、清洁的温室内进行,以免引起患儿烦躁或交叉感染。

· 磁场的剂量宜小,不超过 100 Oe(约 7 957.7 A/m)。每次治疗时间勿过长,以免产生副作用。

· 治疗期间患儿注意休息,调整饮食。

## 按　语

小儿往往畏针拒药,不予配合,难以奏效。本疗法是一种新颖的中医外治疗法,既可代替了针刺、服药,又采用了先进的物理疗法,见效快,疗程短,痊愈率高,且无创伤性、无传染性、无副作用,较为安全。

(吴耀持　黄承飞　陈　洁　李国民)

# 第67章

# 磁场敷贴穴位疗法

磁场敷贴穴位疗法，又称磁针疗法，是应用磁场代替毫针刺激穴位，以治疗疾病的一种方法。

早在2 000多年前，传说古代名医扁鹊曾用过磁石治病。西汉初期，在《神农本草经》一书中也记载过磁石的特性及其治疗的疾病。这些记载都是将磁石作为煎剂内服。1596年李时珍《本草纲目》中记载"真磁石豆大，塞耳中，口含生铁一块，觉耳如风雨声即通"，产生了磁石外治疗法。

近代，把磁场和经络学说相结合起来，开创了磁针疗法，近年来又出现了磁珠耳穴敷贴方法、旋转磁场治疗仪。目前常见的磁针疗法有三种：第一种是用几百高斯至几千高斯，不同规格的磁钢或磁珠，敷贴体穴或耳穴。第二种是将某种强度的磁钢，装在一个圆盘上，用电动机带动圆盘旋转，产生旋转磁场，作用于穴位。第三种把用50周交流或脉动直流电通过带铁芯的线圈，产生交变或脉动磁场敷压在穴位上。磁针疗法对一些常见病进行了大量实践，取得一定疗效。

## 基本内容

### 一、操作方法

1. **磁场敷贴穴位法** · 一种是直接敷贴法，将磁片直接接触有关的穴位，然后用胶布或风湿膏将磁片封固。另一种是间接敷贴法，将磁片缝制在衣、帽或特制的布袋里，然后佩戴或绑扎在有关的穴位上，这种敷贴法更适用于对胶布过敏的患者。

磁片极性的安置，如两块同名极平置于穴位，磁力线走入穴位较深；两块异名极平置于穴位，则磁力线走入穴位较浅，在一个穴位上能受到两种极性磁场的作用。两块异名磁片对置的穴位，如内关与外关、阳陵泉与阴陵泉等。

2. **旋转磁场仪穴位治疗** · 开启电源开关，听到电动机旋转声正常后，即可将旋磁机的治疗头对准穴位，不要压得太紧，亦不要与穴位表面留有空隙。旋磁仪内安装磁片亦有同名极与异名极两种

不同的方法，作用如上述。旋磁仪的治疗作用快，但对顽固性慢性疾病则治疗时间少、疗效较差。

3. **交变或脉动磁场治疗仪穴位疗法** · 开启电源后能听到微小的嗡嗡声及震动感，然后按压在穴位上，能产生磁、热、按摩三种效应。使用时间过长，治疗磁头温度超过60℃时，要关闭电源，停止使用，待冷却后再用。

### 二、治疗机制

目前初步了解到磁场对动物的中枢神经、自主神经、心血管和内分泌等系统均能产生一定的作用。通过磁场贴穴疗法使磁场能量作用于穴位，有调虚实、通经络的治疗作用。

### 三、导入药液的选择

导入药液的正极性药物有：丹参、大蒜、红

花、三七、九里红、白屈菜、苦参、赤芍药、地龙骨、吴茱萸、何首乌、黄连素、黄芩、黄柏、双钩藤、杜仲、田七、卤碱、川乌或草乌。负极性药物有：毛冬青、大蒜、鱼腥草、川芎药、苍耳子、茅膏菜、淫羊藿、虎杖、陈醋、穿心莲、五味子、威灵仙、酸枣仁。

## 临床应用

本疗法具有镇痛、镇静、消炎等作用,其临床适应证与毫针疗法相似,可用于治疗多种疾病。

1. **支气管炎**·急性支气管炎,系因感染或理化因素刺激引起支气管黏膜的炎症。初起有喉痒、干咳等上呼吸道感染症状,此时最宜磁疗。如有头痛、怕冷、低热等症状,疗效即降低。主穴取天突、膻中、定喘、肺俞。备用穴取合谷、足三里、支气管部位阿是穴。可用磁场强度为 500～2 000 G（1 G=1×10⁻⁴ T）,直径 1 cm 左右的磁片敷贴穴位上,如无反应可连续敷贴至症状消失。如系慢性支气管炎,可连续敷贴,15 日为一疗程,每 5～7 日检查一次磁片位置是否移动。在磁片敷贴治疗的同时,还可加用旋磁机治疗,治疗时暂时将磁片拿下,治疗完毕后再贴上,电动机转速每分钟 1 500 左右,磁场强度 1 000 G,每穴各治疗 15 分钟,每日或隔日 1 次。

2. **原发性高血压**·磁疗对原发性 1、2 期高血压疗效较好。主穴取曲池、内关、百会、足三里、三阴交,配穴取风池、太阳、太冲、神门。用磁场强度为 600～2 000 G 的磁片敷贴穴位。亦可用交变电磁法或旋磁法,选 2～4 穴,每日治疗 20～30 分钟。对较重患者开始磁疗,先宜磁性强度较低的磁片,并少贴几个穴位,时间宜短,如无反应后再逐渐增加。

采用穴位磁珠敷贴治疗,取直径 3 mm、磁场强度 400 G 左右的磁珠,用胶布固定于穴位。取 3 组耳穴：第一组神门、心,第二组肝阳、肾,第三组降压沟。第一周敷贴第一组穴位,以后每周轮换 1 组,1～3 组循环敷贴。每周测量血压 1～2 次,直至血压降至正常或恢复到一定程度,再继续敷贴 1 个月以巩固疗效。治疗 9 周后如血压仍未降至有效标准者,停止治疗。

3. **前列腺炎**·临床上常见为慢性前列腺炎,主要症状有尿频、尿急、排尿不畅、尿道流白色分泌物、早泄,以及耻骨上、会阴及大腿处酸痛等。主穴取关元、中极、三阴交,配穴取曲骨、会阴、足三里、次髎。应用表面磁场 1 000～1 500 G 的圆形磁片,直径 9 mm、厚 2 mm,用胶布固定在穴位上,每次敷贴 4～6 片。疗程一般 2～3 个月,每周随访 1 次,视病情变换穴位。每次敷贴磁片后,一般保留 4～6 日,间隔 1～2 日,也可持续敷贴 2 周。

4. **婴幼儿腹泻**·小儿轻症腹泻一般每日 3～5 次,多则 10 余次,大便都为黄色或绿色,并伴有轻微呕吐,便前有腹痛、哭闹不安等症状。主穴取神阙、天枢、中脘、脾俞、足三里,配穴取大椎、内关。用旋磁法,表面磁场强度 2 000 G,每穴 10～15 分钟,每日 1 次,亦可用表面 1 000 G 磁片敷贴,5 日为一疗程。

5. **血栓闭塞性脉管炎**·本症是由中、小动脉闭塞而引起的疾病,一般多由下肢开始,肢端冷麻,肌肉萎缩,最后肢端皮肤变黑、坏死,疼痛严重,日夜不停。磁疗对此症有一定疗效,对浅静脉炎疗效尤佳。主穴取患部及附近阿是穴,配穴上肢取颈 6～胸 3 夹脊、曲池与少海对置,下肢取腰 1～3 夹脊、阳陵泉与阴陵泉、悬钟与三阴交对置。应用磁场强度 1 500～3 000 G 的磁片敷贴穴位,对较大疮面可在周围贴敷磁片。对静脉炎可在头、尾、中间贴磁片。有结节者,可用磁片敷盖。亦可用旋磁法,患者每日治疗 20～30 分钟。

6. **胃炎**·本症有急性与慢性之分,磁场对急性的单纯性、糜烂性胃炎的疗效高于慢性胃炎。急性胃炎主要症状是上腹部疼痛、恶心、呕吐、水样腹泻、食欲减退等症,取中脘、胃俞、足三里。呕吐甚者加内关,发热者加大椎、曲池。四肢穴位用小面积磁片,中脘及胃俞可用面积较大磁块。磁性强度 500～1 500 G,敷贴至症状消失。急性胃炎也可用交变磁场或脉动磁场治疗仪进行治疗,每日治疗 1 次,每次治疗 30 分钟。

7. **消化性溃疡**·本病主要症状为周期性、节律性上腹部痛,疼痛与饮食有关,常伴有泛酸、嗳气,上腹部有局限性压痛。可采用耳穴贴磁法、体穴贴磁法、旋磁法或交变电磁法等三种治疗法。

(1) 耳穴贴磁法:选取耳穴幽门、贲门、神门等穴,用磁珠敷贴,配合耳穴按压,每日数次,每次10分钟。

(2) 体穴贴磁法:取中脘、内关、足三里、公孙(公孙穴临睡前敷贴),选用500~1 000 G磁片,敷贴1周后改用耳穴敷贴,两者交替应用。

(3) 动磁治疗法:选用曲泽穴,应用旋磁机或交变电磁仪,每日治疗30分钟,15次为一疗程,每疗程间休息7日。

8. **肠粘连** · 本症主要症状为阵发性腹痛,磁疗能缓解其症状,可采用体穴贴磁法、动磁治疗法两种。

(1) 体穴贴磁法:选取神阙、天枢、阿是穴,足三里、关元两组穴位。应用1 000~2 500 G磁片,每次贴2~4穴,敷贴1周后轮换穴位。

(2) 动磁法:采用脉动磁疗仪或交变电磁治疗仪,在上述穴位上选取2~4穴,每次治疗30分钟,每日治疗1次,15次为一疗程,每疗程间休息1周。

9. **细菌性痢疾** · 细菌性痢疾起病急,有发热、腹痛、腹泻、里急后重、脓血便等症。急性细菌性痢疾磁疗多数可愈,亦有极少数由于治疗不当转为慢性。可取神阙、元关、足三里、腹泻特效穴(在足外踝正下赤白肉际)。选用500~1 500 G的磁片敷贴上述穴位,神阙、关元穴可用面积较大磁片,四肢部穴位用面积较小的磁片。亦可用旋磁法,每日治疗1次,每次选2~4穴。

10. **风湿性关节炎、类风湿关节炎** · 关节炎急性期,关节部位有红、肿、热、痛、活动障碍等症。可根据病变部位选取下列穴位。

颌关节:下关、阿是穴、合谷。

肩关节:肩髃、阿是穴、肩髎、臑俞、曲池、合谷。

肘关节:阿是穴、曲池、足三里、合谷。

腕关节:阳池、阳溪、腕骨、阿是穴。

指关节:合谷、八邪、阿是穴。

脊椎关节:相应的夹脊穴、后溪、水沟。

腰骶关节:肾俞、八髎、委中。

髋关节:环跳、秩边、居髎、阳陵泉、悬钟。

膝关节:膝眼、阴陵泉、阳陵泉、足三里。

踝关节:商丘、丘墟、解溪、照海、申脉。

趾关节:八风、太白、束骨。

选用500~3 000 G的磁片用穴位敷贴法,每次选用2~6穴,敷贴1周后更换穴位,继续敷贴。亦可用脉动磁疗机、旋磁机、交变磁场磁疗机等治疗,每日在痛点明显处(阿是穴)及邻近的穴位上治疗,每次30~60分钟,10次为一疗程,每疗程间休息1周。

11. **坐骨神经痛** · 本症分原发性与继发性两种,磁疗对原发性坐骨神经痛的效果较好。取环跳、秩边、居髎、承扶、殷门、阳陵泉、承筋、承山、悬钟、昆仑等穴,每次治疗时选取其中4~5穴。如属根性坐骨神经痛者,可如肾俞、大肠俞、上次髎等穴。应用500~3 000 G的磁片,敷贴穴位1周后,根据症状更换穴位后再敷贴。

12. **糖尿病** · 本病主要症状为多食、多饮、多尿,身体逐渐消瘦。取足三里、胰腺体表处。多食加中脘,多尿加关元。应用脉动磁疗仪或交变磁疗仪,每次治疗30分钟,每日治疗1次,10次为一疗程,每疗程间休息1周。

13. **落枕** · 本症多由睡眠后晨起时感颈部一边牵强、酸痛、颈项活动不利。取压痛点、落枕穴。可应用旋磁治疗机或交变磁场治疗仪治疗,每日治疗1次,每次30分钟。

14. **冻疮** · 磁疗对未溃破的冻疮有一定的疗效。取大椎、局部阿是穴。应用脉动磁疗仪或交变磁场治疗仪,每日治疗1次,每次30分钟,如部位多者,可延长治疗时间。

15. **月经不调、痛经** · 这两种疾病,磁疗有一定疗效。取关元、三阴交、中极、血海、承山。可用500~1 500 G的磁片敷贴上述穴位,每次取3~4穴,1周后更换穴位。亦可应用动磁治疗法,选取2~4穴,每日治疗1次,每次30分钟,10次为一疗程,每疗程间休息1周。

16. **小儿夜尿症** · 磁疗对小儿大脑排尿中枢发育迟缓所致的夜尿症有一定疗效。取关元、三阴交和肾俞、膀胱俞两组穴位交替应用。选用500~1 000 G的磁片,敷贴一组穴位,1周后更换第二组穴位。亦可用交变磁疗仪,每组穴位治疗30分钟,每日治疗1次,10次为一疗程,每疗程间休息1周。

17. **带状疱疹** · 磁疗对带状疱疹在止痛方面

有一定疗效。用脉动磁疗仪或旋磁治疗仪作用于患部阿是穴,每日治疗1次,每次治疗30分钟。亦可配合耳穴磁疗法,取神门、肺、肾上腺、内分泌穴及相应的良导点穴,每次选3～5穴,用300～500 G的磁珠敷贴穴位,每日用手按压多次,每周更换耳穴。

18. **牙痛** · 磁疗对多种原因引起的牙痛有一定效果,主穴为下关、承浆。上齿痛者如内庭,下齿痛者加合谷。应用1 500～3 000 G的磁片敷贴穴位,亦可用交变磁场治疗仪,每次治疗30分钟,每日1次。磁疗牙痛,只能作为一种辅助治疗方法,还必须由口腔科进一步检查治疗。

## 注意事项

· 本疗法无明显禁忌证,对白细胞总数在 $4 \times 10^9/L$ 以下及体质极度衰弱、高热等患者慎用。一般先用弱磁场磁片,少贴穴,做探索性治疗,如有副作用时立即停止治疗。

· 本疗法的治疗剂量,往往是由磁片的场强和数量、面积、场型、磁场梯度等量的总和所构成。而决定应用多少治疗剂量,则应以患者年龄、体质、病情、病程等为依据。新生儿无论患什么病,剂量应

最小,如用100 G磁片,最多不超过4片。具体剂量还需结合临床灵活应用。

· 本疗法常见的副作用如头昏、乏力、心悸、疼痛加重等。这些反应出现后,绝大多数不需要特殊处理,停止1～2日或改变一下磁疗方法,这些反应即可消失。有少数患者,如继续治疗而致副作用持续加重,即停止磁疗,副作用亦会自行消退,一般不会留下不可逆转的后遗症。

## 按 语

本疗法操作简便,费用低,而且安全,但对治疗剂量、治疗机制及如何进一步提高疗效等问题,尚需做大量的探索和研讨工作。

(吴耀持 黄承飞 陈 洁 李国民)

# 第68章
# 直流电药离子导入疗法

直流电药离子导入疗法是应用药物离子透入仪输出的直流电,施加于浸有中草药液的电极板上,使药物离子透入人体穴位,从而获得药物与刺激穴位的双重治疗效应的一种治疗方法。

药物离子透入疗法已有上百年历史,是理疗中的一种常规疗法。直流电药离子导入疗法则是我国针灸界的首创,最早始于1959年,当时应用电子管式"直流感应电疗仪"作为本疗法的主要仪器。1976年后,本疗法在全国应用较为广泛,而且应用的仪器也有了很大的改进与发展,出现了半导体化的药物离子透入仪,因其性能安全可靠,更推动了本疗法的发展。近年来又出现了用专科、专用途命名的中草药离子透入仪,如骨质增生治疗仪等,更丰富了对某些疾病的治疗手段。

## 基本内容

### 一、操作方法

· 本疗法多应用中药的浸出液。常用蒸馏水配制成含50%乙醇溶液或50% Vol 的白酒浸泡中草药,使中草药中水溶性的生物碱盐、苦味质、有机酸、盐、糖、树脂、鞣质、蛋白质、色素、酶等物质提取出来,也能使醇溶性树脂油、脂肪油、挥发油、皮脂芳烃、生物碱等不溶水或难溶水的物质析出,并能使药液稳定、防腐。

· 浸润中草药液的极板衬垫必须洗净、消毒,除去寄生离子,然后将中草药液均匀地洒布在衬垫上。冬季时衬垫最好保持温热,减少对患者的冷刺激。

· 衬垫面积必须大于电极板,保证电极板不外露。

· 患者接受治疗时应使之体位舒适,暴露治疗部位,并检查该部位皮肤有无破损,如有小破损,可在破损处用橡皮胶粘贴后再进行治疗。

· 衬垫可采取对置法或平置法安置在有关的穴区。

· 治疗前检查药物离子透入仪输出调节旋钮是否在零位置。正确安置正、负极板。

· 治疗仪开启后,缓慢调节电流量,并询问患者的感觉,以调节至能耐受的电刺激感,不可有烧灼、疼痛等感觉,以防灼伤皮肤。

· 治疗后如有皮肤痒感等反应,可涂以止痒水或甘油,不宜搔抓及用水或肥皂洗。

### 二、治疗机制

药物离子透入仪输出的平滑直流电或脉动直流电,具有正、负极性,中草药浸出液内具有大量的药物离子,同时人体又是一个生物导体,故在直流电场的作用下,正极板上的正电荷将药液中的正离子斥入人体内,并向负极板方向移动,负极板将负药离子斥入人体,并向正极板方向移动。人体的经穴处导电性能比非穴位处良好,因此进入的药离子也相对增多。药离子进入人体后,一部分离子失去原来的电荷,变成原子或分子,发挥该药物原有的药理作用,一部分药离子可和体内胶体质点相结合,刺激穴位、神经感受器,发挥其治疗作用。

# 临床应用

临床应用本疗法较为有效者有关节风湿痛、骨质增生、急性乳腺炎、神经衰弱等症。凡是在临床上需要应用药物治疗的疾病,均可应用本疗法。

## 1. 骨质增生

**药液配制** · ① 炙马钱子 15 g、白芍药 50 g、延胡索 15 g、参三七 25 g、广木香 25 g、藏红花 25 g、广郁金 50 g、秦艽 100 g、乳香 25 g、没药 25 g、血竭 5 g、川桂枝 25 g。上述药物浸入 50% 乙醇或 50% Vol 白酒 1 000 ml 中,7 日后过滤去渣备用。② 镇江陈醋用蒸馏水配制成 10% 浓度溶液,现配现用。③ 羌活、当归、赤芍药、南星、桂枝、川芎、乳香、没药、干姜等各 100 g,将药研成细粉,加水 3 000 ml,煎煮浓缩至 1 000 ml,滤去药渣,分装入安瓿,每支 50 ml,100℃ 灭菌 30 分钟后备用。

**药离子导入部位** · 患部取穴法为主。

**极板面积** · 根据病变部位决定,一般具有 40~300 cm² 极板多块备用。

**极性** · 中草药液可置于正、负两极板;也可置于正极,隔日置于负极的交替应用方法。

**治疗时间** · 20~30 分钟,隔日 1 次。

**疗程** · 15 次为一疗程,每疗程间休息 1 周。

**操作方法** · 跟骨骨刺患者,可将陈醋液置于塑料盆内,患肢浸入陈醋液,陈醋液中浸入负极板(金属极板不能碰到患肢),正极板置于大腿或手掌部均可。

## 2. 关节风湿痛

**药液配制** · ① 桂枝 20 g、秦艽 25 g、威灵仙 25 g、制川乌 20 g、豨莶草 25 g。风胜者加羌活 25 g、海风藤 25 g;寒胜者加草乌 20 g、细辛 10 g;湿胜者加苍术 30 g、生薏苡仁 30 g。② 炙马钱子 15 g、白芍药 50 g、延胡索 15 g、参三七 25 g、木香 25 g、红花 25 g、郁金 50 g、秦艽 100 g、乳香 25 g、没药 25 g、血竭 5 g、怀牛膝 25 g、桂枝 25 g、草乌 25 g。③ 附子 15 g、干姜 15 g、吴茱萸 15 g、川芎 15 g、威灵仙 15 g、红花 15 g、川椒 15 g、乳香 15 g、没药 15 g、细辛 10 g、白芷 20 g、桂枝 20 g、防风 15 g、香附 15 g、皂角刺 15 g、薄荷 15 g、苍术 20 g、羌活 15 g、独活 15 g。④ 五加皮 50 g、荆芥 50 g、海桐皮 50 g、鸡血藤 50 g、防风 50 g、草乌 100 g、羌活 50 g、豨莶草 50 g。上述 ①~④ 处方药物浸入 50% 乙醇或 50% Vol 白酒 1 000 ml 中,7 日后过滤去渣备用。⑤ 马钱子散 50 g,用 1 000 ml 50% Vol 白酒浸 7 日后,去渣备用。⑥ 卤碱粉 1 g,溶解于 100 ml 蒸馏水,过滤后备用。

**操作方法** · 药离子透入方法同上。

## 3. 神经衰弱

**药液配制** · 钩藤、远志、酸枣仁各 35 g,共为细末,浸入 1 000 ml 到 50% Vol 白酒中,7 日后滤去药渣备用。

**药离子导入部位** · 大椎穴周围、前额部穴位。

**极板面积** · 10 cm×10 cm 置于背部,3 cm×10 cm 置于额部。

**极性** · 与前述方法同。

**治疗时间** · 30 分钟,隔日治疗 1 次。

**疗程** · 15 次为一疗程,每疗程间休息 1 周。

## 4. 急、慢性咽喉炎

**药液配制** · ① 急性咽喉炎:蒲公英 30 g、板蓝根 15 g、挂金灯 9 g、制大黄 9 g、甘草 3 g。② 慢性咽喉炎:大青叶 30 g、生地黄 15 g、玄参 15 g、麦冬 12 g、马勃 5 g、甘草 3 g。内热重者加黄芩 9 g,声音嘶哑者加胖大海 9 g、木蝴蝶 5 g。上述两方用清水煎煮去渣后备用,剩余药液可内服。③ 穿心莲 100 g、玄参 100 g、连翘 100 g、麦冬 100 g、赤芍药 100 g、海藻 50 g、昆布 50 g、牛蒡子 50 g。浸入 75% 乙醇内 1 个月以上。或用清水煎煮去渣后浓缩成原药液的 1/2。

**药离子导入部位** · 风门、大杼、大椎、廉泉穴区。

**极板面积** · 后颈背部 10 cm×10 cm,廉泉部 4 cm×10 cm。

**极性** · 与前述方法同。

**治疗时间** · 30 分钟。慢性患者隔日 1 次,急性者每日 1 次。

**疗程**·慢性患者 15 次为一疗程,每疗程间休息 1 周。

### 5. 肠粘连

**药液配制**·丹参 12 g、制香附 12 g、广木香 10 g、台乌药 12 g、川厚朴 10 g、桃仁 12 g、青皮 6 g、陈皮 6 g、延胡索 12 g、白芍药 10 g。煎成浓汁,去渣备用。

**药离子导入部位**·取天枢、气海、下脘等穴位(神阙穴用干棉球遮盖);腰部用命门、肾俞穴区。

**极板面积**·腹部 250 cm² 左右;腰部 300 cm² 左右。

### 6. 慢性盆腔炎

**药液配制**·① 丹参 1 000 g,用水煎后去渣,过滤浓缩成 2 000 ml,装瓶消毒置阴凉处备用。② 白花蛇舌草 500 g、乳香 100 g、没药 100 g、血竭 25 g、红花 50 g、桂枝 50 g、香附 100 g、当归尾 500 g、赤芍药 75 g、川椒 125 g。水煎去渣,过滤浓缩原液的一半,装瓶消毒,置阴凉处备用(血竭应在去渣前 20 分钟放入)。③ 当归 50 g、川芎 50 g、白芍药 25 g、延胡索 25 g、丹参 50 g、甘草 100 g、木香 25 g、肉桂 25 g、干姜 50 g、乌药 25 g、鸡血藤 50 g。制法同上。

**药离子导入部位**·腹部取关元、中极、子宫、归来等穴区;腰骶部取八髎穴区。

**电极板面积**·腹部 10 cm×15 cm;骶部 15 cm×15 cm。

**极性**·与前述方法同。

**治疗时间**·30 分钟,隔日 1 次。

**疗程**·15 次为一疗程,每疗程间休息 1 周。

### 7. 脉管炎

**药液配制**·毛冬青 100 g,加水浓煎后去渣备用。

**操作方法**·将毛冬青药液置于塑料容器内,将负极放入药液内,然后患肢浸入药液中,正极板置于大腿部。通电 30 分钟,电量调至患部有微麻无刺痛感(10~30 mA 范围内),隔日治疗 1 次,15 次为一疗程,每疗程间休息 1 周。

### 8. 白内障

**药液配制**·鸡胆汁稀液配制方法:将食用健壮雄鸡之苦胆取出,先用 95％乙醇消毒胆囊表面,再用注射器注入少许生理盐水,使离体之胆囊膨隆鼓起,表示黏稠液已被稀释,此时立即回抽入针筒内,然后再注入 20 ml 生理盐水进一步稀释,使呈淡绿色透明液体。其 pH 值为 2.5~6.8。药液现用现配,亦可用冰箱保存。

**操作方法**·枕上放置正极板,令患者仰卧其上,然后将配制的药液滴数滴于眼内,令患者闭目,再将浸透药液的棉球覆盖在患者眼睑上,并加上负电极棉垫。治疗量调节至患者能耐受而无不适感为宜。每日治疗 1 次,每次 30 分钟,10 次为一个疗程。

据经验认为本法对早期的中老年型、外伤型的白内障疗效较好。老年型白内障中以膨胀期型疗效最高。至于成熟或过成熟的白内障,则多数无效,仍应以手术治疗为宜。本疗法患者无痛苦,无任何不良反应。

### 9. 颈椎病

**药液配制**·淫羊藿 400 g、威灵仙 400 g、川芎药 200 g,加水 2 000 ml,煎至 1 000 ml,过滤后浓缩至 500 ml。

**操作方法**·治疗时将中药与陈醋等量均匀洒在 8 cm×10 cm 的衬垫上,接阴极置于颈后部(大椎穴或者颈部夹棘穴),辅电极接阳极置患侧手背圈(外关穴)。

### 10. 肩关节周围炎

**药液配制**·川芎 100 g 加 50％乙醇 1 000 ml,浸泡 15~20 日。

**操作方法**·治疗时阴极 8 cm×12 cm 加药液,紧贴肩部压痛明显处(阿是穴),辅电极阳极 10 cm×15 cm 置相应部位(阿是穴)。

### 11. 腱鞘炎

**药液配制**·生南星、生草乌、生半夏、细辛、薄荷各 60 g,樟脑 30 g 捣碎,用 70％乙醇 6 000 ml 浸泡 96 小时,过滤成 10％溶液。

**操作方法**·阳极为主电极,加药液,放于疼痛最重的部位(阿是穴),阴极为辅电极,置相应部位(阿是穴)。

## 注意事项

· 凡是患有皮肤病、各种急性传染病、危重患者、严重心脏病患者及妊娠期妇女，禁忌用本疗法。

· 治疗时注意电极板的金属部分不能与皮肤接触，以免灼伤。

· 通电量大小以患者能耐受的麻电感为宜，不可有刺痛感。

· 在治疗过程中不得改变电极板上的极性。若必须变换时，先将输出强度旋钮退回至零位，然后交换极性，再重新调节治疗量。

## 按　语

直流电药离子导入疗法，发展了现代理疗中药离子透入方法，并丰富了现在的中医疗法，显示了中医独特疗法的广阔发展前景。

（吴耀持　黄承飞　陈　洁　李国民）

# 第69章

# 神灯照疗法

神灯照疗法，又称"神火照疗法"，是在患病部位，用药物蘸油燃烧后，通过烟气上熏，借助于药力、热与光照的作用，以治疗疾病的一种方法。

本疗法出自《神灸经纶·外科证略》一节："神灯照法：方用朱砂、雄黄、血竭、没药各二钱，麝香四分，共为细末，每用三分，红棉纸裹药搓捻，长七寸，麻油浸透，用火点着，离疮半寸许，自外而内，周围徐徐照之，火头向上，药气入内，毒气随火解散，自不致内侵脏腑。"明代陈实功《外科正宗》载："以棉纸条裹药末、浸麻油后燃点，自外而内，周围照之，疮毒随药气解散，自不内侵脏腑。"清代祁坤《外科大成》载："神灯照法：治发背初起，七日前后，未成者自消，已成者自溃，不起发者即发，不腐者即腐，诚良法也。用朱砂、雄黄、血竭、没药、麝香为末，每用三分，棉纸裹药为捻，长七寸，麻油浸透，灼火，离疮半寸许，自外而内，周围徐徐照之。火头向上，药气入内，疮毒随火解散，自不内侵脏腑。初用三根，渐加至四五根，候疮势渐消渐减。"清代吴尚先的《理瀹骈文》谓："神火照法，以蘸麻油点燃，自外而内周围照之，可以散毒气治痘，并一切肿毒。"本疗法一直沿用至今。

## 基本内容

备置油灯一盏，内盛麻油、菜油或棉籽油，再以棉纸包裹已配制好的药末作为灯芯，点燃后照射患处。照射时间、方法，据病情而定。

其治疗机制：借药力、热与光照作用，使机体腠理疏通、气血流畅，达到活血消肿、祛瘀化毒、消散止痛作用。

## 临床应用

### 一、风痰所致病证

本疗法适用于风痰所致的卒然昏厥、惊痫抽搐、小儿脐风及急、慢惊风等。《本草纲目》《幼科铁镜》等对此法均有详载。

1. **小儿惊风** · 可用神灯照患儿囟门、肩髃、合谷、涌泉、神阙；或照百会、太阳、背俞、长强等亦可。

2. **小儿慢惊风** · 用神灯照两涌泉穴。

3. **癫痫** · 神灯照百会穴，或照鸠尾穴。

### 二、脾胃虚寒所致病证

脾胃虚寒所致的泄泻、胃脘痛、腹痛也适合应用本法。

1. **胃痛** · 神灯照鸠尾两旁、合谷。

2. **呕吐** · 神灯照上脘、内关或天枢穴。

3. **呃逆** · 神灯照天突穴，轻者 1 次可愈。重者 7 日后再灸原穴 1 次,2~3 次即愈。

**4. 泄泻·**神灯照命门穴或神阙穴可愈。

**5. 腹泻、消化不良·**神灯照胃俞、大肠俞、天枢。

**6. 急性胃肠炎·**神灯照中脘、足三里或悬枢、命门穴。

**7. 疝气·**神灯照胃俞、关元、肾俞能立即止痛。

### 三、肝胆实火、湿热内蕴所致病证

**1. 急性结膜炎·**神灯照太阳、合谷、光明;或素髎,即可退热消炎。

**2. 睑腺炎(麦粒肿)·**神灯照素髎即可愈;或照胸椎两旁及肩胛附近反应点。

**3. 流行性腮腺炎·**神灯照角孙穴或牵角穴效果较佳。

**4. 扁桃体炎·**神灯照少商、合谷、风池。

**5. 痈疽发背·**初起者及痈疡表现为麻痒硬肿,无脓不高焮者,可以朱砂 9 g、雄黄 9 g、血竭 9 g、没药 9 g、麝香 1.5 g,各研为细末,和匀。每次取 0.9 g,以红棉纸裹药为条,长约 20 cm,麻油浸透,点燃后将神灯距患处约 2 cm 处照射,由外围至中心,缓慢移动。每日 2 次,每次 10~15 分钟。

**6. 疥疮·**用硫黄、艾叶各研碎末,棉纸包裹成捻条,浸油点燃,熏照患处,可除疥疮,杀灭疥虫及虫卵。

**7. 头面带状疱疹痛·**将麻油适量倒入碗或其他器皿后,将搓好的棉纸条或桑皮纸条浸入麻油中浸透,将一端提出油面置碗边缘处点燃,对准患处 2.5~3.5 cm 的距离照灸慢烤。注意随时变换部位,以患者自觉温热无灼痛为度,不可过近或过远,以免影响疗效。每日灸治 1~2 次。

### 四、其他

**1. 麻疹不透·**用红纸 1 张,卷成捻子,内裹麻黄、桂枝等发散药,蘸麻油点燃。在患者头面徐徐往返移动照射数遍,以使患者额上微微汗出为度,以助麻疹透发。

**2. 难产·**神灯先照产妇两涌泉穴,再用马鞭草捣烂敷涌泉穴。

**3. 蛇或蜈蚣咬伤·**在被咬当时,用灯火在患处照之可愈。

**4. 疟疾·**神灯照膏肓穴。

---

## 注意事项

神灯照药捻须以油浸透,点燃时保持一定光亮度,照射时要接近病灶,使药力能直达病所,但也不可过于靠近病所,以免皮肤灼伤。医生应随时听取患者对治疗部位感受的反应,调整灯照距离,以防止灼伤。此外,治疗时室内烟雾较大,须注意室内空气流通。

---

## 按 语

神灯照疗法能使药力直接作用于病灶及其周围,促进气血流畅,皮肤腠理疏通,对于肿疡背疽之初起,痈疽过用寒凉攻伐药物而形成僵肿,以及麻疹、水痘不易透发及疥疮等病证确具疗效。

(吴耀持 郭 晟)

# 第70章
# 砭镰疗法

砭镰疗法，俗称"飞针"，是用三棱针、小刀锋，或带有细刺的龙须草、灯心草等在病变处轻轻砭刺、镰洗，使之少量出血，以使蕴阻之邪热随血外泄的一种治疗方法。

砭，即石针，是用石块磨制的尖石或石片作为针具，是我国最为古老的医疗用具。镰，同"磏"，为一种赤色的厉石。后世以金属和带刺的植物为针作为工具。以石针刺病，是古代医疗方法之一。《素问·异法方宜论篇》曰："其病皆为痈疡，其治宜砭石。"《山海经》载："高氏之山有石如玉，可以为针，则砭石也。"据《新唐书·则天武皇后传》记载："帝（唐高宗）头眩不能视，侍医张六仲、秦鸣鹤曰：'风上逆，砭头血可愈。'"历代运用本疗法甚为广泛，诸多医籍有所记载。

## 基本内容

传统砭镰疗法在常规消毒下，用三棱针，或小刀锋，或晒干的龙须草、灯心草，轻刺皮肤、黏膜，移动叩刺、镰洗，以患处出血为度，眼部疾病则以细小颗粒平复为度。刺之轻重，按疾病情况而定，疾轻缓者浅刺，重者深刺、镰刺。

近年来，砭镰疗法逐渐恢复，并总结出了一系列手法，如感、压、滚、擦、刺、划、叩、刮等方法。新砭镰的操作手法包括拍法、叩法、剁法、刮法、刺法、划法、擦法和点揉八种主要手法，以及滚、旋、振等多种辅助手法。进行保健时应根据身体部位的不同选择不同的手法。

1. **拍法**·握住手柄，挥动砭镰，用砭镰侧部拍击身体部位。拍法是新砭镰的主要手法，在拍击时，通过震动产生超声波作用于人体穴位深部，可产生类似针刺得气的痛、麻、胀感，是一种无损伤的家庭针刺替代方法。

2. **叩法**·握住手柄，挥动砭镰，用砭镰弯曲的弧形头部叩击穴位。

3. **剁法**·握住手柄，挥动砭镰，用砭镰的薄刃部或厚刃部击打身体部位。薄刃的力度较大，可用于肌肉丰厚及不敏感的部位；厚刃部力度较小，可用于皮肤较薄、骨头凸起、弧度较大的身体部位。

注意：使用以上三种手法时，要注意力的运用，在砭镰接触皮肤时手臂要放松，使组织有回弹的余地。此法可有效地松解紧张的肌肉和粘连组织，促进血液和组织液的流动，有效地疏通经络。

4. **刮法**·握住手柄，用砭镰的薄刃或厚刃接触皮肤，沿砭镰的垂直方向推动砭镰，用薄刃刮力度较大，刺激较强，用厚刃刮力度较小，但厚刃的马鞍型曲面接触皮肤时感觉比较柔和，适合于皮肉较薄的地方。

5. **刺法**·握住手柄，用砭镰的尾锥压迫穴位，并维持一段时间的静力压迫。

6. **划法**·握住手柄，用砭镰的薄刃或头部顶住皮肤，然后沿平行于砭镰的方向划动。

7. **擦法**·握住手柄，用砭镰的整个侧部基本平行地接触皮肤,然后快速地往返运动。

　　8. **点揉** • 用砭镰头部抵住身体,然后做前后左右的摆动或往返旋转,与用手按揉的运动方式相似。

## 临床应用

　　本疗法适用于下肢丹毒(流火)急性发作、红丝疔(急性淋巴管炎)、沙眼、神经根型颈椎病、青少年近视等。

　　1. **下肢丹毒** • 严格消毒后,以三棱针或小刀锋,轻轻叩刺皮肤,使皮肤放血泄毒,可迅速降低体温,并使小腿部红肿减轻,减少复发率。

　　2. **红丝疔(急性淋巴管炎)** • 局部皮肤消毒后,以三棱针或刀尖沿红丝行走途径,寸寸挑断,或在红丝尽头挑断,并用拇指、示指轻捏针(刀)创口周围皮肤,微令出血,挑断处敷贴太乙膏掺红灵丹。

　　3. **沙眼** • 翻转眼皮,暴露睑结膜,对沙眼形成的睑结膜滤泡和乳头增生,用锋针或特制的海螵蛸棒,或干燥的龙须草等,轻刺或轻刮睑内粗大颗粒或瘀积,令血出,颗粒破碎即止。隔日或每 3 日 1 次,术毕用 5%～10% 黄连液,或 1% 黄芩素液滴眼,每日 3～4 次。

　　4. **神经根型颈椎病** • 使用中国中医科学院针灸研究所设计的新砭镰。颈项部:自风府、风池水平向下施以推、刮法,力量由轻渐重,大面积实施手法 5 分钟后,重点沿督脉、足太阳膀胱经、足少阳胆经推、刮,以推法配合点揉颈夹脊穴、百劳、大杼、风门、肩中俞以及肩胛内上角,每穴 1 分钟。肩部:大面积广泛推、刮 5 分钟后,着重点揉肩井、天髎、曲垣、肩外俞、天宗,每穴 1 分钟。上肢:先施以由上至下的推、擦法 5 分钟后,根据经络辨证,疼痛或麻木以桡侧为主者,取手太阴及手阳明经穴位肩髃、臂臑、天府、侠白、手五里、手三里、孔最、合谷、鱼际穴施以点、压、揉等手法;疼痛或麻木感位于上肢中间者,取手厥阴、手少阳经穴位肩髎、臑会、天井、曲泽、支沟、阳池穴;疼痛或麻木以尺侧为主者,取手少阴、手太阳经穴位青灵、支正、阳谷及上臂肱二头肌尺侧中点,力量以患者能忍受为度;手部重点点揉劳宫、中冲、关冲穴,每穴点揉 1 分钟。最后从颈项至肩及上肢施以拍法或剁法以调理气血。治疗时间每次 20～30 分钟,隔日 1 次,共治疗 10 次,20 日为一疗程。

　　5. **青少年近视** • 患者仰位,手持中国中医科学院针灸研究所设计的新砭镰,用砭镰大头处刮抹上眉弓,从睛明穴处沿着上眼眶刮抹,用砭镰的凹头处擦抹下眼眶处,用力要轻,左右眼各 1 分钟。用砭镰的平面擦抹,由印堂穴向上发际 2 分钟。用砭镰的厚刃部或薄刃部由印堂穴向两侧太阳穴处分别擦抹 2 分钟。用砭具按由上到下的方向推双侧桥弓(翳风穴至缺盆穴的连线),先左后右,每侧 1 分钟,用砭具自前发际向后发际梳刮头部,并由风府沿颈椎向下推刮至大椎,往返约 20 下。用砭具点按百会、太阳、睛明、风池、心俞、肝俞、肾俞、三阴交、光明、足三里等穴各 1 分钟治疗结束。在治疗过程中每日 1 次,25 日为一疗程。

## 注意事项

　　• 外科阴证、虚证,头面部丹毒禁用本疗法。下肢丹毒砭刺时不可太深,以免伤及经络、血管。

　　• 使用的锋针或草类,必须严格消毒后备用。术前、术后均需消毒病变处及病变周围皮肤,砭镰后再敷药包扎。

　　• 用于眼部疾病,切勿损伤眼球结膜、角膜,也不要过于损伤睑结膜。医者的手不得触及镰洗的创面,以免污染。

## 按 语

　　砭镰疗法应用于下肢丹毒,疗效确实。有资料表明,应用本疗法可使丹毒之高热迅速降温,并使下肢丹毒复发率降低。本疗法用于治疗沙眼、睑缘炎等眼病的刮刺方法，又称镰洗法，操作简便，疗效显著，故沿袭至今。必须注意的是手术器械及施镰部位应严格消毒，以免发生感染。使用新砭镰疗法可对头面部、手部、足部、四肢部、肩颈部、背部、胸肋部和腹部进行全面的保健。这一古老的医术在 21 世纪焕发青春。

（吴耀持　刘　静）

# 第71章

# 放血疗法

放血疗法,古称"启脉""刺络",又称"针刺放血疗法",是用针具或刀具刺破或划破人体特定的穴位和一定的部位,放出少量血液,以治疗疾病的一种方法。

中医传统理论认为放血疗法主要治疗作用有祛邪解表、急救开窍、泻火解毒、祛瘀通络、调和气血、排脓消肿。本疗法的产生可追溯至远古的石器时代。其时,人们在劳动实践中发现用锐利的石块——砭石,在患部砭刺放血,可以治疗某些疾病。《说文》解释:"砭,以石刺病也。"砭刺的工具随着科学的发展,产生了金属针,以后又根据医疗实践的需要,出现了专门用作放血治疗的"锋针",《灵枢·九针十二原》记载其长1寸6分,针身圆柱形,针头锋利,呈三棱锥形。本疗法最早的文字记载见于《黄帝内经》,书中对放血疗法的原则、瘀血阻络的诊断、适应证、取穴及操作手法都进行了详细的论述。如"刺络者,刺小络之血脉也","宛陈则除之,出恶血也"。《灵枢·血络论》还进一步阐明刺血法的应用范围,如血脉"盛坚横以赤","小者如针","大者如筋",并指出有明显瘀血现象的才能"泻之万全"。相传扁鹊在百会穴放血治愈虢太子"尸厥",华佗用针刺放血治疗曹操的"头风症"。唐宋时期,本疗法已成为中医治疗大法之一。《新唐书》记载:唐代御医用头顶放血法,治愈了唐高宗的"头眩不能视症"。宋代已将该法编入针灸歌诀《玉龙赋》。金元时期,刘完素非常重视放血泄热、驱邪,如"大烦热,昼夜不息,刺十指间出血,谓之八关大刺","治腰痛不可忍,刺委中、昆仑放血;治金丝疮,于疮头截经而刺之,以出血……"张子和在《儒门事亲》中的针灸医案,几乎全是针刺放血取效,指出"治病当先识其经络","血出者宜太阳、阳明,盖此二经血多故也。少阳一经不宜出血,血少故也",并认为针刺放血,攻邪最捷。衍至明清,放血治病已甚为流行,针具发展也很快,三棱针已分为粗、细两种,更适合临床应用。杨继洲《针灸大成》较详细地记载了针刺放血的病案:"一切暴死恶喉,不省人事,须急以三棱针刺手指十二井穴,当去恶血。"叶天士用本疗法治愈喉科疾病;赵学敏和吴尚先收集了许多放血疗法分别编入《串雅外编》《理瀹骈文》中。放血疗法有着几千年的历史,渊远而流长。由于本法用于临床,突出的优点是简、便、廉、验,且无副作用,其价值渐为人们所认识和接受。

## 基本内容

### 一、针具的选择

现在临床用于放血的针具主要有三棱针、皮肤针、粗毫针、小眉刀、滚刺筒或注射针头、陶瓷碎片、缝衣针、刀片等。

1. 三棱针·由不锈钢制成,分为粗、细两种,针尖部有三面三棱,十分锋利。粗针长7～10 cm,针柄直径2 mm,适用于四肢、躯干部位放血。细针长 5～7 cm,针柄直径 1 mm,适用于头面部及手足部放血。

2. **皮肤针** · 是针头呈小锤形的一种针具,一般针柄长 15～19 cm,一端附有莲蓬状的针盘,下边散嵌着不锈钢短针。根据所用针具针支数目多少的不同,又分别称为梅花针、七星针。

3. **滚刺筒** · 由金属制成,筒上固定有若干排短针及一个针柄。使用时以右手拇指、示指捏住针柄中段,其余三指握于针柄末端,在皮肤一定部位上推行、滚动。

4. **小眉刀** · 长 7～10 cm,刀刃长 1 cm,十分锋利。

## 二、操作方法

1. **消毒** · 先将针具煮沸消毒,然后对操作者的双手和患者的放血部位进行常规消毒。

2. **放血** · 临床常用的放血方法有刺络法和划割法两种。

(1)刺络法:该法又分点刺、散刺、挑刺、丛刺。点刺分为速刺(对准放血处,迅速刺入 1.5～3 mm,然后迅速退出,放出少量血液或黏液。该法运用较多,大多数部位都宜采用)、缓刺(缓慢地刺入静脉 1～2 mm,缓慢地退出,放出少量血液,适用于腘

窝、肘窝、头面部放血)。散刺法是对病变局部周围进行点刺的一种方法。根据病变部位大小不同,可用三棱针针刺 10～20 次或以上。由病变外缘环形向中心点刺,或用皮肤针重重叩打,以促使瘀滞的瘀血或水肿得以排除,达到"宛陈而除之"。挑刺是针刺入皮肤或静脉后,随即针身倾斜,挑破皮肤或静脉放出血液或黏液,适用于胸、背、耳背静脉等处的放血。丛刺是用集束针在一定的部位做叩刺,刺数多,刺入浅,以有血珠渗出为度,适用于扭挫伤、皮肤病等。同时还经常配合拔罐疗法。

(2)划割法:多采用小眉刀等刀具,持刀法以操作方便为宜,使刀身与划割部位大致垂直,然后进刀划割,适用于口腔内膜、耳背静脉等处的放血。

(3)在用右手刺络或划割放血的同时,另一手做提、捏、推、按等辅助动作,以配合放血。

## 三、治疗机制

本疗法根据经络学说和针刺原理,用针具刺破特定部位或穴位放血,以祛邪解表、急救开窍、泻火解毒、祛瘀通络、调和气血、排脓消肿。临床证明,本疗法有镇定、止痛、泻热、消肿、急救、解毒、化瘀等功效。

## 临床应用

本疗法适应范围较广,可用于临床各科许多疾病的治疗。

1. **高热神昏** · ① 点刺曲池、十宣、水沟(人中)穴。② 点刺少商、尺泽、委中、曲池穴。

2. **小儿外感发热** · 点刺少商、商阳穴。

3. **中暑** · ① 点刺中冲、委中、十宣穴。② 点刺十宣穴,并在肘窝曲泽穴、腘窝委中穴拍打,待其血瘀后点刺。

4. **昏迷、休克** · 点刺水沟、十宣穴。

5. **溺水** · 点刺水沟、会阴穴。

6. **感冒** · ① 点刺大椎穴,然后用闪罐法拔罐 10 分钟,使之出血。适用于发热而汗不出者。② 点刺少商、太阳穴。③ 用酒擦肺俞穴,以肤红为度,然后挑刺。

7. **咳嗽** · ① 点刺大椎、十宣穴。② 点刺肺

俞、少商穴,然后用闪火法拔罐 10 分钟,使之出血。

8. **肺炎** · 点刺大椎、尺泽、十宣、委中、十二井穴。

9. **哮喘** · 先用手指点揉华盖、膻中穴 200 次,然后点刺。

10. **慢性阻塞性肺疾病** · 点刺膻中、天突穴,局部拔火罐,隔日 1 次,连续治疗 14 日。

11. **三叉神经痛** · 挑刺耳背第一条静脉,适用于初次起病。

12. **面神经麻痹** · ① 用小眉刀在患侧口腔黏膜上划割,使之出血。适用于初病者。② 取患侧下关、牵正、太阳、阳白 4 穴,每次选 1～2 穴,丛刺后再用闪火法拔罐 10 分钟,使之出血。隔 3 日 1 次。

13. **头痛** · ① 点刺太阳、百会穴。② 点刺太

阳、印堂穴。额痛加攒竹穴；巅顶痛加百会、四神聪穴；眩晕、眼花耳鸣加头维穴。每穴可出血5～6滴，体质壮实而头痛严重者可多至10余滴。每日或隔日1次，10次为一疗程。本法尤其适用于高血压头痛。

14. **胃痛** · ① 点刺足三里、膏肓穴。② 以手蘸酒拍打痛处，肤红为度，挑刺最红处。③ 点刺胃俞、中脘穴。

15. **腹痛** · ① 由大腿向下推按顺压至商丘穴；点刺放血，然后下推至厉兑，点刺放血。② 点刺足三里或痛处。③ 用手蘸酒拍打腘窝，待其瘀血后（出现紫色）点刺。

16. **急性肠炎** · 点刺池泽、委中穴。呕吐者加刺金津、玉液穴，以少量出血为度。主要用于水泻脱水者。

17. **胁痛** · ① 先用双手指尖分别顺左右胸胁间推揉，由慢渐快，由轻渐重，以肤红为度，然后点刺或挑刺出血。② 点刺阳陵泉、窍阴、胆囊穴，并丛刺痛处。

18. **腰痛** · 用手蘸酒或冷开水拍打腘窝至皮肤发红，挑刺红点，也可以点刺委中穴。对急性腰扭伤疗效较为明显。

19. **落枕** · 取压痛点，然后丛刺，再用闪火法拔罐10分钟，使之渗血。

20. **膝关节骨性关节炎** · ① 点刺足三里、血海、阳陵泉、三阴交、肝俞、肾俞、阿是穴、膝眼、膝阳关。② 委中放血：患者俯卧位，充分暴露下肢腘窝部，使其皮肤绷紧，一般单侧有病取单侧，双侧有病取双侧，在腘横纹上委中穴或附近怒张的表浅血络，常规消毒后，用一次性采血针点刺，然后迅速拔火罐3～5分钟，血凝固后则可起罐。

21. **急性踝关节扭伤** · 选用三棱针对肿胀部位及足趾尖端进行放血疗法。

22. **肩周炎** · 取肩关节周围的阳性压痛点，予以常规局部消毒后，在压痛点及压痛点附近用三棱针快速点刺5～6次，待有少量出血后，用大号抽气罐在放血处拔罐，留罐5～7分钟。

23. **丹毒** · 在红肿部丛刺，然后拔火罐5分钟左右，每日1～2次。

24. **疔疮** · 取天宗、灵台、中枢、身柱穴先点刺，后拔火罐10分钟左右，使之少量出血。

25. **瘰疬** · 先在患者背心部推擦，以出现红点为度，然后挑刺红点，使之出血数滴。每周1次。

26. **乳痈** · ① 先在肩井穴点刺，然后拔火罐10分钟。② 在背部第五至第七胸椎旁开1.5寸处找反应点（有形似丘疹，大小如粟粒状的红色小点），点刺；如没有反应点，可在患乳侧背部找压痛点，用点刺法刺3针，呈∴形。均在点刺后拔火罐15分钟左右。

27. **湿疹** · ① 在耳背上、中1/3交界处耳根部，可找到一根较明显的细血管，为针刺放血点。用三棱针向耳根内侧刺，以出血为宜。也可同时配合辅助穴位治疗，如上肢湿疹，加内关穴放血；下肢湿疹，加三阴交穴放血，以加强疗效。14日为一疗程。休息1周，可行第二疗程。② 先在患部丛刺，然后按火罐10分钟左右。③ 小儿湿疹，可采用耳背及四缝穴针刺放血。

28. **神经性皮炎** · 取耳后静脉挑刺，适量放血。

29. **黄褐斑** · ① 针刺：太阳、颧髎、下关、曲池、合谷、太冲、三阴交、阴陵泉。② 放血疗法：肺俞、肝俞，三棱针点刺，拔火罐5分钟，每周1次。

30. **急性扁桃体炎** · ① 取少商、商阳、关冲穴点刺。同时可配合毫针针刺天容、合谷或内庭、曲池穴。② 点刺耳尖，挑刺耳背小静脉。

31. **眩晕** · 取划割法。在耳背后小静脉处用酒精棉球消毒，然后用刀片划割，将小静脉划破，放血，再用胶布粘贴。

32. **顽癣** · 取划割法。先在耳前面耳脊与耳郭之间沟中的小细血管处消毒，用消毒刮刀片，划破放血，然后用胶布粘贴，20～30日划割1次。

33. **荨麻疹** · 针刺曲池、内关、血海、三阴交，并用无菌三棱针点刺肺俞、膈俞。

34. **睑腺炎（麦粒肿）** · 点刺大椎后再拔火罐。或在背部第五胸椎旁开3寸处挑刺出血。

35. **暴发火眼（急性卡他性结膜炎、流行出血性结膜炎）** · 先探出双耳垂对称的压痛点，如测不出，用双耳垂的眼区代替，点刺后轻挤出血，每穴出5滴左右。如病势重兼恶寒发热，加点刺太阳穴。

36. **粉刺** · 点刺耳尖及肺俞、膈俞刺络拔罐。

37. **鹅口疮** · 点刺口腔溃疡面，用刺出之血涂抹溃疡面。

38. **流行性腮腺炎** · ① 点刺合谷、耳尖、百会穴或临泣、颊车穴。② 挑刺耳背第二条静脉，使之适量出血。

39. **破伤风** · 取大椎、水沟、太冲、二间穴，点刺。

40. **煤气中毒** · ① 点刺水沟、大椎穴。② 从患者肩臂向十宣穴推压，然后点刺十宣穴。

41. **高血压（肝阳上亢型）** · 点刺耳尖、上星、百会、双侧耳尖。

42. **食物中毒** · 先用三棱针点刺手四井穴，再从患者手腕向四井穴推按顺压，使之充分出血，以血色由紫暗变成淡红为度。重症加刺脐周四穴，可略深刺。

43. **急惊风（小儿神志昏糊、抽搐等）** · 取水沟、十宣、涌泉穴，点刺放血。

## 注意事项

· 首先给患者做好解释工作，消除不必要的顾虑。但晕血者不宜使用本疗法。刺络法，刺激量较强，治疗时注意患者的体位舒适，谨防晕针。

· 患有血小板减少症、血友病等有出血倾向疾病和血管瘤患者，一般禁止用本疗法。

· 对于贫血、低血压、孕期和过饥过饱、醉酒、过度疲劳者，也不宜使用本疗法。

· 放血针具必须严格消毒，防止感染。

· 针刺放血时应注意进针不宜过深，创口不宜过大，以免损伤其他组织。划割血管时，宜划破即可，切不可割断血管。

· 一般放血量为 5 滴左右，宜 1 日或 2 日 1 次；放血量大者 1 周放血不超过 2 次；1～3 次为一疗程。如出血不易停止，要采取压迫止血。

· 禁针穴不能放血。

· 若发生晕针，可刺水沟、中冲等穴，或立即给饮温开水。

· 如本疗法仅为对症急救应用，待病情缓解后，要全面检查，再进行治疗。切不可滥用放血疗法。

## 按　语

本疗法通过数千年的医疗实践，为医家临床所习用，疗效也有所提高，特别对于某些急病重症更有抢救及时、收效迅速、无副作用的特点。随着现代医学技术的不断进步，放血治疗的机制会从现代医学技术的角度得到圆满的阐述。

（吴耀持　林元杰）

# 第72章

# 点眼疗法

点眼疗法是将具有消红肿、去眵泪、止痛痒、除翳膜等作用的药物直接点入眼部,以治疗各种眼病的一种外治方法。

本疗法起源较早。古代常用簪脚、骨针等尖端扁滑圆钝器具,或以洁净之羽毛、新毛笔等蘸药点眼。如唐代王焘《外台秘要方》载有"绵缠杖子头点取药,着两眦头"的点眼法,类似现代的棉签点药。《秘传眼科龙木论》指出,点眼时"宜向密室端坐,然后用铜箸点少许药放入眼内,点毕,以两手按鱼尾二穴,次合眼良久,候血脉稍定,渐渐放开"。元代《世医得效方》载有以"生龙胆草汁合黄连用生绢捌汁,点眼治暑月行路眼昏涩者"。明代《审视瑶函》指出点药时"要使医者轻手,徐徐对病投药"等。由于本疗法将药物直接点入眼部,因此对结膜炎、角膜炎等多种眼病疗效显著而为临床治疗所广泛采用。

## 基本内容

本疗法常用剂型有眼药水、眼药粉、眼药膏等,具体操作方法如下。

1. **滴眼药水** · 将药物配成水剂应用。如患者取坐位,则令其头部稍微仰起,在其下眼睑下方放置一棉球;如患者为卧位,则将其头微偏向患眼侧,置棉球于目眦外侧。令患者双目上视,医生用左手轻轻向上拉开下眼睑,右手持滴管或滴瓶将药水滴入大眦角或白睛下方 1～2 滴,然后轻轻将上眼睑提起,并同时放松下眼睑,使药液充分均匀地分布于眼内,闭目数分钟即可。一般每日 3～4 次。遇急重眼病,次数可增加。

2. **点眼药粉** · 将药物制成极细粉末,以置于舌上无渣滓、点眼后无砂擦感为度。点用时,以小玻璃棒头部蘸生理盐水,再蘸取药粉半粒到一粒芝麻大小。医生用手指轻轻分开眼睑,一般将药物轻轻放置于大眦角处,令患者闭目。患者闭目数分钟后,渐渐睁开即可。点毕,手按鱼尾穴数次,以助气血流行。每日 3 次。

3. **涂眼药膏** · 将药物配成膏剂应用,现一般均配制成软管药膏。用时将药膏挤出少许,置于眼睑皮肤患处或眼内结膜下方,轻轻拉提下眼睑后,令患者闭眼,用棉球轻轻按揉眼睑 2～3 分钟即可。如用玻璃棒取药,则当患者闭眼时,将玻璃棒横向徐徐自眦角方向抽出,每日 3 次,或临睡前用 1 次。当抽出玻璃棒时,切勿从角膜表面擦过,以防止擦伤角膜。

## 临床应用

本疗法适用于结膜炎、病毒性角膜炎、睑缘炎等多种眼病的治疗。

### 1. 急性结膜炎

（1）黄连西瓜霜眼药水：硫酸黄连素 0.5 g，西瓜霜 5 g，硼砂（月石）0.2 g，硝苯汞 0.002 g，蒸馏水 100 ml 配制成眼药水。滴眼，每 1 小时滴 1 次。

（2）千里光眼药水：千里光全草 50 g，蒸馏水适量，共制成 100 ml 眼药水，滴眼。

（3）三黄眼液：黄连 6 g，黄芩 6 g，黄柏 6 g，加水 800 ml，煮沸 1 小时，取出药液过滤。再加水 400 ml，煮沸半小时，取出药液过滤，然后将两次过滤液相合，加热浓缩至 200 ml，加适量的月石，调节 pH 值为中性，再过滤 2 次，高压消毒，加入适量防腐剂（0.001%）硝基苯汞即成。点眼，每日 3～4 次。

（4）光明眼膏：炉甘石、冰片、硼砂、黄连素、白芷，加基质为膏。睡前涂眼。

（5）涩化丹：由赤石脂、炉甘石、薄荷、僵蚕、麻黄、北细辛、蔓荆子、紫草、龙胆草、黄连、芦荟、草乌、空青石、珊瑚、琥珀、血竭、珍珠等药物组成。取米粒大，每晚睡前点眼，可治急性结膜炎伴有假膜翳障。

（6）大黄点眼液：取大黄 25 g 加水 500 ml，煮沸 20 分钟，过滤备用。用大黄点眼液点眼 2～4 滴，每日 4 次。

（7）将冰片、黄连按 3∶1 的比例研成极细末装瓶备用，用细竹签或缝衣针尾蘸凉开水后再蘸药粉少许点入眼内，嘱患者闭眼片刻，转动眼球数圈。每日 3 次。

### 2. 病毒性角膜炎、角膜溃疡

（1）蜂蜜 50 ml，蒸馏水 50 ml，碳酸氢钠 0.5 g。用蜂蜜与蒸馏水混合后，调节 pH 值为中性，高温消毒。每 2 小时滴眼 1 次。

（2）朱砂煎：朱砂（研细）、杏仁（浸去皮尖）、青盐各 7.5 g，马牙硝（细研）、黄连（研末）各 15 g，研匀，绵裹，以雪水 3 合浸 1 宿。过滤，入瓷瓶中备用。点眼，每 2 小时 1 次。

（3）10%千里光眼药水或 1%黄芩素眼液滴眼，每日 3～4 次。

### 3. 虹膜睫状体炎

选用 10%黄连眼液，或 1%黄芩素眼液，或 4%板蓝根眼液滴眼。每 2 小时 1 次。

### 4. 睑缘炎、泪囊炎

（1）选用 4%板蓝根眼液，或 10%穿心莲眼液，或 10%黄连眼液滴眼。每日 3～5 次。

（2）四黄眼药水：黄连、黄芩、黄柏、大黄各等份，制成眼药水。滴眼，每日 3～5 次。

（3）真珠散：珍珠末 0.3 g，龙脑 0.15 g，琥珀 0.3 g，朱砂 0.15 g。硇砂小豆大，同研细末为粉。取少许点目内眦，每日 2～3 次。

### 5. 电光性眼炎

取哺乳期妇女新鲜乳汁，装入洁净的眼药瓶内，点眼，每 1～2 小时 1 次。

### 6. 腰扭伤

（1）硼砂适量，研极细粉末，用灯心草或消毒棉签蘸硼砂末点患者双眼内、外眦，泪出后即感腰部明显轻松，30 分钟点眼 1 次，一般 3 次即可痊愈。3 次为一疗程。每次点眼后让患者活动腰部。

（2）平安散：麝香 0.3 g，珍珠粉 0.3 g，西牛黄 0.15 g，冰片 0.3 g，牙硝 0.6 g，雄黄 0.6 g，制透明石 6 g，炉甘石 3 g。将上药研成极细末，过 180～200 目筛，装瓶密封备用。用时取口腔温度计 1 支，挑药粉少许，点于患者眼内（左侧闪腰点右眼，右侧闪腰点左眼）。药物入眼后泪出勿用手擦，3～5 分钟即可见效。

### 7. 面瘫

点眼治瘫散：冰片、石膏、玄明粉等药经适当加工配伍制成。中午和晚上睡前各点 1 次，每次 2 米粒大小。一般用药 1 周时间轻者即可痊愈。

## 注意事项

· 药物加工配制一定要精细，按《中国药典》规定，眼用散剂必须过 200 目筛，否则入眼之后，可导致砂擦疼痛。配制器具、药剂成品应经灭菌处理。眼用药液的质量要求与注射剂相同，应灭菌、澄明，pH 值调至 5～9（pH 值最好是 6～8），渗透压应相当于浓度为 0.6%～1.5% 的氯化钠溶液。药液勿放置过久，以免变质。眼用药膏的配制器械、容器均应灭菌，盛装眼膏的锡管内壁可用紫外线灯照射 30～40 分钟。

· 点眼或滴眼时，应避免将眼药直接接触角膜，以免引起反射性闭眼，而将药粉或药液挤出，亦不得触及睫毛、皮肤、眼眶等而污染药液。点药粉只能点 1～2 粒芝麻大，药水只能 1～2 滴，自两眼的内眦处点入，点后闭目 2～3 分钟。

· 点药用具必须严格消毒，医者手指也应清洁消毒，勿触及药物。点眼药用具边端不能有棱角，避免刺伤眼珠。

## 按 语

中医学认为"五脏六腑之精华皆上注于目"，"目系上入于脑"，并有眼之五轮八廓与五脏六腑相应的理论，所以用相应的药物点眼不仅能治愈眼科病，并且能治疗五脏六腑之病。如《理瀹骈文》有用点眼法治疗伤寒时疫，生姜汁、茵陈汁点眼治湿热发黄，丁香柿蒂汁点眼治顽固性呃逆，犀角、朴硝等药点眼治高热时疫，日月丹、人马平安散点眼治胃痛，翠衣散点眼治腰痛等记载。其他中医文献中还用硼砂等点眼治疗闪挫腰痛，已戌丹或五圣散点眼治疯犬、毒蛇咬伤等记载。这些用法现今虽然并不盛行，但在民间仍有习用，其疗效及作用机制尚有待于研究和进一步验证。

（吴耀持　郭　晟）

# 第73章
# 金针拨障疗法

金针拨障疗法，古称"金篦决目""开内障眼"，是通过针拨手术将白内障拨离瞳孔，以恢复其视力的一种治疗方法。

早在唐代王焘《外台秘要方》一书中，已介绍了某些内障眼病"宜金篦决，一针之后，豁若开云而见日"，这是有关针拨内障术最早的文献记载。在唐代哲学家、文学家刘禹锡的诗篇里，就有一首专门描述白内障与金针拨障术者："三秋伤望远，终日泣途穷。两目今先暗，中年似老翁。看朱渐成碧，羞日不禁风。师有金篦术，如何为发蒙？"在另一首诗里，则有"卷尽轻云月更明，金篦不用且闲行"之句。可见金针拨障术在唐代应用已十分广泛。至宋代，《太平圣惠方》则有《眼内障论》和《开内障眼论》专篇论述白内障诸疾及其针拨治疗方法。如《眼内障论》篇指出："凡病眼不痛不痒，端然渐渐昏暗，遂至失明，眼状虽如寻常，瞳人中潜生障翳，作青白色，渐不辨人物，微见三光，名曰内障也。多从一眼先患，久后相牵，俱成此状。"对白内障的临床表现有十分细致的观察和描述。同时，该篇还强调"障翳内成，非草石疗之见功，唯金针拨之乃效。"为此，特撰《开内障眼论》，详尽地介绍了针拨内障的适应证、手术方法及术后调摄等经验。嗣后，明代《审视瑶函》、清代《目经大成》等眼科专著都在此基础上进一步总结和发展了"拨内障手法"。如《目经大成》将本疗法总结为"拨眼要精八法"，即一曰审机，二曰点睛，三曰射覆，四曰探骊，五曰扰海，六曰卷帘，七曰圆镜，八曰完璧，使其手术方法渐趋规范与完善。《张氏医通》则介绍了本疗法手术并发症的处理方法。然而由于清政府的腐败与压制，本疗法至晚清时几乎濒于失传。中华人民共和国成立后，中医眼科的老前辈们对此进行了挖掘整理，运用中西医结合的方式，成功地进行了白内障金针拨障术。于1965年由中医研究院组织召开的全国鉴定会议之后，全国广泛地开展这一手术，使这古老的方法复活，重为今用。1975年8月中旬，由唐由之为首的医疗组用改良后的金针拨障术给国家主席毛泽东主席做了白内障手术，并取得了成功。

## 基本内容

### 一、术前准备

术前数日，患眼点消炎眼药水，冲洗泪道。术前2小时滴1％阿托品液或1％～2.5％新福林液散瞳，直至瞳孔充分放大（8 mm以上）。患眼结膜囊及术区皮肤常规消毒，眼垫包封。进手术室后，再冲洗结膜囊，消毒皮肤。

手术室应准备好持针器、小蚊式止血钳、固定镊、无齿结膜镊、双面刮胡须刀、扁针头拨障针、扩张针、眼睑拉钩、眼科剪、针及线等手术器械，并严格消毒备用。

## 二、手术方法

患者取半卧位，或用五官科检查椅取坐位，头微后仰，铺手术巾，做球后及下睑缘外侧 1/3 处皮下浸润麻醉，也可采用针刺麻醉方法进行手术。助手用眼睑拉钩拉起上睑，下睑缝线牵引，术者左手用固定镊子挟持角膜缘 6 点钟处的球结膜以固定眼球，并牵拉眼球转向鼻上方，右手持止血钳夹紧掰成三角形的刀片，在角膜缘 4～5 点钟外 4 mm 处，刀尖与巩膜垂直，做一平行于角膜缘、穿通眼球壁全层的切口，切口长约 3 mm。

右手换取拨障针，针头部的弯曲面朝下，针尖与巩膜垂直，将拨障针的扁平部全部插入切口，然后略退针，针头留在切口内约 3 mm 处时，针柄倾向面部，保持针头朝向 1～12 点钟处，并在睫状体与晶状体之间轻轻摆动前进，经过虹膜后面，到达瞳孔中心部后，将针头凹面贴住晶状体向下绕过晶状体赤道部 6 点钟处，转向晶状体后上，直接拨断 4～6 点钟处韧带。接着把针放平到针头在晶状体后 7～8 点钟赤道部处，向 4～5 点钟做水平摆动，做第一次划破破璃体前界膜的动作。此时，针头的凹面已朝上，要注意针柄向外旋转，使针的凹面仍然朝下。然后退针，重新进入晶状体前，再依次压晶状体边缘的 1～4 点、9～12 点，使晶状体向后下倾倒，相应处的韧带亦同时拨断。此时，用拨障针由左向右第二次水平划破瞳孔区下 1/3 的玻璃体前界膜（划时将拨障针头超过晶状体赤道缘）。最后将针头部移到 8 点钟处的晶状体边缘，将晶状体拨至眼球内颞下的视网膜锯齿缘附近（注意不可使晶状体靠后）。除 6 点钟保留几根韧带外，务使6 点半至 9 点钟处韧带全部拨断。稍压数分钟，起针后晶状体不再浮起，即可退针。

如对划破玻璃体前界膜没有把握，可在取出拨障针后，换用扩张针伸向切口（必须朝向球心），缓慢来回捻转扩张切口。捻转角度 90°左右即可，使手上有紧涩感才能达到充分扩张的目的。去扩张针之前，左手松开固定镊，换取结膜镊镊去扩张针，使结膜切口与巩膜切口错位，达到用结膜遮盖巩膜切口的目的。术毕点 1‰ 阿托品眼膏加抗生素眼膏，术眼盖眼垫包封。

## 临床应用

本疗法适应于老年性白内障成熟期。老年性白内障因质地较硬，不易拨破，晶状体悬韧带较脆易断，晶状体比重较大，易下沉固定等特点，故宜施以本疗法治疗。

本疗法操作简便，手术过程时间短，伤口小，恢复快，故对年老体弱或有某些全身性疾病（如高血压、心脏病等）而不能耐受其他手术者，更为适宜。

对白内障质地软嫩（尤其是青年患者）、并发性白内障、小眼球、小角膜、浅前房、窄房角、玻璃体液化及有青光眼趋势的患者，不宜以本疗法治疗。

## 注意事项

·用刮面刀瓣折成锐角三角形小刀片时，刀背应整齐，刺入眼球壁时，刀尖垂直向眼球，切勿晃动，防止刀尖碎断入眼内。

·晶状体悬韧带必须全部拨断，以免导致晶状体上浮。晶体不易拨下，是某方位韧带未断所致，常发生在进针侧 4～8 点钟处，所以开始进针时，拨障针头必须朝向 12 点钟处，最后断鼻下象限韧带时，切记将晶体拨到颞下方后稍停数秒钟再出针。

·操作手法应轻柔，进针方向须准确，切勿损伤虹膜及睫状体。进针时若有阻力，不得猛力推进，以免睫状体损伤，导致出血或炎症。应仔细检查是否睫状体扁平部的内口太小，如是则须扩大内口后再进针。

·切断韧带困难时，应特别注意勿使晶状体破裂。晶体破裂，可能是膨胀期囊壁紧张或过熟期晶体液化所致。《龙木论》中提到"但依教法使心力，免触凝脂破不明"即指此。在晶体囊发生破裂后，用 8 号注射针头将尖端磨成钝圆，由切口伸入前房吸出皮质，再将晶体核拨下，可达到良好效果。

·注意划破玻璃体前界膜，防止术后继发青

光眼。

· 进针切勿太深，操作幅度不能太大，以免损伤视网膜。

· 术中可能会造成虹膜出血，是睫状体切口小于巩膜切口，进拨障针时造成撕裂，亦可能是进针时位置不正确，误入睫状体下腔，造成睫状体剥离。故在进针时如遇阻力应立即退针，将切口底端扩大。发生虹膜出血时，在不影响术野情况下，可继续手术。

· 术后半卧位休息，软食3日。术后用抗生素眼膏及1%阿托品眼膏换药1次，3日后拆去包扎。术后1个月内不宜做弯腰等动作，以防止晶状体浮起。1个月后即可验光配镜。

· 金针拨障术的一般护理

(1) 术前护理：术前3日滴抗生素眼液，以预防术后感染。按照常规检查体温、脉搏、呼吸、血压。密切观察有无手术禁忌证，如发热、咳嗽、疖疮等疾病。告诉患者术中、术后注意事项，使其配合治疗。如训练患者张口呼吸或舌尖顶上颚及指压水沟等方法，用以克服手术时喷嚏、咳嗽等，以免术中引起玻璃体溢出或前房出血。嘱患者手术前后勿吸烟，以免刺激气管黏膜，增加分泌物，诱发咳嗽。术前1日按要求剪睫毛，清洁眼部皮肤，冲洗结膜囊，并遵医嘱扩瞳，做普鲁卡因皮试，给镇静剂、缓泻剂(如麻仁丹、番泻叶等)。术前观察瞳孔是否散大，一般达7mm为佳，若散瞳不充分，可于术前1小时用5%~10%新福林滴眼3次，以达到充分扩瞳。术前1~2小时再度用生理盐水冲洗结膜囊，并用75%乙醇清洁手术野的皮肤，再用无菌纱布覆盖。长发者应剪断。嘱患者术晨少饮食，术前30~60分钟遵医嘱给药，一般用镇静剂如苯巴比妥(鲁米那)0.06mg，降低眼压药物如醋氮酰胺0.25~0.5mg。让患者解净二便，有假牙者应取下。

(2) 术后护理：术后应轻轻将患者扶上病床，取半卧位，以利于使脱位之晶状体固定在玻璃体前下方。床头与床身的角度控制在45°左右为宜。嘱患者头部勿转动，用流质或无渣半流饮食，2~3日后改为普食。48小时后去包扎，常规观察体温、脉搏、呼吸和二便。若术后6~8小时不解小便者，可针刺关元、中极等穴位帮助排尿。术后3~4日不解大便或大便干结者，可用番泻叶3g泡水当茶饮，通利大便，以防排便用力过大，导致眼部伤口裂开或前房出血。应特别注意观察眼部情况，前房是否恢复，前房有无出血，伤口有无渗漏，有无玻璃体疝、晶状体浮动、角膜混浊、结膜或睫状体充血、晶状体脱入前房，以及眼压及全身情况，如呕吐、头痛、心悸心慌等。若有异常，应及时报告医生。若系一般术后呕吐、头痛，可针刺合谷、内关、列缺等穴止痛止呕。

去包扎后遵医嘱用抗生素眼药，如0.25%氯霉素，激素类眼液如可的松、地塞米松(氟美松)，扩瞳剂如1%阿托品滴眼液滴眼。术后无异常情况者，3~7日即可出院。出院前必须告诉患者及家属出院后的注意事项，如瞳孔恢复正常之前，避免低头、弯腰等活动，不可过度劳累，以防晶状体上浮。若系门诊手术者，应仔细向患者及家属交代注意事项。

## 按 语

本疗法具有简便安全，患者痛苦小，术后不需卧床和手术器械简单等优点。有资料表明，医生手术的熟练程度与术后疗效及并发症紧密相关。如有报道称手术操作较熟练的364只眼术后效果好；矫正视力在1.0~1.5者占总数的65.9%，如按0.6以上计则达到80%以上；手术操作方法不甚熟练的301只眼术后，有103只眼分别合并有角膜斑翳、青光眼、视网膜色素变性、视神经萎缩、黄斑变性、高度近视眼、眼底病变等，这一组的矫正视力1.0~1.5为45.1%，按0.6以上计则为67%。本疗法值得引起重视。

(吴耀持 郭 晟)

# 第74章

# 药熨疗法

　　药熨疗法,古称"汤熨",是将药物加热后置于患者体表特定部位,进行热罨或往复移动,以促使其腠理疏通、经脉调和、气血运行而解除疾苦的一种外治方法。

　　药熨疗法确切的起源年代尚无从考证,一般认为上古时期先民们已经知道用火烤过的石块来熨引治疗关节疼痛之类的病痛。《史记·扁鹊仓公列传》载有名医扁鹊"疾之居腠理也,汤熨之所及也"的论述,并记载了用"五分之熨,以八减之齐(剂)和煮之,以更熨两胁下"的方法,治愈了虢太子"尸厥"(相当"休克")的经过。反映了春秋战国时期,古代医家不仅对本疗法的治疗作用、适应范围有相当的认识,而且在抢救危重患者方面也积累了一定的经验。在《黄帝内经》一书中,也论述了风寒湿痹、肿痛不仁之类的病证,可以用"汤熨及大灸刺"等方法治疗,并具体介绍了用川椒、干姜、桂心渍酒,以棉布等纳酒中"以尽其汁"的"药熨"方,以及"用之生桑炭炙巾,以熨寒痹所刺之处,令热入至于病所,寒复提炙巾以熨之,三十遍而止;汗出以巾拭身,亦十遍而止……每刺必熨,如此病已矣"(《灵枢·寿夭刚柔》)的具体操作方法。历代医家在此基础上不断创新,拓展其治疗范围。如晋代的《肘后备急方》,唐代的《备急千金要方》《外台秘要》,宋代的《圣济总录》等医籍均收载了治疗卒死、卒心痛、腰腹痛、霍乱吐泻、癥瘕积聚、跌打损伤、诸毒痈肿等疾病的药熨方药。其中既有直接熨引其病痛的方法,也有熨脐、熨目、熨腧穴、熨癥等不同的方法;除了以药物熨引之外,尚有盐熨、膏熨、水熨、砖熨、壶熨等各种熨法,使得本疗法成为中医外治法中应用广泛、简便易行的实用疗法。此后,《南阳活人书》又倡用"阴阳熨法",即先用冷熨法,再施以热熨,重复交替使用数次,以治疗二便不通之证。清代吴尚先在其《理瀹骈文》中更强调熨药方法用之得当可以替代艾灼、烧针、推拿诸法,并盛赞熨脐法是治疗中焦诸病的第一捷法;在阴阳熨法的基础上,他还进一步发展成为以寒药和热药制成饼剂,再以熨斗热罨的方法来治疗寒热失调诸症。虽然由于现代医疗手段的不断发展,现在医疗单位已经较少运用本疗法,但是这一古老的外治方法以其简、便、验、廉而深受广大群众的欢迎,并成为人们家庭日常防治一些常见病的习用治疗方法之一。

## 基本内容

### 一、熨药配制

　　1. 配伍原则 · 熨剂的配伍原则与内服药的配伍原则相同,均应根据患者的病情辨证论治,选择合适的药物配制成剂。吴尚先在《理瀹骈文》中指

出:"若行道者适遇急症,恐病家嫌膏药尚缓,力请非处汤不可,则不妨竟以古汤头煎服之方改为煎抹炒熨,于医理无悖,于外治一门亦变而不失其正,与医家亦分途而合辙。"吴氏虽然是就急症权变为治而论,其实质仍然说明了熨药配制也是在医理指导

之下的辨证施方，无非是变内服为外治，给药途径有异而已。

然而药熨治疗毕竟是一种外治方法，需要通过皮肤的吸收而产生其治疗效应。因此，一般说来熨剂大多选取气味辛香雄烈之品为主配制而成。如具有温通经脉、散寒祛湿、行气活血、舒筋活络等作用的药物常为熨剂的主体。根据患者的病情，也可酌选辛凉散瘀、清泄热毒之品组合成剂。

熨剂的药味可随宜增损，原则上专治一证者，药味宜少而精；病情复杂或兼证较多、虚实夹杂者，也可酌情多选配几味，但不宜过多过杂。

**2. 制剂方法** · 熨剂的配制调剂主要有药袋、药饼、药膏三种剂型。

（1）药袋：将药物打碎或制成粗末，装入缝制好的药袋中备用。药袋的大小应备置多种规格，以便按照熨引的部位、范围择用。

（2）药饼：将药物研为细末，然后根据患者病情，酌取面糊、水、酒、醋等调剂制成大小厚薄不等的药饼备用。

（3）药膏：将药物研为极细末，加入饴糖、黄蜡等赋形剂调制成厚薄适度的药膏备用。

此外，还可将药物浸泡于酒中制成药酒，或将药物煎汤取汁，趁热用纱布熨引患处，等等。

## 二、操作方法

**1. 熨引工具** · 常用的熨引工具熨斗、热水袋、煎炒药锅、蒸煮器具等。也可就地取材，选用大口玻璃瓶、水壶等器皿，因地制宜地进行药熨治疗。

**2. 操作步骤** · 根据不同的药熨制剂，其操作步骤也不尽相同。一般常用的有炒熨法、蒸煮熨法、贴熨法、熨斗熨法等。

（1）炒熨法：以绢、布等包裹炒热的药物熨引患处，即为炒熨法。先将配制好的药物打碎，置于炒锅中炒热，在翻炒的过程中，可以根据病情酌加酒、醋等敷料；炒热后以绢布包裹适量熨剂，趁热直接熨引患处或有关的治疗部位（如腧穴、经脉循行处等）。待其温度降低，则可更换药包熨引。一般可反复熨引多次，持续熨引 20～40 分钟，或根据病情适当延长熨引时间。

（2）蒸煮熨法：将预先配制好的药袋投入药锅或笼屉中蒸煮后热熨治疗部位，药熨方法和时间与炒熨法相同。

（3）贴熨法：取配制好的药膏于火上略加烘烤，趁热敷贴患处，或将药膏涂敷于治疗部位后以熨斗等加热器具熨引。

（4）熨斗熨法：将药袋、药饼、药膏等熨剂置于患处或治疗部位，其上覆以厚布，取熨斗或热水袋、水壶等热熨器具加以烫熨，以患者能忍受而不灼伤皮肤为度。

此外，还可将熨药与铁末和匀装入药袋，使用时倒入适量陈醋，用手搓揉药袋，10 分钟左右药袋自行发热，置于治疗部位热熨。

# 临床应用

药熨疗法可广泛应用于临床各科疾病的治疗，在中医辨证属寒湿、气血瘀滞或虚寒性的病证治疗上，更有其他疗法所不可替代的治疗作用。

## 一、内科疾病

### 1. 急性胃肠炎、痢疾

（1）取平胃散（苍术、厚朴、陈皮、炙甘草）120 g、肉桂 15 g、生姜 90 g，装入药袋，置于神阙及脐周，上覆以毛巾，用熨斗热熨。每日 2 次，每次 30～45 分钟。本方主治急性胃肠炎、痢疾等病。如日夜泄泻无数，大便呈水样者，可用鲜车前草汁调药末，敷脐热熨；若大便如鸭溏，内夹不消化食物，呕恶频作者，可酌加白芥子、川椒、生半夏、厚朴等末调敷；如大便黏稠臭恶，肛门灼热，身热苔黄者，可酌加醋苓、白芍药、猪苓、滑石等药末调敷；若腹痛里急，大便脓血，可酌加生大黄、黄连、当归、枳实、木香、槟榔等药末调敷；久泻不止，神疲气衰者，酌加诃子肉、赤石脂、硫黄、密陀僧、枯矾等药末调敷。

（2）食盐 500 g、炮姜 60 g、吴茱萸 30 g。炒烫后喷酒适量，分装药袋，趁热熨引中脘、神阙、背俞（以三焦俞、脾俞、胃俞等为重点）。每日 1～2 次，每次 30～60 分钟。主治急性胃肠炎呕吐腹泻、少腹绞痛诸症。

（3）生大黄 30 g、木香 15 g、吴茱萸 9 g、滑石 45 g、生甘草 10 g。和捣为细末，醋调敷脐及足心，再覆以毛巾，热熨脐周。每日 2～4 次，每次 30 分钟。不熨时药糊仍覆置脐部和足心。本方主治细菌性痢疾。或取大田螺 2 枚、麝香 3 分，捣烂田螺后入麝香，敷脐中温熨。主治噤口痢。

### 2. 慢性肠炎、结肠炎

（1）大葱适量，肉桂 20 g，干姜 45 g，补骨脂、吴茱萸各 15 g。先将后四药捣为细末，再入大葱同捣烂，和匀，装入药袋，置于神阙、关元、气海穴上，以熨斗热熨 5 分钟，再覆以热水袋温熨 30 分钟以上。每晚临睡前熨贴 1 次。主治久泻不止、五更泻等症。

（2）车前子 30 g，公丁香 10 g，川椒、肉桂各 15 g。为细末，醋和为饼如龙眼大，以药饼置于脐上，热熨之。

### 3. 胃脘痛、腹痛

（1）川椒、公丁香、吴茱萸、细辛各等份为末，纳入脐中；再取青盐 250 g 炒烫，分装若干布袋，热熨脐周及疼痛处，盐袋冷则更换。若疼痛剧烈，出冷汗者，加熨膻中、气海及背俞。本方可熨治寒凝腹痛、虫痛、胃脘痛等。

（2）葱白去须、叶，不拘多少。取 1 束置于神阙穴上，即覆以厚布，以熨斗熨烫，葱烂即换。主治阴毒寒厥腹痛、唇青汗出、脘腹绞痛、脉微欲绝等症。

（3）高良姜、干姜 45 g，荜茇 25 g，枳实 12 g，各为粗末，加酒适量拌炒，分装数袋，趁热熨引脐周、中脘、气海、涌泉等穴。主治胃脘痛、食积腹痛、胃肠胀气等症，以疼痛缓解或矢气为效。

（4）香灵丸：香附、灵脂(生、炒各 30 g)、黑丑、白丑(生、炒各 15 g)，加醋炒熨患痛处。本方有消食、消水、消酒、消气、消痞、消胀、消积、消痛之功，行而不泄，其效甚捷。主治因食积、水饮、酒毒、痞积引起的脘腹痛证。

（5）大黄 25 g，巴豆 6 g，干姜 30 g，为细末，面糊和捣为药饼，贴脐，以熨斗盛炭火熨之。每日 1～2 次，每次 30～40 分钟。本方寒热并用，主治食停肠胃、冷热失调、腹胀急痛者。

### 4. 感冒

（1）苍术、羌活各 30 g，枯矾 10 g，葱白 3 握。

前三药为粗末，炒热，捣葱白汁和药，趁热熨脐，另取涂两手掌，一手掩脐，一手兜阴囊。主治风寒表证、头痛无汗者。

（2）当归、川芎、白芷、陈皮、苍术、厚朴、半夏、麻黄、枳壳、桔梗各 20 g，干姜、桂枝、吴茱萸各 10 g，甘草 5 g。共为粗末，炒热分装药袋。先趁热熨引后背夹脊或患痛处，然后熨脐、肺俞、大椎等穴。本方主治外感风寒、内伤生冷、头痛恶寒、身热咽痛、项背拘急、肚腹胀痛、呕吐恶心、咳嗽气促、肢节酸痛等症。若自汗出者，去麻黄、苍术；寒热如疟者，去麻黄，加青皮、草果、青木香；身重、肢节酸楚者，加羌活、独活。若系风热表证或温病初起兼见太阳经证者，可配合内服辛凉解表或清热泄毒之剂，有宣通肌腠、祛邪外出之效。

### 5. 中暑

（1）取十滴水适量，医者以指、掌搓摩至热，蘸取药液指摩水沟(人中)、太阳穴，掌擦膻中、背俞诸穴。

（2）白虎汤：生石膏 60 g、知母 30 g、山药 10 g、生甘草 10 g。水煎取汁，以纱布或毛巾温熨胸部募穴、背俞穴及气海穴，药渣装袋，热熨脐腹部，以症缓为度。

### 6. 咳嗽、哮喘

（1）紫苏子、白芥子、莱菔子各等份，炒热熨引前胸、后背募俞穴；另取上药为末，醋调敷天突、膻中、大椎、陶道、肺俞、肝俞等穴。主治咳嗽、哮喘、喉中痰鸣等证属痰浊壅盛者。

（2）白凤仙花根叶适量，浓煎取汁，以纱布蘸取药液擦熨胸背诸穴(同上穴)；再用白芥子 60 g，白芷、轻粉各 4.5 g，蜜调作饼，贴背心第三骨节。主治虚、实、寒、热诸般咳喘。一般熨擦及贴饼数次，即可见效。

（3）芫花、黄菊花、踯躅草各等份和匀，装入药袋蒸 15 分钟，热熨胸前(以膻中、天突、缺盆为重点)、气海穴。每日 2 次，每次 15～20 分钟。主治肺热咳喘、寒热交作者。

### 7. 衄血、吐血

可取白芷、黑栀子等份煎取汁，用纱布蘸取擦熨胸口，以清肺胃之热；若不止，可以生大黄末醋调热罨脐中，以釜底抽薪。

### 8. 积聚、鼓胀

（1）川椒 100 g，炙鳖甲、三棱、莪术、阿魏、白术各 15 g,黑、白丑各 15 g,桂心 10 g。共为细末,白酒调匀,涂抹于剑突下(上脘、中脘)、胁肋部(期门、梁门、章门)及脐中,然后覆以纱布,以熨斗或热水袋温熨到 30~60 分钟,每日 1 次。主治肝硬化及肝硬化腹水症。

(2) 水红花子 30 g,大黄、甘遂、甘草、阿魏各 15 g,急性子、炮山甲各 6 g,独头蒜 60 g,硫黄 3 g,麝香 1 g。上药共为粗末和匀,拌以白酒适量,装入猪脬内(即猪尿泡),扎紧其口,再以布包蒸 20 分钟,趁热熨贴痞块积聚处。主治脘腹胁肋积聚痞癥诸疾。

(3) 吴茱萸、当归、黑丑、小茴香、延胡索、香附、川楝子、青皮、五灵脂、乳香、没药、全蝎、苍术、丁香、荔枝核各等份,研为细末,酒调敷患处,隔布热熨。主治诸疝瘕聚,如疝气、子宫肌瘤等症。

**9. 二便不通**

(1) 葱白 250 g,切碎,白酒喷炒,装入布袋,以熨斗烫熨脐周及小腹部,反复熨引,直至药力透入、二便通畅为止。

(2) 田螺 3 枚,葱白 60 g,轻粉 3 g,麝香 0.5 g,和捣敷脐及气海、关元穴处,熨斗熨烫至小溲通畅为度。

(3) 葱白 500 g,麝香 1.5 g,拌匀后分装二药袋。先以一包置脐,热熨斗烫熨 30~60 分钟,再换另一包药袋以冷熨斗(可加冰,或用冰袋)熨之,再另换药袋热熨,直至尿通为止。

(4) 生大黄 30 g、芒硝 10 g、皂角 15 g,水煎取汁,涂揉脐腹部(神阙、关元为重点);然后将青盐 250 g 炒热熨引上述部位。主治大便秘结、腹胀疼痛、按之痞硬者。

(5) 苦丁香、附子各 25 g,川乌、白芷、猪牙皂各 15 g,胡椒 5 g,细辛 3 g。共为粗末,再取独头蒜 10 g 拍碎,入锅炒热,装入药袋,置小腹部,以熨斗或热水袋温熨之。每日 1~2 次,每次 30 分钟。主治冷秘、虚秘证。

**10. 中风偏瘫**

(1) 取檀香 30 g 煎水,用纱布蘸取,趁热熨擦患肢;再将当归 180 g,丹参、桂枝、牛膝各 60 g,红花 15 g,葱白 180 g,切为粗末,分装数袋,于檀香水上蒸热,熨引揉擦患肢,每日 3 次。主治脑血管意外引起的偏瘫。

(2) 薄荷、硼砂、青黛各 10 g,牛黄、冰片各 1.5 g,共为细末和匀,加姜汁适量调敷。使用时,先用生姜蘸蜜搽舌,再以前药涂舌本,并循任脉往返涂擦膻中、巨阙两穴之间,以透热为度。主治舌强失语,心经蕴热者。

**11. 失眠**·制半夏 12 g,朱茯苓、陈皮、胆南星、石菖蒲、远志、淡竹叶各 9 g,枳实 6 g,炙甘草 4.5 g。水煎取汁,以纱布浸取药液,略拧干后热熨双目,凉则再易。临睡前熨目,每次 15~30 分钟。

## 二、外科疾病

**痈疽疮疡**

(1) 皮硝 80 g,装入药袋,覆于乳房患侧,用热水袋温熨之。每日熨 1~2 次,每次 30 分钟,隔日换药。主治急性乳腺炎初起,红肿热痛,或用于乳痈的回乳。一般药熨 1~2 次即可见效。

(2) 野菊花、蒲公英、紫花地丁、金银花各等份,加白酒适量,炒热后分装药袋,热熨患处。每日 2~3 次,每次 20 分钟。主治痈疽疮肿、焮红灼痛、局部肿胀者。

(3) 羌活、防风、白芷、当归、细辛、芫花、白芍药、吴茱萸、官桂各 5 g。共为细末,取连须葱 240 g 捣烂,入药末和匀,加醋拌炒至极热,装入药袋熨患处,凉则更换。或以生附子末加白酒和调做药饼,敷贴于患处,以熨斗温熨之。主治慢性骨髓炎、骨结核及诸关节痹痛等证。

(4) 商陆根适量,捣烂后炒热,装入药袋,熨于疮疡患处,冷则易之。主治疮疡肿毒。

(5) 大黄 60 g,附子 50 g,细辛 30 g。加水至 500 ml,武火煎至 300 ml。将两条干净毛巾浸入药液中,取出后迅速热敷于双侧患肢上。毛巾凉后再浸入药液中加热,缠绕在患肢上,反复 3~5 次。此法每晚睡前应用,治疗后将双脚垫高入睡。每日 1 次,7 日为一疗程。治疗时应注意毛巾热度,防止皮肤烫伤。本法用于治疗静脉曲张引起的下肢疼痛。

## 三、妇产科疾病

**1. 月经失调**

(1) 香附、桃仁各 30 g,延胡索、当归、苏木各 15 g,川椒 10 g。为粗末,黄酒拌炒,装入药袋,热熨少腹疼痛处。主治痛经、闭经等证。

（2）晚蚕沙 100 g，益母草 60 g，小茴香、桂枝、赤芍药各 30 g。为粗末，蒸熨少腹、关元穴。主治瘀血、寒湿闭经或痛经。

（3）当归 50 g、熟地黄 45 g、茯苓 45 g、赤芍药 30 g、桃仁 45 g、红花 45 g、肉桂 50 g、小茴香 80 g、车前子 45 g、艾叶 100 g、炒蒲黄 45 g、炒五灵脂 45 g、延胡索 35 g、香附 35 g，取上药碾碎，装入白色纱布袋中扎好，放入搪瓷盆中加水煎煮 30 分钟后晾至药水温度降至 40℃ 左右，以防烫伤。月经前 2 周给予熏蒸部位外抹医用凡士林，取出药包放在脐及小腹部熏蒸，外罩塑料薄膜以保温，待药凉后再换一只药袋熏蒸，熏蒸时间以 40 分钟为宜，每日 1 次。主治痛经。

### 2. 慢性盆腔炎

（1）生大黄、红藤、艾叶、败酱草、三棱、莪术各 10 g，全当归、丹参、香附、枳实各 15 g，黄柏、红花各 10 g。为细末，加酒、水调匀成糊状，涂于小腹及其两侧，上覆以毛巾，以热水袋温熨 60 分钟。每日 1～2 次，主治慢性盆腔炎。

（2）大黄 300 g、牡丹皮 200 g、桃仁 150 g、冬瓜仁 100 g、芒硝 120 g。将大黄、牡丹皮、桃仁、冬瓜仁四味药研磨为末，分 3 份。用时取 1 份加米醋搅拌均匀，以润而不渗为宜，然后伴入芒硝 40 g 装入布袋内，放入锅内蒸热，乘热敷于小腹，药袋上加热水袋，温度以热而不烫为宜。每日早晚各敷 40 分钟，每袋 2～3 日，每剂用 6～9 日为一疗程。

（3）千年健 30 g、续断 30 g、追地风 30 g、花椒 10 g、五加皮 30 g、白芷 80 g、桑寄生 30 g、艾叶 30 g、透骨草 30 g、羌活 40 g、独活 30 g、赤芍药 30 g、当归尾 30 g、血竭 10 g、乳香 30 g、没药 30 g。上方为 10 包量，共研粗粉，每包 50 g，放入微波治疗仪中恒温加热（格兰德克 W-92C 型），每日 1 次热敷关元。

（4）蒲公英 20 g、败酱草 20 g、黄柏 20 g、千年健 15 g、艾叶 15 g、乳香 12 g、没药 12 g、白芷 12 g、延胡索 20 g、红花 15 g、当归 15 g、川芎 15 g、丹参 30 g、赤芍药 15 g、独活 15 g、透骨草 15 g、姜黄 12 g、刘寄奴 20 g、血竭 12 g、威灵仙 20 g 等 20 余味中药，将中药加工成粗粒，喷湿后装入布袋（布袋由纱布缝成 20 cm×12 cm 长方形，一边封口，一边为

可收缩拉紧的开口），隔水蒸 20 分钟，趁热外敷腹部（以脐以下至耻骨联合之间腹部为宜），须注意温度，以免烫伤。若烫，可在药袋下加棉布，尽量让药袋直接接触腹部，以利于药物渗透腹部；在药袋不够温热时，可加热水袋，使热敷时间延长，增加疗效。药袋凉后取下，置于阴凉或冰箱冷藏，第二日再用。1 剂中药可连用 7 日，每日 1～2 次，每次 30～60 分钟，14 日为一疗程，经期停用。

**3. 产后腹痛** · 陈艾叶适量，捣碎敷脐，上覆毛巾，用熨斗热熨，以痛缓为度。

**4. 子宫脱垂** · 五倍子 12 g，硫黄、海螵蛸各 30 g。为细末填脐，上覆毛巾，以熨斗热熨，每日 2～3 次，每次 30 分钟。

**5. 输卵管堵塞性不孕** · 将赤芍药 130 g，大黄 20 g，透骨草、桂枝各 60 g，川乌、吴茱萸各 30 g，白芷、小茴香各 50 g。共研成粗末，置一小盆中，倒入白酒和醋各 100 ml 左右，待药粉浸透，拌匀，装入适中的布口袋里，然后将药袋入蒸笼蒸透，取出用干毛巾包紧药袋，置于少腹部热敷（要防止烫伤），温度下降时可在药袋上面放热水袋加热。每晚 1 次，每次 1 小时左右，以少腹微汗出为佳。每包药粉用 15 日（每次用时可加酒、醋适量）。经前、经后均可使用。

**6. 卵巢囊肿** · 瓦楞子、水蛭、柴胡、川芎、川牛膝、郁金、白芍药、红花、桃仁、败酱草、鸡血藤等中药研为粗末，200 g 1 份，布包蒸热后外敷少腹（卵巢囊肿相应部位），每日 1 次，每次 30 分钟，凉后为止，每包可连用 6 日，1 个月为一疗程。

**7. 乳腺病** · 香附 15 g、路路通 15 g、地龙 15 g、白芥子 10 g、玫瑰花 15 g。加水 500 ml，水煎 30 分钟，每次取药汁 300 ml，煎 2 次共取汁 600 ml。另备 10 cm×15 cm 的纱布垫 1 块，250 ml 玻璃瓶 1 个。用中药浸湿纱布垫，置于病变部位（疼痛或肿物所在部位），250 ml 玻璃瓶中灌以热水，置于纱布垫上按摩病变部位 15 分钟，每晚睡前 1 次，2 周为一疗程。

## 四、儿科疾病

### 小儿咳喘

（1）将白芥子 30 g、吴茱萸 6 g、食盐 50 g 等放入锅中热炒，2～3 分钟后，将药物及盐全部倒入自

制的布袋中敷贴于肺的体表投影部位,即前胸、后背等,以患侧为主。将热的布袋敷于患侧体表,每次约20分钟(以药冷为度),再放入锅中热炒,可重复使用,每日热敷时间最好能达到1~2小时。因小儿肌肤柔嫩,当药袋较热时,可隔衣服或毛巾予以热敷,待药袋稍凉时,再直接敷于肌肤上,以免烫伤。

(2)麻黄、桂枝、干姜、半夏、五味子、甘草各6 g,芍药9 g,细辛3 g。加水1 000 ml左右,煎煮15分钟,滤出药液存留备用。将药渣趁热用薄布包裹成长方形,敷于患儿肺俞至脾俞穴区,以能覆盖肺、脾俞穴为度。再用绷带或布条稍加固定(注意温度适宜,以防烫伤)。药渣温度下降时,可用热水袋等器具加温。每日治疗1次,每次6~8小时。再次治疗时,将药渣取出,加适量原药液烧热即可敷用。1剂药可反复使用3~4次。

## 五、伤科疾病

1. **风湿痹痛** · 风湿性关节炎、类风湿关节炎、坐骨神经痛等中医辨证属风、寒、湿痹者,采用本疗法热熨有显著疗效。

(1)干姜、桂枝、川乌、生附子各15 g,乳香、没药、姜黄、川芎、赤芍药各10 g,海桐皮、忍冬藤各20 g。打碎和匀,分装于20 cm×15 cm的药袋中,放入蒸锅中加热约25分钟,取出,降温至40~45℃热熨患处。药袋凉即换之,每日热熨1~2次,每次30~50分钟。

(2)水菖蒲120 g,干姜12 g,小茴香60 g,樟脑90 g、松香300 g。前三药研细末,先将松香熔化,加入樟脑及诸药末,搅拌均匀,制成膏药。使用时将膏药烤软,贴于患处。每日在贴膏药处热熨1~2次,每次15~30分钟。

(3)晚蚕沙500 g,炒热,加100 ml白酒,装入药袋,趁热熨引患处。

(4)坎离砂(又名风寒砂,成药)250 g,倒入陈醋50~100 ml,待其发热后装入布袋,热熨患痛部位,以能耐受为度。每次熨引20~40分钟,每日1~2次。

(5)川椒60 g,泡桐30 g,威灵仙25 g,路路通、两面针、海风藤、桂枝各15 g。火煎30分钟,取药滓包裹热熨患处约30分钟,稍凉则将药袋浸渍于药汁中加温,然后再将药汁溻溃患处。本方适用于关节肿痛,活动不利者。

(6)青盐500 g,小茴香120 g,同炒热,分装药袋热熨。每日2次,每次30~50分钟。

(7)生川乌、生草乌各30 g,白芷、姜黄、防风各10 g,络石藤60 g。捣碎,装入药袋,加酒或醋适量,入蒸锅中加热30分钟,取出热熨患处。本方适用于关节疼痛、活动受限,局部得热则减,遇寒则甚者。

(8)防风、葛根各25 g,桂枝45 g,生姜120 g,青葱白150 g。上药共为粗末,蒸煮后热熨患处。每次30分钟,每日2~3次。本方适用于颈、肩部疼痛,转侧不利,遇寒冷加重者。

(9)将晚蚕沙100 g装入15 cm×20 cm大小的棉布袋里,倒上黄酒150 ml将其浸透,放入盒中,放进微波炉中火加热1.5分钟,测量温度50~55℃。将纱布袋放置患肢关节疼痛处,来回推熨。然后用保鲜膜将纱布袋固定,外敷20分钟,每日2次。每用10次更换1次晚蚕沙,10日为一疗程。本疗法适用于类风湿关节炎。

(10)将吴茱萸子60 g,莱菔子60 g,白芥子60 g、苏子60 g放入已预热的电子瓦煲中炒热,达65~70℃,然后倒入小布袋中扎紧。将药袋放在膝关节处用力来回、旋转推熨,力量均匀。开始时可提起、放下交替,用力轻,速度稍快;随着药温下降,力量可增大,速度减慢,药物温度过低时可换药袋。一般热熨30分钟,每日2次,每帖药用8次,10日为一疗程。本法治疗膝骨关节炎。

(11)将生川乌10 g、生草乌10 g、羌活10 g、独活10 g、威灵仙30 g、细辛10 g、乳香10 g、没药10 g、川芎30 g、当归10 g、丁香3 g、肉桂3 g、麻黄6 g、桂枝6 g、大黄10 g、防己10 g、薄荷6 g、冰片10 g。混合打粉,选取透气性能好的布料制成20 cm×45 cm的布袋,将中药粉装入袋内封口。将药袋置于场效应治疗仪的电热效应带上预热5分钟,再绑敷于患膝部位上,依据对温热的耐受情况选择强、中、弱三档调节温度,治疗时间30分钟,每日2次,每疗程10日置换药袋1个。本法治疗膝骨关节炎。

(12)木鳖子30 g、五加皮15 g、海桐皮20 g、姜黄15 g、儿茶15 g、羌活30 g、桂枝15 g、两面针

30 g、七叶莲 30 g、豆豉姜 15 g、冰片 10 g 等。将以上药物加工成粗粒状，混匀后装入桶内，用 45% Vol 的米酒浸泡。酒的用量以将全部药物浸湿为度，浸泡 1 个月后可使用。用棉布袋装浸泡好的药物至 2/3 的容量，再以保鲜袋包裹，放入 800 W 的微波炉高火加热 3 分钟后可熨疗。熨疗时间均为 20 分钟，每日 1 次，10 日为一疗程。本法用于治疗膝骨关节炎。

（13）生川乌、生草乌各 30 g，桂枝 15 g。上三味共为细末，入食盐 125 g，炒至盐变成深黄色时，加少量白酒，立即用布包熨压痛点，或沿患侧坐骨神经分布区熨治。每日 2～3 次，每次 10～15 分钟，10 日为一疗程。本疗法用于坐骨神经痛。

2. **肋软骨炎** · 透骨草 30 g，红花、当归、川芎各 15 g，酒大黄、川乌、赤芍药各 10 g。共为粗末，装入药袋，水煎取汁涂抹患处，然后用药袋热熨患处，每日 1～2 次，每次 30～45 分钟。一般治疗 2～4 日即可见效。

3. **骨质增生症** · 川乌、草乌、川芎、苍术、延胡索、牛膝各等份。研粗末，分装药袋，煮沸后热熨患处，凉即更换。每日 2～3 次，每次 30 分钟。

4. **肩周炎**

（1）川乌、草乌各 25 g，白芷、姜黄、防风各 15 g，络石藤 60 g。捣为粗末，加醋或酒适量共蒸，趁热熨于患处肩背。每日 1～3 次，每次 30～45 分钟。主治肩周炎、肩关节疼痛、活动受限、遇寒则加重者。

（2）红花、川芎、赤芍药、当归、乳香、没药各 9 g，羌活、葛根、姜黄各 15 g，天南星 20 g，诸药捣为粗末，加酒、醋、姜汁适量翻炒，入川椒 15 g，炒烫热熨患处。主治肩周炎、肩关节活动受限者。若寒甚，加生附子或川乌、草乌适量。

（3）五神通关宝热敷，药用吴茱萸、白芥子、苏子、莱菔子、田七等份，加适量粗盐。中药外包选用棉麻布料制备而成，内包选用纯棉布料制备而成。将该外敷中药包在微波功率 539～700 W（高火）条件下加热 1～3 分钟；或者在微波功率 385～539 W（中火）条件下加热 3～5 分钟，然后再将中药包敷于患处 2 小时；中药包温度降低后可再次加热使用。每次 30 分钟～2 小时，每日 1～2 次，连续治疗 10 日为一疗程。共治疗 3 个疗程。

（4）取生草乌头、三棱、莪术、泽兰、当归、制乳香、桃仁、红花、制没药各 9 g，威灵仙、羌活、独活、生姜、木瓜、延胡索、透骨草各 15 g。上述药均加工成粉状，用 50% Vol 高粱酒浸泡成泥状备用。再取粗盐 800～1 000 g 放入铁锅内用大火炒，炒至粗盐发出"噼啪"声时改为小火，放入药泥与粗盐混合，快速翻炒 5 分钟后停火，立即分装入 2 个布袋。扎紧袋口，乘热将盐药袋置于患肩四周，开始温度高时，接触治疗部位时间要短，需时放时提起，以免烫伤，待温度降至患者感到适宜时即在治疗部位边按边熨边震，盐药袋温度过低时用另一袋更换，反复操作，使温热透热到整个肩部的深层组织。每次熨疗时间根据个人体质 30～60 分钟，每日 1 次，7 次为一疗程，连续 2 个疗程，疗程间休息 3 日。在每次治疗后嘱患者向各个方向自行活动患肩以解除韧带粘连，并注意保温防寒。

5. **软组织损伤**

（1）生地黄 60 g，红花 20 g，延胡索 30 g。共为粗末，分装药袋，蒸热后熨引患处。主治软组织损伤、局部肿痛明显者。

（2）大黄 60 g，红花 15 g，伸筋草 30 g。为细末，酒或醋调和糊于伤损处，局部加热熨引。主治挫伤后红肿疼痛，或筋脉挛急、关节活动不利者。

（3）杨柳皮适量，切为粗末，分装药袋，加黄酒煎煮，趁热将药袋蘸取药液熨引患处。主治软组织损伤及肢体疼痛、关节屈伸不利等。

（4）羌活、独活、细辛各 15 g，川乌、草乌、桂枝各 10 g，威灵仙、伸筋草、透骨草各 30 g。共为粗末，加白酒拌炒，热熨患处。主治腰肌劳损、风湿性脊柱炎等病证。

6. **颈椎病**

（1）透骨草 60 g，川芎、白芷、制乳香、制没药、芒硝各 30 g，红花、桂枝各 20 g，川椒、制川乌、制草乌各 15 g，公丁香 10 g，共研粗末，加入 500 g 醋拌匀，炒热，装入 20 cm×20 cm×5 cm 的布袋中。颈型颈椎病取大椎穴、阿是穴，神经根型加肩井穴。药袋表面均匀喷洒黄酒，蒸热 15 分钟，取出，凉至 70～80℃时，敷熨所选穴位，药袋上覆盖塑料薄膜，再加盖棉毯或热水袋保温每次 30 分钟，每日 2 次，14 日 1 个疗程药袋用毕晾干，连续使用 7 次。

（2）将苏子 30 g、莱菔子 30 g、白芥子 30 g、吴

茱萸 30 g、粗盐 250 g，一起碾成粗粉，装入布袋中备用。先将四子散热罨包放入微波炉加热至 60～70℃，取出热罨包抖动稍凉后，以手感不烫为宜。操作前，进行常规评估、辨证分型后取穴。抖动热罨包，有利于药物和热力均匀，以手试温后，将药包放置穴位上，来回推熨，注意用力均匀，边药熨，边观察局部皮肤情况，以皮肤轻微发红发烫为宜。开始时，由于温度稍高，用力宜轻，速度宜快，随着药包温度下降，推熨力度逐渐增强，而速度减慢。在温度降至患者可以接受时，在相应穴位上停留15～20 分钟，每日 3～4 次，7 日为一疗程。

（3）用吴茱萸 100 g、制川乌 60 g、制草乌 60 g、川椒 60 g、白芥子 100 g、苏子 100 g、乳香 60 g、没药 60 g、公丁香 60 g，先将上药加入 500 g 大青盐拌匀，予铁锅炒时洒入 100 ml 陈醋，用大火爆炒至烫，取出分装入 2 个布袋内，用细绳扎紧袋口。将1 个药袋置于颈部进行药熨治疗，开始药熨时因药物较烫可快速来回熨烫，防止烫伤皮肤，待药温减退后用另一袋替换。每次 30 分钟，每日 3 次，4 周为一疗程。可用于治疗颈型和神经根型颈椎病。

**7. 落枕** · 羌活 15 g、川芎 10 g、姜黄 10 g、葛根12 g、威灵仙 12 g、白芍药 15 g、甘草 10 g。每日1 剂，将中药置于布袋内，把袋口扎紧放入锅中，加适量清水，以浸没药袋为宜，煮沸 30 分钟，趁热将毛巾浸透后绞干并折成方形或长条形敷于患部，待毛巾欠热时即用另一块毛巾换上，两块毛巾交替使用，每次热敷 20～30 分钟，每日热敷 2 次。热敷时适当配合颈部转动。治疗 3～5 日。

**8. 腰痛**

（1）威灵仙 30 g、伸筋草 15 g、透骨草 15 g、乳香 15 g、没药 15 g、桑枝 10 g、桂枝 10 g、生川乌10 g、生草乌 10 g、牛膝 20 g、刘寄奴 20 g、艾叶15 g。取上药 2 份，用适量米醋拌湿，分别装入 2 个布袋内，扎紧袋口，放入锅中蒸 30 分钟取出后趁热将药袋置于第三腰椎横突处（以不烫伤皮肤为度）。两包交替使用，每次 1 小时，每日 2 次。每 2 包药可用 3 日，15 日为一疗程。用于第三腰椎横突综合征的治疗。

（2）延胡索、苏子、炒决明子、炒菟丝子、补骨脂、炒芥子。上述药物各等份，装入 30 cm×25 cm布袋中，将布袋放入微波炉内，中高火加热 2～3 分钟；或者用铁锅将中药炒热后装入布袋中。将热好的布袋敷于病患部位，并揉按 3 分钟。热敷时间20～30 分钟，每日 2～3 次，7 日为一疗程。本法治疗急性腰扭伤引起的腰部酸痛。

（3）乳香 18 g、没药 18 g、红花 12 g、当归 20 g、川芎 15 g、透骨草 20 g、威灵仙 20 g、杜仲 20 g、川朴12 g、香附 20 g、防风 20 g、陈皮 15 g、艾叶 200 g。取上药两副，碎成小块，装在长 20 cm，宽 10 cm 的两布袋内，置锅内用水蒸 20 分钟备用。使患者裸露疼痛部位，取其中一袋置于患处热敷，冷却后放入锅中水蒸，取另一袋继续热敷，如此交替使用，每次热敷 1 小时，每日 1 次，两袋药可连用，10 日为一疗程。本方法用于腰背肌筋膜炎引起的腰痛。

**9. 胁痛** · 芫花、菊花等份，踯躅花 250 g，以上药物掺均，装入事先缝制的棉布袋内贮存，用时放入蒸笼中蒸煮 20 分钟，取出晾至皮肤能耐受时，用以熨胁痛处。药袋上可加热水袋以保持温热，每日1 次，每次 60 分钟，6 日为一疗程，每个药袋可连续用 3 日。

**10. 足跟痛** · 取乳香 90 g、没药 90 g、红花45 g、土鳖虫 45 g、三七 45 g、血竭 45 g、川乌 45 g、草乌 45 g、马钱子 6 个、当归 45 g、杜仲 45 g、川断45 g、透骨草 45 g、麝香 1 g。将 14 味中药共研成细末，分装在 10 cm×7 cm 的双层纱布袋中。用黄酒2 L 浸泡 2 日备用。取一块 10 cm×5 cm×5 cm 左右的铸铁块，将其加热，热度以刚烫手为准，将所炮制好的中药纱袋置于铁块之上。待有蒸气产生后，把患足跟放在纱袋上进行熨治，每次 40 分钟，隔日1 次。药袋可反复多次使用。

**11. 肢冷** · 制川乌 30 g、制草乌 30 g、乳香30 g、没药 30 g、细辛 12 g、红花 12 g、赤芍药 12 g、当归尾 12 g、川牛膝 12 g、三棱 12 g、莪术 12 g、辣椒5 个、干姜 50 g。研末，放入盆内加水过药 3 指，加热煮沸后改用文火，用毛巾浸药汁热敷患处，每次热敷 40～60 分钟，每日 1 次。注意防止烫伤皮肤，用后将药物密闭保留下次再用，每剂药可用 5 次。

**12. 中风肢体痉挛** · 僵蚕、赤芍药各 20 g，伸筋草、桂枝、葛根、木瓜各 15 g，红花、泽泻、茯苓皮各 12 g，地龙 10 g，生甘草 8 g 放入锅中，加水约800 ml，浸泡半小时后武火煮沸，文火续煮 20 分钟,温度适宜时,用热毛巾将热敷包裹,毛巾稍湿润不滴水为宜,热敷包敷在患侧肢体上,保留 30 分钟,毛巾若干时继续浸渍药液湿热敷。每日热敷 2 次,早、晚各 1 次,30 日为一疗程。

## 六、其他

**角膜炎** · 黄连、紫草、栀子、密蒙花、谷精草、秦艽各 15 g,秦皮、木贼草各 20 g。加减:外感风热者加荆芥、连翘、金银花;肝经湿热者加龙胆草、黄芩;热毒内盛者加板蓝根、大青叶、紫花地丁;虚火上炎者加黄柏、菊花。上药加水 1 500 ml,先用武火煎至水沸,再用文火煎 20 分钟,过滤取药液;然后再如上法煎取药汁 1 次,将 2 次药液混合后备用。用时取干净毛巾浸于药液内湿透,然后拧至湿度、温度适宜时(以患者可耐受为宜),敷于患眼处,每次 20～30 分钟,每日 3～4 次。2 周为一疗程。一疗程未愈者,间隔 3 日再进行下一疗程,共治疗 2 个疗程。

---

## 注意事项

· 在进行药熨治疗时,根据患者的病情及其治疗部位,采取适当的体位。由于患者在治疗时要充分暴露患处或治疗部位,寒冷季节应有取暖设备,以免着凉感冒。

· 医生在操作时要严格掌握热熨的温度和熨引手法力量的大小。热熨温度以患者能够耐受为度,熨剂温度过高容易烫伤皮肤,过低则影响药效的渗透。熨引手法有推、揉、擦、按等,力度应恰当,温度高时手法宜轻快;温度稍降,手法可稍重一些。

· 在操作过程中,医生要经常检查熨剂的温度,询问患者的反应。如果患者出现头晕、头痛、心悸、呕恶及皮肤烫伤、擦伤等现象,应及时停止治疗。

· 皮肤感染、破损处,孕妇的腹部和腰骶部,不得施以本疗法。

· 治疗后应避风保暖,静卧休息。

---

## 按 语

由于本疗法是变内服为外治,主要通过体表热罨将药力导入肌腠,产生温通经脉、散寒祛邪、理气活血、调理脏腑功能等治疗效应,因此其临床应用范围较为广泛,不仅对痈疽疮疡、跌打损伤、风寒湿痹等体表局部病变有较好的疗效,而且对某些脏腑功能失调或全身性疾病也有一定的治疗作用,故吴尚先有"统治百病"之说。此外,本疗法尚有操作较为简便,一般无药物治疗的毒副反应,患者(尤其是小儿)乐于接受等优点,因此可以作为在医生指导下的家庭保健疗法而加以推广。

(吴耀持 郭 晟)

# 第75章
# 热敷疗法

热敷疗法是将发热的物体置于身体的患病部位或特定部位（如穴位），以防治疾病的一种方法。本疗法的产生历史悠久。早在原始社会，先民们学会了使用火后，就已有本疗法之萌芽。如用兽皮或树皮，包上烧热的石块或砂土，贴附在身体上，以取暖或治疗腹痛、关节痛等，并可消除疲劳。正式运用于临床，可溯至春秋战国时期。《史记·扁鹊仓公列传》中载扁鹊"乃使子豹为五分之熨，以八减之齐和煮之，以更熨两胁下，太子起坐"。长沙马王堆汉墓出土的医帛书中，也有用热敷以治疗疾病的记录。华佗曾巧妙地用本疗法治疗多种常见病。《肘后备急方》《丹溪治法心要》《外科大成》《医宗金鉴》等都有关于本疗法的记载。由于本疗法简便易行，收效甚捷，故一直沿用至今。

## 基本内容

热敷疗法可分为水热敷法、醋热敷法、姜热敷法、葱热敷法、盐热敷法、沙热敷法、砖热敷法、蒸饼热敷法及铁末热敷法等。

### 一、操作方法

1. **水热敷法**

（1）热水袋法：取热水（60～70℃）灌入热水袋内，外包一块毛巾，放置治疗部位，也可以用橡皮袋等代之。

（2）水湿热敷法：取纱布或毛巾浸泡于热水中5分钟后，捞出，拧去多余的水后，敷于患处。

2. **醋热敷法** · 取生盐 250 g 左右，放入铁锅内，炒爆后，即用陈醋约半小碗，洒入盐内，边洒边搅，醋洒完后，再略炒一下，即倒入布包内，包好趁热置放治疗部位。

3. **姜热敷法** · 取生姜 500 g，洗净捣烂，挤出姜汁，然后将姜渣放在锅内炒热，用布包后敷患处。待冷再倒入锅内，加些姜汁，炒热后再敷。

4. **葱热敷法** · 取鲜葱白 500 g，捣烂后放入铁锅内炒热，用布包裹、扎紧，置放患处。

5. **盐热敷法** · 取粗盐 500 g，放在铁锅内用急火炒爆，趁热用纸包裹，外面再包一层布，置放患处。

6. **沙热敷法** · 同盐热敷法。

7. **蒸饼热敷法** · 取面粉做成约 0.5 cm 厚的蒸饼，趁热将饼切成 2 片，每片上放密陀僧 6 g，紧挟在腋下，待冷即温热再用。

8. **铁末热敷法** · 取钢铁细末，洗净，炒至发红，倒出晾冷。装入布袋（铁末占布袋容量的1/3），倒入 100 ml 陈醋后，用两手搓揉布袋，使铁末发热，把布袋拍成饼状，外包毛巾，置放患处。

9. **砖热敷法** · 取两块青砖，用火烘热，在需敷处放上四五层纱布或两层毛巾，然后将热度适宜的砖放置在纱布或毛巾上。两块砖轮流热敷，时间一般不宜超出 1 小时。

## 二、治疗机制

热敷是通过物理作用,使局部的毛细血管扩张,血液循环加速,局部肌肉松弛,起到消炎、消肿、驱寒湿、减轻疼痛、消除疲劳等作用。

## 临床应用

本疗法常用于胃肠疾病、腰腿痛、湿疹、痛经、小儿腹泻等。

1. **胃脘寒痛**

(1) 以姜热敷法,在胃脘部热敷。

(2) 以盐热敷法,热敷胃脘部。

(3) 食盐(未加碘的原粗盐)500 g、大葱白(切段)200 g。上药共炒至食盐呈黄色时,倒入布袋内,敷患处,上盖棉被保温,一般 15～30 分钟即可止痛。

2. **腹痛、腹泻** · 以盐热敷法,热敷腹部、腰背部。

3. **粘连性肠梗阻(无肠管坏死者)**

(1) 以沙热敷法,在腹部做持续热敷,每次约 1 小时,每日 2～3 次。

(2) 食盐(未加碘的原粗盐)500 g、大葱白(切段)200 g。上药共炒至食盐呈黄色时,倒入布袋内,敷患处,上盖棉被保温,一般 15～30 分钟即可止痛。

4. **肠胀气** · 取 1 份松节油、2 份麻油混合均匀后,涂于患者肚脐周围直径范围 5～6 cm 的皮肤上,上覆以纱布。同时,在患者肛门内插一肛管,肛管另一头置于有水的盆内。用水湿热敷法,热敷患者肚脐周围,外面盖棉垫,5 分钟更换 1 次,共热敷治疗 30 分钟。

5. **中暑**

(1) 取毛巾或纱布浸泡热水后,敷于肚脐及气海穴(肚脐下 1 寸半处),并不断地将热水淋于布上,使热气透入腹脐。可以促使患者苏醒。

(2) 以砖热敷法,热敷患者心前,冷即更换。中暑昏仆者,可使之苏醒。

6. **寒性腰腿痛** · 以砖热敷法,或水热敷法,或沙热敷法,敷于局部。

7. **风湿性关节炎**

(1) 取生姜 60 g,白酒 50 ml,先将生姜切碎,并与白酒混合,加热(勿令燃烧),热敷痛处,以菜叶或油纸包扎,绷带固定,隔日换药 1 次。

(2) 以水热敷法,或沙热敷法,热敷关节炎处。

(3) 取鲜生姜、鲜葱白,按 1∶3 的比例配用,混合捣烂如泥,趁热敷在患处,每 48 小时更换 1 次。

8. **脊椎、颈椎、腰椎骨质增生**

(1) 取铁末 1 500 g,陈醋 100 ml,以铁末热敷法,热敷患处。每次 6 小时,每日 1 次,7 日为一疗程。每次使用时应更换新的铁末。

(2) 在敷药之前,先备好纱布口罩 1 个,热水袋 1 个,内装 500 ml 水,山西陈醋 1 瓶 300 ml。治疗时,先将陈醋适量加热,然后把口罩放入陈醋内浸湿,捞起稍拧干,放到颈椎部最痛的部位。再将 75～80℃的热水灌满热水袋,放在口罩上,敷 30～40 分钟,每日进行 1 次。如果患者颈椎部疼痛比较明显,活动受限,又有头昏等症状,每日进行 2 次,早、晚各 1 次。一般敷药 2 次见效,最多敷 10～12 次可达到较理想的治疗效果。

9. **外伤(局部青紫、肿痛)** · 以水湿热敷法,或姜热敷法,敷于患处。也可采用铁末热敷法。

10. **冻疮** · 取生姜、辣椒各等份,煎水,连渣敷于患处。用于冻疮未溃者。

11. **经行腹痛**

(1) 以醋热敷法,敷于患者肚脐两侧及脐下、腰骶部等。

(2) 以姜热敷法,或水热敷法,热敷少腹部及腰骶部。

(3) 食盐(未加碘的原粗盐)500 g、大葱白(切段)200 g。上药共炒至食盐呈黄色时,倒入布袋内,敷患处,上盖棉被保温,一般 15～30 分钟即可止痛。

12. **乳腺炎(初期)** · 以水热敷法,或醋热敷法,热敷于患处。每日 2 次,每次 30 分钟。

13. **产后缺乳** · 以姜热敷法,或醋热敷法,热敷于乳房上。

### 14. 小儿腹泻

（1）以姜热敷法，或醋热敷法，或沙热敷法，敷于脐窝，24 小时后取下。

（2）取生大蒜 1～2 片，在灶热炭中煨热捣烂，趁热敷于小儿脐部，用布固定。如果 24 小时后无好转，再加服炮姜粉 1.5～3 g。每日 2 次。

### 15. 狐臭（腋臭）

（1）取蒸饼热敷法，隔日 1 次，1 个月为一疗程。

（2）以铁末热敷法，热敷腋下。每日 1 次，每次 30～60 分钟，15 日为一疗程。

## 注意事项

· 凡高热、皮肤感觉不敏感、皮肤过敏、溃烂或中医辨证属热证者，不宜使用本疗法。

· 注意热敷温度，以患者能耐受为度，绝非越热越好。热敷的温度不宜过高，通常 40～50℃ 即可，热敷 20 分钟左右。如果在皮肤比较娇嫩的部位热敷，温度需要再低一些。同时要避免长时间固定在一个部位热敷，否则也易造成烫伤，最常见的就是热水袋使用不当导致皮肤烫伤。

· 治疗某些重病时，要随时注意观察患者的脉搏和呼吸变化。如肠梗阻，一般热敷 1～6 小时即有缓解，24 小时内可解除梗阻；若热敷后症状加重，应及时送往医院，不得延误。

· 扭伤、拉伤等急性软组织损伤初期，皮下有瘀血，24～48 小时之内是不宜热敷的，否则会加重局部肿胀。

· 应用过程中，如感到不适或局部有不良反应，应即停止。同时注意防止因患者出汗过多而致虚脱。

## 按 语

本疗法主要通过物理作用而达到治疗效果，简便易行，取效亦较快，临床适用范围较广，对于边远农村和山区有一定的推广价值。

（吴耀持　郭　晟）

# 第76章

# 熨引疗法

熨引疗法是用特制的熨引器,热熨人体一定的部位,以治疗疾病的一种方法。本疗法实际上是热敷疗法的一种,不用任何药物。古法以平底圆铜瓶,内盛热水,紧塞瓶盖,覆以绒布,以1个或2个于患处或经穴部位用力均匀熨引。现多应用特制的熨引器,在民间仍广泛流传。

## 基本内容

### 一、熨引器具

一般分圆形和尖形两种,为一圆柱形长筒,尖底(图76-1)或圆底(图76-2)。筒高约14 cm,直径约5 cm,熨引器底部直径1 cm。筒的长端留有很小的入水口,入水口高约1 cm,筒盖高约1.2 cm。用白铁皮或铜皮做成。外用棉套包裹,水烫时套上,温度降低时取下。准备小漏斗1只,从入水口向熨引器内装满开水,再用橡皮塞塞好,盖紧盖子。也可用热水袋、汤婆子或杯子等代替。

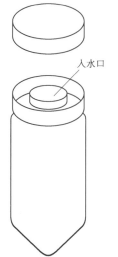
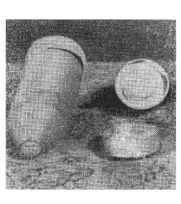

入水口

图76-1

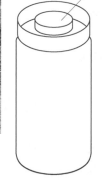
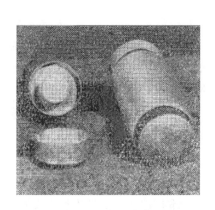

入水口

图76-2

### 二、操作方法

· 先准备好熨引器。

· 根据病情,让患者取合适的体位(坐位或卧位),以便于操作和患者舒适为原则,然后确定熨引的部位。

· 一般熨引的时间为5~10分钟,或以局部热红为度。熨引时稍加力,但用力要均匀。

· 熨引完毕,勿使患者吹风着凉,并倒去熨引器中存水。

收到温通经络、温运脾胃、理气止痛等功效。由于直接作用于病处或经穴,所以取效较快。

### 三、治疗机制

本疗法主要是利用温热的作用来治疗疾病,可

## 临床应用

本疗法主要应用于风湿痹痛、胃痛、腰痛、闭经及消化不良等。

#### 1. 风寒湿痹痛

(1) 取尖底熨引器熨腰阳关、肾俞穴,或用圆底熨引器熨疼痛部位,用于腰痛。

(2) 取圆底熨引器熨疼痛部位,或用尖底熨引器熨环跳、风市、悬钟等穴,用于腿痛。

(3) 取尖底熨引器熨肩髃、曲池、合谷等穴,或用圆底熨引器熨疼痛局部,用于上肢疼痛。

(4) 取尖底熨引器熨引腰阳关、肾俞、环跳、风市、承山、委中等穴,或用圆底熨引器熨疼痛部位,用于腰腿痛。如全身筋骨痛,可根据病变处的经穴取穴,或在疼痛部位熨引。

#### 2. 寒性胃痛

取尖底熨引器熨内关、足三里等穴,或取圆底熨引器熨引胃脘部,一般熨引后胃痛即止。也可用于呕吐。

#### 3. 小儿消化不良

取圆底熨引器熨引胃脘部和腹部,以局部稍红热为度。或用尖底熨引器熨引内关、足三里、脾俞等穴。

#### 4. 寒性腹痛

取腹部、足三里、脾俞、隐白、关元等穴熨引,以腹痛缓解为度。

#### 5. 风寒感冒

取尖底熨引器熨引合谷、大椎和前后心处,至津然汗出为度。如发热头痛,可熨引风池、曲池、合谷等穴。

#### 6. 寒性咳嗽 (咳嗽有白沫痰,无明显感染症)

取尖底熨引器熨引中府、天府、云门、列缺、膻中、肺俞、大椎等穴。

#### 7. 寒性闭经

取尖底熨引器熨引中极、关元、三阴交、血海等穴;或用圆底熨引器熨引少腹部。

#### 8. 筋骨酸痛

取圆底熨引器或其他可盛开水的器具熨引局部(酸痛处),如酸痛明显,也可熨引有关治疗经穴。

## 注意事项

· 应用本疗法,一定要掌握好温度,太烫时要加棉布套,温度低时去掉套子,如熨引器不够热,须更换热水。操作时应注意避免烫伤。

· 高热、结核病、急性炎症、肿瘤及其他热证,均不宜用本疗法。

· 皮肤溃烂、出血等部位禁用。

· 婴幼儿、孕妇、妇女经期禁用。

## 按 语

本疗法实际上是热敷疗法的一种,单以热量熨引治疗疾病,临床对一些病证较轻者或药物过敏者,应用较为适宜。对缺少药物的地区,或家庭保健,或外出工作者,应用本疗法也极为方便。

(吴耀持 郭 晟)

# 第77章

# 热烘疗法

本疗法起源于民间,流传颇久。热烘疗法是借助于药力和热烘的作用,使皮肤腠理疏通,脉络调和,气血流畅,从而治疗有关疾病的一种方法。热烘疗法是近代在涂法基础上发展起来的一种外治法,它借助热力的作用,使局部气血流畅,腠理开疏,药力渗入,从而达到活血祛风以减轻或消除痒感,活血化瘀以消除皮肤肥厚等治疗目的。如神经性皮炎,由于痒的减轻,逐渐消除搔抓摩擦的刺激,切断了越痒越抓,越抓越痒的恶性循环,有利于疾病的痊愈;慢性炎症性疾病,由于热力的烘烤,有利于血液循环,可促进炎症的吸收和皮损的恢复。

## 基本内容

### 一、操作方法

选择适宜的外用药膏并均匀地搽涂于患处皮肤上,然后用电吹风机或电烤炉、远红外理疗仪等加热器具,进行烘烤。其烘烤时间与距离应适当,使热烘温度达到患者能耐受或感觉舒适的程度为宜。每日2次,每次15~20分钟。烘烤或热风烘吹后,可将外搽药膏擦净,也可继续敷贴。临床常用的外用药膏有风油膏、青黛膏、皮脂膏、皮枯膏、雄黄膏、生肌白玉膏等。

### 二、外用药膏配制

1. **风油膏**·轻粉4.5 g、东丹3 g、飞辰砂3 g,共研为细末。先将麻油120 ml煎至微滚,入黄蜡30 g再煎,以无黄沫为度,去火,然后将药末慢慢投入,调匀成膏。本方有润燥、杀虫、止痒等作用,可治疗鹅掌风、神经性皮炎、慢性湿疹等皮肤皲裂、干燥作痒者。

2. **青黛膏**·青黛散75 g、凡士林300 g,调匀成膏。本方有收湿止痒、清热解毒等作用,适用于皮肤病掀肿痒痛出水者,兼有润肤作用。

3. **皮脂膏**·青黛6 g、黄柏6 g、煅石膏60 g、烟膏60 g(即土法烟熏烘硝牛皮后,烟汁结成的残留物质)共研细末,和匀,以药末60 g加凡士林240 g,调匀成膏。本方有清热、杀虫、止痒等作用,常用于治疗湿疹、肛门瘙痒等。

4. **皮枯膏**·皮脂膏1料,加入枯矾110 g。功用与皮脂膏同,但止痒作用较强。

5. **雄黄膏**·雄黄10 g、氧化锌10 g、羊毛脂30 g,凡士林加至100 g。本方有杀虫、止痒等作用,常用于手足癣、慢性皮肤病的治疗。

6. **生肌白玉膏**·熟石膏9份、制炉甘石1份。同研粉,和匀,以麻油少许调成膏,再加凡士林配制成70%的软膏。本方有润肤、生肌、收敛之功效,适用于皮肤粗糙皲裂以及溃疡腐肉已尽,疮口不收等症。

本疗法主要适用于外科及皮肤科疾病。

**1. 神经性皮炎** · 皮损反复发作,形成皮肤干燥、增厚、织席样变,或苔藓样变。

(1)以风油膏外搽均匀极薄,再用电吹风等热烘器具热烘。每次 15～20 分钟,1 日 2 次,10 日为一疗程,间隔 5～7 日再行第二疗程。一般 2 个疗程后,皮肤变薄滋润,剧烈瘙痒减轻或停止,3～4 个疗程,可望治愈。

(2)暴露皮损,用自制剂止痛消炎膏[陕药管制字(2001)第 1775 号,主要成分有全蝎、地龙、僵蚕、白芷、牡丹皮、桃仁、红花、细辛等]均匀涂抹于皮损处,厚度为 0.5～1 mm,采用特定电磁波治疗仪(TDP)照射,距离约 20 cm,以皮损处有温热感为宜。治疗结束后,用无菌纱布将皮损处油膏擦拭干净。中药热烘疗法隔日进行 1 次,每次治疗时间为 30 分钟。连续治疗 2 周为一疗程。

**2. 慢性湿疹** · 反复发作,病程久长,皮损颜色暗淡,浸润肥厚,出现苔藓样变化、色素沉着。

(1)取青黛膏、皮脂膏或皮枯膏涂于皮损上,均匀极薄,用电吹风等热烘器热烘。每次 15～20 分钟,1 日 2 次,7 日为一疗程,间隔 5～7 日再行第二疗程。一般 2～3 个疗程后,皮损色泽转淡,色素减少,皮肤变薄,发作减少,3～4 个疗程,可望治愈。

(2)手部角化性湿疹:使用药膏前先将局部洗净,然后将风油膏涂擦于皮损表面,需均匀极薄,再用电吹风热烘,温度以患者感觉舒适为度,每次约 20 分钟(或根据皮损大小及厚薄而适当增减时间);结束后可将药膏擦净,也可以保留一段时间再擦除,不必再加涂药物。用药 4 周为一疗程,连续用药 2 个疗程。

**3. 鹅掌风、皲裂疮** · 鹅掌风可外搽风油膏或雄黄膏,加热烘 15～20 分钟。1 日 2 次,10 日为一疗程,间隔 5～7 日再行第二疗程。皲裂疮可选用风油膏或生肌白玉膏外搽,热烘 15～20 分钟。每日 1～2 次,7～10 日为一疗程,间隔 5～7 日再行第二疗程。一般 2 个疗程后,皮损变薄,皲裂皮损愈合,3～4 个疗程可获治愈。

**4. 皮肤淀粉样变** · 皮损瘙痒,多为棕色丘疹密集分布,表面呈粗糙不平的斑块,由淀粉样蛋白沉积在皮肤中形成。可选用皮脂膏或生肌白玉膏外搽,热烘 15～30 分钟。每日 1～2 次,14 日为一疗程,间隔 5～7 日再行第二疗程。一般 2～3 个疗程后,剧烈瘙痒可减轻;3～4 个疗程后,皮损变薄,可获好转或显效。

**5. 带状疱疹后遗神经痛** · 是指带状疱疹皮损愈合后,受累区域仍遗留有疼痛的一种慢性神经性疼痛综合征,是皮肤科临床上较常见的疾病。先用梅花针在皮损区轻叩 3～5 遍,以皮肤潮红但不出血为止。外涂消肿止痛膏(主要由大黄、黄柏、天花粉、姜黄、胆南星、全蝎、地龙、冰片等 10 余种中草药粉碎成细末所成)。采用特定电磁波治疗仪(TDP)距离皮损处 15～20 cm,照射 10 分钟。在无菌纱布块均匀涂上 3～5 mm 厚消肿止痛膏,直接敷贴于疱疹疼痛部位,用绷带或胶布固定,隔日换药 1 次。连续治疗 4 周为一疗程。

**6. 腰椎骨性关节炎** · 伸筋草、透骨草、当归尾、制乳香、制没药各 30 g,川续断、羌活、独活、木防己各 15 g,野木瓜 30 g,路路通 15 g,紫丹参 30 g,红花 15 g,生川乌头 30 g,生草乌头 30 g。首先将上述药物装入事先缝制的布袋,置入中药热烘床中,加水浸没药袋,将温度恒定在 50～60℃,利用中药加热后挥发的有效成分热烘患处,每次 30 分钟,每日 1 次,每 10 日为一疗程。

## 注意事项

· 外搽药膏宜均匀极薄,涂于皮损处须稍稍超出皮损边缘。

· 热烘时注意烘烤距离,不可过近,以免烫伤。

温度掌握在患者能耐受的范围内,距离过远或温度太低,不能达到烘烤目的。

· 热烘后擦净药膏,可避免污染衣裤,也可外盖敷料,让药膏敷于患处继续发挥作用。

## 按 语

通过热烘治疗,病灶周围皮肤及组织的毛细血管扩张,新陈代谢增加,气血运行畅通,即有助于外搽药膏发挥其治疗作用,促使皮肤病损得以治愈。

(吴耀持 郭 晟)

# 第78章

# 敷贴疗法

敷贴疗法是将药物敷在体表的特定部位,以治疗疾病的一种方法。本疗法源远流长。在远古时期,先民就已学会用泥土、草根、树皮外敷伤口止血。马王堆汉墓出土的《五十二病方》载有许多外敷方剂,用以治疗创伤、外病等。晋代葛洪《肘后备急方》载用鸡子白、醋、猪脂、水、蜜、酒等作为外敷药的调和剂,南北朝龚庆宣《刘涓子鬼遗方》用猪胆汁外敷治疗痈肿;唐代孟诜《食疗本草》用胡桃研泥外敷治疗白发;宋代《太平惠民方》以地龙粪研饼敷在小儿囟门,治疗小儿头热、鼻塞不通;明代《普济方》用生附子研末和葱涎为泥,敷涌泉穴,治疗鼻渊等,说明本疗法相沿习用甚久。清代吴尚先《理瀹骈文》集敷贴疗法之大成,标志着本疗法的临床应用达到了更为完善的水准。

## 基本内容

### 一、药物选用

若选用鲜品药物,因自身含有汁液,只需捣烂外敷即可。若药物为干品,则需将药物研为细末,然后加入适量的赋形剂,如鸡蛋清、酒、水、蜜糖等,调成糊状敷用。由于外敷药的药性有寒、热之分,所以应用时当分别使用,赋形剂也应辨证选用。

### 二、敷贴方法

当外疡初起时,宜敷满整个病变部位;当毒已结聚,或溃后余肿未消,宜敷于患处四周,不要完全涂布。敷贴应超过肿势范围。

## 临床应用

本疗法应用范围较为广泛。

### 一、内科疾病

#### 1. 头痛

(1) 取白附子3g、川芎3g,研为细末。再将葱白一段捣成泥状,加入白附子和川芎末调匀,摊在纸上,贴于两侧太阳穴。用于风寒头痛。

(2) 取生川芎、白芷、麻黄各2g,同研为细末,和大葱共捣为泥,敷两侧太阳穴。用于风寒头痛。

(3) 取生川乌、南星各等份,共研细末,用鲜大葱汁或鲜姜汁调成糊状,敷两侧太阳穴。用于风寒头痛。

(4) 取荜茇3g、细辛6g、干姜10g,共研细末,用酒调为糊状,敷于头部痛处。用于虚寒头痛。

(5) 取大黄9g、芒硝9g、生石膏15g,研末,醋调为糊状,敷于前额。用于热盛头痛。

(6) 取山豆根10g、白芷10g、薄荷6g、山栀子10g,共研细末,用浓茶调匀,敷于前额。用于热盛头痛。

（7）取全蝎 9 g、地龙 9 g、五倍子 12 g、生南星 15 g、生半夏 15 g、白附子 15 g、木香 9 g，共研细末，备用。每次用药末适量，并加入 1/2 的面粉，用酒调成两个药饼，敷太阳穴。用于三叉神经痛。

（8）取草决明 60 g、石决明 10 g，研末，以浓茶汁调成糊状，敷两侧太阳穴。用于肝风头痛。

（9）取吴茱萸 20 g，研末，醋调，临睡时敷两足涌泉穴，用纱布固定，次日起床时去掉。用于高血压头痛。

（10）取川乌 6 g、草乌 6 g、薄荷 1 g、细辛 1 g、生石膏 12 g、胡椒 1 g，共研细末，白酒调为糊状，敷太阳穴。用于偏头痛。

**2. 盗汗、自汗**

（1）取黄柏 3 g、碧桃干 6 g、糯稻根 6 g，研为细末，用水调成糊状，敷双乳头。用于盗汗。

（2）取郁李仁 6 g、五倍子 6 g，研末，用生梨汁调成糊状，敷两侧内关穴。用于自汗。

（3）取郁金 6 g、牡蛎 12 g，研末，醋调敷脐部。

**3. 胃痛**

（1）取吴茱萸 15 g，研末，醋调为糊状，敷脐中穴或前心窝鸠尾穴。

（2）取射干 10 g、延胡索 10 g、丁香 3 g，研末，加姜汁调成糊状，敷于痛处。

**4. 便秘** · 生川乌 250 g、白芷 500 g、花椒 500 g、白附子 100 g、干姜 250 g、川芎 500 g、细辛 200 g，上方共研细末，黄酒调敷。穴取天枢、关元、气海、大肠俞，每次敷贴 4 小时，每日 1 次，30 日为一疗程。

**5. 臌胀** · 黄芪 30 g、甘遂 20 g、沉香 10 g、茯苓 15 g、益母草 10 g、丹参 15 g、大腹皮 10 g 组成研细末状，用姜汁和蜂蜜调成膏状备用。使用时将调好的药膏铺成 2 cm×2 cm，厚度约 0.5 cm，置于 3 M 透明辅料中，常规外敷（足三里、期门、水分）穴位，并根据辨证加用中脘、神阙、气海、阴陵泉等穴位，每次贴敷 6～8 小时，隔日 1 次，连续 1 个月为一疗程。

**6. 慢性肾衰** · 保肾膏 0 号按丁香、川牛膝、何首乌、乌梅、花椒为 1∶2∶4∶2∶1 的比例混合；保肾膏 1 号按肉桂、丁香、淫羊藿、肉苁蓉、乌梅、花椒为 1∶2∶4∶4∶4∶2 的比例混合；保肾膏 2 号按肉桂、丁香、川牛膝、何首乌、花椒为 1∶2∶4∶8∶2 的比例混合，将上述药物研磨成细粉，加生姜汁、蜂蜜调成糊状，密封保存。将保肾膏调制成直径约 2.5 cm 贴敷于双肾俞、命门、双复溜穴。治疗在伏天进行，每伏的第一日敷贴 1 次（每 10 日敷贴 1 次），每次 4～6 小时。中医辨证分型为肾阴虚型、肾阳虚型、肾阴阳两虚型，分别用保肾膏 0 号、保肾膏 1 号、保肾膏 2 号敷贴，疗程均为 1 个月。

**7. 过敏性鼻炎**

（1）以附子、吴茱萸、肉桂、细辛、白芥子按 2∶1∶1∶1∶2 比例配制，粉碎过 100 目筛，以新鲜生姜汁和匀，制成直径为 1.5 cm，厚度约 0.3 cm 的药饼，备用。取双侧肺俞、风门、脾俞和大椎 7 穴进行中药贴敷，将制成的药饼对准穴位压紧，用脱敏胶布带固定。于农历初伏前 10 日开始贴敷 1 次，初伏、中伏、末伏的第一日各贴敷 1 次，末伏后 1 日再加强贴 1 次，共贴敷 5 次。每次保留 4～6 小时，若有皮肤过敏发痒或疼痛则适当缩短贴敷时间。如皮肤起水疱则停止贴敷，对症处理后于 10 日后再进行贴敷。

（2）辛夷、苍耳子、白芷、丁香、生甘遂、细辛、白芥子 7 种中药按 1∶1∶1∶1∶2∶2∶2 的比例碾粉，再用生姜捣汁搅拌成糊状，做成直径 1.5～2 cm，厚 0.5 cm 的圆饼。选择初伏、中伏贴主穴大椎、肺俞、膏肓、风门；末伏加配穴天突、脾俞、肾俞、足三里的方法。敷贴前先用梅花针扣打至皮肤潮红，然后将圆饼摊在麝香虎骨膏中心，贴在穴位上。每次贴 2～6 小时，连续贴敷 3 年为一疗程。

（3）白芥子 40%、细辛 40%、甘遂 10%、延胡索 10%，共研细末后，过 80 目筛子，新鲜老生姜去皮后，榨汁，用密闭容器保存在 4～8℃ 低温下，用时倒出（姜汁低温保存下不超过 48 小时，常温不超过 2 小时）；把药末、姜汁按照 1∶1 比例调和，并制成 1 cm×1 cm×1 cm 大小的药饼，药饼质地干湿适中，并准备 2～3 cm 长的胶布将药饼固定于穴位上。每年初伏、中伏、末伏的第一日，初伏前 10 日及末伏后 10 日各加强治疗 1 次。初伏取穴、肺俞、胃俞、志室、膻中；中伏取穴、脾俞、风门、膏肓、天突；末伏取穴、肾俞、定喘、心俞、中脘。初伏及末伏加强敷贴可任选取 1 组穴位。敷贴时间为 7:30～18:30 时间段，贴 2～4 小时。幼儿皮肤娇嫩，脏腑娇弱,敷贴时间稍短,以局部有灼热感为度,即可撤去敷药。每年敷贴5次,连续3年为一疗程。

### 8. 哮喘

(1) 麻黄9g、辛6g、川贝粉6g、半夏12g、僵蚕9g、甘遂6g、白芥子9g、延胡索15g、黄芪30g、菟丝子9g、党参15g、白术12g、防风9g、杜仲12g。以上中药磨粉,用生姜汁拌匀,做成小圆饼状,每只2cm×2cm左右(成人用)或1.5cm×1.5cm左右(小儿用),成人用的药饼放在麝香关节止痛膏上贴穴位,12~24小时取下,小儿用的药饼放在橡皮胶上贴穴位,8小时取下。取穴:第一组为定喘、肺俞(双侧);第二组为心俞、脾俞(双侧);第三组为肾俞(双侧)、天突、膻中。每周1次,穴位从第一组到第三组以顺序敷贴,3周为一疗程,共3次。从入伏开始,在"三伏天"期间贴用,连续2个疗程,然后到冬至后"三九"再贴1~2个疗程。

(2) 白芥子、甘遂、延胡索、细辛、白芷各药按3:2:3:1:2比例研成粉末,用时以生姜汁调成糊状,切成2cm×2cm等大方饼状。根据患者耐受程度贴于穴位3~8小时揭去,贴后局部发热,并有胀痛的感觉,取下贴膏,出现水疱,为正常现象。夏季初伏日开始贴第一次,以后隔10日贴1次,3次为一疗程。

(3) 生白芥子、炒白芥子各250g,细辛、杏仁、生麻黄各100g,甘遂、樟脑粉各60g,共研细末,以生姜汁调成糊状,搓成莲子大小,置于烘热膏药中备用。取肺俞、膈俞、心俞、足三里、肾俞、脾俞,夏季初伏日开始贴第一次,以后隔10日贴1次,连续敷贴3年为一疗程。

(4) 白芥子20g、白芷12g、轻粉0.3g、天南星10g、细辛6g、麸皮50g,为一次量。研为细末,蜜调外敷,选胸心、背心、膏肓、中府,每次两穴交替贴敷,24小时取掉,隔日1次,5次为一疗程。

### 9. 慢性支气管炎

按斑蝥50%、白芥子50%的比例称取药物,研极细末,以50%二甲亚砜调成软膏。用时取麦粒大一团,置于2cm²大小的胶布中心,固定于穴位上。第一组穴为天突、肺俞(双)、丰隆(双);第二组穴为大椎、定喘(双)、膻中;第三组穴为身柱、肾俞(双)、足三里(双)。患者取坐位,暴露局部皮肤,75%乙醇消毒,将天灸膏敷于穴位

上,初伏选第一组穴,中伏选第二组穴,末伏选第三组穴,成人贴3小时,小儿贴2小时揭下。初伏、中伏、末伏的第一日贴敷1次,3次为一疗程。

### 10. 失眠

黄连、酸枣仁、肉桂按10:10:1比例用粉碎机把药物制成粉末,用醋和凡士林调和成稠糊状,放入容器中备用。制成直径2cm药膏,入睡前,用加入适量醋的热水泡脚30分钟,擦干足部并晾干,按摩双足涌泉穴,把敷贴贴在穴位后再按摩10分钟,若无烧灼不适感于次日睡醒后取下,晨起取下,隔日1次,共治疗2个月。

### 11. 病毒性心肌炎

黄芪20份、沙参15份、丹参20份、党参15份、苦参10份、冰片1份。将除冰片以外的各药混合研磨成细末,涂于棉纸上,制成直径10mm、厚度2mm的圆饼,然后将冰片粉撒于圆饼上,用胶布粘贴于穴位上。第一组穴为膻中配厥阴俞;第二组穴为巨阙配心俞。每日穴位敷贴1次,两组穴交替使用。10次为一疗程。

### 12. 痹症

(1) 取生川乌、生草乌、生南星、生半夏各15g,肉桂、炮姜、白芷各10g,共研细末,以蜂蜜调匀,涂敷于患处。用于风寒湿痹。热痹禁用。

(2) 取生半夏15g、生栀子3g、生大黄15g、桃仁10g、红花10g、当归15g,研末,用醋调匀,敷于患处。用于关节红肿热痛的热痹。

(3) 取甘松根20g、细辛10g、干姜100g、白芥子20g、肉桂10g、生川乌20g、生草乌20g、红花20g,共研细末,用烧酒或黄酒调成糊状。用于膝部冷痛。

### 13. 疲劳综合征

将附子、人参、肉桂、公丁香、川芎、独活、冰片研成细末,按质量比例为1:0.5:2:2:2:2:0.3混合,接着加入热白酒、蜂蜜和少量面粉,药粉与液体质量比例约为1:1.5,最后制成乳膏剂。临床选穴为大椎、关元、中脘,双侧足三里,每穴1~2g,每日1次,每次4~6小时。10次为一疗程。

## 二、妇科疾病

### 1. 急性乳腺炎

(1) 取鲜芙蓉花叶、鲜野菊花叶加红糖捣烂,外敷患处,或干芙蓉叶、野菊花叶研末,加凡士林调成软膏敷患处。

（2）取蒲公英、金银花、紫花地丁、连翘各等量，研末，以醋调匀后外敷。

（3）取黄连 10 g，黄芩、大黄、黄柏各 30 g，研末，蜜调成膏，外敷。

2. 乳腺增生

（1）将柴胡、芍药、枳实、甘草、艾叶与冰片按 6 g 等份净选后，灭菌，低温烘干，过 100 目筛，碾磨成细粉，混匀后，加入熔化的白凡士林混合均匀，冷却，将药物均匀涂于敷贴上晾干，制成 2 cm×2 cm×0.5 cm 的贴膏（每片含上述药物各 2 g），外观呈椭圆形。月经周期第五天开始第一次用药，晚上 7 点将药物贴于双侧乳根、期门，以及乳房胀痛明显的阿是穴，至少维持 10 小时，隔日 1 贴，共进行为期 3 个月的穴位敷贴干预。

（2）炙香附、延胡索、水蛭、鹿角等中药各 10 g，经水提浓缩成浸膏，再干燥成中药颗粒。将中药颗粒加入油包水相基质、氮酮及适量水制成膏剂，并放置于一次性、透气、不易皮肤过敏的可黏性材料衬底上，中央放置磁极 1 枚。用上述中药敷贴于乳房阿是穴、神阙穴，晚上睡前敷贴 1 次，每次 6 小时，隔日使用。

3. 子宫内膜异位症 · 取七厘散 1 g 用少量黄酒调和，敷贴于患者神阙穴，用艾条灸 20 分钟，用麝香止痛膏外贴（皮肤敏感者用肤疾宁外贴），48 小时更换 1 次。每次月经干净后第十日开始治疗，到第二次月经干净时结束，治疗 2 个月为一疗程，一般治疗需 2～4 个疗程。

4. 慢性盆腔炎 · 炒干姜 30 g、草红花 24 g、肉桂 15 g、白芥子 18 g、麻黄 21 g、胆南星 18 g、生半夏 21 g、生附子 21 g、红娘子 3 g、红芽大戟 3 g、香油 2 500 ml。将上药用香油炸枯去渣，然后按每 500 ml 油兑入章丹 240 g，即成膏油，再按每 750 ml 油兑入麝香 4 g、藤黄面 30 g，摊成膏药。大膏药每张重 6 g，小膏药每张重 3 g。下腹部痛为主者，用小膏药微火温化后贴归来、水道穴，两侧穴位交替使用；以腰痛为主者，贴命门、肾俞、气海俞、阳关，以腰骶坠痛为主者，贴关元俞、膀胱俞、上髎、次髎穴，有炎性包块者，用大膏药贴敷于局部皮肤上。一般夏季每 12 小时换药 1 次，冬季 2 日换药 1 次，12 次为一疗程。逢月经停用。

5. 妊娠恶阻 · 将砂仁、苏叶打粉过筛，生姜榨汁，砂仁、苏叶粉各 50 g 混合均匀加入姜汁 75 ml 调成糊状，制成药饼，取大小 1.5 cm×1.5 cm×0.5 cm 药饼放在输液贴（大小 4 cm×7 cm）中央备用，常温保存 4 小时。取双侧内关穴、中脘穴，孕妇取卧位，将药饼敷贴于所选穴位上，敷贴时间 4 小时，每日 1 次，共 5 日。

## 三、儿科疾病

1. 小儿哮喘 · 预防时以黄芪 10 g、菟丝子 10 g、白术 9 g、白芥子 5 g、细辛 3 g、甘遂 5 g，研细末，以姜汁调匀，在三伏天的每伏第一日和三九的每九第一日敷于天突、定喘、肺俞、膏肓、肾俞，共 6 次，每次 1～2 小时。在哮喘发作时，辨证为寒哮者，以白芥子 5 g、细辛 3 g、甘遂 5 g、白附子 5 g、地龙 5 g 研末，每晚敷于天突、定喘、大杼、肺俞、肾俞，次晨取下，2 日 1 次，5 次为一疗程。

2. 小儿过敏性鼻炎 · 炒白芥子、延胡索、生甘遂、细辛、丁香、肉桂按 2∶2∶1∶1∶1∶1 比例混合研成 120 目粉末，用姜汁调成稠膏状备用。选取两组穴位，第一组取肺俞、心俞、膈俞、足三里穴；第二组取风门、厥阴俞、膈俞、脾俞穴。上述穴位均取双侧，每次选取一组，两组轮换选用。先将贴敷部位用 75％乙醇或聚维酮碘（碘伏）常规消毒，然后取直径 1 cm 左右大小的药膏，将药物贴于穴位上，用 3 cm×3 cm 的脱敏胶布固定。贴药后皮肤局部感到麻、凉、温、微痒属正常反应。每次贴敷时间一般为 1～2 小时，具体贴敷时间根据患者皮肤反应而定，如发痒、灼热感不甚明显者可敷贴较长时间，但最长不超过 4 小时。在夏季，一般在农历三伏天的初、中、末伏的第一日进行贴敷治疗，两伏之间可加贴 1 次，每年共 3～6 次。连续贴敷 3 年为一疗程。

3. 小儿腹泻 · 用吴茱萸 5 g、丁香 5 g、党参 5 g、白术 5 g、山楂 3 g、车前子 2 g、肉桂 2 g，研末，以黄酒调之，敷于脐部神阙穴，每日 1 次，连敷 5 日。

4. 小儿遗尿 · 以丁香 10 g、肉桂 5 g、菟丝子 10 g、益智仁 10 g、乌药 9 g，共研细末，取适量，用黄酒调如饼状，敷于神阙、关元、气海、肾俞，每次选 2 穴，交替使用，每日 1 次，连续 7 日为一疗程，隔 1 日再行第二疗程，以每晚贴敷最好。

## 四、伤科疾病

### 1. 扭挫伤

（1）取生栀子 30 g、乳香 10 g、没药 10 g、生大黄 30 g，共研为末，以蜂蜜或饴糖调成糊状，外敷患处，用于新伤。如陈旧伤用热酒调敷。

（2）取紫荆皮、南星、半夏、黄柏、草乌、川乌、当归、川芎、乌药、补骨脂、白芷、刘寄奴、牛膝、桑白皮各等量，同研为细末，用饴糖调成糊状，外敷肿痛处。

（3）当归、川芎、白芍药、桂枝、自然铜、制乳香、制没药、红花、栀子、升麻、雄黄、防风、儿茶、甘松、山奈、白芷、细辛、木香、冰片、铅丹、大黄各等份，打碎，过 80 目筛，贮用。取药末，用前以蜜或醋调，或制成小药丸，将其放置在选好的 3 个左右穴位上，用活血止痛膏或胶布将药贴好、固定。一般 2～3 日更换 1 次，4 次为一疗程。敷贴后适当加用理疗灯烘烤 15 分钟则疗效更为明显。

### 2. 面神经麻痹

（1）取黑鱼头 1 个捣烂，南星 5 g，天麻 5 g，草乌 5 g，研细末，和匀，敷于患侧面颊部。

（2）取生马钱子水泡刮去毛，切成薄片，敷于面颊部，用胶布定，7 日后更换。

（3）取木鳖子、白芥子、蓖麻子等份，研末，加蜂蜜调成膏糊状，贴于太阳、下关、地仓等穴。

（4）将马钱子 6～8 枚温水浸泡 3～5 日，去其皮毛晾干，锉为细末加适量白酒调成稠糊状，装入小瓶，密封备用。另备医用胶布，用时剪成直径 2～2.5 cm，将药糊匀涂于胶布的中央，敷贴相应的穴位即可。主穴：第一组为阳白、攒竹、瞳子髎；第二组为承泣、四白、颧髎；第三组为地仓、颊车、下关。配穴：合谷、风池、翳风。如抬眉皱额不对称者以第一组穴位为主，眼睑不能闭合，下眼睑外翻下垂者选第二组穴位，鼓腮、示齿困难者以第三组穴位为主。如以上三种情况皆有者，则在每一组中，选取 1～2 穴，再选配穴 1～2 个予以敷贴。合谷一穴，左病取右，右病取左。每次宜敷贴 5～6 穴，每隔 3 日换药或根据病情变更穴位，一般 2～3 周即愈。

### 3. 腰肌劳损

用吴茱萸、细辛、肉桂、白豆蔻按 10：1：1：1 的比例粉碎，过 100 目筛，用浓度为 3‰～5‰ 的米醋调膏。治疗时取涌泉穴（单）、对侧复溜穴，用 75％ 乙醇消毒穴位，再用药匙取药膏 10～20 g 均匀摊于穴位上成圆形，直径为 1～2 cm，厚度约为 2 mm，盖上一层消毒纱布，再用消毒纱布带扎定，松紧适宜，保留 12～24 小时换药。以局部有发热及微痒感为度。

### 4. 强直性脊柱炎

取穴分 4 组。第一组督脉穴位：大椎、至阳、筋缩、命门、腰阳关。第二组膀胱经第一侧线穴位：大杼、膈俞、肾俞。第三组膀胱经第二侧线穴位：膏肓、志室、秩边。第四组阿是穴。药物主要成分为乳香、没药、皂角刺、白芥子、川乌、草乌、威灵仙、透骨草、穿山甲、吴茱萸。共研细末，密封保存。用高纯度白酒将药粉和为糊状。先用热醋敷贴穴位 30 分钟，然后每穴贴花生米大小药糊 1 块，胶布固定，12 小时后去掉。第一、第四组穴每次必贴，第二、第三组穴斟酌选用。每日 1 次，10 次为一疗程。疗程间休息 5 日。

## 五、其他疾病

### 1. 脱肛

（1）取生南星 15 g、生黄芪 15 g，捣碎研末，姜汁调成糊状，外敷百会穴，肛门回缩后洗去。

（2）取参芦 3 枚，升麻 6 g，研末，醋调成糊状，敷百会穴，肛门回缩后仍可外敷。

### 2. 疔疮、疖肿

（1）取芙蓉叶研成细末，蜂蜜调成糊状，外敷。

（2）取鲜水蜈蚣全草适量，和蜜捣烂，敷于患处。

（3）取露蜂房 1 个，煅烧存性，研为细末，黄连粉、黄芩粉、黄柏粉各 2 g，混匀，茶油调和敷患处。

（4）取马齿苋、野菊花、五倍子等份研末，加入蜂蜜，调成糊状，外敷。

### 3. 癣证

（1）取五倍子 30 g，枯矾 15 g，硫黄 10 g、土槿皮 10 g，共研细末，香油调成糊状，外敷。用于干癣。

（2）取红皮蒜去皮捣烂，敷于患处。

（3）取土槿皮 10 g，枯矾 10 g，皂荚 1 g，藿香 10 g，野蔷薇根 10 g，研末，醋调外敷。

### 4. 臁疮

以煅炉甘石 180 g、煅寒水石 45 g、樟脑 12 g、青黛 12 g，分别研为细末，再将猪油 90 g 熬化,然后入黄蜡、白蜡各 120 g 溶化,投入煅炉甘石粉及煨寒水石粉,熬煎搅匀,取下待冷,加入青黛、樟脑调匀,外敷。

### 5. 湿疹、皮炎

(1) 取青黛 6 g、黄柏 3 g、煅石膏 12 g、滑石 12 g、枯矾 6 g,共研细末,麻油或凡士林调匀外敷。

(2) 取苦参片 30 g、枯矾 20 g、川连 10 g、黄柏 20 g、雄黄 10 g、冰片 3 g,共研细末,麻油或凡士林调成糊状软膏,外敷。

(3) 取密陀僧 20 g、黄柏 20 g、青黛 20 g、枯矾 20 g、轻粉 6 g、冰片 6 g,研细末,以猪油调匀,涂敷患处。用于顽固性湿疹。

(4) 取土槿皮、蛇床子、百部根各 30 g,五倍子 24 g,密陀僧 18 g,轻粉 6 g,以醋调成糊状,外敷。用于神经性皮炎。

### 6. 丹毒

(1) 取鲜大青叶、鲜芙蓉花叶适量,捣烂外敷。

(2) 取黄连 10 g、黄芩 30 g、黄柏 30 g、大黄 30 g、野菊花 10 g,研末,蜜调外敷。

(3) 取鲜元宝草 30 g、鲜蒲公英 30 g、鲜蚯蚓数条,捣烂,外敷。

### 7. 百虫咬伤

(1) 取半边莲、七叶一枝花、白花蛇舌草、独角莲各等量,捣烂外敷。用于毒蛇咬伤。亦可选其中 1~2 味捣烂外敷。

(2) 取鱼腥草、马齿苋,或鲜扁豆叶,捣烂外敷伤口。用于蜈蚣咬伤。

(3) 取鱼腥草或七叶一枝花,或大蜗牛,捣烂外敷。用于蝎蜇伤。

(4) 取鲜野菊花或鲜夏枯草,捣烂外敷。用于蜂蜇伤。

### 8. 烫伤

(1) 取儿茶研粉 100 g、黄芩 100 g、黄柏 100 g、冰片 30 g,浸于 80% 乙醇 1 000 ml 3 日,过滤液备用。用前先在创面涂 1‰ 达克罗宁液止痛,再搽滤液,2~4 小时 1 次。

(2) 取干地黄、红花、当归、麦冬、陈皮、甘草、地榆、冰片各 120 g,朱砂 12 g,虎杖 500 g,菜油或花生油 5 000 ml,以上诸药除冰片朱砂研细末外,其他药物均放入油内浸泡 24 小时,然后用文火熬至麦冬变褐黑色为度,滤去药渣,待油温降至 60℃,再投入冰片、朱砂末搅匀,备用。外搽。

(3) 取石灰水(生石灰浸泡干净水中,取上清液)1 份、菜油 1 份、生鸡蛋清适量,共调成乳白状液即成,白天外搽,每日 3~5 次,晚上用糖炭粉(黄糖煮成炭研细末)2 份、茶油 4 份、凡士林 4 份,调成膏,外用敷料覆盖。

(4) 取大桉叶 2 000 g、黄芩 1 000 g、薄荷 500 g、白及 100 g,洗净,捣碎,加水 4 000 ml,放置锅内煮沸至 300 ml,用纱布滤渣取药汁,外搽。

(5) 取地榆、大黄、虎杖各 40 g,黄连、白蔹、海螵蛸、炉甘石各 20 g,没药 15 g,冰片 4 g,共研细末,过筛,取麻油适量,将药末调成糊状,外搽。

### 9. 口腔糜烂

(1) 取五倍子 30 g 炒黄,加入白糖 2 g,再炒至糖完全熔化,倒出晾干,和枯矾 20 g 共研细末,用香油调成糊状,涂敷患处。用于鹅口疮。

(2) 取吴茱萸 15 g,胡黄连 6 g,大黄 6 g,生南星 3 g,共研细末,用醋调成糊状,晚上敷于足心涌泉穴。

## 注意事项

• 在应用过程中,如出现皮肤过敏、瘙痒潮红,发出小水疱,应即停用。

• 外敷时注意调节干湿度,过湿容易外溢流失,若药物变干,须随时更换,或加调和剂湿润后再敷上。

## 按 语

本疗法临床应用极为广泛,优点是不经消化道吸收,不发生胃肠道反应,药物直接接触病灶,或通过经络气血的传导,以治疗疾病。外敷药的赋形剂有多种,以醋调,取其散瘀解毒;以酒调,取其助行药力;以葱、姜、韭、蒜捣汁调,取其辛香散邪;以菊花汁、丝瓜叶汁、银花露调,取其清凉解毒;以鸡蛋清、蜂蜜调,取其缓和刺激、润泽肌肤等。但目前临床为图方便,多以凡士林调制。

(吴耀持　郭　晟)

# 第79章

# 发疱疗法

发疱疗法,又称"天灸疗法",是将某些能引起皮肤发疱的药物,捣碎敷在一定的穴位上或特定的部位上,使之发疱,用来治疗疾病的一种方法。因局部发疱如火燎,形成灸疮,又名发疱灸。这种灸疮的形成和艾灸灸法形成的灸疮有相似之处,但它是不用艾绒及其他热源材料的施灸方法,与热灸相对而言又称冷灸、无热源灸,古代称天灸、自灸。所用的药物大多数为药力峻猛、气味俱厚、辛香走窜、温热气锐之品,如白芥子、斑蝥、大蒜、墨旱莲、甘遂、威灵仙、吴茱萸、马钱子、天南星等,可用单味药,也可多味药组方合用。

发疱灸是以中医基础理论为指导,经络腧穴学说为核心,通过药物对穴位及患处皮肤的刺激和吸收作用,借经络的传导,以疏通经脉、行气活血、调节脏腑、协调阴阳,取得防病治病的作用。本疗法在我国已流传很久。王执《针灸资生经》卷三中说:"乡居人用旱莲草椎碎,置于手掌上一夫,当两筋中,以古文钱压之。系之以故帛,未久即起小泡,谓之天灸,尚能愈疟。"唐代王焘的《外台秘要方》和明代李时珍的《本草纲目》等,对本疗法均有记载。现代也有应用本疗法的诸多报道,例如发疱疗法用于治疗慢性气管炎和支气管哮喘、腮腺炎、风湿性关节炎、获得性寒冷性荨麻疹、变应性鼻炎、额窦炎、梅核气、慢性溃疡性结肠炎、强直性脊柱炎、胃脘痛均获得满意的临床疗效。在基础理论研究方面,发疱疗法治病机制在于调整机体的免疫功能,使亢进者下降、低下者升高,趋向协调平衡,正是《黄帝内经》"阴平阳秘,精神乃治"理论的体现。

## 基本内容

### 一、发疱药物与部位的选择

1. **发疱药物** · 应根据病情选择。常用的发疱药物有斑蝥、大蒜、白芥子、鲜毛茛、巴豆、红娘子、蓖麻子、吴茱萸、甘遂等。一般选用1～2种即可。

2. **敷贴部位** · 根据不同的病情辨证选定穴位或部位。

### 二、操作方法

(1)首先将选定的药物捣烂,然后敷在确定的穴位或部位上。再用消毒纱布包扎,固定敷药,以防止药物滑脱。

(2)根据敷药处起疱的不同时间,仔细观察,待起疱后,即揭去敷药,将小疱用消毒纱布包扎好。敷发疱药后停一段时间,有的4小时后敷药处即起小疱,有的6小时后起疱,有的10小时后起疱,有的1日后起疱,有的则需3日后才起疱。

(3)发疱处的皮肤愈合复原后,根据需要还可再次发疱。

### 三、治疗机制

发疱灸是以中医基础理论为指导,经络腧穴学

405

说为核心,通过药物对穴位及患处皮肤的刺激和吸收作用,借经络的传导,以疏通经脉、行气活血、调节脏腑、协调阴阳。

## 临床应用

本疗法多用于关节疼痛、疟疾、黄疸、小儿消化不良和妇女痛经等症。

1. **传染性肝炎伴黄疸**·取新鲜毛莨 30 g,洗净,加食盐 2 g,捣烂成泥状,敷于脐下或臂部。约 10 小时后,局部起疱,去药,用生理盐水将局部洗净。再用消毒针头将疱轻轻挑破后,包上消毒纱布。此药敷脐下也可用以治疗水肿。

2. **疟疾**

(1) 取斑蝥、白芥子末各如米粒大小,放在胶布上,在疟疾发作前 3 小时贴在第三胸椎处,4 小时后揭去,如起疱,挑破后用消毒纱布包扎。

(2) 取鲜毛莨 60 g,洗净,捣烂,敷大椎穴,起疱后,用消毒针头将水疱轻轻挑破,揩干后用消毒纱布包扎。

3. **风湿性关节炎**·取斑蝥、雌黄(石黄)各等量,研为细末,放在黏性强、不漏气的小膏药中心,贴在关节病灶部位,大关节贴 5 张,成梅花形。24 小时后去掉膏药,将水疱表皮剥落干净,揩干黄水,再贴上膏药(将浙贝母 9 g、天花粉 9 g、赤芍药 9 g、青黛 9 g、煅石膏 120 g、冰片 2.4 g,共研末,拌匀入膏药内),24 小时后再将此膏药揭下,贴上发散膏药(将桂心 6 g、公丁香 6 g、甘松 9 g、血竭 9 g、山羊血 9 g、制乳香 15 g、制没药 15 g、麝香 1.5 g,研极细末,拌匀入膏药内),经四昼夜取下。如此进行 3 个疗程,可有一定疗效。

4. **鹤膝风(膝关节肿大)**·取白芥子 60 g,研细末,用白酒或黄酒调和如糊状,摊布上,包敷膝关节肿痛处,干后即换,以局部发疱为度。如疱破干痛,可涂以麻油。

5. **小儿消化不良**·取蓖麻子 2 粒去壳,杏仁 1 粒捣成泥状,拌入少许朱砂粉,敷中脘穴,外用小膏药固定。1~3 日揭去,可见粟米样小水疱,不必挑破,任其自然吸收即可。

6. **白喉**·取巴豆去壳研细,与朱砂粉各 0.5 g 拌匀,放入普通小膏药中,贴膻中穴。8 小时后可揭去。局部皮肤红而带紫,伴有小疱,第二天溶成大疱,用消毒针刺破,放出疱中液体,涂以甲紫即可。

7. **面神经麻痹**·取斑蝥、青娘子、红娘子各 1 只,去头足,再加葱头 7 个,捣烂如泥,铺垫在半片小蚬壳内,或小药瓶的铝盖也可,覆盖于太阳穴,用胶布固定,右斜敷左,左斜敷右,约 12 小时去掉。如出现大水疱,可用消毒针头刺破,流出清水。此法还可用于脑血栓形成初起所致的口眼㖞斜。

8. **牙周炎**·取大蒜(去外衣)60 g、轻粉 3 g,共擂成糊状,用蚬壳或青霉素药瓶铝盖填满药物,敷一侧经渠穴上(在手腕拇指侧横纹头,即寸脉后),用胶布固定。覆盖 15~30 分钟,局部灼痛不可忍受时去其药,随后可见起一疱,用消毒针头刺破,使疱中液体流出,流尽后,用消毒纱布包扎固定。

9. **过敏性鼻炎**·取斑蝥整体碾成粉末备用。将约 15 mm 见方的胶布,中央剪一直径约 6 mm 的圆孔,对准膻中穴,在孔中放适量斑蝥粉,再盖上一层胶布,固定 24 小时后揭去。起疱后不要处理,让水疱自然吸收愈合后,再做第二次治疗。3 次为一疗程。

10. **痛经**·取斑蝥、白芥子各 20 g,研极细末,以 50% 二甲亚砜调成软膏状。用时取麦粒大小一团,置于 2 cm×2 cm 的胶布中心,贴于中极穴或关元穴(两穴交替使用)。每逢经前 5 日贴第一次,月经始潮或隐觉腹痛开始贴第二次。2 个月经周期为一疗程。一般贴 3 小时揭去膏药,当时或稍后即出现水疱,逐渐增大隆起,常在 2~3 日内逐渐干瘪结痂。1 个疗程后,多可获显效。

11. **盗汗**·取双侧膈俞、胆俞。将白芥子研成细末,用水调和成糊,取 2 cm×2 cm 大小置于专用敷贴胶布中央后贴在上述穴位上,贴敷时间可视患者具体情况而定,一般贴敷 4~6 小时。如发痒、灼痛感不甚明显者可贴敷较长时间,但最长不超过 24 小时;如发痒、灼痛感非常明显者应适当缩短贴敷时间。每 2 日治疗 1 次,5 次为一疗程,疗程间休息 2 日,共治疗 3 个疗程。

12. **支气管哮喘** · 三伏灸贴发疱疗法,取斑蝥、白芥子等量,分别研成细末,加少量人工麝香、冰片和匀,以50％二甲亚砜调成软膏状,装瓶备用。头伏取肺俞、大椎、定喘、至阳;中伏取脾俞、风门、天突、膻中;末伏取肾俞、足三里、丰隆。连续贴敷3年后,哮喘不再发作,感冒也明显减少,可以从事一般体力劳动。

13. **颈椎病** · 三伏灸贴敷法,用白芥子、细辛、甘遂、延胡索加工成粉末,用姜汁调和制成药饼贴敷于颈夹脊、大椎、天宗、肩髃、曲池、外关、合谷。1个疗程后,多可获显效。

14. **萎缩性胃炎** · 精选生半夏、吴茱萸、鲜姜汁3味中草药,前两味分别清洗、烘干、粉碎、过100目筛,与鲜姜汁一起经紫外线灭菌,等量混合,制成膏泥状,密封保存备用。将医用无菌保鲜塑料薄膜裁剪成4 cm×4 cm大小若干份,每份于中心处涂抹发疱中药膏泥约3 g重,对折薄膜,使膏泥被包裹备用。药贴现用现制。直接取背部足太阳经的脾俞和胃俞两穴,将穴位局部皮肤清洁、常规消毒后,将发疱药贴对准穴位直接贴上,外用脱敏透气纸胶带固定即可。待局部皮肤发疱后(24小时内)取下。7日内局部水疱自行吸收、干燥结痂,再进行下一次的治疗。

15. **膝关节骨性关节炎** · 将中药斑蝥1份、白芥子1份、川乌1份、天南星1份、威灵仙2份、独头蒜4份研成药粉,用生姜汁调成干湿适中的膏状,然后切成10 mm×10 mm大小的药块,并在药块的中央加入少许人工麝香粉。将药块准确地贴于膝关节周围患者自觉痛点及压痛点,痛点超过2处者,选最痛点贴敷。然后在1张20 mm×30 mm的医用塑料胶布中间剪1个直径为5 mm的洞,洞口覆盖在药块边缘,另取同样规格的胶布交叉固定。发疱程度以患者自己感觉发热、疼痛难以忍受为度,药块贴敷一般4～6小时,具体视患者敏感程度而定。每周治疗1次,连续治疗2周。

16. **慢性踝关节扭伤** · 发疱膏组成:威灵仙200 g、白芥子200 g、斑蝥200 g(去头、足及翅)、马钱子100 g、细辛200 g、乌头200 g、天南星200 g,均碾磨成细粉末过筛后,分别用广口玻璃瓶密封分装备用。另外用薄荷、冰片、紫草适量制成油剂,供外涂使用。取上述发疱药物各5～10 g加少量生姜汁、大蒜泥(蒜以紫皮者为佳)、蜂蜜调和成糊状备用。药物贴敷方法:取一块8 cm×7 cm的胶布,中间剪一小洞,直径1.0～1.5 cm,贴在压痛或酸痛最明显处,在小洞内涂少量发疱膏,再用15 cm×14 cm的胶布覆盖固定,4～6小时便揭去覆盖的胶布清除发疱药膏,外涂自制油剂。局部皮肤出现似小洞大小水疱,过2～3日后予5％聚维酮碘(碘伏)消毒后用无菌注射器抽出疱内液体,再用无菌纱布覆盖固定,保持水疱壁完整。治疗期间患处勿沾水,避免感染及再度损伤。

17. **肱骨外上髁炎** · 取约4 cm×4 cm的医用胶片1块,中间剪一直径约0.6 cm的孔,把孔对准痛点粘上,在孔中间的皮肤上放一约绿豆大的发疱药(斑蝥研粉与适量凡士林调和),上盖同等大小的医用胶片1块,24小时后揭去,可见一直径约1 cm的水疱,不要处理,外盖创可贴保护。无论水疱是否破,在5～10日后都会愈合,不留瘢痕,部分患者短期内可有色素沉着。半个月后复查,未愈者再发疱1次,以2次为度。

## 注意事项

· 应用本疗法前,首先要明确病情,按疾病需要,选择发疱药物,然后按照规程进行操作。

· 由于发疱的药物多有腐蚀性和刺激性,有些还有较大的毒性,所以发疱药物禁止口服和乱敷。药物敷用后应即包扎好,防止药物外溢或滑脱。

· 发疱后,可以将水疱挑破,也可以不挑破,但要注意局部清洁,用消毒纱布包扎,预防感染。如水疱不慎擦破,可用甲紫涂搽。

· 如病情需要在原发疱处进行第二个疗程时,必须待发疱处皮肤愈合后再进行。

· 发疱部位一般不会感染,愈合不留瘢痕。如发疱处感染,即外涂或外敷消炎药物。

· 在治疗一些急性或烈性传染病(如白喉)时,应配合应用抗毒素、抗生素或其他药物。

· 在使用发疱疗法的同时,可同时内服药物或采用其他疗法。

· 请在专业医生的指导下进行治疗,由于本疗法

的发疱药物不可随意使用,故除本章临床应用中介绍的适应证外,一般不宜使用。

## 按　语

由于发疱药物有腐蚀性和刺激性,对皮肤有一定的创伤,所以本疗法治疗范围有一定的局限。但本疗法的疗效较为肯定,故有必要开展研究,尤其

对发疱药物进行必要的加工改进,以进一步扩大应用范围。

(吴耀持　林元杰)

# 第80章

# 敷脐疗法

敷脐疗法,简称"脐疗",是将药物敷置于脐眼或脐部,以治疗疾病的一种外治方法。

早在晋代葛洪《肘后备急方》中就有用盐纳脐中灸之,以治疗霍乱的记载。唐代孙思邈《备急千金要方》载有用东壁土敷脐,或用苍耳子烧灰敷脐,或用露蜂房烧灰敷脐,以治脐疮流水不止。清代更有所发展,如吴尚先《理瀹骈文》中用本疗法治病的方药就有数百种之多。

## 基本内容

### 一、药物的选择与制作

(1)根据病情辨证选药,由于脐部给药用量较少,故一般选择气味俱厚之品。

(2)将选定的药物研为细末,或做散剂用,或用赋形剂调和成膏剂用,或制成药丸。如为新鲜药物,可直接捣烂如泥应用。

### 二、操作方法

(1)先洗净擦干患者的脐部,然后将配制好的药物置入脐眼或敷于脐部,再用胶布或纱布等敷料垫敷盖固定,根据病情需要,有些药物可采用闭式敷料,并适当加温以促进吸收。

(2)根据病情和实际情况,更换敷药。或1~2日换药1次,或3~5日换药1次。如天气炎热,使用芳香易挥发的药物,也可以每日2次换药。

### 三、治疗机制

本疗法通过药物直接填敷在脐眼或脐部,由于脐与诸经相通,能使经气循行并交通于五脏六腑、四肢百骸、五官九窍、皮肉筋膜,药物得以循经直趋病所,从而祛除病邪,促进机体康复。

## 临床应用

本疗法的临床适应证范围较广,以消化系统、泌尿系统疾病疗效较为明显,对小儿科、妇产科、外科的某些疾病也有较好的效果。

### 一、内科疾病

1. **心绞痛** · 取山楂浸膏 20 g、甘草浸膏 8 g、葛根浸膏 10 g、白芍药 20 g、厚朴 100 g,后二味共研细末,加入诸浸膏及鸡血藤挥发油 6 ml、细辛挥发油 1 ml、乳香没药醇液 70 ml、冰片少许混合,用黄酒调匀成糊状,放入脐眼内用胶布覆盖,隔 2 日换药 1 次。

2. **高血压**

(1)取吴茱萸(胆汁制)100 g、龙胆草醇提物 6 g、白矾(醋制)100 g、朱砂 50 g、地龙 100 g、罗布麻醇提物 10 g、环戊噻嗪 12.5 g,共研为极细末。用时将药末 0.3 g 放入脐眼中,用敷料固定,隔 5 日换药 1 次。

(2) 脐压散(胆汁制吴茱萸 500 g、龙胆草提取物 6 g、硫黄 50 g、醋制白矾 100 g、朱砂 50 g、环戊噻嗪 175 mg,混合研末),每次用 200 mg 药末敷脐,1 周换药 1 次。

### 3. 盗汗

(1) 取五味子 100 g、五倍子 100 g,共研细末,加入 70% 乙醇适量调成糊状。用时将鸽蛋大小"双五子"糊剂放在 5 cm 见方塑料薄膜上贴于肚脐正中,冬天用热水袋温热后贴于肚脐,再用纱布固定。2～4 小时更换 1 次,一般 7～8 次即可见效。

(2) 取五倍子 5 g,研细末,加水调成面团状敷在脐眼。24 小时更换 1 次。

### 4. 肝脾肿大

(1) 取鳖鱼 1 只、苋菜 1 000 g,先煎苋菜浓缩,再与鳖鱼熬成浓膏,贴在脐眼上。隔 2 日换药 1 次。

(2) 取阿魏 30 g、硼砂 30 g,共研细末,白酒适量调和,用纱布敷脐,布带捆扎固定。隔 3 日换药 1 次。

### 5. 水肿、臌胀(肝硬化腹水)

(1) 取田螺肉 4 个、大蒜(去皮)5 瓣、车前子 10 g,共捣如泥,做饼敷脐。8 小时后去药,每日 1 次,3 次即可见效。

(2) 取商陆研为细末,用时将 1 g 药末与生姜 2 片共捣如泥,早、晚各换药 1 次。一般 7 日后可见效。

### 6. 便秘

(1) 取皮硝 9 g,加水溶解,与皂角末 1.5 g 调和敷脐。每日换药 1 次,适用于热性便秘。

(2) 取附子 15 g、丁香 9 g、制川乌 9 g、白芷 9 g、胡椒 3 g、大蒜 10 g,共捣如泥敷脐。8 小时后去药,每日 1 次,适用于寒性便秘。

(3) 取葱头(连须)3 个、生姜 10 g、食盐 3 g、淡豆豉 12 粒,共捣如泥成饼,烘热敷脐,饼冷再烘。每次 5～10 分钟,每日 2～3 次。适用于虚性便秘。

### 7. 夹阴伤寒·即感冒时因同房而使病情加重,出现低热面红,或不热面青,小腹绞痛,足冷蜷卧,或吐或痢,心下胀满,舌卷囊缩,脉象细微等。

(1) 取白胡椒 20 粒(研面)、枯矾 2 g、连须葱白 7 根,共捣烂,再以人乳(或米汤)调和,敷脐。

(2) 取葱白 10 根,去泥洗净,晾干,不切不捣,单排放在脐部,厚约 1 cm,然后以熨斗热熨,葱熟烂即更换,直到手足转温,身有微汗时止。

### 8. 痢疾·取黄瓜藤 10 g,煅存性,研末,食醋调和为饼,敷脐。

### 9. 急性黄疸·取栀子 15 g(研末)、面粉 6 g,用 1 个鸡蛋的蛋清调和,做饼敷脐。每日换药 1 次。

### 10. 急性胰腺炎·大黄、芒硝等量,共研细末,过 120 目筛备用。使用时先将患者肚脐洗净,将药末用生理盐水搅拌成糊状,置于肚脐上,外用胶布盖住,每 24 小时换药 1 次。3 日为一疗程。

### 11. 小便不通(尿潴留)

(1) 取白芥子 5 g,泡于 30℃ 温水中,搅拌成泥状,涂在布上,贴脐部后,上盖一条毛巾,用热水袋熨,敷贴时间 10～15 分钟。小便自利后,可配服益气利尿中药以巩固疗效。

(2) 取小茴香粉 10 g、生姜汁适量调成糊状,敷脐,内服益元散。

(3) 取生田螺 5～10 只、葱白 60～90 g,捣烂如泥,麝香少许(也可用冰片代),面粉适量,做成药饼,敷脐。并用炒热食盐趁热在药饼上熨 20～40 分钟。

(4) 取甘遂 30 g、薏苡仁 15 g,研成细末,水调成膏,敷脐。一般数小时后即可见效。

(5) 取红商陆根 15 g,捣烂,先将麝香 0.1 g 放在脐眼内,盖纸后,再将商陆敷在脐上,数小时后尿可自利。

### 12. 淋证(泌尿系感染、前列腺炎等)

(1) 取田螺肉 7 个、淡豆豉 10 粒、连须葱头 3 个、车前草(鲜)30 g、食盐 1 g,共捣如泥,敷脐。早、晚各换药 1 次。

(2) 取地龙 2 条、蜗牛肉 2 只,共捣烂,车前子 2 g 为细末,敷脐。早、晚各换药 1 次。

### 13. 遗精

(1) 取甘遂 3 g、甘草 3 g,共为细末。临睡时取药末 1 g 纳入脐中,上贴小黑膏药,清晨去药洗净。

(2) 取五倍子、女贞子各 30 g,研细末,醋调成饼,敷脐。每日 1 次,7 次为一疗程。

### 14. 阳痿·取五味子 6 g、炙黄芪 9 g、硫黄 3 g、

穿山甲（炮）2 片，共为细末。用大附子 1 个挖空，装上药末，放入 250 ml 白酒中微火煮附子至酒干，捣附子成膏。然后先将 0.3 g 麝香放入脐中，再敷上药膏，3 日后取下，10 日敷药 1 次。一般 3～5 次可见效，治疗期间忌房事。

**15. 阴缩**

（1）取鲜葱一大把捣烂，用酒炒后热敷脐部，并复以盛热酒的锡壶熨之，适用于寒证阴缩。

（2）取活雄鸡 1 只，剖开腹部，放入喷上好酒的雄黄末，然后鸡头向上敷于脐部，半小时即可缓解。适用于热证阴缩。

**16. 腹痛**

（1）取白胡椒 15 g，研细末，每次用 0.2 g 敷脐，用药棉填敷。适用于寒凝腹痛。

（2）用吴茱萸、小茴香各等量，研末，每次取 0.5 g 用热酒调和纳脐中。适用于虚寒腹痛。

**17. 虫积**

（1）取鲜苦楝根皮 30 g、山胡椒 3 g、葱白少许，共捣烂，用 2 个鸡蛋清调和，用茶油煎饼，敷脐。冷则再煎再敷，直至痛止。主治胆道蛔虫、蛔虫性肠梗阻。

（2）取大葱 30 g，蜂蜜 10 g，捣烂敷脐。每日 1 次。

（3）取梧桐树皮 60 g、吴萸树根皮 15 g，捣烂，每日敷 1 小时。

（4）取花椒 15 g、贯众 30 g、苦楝根皮 30 g，水煎成浓膏，敷脐。

**18. 口腔溃疡** · 复方吴茱萸膏：吴茱萸 20 g、黄芪 12 g、黄连 15 g、细辛 5 g、甘草 9 g，烘干后研粉，过细筛后加入冰片 15 g，加入少量凡士林和食醋调匀备用；晚上睡前以药膏涂满内径 1.5 cm 的无菌纱布，贴于脐部，晨起去除。

## 二、妇产科疾病

**1. 子宫脱垂**

（1）取蓖麻仁 10 g，醋炒研细，用热米饭捣烂做饼，敷脐。每晚临睡时换药 1 次，直至子宫复位。

（2）取五倍子 10 g，升麻 6 g，共研细末，掺入黑膏药中贴脐，直至子宫复位。

**2. 痛经**

（1）取川楝子 10 g，白芷、炒蒲黄各 9 g，五灵脂

15 g、青盐 5 g，共为细末。用时取药末 3 g 放入脐眼中，上盖生姜 1 片，艾火灸之，以脐内有热感为度。每次 5～10 分钟，每日 1 次。在经前 7 日左右应用，至月经停止为一疗程。

（2）采用痛经散：吴茱萸 20 g、小茴香 20 g、肉桂 15 g、香附 15 g、芍药 10 g、柴胡 10 g、延胡索 15 g、桃仁 15 g、红花 15 g，共研细末装瓶备用。治疗时取上药少许，炒热后敷于脐眼上，用伤湿止痛膏粘贴或敷料固定。月经前 3 日开始敷用，直至月经干净。连用 3 个月经周期为一疗程。

**3. 妊娠汗证** · 每晚 9:00 先将脐部用温水洗净，预热脐部皮肤，擦干，然后取五倍子粉 3 g，用适量陈醋调匀，呈褐色膏状时，均匀地涂敷于患者脐部，以平腹部皮肤为宜，涂毕用无菌纱布覆盖并固定，次晨 6:00 取下，每日 1 次，4 日为一疗程。涂药后密切观察局部皮肤，如有丘疹、瘙痒或水疱等过敏现象，应立即停用，并将药物拭净或温水清洗皮肤，必要时遵医嘱外用炉甘石涂剂外涂。

**4. 妊娠恶阻** · 取丁香 15 g，半夏 15 g，干姜 30 g。将丁香、半夏、干姜研碾成细粉，用甘油和水适量调药末为膏搅拌均匀呈膏状，使用时制成 1 cm×1 cm×2 cm 的药丸，上面覆盖一层棉质胶布贴敷于脐部，不用按压，24 小时更换 1 次，5 日为一疗程，如不慎掉落，随时更换。

## 三、儿科疾病

**1. 小儿感冒**

（1）风寒感冒：葱白 3～6 根、淡豆豉 9 g、生姜 2 片。先将豆豉研成细末，再加入另两味药共捣成泥状，取 1/2 敷于脐部，外用绷带包扎固定，每 12 小时换药 1 次，连用 2 日。

（2）小儿风热感冒：桑叶 3 g、菊花 3 g、薄荷 1.5 g、桔梗 3 g、连翘 3 g。共研成细末，再用芦根适量煎汁，将药末调和成糊状，取 1/2 敷脐，每 12 小时换药 1 次，连用 2 日。

（3）小儿流行性感冒：金银花 5 g、连翘 5 g、山栀子 5 g、黄芩 5 g、荆芥 3 g。共研成粉末，用 1 只鸡蛋清调成糊状。取 1/2 敷脐，每 12 小时换药 1 次，连用 2 日。

**2. 小儿发热** · 生石膏 15 g，金银花 10 g，板蓝根 10 g，共研成细末，用鸡蛋清调成糊状，敷于脐

部,每日 2 次,连用 2 日。

### 3. 小儿汗证

(1) 五倍子 3 g 研末,每晚睡前陈醋调匀成膏状,敷于脐窝正中,用胶布固定,次晨取下,每日 1 次,5～7 日为一疗程。

(2) 将五倍子、五味子各 15 g,共研细末,每晚于睡前取 10 g,温开水调敷,次晨揭去,连敷 3 次为一疗程。

(3) 五倍子、生龙骨各 30 g,朱砂 10 g,共为细末,每晚于睡前取 3～5 g,热陈醋调敷,次晨揭去。

(4) 生黄柏、五倍子各等份,共研细丰,取药适量,温开水调敷,1 日 1 换。

(5) 用牡蛎散(煅牡蛎 10 g,五味子、浮小麦、黄芪、党参各 9 g,麻黄根、白术各 7 g。研细粉,粗调成糊)敷脐治疗小儿自汗。24 小时换 1 次,4 日为一疗程。

### 4. 小儿腹泻

(1) 寒湿泄泻:胡椒粉 1 g、大米饭饼 1 个。将胡椒粉均匀撒在大米饭饼上敷脐,用布条固定,4～8 小时后去掉。用于婴幼儿寒湿型腹泻。一般用药 1～3 次见效;吴茱萸、苍术各 6 g,胡椒 7 粒,共为细末,每次取药 2～3 g 以植物油调敷,每日 1 换。

(2) 湿热泄泻:苍术、黄连、车前子、滑石、冰片适量,共为细末,稀蒜汁调敷脐部。

(3) 伤食泄泻:槟榔、鸡内金共为细末,陈醋调敷脐部。

### 5. 小儿便秘

(1) 大黄、枳实各 3 g 研末,每次用酒调糊状敷于脐部,外用胶布固定,每日换药 1 次,7 日为一疗程。

(2) 大黄粉 10 g,用黄酒调成糊状,敷于脐部,包扎固定。

### 6. 小儿疳积

(1) 山楂、栀子、大枣(去核)各 3 粒,葱头 9 个,芒硝 30 g。将上药共研细末,加入面粉 30 g,白酒适量调和做成 2 个饼,冷敷脐部与脐部对侧(背部正中),用纱布包扎,每隔 2～3 小时将药饼取下加白酒适量再敷,每日数次,共敷 3 日 3 夜。

(2) 焦山楂、炒神曲、炒麦芽各 10 g,炒鸡内金、莱菔子、生栀子各 5 g,共研细末。取药适量,温开水调敷,固定,1 日 1 换,5 次为一疗程。

(3) 桃仁、杏仁、栀子仁、白胡椒各 9 g,用蛋白酒调敷,重者加葛根 9 g。

### 7. 小儿厌食

(1) 大黄、槟榔、白豆蔻、神曲、麦芽、山楂、良姜、陈皮各等份,共为细末,凡士林调敷,固定,1 日 1 换,5 次即可饮食大增。

(2) 槟榔 2 份、高良姜 1 份,共研细末,装瓶备用。用时将药末填脐,以纱布覆盖(盖脐为度),胶布固定。另用炒神曲、炒麦芽、焦山楂各 10 g,炒莱菔子 6 g,鸡内金 5 g。共研细末,加入淀粉 1～3 g,用白开水调成稠糊状,临睡前敷于患儿肚脐上,用绷带固定,次晨取下。每日 1 次,5 日为一疗程。

### 8. 小儿夜啼

(1) 用夜啼散(五倍子 6 g、木香 3 g、白芍药 3 g)研末,醋调成糊状,睡前敷脐治疗小儿夜啼,12 小时后揭开,3 日为一疗程。

(2) 牵牛子 2 g,朱砂 0.5 g,共为细末,于睡前调敷于脐,疗效亦佳。

(3) 朱砂 0.5 g、五倍子 1.5 g。共研细末,再加陈茶适量嚼烂与上药混合,加水少许,做成小饼状敷于脐中,外覆盖两层纱布,胶布固定,每晚更换 1 次。

(4) 乌药、僵蚕各 10 g,蝉蜕 15 g,琥珀 3 g,青木香 6 g,雄黄 5 g。上药共研细末备用。使用时取药末 10 g,用热米酒将药末调成糊状,涂在敷料上,敷脐。每晚换 1 次,7 日为一疗程。一般 1 个疗程治愈。

### 9. 小儿惊风 · 麝香 0.3 g,活地龙 3～5 条,白糖 10 g,面粉少许。将地龙洗净肚内泥土,和白糖一起捣烂,加面粉做成小饼;放置于肚脐穴中,再将药饼盖于脐上,用绷带或胶布固定,直至高热退、惊厥停止后保留数小时取下。

### 10. 小儿遗尿

(1) 生姜 30 g、炮附子 6 g,补骨脂 12 g。将生姜捣泥,余两味药共研细末与生姜混合为膏状,放入脐中,用无菌纱布覆盖固定。适用于下元虚寒型遗尿。

(2) 丁香 10 g、九香虫 20 g、桔梗 5 g,研细末,白酒调敷脐治疗遗尿,每晚换药 1 次,7 日为一疗程。

(3) 桑螵蛸 20 g、益智仁 10 g、补骨脂 10 g、五

味子 10 g、桑椹 10 g、菟丝子 10 g、丁香 10 g、肉桂 10 g,共研末装瓶备用。每晚睡前取适量酒调成糊状,敷于脐窝正中,外用胶布固定,每日 1 次,5～7 日为一疗程。

## 注意事项

· 应用本疗法,无明显禁忌证,但一定要辨证施治,正确选用和配制药物。

· 在治疗过程中如有皮肤过敏,应暂缓使用;如出现皮肤溃疡或应用 7 日以上仍无效者,应停止敷脐,改用他法。

· 在应用本疗法加用热敷或灸法时,要注意温度适宜,防止烫伤。如见脐眼感染者,则立即停止,宜先控制感染。

· 小儿应用本疗法时,宜以绷带纱布等固定,防止脱落。

· 此法对某些疾病收效慢,可配合药物内服、针灸、推拿等,以提高疗效。

## 按 语

脐又名神阙,属任脉,古时为禁针之所,故敷脐疗法倍受重视,不但积累了丰富的临床经验,其应用范围亦较为广泛,尤其对某些不适于其他方法或运用其他方法疗效不显著的病证,试用本疗法可收到一定的效果。随着现代科学技术的发展,在敷脐药物及其使用方法上似可进一步改进,以提高疗效。

(吴耀持　郭　晟)

# 第81章

# 药枕疗法

药枕疗法属中医外治法范畴，是基于中医传统理论，本着阴阳五行、脏腑经络、生物全息等有关理论，加以逐步完善的一种外治方法，是将具有疏通经络、调畅气血、芳香开窍、益智醒脑、强壮保健等作用的药物经过炮制后装入枕芯，制成药枕，或自制薄型药袋置于普通枕头上，睡时枕用的一种治疗方法。

本疗法流传很久。晋代葛洪《肘后备急方》中就有用蒸大豆装枕治失眠的记载。唐宋时期开始有了较大的发展，孙思邈《备急千金要方》载："治头项强不得四顾，蒸好大豆一斗，令变色，内塞枕之。"李时珍《本草纲目》载："绿豆甘寒无毒，作枕，治头风头痛。"清代汪灏《广群芳谱》载："决明子作枕，治头风明目胜黑豆。"清代吴尚先《理瀹骈文》则记述各类药枕的临床应用。近年来，药枕疗法更受重视，发展很快，出现了磁疗枕、催眠枕、延缓衰老枕、维康保健枕等。

## 基本内容

### 一、基本内容

· 根据不同的病情和体质，根据辨证施治的原则选择药物，药物经过防霉、防蛀处理后装入枕中。

· 药枕可分厚型、轻便（薄）型两种。厚型的可直接塞在枕芯内，轻便型的可置于普通枕上面，睡时枕之。

· 药物经过处理后，一般可以保持药性半年以上，如病情需要可随时更换药物。

### 二、治疗机制

· 中医认为，头为精明之府，气血皆上聚于头部，头与全身脏腑经络关系密切。使用药枕可以使药物持续直接作用于头部，从而达到治病祛邪、平衡气血、调节阴阳的作用。

· 药物通过呼吸进入人体，可起到"闻香祛病"的作用。药理研究证明，某些芳香性药物的挥发成分有祛痰定惊、开窍醒脑、扩张周围血管的作用。

· 药物通过渗透的方式进入皮肤，被人体吸收后，可使鼻部失调的生理功能恢复正常。

## 临床应用

本疗法的临床应用范围较广，适用于头痛头昏、头晕目眩、失眠健忘、耳鸣目花、神经衰弱、中风口歪、肩周炎、下颌关节痛、脑动脉硬化、鼻渊等。

其中治疗头痛、失眠、高血压、颈椎病等，疗效较为明显。

1. **头痛目赤** · 取菊花 500 g，或取薄荷、桑叶、绿豆、决明子各等份,加工成粗末,作枕芯。

2. **头风（相当于血管神经性头痛）** · 取防风、川芎、白芷、绿豆各 150 g,晚蚕沙 100 g,加工成粗末,作枕芯。

3. **风寒头痛（寒冷引起的头痛）** · 取蒸吴茱萸 250 g,作枕芯。

4. **落枕**

（1）辨证属风寒入络者,取细辛、白芷、川芎、羌活、独活、石菖蒲、晚蚕沙各等份,加工成粗末,作枕芯。

（2）辨证属气血不畅或瘀阻者,取川芎、羌活、独活、丹参、玫瑰花、延胡索、晚蚕沙各等份,加工成粗末,作枕芯,以上也可用于颈椎病及下颌关节痛。

5. **颈椎病** · 取当归、羌活、藁本、制川乌、黑附片、川芎、赤芍药、红花、广地龙、广血竭、石菖蒲、灯心草、细辛、桂枝、丹参、防风、莱菔子、威灵仙、乳香、没药、冰片各等份,研为粗末,作枕芯。每日枕用时间不少于 6 小时,连用 3～5 个月或以上。对高血压、风湿性关节炎、脑动脉硬化、腰椎病等也有不同程度的防治作用。

6. **肩周炎（漏肩风）** · 取川芎、细辛、丹参、羌活、黑附片、乳香、没药、桑枝、桂枝、红花各等份,加工成粗末,作枕芯。

7. **失眠**

（1）取黑豆、磁石粉各等份,加工成粗末,作枕芯。

（2）取决明子、滁菊花、灯心草各 150 g,作枕芯。

（3）取灯心草 450 g,作枕芯。

8. **鼻渊（鼻炎、副鼻窦炎）** · 取白芷、辛夷各等份,加工成粗末,作枕芯。

9. **青光眼** · 取夏枯草、荷叶、白芷、草决明各等份,加工成粗末,作枕芯。

10. **耳中热痛** · 取食盐适量,炒热后,装入布袋,置于枕上。

11. **高血压**

（1）取野菊花、灯心草、夏枯草、石菖蒲、晚蚕沙等各等份,加工成粗末,作枕芯。使用时注意将药枕对着风池、风府和大椎穴。

（2）取草决明子、菊花各等份,作枕芯。

（3）取磁石 250 g 粉碎成末,配用灯心草作枕芯。

12. **脑动脉硬化** · 可选用丹参、乳香、没药、五灵脂、川芎、羌活、当归、赤芍药、石菖蒲、薤白各等份,作枕芯。

## 注意事项

· 本疗法主要用于头目部疾病。

· 使用药枕,临床上没有禁忌证,无毒副作用,如发现有药物过敏者,则应停止使用。

· 由于药枕疗法见效较慢,一般需长年使用,所以治疗时应有耐心,坚持应用,方能获效。

· 在治疗过程中,如疾病加重,应及时去医院治疗,以免延误病情。

· 定期更换药枕。经常保持干燥,但不宜暴晒。

· 因人施枕,药枕要根据辨证施治的原则选择制作。枕芯宜选用辛香平和、微凉、清轻之品,以植物花、叶、茎为好,不宜使用大辛大热、大寒及浓烈毒性之物。

· 特别注意的是,阴虚阳亢患者、孕妇及小儿在选择药枕时需慎重,要在专业医生的指导下使用。

## 按 语

药枕疗法在我国历史悠久。对颈椎病、原发性高血压、血管神经性头痛等,应用本疗法能收到比较满意的效果。本疗法不仅能治病,而且具有保健防病的功效,现已成为人们保健养生的一种方法。

（吴耀持　张奕奕　孙鹏飞　张梦娇　陈丽敏　王　磊）

# 第82章
# 香佩疗法

香佩疗法是将芳香性药物装入小布袋或荷包内,佩戴在身上以防治疾病的一种方法。本疗法有悠久的历史,春秋战国时期就有佩带芳香性植物以防秽避邪的记载。《山海经·西山经》载:"熏草……佩之可以已疬。"从《荀子》《楚辞》的记载考察,本疗法在其时已成为民间的一种传统习俗,不仅有较好的治疗作用,而且所用的兰花、薰草等也是当时流行的饰品和芳香剂。汉代《中藏经》已有较多的治疗经验总结,如用绛囊盛安息香末防治传尸、肺痿、时气、瘴疟等。至明清时期,本疗法更有发展,李时珍《本草纲目》中载有用麝香做成香佩,以治疗噩梦纷纭之症。据吴尚先的《理瀹骈文》记载,一些药堂已制作专门香佩出售,供人防治疾病,现本疗法仍广泛流行。如江南地区在端午时节,习惯将芳香性药物碾成细末,装在精制的布袋内,佩戴在儿童胸前,或挂在床边、童车上,以避秽防病。

## 基本内容

### 一、药物的选择

根据病情或当地流行的时行病,选择不同的药物。香佩用药多为芳香开窍、祛秽避邪和清热解毒的中草药。

### 二、操作方法

将所选的药物,研成细末或制成散剂,或全草揉团装入布袋或绢袋内,也可以装入有细孔的塑料球或塑料盒内,佩戴在颈项、胸前、腰间或其他需要治疗的部位。

### 三、治疗机制

本疗法以芳香开窍、避秽解毒的药物为主,使药物的挥发成分通过肌肤毛窍、口鼻等被吸收,或其挥发成分在空气中直接杀灭、抑制细菌与病毒。据药理研究,某些中药的芳香、解毒的挥发成分具有祛痰定惊、开窍醒脑、扩张血管、消炎杀菌等作用。

## 临床应用

本疗法多用于防治疫疬(一般指病毒或细菌所致的流行性疾病、传染病)、四时感冒等疾病,用于治疗头痛、眩晕、高血压、小儿疳积、口疮、鼻炎等病证。

1. **疫疬** · 一般指细菌或病毒所致的流行性疾病、传染病。

(1)取大黄40 g,苍术、檀香、山奈、雄黄、朱砂、甘松、川椒、贯众、降香、龙骨各30 g,石菖蒲、白芷各 22 g,桂皮 17 g,细辛、丁香、吴茱萸、沉香各 15 g,共同研为细末,用绢袋分装数袋,经常佩戴。

（2）取石菖蒲、艾叶、茵陈、白芷各等份,研末装袋,佩戴在胸前。

### 2. 四时感冒

（1）取羌活、大黄、柴胡、苍术、细辛、吴茱萸各 3 g,共研细末,装入小布袋内佩戴。

（2）取荆芥、防风、柴胡、前胡、川芎、枳壳、羌活、独活、茯苓、桔梗、白芷、麝香各等份,混合研末,佩戴在胸前,时时嗅闻,每次 10 分钟左右。

### 3. 寒性头痛

（1）取附子 30 g 研末,与艾绒适量和匀,装在布袋或瓶中,带在身上,时时闻嗅。

（2）取川芎茶调散(市售)1 瓶,装入布袋内,带在身上,经常闻嗅。

（3）取白胡椒 30 g、黑豆 7 粒,先研细末,与鲜姜 120 g、大枣(去核)7 枚、葱白 7 根一起捣烂,装入布袋,带在身上,经常嗅闻。适用于偏头痛。

（4）取荜茇 15 g、冰片 3 g,共研细末,装入袋内,放在上衣口袋中,每日嗅闻 5～8 次,左边头痛用右鼻嗅,右边头痛用左鼻嗅。适用于偏头痛。

（5）取鹅不食草揉成团,装入布袋,带在身边,时常嗅闻。

（6）取陈艾绒一团如鸡蛋大,装入布袋,带在身上,时时嗅闻,以鼻出黄水为度。

### 4. 高血压

取菊花、夏枯草、晚蚕沙、石菖蒲各等份,装入长条布袋内,围颈项一圈,隔 3 日换药 1 次。

### 5. 颈椎病

取羌活、当归、藁本、制川乌、川芎、红花、赤芍药、地龙、血竭、桂枝、丹参、乳香、没药各等份,研成粗末,做成布制颈托,每日佩戴 6 小时左右。

### 6. 失眠、心悸

取朱砂 3 g,灵磁石 6 g,共研细末,装入布袋,放在帽子内戴在头顶。

### 7. 产后抽搐

取白胡椒 7 粒、生桃仁 7 粒、连须大葱 3 根、新鲜生姜 30 g、血余炭 3 g 研末和匀分成 3 袋,左右腋窝各挟一袋,手持一袋于鼻前时时嗅闻,至出微汗即可。

### 8. 急性乳腺炎

取过路黄 1 g,或加金银花、夏枯草各等份,装入布袋,放入胸罩佩戴。

### 9. 鼻炎

（1）取细辛、猪牙皂、川芎、白芷、薄荷、苍耳子、辛夷各 3 g,研成细末,加入麝香 0.3 g 拌匀,装在布袋或瓶子内,时时嗅闻。

（2）取秋牡丹、鹅不食草、毛茛、夏枯草各 15 g,研末装袋,时时嗅闻,适宜用于鼻炎头痛。

（3）取毛茛叶捣烂,装入布袋,时时嗅闻。

### 10. 荨麻疹

（1）取蛇床子、丁香、白芷各 20 g,细辛、苍术、艾叶、香附、雄黄、硫黄各 10 g,共研细粉,加入冰片 5 g 混合,每 25 g 为一袋,对易复发患者,根据往年发病季节,于夏秋季到来前开始用药,一袋置于贴身衣袋内,另一袋放于床单下或枕下,隔 2 个月换香袋 1 次。

（2）取苍术、香附、山柰、白芷、艾叶、石菖蒲、丁香、雄黄、硫黄各 19 g,冰片 1 g,共研细末,每袋 20 g。取 2 袋,一袋放入衣袋内,另一袋置床上。4～6 月份一次,9～10 月份一次。

### 11. 慢性中耳炎

取知母 9 g、熟地黄 9 g、玄参 9 g、龙胆草 9 g、柴胡 9 g、煅炉甘石 50 g、冰片 30 g、炮山甲 9 g、白芷 6 g、生晒参 20 g、黄芪 9 g、当归 9 g、复方丹参片 20 粒、六神丸 300 粒。平均分装两个棉布袋,一袋放胸前内衣口袋,一袋放枕头底下或床单底下。首次治疗 3 个月更换 1 次香袋,以后每 6 个月更换 1 次香袋。

## 注意事项

• 对药物气味过敏者,不宜应用。

• 凡危急重症患者,不宜使用本疗法。

• 保持香佩的芳香干燥。当药物佩戴时间过长,气味淡薄时,当及时更换药物。

• 制作香佩的布不宜过厚过密,也不宜用化纤类,宜用稀薄棉布或纱布、绢等缝制,以利于散发药物的气味。

• 注意佩戴部位的舒适。佩戴在颈部、头部应松紧适宜,不宜过重。

# 按 语

香佩疗法在我国民间广泛流行，从防秽避邪发展到防治多种疾病。近年来受本疗法临床应用的启迪，已有采用磁石、矿石药物及其他中草药，制成各种形状的佩戴物，扩大了应用范围。如磁性项链治疗高血压、哮喘；磁性手表治疗期前收缩（早搏）及防感冒香水手帕等，使本疗法得到了进一步发展。

（吴耀持　张奕奕　孙鹏飞　张梦娇　陈丽敏　王　磊）

# 第83章

# 火烙疗法

火烙疗法是用金属器械烙烫病变局部组织,以治疗疾病的一种方法。早在晋代,已有应用本疗法治口腔疾患。唐代孙思邈《备急千金要方》载有"瘰疬疮毒,以烙铁烙之",王焘《外台秘要方》有烧桑刀烙治蛇咬伤的记载。明代李时珍《本草纲目》曰:"烧铜匙柄熨烙眼弦内,去风退赤甚妙。"清代祁坤《外科大成》称:"古有烙法,今罕用之,盖使患者骇然,亦惧粗工之误用耳。"清代赵濂《医门补要》谓:"喉内舌下两边,生起累累疙瘩,吞吐不快,或舌根当中生肉球如樱桃,皆肝气所致。用烙铁在灯火上烧红,以左手执捺舌,捺开口,右手持烙铁轻轻烙之,以烙平为度","烙铁用铁打成,烙头如半粒小蚕豆大,烙柄以棉线绕紧,烧红时方不烫手"。至近代,一般以电灼、电烙器械取代。

## 基本内容

古代烙铁系用银制,现均改用铁或铜制成,形状有方、圆、长等不同,大小也不等,其头如半粒小蚕豆大小,有的如杏核大,有的如麦粒大,有的底平,有的底略凸,有的呈小勺形,上有一柄,柄的粗细与自行车辐条类似,柄的长短可灵活,长者用于体腔内,短者用于体表。治疗时,先在患处消毒,局部麻醉,然后将烙铁蘸麻油少许,在炭火或酒精灯上烧红,迅速烙于患处,或用剪刀齐根剪除息肉后,再烙平止血。目前多以电灼器代替火烙。

## 临床应用

本疗法主要适用于外科及皮肤疾病。

1. **体表较小的赘疣、息肉等** · 可用烧红烙铁直接灼烙,或用剪刀修除赘疣、息肉后,再烙灼止血;创伤出血,或切口渗血,可用烧红烙铁烙灼止血。

2. **尖锐湿疣** · 以烧红烙铁分次烙灼,一般3~5次可根治。术后配以板蓝根30 g、马齿苋30 g、石榴皮15 g、紫草15 g、败酱草30 g,煎水坐浴。

3. **肛管直肠息肉** · 在肛直肠镜下,以电灼器烙平或灼除息肉。施术时须注意从息肉根蒂部进行,每次灼除1~2枚,并注意止血。

4. **慢性扁桃体炎** · 用特制的小烙铁,其头部大小约为0.5 cm×0.5 cm,有长形、圆形和方形等不同形状。用时将烙铁放在酒精灯上,烧红后蘸上香油,迅速烙于扁桃体上,每次烙10~20铁,以扁桃体烙面烙成黑褐色为佳。其疗程需根据扁桃体大小而定烙治次数,一般需10~20次。因烙痂的脱落需要一定的时间,故以间隔2~3日烧烙1次为宜。经火烙后的扁桃体渐小,直至平复为止。

## 注意事项

操作宜谨慎,尽可能不让患者看见,以免引起精神过度紧张,而发生晕厥之变。施术时,烙铁头要烧红,动作要准确、迅速,慎勿触及非治疗部位和健康组织处。

## 按 语

火烙疗法,源远流长。现今多以电灼、电凝、电烙器械替代,操作简便,广为临床应用,诚乃妙法。

(吴耀持 林元杰)

# 第84章

# 割烙疗法

割烙疗法是用特制的手术刀割除病患,再用烧红的烙铁烙烫的一种治疗方法。本疗法是烙法与割法相结合的综合方法,在我国流传很久,多用来治疗喉科疾病。如《指南赋》记载:"咽喉间顽疮,愈而复发者……用刀细割一层……用烙铁烙之。"《喉科紫珍集》记述更为详细:"入口割患要深知,麻药先从患处施,撑口中间钩搭住,速施刀法莫迟疑。九行烙铁要除根,炭火桐油棉裹焚,只待燃红需细烙,速将秘药上安宁。"在我国部分地区迄今仍有较为广泛的应用。

## 基本内容

### 一、常用工具

常用工具有喉刀、钩刀、喉钩、烙铁、有钩镊子、压舌板等。

### 二、操作方法

(1)割烙方法有三种:① 先用刀划破表面,使之出血,然后再下烙。② 对病变分层割除,下烙。③ 将病变一次摘除,然后下烙。一般经割治后,再烙1～3次,即可痊愈。

(2)配合使用一定的药物,这样既可减轻痛苦,又能增加疗效,常用药物有止痛丹、败毒散、三黄丸或三黄片。

### 三、治疗机制

割烙疗法直接作用于患处,割法可直接去除病患,烙法能使病变组织萎缩、坏死,使之丧失再生能力,并有止血作用。通过火烙刺激,既可增强局部抵抗力,又可以弥补割法容易复发的不足。

## 临床应用

本疗法主要适用于扁桃体肿大、喉球及口腔科疾病。

1. **扁桃体肿大**·如轻度肿大,可先用刀划破表面,使之出血,然后再下烙;如肿大明显,则采用分层割除或一次摘除,然后再下烙。一般割治后,再烙1～3次,即可痊愈。在割烙前后可在局部配合应用清热止痛、消肿解毒的外用药物。

2. **喉球**(喉间有类似肉芽组织增生)·多采用将病变一次摘除,然后下烙。同时,在割烙前后配合应用清热止痛、消肿解毒的外用药物。

3. **牙菌**(一般指口腔良性肿瘤)·取一次性割治法,下烙1～3次一般即可痊愈。割烙后,配合应用清热止痛、消肿解毒的外用药和内服药。

4. **口腔溃疡**·取割刀先划破出血,再烙之。

术后配合口服清热消炎中成药。

5. **骨槽风（颌骨骨髓炎）**·取割刀先划破患处，然后烙之。割烙前后配合应用清热消炎的外用药或内服药物。

## 注意事项

·应用本疗法，操作要细致、轻捷，切勿伤及正常组织。烙铁接触患处，停 1～3 秒，时间不宜过长。施烙时，烙铁热度要适宜。在油、棉火即将烧尽时，用拧干的湿巾把烙铁柄和烙头油烟拭净。如需再烙时，须等上一次烙痂脱落后（隔 5～7 日）才能施术。

·患者伴有全身症状，应先用药物或其他疗法控制症状后，方可应用本疗法。

·经本疗法治疗后，患者应休息 5～7 日，饮用流质和半流质食物，忌食辛辣刺激性和粗糙的食物，痊愈后再恢复正常饮食。

·恶性肿瘤和急性炎症等禁用本疗法。

## 按　语

本疗法，古已有之。割法、烙法互为补充，确有一定疗效，可以提高相关疾病的根治率，并减少复发率。

（吴耀持　林元杰）

第85章

# 蜂毒疗法

蜂毒疗法又称蜂螫疗法,是利用蜜蜂毒素防治疾病的一种治疗方法。

本疗法虽无专著记述,但长期以来为人们所习用,是在蛇毒、蝎毒、蜘蛛毒疗法基础上发展而来。唐代柳宗元的《捕蛇者说》载有蛇毒治病的记录,李时珍《本草纲目》记载有蜘蛛毒穿法。随着医学科学的发展,本疗法逐渐为医家所重视,并应用于临床实践,如现已有将蜂毒制成注射液用于治疗。

## 基本内容

用活蜜蜂螫入人体进行治疗。治疗前先用肥皂、温水将被螫部位清洗干净,用无齿镊挟活蜜蜂或轻轻捏住蜜蜂的腰腹部,将其尾部放在受螫处,待螫入后,再用手指轻轻挤压其腹部,以促使蜂毒素尽量注入人体,可每日分3次蜂螫12下,每次4下。

第一下螫后半分钟内将蜂针拔出,观察30分钟,如无严重变态反应,即可进行治疗。每螫一下,留蜂针0.5~1分钟,拔出后停1分钟才能螫第二下。每做完一次治疗后,患者在床上或椅子上躺坐10分钟左右,再进行第二次治疗。本疗法主要通过患者接受蜜蜂螫刺使蜂毒进入人体,以达到防治疾病的目的。经过现代医药学家的研究,已证实蜂毒有治疗作用,使本疗法得到了科学的肯定。

## 临床应用

蜂毒疗法主要适用于关节炎、坐骨神经痛、荨麻疹、支气管喘息、过敏性紫癜、变应性鼻炎等病证,以防治风湿性关节炎疗效最佳。

**1. 面神经麻痹**

(1) 取牵正穴为主穴,配以阳白、丝竹空、颊车、地仓、四白、迎香等穴(配以其中3~4穴即可),每穴用蜂1只,随蜂螫次数增多,而延长蜂针留置时间,一般留置1~4分钟。每次间隔3~5日,5次为一疗程。

(2) 取太阳、阳白、四白、颧髎、攒竹、丝竹空、颊车、地仓、翳风、合谷为主穴,正气不足加足三里、关元,肝肾不足加太溪、三阴交,瘀血阻络加血海,鼻唇沟变浅加迎香,人中歪斜加水沟。蜂针皮试后无过敏后可施针,主穴选用5~6个,每穴1针,10次为一疗程。

**2. 偏头痛** 取太阳、头维等穴,用蜂螫可缓解疼痛。

**3. 风湿性关节炎和类风湿关节炎** 取疼痛部位及周围的穴位,用蜂螫。7日为一疗程。以患部就近取穴及循经取穴为主,配合中药汤剂祛风止痛、疏经活络、行气活血、调补肝肾为治疗原则并随症增减配药。掌指腕关节常选合谷、阳溪、外关、阳

423

池等;肘关节常取曲池、天井、天泽等;膝关节常取内外膝眼、阳陵泉、委中等,留针20分钟,每日1次,30次为一疗程。中药汤剂方药:桑寄生20 g、淫羊藿15 g、枸杞子10 g、党参10 g、黄芪30 g、当归10 g、防风10 g、川芎10 g、秦艽20 g、地鳖虫12 g、鸡血藤12 g、蜈蚣2 g、全蝎2 g、乌梢蛇8 g、甘草10 g。正虚者重用扶正药,邪盛者适当增加祛邪药,热重者加连翘、知母,寒重者加桂枝、制川乌。煎汤服用,隔日1剂,15剂为一疗程。

4. **坐骨神经痛·** 取腰阳关、秩边、环跳、委中和坐骨神经循行路线附近的穴位,用蜂蜇。7日为一疗程。

5. **肌肉、筋脉痉挛·** 取痉挛局部和周围的穴位,用蜂蜇。

6. **血栓闭塞性脉管炎·** 取病变部位和周围的穴位,用蜂蜇。一般以15日为一疗程,1个疗程结束后,休息3日,再进行第二个疗程。

7. **结节性红斑·** 取病变部位穴位,用蜂蜇。

8. **过敏性紫癜·** 取足三里、三阴交、血海等穴,用蜂蜇,7日为一疗程。

9. **荨麻疹·** 取百虫窝、血海、曲池、三阴交等穴,用蜂蜇,一般治疗1日即可好转。

10. **胆绞痛·** 取胆囊穴、内关、迎香、四白和耳穴敏感点,用蜂蜇。

11. **疝气·** 取阴陵泉、关元、气门(奇穴)、三阴交等穴,用蜂蜇,7日为一疗程,如需要进行第二个疗程,应休息5日后再进行。

12. **支气管喘息·** 取大椎、天突、膻中、列缺、中府等穴,用蜂蜇,7日为一疗程。

13. **梅尼埃病·** 取风池、内关、翳风、足三里等穴,用蜂蜇,5日为一疗程。

14. **变应性鼻炎·** 取迎香、印堂、合谷等穴和鼻隔外部,用蜂蜇,每次1分钟,每日1次,7日为一疗程。无痛蜂疗法治疗儿童变应性鼻炎疗效显著,其机制可能与蜂毒具有抗炎和调节免疫功能的作用有关。

15. **其他·** 蜂针穴位应用治疗肩周炎,蜂针于肩髎、肩前、肩贞、天宗、阿是穴及曲池等穴位施针,疗程共计4周,前2周隔日1次,第三、第四周每3日1次。

## 注意事项

·接受蜂毒疗法者,治疗结束后应休息10分钟以上,不宜治疗后立即进行活动。

·治疗前不得吃得过饱。治疗期间不宜饮用含有酒精的饮料。

·凡初次接受治疗者,出现较轻的疼痛,局部略有红肿,不要惊慌,更不要轻易停止治疗。如出现发热、恶心、呕吐、心慌出汗者,可应用镇静剂。如肌内注射25 mg异丙嗪即可缓解其毒副作用。

·凡使用蜂毒注射液者,应在有经验的医生指导下进行,不可随便使用。

·患各种器质性心脏病者,对蜂毒过敏者禁用本疗法。

## 按 语

本疗法随着医学的发展和医疗方法的改进,已经在临床逐渐显示出优势,取得了一定的疗效,并有人开始研究应用于防治肿瘤。目前在临床应用的蜂毒注射液,疗效已有明显的提高。

（吴耀持　张奕奕　孙鹏飞　张梦娇　陈丽敏　王　磊）

# 第86章

# 蝗针疗法

蝗指蚂蝗(蚂蟥、水蛭)。蝗针疗法是以蚂蟥吸咂患处,治疗有关疾病的一种方法。

本疗法是吸引疗法的一种,蝗头部有腺体,吸吮时能分泌一种毒液,使血液不凝聚,本疗法流传已久。唐代《本草拾遗》中载:"赤白丹肿……以水蛭十余条,令咂病处,取皮皱肉白为效。冬月无蛭,地中掘取,暖水养之令动。先净人皮肤,以竹管盛蛭,合之须臾,咬咂血满自脱,更用饥者。"明代《薛己医案》中记载,治疗痈疽初起时,"先以笔管一根,入蚂蝗一条,管口对疮口,使蝗吮脓血,其毒即散,如其疮大,须换三四条"。目前在我国农村仍有应用本疗法。

现代研究表明,水蛭在叮咬时的分泌物含有某些生化物质,目前已被查明的有:水蛭素、舒血管素抑制素、胰蛋白酶、胰凝乳蛋白酶、胆固醇酯酶、玻璃酸酶等。这些物质能在体内产生很多作用,包括防血栓、溶血栓、降压、消炎、增强免疫力、抑菌、减轻疼痛等。

## 基本内容

### 一、操作方法

(1) 根据病情轻重、部位大小选取蚂蝗。病轻部位小者,用1～2条,病重部位大者,用3～5条。

(2) 准备内径与蚂蝗粗细相称的竹管数根,将蚂蝗1条,装入竹管内,然后将竹管口对准患处,让蚂蝗吸吮其脓血或瘀血。

(3) 吸吮后,将患处用消毒纱布揩净。也可再敷消炎纱布或清热解毒的新鲜中草药,如紫花地丁、连钱草等。

本疗法可连续应用,一般3～5次,或以脓血净、肿胀消退为度。

### 二、治疗机制

古代医家应用本疗法,乃取"以毒攻毒"之意,因蝗能分泌一种毒液,使疮疡之毒消散。现代医学研究发现,新鲜的水蛭腺体中含有一种抗血凝物质,故而有效。

## 临床应用

1. **痈疖疮疡** · 取蚂蝗吸吮患处,根据患处的范围大小,可选用3～10条蚂蝗,逐一吸吮患处。

2. **毒蛇咬伤** · 在采取积极抢救措施的同时,取蚂蝗吸吮伤处,可用数条轮流吸吮,吸去毒血为度。最好在吸吮后,取新鲜连钱草适量捣烂敷在伤口处。

3. **血肿不退(指外伤后血肿数日不退)** · 取蚂蝗在肿处吸吮,每日2次,以血肿消退为度。

4. **周围型面神经瘫痪**·用5条医学专用无菌活体1月龄水蛭，在面瘫患者的患侧腧穴太阳、下关、阳白、地仓、鱼腰、四白、颊车、迎香、水沟、太冲、足三里、合谷，每次选5个穴位行蛭针放血疗法，每个穴位吸血约0.5 ml取下，刺血后加贴牵正膏。

5. **糖尿病足**·根据病情轻重、部位大小选取蚂蟥。病轻部位小者用1～2条，病重部位大者用3～6条。准备内径与蚂蟥粗细相称的竹管数根，将蚂蟥1条，装入竹管内，然后将竹管口对准患处，让蚂蟥吸吮其脓血或瘀血，吸吮后，将患处用消毒纱布揩净，也可再敷消炎纱布或相对症的外用中药。

## 注意事项

·精神恐惧：凡对蚂蟥吸吮治疗心怀恐惧或过敏者，一般不宜采用本疗法。治疗时，先将患处用生理盐水冲洗为佳，吸吮后一定要揩净。根据疾病的需要，可在使用蛭针疗法的同时，配合应用口服药物或其他疗法，以免延误病情。

·感染：常见的是嗜水性气单胞菌属感染，此类细菌栖居在蚂蟥的肠道中，可防止蚂蟥吸食的血液腐败变质，并且能够提供蚂蟥消化血液所需的关键酶。研究发现，治疗前可将蚂蟥放在0.02％氯己定(洗必泰)中浸泡10～15分钟，经处理可降低感染的发生率，且不影响蚂蟥的附着和吸血过程。

·过敏：少数患者会出现局部变态反应，如荨麻疹。因此，有过敏体质的患者要慎用或禁用，以避免此类情况的发生。

此外，对开口创伤性皮肤疾病，要避免蚂蟥爬进伤口深处，这就要求操作者在使用蛭针疗法的过程中密切监视。

## 按 语

本疗法是民间流传的一种古老的方法，在江南水乡应用广泛，值得进一步研究其作用机制。随着蚂蟥的生物特殊秉性逐渐地被人们挖掘出来，相信在不久的将来，蛭针疗法将为人类的健康做出更多的贡献！

（吴耀持 张奕奕 孙鹏飞 张梦娇 陈丽敏 王 磊）

# 第87章

# 小儿药熨疗法

小儿药熨疗法是将药物碾成粉末或捣烂,炒热后用布包裹,置于患儿皮肤表面,或往返移动以治疗疾病的一种方法。本疗法渊源甚久,马王堆汉墓出土的《五十二病方》中,已有应用药熨治疗婴儿索痉等疾病的记载。经过历代医学家的不断总结,本疗法日趋完善。至清代,医家已普遍运用本疗法治疗小儿各种常见病症。如《幼幼集成》曰:"治伤冷食及难化之物,以生姜捣烂,紫苏捣烂,炒热布包,熨胸腹。如冷,再炒再熨。神效。"不仅介绍了本疗法的具体操作及适应证,而且肯定了本疗法的疗效。中医熨烫疗法历经几千年的实践,通过古代文献记载证明我国是最早将熨烫疗法应用于医疗保健,它是我国祖先在长期临床实践中总结出的一种行之有效的治疗方法,为中华民族的繁衍昌盛做出了重大贡献。近年来,不少医家在临床实践中对本疗法进行了研究,发展并扩大了临床应用范围。

## 基本内容

### 一、操作方法

(1)根据不同的病证,辨证配齐方药。干品者碾成粉末;鲜品者捣烂备用。

(2)取干净纱布2块,折成4层,直径约33 cm,或用厚花布做成布袋2只,大小视药物多少而定。

(3)将药末和匀,分作两份,先放一份入锅内文火煸炒,炒至烫手取出,用纱布包裹或装入布袋,适时再炒另一份。

(4)患儿取卧位,暴露其病处体表,医者手持药包置于病处体表,不住手来回移动,似熨斗熨衣状。

(5)若药包温度下降,迅即调换另一个,边熨边换,待患儿皮肤显潮红、温热,药力透达,不适缓解止。

(6)若病痛在腹部,医者可持药包绕脐做顺时针或逆时针方向的圆周移动(简称顺旋、逆旋)。药力透达后,将药包置于脐上,覆以衣被保温,30分钟后取出。症未愈者次日再熨。

### 二、治疗机制

中医认为熨烫疗法的作用主要有平衡阴阳、扶正祛邪、活血化瘀、祛风除湿。现代医学研究表明皮肤具有呼吸、吸收的能力。将热药包置于皮肤上,热气透入皮下,毛细血管受热而扩张,微循环大量开放,血流量加速,这不仅使机体对药物的吸收量增加,同时也使病变组织的代谢产物迅速排泄,从而达到治疗目的。

本疗法用于多种小儿常见病证,如惊风、哮喘、伤食、泄泻、便秘、腹痛、疝气等,尤其适用于消化道疾病。

### 1. 小儿惊风

(1) 麻黄 120 g,甘草 60 g,蝉蜕、白僵蚕、全蝎各 21 枚,陈胆星 30 g,白附子、防风、川乌、天麻、川芎、白芷、木香各 15 g,干姜 12 g,牛黄、冰片、轻粉各 6 g,麝香 3 g,朱砂、雄黄各 24 g。上药研为细末,前 14 味煎取浓汁,加蜂蜜收膏,再入后 6 味药末,和捏成锭子。临用时,以淡姜汤摩锭,温熨小儿前胸、后背。本方主治小儿急惊风、风痫诸症。

(2) 生菖蒲、生艾叶各等份,捣为粗末,再取生姜汁、葱白汁、麻油,醋拌炒药末,布包热熨。临证热熨时,分别从头颈、胸背及四肢由上往下反复推揉并热熨 3 遍。主治小儿风痰闭塞、昏沉不醒、四肢搐动者。

### 2. 小儿哮喘

生附子 1 个、生姜 60 g,和捣为粗末,加醋炒熨前胸、后背(以膻中、天突、缺盆及大椎、肺俞等穴为重点)。每日 1～3 次,每次 15～30 分钟。

### 3. 肺炎

取鲜橘叶 120 g,捣烂炒热,熨胸背处。

### 4. 伤食积滞

取生姜、紫苏、山楂各 60 g。生姜捣烂,余药碾末同炒,热熨胸腹部,熨腹部做顺旋法。

### 5. 腹痛

取食盐 60 g、花椒 20 g、生姜 20 g、葱白 20 g。葱、姜、花椒捣烂,合盐同炒,顺旋熨腹。

### 6. 寒湿泄泻

(1) 取生姜、紫苏、吴茱萸各 60 g。生姜捣烂,余药碾末同炒,逆旋熨腹。

(2) 丁香、肉桂、荜茇各 15 g,生姜 30 g。生姜捣烂后,余药碾末同炒,熨腹。

### 7. 虚寒便秘

取大葱白适量,切作细丝,加米醋同炒,顺旋熨腹。

### 8. 偏坠(疝气嵌顿)

(1) 取粗盐适量,炒热,布包,置于患处上。待觉温热后,持药包从肿满处徐徐向上熨之,坠疝回纳,痛止肿消。

(2) 茴香 15 g、干姜 19 g、白胡椒 10 g、冰皮 1 g,入锅炒热后,纱布包裹,顺旋熨腹。

### 9. 脱肛

取蓖麻子 100 g、五倍子 20 g,捣烂炒热,旋熨头顶(百会穴处),并从尾骶骨处向上熨。

### 10. 夜啼

乌药 10 g、僵蚕 10 g、蝉蜕 15 g、琥珀 3 g、青木香 6 g、雄黄 5 g,捣烂炒热,旋熨腹部。

### 11. 疳积

胡黄连、玄明粉、白胡椒、大黄、生栀子、桃仁、杏仁、使君子仁,入锅炒热后,纱布包裹,于神阙穴和命门穴各敷 1 包,夜敷昼去。

### 12. 小便不利

鲜葱白 200 g,食盐 3 g,冰片 0.5 g。将葱白洗净切碎,加食盐调匀,入锅炒热,再入冰片 0.25 g,纱布包裹,熨耻骨联合以上的膀区 20～30 分钟,再将药炒热后加冰片 0.25 g,再熨 20～30 分钟,每日 2 次,每次 1 料。

### 13. 小儿厌食

(1) 胡黄连、青皮、陈皮、枳壳、木香、三棱、莪术、五谷虫、莱菔子、谷芽、麦芽、神曲入锅炒热后,纱布包裹,于神阙穴和命门穴各敷 1 包,夜敷昼去。

(2) 党参、白术、炒麦芽、木香、肉桂、神曲、山楂、黄芩、淮山药,各药按等量称取,入锅炒热后,纱布包裹,于神阙穴和命门穴各敷 1 包,夜敷昼去。

## 注意事项

· 本疗法属温中法,主治寒证、阴证,凡里热者禁用。

· 热熨选药须对症,药用精简,以辛香窜透力强的药物为主。

· 药物应随用随炒,一剂可用 2 次。药包温熨适度,欠温则药力不能透达,过熨则损伤皮肤。医者可以自己手臂皮肤试之,药包觉热而不烫时方可熨儿。

· 本疗法须在温室避风处进行。因患儿身体暴露,热熨后毛孔舒张,风邪易从皮毛侵入,若当风露寒,本病未去,反使患儿复伤于风寒。

意饮食卫生。

• 治疗期间,患儿须适当休息,忌油腻、生冷,注

<h1 style="text-align:center">按 语</h1>

小儿药熨疗法外治内病,可免服药之苦,对某些病证疗效较汤剂略胜一筹。其特点是既借助于热力的物理作用,又配以芳香性药物所起的窜透作用,通过表皮的吸收直接进入病变脏腑,故疗效比单纯的热敷更强。

(吴耀持　林元杰)

# 第88章

# 小儿药罐疗法

本疗法源于拔罐法(又称"筒吸法")。在远古时期,人们就学会利用兽类的犄角制成杯罐状,吸附在疮痛的表面以拔去脓血,其时称为"角法",专治外科疾患。随着历代医家的不断总结和提高,拔罐法的应用范围逐渐扩大,工具亦不断改进,有陶罐、竹罐、铜罐、铁罐、玻璃罐等。小儿药罐疗法是中医罐疗中的特色疗法之一,是在拔罐前后在拔罐部位配合药物外用的一种治疗方法。由于此疗法能够同时发挥药物和拔罐的双重作用,对很多疑难病疗效较好,所以在临床治疗中得到了广泛的应用。

## 基本内容

目前常用罐具包括竹罐、抽气罐、玻璃罐。药罐疗法的操作现临床所用主要有4类:煮药罐法、储药罐法、抹药罐法、药物贴附法。

### 一、操作方法

1. **煮药罐法** · 取麻黄、前胡、黄芩、防风各6g,半夏、杏仁、威灵仙各9g,鱼腥草、大青叶、板蓝根各15g。将药装入布袋,扎紧袋口,以文火煎煮。把竹罐罐口朝下放入药汤内同煮沸2分钟。当罐内充满沸腾的热药水汽时,用镊子迅速取出竹罐,甩净或用干毛巾吸附水滴,随即紧扣在患儿背部裸露的双侧肺俞穴上。此时,由于罐内负压而使药罐紧紧地附着于体表穴位上。如手法不得当,竹罐松动脱落,可再拔一次。然后覆盖衣服保温,留罐10分钟左右即可起之。起罐时注意先用左手示指在沿罐口的皮肤处向内下方轻按,待外面空气进入罐内时,方可用右手向上提起竹罐,切不可生拉硬拽或旋动竹罐而造成皮肤损伤、疼痛。

2. **储药罐法** · 用普通玻璃罐、橡胶抽吸药罐等。其用法是将罐中放入一定量(一般为罐具容积

的1/3～2/3)的药液(麻黄、前胡、黄芩、防风各6g,半夏、杏仁、威灵仙各9g,鱼腥草、大青叶、板蓝根各15g,文火煎煮2分钟,药液温度应保持在45℃左右),选择拔罐部位之后,玻璃罐一般是运用闪火法,将酒精棉点燃,一手拿罐,另一手持点燃的酒精棉迅速入罐转一圈,快速将带有药液的罐具吸附于皮肤上。自制抽气罐则是用注射器抽吸,借助负压使其吸拔在治疗部位,或者先将罐吸拔在治疗部位,再通过注射器向罐内打入适量药液。

3. **抹药罐法** · 将上述药物与适量蜂蜜调和制成药膏,均匀平敷在穴位上,面积为略小于罐口的圆面,然后在其上进行拔罐。

4. **药物贴附法** · 将浸有药液的药棉贴在罐内壁,用火点燃后,迅速扣在应拔的部位上。

### 二、治疗机制

咳喘之症,多由感受风邪,痰湿内阻,肺失宣肃所致,麻黄、前胡宣肺降逆,半夏、杏仁止咳化痰,黄芩、鱼腥草、大青叶等均能清热消炎,诸药合用,同奏宣肺豁痰、平喘止咳之效。肺俞穴是肺气转输转

注之穴,具有宣通肺气、止咳化痰之功,为治疗肺脏疾患的重要腧穴。拔罐法可疏通经络、行气活血,用充满药气的竹罐吸附在肺俞穴上,使肺脏气血通畅,而药气通过肺俞肌肤的吸收、渗透,同时促进肺脏的宣发肃降功能。中药和穴位的作用相结合,两者相得益彰,而能平喘止咳。

## 临床应用

1. **风寒咳喘** · 症见咳而上气,喉中痰鸣,痰白清稀,苔白腻,脉弦滑,或兼有鼻塞流涕,头痛发热,恶风畏寒等症,即属风寒型咳喘。治疗时除肺俞穴外,可在璇玑穴加 1 药罐,以温化寒饮。

2. **风热咳喘** · 症见咳嗽气促,痰黄黏稠,咳吐不爽,咽红肿痛,汗出口渴,舌质红,脉滑数,或兼有发热恶风等症,是为风热型咳喘。治疗时除肺俞穴外,可在大椎穴加 1 药罐,以清热肃肺。

肺部听诊哮鸣音明显者,治疗时可在两侧定喘穴加拔 2 罐,以加强其平喘作用。咳而痰多,胸痞不舒者,治疗时可在两侧丰隆穴加拔 2 罐,以清肺豁痰。重症者加膻中、肾俞(双)。

## 注意事项

· 咳喘者忌风,故治疗时应在室内进行,室温保持在 20℃ 以上,以免患儿脱衣受凉后加重咳喘。

· 拔罐时患儿体位应舒适,可俯卧在家长膝上,较大患儿也可取坐位,裸露项背。医者先用手抚摩拔罐处,使肌肉放松舒展,如肌肉紧张或体位不平,易使竹罐松动脱落。

· 药罐须甩净或拭干沸水滴,方能扣在腧穴上,以免烫伤皮肤。

· 药罐从按入药汤至扣上皮肤,罐口必须始终朝下,医者须动作迅速,不使外面空气进入,才能紧紧地吸附在皮肤上。

· 注意罐内不要留药渣,拔罐时以拔罐者手感不烫为宜,以免烫伤皮肤。

· 留罐时间一般 10 分钟,婴幼儿可留罐 8 分钟,较大的患儿可留 12 分钟。留罐时间过短则功效不达,留罐时间过长恐损伤皮肤,影响治疗。

· 若拔罐后发现皮肤受损,出现水疱等,轻者可用甲紫外涂,重者可先用消毒针挑破水疱,让水液流出,再涂上甲紫。

· 凡拔罐处皮肤已破损,或患有出血性疾病者,禁用本疗法。

## 按 语

本疗法取材方便,操作简单,治疗时可免针药之苦,又无副作用。在医疗条件不甚完善的农村、山区更有其应用和推广价值。虽然药罐疗法具有良好的临床疗效,但是目前其罐具、操作方法缺乏统一的标准,穴位和药物处方种类过于繁杂,并且缺乏对于某种疾病所使用的不同药罐法之间的对比研究。如果对于药罐疗法需要的罐具规格和操作方法制定统一标准,对于提高临床疗效会起到很大的作用。

(吴耀持  郑明岳)

# 第89章

# 小儿口腔挑刺疗法

小儿口腔挑刺疗法是用针在口腔内挑出白色颗粒，或刺之出血，或挑刺舌下系带，用以治疗新生儿口腔疾病的一种外治方法。

本疗法在唐代孙思邈《备急千金要方》中即有记载。至清代《医宗金鉴·幼科心法》叙述更为具体："凡喉里上腭肿起，如芦箨盛水状者，名曰悬痈，此胎毒上攻。须以棉缠长针留锋刺之，泻去青黄赤汁。未消者来日再刺，刺后以盐汤拭口，用如圣散或一字散掺之。"近代，本疗法在上海、浙江等地仍相沿用。

## 基本内容

### 一、操作方法

1. **挑刺颗粒法** · 用针尖对准患处白点，快速进针，挑破黏膜（或皮肤），拨出白色颗粒即可。不加摇摆牵拉等动作，以速刺速挑，破皮开口为好。挑出白色细点，迅速退针，以消毒干棉球轻拭挑刺处，再敷以冰硼散。常用于马牙、七星等病证。

2. **挑刺出血法** · 用针对准红肿坚硬处，快针轻刺，如鸡啄米状，使之出血为度。切不可用力重刺猛扎，以免出血不止或损伤口腔黏膜，引起感染。再以消毒干棉球轻拭止血，外敷冰硼散于创口处。用于重龈、重腭、板牙、板舌、重舌、木舌等病证，能刺而肿消儿安。胎火旺盛者，可隔3～5日再刺。不可贪功深刺重挑而伤及患儿黏膜。

3. **挑刺断筋法** · 用针对准舌下系带牵连处"连舌"轻轻挑断即可。挑时宜轻，但挑其筋，挑准后轻轻提起，横挑筋断为度。消毒干棉球轻拭，外敷冰硼散于创口处。注意不能用力过猛，重刺则误伤舌根。舌下血管丰富，伤之则出血不止。现代治疗则多用消毒钝头手术剪刀，剪开舌下系带，并在剪口处涂抹枯矾水，以收敛止血。

### 二、治疗机制

人体五脏六腑，四肢百骸，内外相遇，表里相应，当人体内脏有病变时，在体表相应处也会出现异常反应点。如果婴儿胎火内蕴，或心脾积热上攻，邪热循经上行，在口腔相应部位就会出现红肿或白点。本疗法通过针挑皮层或黏膜，使邪热胎毒外泄，诸羔即和。

## 临床应用

本法用于治疗新生儿各种口腔疾患。

1. **重舌** · 新生儿舌下连根处红肿胀突，形如小舌，或连贯而生，形如莲花。轻证无疼痛感，唯吮乳障碍；重证则疼痛啼哭，甚或溃疡。是因心脾二经蕴热，邪火循经上壅舌本，致血脉肿胀，变生重舌。取挑刺出血法，一般挑刺1～2次，则肿胀自消而愈。若见舌下红肿而有溃疡者，禁用针挑，可外吹锡类散，内服清心泻脾散。

2. **木舌**·婴儿舌体肿大，板硬麻木，转动不灵，甚则肿塞口腔，难以开合，啼音謇涩，不能吮乳，并有壮热面赤、唇红烦躁、小溲短赤、大便臭秽、指纹紫滞等热象。是因邪热内扰，心脾积热，循经上炎，气机壅滞，血络闭郁而致。治以挑刺出血法。

3. **重腭**·婴儿上腭部肿起水疱，如倒悬痈疱形状，舌难伸缩，口开难合，不能吮乳，口涎外流，面赤唇红，舌苔黄干，指纹紫滞。用消毒银针刺破上腭部水疱，再用生理盐水洗净后，外敷冰硼散。

4. **重龈**·牙龈红肿，经常啼哭，甚或不乳，面赤唇红，口涎外流，舌苔黄干，指纹紫滞。亦因胎火秽毒感染口腔，胃肠积热，邪火自手、足阳明经循行而至上下齿，发于齿龈，则红肿而痛。取挑刺出血法。

5. **板牙**·新生儿牙床坚硬，色白如脆毒者，名曰板牙。症见哭啼不肯吮乳，由胎热胃火上壅而致。取挑刺出血法，轻者1次即愈，未愈者可隔日再刺1次。

6. **马牙、七星**·牙床或牙龈上有白点如粟者名曰"马牙"，以上腭或齿龈内外侧为多，呈粒状成串或3～5个聚集在一起，做三角形、梅花样不规则的排列，西医称为"上皮珠"。1个月以内的新生儿，马牙常发生在上腭及上齿龈，出现呕吐、不乳等的足阳明胃经证候；1个月以上的婴儿，马牙则多在上下齿间，并见胃肠功能紊乱症状，如不乳、吐泻、腹胀等，甚则伤津脱液。临床上皆不可忽视。在上腭有细小白粒或排状者名曰"七星"，皆由胎中伏热蕴结心脾而致。取挑刺颗粒法。

7. **连舌**·亦称绊舌，是新生儿舌下系带把舌端牵连，以致舌头转动伸缩不灵。若不治疗，年龄稍大，虽能言语而发音不能连贯准确。取挑刺断筋法。具体治疗过程如下：

（1）患儿口腔消毒，先用生理盐水棉球轻轻拭净患儿口腔，后用75％酒精棉球捏干拭口腔。

（2）针具常用银针，质软尖头稍钝，不易损伤黏膜、皮肤，较钢针为佳。针具以75％酒精浸泡30分钟消毒后，取出放消毒盘内备用。

（3）术者双手消毒。嘱家长抱稳患儿坐定位置，术处光线要明亮，或用台灯照明。术者用左手拇、示指掰开患儿口腔，看清患处白点，右手取银针，对准白点，轻轻斜挑，挑出白点即收针。再用消毒干棉球拭去白色分泌物，如有出血，轻轻压之止血，最后用手指蘸冰硼散涂于挑刺处。

（4）挑点法下针不宜太重，仅限于黏膜、皮肤表面，黏膜不宜深刺，以免损伤，一次穿皮不要过多，以少而快的动作，把要挑的皮肤或颗粒分次挑破剔除。新生儿黏膜娇嫩，尤需轻挑，若马牙、七星严重白点多，可分次轻挑。

（5）挑刺后，需暂停吮乳1～2小时。

## 注意事项

婴幼儿口腔组织娇嫩，颌骨钙化程度低，易损伤，可伤及黏膜、黏膜下组织、神经、血管、颊脂体以及颌骨组织。口腔颌面部血运丰富、损伤后出血较多，可致严重出血性贫血、失血性休克。由于挑刺工具不洁、损伤后引起感染在所难免。细菌的扩散可致口腔颌面部多间隙感染、新生儿骨髓炎、身体其他部位的转移性脓肿、败血症，也可以并发口腔损伤引起的新生儿破伤风。

## 按　语

新生儿患有口腔疾患，往往导致患儿日夜哭吵，不肯吮乳。本疗法方法简便，不需服药，收效迅速，一般挑刺1～2次即愈，值得深入研究，推广应用。

（吴耀持　郑明岳）

# 第90章
# 小儿割掌疗法

　　小儿割掌疗法是用小眉刀等手术器械在患儿手掌掌面等部位进行切割,摘取少量皮下脂肪以治疗疾病的一种方法。由于它以割脂为手术治疗的主要特征,故又称为"割脂疗法""割积疗法"。

　　本疗法是在古代砭刺疗法及后世挑脂(液)法的基础上发展起来的。《说文解字》称:"砭,以石刺病也。"远古时代,人们利用打磨后石器的锐角锋刃在体表进行点、刺、切、割、刮、压,以治疗各种疾病,其中就含有本疗法的萌始。然而由于种种原因,本疗法长期以来只是在民间广泛流传使用,直至清代《理瀹骈文》才有"割缝法"的记载。近数十年来,通过发掘整理民间治疗经验,发现本疗法用以治疗小儿疳积、哮喘等病确有实效,才渐为人们所重视。

## 基本内容

### 一、操作方法

　　(1) 将小眉刀或小手术刀高压消毒,或浸泡于75％乙醇中30分钟后取出,放置于消毒盒内备用。

　　(2) 嘱家长用肥皂、清水清洗患儿手,抱住患儿坐稳。助手将患儿腕关节握住固定,左手握儿四指。术者左手捏住患儿拇指,向掌背轻按,使手掌暴露舒展。

　　(3) 术者用2％碘酊涂擦患儿大鱼际部(亦有割治小鱼际部,或掌面示指、中指之间的根部处),稍干后再用75％乙醇从鱼际中心向四周拭擦脱碘消毒。

　　(4) 在一侧大鱼际(或上述割治处)的割治部位重压2～3分钟后,立即用手术刀做一纵形切口,长约0.5 cm,深约0.4 cm。术者随即用力挤压创口两侧皮肤,使切口皮下脂肪充分暴露,挤出黄白色脂状物如黄豆大,即将其剪去或摘除干净,然后

敷以消炎止血粉,覆盖消毒纱布,绷带加压包扎止血。3日后解除包扎,6～7日创口愈合。再用上述方法割治患儿另一侧手掌。

### 二、治疗机制

　　切割破皮,在皮下取出一定数量的脂肪小体,人为地造成机体脂肪的破损,这是一种慢性、良性刺激,能使机体产生一系列相应的复原反应。通过局部用小手术刀戳割刺入皮内及挤压出脂状物时所产生酸胀痛的感觉,来刺激大脑皮质,使之增强胃肠道的蠕动,有调和气血,促进脾胃运化功能,使消化液增多,激发食欲,并促使机体对营养成分的吸收,从而达到治病目的。此项疗法中医认为是属升"脾阳"鼓"胃气"范畴。脾阳健,则能运化腐熟水谷,胃气足,水谷得以消化,从而改善小儿的营养状况,增强小儿的免疫功能和抗病能力,达到保健治病的目的。

## 临床应用

本疗法主要用于重症疳积和哮喘。

1. **重症疳积** · 取穴：① 胃肠穴：从中指至大陵穴成一直线，自大陵穴向掌心方向沿直线约1.5 cm。② 鱼腹穴（或疳积穴）：大鱼际肌尺侧边缘与示指及中指间的延长线交点。③ 胃肠备用穴：自神门穴至环指与小指间隙方向1.5 cm。

2. **哮喘** · 取穴：① 哮喘穴：第二、第三掌骨间隙掌侧，示指与中指根部联合下约 0.5 cm。② 神经穴：第四、第五掌骨间隙掌侧，环指与小指根部联合下约 0.5 cm。③ 哮喘备用穴：示指第一指节掌面正中部位，切开 0.5 cm。

## 注意事项

· 割脂手术必须选准部位，方能摘取脂肪，调整机体脏腑功能。

· 治疗室应光线明亮，手术宜轻割快切，切口宜小，深浅适度，以便摘取脂肪，不得损及血脉，局部略有渗血，术后应立即加压包扎止血，以免流血过多。

· 术中切断小血管时，可用止血钳止血片刻即可。切口不可过长，否则妨碍皮肤愈合。

· 创口未愈合前不得浸泡生水，防止感染发炎。1次只能割1只手掌；症情未愈，1周后再割另一手。

· 若因肠虫过多或结核成疳者，则宜配合驱虫药或抗结核治疗，以促其效。

· 治疗期间，忌食油腻及滋补品。饮食宜清淡酥软，容易消化，新鲜而富有营养。

## 按 语

疳积，为儿科四大证之一。小儿因乳食不能自节，父母溺爱，恣食生冷、油腻，饥饱不匀，损伤脾胃，湿食内停，当成疳积。可见疳积的形成是由于先天不足，加之后天失调，使脾胃虚损、纳运失常，水谷精微长期不能濡养脏腑经络气血所致。本病类似于营养不良性贫血、慢性消化不良、肠寄生虫病、部分结核病等疾病的临床表现。其病位主要在脾，涉及肝、肾，病性为积为滞，病理为虚为津枯，病程缠绵。因脾胃为后天之本，气血生化之源，在小儿尤为突出，故疳积之治，均当以调理脾胃为主。但在临床实践中汤药治疗效果并不理想，应用本法割掌取脂，手术简便，疗效显著。然本疗法须用手术刀切割，留有创口，包扎后 7 日不能用手取物或入水洗涤，颇不方便，且容易感染。与针挑四缝穴相比，后者较安全，痛苦亦小，是为不同。

（吴耀持　郑明岳）

# 第91章

# 小儿针挑疗法

小儿针挑疗法,又称"挑四缝法""挑疳积法",是用三棱针(或其他钢针)选准特定部位或穴位,挑破皮层取出皮下脂肪,或挑断一定部位的皮下白色纤维样物,或挤出一些液体、血液,从而减轻患者痛苦,消除症状,达到治疗疾病目的的一种外治手法。用以治疗小儿疳积(包括虫积),疗效显著。

古代医学文献对挑刺疗法早有论述,如《黄帝内经》岐伯云:"婴儿者,其肉脆,血少气弱,刺此者,以毫针浅刺而疾发针","浅刺之,使精气得出之,以养其脉,独出其邪"等,说明根据小儿生理特点治疗时,宜采取"浅刺""疾发针"等手法,"以养其脉,独出其邪",使患儿神气安定,脏腑调和,经脉气血通畅,从而达到驱邪治病的目的。

挑刺疗法治疗小儿疾病,源远流长。本疗法系从古代中医砭刺术中派生而出。最早见于《针灸大成》,在其他中医学典籍中记载甚少,但却以其方法简便、疗效显著而广为流传。

## 基本内容

### 一、操作方法

本疗法包括挑液法和挑脂法两种。

**1. 挑液法(针挑四缝穴)**

(1)选用三棱针或圆利针,先予高压消毒,或用75％乙醇浸泡30分钟,或煮沸20分钟消毒,取出置于消毒盒内备用。

(2)洗净患儿手掌,术者先用2％碘酊涂擦,稍干后再用75％乙醇将患儿掌面第二至第五指腹侧第一、第二指间关节横纹处由中心向外周擦拭消毒。

(3)用消毒三棱针挑刺上述横纹中心,对准挑点,快速地向中心方向斜刺1分深度,稍提摇,术者以左手在第一指节腹面向针尖方向按准,随即出针,针口可见少许黏黄液体(也有清稀液体渗出),用指挤压,使液尽出,见血为度,再用消毒干棉球拭

去。患儿两手八指均一一挑刺,血出则用棉球压之,嘱患儿(或家长帮助)捏紧双拳,以压迫止血。

(4)疳积重者,刺出的全是稠质黏液,轻者黏液夹血,未成疳者无黏液而见血。隔日或隔2～3日针挑1次,一般针挑3～6次,黏液渐少,直至无黏液,仅见血为止。

**2. 挑脂法(针挑疳积点)**

(1)选用三棱针,先予高压消毒,或用75％乙醇浸泡30分钟,或煮沸20分钟消毒,取出置于消毒盒内备用。

(2)洗净患儿手掌,术者先用2％碘酊涂擦,稍干后再用75％乙醇将患儿手第二至第五指第一、第二指节腹面正中,即疳积点由中心向外周擦拭消毒。

(3)押手:因为挑脂要挑皮下脂肪层,取出脂肪团,容易出血,故要充分利用押手来压取脂肪和

止血。可请助手协助。术者和助手用左手挟持住患儿手指,并以左手拇指分别向自身方向,经过挑点,滑压几次,然后固定在挑点的旁边,用力压着不动。其目的是要排除局部血液,压迫止血,并使挑点皮肤张露,皮下脂肪易被挤出。

(4)术者右手拿针对准挑点中心,用"挑点法",动作迅速地挑开皮层,进入皮下。皮下脂肪小体由于受到两个指头在旁的压力,很快便会向针口冒爆出来。然后用针尖边挑边刮,把分布在脂肪团上的稀疏纤维挑断,尽量挤出脂肪小体,最后用针体把针口残留的脂肪刮干净。

(5)术后针口用消毒纱布垫封压住针口,再用绷带包扎,加压3~5分钟,以防出血。在未封压好针口前,术者和助手的押手不能放松,否则即可引起出血。

(6)因其针口较深,押手挤压,出血较多,留有微小创口必须用纱布垫加压包扎,5日内不能拆封洗手,不能用手拿取他物,以防感染。

本法不及针挑四缝穴之简便、安全,而疗效相仿,故目前临床多用针挑四缝穴。

## 二、治疗机制

四缝为经外奇穴,与三焦、命门、肝和小肠有内在联系,临床观察有平肝泻心、理脾和胃作用,针之可调整三焦,燥湿驱虫,理脾生精。缝乃经气聚集之处,针刺四缝穴,可刺激经络,调节脾胃功能。医家有专用本法治疗小儿疳证;也有以本法配合汤药,作为辅助疗法。针挑四缝,不但能用于治疗,且有鉴别诊断和判断预后的意义。观察"指疳症"的存在与否,以及分析指疳液的颜色、量、黏度等情况,可作为小儿疳证的临床辅助诊断措施,在疗效标准上亦可作为临床治愈的客观指征。如诊断时,指疳症明显,刺之,有大量乳白色或黄色、黏稠成丝的疳液存在,且又具备疳证的临床体征,即可确诊。如无指疳液,虽具备疳证的某些临床症状,仍应仔细鉴别,以免误诊。治疗过程中,如指疳液色变淡、量变少、黏度变小,说明病情好转;如已无指疳液,说明疳证基本治愈,可转入病后调理阶段。

挑刺是一种良性的物理刺激,挑刺四缝穴,拨断一些纤维,放出一点血液,不但可以疏通经气,且可消除积滞,使代谢有害之物消除,以保经气流畅无阻,脏腑四肢百骸得以滋养灌注,使病理变化转为正常的生理功能。当某一脏腑组织器官有病时,必然要通过经脉反映于体表,故在体表穴位或反应点上进行挑刺,从而可以调整内脏功能,使之恢复正常。

现代医学研究认为,针刺四缝穴可使唾液分泌增加,提高唾液淀粉酶的作用,肠中胰蛋白酶、胰淀粉酶、胰脂肪酶的含量(消化强度)增加。对于营养不良合并佝偻病者,针刺四缝穴后,发现血清钙、磷均有上升,碱性磷酸酶活性降低,结果钙、磷沉积增加,有助于患儿的骨髓发育与成长。

## 临床应用

本疗法用于小儿消化系统和呼吸系统疾病。

**1. 疳证、虫积**

**取穴** · 四缝、中脘、天枢。

**辨证加减** · 低热口渴者配曲池;纳呆便溏者配足三里;烦躁夜啼者配内关;蛔疳者配百虫窝,潮热者配大椎等。

**针挑方法** · 取挑液法(针挑四缝穴)或挑脂法(针挑疳积点)。

**2. 咳喘**

**取穴** · 取肺俞、风门、外喘息(大椎穴旁开1.5寸)、天突、膻中、中府、掌三点等,每次针挑3~4个穴点,隔日1次,轮流选点挑刺。

**辨证加减** · 表证、热证,加挑风池、大椎。慢性期则应按所犯脏腑而加用相应之背俞穴,如脾虚者加脾俞、中脘;肾虚加肾俞、关元。也可选用相应的华佗夹脊穴和治喘五平穴,治疗后期在掌二点处挑脂或割脂1次。

**针挑方法** · 取挑脂法。凡属热证、实证,均用泻法。即每次取点宜多,针挑提摆幅度大,用力强,创口较大,挑出脂多,针挑方向与经络病位逆方向,总之刺激总量大。凡属虚证、寒证,宜用补法。每次挑点少(2~3个),针挑不提摆,用力小,挑时短,创口小而浅,脂出少,针挑方向与经络病位顺方向。

· 术者剪净指甲,用肥皂、刷子充分洗刷干净,然后以2％碘酊涂擦拇、示指,再用75％乙醇擦净;最好能戴上消毒手套。消毒严格,可防止患儿及术者双方的感染。

· 针挑选点要准,手法要快,不能留针。患儿被挑疼痛,哭闹乱动,防其发生意外,术前将手法简要告知家长,征得同意后,请其协助,抱住患儿并固定其双手,方可行之。最好能安抚患儿,鼓励劝导,使其能与术者配合,情绪安定,保证针挑能顺利和安全地进行。

· 针挑时要注意避开小血管。挑四缝穴后24小时内嘱患儿勿玩泥沙、污物及金属玩具,以免感染。

· 挑疳积点术后,患儿应保持双手清洁,防止污染。发现包扎松散,应重新消毒包扎。

· 凡已生锈的针具均不可用,以免引起"破伤风"。

· 疳积患儿必须忌口1个月,如豆类制品、麦类制品、糕饼等,以免胀气;各类零食如花生、瓜子、芝麻、冷饮、巧克力等。

· 治疗中应注意饮食调理,鱼肉以清蒸为宜,易于消化;增加新鲜蔬菜、水果。补充营养,睡眠充足,经常参加户外活动,多晒太阳,增强体质。

## 按 语

本疗法针具简廉,疗效显著,手法简便,安全可靠,因而历久不衰,但对其治疗作用及机制尚缺乏系统、深入的研究,有待于进一步整理、观察与提高。

（吴耀持　郑明岳）

针灸独特疗法聚英

# 第92章

# 小儿敷脐疗法

小儿敷脐疗法是将药物加工后置放于患儿脐部的一种外治方法。由于在敷脐治疗过程中,有时尚需在药物上加以热熨或温灸,故又称之为"蒸脐疗法""熏脐疗法";如果在治疗时将药物填满脐部,则有"填脐疗法"之称。该疗法操作简单,针对性强且安全快捷,疗效肯定,适应证广,材料易得,易于临床掌握。由于给药途径独特,安全有效,避免了注射及口服给药的缺点,患者无痛苦,易于接受,被称为"绿色疗法"。

本疗法起源较早。晋代葛洪《肘后备急方》载有将盐纳入脐中,再灸以数壮,治疗霍乱烦满之症的方法。这是有关敷脐治疗见诸文献记载的最早报道。唐代孙思邈在《备急千金要方》中载录了治疗小儿脐疮、脐赤肿、脐孔不合、惊忤项强等病证的各种敷脐方药。其中既有将药物研为细末填入脐中的治疗方法,也有制成药膏敷脐或烧为灰末敷脐的治疗方法,还介绍了配合膏摩灸熨的其他合治法,可见在唐代本疗法不仅已广泛运用于儿科证治,而且已经初具规范而渐趋成熟。历代医家对本疗法在儿科临床证治的运用均十分重视,其中尤以清代吴尚先《理瀹骈文》论述最详,他指出:"中焦之病,以药切粗末炒香,布包缚脐上为第一捷法……则知(药)由脐而入,无异于入口中,且药可逐日变换也。"虽然他强调本疗法为治疗中焦脾胃病之捷法,但对上焦疾患(如呼吸道之咳喘)、下焦疾患(如男子精寒、阳痿、遗精,女子宫寒带下且虚寒泄泻、遗尿、便秘等)也有所论述。他还指出,本疗法"又有熏脐、蒸脐、填脐法"之异。由此可知,敷脐再加以熨灸,可以提高疗效,对儿科尤宜。

## 基本内容

### 一、药物的选择

小儿敷脐疗法的选方用药与内治法相同,唯给药途径改口服为脐敷,对儿科证治尤为适宜。一般说来,敷脐方药宜以气味芳香雄烈者为主,取其挥发力强,易于为窍孔吸收而获取疗效。

### 二、操作方法

(1) 根据患儿病情辨证选方,将药物捣烂、切碎或研细备用,取适宜的赋形剂调制成剂。

(2) 患儿取仰卧位,先将脐部及周围用温水擦洗干净,再用毛巾热敷1~2分钟,使局部充血,随即将药末或药饼、药糊、药袋等填敷脐中,用胶布或绷带包扎固定。

(3) 用热水袋隔衣于脐部热熨半小时,以助药力内行。

(4) 夜敷晨取,一般以12小时为度。急病重症可连敷24~48小时,或数小时1次,每日3~4次。

439

## 三、治疗机制

脐为先天之结蒂,位居腹部中央,名为神阙。人生胚胎期所有营养都通过它从母体吸收,故曰:"人之始生,生于脐与命门,故为十二经脉始生,五脏六腑形成故也。""脐者,肾间之动气也,气通百脉,布五脏六腑,内走脏腑经络,使百脉和畅,毛窍通达,上至泥丸,下至涌泉。"药物敷脐,能激发经气,调整脏腑功能,通过脐孔,经奇经八脉和十二经之循行,以达病所,而产生相应的治疗效应。

从中医基础理论来看,神阙为任脉腧穴,与督脉相表里,脐又为冲脉循行之所,故冲、任、督三脉"一源而三歧",皆交汇于脐,而任脉为阴脉之海,冲脉为十二经之海,故脐为经络之总枢,经气之汇海,所以脐与百脉相通,内联五脏六腑,外达四肢百骸、皮肉筋膜、五官九窍,药物作用于神阙穴能调理脏腑,调整阴阳气血,扶正祛邪。从解剖结构来看,脐是胚胎发育过程中腹壁的最后闭合处,其表皮角质层最薄,屏障作用最差,且脐下无脂肪组织,皮肤、筋膜和腹壁直接相连。脐部的组织结构很特殊,有丰富的淋巴、神经、动静脉网分布,敏感性高,易于传送信息,渗透性好,药物分子易于穿透脐部进入细胞间质,迅速弥散于血液中参与体循环。胎儿出生,脐带剪断之后,脐静脉闭锁,成为肝圆韧带。虽然通道已经闭锁,但此处仍是一个隐蔽的不完全沟通的通道。再者脐部皮肤菲薄,脐周围又有静脉网可通过脐静脉与门静脉联络,注入肝内。第九至第十一肋间,神经根相互重叠分布于脐部皮肤及皮下,也有细分支分布于腹膜壁层及腹膜外组织。而胸6～10交感神经与迷走神经的分支,又分布于中上腹各脏器和腹膜脏层。因此,敷脐疗法所使用的药物,不但可有部分透入静脉注入肝内,而且可以对腹膜、脏器的神经分支引起反射性作用,故其疗效是不言而喻的。故脐部局部敷药具有得天独厚的优点,能刺激局部充血,皮下毛细血管扩张,血液循环改善,使机体代谢旺盛而促进药物吸收以治病。这充分说明脐疗从西医的角度来解释同样具有科学依据。

脐部给药以中医理论为基础,通过人体体表穴位吸收药物,再通过经络的运行使相关的脏腑得到比一般注射、口服时浓度更高的药物,并在药物与经络效应的双重作用下起到调节脏腑功能和治疗疾病的目的。研究表明,穴位和经络作为载体通道有别于血管和血液,它有将药物直接作用于相关脏腑的能力。由于进入体内的药物可以大部分直接到达病变部位,因此使这个给药途径具有提高疗效,减少进入体内药物剂量的作用。脐疗通过其对穴位的刺激,振奋五脏之经气,增强机体抵御外邪的能力,并通过经络传导使药物作用循经脉达病所,起到清除病邪,治疗疾病的作用。

近年更有临床报道用中药敷脐可提高机体免疫力,认为本法能改善机体免疫状态,扩大了应用范围。

# 临床应用

**1. 小儿肠麻痹** · 取公丁香、肉桂、广木香各1.5 g,麝香0.9 g,研为细末,再取煮熟鸡蛋1枚,去壳,对剖去黄,纳药末于半个蛋白凹空中,覆敷患儿脐上,外包纱布以固定之。2小时后可闻肠鸣、矢气频频,便畅腹柔,神宁而安。若仍不转气,当再敷1次,即可见效。

本病胃逆呕吐,无法口服汤饮诸药,选用辛香温通之药由脐渗入,以达病所,故名"温脐"。用蛋白去黄纳药末覆敷于脐孔上,质软而韧,不伤患儿肌肤,又能紧合脐部,不使药气外泄,香窜温通力专且宏,疗效显著。

**2. 腹胀**

(1) 取川朴、大黄、黄芩各6 g,玉米、山楂、麦芽、神曲各10 g,葛根、柴胡、番泻叶各3 g,共为细末。用凡士林膏调和,取莲子大一团,放于4.5 cm×4.5 cm见方的橡皮胶布上,贴至肚脐,周围固定。每日1次,8～10小时取下,洗净擦干即可。

(2) 如系热证腹胀,取葱白、淡豆豉各5 g,玄明粉、车前草各10 g,砂仁1.5 g,田螺1个,冰片0.2 g。先置冰片于脐中,余药共捣如泥,摊贴在纱布上覆盖脐部,并用纱布固定。每次敷贴30～

60 分钟。一般施药至 15～20 分钟,可出现肠鸣矢气,腹胀随之而解,必要时留置肛管以利排气。

**3. 小儿遗尿**

(1) 取麻黄、益智仁、肉桂按 2：1：1 配制,共研细末,以瓷瓶或玻璃器皿盛贮,勿令泄气。每次 3 g,用少量食醋调成饼状,敷于脐心,外用胶布固定,36 小时后取下。此后间隔 6～12 小时再用上药填脐,连敷 3 次。然后每隔 1 周填脐 1 次,连续 2 次巩固疗效。

(2) 取硫黄 50 g,葱白 12 枚、食盐 2～3 g,共捣成泥待用。先用棉花塞住脐眼,然后把药泥敷于脐周,0.3～0.5 cm 厚度,用纱布包缠固定,每晚临睡前使用,次日起床后取掉。轻症一般连用 3 次取效,再继用 2～3 次巩固疗效;重症需连用 10 余次取效。适用于下元亏虚、肾气不足之体弱遗尿患儿。症见神疲乏力,肢凉怕冷,面晄舌淡,苔薄白或腻,小溲清长,上腭乳白者。若上腭发黄,则属湿热内蕴,不宜用上药敷脐。有其他兼症者,也不宜使用。

(3) 取五倍子、五味子、菟丝子按 2：1：3 配制,研末装瓶备用。用时加醋调敷脐部,次晨取下。一般敷 3～5 次即可控制症状。

(4) 取硫黄 5 g,大葱 2 根,研末捣烂,麻油调拌,外敷脐眼,再加温熨,每晚睡前敷熨。

**4. 小儿夜啼**

(1) 取朱砂、琥珀各等份,研细末备用,吴茱萸研细末备用。加减法:心经积热或暴受惊恐,致夜啼不已者,用朱砂、琥珀粉 2 份,吴茱萸 1 份;脏虚寒而夜啼者,取吴茱萸 2 份,朱砂、琥珀粉 1 份。将上药和匀,取 1～2 g,用温开水或蜂蜜调成饼状,纳入脐中,外用胶布固定。24 小时或 48 小时一换,7 日为一疗程。

(2) 取朱砂 6 g,五倍子 6 g,共研细末,蜜制成饼,外敷脐中。

(3) 取鲜地龙 2 条,捣烂敷脐中。

(4) 取黑牵牛末 3 g,水调和敷脐。

(5) 取细茶叶适量,嚼烂,制成小茶饼,敷脐。用于脾虚引起小儿夜啼症。

**5. 小儿多汗**

(1) 取五倍子 1 个,研末,醋和作一小饼,贴敷肚脐,以带扎之。用于盗汗。

(2) 取何首乌 15 g,研末,水调涂脐中。用于自汗。

(3) 取五倍子 6 g,明矾 6 g,研末,敷脐。用于多汗。

(4) 取五倍子、生龙骨各 30 g,朱砂 10 g。先将前二药共为细末,朱砂另研后入,混合均匀,装瓶备用。每次 3～5 g,热醋调糊,敷于脐中,上用纱布覆盖,胶布固定。睡时敷贴,次日起床去药,3 日为一疗程。用于盗汗。

**6. 小儿疳积**

(1) 取党参、白术各 10 g,当归、三棱、莪术、黑白丑、山栀子、龙胆草各 9 g,胡黄连、大黄、槟榔、木香各 6 g,巴豆、雄黄各 3 g,陈皮 5 g,石膏 30 g,共研细末,蜜调成膏,贴敷脐中。用于肚大青筋,身疳口臭,腹痛虫积之疳积重症。

(2) 取黄芪 15 g,白术、芜荑各 12 g,厚朴、槟榔各 9 g,胡黄连 6 g,使君子 30 g,青皮 9 g,生麦芽 15 g,研成细末,醋调敷脐。用于疳病虚中夹积,肿胀泄泻及疹后将成疳者,以虫积疳证为主。

(3) 取皮硝、栀子各 9 g,杏仁 12 g,神曲 15 g,葱头 6 g,飞罗面 15 g,大红枣 30 g,捣烂,敷脐内。用于各类疳证。

**7. 小儿厌食**

(1) 取神曲、炒麦芽、焦山楂各 15 g,炒莱菔子 12 g,炒鸡内金 9 g,制成糊状,敷脐。

(2) 取大黄、白丑各 6 g,白豆蔻 4 g,焦山楂、炒麦芽、神曲各 4 g,高良姜、陈皮各 5 g,粉碎过筛,用凡士林调配成稠膏。取用莲子大一团药膏,置于一块 3.5 cm×3.5 cm 橡皮膏中央,药膏对准脐心,贴于脐上,四周粘牢。每晚 1 次,每次贴 8～12 小时 (夏季时间不可过长),10 日为一疗程,连敷 3～5 个疗程。用于食滞所致厌食。在治疗过程中,少数患儿有轻度腹泻或短暂轻微的腹痛现象,此为药物的正常反应,一般不必治疗。

**8. 小儿泄泻**

(1) 取朱砂、樟脑、松香明矾各 6 g,研末醋调,敷脐。用于肠炎或轻型婴幼儿腹泻。

(2) 取吴茱萸 9 g,丁香、胡椒各 6 g,研粉,凡士林调敷脐部。用于虚寒性腹泻。

(3) 取五倍子 12 g,枯矾 6 g,黄蜡 10 g,研末,制成膏剂,敷脐。用于小儿慢性腹泻。

(4) 取苦参、本香等份,研末,敷脐。每次 2 g,

温开水或淡盐水调成膏状,置于脐上,用胶布固定。24 小时更换 1 次。

(5) 取肉桂 9 g、五倍子 12 g、冰片 6 g,研末,敷于脐部。用于小儿秋季腹泻。

(6) 取炮姜 30 g,附子 15 g,研末。每次 2 g,敷脐孔。炒葱、盐熨脐腹。用于小儿虚寒性吐泻。

(7) 取炒苍术、白胡椒各 30 g,大砂仁、公丁香各 10 g,吴茱萸、肉桂各 5 g,共为细末,混匀装瓶备用。每次 1~2 g,热醋调敷脐部,用纱布覆盖,胶布固定,外用热水袋加温。敷 6 小时去掉,停 2 小时后再敷,24 小时敷 3 次,3 日为一疗程。用于风寒型、脾虚型、脾肾阴虚型泄泻。

(8) 取陈艾叶 12 g,桐油 20 g。先将艾叶捣烂成细绒,放置瓦钵内炒热,再加桐油炒至艾油胶黏为止,然后平分做成 2 饼,待凉至手背试微温时敷于脐中,用纱布绷带固定,24 小时后取下。再将另一饼加热,敷如前法。连敷 2 次(计 48 小时)为一疗程。未痊愈者可连敷 1~2 个疗程,以愈为度。

如伤食泻,上法加揉脐,并顺时针方向摩腹 50~100 次,如风寒泻,槟榔 6 g,高良姜 6 g,研成细粉,酒调成糊状,加适量藿香水调成糊状填脐孔,再用上法。如湿热泻,黄连、肉桂各 3 g,吴茱萸 2 g,木香 2 g,苍术 3 g,研成细粉,醋调成糊状,填脐,再用上法。如脾虚泻,黑胡椒、肉桂、炮姜等量,研末,取 2 g,以生淮山药煎汁调糊状填脐孔,再用上法。如水泻,车前子 9 g,研末,水调敷脐眼上,再用上法。上述各型泄泻,均须配合环揉龟尾,推上七节,酌情施以补泻手法。同时每日以生淮山药 15~20 g 煎汁代茶饮。

9. 小儿痢疾

(1) 取吴茱萸 3 g,黄连、木香各 6 g,水调敷脐。用于赤白痢。

(2) 取胡椒粉 1.5 g,鲫鱼 60 g,捣碎敷脐部。

(3) 取肉桂、针砂、枯矾等量,研成细末,凉水调敷脐。用于虚寒痢。

(4) 取田螺、细辛、皂角各 9 g,葱 3 根,酒药半个,捣和敷脐。

10. 小儿巨结肠・取当归、薏苡仁、白术、白芍药各 12 g,桔梗、陈皮各 6 g,玄明粉、大腹皮、莱菔子、茯苓各 9 g,共研细末,加麸皮少许,炒黄喷醋,趁热敷脐。

11. 小儿腹痛

(1) 取葱 1 把,浓煎汤,温洗腹部;再取葱捣烂,炒热作饼贴脐,大便得出痛止。用于小儿盘肠腹痛。

(2) 取生附子、甘遂、甘草、丁香各 6 g,葱汁熬膏,敷脐。用于虚寒腹痛。

12. 小儿水肿

(1) 取巴豆、硫黄各 3 g,滑石 9 g,研匀,调成饼,敷脐。

(2) 取野生麦冬鲜块根 30 g,捣烂敷脐。用于小儿肾炎水肿,对改善蛋白尿有效。

(3) 取商陆、芫花、甘遂、黑白丑、冰片各 6 g,研末,加葱白捣泥,敷脐。用于肾炎水肿。

13. 小儿虚脱・取吴茱萸 1.5 g,胡椒 7 粒、五倍子 3 g,研极细末,酒和作饼,封肚脐,并以带扎缚。

14. 新生儿脐炎、脐疮

(1) 取赤石脂 6 g,煅研,敷脐,或艾灰敷。用于脐中出汁赤肿者。

(2) 取黄连、胡椒各 3 g,龙骨 15 g,研末,取 3 g 水调敷脐。

(3) 取马齿苋 2 g,烧后研末,放脐。用于小儿脐疮久不愈者。

(4) 取黄连、枯矾、朱砂、冰片各 3 g,研末,敷脐孔。用于脐炎。

(5) 取露蜂房 10 g,烧灰,敷脐。

(6) 取纱布包裹钱币或半个乒乓球(凸面),厚垫脐部,继扎绷带,以抵制脐突。用于新生儿(以女婴为多)脐突。

(7) 取黄连末 1.5 g,枯矾、龙骨、炉甘石各 6 g,冰片 0.15 g,共研细末,掺于脐上。

15. 新生儿两便不通

(1) 取葱 3 枚、淡豆豉 6 g、盐 2 g,捣泥,敷脐。

(2) 取海蜇、黑豆各 9 g,葱白 3 枚,盐少许,研烂,捏成饼,烧温敷脐上。

16. 尿潴留・取白矾 6 g,研细末,水调成面,纳脐中,上用热水袋温敷 5 分钟左右,尿即自动排出。

17. 小儿肺炎

(1) 取葱白 6 g,艾叶 6 g,共捣烂,敷脐。

(2) 取新鲜白毛夏枯草、新鲜青蒿各 30 g,共捣如泥,敷脐。如无鲜品,用干品粉碎后用醋调和,敷脐。

### 18. 小儿咳喘

(1) 取黑白丑各半,半生半炒,各取生、炒15 g,大黄30 g,槟榔6 g,轻粉0.3 g,和匀,蜜水调饼敷脐内,微泻为度。

(2) 取朱砂7.5 g,甘遂4.5 g,轻粉1.5 g,研末备用。每取0.3 g,以温浆水少许,上滴香油一点,将药放在油花上,待药沉到底,去浆水取药,蜜水调敷脐上。

### 19. 小儿惊风

(1) 取蚯蚓2条,麝香0.15 g,捣匀,敷脐。

(2) 取车前子15 g,炙黄芪、白术、炒白芍各9 g,炮附子、肉豆蔻、丁香各6 g,炙甘草、炮姜炭各3 g,蜜调成膏剂,敷脐。

(3) 取栀子、雄黄、冰片等份,研细末,调拌蛋清,敷脐。

(4) 取芙蓉花叶捣烂,调拌蛋清成饼,敷脐。

### 20. 小儿口疮

(1) 取细辛6 g,研末,以米醋调成糊状,敷脐中,连敷4~8日。

(2) 取鸡蛋煮熟,用芙蓉叶捣烂包蛋,再煎为饼,敷脐。

### 21. 胆道蛔虫症

取细辛2 g、明矾、川椒各3 g,槟榔、雷丸各5 g,鲜苦楝根去皮(去粗皮,用细软肉皮)、鲜菖蒲根各10 g,研末。然后取鸡蛋2枚,将蛋击破,倾入碗中,蛋清、蛋黄一起混合,加入药末,搅拌均匀,用茶油煎烤成3个药蛋粑,分别敷贴于神阙穴、鸠尾穴、会阴穴。敷贴时,以热药蛋粑为宜,不能过烫,以免损伤皮肤。腹痛解除后半日,即可除去敷药。

### 22. 小儿呕吐

选用丁香1 g,黄连0.5 g,吴茱萸1 g,神曲1 g,药粉调敷于脐部,每日1次,每次2~4小时,连敷3日。

小儿呕吐的病机为胃失和降,胃气上逆。胃主受纳、腐熟水谷,胃气以降为顺,若脾胃为外邪、乳食积滞所伤,或肝气横逆犯胃,可导致气机升降失调,胃气上逆,产生呕吐,故总的治疗原则为和胃降逆,病属乳食积滞者可加用山楂、神曲、莱菔子等药消积导滞,肝气犯胃者加用吴茱萸、乌药等疏肝行气,病性偏热者加连翘、黄连等药清热泻火,偏寒者加用吴茱萸、干姜、党参等药温中散寒。

## 注意事项

· 敷贴前,必须注意观察患儿脐孔及周围皮肤是否有破损,若有破损,某些刺激性药物不能用。

· 外敷药末、药膏后,若出现皮疹红肿瘙痒,暂停3日,待皮疹隐去后再敷。

· 小儿皮肤娇嫩,外敷药物保留时间不宜过长,每次保留2~4小时,疗程一般3日为宜,最多不要超过5日;每次揭下后宜用温水清洗脐窝和局部皮肤,休息30分钟后再行贴敷。

· 进行敷贴时室温保持适度,手法宜快。室温太低或通风过度,手法缓慢,往往会使患儿脐孔感风受凉而致病。

· 疳积、厌食、消化不良及泄泻患儿均须根据症情忌口。

## 按 语

小儿敷脐疗法因其选用药物芳香气浓,善于走窜孔窍,通经走络。敷贴脐孔,药效与穴效合二为一,充分发挥其治疗作用,更可免去服药痛苦,易为患儿及家长接受。对敷脐疗法的研究应对古今脐疗方剂进行临床验证分析,筛选其中确有疗效者,将其转化为成药系列,进而推广应用,同时结合现代手段(声、光、电、磁等),创制脐疗的新器具,研究新剂型,以适应现代人的需要,并充分吸收现代药学成果,如新型皮肤渗透促进剂、硬膏剂、膜剂等,使脐疗用药更合理。

(吴耀持　郑明岳)

# 第93章

# 小儿香佩疗法

小儿香佩疗法是将某些芳香性药物研成细末,装入布袋,佩戴于小儿胸前,以防治疾病的一种方法。

本疗法源远流长。唐代孙思邈《备急千金要方》载"用雄黄、矾石、鬼箭羽、羚羊角等研细末,用三角绛囊盛一两带胸前……"可治疗和预防瘟疫。民间至今习有端午节小儿身佩香袋以辟瘟解毒。近年来,研究发现佩戴芳香性药物不仅能辟疾祛邪,还有醒脾开胃的功效,用以治疗小儿厌食症等,扩大了临床应用范围。

## 基本内容

### 一、操作方法

将具有防邪辟疫或醒脾开胃作用的芳香性药物合理配伍,研成细末,装入瓶内,盖紧瓶口备用。取新棉布一小块,做成 4.5 cm×6.5 cm 大小的小布袋一只,内衬以少许新棉或药棉,再取上述药末适量纳入其中,封好袋口,即成香袋。令小儿昼夜佩于胸前,若为迎合儿童新奇心理和美观起见,也可用锦缎和彩线将小袋做成动物脸谱、图案花型或荷包等装饰袋,使儿童更乐意佩戴。

### 二、治疗机制

芳香性药物极易挥发,研成细末后其细小分子和离子随着呼吸运动而进入鼻腔,通过鼻黏膜的吸收进入毛细血管,随血循环遍及全身,使机体抗病和防御能力增强,消化功能改善,从而达到防治外感疾病,增进食欲的目的。

## 临床应用

1. **防治感冒**·取雄黄、朱砂各 6 g,石菖蒲、大青叶各 15 g,白芷 9 g,薄荷 3 g,研成细末。取 15 g 装入布袋内,令小儿佩之。

2. **防治咳喘**·取雄黄、苍术各 6 g,细辛、干姜各 3 g,白芷 9 g,石菖蒲 15 g,研成细末,取 15 g 纳入小袋内,令小儿佩之。

3. **上呼吸道感染**·炒苍术、辛夷各 30 g,白芷、丁香各 20 g,花椒、沉香、艾叶、薄荷脑各 15 g。

粉碎过筛混匀,每袋装药 5 g,再选用透气性较好的彩色乔其纱作面料,0.2 cm 海绵衬里,做成鸡心形,令小儿佩之。

4. **小儿厌食症**·取胡黄连、苍术各 6 g,香橼、荜澄茄各 9 g,砂仁、蔻仁各 3 g,研成细末,取 15 g 纳入小袋内,令小儿佩之。

5. **防治中暑**·取藿香、佩兰、川芎、白芷各 9 g,雄黄、冰片、硼砂各 6 g,牛黄 3 g,研成细末。取

15 g装入小袋内,令小儿佩之。

6. **小儿丘疹性荨麻疹** · 香薷、白芷、苍术、香附、艾叶、川芎、硫黄各1份,丁香2份,共研细末,过80目筛,加入1份冰片混合,20 g装1个香囊,令小儿佩之。

7. **传染病**

(1) 手足口病:取藿香、苍术、艾叶、肉桂、山柰等,将药材混合粉碎至1000目(采用微粉粉碎法),将粉碎的药粉包装成每袋7 g,外加透气性强的特制布袋包装后制成香囊。白天把香囊挂在胸前,距鼻腔15 cm左右,晚间置于枕边。

(2) 甲型H1N1流感:冰片60 g、雄黄60 g、黄芩150 g、肉桂150 g、苍术300 g、藿香300 g、艾叶150 g、薄荷250 g、草果50 g、砂仁100 g、白芷50 g。上药研细末,混匀,每次取3~5 g装袋,佩挂在天突或膻中穴。一般全天佩戴,入睡离身。

## 注意事项

· 本疗法一般小儿均可应用,无所禁忌,在小儿沐浴或洗脸时应把香袋取下,以免受潮降低疗效。

· 因芳香药物走窜易挥发,香袋要10日调换1次,也可把原香袋内的药末取出,再装上新的药末,以提高疗效。

· 以本疗法防治小儿咳喘时,如发现小儿在佩戴后喘息加重,则可能对某些药物产生过敏,不宜佩戴。一般只需除去香袋,即可缓解。

## 按 语

"小儿脏腑未充,药物不能多受",而本疗法只用微量药末,又无需医者做特殊处理,即可达到有病治病、未病先防的目的,且本疗法无禁忌,无副作用,便于在群体儿童中普及推广。

(吴耀持　张奕奕　孙鹏飞　张梦娇　陈丽敏　王　磊)

# 参考文献

［1］ Burke R E, Glenn L L. Horseradish peroxidase study of the spatial and electrotonic distribution of group Ia synapses on type-identified ankle extensor motoneurons in the cat ［J］. J Comp Neurol, 2015, 372(3)：465 - 485.

［2］ Clamann H P, Henneman E, Luscher H R, et al. Structural and topographical influences on functional connectivity in spinal monosynaptic reflex arcs in the cat ［J］. J Physiol Lond, 1985, 358(1)：483.

［3］ Loeb G E. Motoneurone task groups：coping with kinematic heterogeneity ［J］. J Exp Biol, 1985, 115：137 - 146.

［4］ Luseher H R, Clamann H P. Relation between structure and function in information transfer in spinal monosynaptic reflex ［J］. J Physiol Rev. , 1992, 72(1)：71.

［5］ Verheyden G, Vereeck L, Truijen S. Trunk performance after stroke and the relationship with balance, gait and functional ability ［J］. Cli. Rehabil. , 2006, 20(5)：451 - 458.

［6］ 安莲英. 大黄牡丹皮汤热敷治疗慢性盆腔炎［J］. 山东中医杂志, 2008, 27(2)：127 - 128.

［7］ 安玉兰, 邓海平, 魏爱翔. 针灸学的发展与机遇［J］. 针灸临床杂志, 2005, 21(6)：53.

［8］ 巴元明, 霍长亮, 许小泰. 保肾膏三伏穴位敷贴治疗慢性肾功能衰竭 30 例临床观察［J］. 中医杂志, 2005, 46(10)：747 - 749.

［9］ 白纯.《四部医典》中的针灸学［J］. 甘肃中医, 2002, 15(3)：72 - 73.

［10］ 白纯.《四部医典》中的针灸学［J］. 中国民族民间医药杂志, 2001, 10(6)：320 - 321.

［11］ 白纯.《四部医典》中的针灸学［J］. 中医文献杂志, 2002, 20(1)：26 - 27.

［12］ 白纯.《四部医典》中的针灸学内容［J］. 中华医史杂志, 2002, 32(2)：28 - 29.

［13］ 柏芳芳, 谭亚芹, 苗茂. 浅谈循经感传［J］. 中国针灸, 2015, 35(11)：1143 - 1144.

［14］ 贝政平. 内科诊断标准［M］. 上海：同济大学出版社, 1991.

［15］ 毕研儒. 微波针灸治疗急性软组织扭伤 30 例疗效分析［J］. 中级医刊, 1988, 23(4)：52.

［16］ 边江红. 赵氏雷火灸祛睑袋 50 例［J］. 中国美容医学, 2010, 19(9)：1380 - 1381.

［17］ 蔡兵兵, 杜伟斌, 全仁夫. 水针联合中医综合疗法治疗根性坐骨神经痛临床观察［J］. 浙江中西医结合杂志, 2017, 27(8)：678 - 680.

［18］ 蔡燕, 彭楚湘. 针灸治疗小儿疳积的临床研究进展［J］. 中国民族民间医药, 2010, 19(15)：1 - 2.

［19］ 曹方, 周丹, 曹迪, 等. 飞经走气针法对循经感传现象的影响［J］. 长春中医药大学学报, 2014, 30(2)：308 - 310.

［20］ 曹建辉. 眼科外用中药与临床［M］. 北京：人民卫生出版社, 1987.

［21］ 曹胭莉, 韩祖成. 中药热敷治疗中风后肢体痉挛临床疗效观察［J］. 陕西中医, 2015, 36(10)：1344 - 1345.

［22］ 常得新, 常清捷. 实用针灸治疗手册［M］. 南昌：江西科学技术出版社, 1992.

［23］ 陈兵. 威灵仙药袋热敷治疗第三腰椎横突综合征 60 例［J］. 甘肃中医学院学报, 2007, 24(1)：28 - 30.

［24］ 陈果. 蜂针治疗面瘫后遗症 32 例体会［J］. 云南中医学院学报, 2015, 38(5)：59 - 60.

［25］ 陈果. 刮痧疗法治疗肩周炎 52 例［J］. 中国临床研究, 2016, 8(10)：109 - 110.

［26］ 陈汉平. 论针灸学的创新与发展［J］. 上海中医药大学学报, 2012, 26(6)：5 - 7.

［27］ 陈汉平. 论针灸学发展［J］. 上海中医药大学学报, 2011, 25(3)：3 - 5.

［28］ 陈灏珠. 内科学［M］. 3 版. 北京：人民卫生出版社, 1984.

［29］ 陈洪沛, 吴节, 王静华. 古代文献中循经感传现象［J］. 四川中医, 2008, 26(11)：110 - 112.

［30］ 陈华, 王秋琴, 姜荣荣, 等. 刮痧疗法治疗腰肌劳损 30 例［J］. 中医外治杂志, 2014, 23(5)：41 - 43.

[31] 陈华,谢苗苗,张压西.冬病夏治穴位敷贴疗法防治咳喘病的研究进展[J].新中医,2010,10(42):107-109.

[32] 陈家鑫,陈庆昭,廖卫峰,等.中药穴位敷贴治疗老年人轻度高血压临床研究[J].中国药业,2017,7(26):40-42.

[33] 陈杰,牛松青,王伟,等.手针疗法的进展[J].吉林医药学院学报,2010,31(3):161-164.

[34] 陈丽兰,林艺娟,陈阿兰,等.砭石刮痧治疗非器质性失眠症34例[J].中医外治杂志,2017,4(26):37-38.

[35] 陈明霞,李念群.中药热烘疗法治疗腰椎骨性关节炎90例[J].河北中医杂志,2004,26(7):503.

[36] 陈妮,马文,沈卫东.不同电针频率对肺切除患者血清IL-1、IL-6的影响[J].中国针灸,2012,32(6):523-526.

[37] 陈品英,刘建魁.蝮针合牵正膏治疗周围型面神经瘫痪的效果分析[J].河北医药,2013,35(1):140-141.

[38] 陈群,吕安妮.水针疗法在中风后肢体关节疼痛治疗中的应用[J].白求恩军医学院学报,2009,7(2):82-83.

[39] 陈日新,康明非.灸之要,气至而有效[J].中国针灸,2008,28(1):44-46.

[40] 陈新沂.激光针灸治疗偏头痛48例[J].中国乡村医药,2001,8(1):31-32.

[41] 陈旭英,徐美瑛,何园芳,等.杵针疗法结合情志护理对卒中后抑郁患者生命质量的影响[J].医疗装备,2016,29(24):194.

[42] 陈晔.针药复合麻醉体外循环心内直视手术的围手术期护理[J].吉林医学,2014,35(8):1783-1784.

[43] 陈亦琳,赵丽娜,于冬冬,等.近十年来针刺治疗急性腰扭伤概况[J].河南中医,2011,31(3):308-310.

[44] 陈拥,顾明达,朱盛国,等.白芥子吴茱萸热敷法辅助治疗小儿支原体肺炎70例[J].上海中医药杂志,2003,37(9):40-41.

[45] 陈永丰.揪痧治疗小儿反复性腹痛52例[J].中国民间疗法,2001,2(9):28.

[46] 陈玉华,王海萍,洪秀瑜,等.穴位注射疗法的机制研究进展[J].上海针灸杂志,2005,24(11):47-49.

[47] 陈再春,刘淑荣,李瑞娟.热敷透骨草组方治疗输卵管阻塞性原发不孕疗效观察[J].中国计划生育学杂志,2011,19(4):232-233.

[48] 陈震霖.论"肺主皮毛"[J].现代中医药,2003,3:6-8.

[49] 陈志伟,张钰敏.杵针结合中药湿热敷治疗颈性眩晕60例[J].中国中医骨伤科杂志,2017,(4):77-78.

[50] 陈祖范,王学明.微波针灸仪[J].电子学报,1982,10(1):83-89.

[51] 程大胜.耳压疗法治疗头痛155例小结[J].江西中医药,1994,25(4):16.

[52] 程贤书,朱明.婴幼儿口腔土法挑刺所致严重并发症[J].遵义医学院学报,1993,26(4):57-58.

[53] 程莘农.中国针灸学[M].北京:人民卫生出版社,1987.

[54] 代传伦,陈国良.中药热敷治疗落枕126例[J].贵阳中医学院学报,2003,25(3):18-23.

[55] 戴德英.实用中医妇科手册[M].上海:上海科技教育出版社,1993.

[56] 戴印.捏耳穴贴膏疗法图解[J].双足与保健,1996,(1):37-38.

[57] 邓宝华.割掌脂法配合刺四缝和点足三里治疗小儿疳积[J].中医外治杂志,2000,9(5):24-25.

[58] 邓庆华.割掌脂法治疗小儿疳证[J].中国民间疗法,2001,9(4):10.

[59] 邓小斌.手针疗法配合手法治疗腰椎间盘突出症的临床观察[J].中医临床研究,2015,7(28):25-26.

[60] 丁珂,陈吉杰,郭成庆,等.针刺麻醉应用于老年高血压龋病治疗215例临床观察[J].中国民族民间医药,2009,18(19):76.

[61] 丁勤能,李静,伍才生.论古今之"毫针"[J].东南国防医药,2011,13(3):246.

[62] 丁晓山.金针拨障术:中国古代的白内障复明手术[J].中国残疾人,1996,(11):39.

[63] 丁依红,顾陈怿,沈利荣,等.针刺配合全麻对腹腔镜胆囊切除术患者围术期T淋巴细胞免疫功能的影响[J].吉林中医药,2011,31(1):80-82.

[64] 丁育德,佟启慧,郝鸣."微波针"临床治疗19例初步小结[J].南京医学院学报,1984,4(4):227.

[65] 董宝强,张小卿,黄凤云,等.论针灸治疗的选穴思路[J].中国中医基础医学杂志,2012,18(3):304-305.

[66] 董刚,何爱敏,匙淑萍,等.内灸式He-Ne激光针灸治疗面瘫100例疗效观察[J].河北中医药学报,2012,27(3):36-37.

[67] 董刚,何爱敏,肖红岩,等.内灸式He-Ne激光针灸针治疗肩关节周围炎的疗效观察[J].中国激光医学杂志,2015,24(5):259-263.

[68] 董刚,田丽芹,朱志芳,等.内灸式激光针灸针治疗寒湿腰痛的疗效观察[J].中国激光医学杂志,2014,23(6):354-357.

[69] 董刚,张金花,王文宝.穴位注射联合理疗治疗脑卒中后痉挛性偏瘫临床观察[J].陕西中医,2017,38(8):997-998.

[70] 董洪英.敷脐疗法儿科临床应用概况[J].天津中医学院学报,1996,15(1):44-46.

[71] 董利强.针刺麻醉下阿是穴注射治疗足跟痛30例[J].中国针灸,2010,30(12):1018-1019.

[72] 董廷瑶.小儿口腔疾病的诊治经验[J].上海中医药杂志,1981,(11):26-27.

[73] 董滟,陶陶,张瑜.穴位敷贴治疗支气管哮喘的研究进展[J].四川中医,2012,30(4):124-126.

[74] 董兆德,刘辉,杨云霞,等.微波针治疗髌下脂肪垫损伤192例[J].中国针灸,2010,30(6):520-521.

[75] 杜元灏,董勤.针灸治疗学[M].2版.北京:人民卫生出版社,2016.

[76] 段建红.皮康香囊预防小儿丘疹性荨麻疹[J].中国社区医师,2010,15(12):110.

[77] 樊凤杰,洪文学,宋佳霖.激光针灸的研究现状与展望[J].激光杂志,2010,31(5):58-59.

[78] 樊凤杰,纪会芳.激光针灸结合穴位注射治疗急性胃脘痛疗效观察[J].激光杂志,2011,32(3):46.

[79] 樊文朝,马文,沈卫东.针刺麻醉针的设计及其使用方法[J].上海中医药杂志,2014,48(12):7-8,41.

[80] 方剑乔,王富春.刺法灸法学[M].北京:人民卫生出版社,2012.

[81] 方剑乔,王均炉,邵晓梅,等.针药复合麻醉的新思路——经皮穴位电刺激参与全麻行控制性降压中对器官保护的可行性[J].针刺研究,2007,32(6):402-406.

[82] 方欣,金瑛.药罐治疗颞下颌关节间接钝挫伤的疗效观察[J].现代中西医结合杂志,2006,15(6):734.

[83] 冯洲,张彦敏.神灯照灸法治疗头面带状疱疹剧痛66例[J].中国民间疗法,2005,13(1):14-15.

[84] 符文彬,刘月,郭小川.整合针灸学引领针灸临床发展[J].中华中医药杂志,2016,31(12):4897-4899.

[85] 付秀珍,孙泽琴.四子散药熨治疗42例膝关节骨性关节炎的观察[J].光明中医杂志,2006,21(8):90.

[86] 傅维康.唐代的金针拨障术[J].医古文知识,1996,(2):39.

[87] 傅维康.针灸推拿学史[M].上海:上海古籍出版社,1991.

[88] 高健生.金针拨障术大师黄庭镜[M].北京:中国科学技术出版社,1989.

[89] 高强.穴位电极疗法与穴位针刺治疗中枢性瘫痪对痉挛程度的影响[J].现代康复,2001,5(23):117.

[90] 高世泉,殷旭,刘贵云.穴位贴敷治疗小儿厌食症70例[J].中医外治杂志,2005,14(5):16-17.

[91] 高淑媛,周静玉,王茜.艾灸激发循经穴位温度变化的初步观察[J].黑龙江中医药,1992,(1):40-42.

[92] 高树中,杨俊.针灸治疗学[M].北京:中国中医药出版社,2012.

[93] 高树中.针灸治疗学[M].2版.上海:上海科学技术出版社,2015.

[94] 高树中,杨骏.针灸治疗学[M].北京:中国中医药出版社,2016.

[95] 高小博,陆琛斐,魏建子,等.$CO_2$激光灸耐受温度及耐受时间的初步观察[J].中华中医药学刊,2011,29(11):2429-2431.

[96] 高晓光,饶超群.针刺麻醉联合关节松动术治疗膝关节功能障碍随机平行对照组研究[J].实用中医内科杂志,2014,28(10):149-151.

[97] 葛宝和,陈乃明,梅笑玲.电子冷针热针对血管性头痛患者脑血流图的影响[J].中国针灸,1997,17(5):267-269,319.

[98] 葛宝和,陈乃明.电子冷针热针对家兔胃电的影响[J].山东中医学院学报,1993,17(6):56-57,69.

[99] 耿连岐.浅探循经感传的影响因素[J].甘肃中医,2010,23(8):45-46.

[100] 宫照明,刘军燕.米醋热敷治落枕[J].中国民间疗法,2010,18(4):65.

[101] 龚守华.浅谈金针拨障[J].云南中医学院学报,1990,13(4):18-19.

[102] 贡巴.藏医针灸治疗坐骨神经痛临床观察[J].中国民族医药杂志,2015,21(2):16-17.

[103] 古英.煮药罐临床报告[J].针灸临床杂志,1998,14(10):40-41.

[104] 顾伯华.中医外科临床手册[M].2版.上海:上海科学技术出版社,1980.

[105] 顾平,龚秀琴,黄美.循经刮痧治疗肩筋伤效果观察[J].中医护理,2015,30(6):30-33.

[106] 关孟秋.大黄点眼液治疗急性结膜炎30例临床观察[J].吉林医学,1995,(3):190.

[107] 管遵惠.针灸治疗仪器概况及述评[J].云南中医学院学报,1987,10(2):46-52.

[108] 郭秉宽.中国医学百科全书·眼科学[M].上海:上海科学技术出版社,1985.

[109] 郭长青,李石良,乔晋琳,等.针刀松解法治疗第三腰椎横突综合征的多中心随机对照临床研究[J].成都中医药大学学报,2012,35(1):20-23.

[110] 郭长青,司同,温建民,等.针刀松解法改善膝骨关节炎疼痛症状的随机对照临床研究[J].天津中医药,2012,29(1):35-38.

[111] 郭迪.中国医学百科全书·儿科学[M].上海:上海科学技术出版社,1985.

[112] 郭晓江,王建伟,邹文浩.敷贴疗法[M].南京:江苏科学技术出版社,1999.

[113] 郭筱宝.醋热敷治疗颈椎骨质增生[J].家庭中医药,2004,11(7):24.

[114] 郭新.中药敷脐疗法在儿科的临床应用[J].中医临床研究,2014,6(11):81-82.

[115] 郭亚丽,洪佳璇,詹建华.刺血疗法治疗小儿外感发热50例[J].浙江中医药杂志,2016,12(51):923.

[116] 郭燕蓉,朱蔚,郑媛,等.中药穴位敷贴治疗支气管哮喘的研究进展[J].中国中医药现代远程教育,2010,10(8):204-205.

[117] 郭云,毛如宝.耳压敷贴法治143例慢性支气管炎[J].上海中医药杂志,1987,12(10):16.

[118] 韩冰雪.脉冲电针疗法在针灸治疗中的应用[J].辽宁中医杂志,2013,30(7):572.

[119] 韩济生.针刺麻醉向何处去?由针刺麻醉(AA)到针刺辅助麻醉(AAA)[J].中国疼痛医学杂志,1996,2(1):1-5.

[120] 韩济生.针麻镇痛研究[J].针刺研究,2016,41(5):377-387.

[121] 韩小雪,许玉芬,文珍,等.3种不同中医外治法改善高血压失眠患者疗效观察[J].分子影像学杂志,2017,2(40):235-237.

[122] 郝明,杨金伟,卢敏.委中穴针刺放血治疗膝骨关节炎 66 例[J].湖南中医杂志,2017,33(5)：104-105.

[123] 郝重耀,田建刚,张天生,等.新九针镵针疗法[J].上海针灸,2009,4(28)：248.

[124] 何罡.针灸针材质的演变[J].辽宁中医药大学学报,2010,12(12)：173.

[125] 何国兴.儿科疾病的敷脐疗法[J].家庭医学杂志,2001,(10)：11-12.

[126] 何敏,陈越,陈先泽.敷脐治疗小儿便秘 112 例[J].广东中医,2012,33(1)：131-133.

[127] 何少增,何少强.硼砂末点眼治疗急性腰扭伤 30 例[J].河南中医杂志,1995,(1)：46.

[128] 何扬子.激光灸治疗支气管哮喘的机理探讨[J].中国针灸,1996,16(12)：7-9.

[129] 何悦硕,梁维振.麦粒灸治疗类风湿性关节炎疗效观察[J].上海针灸杂志,2010,29(7)：449-450.

[130] 和军平,王丽,张金祥.应用针刺麻醉行斜视矫正术 45 例[J].中国民间疗法,2007,15(9)：11.

[131] 贺成功,龙红慧,徐天馥.放血疗法的临床实践[J].长春中医药大学学报,2017,33(1)：85-88.

[132] 贺华,蒋子健,杨传高,等.针麻与战救[J].中国中医药现代远程教育,2010,8(1)：46-47.

[133] 贺林.新砭镰治疗青少年近视 60 例[J].中国民间疗法,2012,20(10)：13.

[134] 贺艳萍,肖小芹,邓桂明,等.中药穴位贴敷作用机理研究概况[J].中国中医药信息杂志,2017,3(24)：134-136.

[135] 贺志光.中医学[M].4 版.北京：人民卫生出版社,1983.

[136] 赫君,彭玉峰,牧凯军,等.激光针灸的原理及其在临床上的应用[J].应用激光,2008,(1)：84-87.

[137] 洪笃瑞,林晓忠.通痹药袋热敷治疗膝关节骨关节炎 108 例[J].中医外治杂志,2001,10(2)：13-14.

[138] 洪光.五神通关宝热敷治疗肩周炎 100 例[J].中医临床研究,2013,5(17)：77-78.

[139] 洪寿海,刘阳阳,郭义.拔罐疗法作用机理的研究进展[J].河南中医,2012,32(2)：261-262.

[140] 洪文学,刘海燕.电针镇痛的原理及仪器[J].医疗卫生装备,2006,27(10)：52-54.

[141] 洪珍梅.近 5 年三伏天穴位敷贴治疗过敏性鼻炎的研究概况[J].江西中医药,2010,41(8)：68-69.

[142] 侯升魁,娄军,文彦,等.冷灸治疗青光眼的疗效观察[J].辽宁中医杂志,1984,11(10)：30-31.

[143] 侯升魁.冷冻针灸治疗慢性肾炎 30 例[J].辽宁中医杂志,1980,7(5)：31-32.

[144] 侯升魁,董治良.冷冻针灸治疗妇女乳腺增生 90 例疗效观察[J].中国针灸,1984,4(5)：15-16.

[145] 候升魁,董治良.冷冻针灸治疗喘息型慢性支气管炎 60 例[J].辽宁中医杂志,1983,10(9)：50.

[146] 胡爱梅.微波针灸治疗颈椎病 215 例疗效观察[J].中国针灸,1994,14(S1)：474.

[147] 胡长镁.脉冲微波针灸仪[J].电子技术,1985,22(10)：40-41.

[148] 胡朝耀,刘银屏,龙喜.刺络放血结合腰椎斜扳法治疗急性腰扭伤 30 例[J].中医外治杂志,2016,25(6)：33-34.

[149] 胡皓夫.现代儿科治疗学[M].北京：人民军医出版社,1999.

[150] 胡立宏.巨针治疗痹证 98 例[J].上海针灸杂志,1996,(1)：277-278.

[151] 胡拥政,王晓川.推拿治疗小儿疳积 50 例[J].中国校医,2011,25(2)：142.

[152] 胡勇,杨传标.关于循经感传现象机制的初步探讨[J].世界中医药,2010,5(5)：349-350.

[153] 胡智慧,骆丹.激光针在针灸临床上的应用[J].江苏中医药,2005,(12)：39-40.

[154] 华平东,张丽.中药内服结合雷火灸法治疗干眼症 100 例[J].上海中医药杂志,2007,41(10)：57-58.

[155] 黄斌,朱彩娥.点眼治瘫散治疗面神经麻痹 60 例[J].上海中医药杂志,2002,36(8)：35-36.

[156] 黄炳初.乌药蝉衣散脐敷治疗小儿夜啼[J].四川中医杂志,1994,(5)：39.

[157] 黄昌锦,黄应杰,陈楚云.火针疗法的发展源流[J].中国针灸,2013,33(5)：455-458.

[158] 黄超坚,刘群英.药罐治疗小儿咳喘 60 例[J].广西中医药,1997,(5).

[159] 黄德礼,张占一.自拟小儿斜疝脐敷散治疗小儿斜疝 55 例[J].中原医刊,1993,1：8-9.

[160] 黄菊平.金针拨障手术护理观察[J].四川中医杂志,1989,(7)：48-49.

[161] 黄岚.耳穴贴压治疗单纯性肥胖症 50 例[J].陕西中医,1992,13(10)：462.

[162] 黄丽春.耳穴治疗学[M].北京：科学技术文献出版社,2005.

[163] 黄丽军,刘步平,胡秋兰,等.蜂针治疗类风湿关节炎 Meta 分析[J].中华中医药学刊,2017,35(5)：1211-1215.

[164] 黄佩花,郑景辉.针刀治疗肩周炎疗效的系统性评价[J].中医药临床杂志,2015,27(1)：120-123.

[165] 黄庆谋.盐药熨疗肩周炎 43 例[J].中国民间疗法,2010,18(12)：21.

[166] 黄琼.神阙穴的临床运用[J].针灸临床杂志,2006,22(7)：63-65.

[167] 黄向红,潘林平.疳积贴敷贴神阙穴治疗小儿疳积的临床研究[J].新中医,2010,42(11)：98-99.

[168] 黄贞,李成伟.激光针灸治疗仪器的研究历史与现状[J].现代生物医学进展,2008,8(5)：948-951.

[169] 惠颖,帅开地,谭柯.冷针巩膜穿刺放液在巩膜扣带术中的应用[J].济宁医学院学报,2004,27(2)：63.

[170] 霍焕民.放血疗法治疗慢性荨麻疹疗效观察[J].中国针灸,2014,1(34):41-43.

[171] 霍焕民.针刺放血疗法治疗黄褐斑120例[J].中医外治杂志,2012,21(6):25.

[172] 霍兰,宋曦,罗亮,等.腰俞穴麻醉复合针刺麻醉对微创肛肠手术临床并发症的影响[J].泸州医学院学报,2014,37(5):522-525.

[173] 吉木色花.蒙医针灸结合药物治疗失眠症的临床效果分析[J].世界最新医学信息文摘,2015,15(59):61.

[174] 季德兵.冷灸治疗小儿支气管哮喘[J].湖北中医杂志,1999,21(7):43.

[175] 贾怀玉,金玉奇.敷脐疗法在内科临床应用概况[J].实用中医内科杂志,1992,6(1):21.

[176] 贾孟辉,马晓东,冯彩琴,等.中药穴位发泡法外治萎缩性胃炎60例[J].辽宁中医杂志,2011,(12):2393-2395.

[177] 贾擎,时金华,高寅秋.近10年针刺麻醉甲状腺手术的研究进展[J].针灸临床杂志,2011,27(3):59-61.

[178] 贾一江.当代中药外治临床大全[M].北京:中国中医药出版社,1991.

[179] 江苏闽,王翔,丁立,等.针刀治疗腰椎间盘突出症的临床研究[J].上海医药,2015,36(8):28-31.

[180] 江西省上高县人民医院针麻研究组,江西医学院针麻研究室.声电波与脉冲波针麻应用于女性腹式结扎术的临床观察[J].新医实践,1977,17(Z1):94-99.

[181] 蒋文凤,范长秋.腹部药熨法治疗慢性盆腔疼痛临床观察[J].中国中医药信息杂志,2009,16(8):80.

[182] 蒋雨平.临床神经病学[M].上海:上海医科大学出版社,1999.

[183] 解秸萍,李晓泓."输主体重节痛"作用的研究[J].北京针灸骨伤学院学报,2001,8(2):6-8.

[184] 金恩忠.熨引疗法[J].上海中医药杂志,1958,(2):20-23.

[185] 金凤,丁光宏.针刀治疗腰椎间盘突出症的临床研究进展[J].中国针灸,2010,30(1):131-134.

[186] 金齐,宋念艺,余建洪,等.冷针巩膜穿刺放液在裂孔性视网膜脱离手术中的应用[J].临床眼科杂志,2000,8(4):281-282.

[187] 金伟,王胜,赵革军.中药封包热敷治疗急性腰扭伤64例观察[J].浙江中医杂志,2015,50(7):512-513.

[188] 金炜.放血疗法肝阳上亢型高血压32例疗效探讨[J].中医中药,2016,35(8):141-142.

[189] 金肖青,盛燮荪,陈峰.针灸处方主客辅应与俞募奇腧穴组合论[J].中华中医药杂志,2010,25(5):761-763.

[190] 晋·皇甫谧.针灸甲乙经[M].黄龙祥,整理.北京:人民卫生出版社,2006.

[191] 晋松,孙剑峰,郭鸿,等.杵针疗法调理背俞穴治疗外感发热[J].四川中医,2016,(8):38-40.

[192] 景慧玲,吴卫平.中药热烘疗法治疗神经性皮炎33例[J].中医杂志,2012,53(9):786-787.

[193] 居兴德,隋宏,马晓健.冷灸咽僻穴治疗脑卒中后吞咽功能障碍[J].中国乡村医药,2012,19(15):6.

[194] 康志,马春花,刘海永.针刺伏兔配委中放血疗法治疗急性腰扭伤的初步效果[J].中国医药导报,2016,13(34):105-108.

[195] 康志强,陈华德.穴位注射作用效应及机制的研究进展[J].浙江中西医结合杂志,2010,20(2):119-120.

[196] 旷秋和.隔蒜灸治疗神经性皮炎临床疗效观察[J].针灸临床杂志,2004,20(6):41-42.

[197] 赖荣娣,何永红,周慕慈,等.水针疗法用于初产妇分娩镇痛效果的Meta分析[J].中国医药科学,2017,7(7):224-227.

[198] 赖新生,王黎.发泡疗法[M].北京:中国中医药出版社,2001.

[199] 冷文.也谈水针疗法[J].上海针灸杂志,1996,15(S1):36.

[200] 黎美娜,许敏,袁炼莲,等.中药穴位敷贴治疗妊娠恶阻的疗效观察[J].临床医学工程,2012,19(7):1165-1166.

[201] 李宝实.中国医学百科全书·耳鼻咽喉科学[M].上海:上海科学技术出版社,1982.

[202] 李伯英,贾春生,王建岭,等.基于数据挖掘的灸法和火针疗法临床应用病种的对比研究[J].中国针灸,2014,34(11):1093-1097.

[203] 李春兰,刘红鑫.晚蚕沙药熨治疗类风湿性关节炎31例[J].河南中医,2016,(3):482-483.

[204] 李鼎.经络学[M].上海:上海科学技术出版社,1984.

[205] 李国政,周鼎文,许育铭.台湾董氏针灸倒马针刺疗法[M].台北:志远书局,1983.

[206] 李国政,周鼎文,许育铭.台湾董氏针灸放血疗法[M].台北:志远书局,1983.

[207] 李国政,周鼎文,许育铭.台湾董氏针灸基础讲义[M].台北:志远书局,1983.

[208] 李国政,周鼎文,许育铭.台湾董氏针灸经穴学[M].台北:志远书局,1983.

[209] 李国政,周鼎文,许育铭.台湾董氏针灸特效手足对应针法[M].台北:志远书局,1983.

[210] 李国政,周鼎文,许育铭.台湾董氏针灸头皮针[M].台北:志远书局,1983.

[211] 李国政.台湾董氏针灸内科学[M].台北:志远书局,1983.

[212] 李国政.台湾董氏针灸真传秘录[M].台北:志远书局,2015.

[213] 李红玉,宣丽华.浅谈《黄帝内经》药熨[J].江西中医药大学学报,2014,26(5):16-17.

[214] 李慧璟,郑观泽,段立强,等.冷针冷灸治疗胃火牙痛[J].吉林中医药,2015,35(8):855-857.

[215] 李建萍,许帼光,姚永年,等.中药穴位敷贴治疗病毒性心肌炎临床观察[J].中国针灸,2003,23(5):6-8.

[216] 李金香.神奇的药罐疗法[J].大众卫生报,2002.

[217] 李竞.中国疡科大全[M].天津：天津科学技术出版社,1992.

[218] 李琳爱.药枕在眼科护理中的应用[J].上海中医药杂志,1990,(3)：14-15.

[219] 李梅芳.微波针灸仪的临床运用[J].江苏中医杂志,1986,18(12)：22.

[220] 李孟汉,郭义.穴位注射研究进展与展望[J].针灸临床杂志,2010,26(10)：69-72.

[221] 李绮芳.微波针灸试用于临床[J].中国针灸,1981,2(3)：4.

[222] 李秋明,张欣,刘明军,等.督脉与足太阳膀胱经抓痧疗法治疗失眠症30例[J].长春中医药大学学报,2010,2(21)：71-72.

[223] 李秋莎,马铁明.中医特色疗法辨治偏头痛简况[J].实用中医内科杂志,2017,31(6)：92-93.

[224] 李群,易荣,管遵惠.舌针疗法的临床应用及研究概况[J].医学综述,2013,19(15)：2804-2807.

[225] 李锐,阳仁达.穴位注射的临床应用方法和效应特性[J].中医药导报,2007,13(9)：96-98.

[226] 李文华,储珉,沈文博,等.中药药枕在社区高血压病防治中的疗效研究[J].现代中医药,2012,32(2)：21-23.

[227] 李湘湘.局部针刺放血疗法治疗偏头痛30例疗效观察[J].湖南中医杂志,2014,5(30)：79-80.

[228] 李新茹,张九云,何莉,等.中药穴位敷贴在婴幼儿腹泻中的应用[J].西部中医药,2016,(5)：131-133.

[229] 李怡巍,黄彬洋,刘晓瑞,等.中药外用三联疗法治疗反复性盆腔炎38例临床观察[J].中国民族民间医药,2016,15(25)：95-97.

[230] 李贻文.耳压合按摩疗法治疗便秘[J].山东中医杂志,2003,22(9)：566.

[231] 李永光,张文娟.循经感传治疗胸痹的临床研究[J].中国针灸,1994,(6)：1-3.

[232] 李永新.平安散点眼治闪腰[J].国医论坛,1990,(3)：4.

[233] 李照禄,邹乃清,商立智.活血止痛散热敷治疗腰背肌肉筋膜炎40例[J].中医外治杂志,2003,12(3)：23.

[234] 李芝秀,陈权彰,谭自民,等.针刺与微波针刺对人体T细胞影响的初步观察[J].贵州医药,1983,7(4)：46-47.

[235] 李志明.耳穴诊治法[M].北京：中医古籍出版社,1985.

[236] 李忠,宁选."脐压散"治疗高血压病55例初步观察[J].河南医药杂志,1979,(3)：27-28.

[237] 李忠明,张镇西.激光针灸治疗机理探讨[J].激光生物学报,2005,14(1)：8-11.

[238] 李忠明.激光应用于针灸医疗的机理研究[J].激光杂志,1997,18(5)：45-48.

[239] 李仲愚,赵文.灵源家课——李仲愚先生医道传心录[M].沈阳：辽宁科学技术出版社,2017.

[240] 李仲愚.杵针治疗学[M].成都：四川科学技术出版社,1990.

[241] 栗万成.循经感传针刺补泻手法治疗腰椎间盘突出症临床观察[J].内蒙古中医药,2014,19(9)：52-53.

[242] 梁丹.捏脊疗法配合针四缝在小儿疳积症中的应用[J].亚太传统医药,2012,8(3)：87-88.

[243] 梁繁荣,沈雪勇.针灸学[M].上海：上海科学技术出版社,2006.

[244] 梁葵心,伍慧群.四子散热罨包药熨穴位治疗风寒痹阻型项痹的效果观察[J].实用中西医结合临床,2015,15(4)：20-21.

[245] 梁露萍,周力军,谷晓燕.穴位敷贴治疗慢性疲劳综合征25例疗效观察[J].中医药导报,2011,17(12)：56-57.

[246] 梁小利,梁清芳,王红艳,等.老年失眠症杵针疗法的效果[J].中国老年学杂志,2017,37(4)：1005-1006.

[247] 林江.香佩疗法治疗小儿夜啼症[J].广西中医药,1994,(2)：37.

[248] 林洁,王霞芳,夏以琳,等.董氏开胃散治疗小儿厌食症的临床试验[J].中成药,2005,27(11)：1284-1287.

[249] 林琴.落枕,用醋热敷[J].中国健康月刊,2006,(6)：37.

[250] 林舜艳,尹正录,高巨,等.针药复合麻醉对老年患者术后早期认知功能障碍及炎性细胞因子TNF-α、IL-1β、IL-6的影响[J].中国中西医结合杂志,2014,34(7)：795-799.

[251] 凌希.赵彩娇.神阙穴的临床运用概述[J].临床医药文献电子杂志,2016,3(55)：10940-10941.

[252] 刘朝,王莹莹,吴远,等.随机对照研究刮痧治疗慢性非特异性下腰痛[J].中华中医药杂志,2015,5(30)：1458-1463.

[253] 刘道清.中国民间疗法[M].河南：中原农民出版社,1987.

[254] 刘冠军.针挑疗法的临床应用[J].赤脚医生杂志,1979,(2)：7-8.

[255] 刘桂缺.药熨治疗胁痛78例[J].中国民间疗法,1999,7(2)：15-16.

[256] 刘洪玲,吕鹤翔.放血疗法配合拔罐治疗风热感冒发热疗效观察[J].2015,34(8)：742-743.

[257] 刘华,秦照梅.临床运用放血法治疗常见病总结[J].针灸临床杂志,2009,25(9)：47-48.

[258] 刘华伟.试论吠陀医学及中医对藏医针灸体系的影响[J].医学与哲学(人文社会医学版),2010,31(11)：76-77.

[259] 刘建华,马文涛,崔仁发,等.针灸作用机理和经络研究的现状及其展望[J].中国基础科学,2004,6(4)：31-37.

[260] 刘建卫,陈志华,黄培祥,等.黄乌散药熨法治疗颈型和神经根型颈椎病疗效观察[J].中医正骨杂志,2008,20(2)：41-42.

[261] 刘俊杰.二乌乳没散热敷治疗顽固性肢体寒凉[J].中国民间疗法,2002,10(3)：29-30.

[262] 刘琨,白云瑞,王唤民,等.消化膏穴位敷贴治疗慢性盆腔炎301例[J].上海中医药杂志,1987,(3)：2-4.

[263] 刘兰英,张瑞芳.微波针灸治疗注射后硬结11例[J].上海针灸杂志,1988,7(2)：10.

[264] 刘莉莉,赵百孝.针刺辅助麻醉用于颅脑外科手术选穴分析[J].中医杂志,2012,53(19):1681-1683.

[265] 刘立,马彦红.腧穴药熨法治疗颈椎病疗效观察[J].中医正骨杂志,2002,14(5):30.

[266] 刘丽平.三黄玉屏风膏穴位贴敷治疗小儿过敏性鼻炎50例[J].中医研究,2014,27(2):55-56.

[267] 刘敏.隔姜灸治疗产后尿潴留[J].浙江中医杂志,2008,3(3):165.

[268] 刘佩蓉,张瑜,刁枢.针药复合麻醉用于老年患者髋关节置换术1例[J].实用医学杂志,2015,31(5):858.

[269] 刘荣芬,姜亚梅.华佗夹脊穴的针刺镇痛机理探讨[J].中国中医基础医学杂志,2008,14(12):943,947.

[270] 刘森亭.耳穴贴压治疗高血压病30例[J].陕西中医,1994,15(9):44.

[271] 刘淑珍,杨兆钢.浅谈芒针疗法的特点[J].辽宁中医杂志,1994,21(10):471.

[272] 刘堂义,杨华元,褚立希,等.针刺麻醉的现状及分析[J].中国针灸,2007,27(12):914-916.

[273] 刘挺.穴位敷贴治疗慢性腰肌劳损100例观察[J].实用中医药杂志,2009,25(6):404.

[274] 刘同坤,刘二委.蜂针治疗肩周炎76例疗效观察[J].中医临床研究,2016,8(15):122-123.

[275] 刘晓琴,齐淑兰.隔蒜围灸治疗带状疱疹[J].中国针灸,2000,20(3):190.

[276] 刘晓亭,王树东,邓甜甜,等.论针灸上工[J].辽宁中医杂志,2013,40(7):1374-1377.

[277] 刘晓艳,吴凡,王丽祯,等.CO$_2$激光灸对膝骨关节炎患者50码最快步行时间的影响[J].上海针灸杂志,2012,31(9):621-624.

[278] 刘晓艳,吴凡,王丽祯,等.CO$_2$激光灸治疗不同中医证型膝骨关节炎疗效观察[J].上海针灸杂志,2012,31(10):699-702.

[279] 刘星,王欢.百病放血疗法[M].太原:山西科学技术出版社,1995.

[280] 刘秀华,王保卫,张霞,等.隔姜灸治疗慢性腹泻临床观察[J].中华中医药学刊,2007,1(1):58-59.

[281] 刘栩豪,余洋,钟磊,等.杵针腰阳关八阵、河车命强段治疗腰痹病31例[J].中国针灸,2016,36(3):295-298.

[282] 刘艳清,易似红.微波针灸仪治疗前列腺增生症30例观察[J].湖南中医学院学报,1995,15(1):62-63.

[283] 刘玉萍,尹改珍,张泳南.浅谈"气至病所"与针刺疗效[J].新疆中医药,2005,23(3):30-31.

[284] 刘渊泉.针刺麻醉复合靶控输注丙泊酚瑞芬太尼用于甲状腺手术疗效探讨[J].现代中西医结合杂志,2014,23(5):544-545.

[285] 刘泽恩,余洋,郑勤前,等.中药熏洗结合杵针治疗腰腿痛(寒湿证)疗效观察[J].四川中医,2015,(9):112-113.

[286] 刘喆,沈颖洁,连林立,等.经皮穴位电刺激复合全麻/控制性降压对术后海马神经保护的炎性反应调控机制[J].中国针灸,2013,33(2):149-155.

[287] 刘智辉.针刺麻醉结合瑞芬太尼用于锁骨骨折手术效果观察[J].河南外科学杂志,2014,20(6):60-61.

[288] 刘智艳,姚小红.耳针疗法作用机理研究进展[J].针灸临床杂志,2005,21(4):62-63.

[289] 刘忠厚.骨质疏松学[M].北京:科学出版社,1998.

[290] 刘宗印,王莉,毛红妮.穴位针刺麻醉在初次妊娠者人工流产术中的临床效果观察[J].内蒙古中医药,2013,32(22):67.

[291] 龙迪和,张暑岚,时宗庭,等.针刀结合功能锻炼治疗冻结肩的临床疗效观察[J].中国中医骨伤科杂志,2017,25(8):18-21.

[292] 卢笛,徐卫星,马苟平,等.跟痛症的针刀分型论治[J].中国骨伤,2010,23(8):616-619.

[293] 卢飞献.点穴星状神经节和整脊治疗颈源性头痛疗效观察[J].广西中医药大学学报,2013,1(16):33-34.

[294] 卢轩,陈泽林,郭义.罐疗之药罐研究——药罐疗法临床应用探要[J].中国针灸,2011,31(1):79-81.

[295] 陆寿康.刺法灸法学[M].北京:中国中医药出版社,2007.

[296] 陆瘦燕,朱汝功.腧穴学概论[M].上海:上海科学技术出版社,1961.

[297] 陆瘦燕,朱汝功.针灸腧穴图谱[M].上海:上海科学技术出版社,1965.

[298] 吕帅洁,孙奇,杜文喜,等.小针刀治疗膝骨关节炎的研究进展[J].中医正骨,2014,26(1):49-51.

[299] 罗乐,何于江,周章武.He-Ne激光和CO$_2$激光针灸的研究[J].激光杂志,1996,17(1):43-45.

[300] 罗平,张淑忆.激光针灸治疗肩周炎60例[J].中国针灸,1999,19(11):44.

[301] 罗荣,金荣疆,韩哲林.黄迪君教授麦粒灸的制作及操作及临床应用[J].中国针灸,2005,25(12):865-866.

[302] 马长春,冯晓纯,马丹.小儿内病外治之敷脐疗法总结分析[J].中国社区医师,2008,24(12):49.

[303] 马超,郑政,谢益宽.背最长反射性肌电活动的循经感传特性[J].科学通报,2000,45(18):1982-1987.

[304] 马红,李永光,张文娟,等.循经感传治疗胸痹的临床研究[J].中国针灸,1994,14(6):1-3,57.

[305] 马晓红,李娜,李燕妮.中药热烘联合梅花针叩刺治疗带状疱疹后遗神经痛临床疗效分析[J].河北中医,2014,36(12):1804-1805.

[306] 孟佳珩,姜益常.针刺放血疗法治疗急性踝关节扭伤临床观察[J].中国中医急症,2015,12(24):2221-2222.

[307] 孟越,曹玉霞,邵晓旭.穴位埋线疗法治疗过敏性哮喘的规范化操作[J].中医民间疗法,2017,8(25):24-25.

[308] 闵屹华,朱余明,周红,等.不同刺激参数下针药复合麻醉对肺切除术患者NK细胞的影响[J].上海针灸杂志,2013,32(2):83-84.

[309] 莫芳萍,吴滨,张永玲.针灸学的发展现状及展望[J].针灸临床杂志,2004,20(12)：52-53.

[310] 牟洪林.金针拨障术史略[J].天津中医学院学报,1992,11(2)：34-39.

[311] 娜仁格日乐.蒙医温针灸治疗肩周炎36例[J].中国民族医药杂志,2014,20(5)：6.

[312] 倪峰,林静瑜,周春权,等.穴位注射疗法作用机制探讨[J].中国针灸,2003,23(10)：45-47.

[313] 倪慧君,程为玉.刮痧疗法治疗腰椎间盘突出症的临床观察[J].湖北中医杂志,2016,9(38)：44-45.

[314] 牛文民,刘海洋.穴位敷贴治疗强直性脊柱炎66例[J].上海针灸杂志,2000,(4)：47.

[315] 庞继光.针刀医学基础与临床[M].深圳：海天出版社,2006.

[316] 裴廷辅,于桂芝,刘轩,等.声电针麻女性腹式绝育术1144例临床分析[J].中国针灸,1984,4(4)：19-22.

[317] 裴廷辅,张缙,张一民,等.关于声电波针刺麻醉的研究[J].中国针灸,1983,3(1)：17-20.

[318] 彭静山.眼针疗法[J].中国针灸,1988,8(6)：21-22.

[319] 彭小凤.七星针叩刺配合自制中药外搽剂为主治疗斑秃43例[J].成都中医药大学学报,2003,(2)：24-27.

[320] 彭云,江琪.穴位贴敷疗法在中医儿科中的应用[J].中国临床医生,2013,41(12)：68-69.

[321] 皮巧红,于雪飞,刘宏伟.点穴疗法及中药足浴护理改善脑卒中后失眠的临床观察[J].湖南中医药大学学报,2017,4(37)：406-408.

[322] 皮书高,郭永昌,邵艳.针刺放血治疗膝骨性关节炎103例[J].中国中医药现代远程教育,2013,11(14)：47-48.

[323] 蒲慧琴,陈涛,宋国红,等.杵针疗法结合阶段性护理对脑卒中后抑郁症患者神经功能及生活质量的影响[J].内科,2017,12(2)：251-254.

[324] 齐学军,刘金敏.穴位注射天麻素注射液治疗后循环缺血性眩晕的疗效观察[J].中西医结合心脑血管病杂志,2010,8(8)：937-938.

[325] 乔建荣,梁颖,靳萱,等.《回回药方》烙灸疗法探析[J].宁夏医科大学学报,2011,33(2)：101-102.

[326] 秦微,王彩霞.眼针疗法近5年研究进展[J].中国中医药信息杂志,2011,18(5)：105-107.

[327] 邱华,胡振斌,毛德文.芪遂逐水膏穴位敷贴对肝硬化顽固性腹水患者生存质量的影响[J].中国中西医结合消化杂志,2009,17(5)：306-309.

[328] 邱茂良,焦国瑞.针灸治疗方法研究概况[J].针刺研究,1984,9(3)：188-202.

[329] 邱茂良.针灸学[M].上海：上海科学技术出版社,1985.

[330] 裘沛然,陈汉平.新编中国针灸学[M].上海：上海科学技术出版社,1992.

[331] 裘沛然.中国中医独特疗法大全[M].上海：文汇出版社,1991.

[332] 区锦燕,洪海,王文兰,等.经皮穴位电刺激与瑞芬太尼复合麻醉疗效观察[J].中国针灸,2008,28(11)：826-828.

[333] 屈德仓,于战友,李清峰.小青龙汤热敷背俞区治疗小儿咳喘[J].中国民间疗法,1993,1(2)：46.

[334] 任莉赟,马向明.针刺配合隔姜灸治疗原发性痛经疗效观察[J].上海针灸杂志,2010,29(8)：517-518.

[335] 容成."金针一拨日当空"：金针拨障术的前世今生[J].家庭中医药,2013,20(11)：12-13.

[336] 容小翔,黄冬玲.壮族医药史述要[J].中医药学报,1993,21(2)：2-4.

[337] 赛音朝克图,李志刚.蒙医针灸配穴在治疗脏腑病中的应用[J].中华中医药杂志,2013,28(6)：1773-1775.

[338] 邵强.避免水针疗法后疼痛的探讨[J].中国针灸,1991,11(1)：51.

[339] 邵清华,徐益权,王金汉,等.多频率微波针灸仪治疗膝骨关节炎的临床观察[J].中国卫生标准管理,2016,7(36)：109-110.

[340] 佘瑞平.冷灸治类风湿性指间关节炎疗效观察[J].中国针灸,2003,23(2)：22-23.

[341] 沈立炜,叶德宝.脐疗法在临床各科的应用举隅及展望[J].光明中医,2007,22(2)：57-59.

[342] 沈微,陈华.香佩疗法预防老年人上呼吸道感染效果观察[J].中国民族民间医药,2010,19(2)：105-106.

[343] 沈微,陈华.香佩疗法预防手足口病和上呼吸道感染的观察[J].中国中西医结合儿科,2010,2(3)：208-209.

[344] 沈雪勇.经络腧穴学[M].北京：中国中医药出版社,2008.

[345] 盛燮荪.盛氏针灸[M].北京：人民卫生出版社,2008.

[346] 师怀堂.新九针在临床中的应用[J].天津中医,1985,(1)：17-19.

[347] 师小伟,刁枢,李国安.针麻复合表麻行鼻中隔矫正1例[J].上海针灸杂志,2013,32(10)：867.

[348] 施巍,苟小军,王道才,等.刺络放血治疗慢性阻塞性肺疾病急性加重期48例[J].西部中医药,2017,30(3)：96-97.

[349] 施谕民,徐妹女.穴位敷贴治疗伤科常见疾病的临床观察[J].中国现代医生,2008,46(3)：100-101.

[350] 石秀花,刘韶.耳穴压丸治疗更年期综合征68例体会[J].江西中医药,1995,26(5)：43.

[351] 石学敏.新世纪针灸学科面临的问题和对策[J].中国针灸,2005,25(4)：225-226.

[352] 石学敏.针灸学[M].2版.北京：中国中医药出版社,2007.

[353] 石学敏.针灸治疗学[M].北京：人民卫生出版社,2001.

[354] 石学敏.中国针灸奇书[M].天津：天津科技翻译出版公司,1992.

[355] 石雨时,王巍,高焕民.《回回药方》中络灸疗法的发展和运用[J].中国中医基础医学杂志,2013,19(8)：932-933.

[356] 舒永霞,李顺维.穴位药物注射治疗小儿秋季腹泻的护理观察[J].临床护理杂志,2005,4(3)：33-61.

[357] 斯庆花.蒙医针灸治疗萨病恢复期的疗效探究[J].世界最新医学信息文摘,2016,16(24)：127-128.

[358] 宋辰斐,夏以琳,薛征,等.防感散香袋预防小儿反复呼吸道感染的临床研究[J].山东中医杂志,2017,36(1)：33-35.

[359] 宋国清.七星针加拔罐治疗股外侧皮神经炎[J].世界最新医学信息文摘,2016,16(70)：190-194.

[360] 宋立,张南,矫红,等.雷火灸治疗干眼症的临床观察[J].中华中医药杂志,2007,22(10)：726-729.

[361] 宋南昌,熊润贤.天灸膏穴位敷贴对100例慢性支气管炎冬病夏治的疗效观察[J].江西中医药杂志,1996,27(4)：40.

[362] 苏珊娜·叶莲娜,牛欣.水蛭针疗法——水蛭在中医中的应用[J].中华中医药杂志,2008：82-83.

[363] 苏亚拉其木格,格日勒图.蒙医针灸治疗萨病的疗效观察[J].世界最新医学信息文摘,2014,14(4)：210-214.

[364] 睢明河,王朝阳.关于"治腑者治其合""合治内腑"的探讨[J].中国中医药现代远程教育,2011,9(22)：31-32.

[365] 孙舸.中药热敷治疗卵巢囊肿20例[J].中国医药导报,2009,6(20)：150.

[366] 孙介光,孙雪冉.实用舌针学[M].北京：人民军医出版社,2008.

[367] 孙介光.舌针疗法的现代研究[J].中国针灸,2008,28(S1)：11-15.

[368] 孙丽娟.论水针疗法[J].上海针灸杂志,1995,14(2)：78-79.

[369] 孙丽娟.水针疗法及其临床应用[J].上海中医药杂志,1996,30(7)：36-37.

[370] 孙路路,褚瑞萌,尤德明,等.针灸治疗变应性鼻炎的研究进展[J].江苏中医药,2017,1(49)：79-80.

[371] 孙明祎,王希利,陈海铭.肺与大肠相表里解析[J].实用中医内科杂志,2005,25(6)：100-101.

[372] 孙旗立.微波针灸治疗肩周炎41例[J].中国康复医学杂志,1988,3(6)：283.

[373] 孙颖.耳尖结合背俞穴针刺放血治疗粉刺肺经风热证32例[J].中国中医药现代远程教育,2014,12(23)：69-70.

[374] 孙瑜,高碧霄,陈群志,等.腕踝针疗法的历史回顾与述评[J].中国针灸,1995,(s2)：212.

[375] 孙瑜,高碧霄.浅谈腕踝针疗法的临床选穴问题[J].针灸临床杂志,1997,(9)：12-13.

[376] 孙瑜.单穴临床应用集锦[M].银川：宁夏人民出版社,1992.

[377] 孙元玲,冯永众.针刺麻醉在眼科手术中的应用[J].山东中医杂志,2000,19(3)：164-165.

[378] 孙占有.马钱子酒膏穴位敷贴治疗面瘫[J].山西中医,1993,(2)：36-37.

[379] 孙征,武九龙,胡光勇,等.九针理论：早期针灸学术之内核[J].南京中医药大学学报,2016,6(32)：506-508.

[380] 孙忠人,霍立光,刘丽莉,等.头皮针刺运动诱发电位的研究[J].中国中医药科技,1994,1(6)：14-18.

[381] 谭小山.药枕治病验方集锦[J].农村百事通,1999,(21)：45.

[382] 檀少强.加味蠲痹散药枕治疗颈型颈椎病的临床疗效分析[J].中国医药科学,2011,1(16)：102.

[383] 唐桂华.足针配合项针治疗重型脑卒中的临床疗效观察[J].中医临床研究,2013,5(20)：36-37.

[384] 唐汉钧.中国民间外治独特疗法[M].上海：上海科学技术出版社,2004.

[385] 唐瑜.声电针治疗色觉障碍[J].上海针灸杂志,1988,7(1)：13-14.

[386] 田代华,刘更生.灵枢经[M].北京：人民卫生出版社,2005.

[387] 田代华.黄帝内经素问[M].北京：人民卫生出版社,2005.

[388] 田华.中药止呕膏脐敷治疗妊娠恶阻的效果观察[J].健康必读(下旬刊),2013,(7)：399.

[389] 田利清,温都苏毕力格.蒙药配合针灸治疗萨病的体会[J].中国民族医药杂志,2011,17(1)：23-24.

[390] 田岳凤.内经皮部理论浅析[J].针灸临床杂志,1995,11(7)：13-14.

[391] 童秋瑜,沈卫东.针刺麻醉辅助鼻内镜手术的验案[J].针刺研究,2011,36(2)：155.

[392] 童秋瑜,赵建华,袁岚,等.输尿管镜下钬激光碎石术针刺麻醉验案[J].上海针灸杂志,2010,29(2)：69-70.

[393] 吐尔逊火.水针疗法在痛证中应用[J].上海针灸杂志,1997,16(S1)：77-78.

[394] 万碧江,张天民,吴绪平,等.针刀整体松解术治疗腰椎间盘突出症疗效分析[J].中国针灸,2010,30(1)：25-27.

[395] 万静.水针疗法治疗脑卒中后并假性延髓性麻痹58例疗效观察[J].中国实用神经疾病杂志,2006,9(2)：90-91.

[396] 汪洪,管安庆.伤膏散穴位敷贴治疗软组织劳损120例[J].安徽中医学院学报,1998,17(5)：37-38.

[397] 汪慧敏,王幸儿.七厘散穴位敷贴治疗子宫内膜异位症的临床观察[J].上海针灸杂志,2003,22(4)：24-25.

[398] 汪静,李佩芳.水针治疗眩晕的临床研究进展[J].中医药临床杂志,2017,29(7)：969-971.

[399] 汪军,崔晓.针刺治疗痉挛研究进展[J].中国康复医学杂志,2012,27(2)：191-193.

[400] 王成元.敷脐疗法配合推拿用于小儿泄泻的临床研究[J].中医中药,2016,14(29)：198-199.

[401] 王聪,徐敬田,于冰,等.《黄帝内经》药熨法荟萃[J].山东中医杂志,2016,(8):688-690.

[402] 王大伟,赵建华,葛旻垚,等.针药复合麻醉在近端输尿管结石钬激光碎石术中的应用研究[J].上海中医药杂志,2012,46(4):42-44.

[403] 王德鑑.中医耳鼻喉科学[M].上海:上海科学技术出版社,1985.

[404] 王端义,贾怀玉,纪化美.中医敷脐疗法[M].北京:人民卫生出版社,1991.

[405] 王富春,王之虹.腧穴特种疗法大全[M].北京:科学技术文献出版社,1998.

[406] 王富春.腧穴类编[M].上海:上海科学技术出版社,2009.

[407] 王光晃.穴位挑刺疗法治疗小儿疳证——附76例小结[J].江苏中医,1986,(6):30-31.

[408] 王红.药罐结合治疗自主神经功能紊乱验案2例[J].山西中医,2017,33(7):36,44.

[409] 王红专.药罐治疗类风湿性关节炎[J].新疆中医药,2002,20(4):27-28.

[410] 王华录,杜景柏,巨天赋.中药脐敷治疗急性胰腺炎的临床观察[J].西部中医药,2013,(10):94-95.

[411] 王惠仿.针刺放血加拔罐治疗肩周炎40例疗效体会[J].中医中药,2016,16(26):32.

[412] 王慧静,孙云,应海琼.脐敷治疗妊娠期顽固性汗症105例疗效观察[J].浙江中医杂志,2008,43(9):542.

[413] 王佳琪,尹彬.杵针疗法在社区医疗中的发展运用及分析[J].中国伤残医学,2014,(2):315-316.

[414] 王家忠.精选八百外用验方[M].长春:吉林科学技术出版社,1990.

[415] 王金良,刘会生,杜彩霞.挑刺疗法临床应用近况[J].河南中医,1992,12(6):292-295.

[416] 王军芬.揪痧治疗原发性痛经36例[J].中国民间疗法,2014,22(4):21.

[417] 王克键,孙海舒."知为针者信其左"的古代文献证据及临床意义[J].中国针灸,2012,32(1):39-41.

[418] 王力宁,范郁山.敷脐疗法治疗小儿感染后脾虚综合征的临床疗效观察[J].针灸临床杂志,2004,20(11):15-16.

[419] 王利华.药罐疗法[J].内蒙古中医药,1989,(3):39-40.

[420] 王民集,朱江,杨永清.中国针灸全书[M].郑州:河南科学技术出版社,2012.

[421] 王民集.走罐治疗腰背痛16例疗效观察[J].河南中医学院学报,1980,15(4):55.

[422] 王明佳,翟秀玲,李红.隔姜灸治疗寒湿腰痛32例[J].中国民间疗法,2009,17(11):12-13.

[423] 王宁,李志峰,吴海红.火针疗法治疗中风后痉挛性偏瘫的临床疗效观察[J].针刺研究,2015,40(4):304-308.

[424] 王鹏琴,王健,周鸿飞,等.眼针疗法的理论基础探讨[J].中华中医药学刊,2008,26(4):700-703.

[425] 王启才.针灸治疗学[M].北京:中国中医药出版社,2004.

[426] 王启才.针灸治疗学[M].2版.北京:中国中医药出版社,2007.

[427] 王绮雯,陈惠荣,钟小芳,等.穴位注射足三里治疗腰椎间盘突出症的临床观察[J].内蒙古中医药,2011,30(7):67-68.

[428] 王群红,李宏建.单纯耳压治疗痤疮40例[J].中医外治杂志,1999,8(5):16.

[429] 王荣春,郭清风,赵后良,等.腕踝针治胸痛107例临床观察[J].针灸学报,1992,(4):32-34.

[430] 王荣玉.脐敷复方吴茱黄膏治疗复发性口腔溃疡72例临床观察[J].世界最新医学信息文摘,2013,13(13):139.

[431] 王淑媛."十味香袋"预防丘疹性荨麻疹[J].求医问药,2012,10(1):263-264.

[432] 王顺吉,冶尕西,刘秀芬,等.针灸结合回医眉心刺血疗法治疗偏头痛的临床研究[J].现代中医药,2016,36(6):62-64.

[433] 王思茹,古永恒,张晶.发泡疗法治疗慢性踝关节扭伤的效果观察[J].护理研究,2010,24(2):144-145.

[434] 王伟志,赵亮.盘龙刺治疗自发性多汗症[J].四川中医,2006,24(3):104.

[435] 王文禹,刘冰,蒋中秋.水针治疗中风偏瘫后肢体痉挛的临床研究[J].河北中医药学报,2017,32(1):47-49.

[436] 王希明.烧灯火针法初探[J].内蒙古中医药,1995,14(3):34-35.

[437] 王先菊,曾常春,刘汉平,等.激光针灸对穴位组织温度和血流灌注率的影响[J].激光生物学报,2005,14(4):260-264.

[438] 王翔,刘顺怡,石瑛,等.针刀松解术治疗膝骨关节炎的临床观察[J].中国骨伤,2016,29(4):345-349.

[439] 王向荣,贾跃进,陈策清.中药穴位敷贴治疗过敏性鼻炎132例临床观察[J].陕西中医学院学报,2014,37(2):56-57.

[440] 王晓燕,鲁斌.穴位埋线疗法临床研究新进展[J].中医药导报,2015,11(22):92-93.

[441] 王信利.防感香囊佐治小儿上呼吸道感染80例[J].浙江中医杂志,2011,46(3):188.

[442] 王秀春.微波针灸、拔罐、手牵拉治疗腰椎间盘突出症86例[J].山东中医杂志,1995,14(11):503-504.

[443] 王秀丽,桑晓荣.水针疗法治疗泄泻[J].中国医药导报,2007,4(30):135.

[444] 王学乾,梁路,黄德清,等.针刺治疗亚健康临床研究进展[J].河南中医,2017,37(6):1094-1097.

[445] 王雪苔.中国针灸大全[M].郑州:河南科学技术出版社,1988.

[446] 王勇.针刺麻醉行人工流产术疗效观察[J].实用中医药杂志,2008,24(5):303.

[447] 王幼泉.硼砂点眼治疗闪伤特效[J].江苏中医药杂志,1959,(4):38.

[448] 王玉荣,高林花,姜成林.刮痧疗法治疗小儿功能性消化不良 59 例[J].中国民间疗法,2013,21(4):23.

[449] 王玉水,解瑞均,袁静.脉冲穴位疗法治疗小儿反复性非器质性腹痛疗效分析[J].中西医结合实用临床急救,1999,6(6):39.

[450] 王跃进.中药煎液热敷治疗角膜炎 215 例疗效观察[J].新中医杂志,2006,38(3):50.

[451] 王运武.冷灸治疗早期麦粒肿临床疗效分析[J].世界最新医学信息文摘,2016,16(61):93.

[452] 王占魁.割掌脂治疗小儿厌食 100 例临床观察[J].江西中医药,1996:140-141.

[453] 尉建华,高海华,李世瑞.激光针灸治疗近视 80 例[J].山东中医杂志,1988,7(4):27.

[454] 魏立友,孟和,李新民,等.综合康复治疗青年股骨头缺血性坏死的临床疗效[J].中国康复,2011,1(26):52-54.

[455] 魏连海,王卫,孟向文.针灸处方的选穴原则和组方规律[J].天津中医药大学学报,2008,27(2):59-60.

[456] 魏薇.手针运动疗法治疗肩关节周围炎临床观察[J].中医临床研究,2015,7(25):36-37.

[457] 魏秀元,冯学英.人乳点眼治疗电光性眼炎[J].中医外治杂志,1997,(3):34.

[458] 魏毅.小儿外治法研究与应用[J].亚太传统医药,2013,9(4):53-54.

[459] 文碧玲,鄂建设.针灸治法与处方歌诀[M].武汉:湖北科学技术出版社,2006.

[460] 翁姣,王彩霞.五脏与中医眼科疗法理论基础的研究[J].辽宁中医药大学学报,2009,11(3):18-20.

[461] 吴凡,张海蒙,王丽祯,等.二氧化碳激光灸影响膝骨关节炎患者生活质量的随机双盲对照[J].中国组织工程研究与临床康复,2011,15(26):4885-4890.

[462] 吴焕淦,施茵,刘慧荣,等.古今医家论灸法[M].上海:上海科学技术文献出版社,2013.

[463] 吴焕淦,郑锦,马晓芃,等.中国灸法学现代研究[M].上海:上海科学技术出版社,2013.

[464] 吴坚芳,许邹华,徐进康.穴位敷贴治疗功能性便秘 50 例临床观察[J].江苏中医药,2013,(9):61.

[465] 吴军君,王海燕.针刺配合刮痧治疗单纯性肥胖 108 例临床观察[J].中国医药导报,2006,6(3):107-108.

[466] 吴秋成,张小东,王沛.中药离子导入法治疗骨性关节炎的疗效观察[J].中医民间疗法,2016,8(24):28.

[467] 吴仁定,张划代,林凌峰.耳穴贴压治疗原发性痛经疗效观察[J].中国针灸,2007,27(11):815-817.

[468] 吴诗.耳穴贴压治疗便秘 38 例[J].中国针灸,1996,(6):57.

[469] 吴晓刚,潘茂才,徐国栋,等.针刀松解术治疗腰肌劳损 124 例[J].中医正骨,2015,27(9):48-49.

[470] 吴耀.林林总总的迎随补泻[J].云南中医学院学报,2002,25(2):51-53,55.

[471] 吴耀持,邱伊白.中华针灸特定穴疗法汉英对照[M].上海:上海医科大学出版社,2000.

[472] 吴怡峰,潘陈彬,傅佩骏,等.疯油膏结合热烘疗法治疗手部角化性湿疹的临床观察[J].上海中医药大学学报,2015,(5):49-52.

[473] 吴媛媛,方剑乔.不同频率电刺激对神经痛的干预作用[J].上海针灸杂志,2007,26(5):47-48.

[474] 伍秋鹏.清代及近现代传世针灸针具实物举例[J].中医药文化,2015,10(3):35-38.

[475] 奚永江.针法灸法学[M].上海:上海科学技术出版社,1985.

[476] 锡林高娃.蒙医温针灸结合蒙药治疗肩周炎疗效观察[J].中国民族医药杂志,2017,23(1):15-16.

[477] 席明健,赵玲,沈雪勇,等.犊鼻穴复合激光针灸治疗膝骨性关节炎的有效性和特异性[J].中国组织工程研究与临床康复,2008,12(26):5075-5078.

[478] 夏梦.生姜加葱热敷缓解关节炎[J].特别健康,2014,(8):41.

[479] 夏秋成.循经感传针法治疗梅核气的临床疗效观察[D].成都:成都中医药大学,2010.

[480] 夏少农.中医外科心得[M].上海:上海科学技术出版社,1985.

[481] 夏以琳,吴家蓉.防感散预防小儿感冒的临床和实验研究[J].上海中医药杂志,2004,38(7):35-37.

[482] 夏玉卿,张佐茹,范淑敏.微波针照射治疗缺血性心肌病临床疗效观察[J].中国自然医学杂志,1999,1(1):33-35.

[483] 萧少卿."足针"治疗 25 种疾病的经验介绍[J].上海中医药杂志,1962,(7):25-27.

[484] 谢红亮,陈尚杰,许琼瑜.三伏天灸干预神经根型颈椎病生存质量的临床研究[J].针灸临床杂志,2010,26(6):1-3.

[485] 谢益宽,李惠请,肖文华.经络和循经感传的神经生物学性质研究[J].中国科学,1995,25:721-731.

[486] 邢平,张淑忆,魏彩华.激光针灸治疗牙痛 65 例[J].中国民间疗法,2003,11(6):26.

[487] 熊丽莎,李家琳.蜞针疗法[J].医学信息,2014,27(2):44.

[488] 胥少汀.实用骨科学[M].北京:人民军医出版社,1999.

[489] 徐长琼,李然,李万瑶.浅谈蜂针疗法的几大误区[J].针灸临床杂志,2015,31(4):79-80.

[490] 徐承庆.中药香袋治疗慢性中耳炎[J].国医论坛,1992,(3):30.

[491] 徐福.温针疗法治疗第三腰椎横突综合征的临床观察[J].中国骨伤,2010,23(6):440-443.

[492] 徐涵斌,何勇,潘浩,等.宋南昌应用三伏灸贴发泡疗法防治支气管哮喘经验[J].实用中西医结合临床,2016,6(2):633-636.

[493] 徐英妹,陈炜.穴位埋线治疗精神分裂症患者与血清同型半胱氨酸水平的关系[J].中医临床研究,2017,1(9):35-36.

针灸独特疗法聚英

[494] 徐贞杰,张金星,韩晶,等.杵针疗法干预亚健康状态临床观察[J].上海针灸杂志,2011,30(2):118-119.

[495] 徐振宇.针刺麻醉联合硬膜外阻滞麻醉对肥胖产妇剖宫产术的影响[J].内蒙古中医药,2014,33(17):120.

[496] 许武定,俞世勋,杨俊生,等.微波针灸治疗脑出血100例疗效观察[J].陕西中医,1988,9(5):199.

[497] 许晓康,贾春生,王建岭,等.基于数据挖掘技术的穴位注射疗法效应特点研究[J].针刺研究,2012,37(2):155-160.

[498] 许晓莉."治未病"思想在预防甲型H1N1流感中的应用探讨[J].中医儿科杂志,2010,6(3):23-24.

[499] 许玉冰.关于鍉针法治疗糖尿病足的探讨[J].中医民间疗法,2016,24(6):19-20.

[500] 薛敏.中医热敷的10个好处[J].中华养生保健,2017,(2):65.

[501] 循经感传调查协作组.循经感传现象的调查及其特征的研究[J].自然杂志,1979,2(5):20-23.

[502] 闫春迪,杨继国.针刺放血治疗小儿扁桃体炎15例临床体会[J].亚太传统医药,2016,12(23):117-118.

[503] 严启伟.中药香囊的发展概况及研究进展[J].内蒙古中医药,2012,31(19):77-78.

[504] 严淼,蒋学余,刘晓瑜,等.针刺颈椎病穴配合张氏点穴疗法治疗顽固性失眠28例[J].湖南中医杂志,2017,5(33):95-96.

[505] 杨长森.针灸治疗学[M].上海:上海科学技术出版社,1985.

[506] 杨翠芳.以面针为主治疗急性腰扭伤[J].针灸临床杂志,2002,18(11):20.

[507] 杨红,殷岫绮,李国安,等.针药复合麻醉对宫腔镜手术影响的临床研究[J].中国中西医结合杂志,2014,34(7):804-807.

[508] 杨华元,王频.针灸仪器研究进展[J].中医研究,1994,7(4):2,40-43.

[509] 杨卉.耳针疗法作用机理的研究进展[J].湖北中医药大学学报,2011,13(2):65-67.

[510] 杨继军,董进洲,梁焕书.隔蒜灸治疗急性乳腺炎42例临床观察[J].中华实用中西医杂志,2002,2(15):1603-1604.

[511] 杨继民.药罐疗法的临床应用[J].内蒙古中医药,2017,36(7):90.

[512] 杨甲山.腧穴学[M].上海:上海科学技术出版社,1984.

[513] 杨杰科,焦立媛.国外放血疗法历史探索[J].中国针灸,2012,32(6):553-557.

[514] 杨孟君,霍华德·徐.超值治疗隐形针灸疗法[M].北京:中国科学技术出版,2006.

[515] 杨沛,杨能力,均炉.合谷、内关针刺麻醉对降低甲状腺手术术后疼痛的效果[J].新中医,2015,47(1):200-201.

[516] 杨佩秋,刘淑文,葛丽丽,等.鼻针疗法配合中药外敷治疗腰椎间盘突出症的疗效分析[J].贵阳中医学院学报,2011,33(6):108-110.

[517] 杨晓英,刁枢,刘奇,等.针刺对剖宫产手术蛛网膜下腔阻滞麻醉效果的影响[J].上海中医药杂志,2014,48(2):10-12.

[518] 杨颖,李启荣.小儿止泻贴敷脐疗法治疗泄泻的护理[J].基础医学论坛,2014,18(3):399-400.

[519] 杨雨果.刮痧疗法在颈椎病治疗中的疗效观察[J].黔南民族医专学报,2015,12(26):261,264.

[520] 杨兆钢.脑系疾病的芒针疗法[J].针灸临床杂志,1997,13(7):4.

[521] 杨兆钢.中医芒针治疗学[M].北京:中国医药科技出版社,2002.

[522] 杨竹君,陈广志,林永光,等.声电针治疗家兔急性心肌缺血病理形态学研究[J].针灸临床杂志,1997,13(1):28-29.

[523] 姚芳,俞红.刮痧治疗腰椎间盘突出症的研究进展[J].实用临床医药杂志,2016,20(22):229-232.

[524] 姚哈斯,宝龙.试述蒙医针灸与中医针灸的相似性及差异性[J].中国民族医药杂志,2007,13(5):24-26.

[525] 姚晓兵,帕茹克·鲁提夫拉,马忠.穴位埋线疗法临床研究进展[J].新疆中医药,2017,1(35):115-117.

[526] 叶德勤,欧阳海燕,李玉梅,等.直流电中草药离子导入疗法[J].中医杂志,1994,3(36):176.

[527] 叶田,赵锦霞,刘芳.白芥子灸四花穴治疗盗汗疗效观察[J].临床研究,2017,36(3):312-314.

[528] 衣华强.新砭镰治疗神经根型颈椎病36例疗效观察[J].山东中医药大学学报,2006,30(6):461-462.

[529] 殷建权,李立红,严伟,等.穴位贴敷对失眠症改善的临床疗效观察[J].浙江中医药大学学报,2011,35(3):422-423.

[530] 于海龙,陈波,陈泽林,等.走罐疗法适宜病症浅析[J].天津中医药大学学报,2012,31(3):50-53.

[531] 于恒,李月.刺络拔罐疗法的临床应用概况[J].中医外治杂志,2012,21(1):54-56.

[532] 于书庄,张如心,周德安,等."气至病所"法对提高针灸临床治体效果的研究[J].天津中医学院学报,1984,(4):25-31.

[533] 于书庄,张如心.针刺手法对循经感传激发的研究[J].中医杂志,1980,6(23):41-43.

[534] 余伟吉,曹亚飞,张桂熊,等.发泡疗法治疗膝关节骨性关节炎的临床疗效观察[J].中医正骨,2010,6(22):6-8,11.

[535] 俞克惠.赵氏雷火灸治疗白内障75例[J].上海针灸杂志,2000,9(6):33.

[536] 玉春.蒙医针灸治疗萨病恢复期54例疗效观察[J].中国民族民间医药,2012,21(9):4.

[537] 玉振熹.药熨疗法在儿科的临床应用[J].中国民族民间医药杂志,1995,4(3):29-30.

[538] 誉为.金针拨障术的最早记载[J].中华医史杂志,2007,37(1):26-27.

[539] 岳金瑛.盐熨疗法临床应用的介绍[J].福建中医药,1965,(5):30.

[540] 曾宝珠,王萍,刘延超.内服中药结合耳压治疗慢性支气管炎68例[J].中国中医药现代远程教育,2009,7(10):24.

[541] 张才擎,梁铁军,张伟,等.药罐疗法对慢性喘息型支气管炎迁延期患者免疫功能的影响[J].中国中西医结合杂志,2006,26(11)：984-987.

[542] 张彩玉.微波针刺与宫颈电锥切整形术联用治疗宫颈肥大伴糜烂112例疗效观察[J].海南医学,2009,20(7)：248-249.

[543] 张长江,董福慧,李金学.颈椎病中医防治[M].北京：中国古籍出版社,1986.

[544] 张超英.耳压治疗近视98例[J].上海针灸杂志,1997,(s1)：66.

[545] 张大千.中国针灸大辞典[M].北京：北京体育学院出版社,1988.

[546] 张芳芳,胡弘毅,王凯.骨科下肢手术中经皮穴位电刺激复合腰硬联合麻醉镇静镇痛作用观察[J].浙江中西医结合杂志,2014,24(11)：983-985.

[547] 张伏炎.冷灸治疗类风湿性关节炎30例[J].中国民间疗法,2000,8(9)：19.

[548] 张伏炎.冷灸治疗类风湿性关节炎30例观察[J].中国针灸,2000,20(S1)：158-159.

[549] 张浩,王刚,李瑞,等.药熨法治疗足跟痛症[J].中医杂志,1986,(1)：53.

[550] 张红林,杜琳,刘敏,等.7例面瘫患者的远端循经感传现象[J].云南中医学院学报,1991,14(4)：26-28.

[551] 张琥,陆世昌,张明才,等.针刀与针刺治疗第三腰椎横突综合征疗效比较[J].上海中医药大学学报,2012,26(6)：63-64.

[552] 张怀霖.简介"七星针术"的方法及其临床应用[J].上海中医药杂志,1959,(3)：12-14.

[553] 张济民.中医的熨法[J].上海中医药杂志,1959,(2)：41-42.

[554] 张建英,杨继国,鲁士友.药罐临床应用研究[J].山东中医杂志,2009,28(10)：749-751.

[555] 张缙.针灸大成校释[M].2版.北京：人民卫生出版社,2009.

[556] 张静,景向红,晋志高.针刺麻醉行甲状腺手术常用穴位的形态学研究[J].针刺研究,2011,36(3)：199-204.

[557] 张俊庚,张磊,朱爱青.盐葱热敷治胃痛[J].河南中医杂志,2000,(6)：49.

[558] 张莉.回族医学的针灸治疗经验初探[J].中国民族医药杂志,2001,7(3)：3-4.

[559] 张立志,许能贵.五输穴之输穴在针灸临床应用举隅[J].中国针灸,2017,37(2)：219-220.

[560] 张利泰,葛磊,谢博多.舌针疗法临床应用研究进展[J].中国疗养医学,2011,20(8)：721-723.

[561] 张琳琳,郭家奎.头针疗法为主的临床应用研究进展[J].针灸临床杂志,2010,26(6)：68-71.

[562] 张秋万.中药煎汤局部热敷治疗乳腺病150例[J].山西职工医学院学报,2003,13(1)：35-36.

[563] 张瑞娟,张丽欣.隔蒜灸的临床研究进展[J].河北中医药学报,2007,22(4)：40-43.

[564] 张圣宏,吴耀持.穴位注射治疗腰椎间盘突出症疗效观察[J].上海针灸杂志,2011,30(4)：244-245.

[565] 张舒雁,钟佩如,宋启华.足三里水针疗法的临床应用[J].针灸临床杂志,1996,12(9)：39-40.

[566] 张维.略谈针灸学在循证医学时代的发展问题[J].针灸临床杂志,2016,32(1)：82-84.

[567] 张维波,荣培晶,赵晏,等.中国与瑞典科学家联手攻破循经现象之谜[J].中国科学基金,2013,7(5)：280-285.

[568] 张维波.新砭镰及主要操作手法[J].中国针灸,2002,(S1)：179-180.

[569] 张向东,马晓婷,张婧,等.乌梅汤结合中药穴位敷贴疗法治疗慢性非特异性溃疡性结肠炎40例临床观察[J].宁夏医学杂志,2012,2(34)：174-176.

[570] 张晓梅,孙建华.穴位敷贴疗法治疗乳腺增生病的临床研究进展[J].现代医院,2014,14(10)：53-55.

[571] 张笑兴,罗志莲,羽翀.刮痧拔罐法治疗乳腺增生的临床疗效观察[J].广州中医药大学报,2016,1(33)：42-45.

[572] 张秀兰,苏和祖,聂承和.蜂毒疗法配合中药治疗类风湿性关节炎90例[J].山东中医杂志,1997,(5)：205-206.

[573] 张绪峰,蒋丽元,王慧.不同刺法针刺中脘穴治疗功能性消化不良疗效观察[J].上海针灸杂志,2016,35(2)：141-143.

[574] 张研,李娟,戴莲青,等.针麻复合靶控输注对腹腔镜宫外孕手术病人术中心脏泵功能的影响[J].中国现代手术学杂志,2014,18(6)：460-463.

[575] 张艳冉,裴晓华.刺络拔罐在中医外科中的临床应用[J].世界中西医结合杂志,2015,10(10)：1465-1468.

[576] 张耀巍,廉安琪.刺络拔罐的临床应用[J].云南中医中药杂志,2012,33(12)：65-66.

[577] 张义,权伍成,尹萍,等.针刀疗法的适应证和优势病种分析[J].中国针灸,2010,30(6)：525-528.

[578] 张颖清.生物全息律诊疗法[M].济南：山东大学出版社,1987.

[579] 张有花,石峰,成大权.消疳脐敷膏治疗小儿疳积58例[J].中国民间疗法,2002,7(10)：26-27.

[580] 张针.微波针治疗慢性鼻炎34例[J].贵州医药,1985,9(6)：42.

[581] 张针.微波针治疗慢性鼻炎58例[J].四川中医,1988,(8)：5.

[582] 张针.微波针灸治疗腕部腱鞘、肌腱炎61例[J].陕西中医,1985,6(4)：172-173.

[583] 张仲妍.上星穴浅析[J].中国医药指南,2010,8(20)：243.

[584] 章秀明.药枕治疗机理浅谈[J].中医药临床杂志,2005,17(3)：303-304.

[585] 赵仓焕,何扬子,李静铭,等.电针配合腕踝针疗法治疗肩周炎56例[J].陕西中医,2004,(8):741-742.

[586] 赵朝勇.微波针治疗跖腱膜炎临床疗效观察[J].河南外科学杂志,2010,16(6):81-82.

[587] 赵崇智,周仙仕.中医治疗小儿疳积研究进展[J].中医外治杂志,2013,22(3):44-46.

[588] 赵粹英,陈汉平,严华,等.隔蒜灸治疗难治性肺结核的临床观察[J].中国针灸,1996,3(1):1-2.

[589] 赵丽明.中药热敷腹部治疗慢性盆腔炎30例[J].中医外治杂志,2004,13(3):13.

[590] 赵宁,于虹霞,王岩.针刺麻醉联合硬膜外麻醉阑尾切除术临床研究[J].中国医学创新,2012,9(16):33.

[591] 赵宁社,李智武.脐敷痛经散治疗痛经150例[J].中国民间疗法,2001,9(2):52.

[592] 赵尚华,钟长庆.中医外科外治法[M].太原:山西科学教育出版社,1989.

[593] 赵世通.敷脐疗法儿科应用近况[J].山东中医杂志,1989,8(3):62-64.

[594] 赵欣纪,赵长衍,高希言.陆瘦燕对针灸学术的贡献[J].河南中医,2003,23(9):12-13.

[595] 赵迎春.针刺对混合痔手术时骶管麻醉药物剂量影响[J].陕西中医,2013,34(10):1401-1402.

[596] 赵振兰.耳穴压豆治呃逆15例[J].中国民间疗法,2004,12(11):18.

[597] 赵宗辽,边敏佳,王亚渭,等.穴位注射治疗膝关节骨性关节炎74例[J].现代中医药,2014,34(6):32-34.

[598] 郑冬明.心理干预在鼻腔手术针刺麻醉中的应用[J].江西中医药,2009,40(4):67.

[599] 郑怀美.妇产科学[M].3版.北京:人民卫生出版社,1992.

[600] 郑嘉太,陈波,郭永明,等.影响腧穴配伍效应差异的因素分析[J].中国针灸,2015,35(7):719-722.

[601] 郑锦,孙晓明,李荣华.常用中医诊疗技术操作指南[M].上海:上海科学技术出版社,2013.

[602] 郑政,喻媚,谢益宽.骨骼肌运动神经元募集活动的区域性与针刺感传的关系[J].科学通报,1998,43(3):285-290.

[603] 中医研究院广安门医院眼科.中西医结合手术治疗白内障[M].北京:人民卫生出版社,1977.

[604] 钟枢才.杵针学[M].北京:中国中医药出版社,2006.

[605] 钟小文,王淑平,王冬香,等.无痛蜂疗法治疗儿童变应性鼻炎45例临床观察[J].湖南中医杂志,2016,32(10):105-107.

[606] 周阿高,楼建国.中医学[M].2版.上海:上海科学技术出版社,2006.

[607] 周春宇,尹金平,刘红梅,等.鼻针疗法结合龙胆泻肝丸治疗突发性耳聋临床观察[J].四川中医,2015,33(7):178-180.

[608] 周红.麻辛方穴位敷贴治疗哮喘[J].中医文献杂志,2001,19(4):45-48.

[609] 周明浩.发泡疗法治疗肱骨外上髁炎85例[J].中国中医药科技,2009,16(4):325.

[610] 周庆.耳压疗法治疗颈椎病[J].天津中医学院学报,2003,9(3):42.

[611] 周艳琼,黄碧秋,蔡燕琼,等.改良药熨法为主治疗膝关节骨性关节炎疗效观察[J].广西中医药,2011,34(2):18-20.

[612] 周洋,董联玲.中医热熨法的研究进展[J].实用医技杂志,2016,23(9):976-978.

[613] 周友龙,贾建平.穴位埋线治疗阿尔茨海默病临床观察[J].中国针灸,2008,28(1):37-40.

[614] 朱崇斌,孟昭威,周逸平.时辰对循经感传的影响[J].山东中医学院学报,1991,(1):65-66.

[615] 朱国文,姚新苗,吕一,等.弯形针刀经皮松解术治疗屈指肌腱狭窄性腱鞘炎的临床研究[J].中医正骨,2014,26(1):31-37.

[616] 朱汉章,权伍成,张秀芬,等.针刀治疗颈椎病临床疗效评价[J].中国针灸,2006,26(5):316-318.

[617] 朱汉章.小针刀疗法[M].北京:中国中医药出版社,1998.

[618] 朱兰英,钟慧红,朱艺成.三伏天应用中药穴位敷贴治疗过敏性鼻炎的疗效观察及护理[J].现代临床护理,2010,9(8):30-31.

[619] 朱伟,荣新奇,刘本立.穴位埋线疗法为主治疗溃疡性结肠炎59例[J].湖南中医杂志,2007,23(5):48-49.

[620] 朱艳林,李庆永.针刺配合局部麻醉在内镜乳头括约肌切开术对急性胆源性胰腺炎中的临床观察[J].中国医学创新,2011,8(29):50-51.

[621] 朱胤晟,姚新苗,吕一.网球肘的分型及针刀治疗体会[J].中国骨伤,2013,26(8):659-662.

[622] 朱永康.冷针治疗出血性内痔121例临床分析[J].镇江医学院学报,1998,8(1):57.

[623] 朱余明,周红,闵屹华,等.针刺麻醉下纵隔镜淋巴结活检术1例[J].上海针灸杂志,2011,30(9):628-629.

[624] 诸毅晖,陈玉华.论穴位注射的穴药效应[J].中国针灸,2005,25(1):50-52.

[625] 庄惠珍.水针疗法治疗坐骨神经痛100例[J].针灸临床杂志,2005,20(8):30.

[626] 邹胜.针灸配合水针疗法治疗腰痛40例临床观察[J].中国民族民间医药,2014,23(10):57-59.

[627] 邹伟,路岩,于学平,等.外关穴的循经感传针刺法治疗肩周炎的临床观察[J].世界最新医学信息文摘(电子版),2013,(21):275-276.